Equine Multilingual Dictionary

J. C. Boulet
S. Runki

Equine Multilingual Dictionary

Fifth unabridged edition

© 2018 Jean-Claude Boulet and Steffen Runki

ISBN 978-2-9811094-6-0
Third printing of the 5th edition contents, with a few minor corrections, using typesettings and pagesettings to lower the number of pages.
Second printing, hard cover case laminated: ISBN 9782322077373 BoD France 2016, 488 pages.

Par le cheval, l'entente amicale

Contents - Table des matières

Préfage (1ère édition)	7
Foreword (2nd edition)	8
Notes	
English	9
Français	10
Abbreviations and symbols / Abréviations et symboles	11
Detailed entries / Entrées détaillées	
English	13
Français	137
Indexes / Index	
Deutsch	261
Español	329
A few other words / Quelques autres mots	357
Latin	367
Bibliography / Bibliographie	377

Préface (première édition, 1995)

Jean-Claude Boulet nous propose un *Dictionnaire multilingue du cheval*, ouvrage qui se trouve être fondé principalement sur son contenu français et anglais.

L'auteur a fréquenté l'université Laval de Québec et y a obtenu un baccalauréat pluridisciplinaire avec mineures en relations industrielles et en psychologie. Il possède aussi un baccalauréat en génagogie de l'université du Québec à Trois-Rivières, en plus de s'être familiarisé avec quelques autres disciplines.

D'où vient donc ce feu sacré qu'il manifeste aujourd'hui envers toute cette terminologie se rattachant au cheval? Le domaine paraît hors de ses préoccupations de formation. Il suffit de remonter à une simple randonnée de quelques heures, il y a une dizaine d'années, durant laquelle il a reçu «la piqûre». Celle-ci fut le prélude à de nombreuses et diverses autres explorations du merveilleux monde des chevaux. Le langage utilisé par l'instructeur, l'entraîneur et le vétérinaire, voilà qui frappe un nouvel initié, cette curiosité sera aussi inspirée par le contact d'autres langues et l'héritage qui nous a été transmis par les Grecs et les Arabes. Il n'en faut pas davantage pour capter l'intérêt d'un homme qui se laisse «transporter».

Notre homme fait partie du groupe des mordus. Vous avez déjà entendu l'expression «c'est un travail de moine» qui désigne une oeuvre marquée par la patience et le dévouement. Quand on parcourt la masse d'informations, les termes se rapportant tantôt à l'anatomie, tantôt à l'attelage, tantôt à la ferrure, à l'entraînement, à la robe ou même à la pathologie, on sent venir le moment de reprendre son souffle. Quelle somme de travail mes amis et quelle patience! Je me sens poussé à vanter les mérites de Monsieur Boulet.

Je serais peiné s'il n'atteignait pas le public qu'il vise, même si celui-ci est très large: les jeunes aussi bien que les adultes amateurs de chevaux, les instructeurs et les entraîneurs, les cavaliers et les conducteurs, et tous les professionnels de la médecine vétérinaire, de la maréchalerie, de la zootechnie et de l'agronomie.

Il ne s'agit pas ici, à prime abord, d'une lecture de chevet, son contenu pourra même paraître aride. Le texte cependant est soigné, sans en avoir fait le tour, je n'y ai détecté aucune hérésie. Il y a dans toutes ces pages une préoccupation constante pour la précision, celle-ci était nécessaire dans un ouvrage comme celui-ci.

Alexandre le Grand, après bien des conquêtes, donna le nom de son cheval, Bucéphale, à une ville qu'il fonda. De tels exemples d'appréciation envers le cheval ne manquent pas dans l'histoire et encore aujourd'hui.

L'homme, après avoir chassé le cheval, a fini par l'adopter souvent comme un membre de la famille. Il serait difficile de départager complètement ce que le cheval a gagné de ce qu'il a perdu dans cette aventure. Il est cependant certain que, nous les humains, nous y avons gagné énormément, peut-être encore bien plus que nous le croyons, même si nous considérons déjà le cheval comme notre plus noble conquête. Quand on voit ces innombrables enthousiastes déployer tant d'énergie pour le cheval qui, quand il le peut, en profite sans vergogne, on se demande bien qui a conquis l'autre. Il nous faut présumer que toute cette aventure rapporte, en définitive, aussi bien à l'un qu'à l'autre.

Il y a donc encore place pour des développements dans le domaine du cheval. Espérons que ceux qui pourront en profiter véritablement, aussi bien comme discipline que comme loisir, seront de plus en plus nombreux.

Souhaitons, pour l'instant, à l'auteur le succès qu'il mérite. Pour ma part, je lui dis mes hommages pour sa patience.

Olivier Garon , BA, DMV, MSc, PhD.
Professeur titulaire, Laboratoire d'anatomie
Département de biomédecine vétérinaire
Faculté de médecine vétérinaire
Université de Montréal, Canada

Foreword
(second edition, 1997)

We live in an age where more and more information is becoming available but it is becoming increasingly difficult to assimilate this and integrate it. Thanks to the Internet, international reference sources can be accessed simply and readily with a computer and modem. In the area of equine science and equestrian activities, many thousands of Internet web sites have been set up in different countries. However, in examining subjects related to horses, one finds that many terms which come from ancient sources, are difficult to understand and recognise in another language. The *Dictionnaire multilingue du cheval* (*Multilingual Dictionary* of the Horse) is a unique work that provides more than 18000 words in French, English, Spanish, German and Latin, in common use with horses and associated equipment. In fact, there are over 5500 words that are given in both English and French.

In this second unabridged edition of his dictionary, Jean-Claude Boulet has expanded the number of languages available and improved his unique work of the first edition. On examining the dictionary, one finds something interesting immediately; that is, that the name "boulet" in French translates in English as "fetlock". Thus it seems very appropriate that someone with a name translated in English as Mr. "Fetlock", has undertaken this important work of the *Dictionnaire multilingue du cheval*! I first heard of this work via one of the electronic mail lists, which are becoming increasingly common and were unknown when the first edition of the dictionary was published. These electronic mailing lists allow rapid communication of information and have lead to more international exchange of information. In such exchanges which are mostly in English, a range of terms are used, the meaning of which may be unclear to those who are not native English speakers. This is where the *Multilingual Dictionary of the Horse* will be useful and will find a place on the bookshelf of many horse lovers. I believe that the book will be helpful for not only veterinarians but all those involved in the horse industry, internationally.

Reuben Rose DVSc PhD, FRCVS
Professor of Veterinary Clinical Studies
University of Sydney
Australia

Notes (English)

This dictionary has been prepared for concerned amateurs and professionals. Dictionaries, one must suppose, are all prepared with the prospect of perfection and, surely, they all have their shortcomings. Should you think something is wrong or missing in this work, please let us know. You will find us quite easily on WWW. Additions, suggestions and corrections are welcome.

DEFINITIONS

Definitions are provided when required for the sake of clarity, and to report differences among authors and languages. Some information is also given when there is no translation.

TERMINOLOGY

Terms are presented primarily in relation to horses. In some cases, the translations and/or definitions would not hold true outside this context. Unless otherwise stated, medical and anatomical terms are related exclusively to horses themselves.

Latin anatomical terms refer almost exclusively to the 1983 Nomina anatomica veterinaria. All words coming from such a recognized nomenclature are presented with a capital first letter.

Terms are usually presented in their masculine singular form. To alleviate the text, masculine and singular forms are usual.

HYPHENATION

Hyphens were inconsistently used in the works consulted. Listed in this dictionary, which is not normative, are the different forms found. The use of the hyphen to form compound words is diminishing in English, but an important concern remains that one must not induce any ambiguity by not connecting words when required.

BETTING

Conditions that are different from those presented here may be encountered among race tracks and among countries.

PARENTHESES

Parentheses are used to provide details and to present part of an expression that, being implied, may not happen in actual speeches or writings.

For anatomical terminology, parentheses are also used to reduce the number of entries that would otherwise have been required. They are also used to facilitate searches by alphabetically listing the main words instead of making one entry under «lateral ...» and another one under «medial ...» etc.

CROSS-REFERENCES

The fact that a term refers to another does not imply that they are synonyms. References are made to reduce the volume of the dictionary. Efforts have been made to limit their number and to make consultation easier.

MULTILINGUAL CONTENT

Most often, British spelling is used. The content is based mainly upon French and English contents; translations into other languages are not always provided and terms which appear to be too much confusing or unsure are not retained. The database is continuously upgraded with new information.

Notes (français)

Un dictionnaire s'impose à ses auteurs comme un travail à jamais incomplet. Son élaboration les séduit quand même par la perspective de la perfection; inaccessible perfection dont pourtant on a parfois le sentiment lorsque l'on est à cheval. Si vous voulez bien nous communiquer des correction ou des suggestions, vous nous trouverez facilement sur internet.

DÉFINITIONS

Les nombreuses définitions concernent surtout les termes ambigus, les différences notables rencontrées entre les ouvrages consultés, et les différences d'utilisation entre les langues. Certaines définitions sont aussi données en l'absence de traduction directe.

TERMINOLOGIE

Les termes sont présentés en fonction du cheval lui-même et de son environnement, certaines informations ne seraient plus exactes dans un contexte différent. Hormis spécification contraire, les termes de médecine et d'anatomie concernent exclusivement le cheval.

L'expression «anc» peut avoir été accolée à certains mots qui, bien que pouvant être encore en usage, ont été remplacés dans la nomenclature basée sur la *"Nomina anatomica veterinaria"* (NAV). La confusion qui peut résulter de l'utilisation de ces termes rend aussi leur utilisation sujette à précaution.

Les dénominations anatomiques latines sont dans la très grande majorité celles de la NAV de 1983. Ces dénominations et celles provenant d'un autre nomenclature reconnue sont présentées avec leur première lettre en majuscule.

Les termes sont le plus souvent présentés au masculin singulier.

PARIS

Des conditions additionnelles ou particulières, peuvent se présenter, entre les hippodromes et entre les pays, et modifier les définitions présentées ici.

PARENTHÈSES

Les mots présentés entre parenthèses sont des précisions qui peuvent apparaître ou non dans une expression, ou qui sont sous-entendues dans celle-ci.

En anatomie, les parenthèses sont utilisées pour limiter le nombre d'entrées et pour faciliter la recherche. En anglais, elles ont servi à lister alphabétiquement les mots principaux au lieu de faire, par exemple, une entrée pour «lateral ...» et une autre pour «medial ...».

RENVOIS

Les renvois, signalés par « > », n'impliquent pas que les termes soient synonymes. Le dictionnaire n'étant pas normatif, ils ne sont pas faits uniquement en fonction du terme le plus courant ou le plus précis, mais aussi pour faciliter, dans une certaine mesure, la consultation. Un effort a aussi été fait afin de limiter leur nombre.

MULTILINGUISME

Le dictionnaire est articué principalement sur les contenus français et anglais. Les formes britanniques d'écriture sont les plus couramment utilisées pour les mots anglais. L'information n'est pas complète dans toutes les langues, elle est limitée aux informations disponibles et qui ne sont pas trop incertaines. Par ailleurs, la base de données est continuellement améliorée et élargie. Soyez assuré que nous prenons en considération les observations qui nous sont communiquées.

Abbreviations and symbols - Abkürzungen und Symbole - Abréviations et symboles

a.	artery - Arterie - artère
Abk	abbreviation - Abkürzung - abréviation
abbr/abr	abbreviation - Abkürzung - abréviation
acad	academic riding - akademische Reitkunst - équitation académique
adj	adjective - Adjektiv - adjectif
amer/amér	americanism - amerikanisch / Amerikanismus - américanisme
anat	anatomy - Anatomie - anatomie
art.	articulation - Aussprache - articulation
anc	old - alt / altertümlich - ancien / vieilli
att	harness driving (hd) - Fahrsport - attelage
Bel	Belgium / Belgian - Belgien / belgisch - Belgique / belge
Brit	Britain / British - Großbritannien / britisch - Grande-Bretagne / britannique
bzw.	respectively / possibly - beziehungsweise - ou bien / respectivement / éventuellement
c	racing (r) - Rennen / Rennsport - courses
ca	harness racing (hr) - Trabrennen - courses attelées
Can.	Canada / Canadian - Kanada / kanadisch - Canada / canadien / canadianisme
cc	horse trials (ht) - Vielseitigkeitsreiten - concours complet
class.	classical / English style riding - klassische / englische Reiterei - monte / selle classique ou "á l'anglaise"
cs	hunters / jumpers (hj) - Jagdpferde / Springpferde - chasseurs / sauteurs
ct	Thoroughbred racing (tr) - Galopprennen - courses de thoroughbred
De	German - Deutschland / Deutsch - allemand
En	English - Englisch - anglais
Es	Spanish (Castillan) - Spanisch - espagnol (castillan)
E.U.A.	United States of America (USA) - Vereinigte Staaten von Amerika - États-Unis d'Amérique
Eur	Europe / European - Europa / europäisch - Europe / européen
f	feminine - Femininum / weiblich- féminin
Fr	France / French - Frankreich / Französisch - France / français
hd	harness driving - Fahrsport - attelage (att)
hj	hunters / jumpers - Jagdpferde / Springpferde - chasseurs / sauteurs (cs)
hr	harness racings - Trabrennen - courses attelées (ca)
ht	horse trials - Vielseitigkeitsreiten - concours complet (cc)
inv	invariable - unveränderlich - invariable
La	Latin - Lateinisch - latin
Lig.	Ligamentum
lig.	ligament - Band - ligament
M.	Musculus
m	masculine - Maskulinum / männlich - masculin
m.	muscle - Muskel - muscle
med/méd	medicine / medical - Medizin / medizinisch - médecine / médical
n	noun / substantiv - Nomen / Substantiv - nom / substantif
NAV	Nomina anatomica veterinaria
ne	neuter - Neutrum / sächlich - neutre
old	old - alt / altertümlich - ancien , veillli
pl	plural - Plural - pluriel
r	races / racing - Rennen / Rennsport - courses (c)
sg	singular - Singular - singulier
tr	Thouroughbred racing - Galopprennen - courses de thoroughbred
USA	United States of America - Vereinigte Staaten von Amerika - États-Unis d'Amérique (E.U.A.)
v	verb - Verb - verbe
west.	western style riding - Westernreiten - monte / selle western
/	words are not mutually exclusive - Wörter schließen sich gegenseitig nicht aus - termes qui ne s'excluent pas mutuellement
//	words are mutually exclusive - Wörter schließen sich gegenseitig aus - termes qui s'excluent mutuellement
>	cross-reference / q.v. / see also - Verweisung - renvoi / voir / voir aussi

English

A.I. > artificial insemination
A.U. > animal unit
abasia Fr abasie f De Abasie f ; Laufunfähigkeit f
abattoir > slaughterhouse
abdomen •Portion of the horse's body between the diaphragm and the pelvis. Fr abdomen m •Sa partie avant (ou crâniale) correspond à la région du passage des sangles. Il comprend aussi le rein, le ventre, le flanc et la région prépubienne (base du prépuce ou des mamelles). De Abdomen ne Es abdomen m It addome La Abdomen
abdominal aorta Fr aorte abdominale f De Bauchaorta / Baucharterie f / f ; abdominale Arterie f La Aorta abdominalis
abdominal cavity Fr cavité abdominale f De Bauchhöhle / Bauchraum f / m Es cavidad abdominal La Cavum abdominis
abdominal paracentesis Fr paracentèse abdominale f De Bauchhöhlenpunktion f ; Abdominozentese f
abdominal tunic ; tunica flava Fr tunique abdominale f De Bauchring m La Tunica flava abdominis
abduction Fr abduction f De Abduktion f ; Abspreizung f ; Auswärtsbewegung f ; Abziehen ne Es abducción f
abductor n Fr abducteur adj ou n De Abduktor m ; Abzieher m ; Auswärtszieher m ; Abduktionsmuskel m Es abductor adj & n m
above the bit ; over the bit Fr au-dessus de la main De über dem Zügel ; über der Hand Es delante de la mano ; sobre la brida / el freno Ca davant la mà
abrachia •Congenital absence of the forelegs. Fr abracie f •Absence des membres antérieurs. De Abrachia f •angeborenes Fehlen der Vorderextremitäten.
abrasion Fr abrasion f De Abschürfung f ; Hautabschürfung f ; Abnutzung f
abscess (in a hoof) ; pus pocket ; gravel •We may think of an abscess formed by a (single grain of) gravel entering the hoof and causing a pus pocket. Fr abcès (dans un pied) m De Hufgeschwür ne ; Hufabszeß m Es absceso en el casco ; arenilla
abuse of the whip Fr abus de la cravache m De Peitschenmißbrauch m
academic riding De équitation académique / savante De akademische Reitkunst f Es equitación académica
accessorioulnar lig. Fr lig. pisi-ulnaire De eines der vier Bänder des Erbsenbeins La Lig.pisoulnare
accessory carpal bone ; pisiform bone Fr os accessoire du carpe ; os pisiforme ; os sus-carpien anc De Erbsbein ; Erbsenbein ne ; ne ; Anhangsbein des Karpus ne La hueso pisiforme It carpo accessorio La Os carpi accessorium ; Os pisiforme
accessory cephalic vein Fr veine céphalique accessoire De Hautvene auf der Radialseite des Unterarms Es vena cefálica accesoria La Vena cephalica accessoria
accessory lig. Fr lig. accessoire m De Unterstützungsband ne La Lig.accessorium
accessory lig. of the deep digital flexor (tendon) frontlimb ; check lig. (inferior / subcarpal ~) old Fr lig. accessoire du fléchisseur profond ; bride carpienne f •Prolongement du ligament commun palmaire du carpe, il se termine sur le tendon fléchisseur profond du doigt. De Unterstützungsband der tiefen Beugesehne der Vordergliedmaße ne La Lig. accessorium

accessory lig. of the deep digital flexor (tendon) hindlimb ; check lig. of the deep digital flexor hindlimb, old ; subtarsal (check) lig. old •It is weak and occasionally absent. Fr lig. accessoire plantaire ; bride tarsienne f •Provenant du ligament plantaire distal du tarse, plus faible que la bride carpienne et pouvant même être absent(e). De Unterstützungsband der tiefen Beugesehne der Hintergliedmaße ne La Lig. accessorium
accessory lig. of the femur Fr lig. accessoire du fémur De Verstärkungsband im Hüftgelenkbereich ne La Lig. accessorium ossis femoris
accessory lig. of the superficial digital flexor ; radial (check) lig. old ; superior check lig. old ; check lig. of the superficial digital flexor old Fr lig. accessoire du fléchisseur superficiel du doigt ; bride radiale f ; lig. accessoire du perforé De Unterstützungsband des oberflächlichen Zehenbeugers ne
accessory nerve Fr nerf accessoire De Anhangsnerv m ; akzessorischer Nerv m ; zusätzlicher Nerv m La Nervus accessorius
acepromazin ; acetylpromazine Fr acépromazine De Acepromazin ne •ein Beruhigungsmittel Es promazin
acetabulum ; hip socket Fr acétabulum m ; cavité cotyloïde f anc De Hüftpfanne f ; Gelenkpfanne des Hüftgelenks f ; Azetabulum ne ; Beckenpfanne f Es acetábulo m It acetabolo La Acetabulum
acetylpromazine > acepromazin
Achilles' tendon > common calcanean / calcaneal tendon
acne •Small bald circles on the skin. Fr acné m De Akne f
acquired mark •Adventitious mark, permanent and not congenital. Fr tache accidentelle f •Marque dans la robe, qui est la conséquence d'une blessure. De erworbenes Abzeichen ne ; erworbenes Kennzeichen ne
action •Descriptive of the movement of the horse's leg. > knee action Fr action f •Effet de la force qui préside aux mouvements du cheval, par extension, façon dont se manifeste cette force. Le mot est parfois utilisé pour ne désigner que les mouvements des membres. De Aktion f Es acciónf
action of one leg only Fr jambe isolée (action d'une ~) •Jambe qui travaille seule, c'est-à-dire sans que l'autre intervienne positivement pour guider le cheval. De einseitiger Schenkeldruck m
action of the loin Fr action du rein De Kreuzeinwirkung f
action of the seat Fr action de l'assiette > aide du poids du corps De Druckwirkung des Beckens f Es acción del asiento
action of the seat ; weight aid Fr aide du poids du corps De Gewichtshilfe f ; Gewichtseinwirkung f Es ayuda de peso del cuerpo Ca acció del pes del cos
active leg Fr jambe active De aktiver / treibender Schenkel m Es pierna activa
ad-lib > free choice
added money •The money that is added to the prize money made up from the entrance fees. Fr sommes ajoutées f pl •Fournies par un commanditaire ou l'organisateur de l'évènement, et faisant partie de la bourse offerte. De Zusätzlich zu den Einsätzen ausgezahlter Rennpreis m •Der Teil des Rennpreises eines Rennens, der zu den Nenngeldern hinzukommt Es extra dinero
adduction Fr adduction f De Adduktion f ; Gliedheranführung f ; Anziehung f Es aducción f
adductor Fr adducteur m ou adj > m. (grand // court) adducteur De Einwärtszieher m ; Anzieher m Es aduc-

tor
adductor (magnus // brevis) m. (of the thigh) Fr m. (grand // court) adducteur (de la cuisse) De Einwärtszieher (großer // kleiner ~) *m* ; Anziehmuskel (großer // kleiner ~) *m* La M. adductor magnus // brevis
adjust the reins *v* Fr ajuster les rênes De Zügel verpassen / anpassen *m pl* Es ajustar las riendas
adrenal gland Fr glande surrénale De Nebenniere *f pl: Nebennieren* Es cápsula suprarrenal La Glandula suprarenalis
advance bet / wager(ing) Fr pari anticipé ; mise anticipée De Vorwette *f*
advertised purse Fr bourse annoncée De veröffentlichter Rennpreis *m*
aerophagia ; air swallowing Fr aérophagie *f* ; déglutition d'air *f* De Luftschlucken ; Luftschnappen *ne ; ne* Es aerofagia *m*
afraid > frightened
African horse sickness ; equine plague Fr peste équine africaine *f* De afrikanische Pferdesterbe / Pferdepest *f* Es peste equina africana ; enfermedad equina africana La pestis equorum
after dusk race Fr course nocturne De Abendrennen *ne*
aid ; riding aid Fr aide *f* De Hilfe *f* Es ayuda Ca ajut *m* ; ajuda *f*
aid of the legs Fr action des jambes De Schenkelhilfen *f pl* ; Andruck der Schenkel *m* Es acción de piernas ; ayuda de piernas Ca ajut de cames
aids ; riding aids Fr aides *f pl* •Moyens employés pour communiquer ou imposer la volonté de l'homme au cheval. De Hilfen *f pl* Es ayudas It aiuti Po ajudas Ne hulpen
air swallowing > aerophagia
airs above the ground Fr airs relevés *m pl* > *haute école* De Schulen über der Erde *f pl* Es aires sobre el piso ; aires arriba de la tierra
airs on the ground Fr airs bas *m pl* De Schulen auf der Erde *f pl*
Akhal-teké *breed* Fr akhal teke ; akhal-teké •Race originaire de Russie, ancienne, résistante et descendante du cheval turkmène. Sa crinière et sa queue sont courtes et ses robes ont souvent des reflets dorés ou argentés. De Achal-Tekkiner *m*
Albanian Pony *breed* Fr poney albanien *race* De albanisches Pferd *ne* ; Mysekaja-Pony *ne* ; Albaner *m*
albino ; white (true ~) •True white, with no pigmentation of the skin (which is pink) or hairs. Eyes are also devoid of pigment and pink or bluish. Fr albinos *adj ou n* •Très blanc dès sa naissance, sa peau est plutôt rose et dépourvue de pigmentation, elle est très sensible à la lumière solaire. Ses yeux sont bleu pâle, presque translucide, ou roses, et présentent souvent une défectuosité de la vue. > *mélados* De Rosenschimmel *m* ; Albino *m* Es albino
albumin Fr albumine *f* De Eiweißstoff *m* Es albúmina *f*
alfalfa ; lucerne Fr luzerne *f* De Luzerne *f* ; Schneckenklee *m* Es alfalfa *f* La Medicago sativa
alfalfa pellets / cubes Fr luzerne en comprimés / cubes *f* ; comprimés / cubes de luzerne *m pl / m pl* De Luzerne-Pellets *ne pl* Es cubos de alfalfa ; bolitas de alfalfa
alkalizing agents > milkshake
all of arena (using ~) Fr tout le manège (utilisant ~) De ganze Reitbahn benutzen (die ~)
all-purpose saddle Fr selle tout-usage ; selle mixte De Vielseitigkeitssattel *m*
allele Fr allèle *m* De Genpaar *ne* ; Allel(le) *ne (pl)* Es alelo
allergic dermatitis > sweet itch

alloimmune haemolytic anaemia of the newborn ; isoerythrolysis of the newborn *old* ; neonatal isoerythrolysis *old* Fr maladie hémolytique du nouveau-né ; isoérythrolyse néo-natale *f* •Faiblesse et anémie du poulain causée par l'absorption, dans le colostrum, d'anticorps qui lui sont défavorables. Ceci est le résultat du fait que la mère s'est allo-immunisée contre le sang du foetus qui est passé dans le sien au cours de la gestation. De fetale Erythroblastose *f* •Auflösung der kindlichen roten Blutkörperchen und einer folgenden krankhaft gesteigerten Neubildung
allotriophagia > pica
Alter-Real *breed* Fr alter-réal •Race d'origine portugaise et de souche andalouse. De Altér-Real *m* Es alter
alternate grazing •The technique of periodically changing the type of livestock that graze on a given pasture, reducing the parasite load on pasture with different animals being affected by different parasites. Fr pâturage alternatif / en alternance De Wechselweide *f*
aluminium shoe / plate Fr fer en aluminium De Aluminium-Hufeisen *ne* Es herradura de aluminio
amateur Fr amateur *adj ou m f: amatrice* De Amateur *m* Es aficionado
amble *n* ; pace *n hr* •Gait in which the horse moves both legs of one side together, then the legs of the other side. Fr amble *m* •Allure du cheval qui déplace, en alternance, ses deux membres de gauche puis ses deux de droite. En course, en Amérique du Nord surtout, l'amble devient une allure à quatre temps (appelée parfois amble volant), autrement c'est une allure rapide et confortable pour le cavalier qui doit parcourir de longues distances. En Angleterre et en Europe continentale, on dressa donc des ambleurs pour les dames, pour les médecins et les voyageurs, aussi bien pour la selle que pour la voiture. Le dressage à l'amble se pratique aussi dans le nord de l'Afrique et au Pérou. De Paß *m* Es portante ; andadura (paso de ~) ; ambladura (paso de ~)
amble *v* ; pace *v* Fr ambler De Paß gehen Es marchar de andadura ; amblar
ambler ; pacer *hr* Fr ambleur *m f: ambleuse* De Paßgänger ; Passgänger *m* Es amblador ; caballo de ambladura Ne telganger
American Saddlebred ; Kentucky Saddler / Saddlebred •Breed originating from USA. Fr cheval de selle américain •Race originaire des E.U.A., les chevaux sont souvent présentés en position campée, la queue artificiellement relevée. De American Saddlebred Horse *m* Es caballo de silla americano It americano da sella
American Spotted horse *breed* Fr tacheté américain De Amerikanisches geflecktes Pferd *ne*
American trotter > Standardbred
amnion Fr amnios *m* De Schafhaut *f* ; Amnion *ne* ; Wasserhaut *f* ; Embryonalhülle *f* ; Fruchthülle *f* Es amnios *m*
amount of a fine Fr chiffre d'une amende *m Fr* ; montant d'une amende *m Can.* De Höhe einer Strafe *f*
amount paid out *r* Fr rapport (montant de ~) *m (m) c* De ausgezahlter Betrag *m*
anaemia *Brit* ; anemia *USA* Fr anémie *f* De Blutarmut *f* ; Anämie *f* Es anemia
anal canal Fr canal anal *m* De Analkanal *m* La Canalis analis
analgesic Fr analgésique *adj ou m* De schmerzstillendes Mittel *ne* ; Analgetikum *ne* ; Schmerzausschaltung *f* Es analgésico
anasarca ; generalized edema / oedema Fr anasarque *f* •Affection vasculaire non contagieuse, caractérisée par l'apparition d'oedèmes. De Unterhautödem *ne* ; Hautödem *ne* ; Hautwassersucht *f* Es Anasarka *f* es anasarca
ancestry > pedigree Fr ascendance *f* > *pedigree* De Abstammung *f* ; Ahnen *m pl* ; Vorfahren *m pl* Es as-

cendencia
anconeus m. Fr m. anconé De Ellbogenhöckermuskel *m* Es músculo ancóneo It anconeus La M. anconeus
Andalusian •Spanish horse breed. Fr andalou ; cheval ibérique •Race issue de chevaux orientaux introduits en Espagne durant l'occupation maure. De Andalusier *m* Es andaluz It andaluso
anemia > anaemia
anesthetic ; anaesthetic Fr anesthésique *adj ou m* De Betäubungsmittel *ne* ; Narkotikum *ne* Es anestésico
anestrus ; anoestrus Fr anoestrus *m* ; absence de chaleurs *f* De Brunstlosigkeit *f* ; Anöstrus *m* ; Zyklusstillstand *m* Es anestro
aneurysm Fr anévrisme *m* De Aneurysma *ne* •lokalisierte, permanente Erweiterung des Querschnitts eines Blutgefäßes.
anfractuous Fr anfractueux De gewunden
angle of the approach Fr angle de l'approche De Annäherungswinkel *m* Es ángulo del aproche ; enfoque
angles of the sole > seat of corn
Anglo-Arab(ian) (horse) Fr anglo-arabe •Croisement de thoroughbred et d'arabe. La taille varie de 1,45 à 1,60 mètres. Un livre généalogique a été établi en France en 1942. De Anglo-Araber *m* Es anglo-árabe It anglo-arabo
Anglo-Norman > French Saddle (Horse)
animal unit ; A.U. *abbr* Fr unité animale *f* ; U.A. *abr* De Vieheinheit *f* ; Tiereinheit *f* Es unidad animal / ganadera
ankle Fr cheville *f* De Knöchel *m* ; Fußknöchel *m* Es tobillo
ankle and tendon boot Fr guêtre / protecteur de tendon et boulet ; botte de boulet et tendon •Fournissant principalement une protection pour l'arrière du membre. De Fesselkopf- und Sehnengamasche / Sehnenkappe *f* / *f*
ankle boot ; fetlock brushing boot Fr protège-boulet *m* ; botte de boulet *f* De Streifkappe *f*
ankle boot > paddock boot
announcer (house / track ~) Fr annonceur (officiel) *m* De Ansager *m* ; Rennbahnsprecher *m r* Es anunciador ; locutor
annular lig. (palmar // plantar ~) Fr ligament annulaire (palmaire // plantaire) *m* De Ringband (handflächenseitiges // fußsohlenseitiges ~) *ne* •ringförmiges Band zur Verbindung beweglicher Knochenanordnungen; (an den Vordergliedmaßen ab dem Karpalgelenk // ab den Beckengliedmaßen ab dem Tarsalgelenk) La Lig. anulare (palmare // plantare)
annulment Fr rédhibition *f* •Résiliation d'une vente par l'acheteur quand l'objet de la transaction présente un vice dit rédhibitoire. De Wandlung (beim Kauf) *f* ; Annulierung *f* ; Aufhebung *f* ; Nichtigkeitserklärung *f* ; Ungültigkeitserklärung *f* Es redhibición
anorchid *adj* Fr anorchide *adj* De ohne Hoden (Pferd ~) *ne*
anorchidism ; anorchism •Being without testes for an uncastrated male horse. Might be said of a castrated horse or with the testis not in the scrotum. May be said to be unilateral when one testis is missing. Fr anorchidie ; anorchie *f* ; *f* •Absence de testicules chez un mâle, congénitale dans le sens strict. De Anorchie *f* ; Anorchismus *m* ; angeborenes Fehlen der Hoden *ne*
antebrachiocarpal joint Fr articulation antébrachio-carpienne De Unterarm-Karpal-Gelenk *ne* La Articulatio antebrachiocarpea
anterior digital extensor m. > common digital extensor m.

anterior pectoral m. > subclavian pectoral m.
anthelmintic (drug) ; wormer ; dewormer ; vermicide •Drug used to eliminate parasites from the host. Fr vermifuge *m ou adj* ; anthelmintique *m ou adj* ; vermicide *m* • Qualifie ou désigne un médicament destiné à lutter contre les parasites. Dans le cas du cheval, on désigne habituellement les parasites sous le nom de vers. De Wurmmittel *ne* ; Wurmkur *f* ; Anthelminthikum *ne* ; wurmtötendes Mittel *ne* Es antihelmíntico ; vermífugo
anthrax Fr charbon *m* •Maladie infectieuse. De Milzbrand *m* ; Anthrax *m* Es ántrax *m*
anti-inflammatory *n or adj* Fr anti-inflammatoire *adj ou m* De entzündungshemmend *adj* ; antiphlogistisch Es antiinflamatorio *adj*
anti-rearing bit > Chifney
anti-snowball pad > inner tube rim
antibiotic Fr antibiotique *adj ou m* De Antibiotikum *ne* Es antibiótico
antibody Fr anticorps *m* De Antikörper *m*
antidoping (control) Fr antidopage (contrôle ~) *m (m)* De Dopingkontrolle *f* Ne dopingcontrole
antiparasitic product Fr antiparasitaire *adj ou m* De Antiparasitikaprodukt *ne*
antitetanus serum ; tetanus immune serum Fr sérum antitétanique De Tetanusserum *ne* Es suero antitetánico
antivenene ; antivenin Fr sérum antivenimeux De Schlangengiftserum *ne* Es suero antivenenoso
anus Fr anus *m* De After *m* ; Anus *m* Es ano La Anus
anvil Fr enclume *f* De Amboß *m* Es yunque *m* It inducine
anvil (of the ear) Fr enclume (de l'oreille) *f* ; incus *m* De Amboß *m* •Knochen des Ohres Es yunque *m* La Incus
anvil (portable ~) Fr bigorne *f* •Enclume portative. De Sperrhorn *ne* Es bigornia ; yunque de espiga / cola
aorta Fr aorte *f* De Hauptschlagader *f* ; Aorta *f* La Aorta
aortic arch Fr crosse de l'aorte *f* ; arc de l'aorte *m* De Arterienarkade *f* ; Arterienbogen *m* La Arcus aortae
apex of frog ; point of frog Fr pointe de la fourchette De Strahlspitze (des Hufes) *f* ; Hufstrahlspitze *f* La Apex cunei
apex of the nose > muzzle
aponeurose •A sheet of connective tissue covering a muscle and attaching it to the bones. Fr aponévrose *f* •Membrane conjonctive qui enveloppe un muscle et dont les prolongements forment les tendons qui le fixent aux os. De Sehnenhaut *f* ; Aponeurosis *f* Es aponeurosis *f* La Aponeurosis
appaloosa •The symmetric patterns of white are often thought of in connection with the Appaloosa or the Pony of the Americas (both breed registry originating in USA), but they appear in a variety of breeds worldwide, from ponies to draught horses. Fr appaloosa •L'on utilise parfois ce mot avec une certaine confusion entre un type de robe, comportant des taches blanches pouvant aller jusqu'à constituer le fond de la robe, et la race appaloosa. Ces types de robes apparaissent dans différents endroits du monde, présentement et à différents moments de l'histoire, sur des chevaux de différentes tailles. > *autre inscription* De Appaloosa-Farbfleckenmuster
Appaloosa •The Appaloosa Horse Club (USA established in 1938) recognizes six varieties of patterns: frost, leopard, varnish roan (marble), snowflake, spotted blanket and white blanket. Fr appaloosa *race* •L'Appaloosa Horse Club (formé en 1938 aux E.U.A.) reconnaît six types de robes: givrée, léopard, marbrée, neigée (flocon de neige), croupe tachetée et croupe blanche. De Appaloosa-Pferd *ne* Es appaloosa

appeal Fr pourvoi *m c* ; appel *m* De Berufung *f*
appeal a ruling *v* Fr interjeter appel De Berufung einlegen
appeal committee Fr commission d'appel *f* De Schiedsgericht *ne* ; Berufungsgericht *ne* ; Renngericht *ne* ; Berufungskommission *f* Es comité de apelación Ca comité d'apellació
appeal judge Fr juge d'appel De Vorsitzender des Renngerichts / der Berufungskommission *m*
appellant Fr appelant *m* De Berufungsführer *m*
appendicular skeleton Fr squelette appendiculaire •Squelette des quatre membres. De Skelett der Gliedmaßen *ne* ; Gliedmaßenskelett *ne* La Skeleton appendiculare
apple Fr pomme *f* De Apfel *m* Es manzana
apprentice Fr apprenti *m* De Lehrling *m* ; Auszubildender *m* Es aprendiz *m , f: aprendiza* It apprendista Ne leerling
apprenticeship Fr apprentissage *m* De Ausbildung *f* ; Lehre *f*
approach an obstacle *v* Fr aborder un obstacle De Hindernis anreiten (ein ~) ; Sprung anreiten (einen ~) Es abordar un obstáculo ; aproximarse un obstáculo ; acercarse un obstáculo Ca abordar un obstacle
approach of an obstacle Fr approche d'un obstacle *f* De Anreiten des Sprungs *ne*
approved *stallion* Fr approuvé *étalon* De gekört Hengst
approximate odds / rating at post time Fr cote approximative au départ De ungefähre Quote zum Start des Rennens *f*
apron (shoeing / farrier's ~) •Leather horseshoeing aprons are sometimes called shoeing chaps. Fr tablier (de maréchal-ferrant) *m* De Hufbeschlagschürze *f* Es chaparreras It grembiule
aptitude > disposition
aqueous humour > watery fluid (of the eye)
Arab ; Arabian *breed* Fr arabe *race* •Sa taille varie de 1,40 à 1,55 mètres. Race très ancienne dont les origines se perdent dans le temps. De Araber *m* ; arabisches Vollblut *ne* Es árabe Ca àrab *adj* It arabo
arch *v* Fr arquer *v* De wölben *v* ; krümmen *v*
arch *n* •The front arch of the saddle tree is usually formed by a gullet plate and a head plate riveted together. > *pommel and cantle* Fr arcade *f* •Rigide et correspondant à chacune des parties relevées de la selle: le pommeau et le troussequin. De Zwiesel *m* Es puente Ca pont
arch-back ; roach-back ; hog-back •Convex spinal column. Fr dos convexe ; dos de carpe ; dos de mulet De gewölbter Rücken *m* ; Karpfenrücken *m* Es dorso de carpa ; espalda corvada / curcuncha USA / Chile, Argentina
arched neck ; peacock-neck ; swan neck *(1)* ; turned-over neck •1) This type of shape is sometimes described as tending to become ewe-necked at its lower end, sometimes as looking thin and underdeveloped below the throat, and sometimes as having a downward arch on both the lower and upper sides. Fr encolure de cygne •Encolure concave à la base et rouée (convexe) dans sa partie supérieure. De Schwanenhals *m* Es cuello de cisne
Ardennais ; Ardennes (horse) *breed* Fr ardennais *race* De Ardenner *m* Es ardenés ; ardenas
are •Measuring one hundred square metres. Fr are *m* De Ar *ne*
area of expansion > fullness (of a horseshoe)
arena ; ring Fr manège *m* De Reitplatz *m* Es arena
arm (upper / true ~) Fr bras *m* •Correspondant à la région de l'humérus, entre la pointe de l'épaule, l'avant-bras, le poitrail et les côtes. De Oberarm *m* Es brazo Ca braç *m* It braccio La Brachium
arm boot •Protecting an inside part of the forearm. Fr guêtre d'avant-bras *f* ; botte de bras *f* •Elle protège une partie de l'intérieur de l'avant-bras. De Vorarm-Gamasche *f*
art Fr art *m* De Kunst *f* Es arte *m*
art of equestrian riding Fr art équestre *m équitation* De Reitkunst *f* Es arte ecuestre
artery Fr artère *f* De Arterie / Arteria *f* ; Schlagader *f* Es arteria
arthritis of the fetlock joint (traumatic ~) > osselets
arthritis of the knee > carpitis
arthropod Fr arthropode *m* De Gliederfüßer *m* ; Arthropode *m*
articular cartilage Fr cartilage articulaire •Couvre une surface qui fait face aux os voisins dans les articulations synoviales. De Gelenkknorpel *m* Es cartílago articular It cartilagine articolare La Cartilago articularis *pl: Cartilagines articulares*
articular cavity Fr cavité articulaire •Partie concave des articulations. De Gelenkhöhle *f*
articular ringbone ; periarticular ringbone Fr forme vraie •Elle implique une articulation. De artikuläre Gelenkschale *f (1)* ; periartikuläre, gelenknahe Schale *f (2)* •1) Zubildung auf Grund von Arthrose direkt am Gelenk. 2) Zubildung auf Grund von Arthrose etwas weiter vom Gelenk entfernt
articular surface Fr surface articulaire De Gelenkfläche *f* It superficie articolare La Facies articularis
artificial aid Fr aide artificielle •Une des suivantes: la cravache, la chambrière, les éperons, les innombrables mors, les diverses martingales et les divers enrênements. De künstliche Hilfe *f* Es ayuda artificial Ca ajut artificial
artificial insemination ; A.I. *abbr* Fr insémination artificielle *f* ; I.A. *abr* De künstliche Besamung *f* ; KB *Abk* Es inseminación artificial ; I.A. *abr* Ne kunstmatige inseminatie
artificial pace Fr allure artificielle De falsches Tempo *ne* ; unechtes Tempo *ne* Es aire artificial Ca aire artificial
artificial vagina Fr vagin artificiel De künstliche Vagina *f*
ascarid Fr ascaride *m* ; ascaris *m* De Spulwurm *m Familie Ascaridae* ; Askaride ; Askaris *f* Es ascáride *f*
ascending aorta Fr aorte ascendante De aufsteigende Aorta *f* La Aorta ascendens
ascending colon Fr côlon ascendant *m* De aufsteigender Dickdarm *m* La Colon ascendens
ascending oxer Fr oxer ascendant *m* •Dont la deuxième partie est plus haute que la première. De aufsteigender Oxer *m* Es oxer de barras desiguales Ca óxer ascendent
ascending pectoral m. ; pectoralis ascendens / profundus *m*. Fr m. pectoral ascendant De Brustmuskel (aufsteigender // tiefer ~) *m* Es músculo pectoral profundo La M. pectoralis ascendens / profundus
ass > donkey
ass's foal > donkey foal
Assateague *breed* ; Chincoteague Fr assateague ; chincoteague •Nom des poneys qui vivent dans les îles portant ces noms sur la côte des E.U.A. De Assateague-Pony *ne*
assess a fine *v* Fr imposer une amende De Strafe festsetzen (eine ~) ; Ordnungsmittel festsetzen (ein ~)
assistant instructor Fr assistant-instructeur *m* De Hilfsreitlehrer *m*

assistant judge Fr juge auxiliaire De Hilfszielrichter *m* Es juez auxiliar Ca jutge auxiliar
assistant racing secretary Fr secrétaire adjoint des courses *m* De Assistent des Rennsekretärs *m*
associate judge Fr juge associé De beisitzender Richter *m*
asternal ribs Fr côtes asternales ; fausses côtes
•Dont les cartilages n'atteignent pas directement le sternum. De falsche Rippen *f pl* ; unechte Rippen *f pl* Es costillas asternales It costole asternali / false La Costae asternales / spuriae
asthma ; chronic obstructive pulmonary disease ; COPD *abbr* •Contraction of bronchi and bronchioles, trapping air in alveoli that eventually rupture and fuse (this being irreversible). This is often accompanied by bronchitis. Breathing problems are the most evident signs. > *broken wind and emphysema* Fr asthme *m* ; maladie obstructive respiratoire chronique •Rétrécissement du calibre des voies respiratoires. De Bronchiolitis (chronische obstruktive ~) *f* Es asma ; enfermedad pulmonar obstructiva crónica ; bronquitis obstructiva crónica *f*
astragalus > talus
Asturian Pony *breed* Fr asturçon *race* ; poney asturçon De Asturisches Pony *ne* ; Asturcón *m*
ataxia > *wobbler syndrome* Fr ataxie *f* •Problème de coordination. > *wobbler (syndrome de ~)* De Ataxie *f* •Störungen der Bewegungskoordination Es ataxia *f*
athlete Fr athlète *m ou f* De Athlet *m*
atlanto-axial articulation Fr articulation atlanto-axiale De Atlas-Axis-Gelenk *ne* ; zweites Kopfgelenk *ne* ; Atlantoaxialgelenk *ne* Es articulación atlantoaxial La Articulatio atlantoaxialis
atlas ; first (cervical) vertebra Fr atlas *m* •La première vertèbre cervicale, sa face articulaire avec la tête ne permet que des mouvements d'extension et de flexion. De erster Halswirbel *m* ; Atlas *m* Es atlas *m* ; primera vértebra cervical La Atlas
atresia Fr atrésie *f* De Atresie *f* •Verschluss oder Nichtanlage vom Hohlorganen bzw. natürlichen Körperöffnungen
atrial fibrillation ; auricular fibrillation Fr fibrillation auriculaire *f* De Vorhofflimmern *ne*
atrium (right // left ~) Fr oreillette (droite // gauche) De Vorhof (rechter // linker ...) *m* La Atrium (dextrum // sinistrum)
attendance Fr assistance *f* •Personnes rassemblées à un évènement. De Teilnehmerzahl *f*
attractive-looking fence ; inviting fence Fr obstacle sautant De anziehendes Hindernis *ne*
auction De mettre à l'encan •Présenter un animal ou quelque chose pour qu'il soit soit vendu à l'encan. De Auktion anbieten (auf einer ~)
auction *v* Fr vendre à l'encan ; vendre aux enchères *v* De versteigern ; meistbietend verkaufen Es vender en pública subasta
auction (sale) Fr encan *m* ; vente aux enchères *f* De Auktion *f* Es remate ; subasta Ne verkoop bij opbod
auction pools ; calcuttas *USA* •r: Used instead of pari-mutuel to bet on horses. Fr calcutta *m* De Calcutta-Auktion *f* Es calcutta
auctioneer Fr encanteur *m* ; commissaire-priseur *m* De Auktionator *m* ; Versteigerer *m*
auditory ossicles Fr osselets de l'ouïe *m pl* De Gehörknöchelchen *ne pl* La Ossicula auditus
auditory tube Fr trompe auditive *f* ; trompe d'Eustache *anc* De Ohrtrompete *f* ; Eustachische Röhre *f* Es trompa de Eustaquio ; tubo auditivo La Tuba auditiva
auricle ; pinna Fr oreille (pavillon de l'~) ; auricule *f* De Ohrmuschel *f* La Auricula

auricular fibrillation > atrial fibrillation
Australian loose-ring (cheek) snaffle > loose-ring cheek snaffle
Australian Stock Horse > Waler
Australian stock saddle Fr selle australienne De australischer Stock Saddle *m* •Sattel der australischen Viehhirten
authorized agent Fr agent autorisé ; mandataire De autorisierter Agent *m*
automatic claim *r* Fr intervention d'office *f c* De automatischer Anspruch *m*
automatic timing device ; teletimer Fr chronomètre électronique *m* ; système de chronométrage électronique *m* ; chronomètre à déclenchement automatique *m* De elektrische Zeitmeßanlage *f* Es cronómetro (de detención) automático Ca cronòmetre automàtic
automatic waterer (floater ~) Fr abreuvoir automatique De Selbsttränke *f* Es abrevadero automático
autonomic nervous system ; visceral nervous system Fr système nerveux autonome / végétatif ; SNA *abr* •Comprend le sympathique et le parasympathique. Règle les fonctions qui se déroulent normalement de façon automatique et inconsciente. De autonomes Nervensystem *ne* ; vegetatives Nervensystem *ne* Es sistema nervioso vegetativo / autónomo La Systema nervosum autonomicum
auxiliary reins De Hilfszügel *m pl*
Auxois *breed* Fr ardennais de l'Auxois *race* ; auxois De Auxois *m*
Avelignese (Horse) *breed* Fr avelignais •Race d'origine italienne. De Aveligneser *m*
avermectin •A group of antiparasitic agents produced by fermenting Streptomyces avermitilis. Fr avermectin De Avermectine *ne pl* •Gruppe von Neurotoxinen
avulsion Fr avulsion *f* ; arrachement De Absprengung *f* ; Ausreißung *f* ; Abriß *m* Es avulsión *f* La avulsio
award Fr récompense *f* De Auszeichnung *f*
axial skeleton Fr squelette axial •Squelette de la tête, de la colonne vertébrale, des côtes et du sternum. De Stammskelett *ne* La Skeleton axiale
axilla *pl: axillae* •The equivalent to the armpit, the area between shoulder and chest through which nerves and arteries travel. Fr aisselle *f* > *ars* De Achselhöhle *f* ; Armhöhle *f* Es axila *f* It ascella La Axilla
axillary artery Fr artère axillaire De Achselhöhlenarterie *f* La Arteria axillaris
axillary nerve Fr nerf axillaire ; nerf circonflexe De Achselnervschlinge *f* La Nervus axillaris
axillary vein Fr veine axillaire De Achselblutader *f* ; Achselvene *f* Es vena axilar La Vena axillaris
axis •Second cervical vertebra. Fr axis *m* •Deuxième vertèbre cervicale, sa face articulaire avec l'atlas permet les mouvements de la tête perpendiculairement à l'encolure. De zweiter Halswirbel *m* Es axis *m* La Axis
azoturia ; Monday morning sickness / disease ; myoglobinuria (paralytic ~) ; exertional myopathy / rhabdomyolysis *abbr: ER for (chronic) exertional rhabdo...* ; tying-up (syndrome) *(1)* •Disease characterized by red-brown urine and muscle weakness. It occurs after exercise following one or several days of inaction while still being fed a high-energy ration. Also known as setfast, myositis, cording up, weed and weedy leg. 1) Tying-up is a milder form affecting the muscles, in which the urine may not be dark-coloured. Fr myoglobinurie *f* ; eau noire *f pl: eaux noires* ; maladie du lundi *f* ; rhabdomyolyse d'effort / induite à l'exercice *f* ; hémoglobinurie *f* •Douleurs dans les masses musculaires (donc une myopathie) du dos et de la croupe et couleur foncée de l'urine, à

la reprise du travail après un ou quelques jour(s) de repos, alors que le cheval a été maintenu à une ration très riche. Aussi parfois appelée coup de sang. De **Feiertagskrankheit** f; Kreuzverschlag m ; schwarze Harnwinde f ; Azoturie ; Nierenverschlag / Nierenschlag m Es azoturia ; mioglobinuria ; envardura (1)

babesiasis ; babesiosis ; biliary fever ; tick fever ; piroplasmosis ; redwater fever •Due to a parasite (Babesia spp.), transmitted by blood-sucking ticks. Fr babésiose f ; piroplasmose •Affection due au babésia et transmise par les tiques. De Piroplasmose des Pferdes f ; Babesiose f •Infektion mit Babesia. Es babesiosis ; piroplasmosis

bacillus pl: bacilli Fr bacille m De Bazillus m ; Bacillus m
back > loin(s) for the lower back Fr dos m > rein(s) pour le bas du dos De Rücken m Es dorso ; espalda (upper back) ; lomo (lower back) Ca esquena La Dorsum
back v ; rein-back v ; step back v Fr reculer v De zurücktreten (Pferd) Es recular ; retroceder Ca recular It indietreggiare Po pecuar
back at the knees > calf-kneed
back foot Fr pied arrière De Hinterfuß m Es pata
back jockey (of a western saddle) De Hinter-Jockey m ; oberes hinteres Sattelblatt ne Es sobrefalda
back off position v •The action to back a competitor off one position from his original finishing position. Fr retirer d'une position c De um eine Position zurücksetzen
back pad > saddle pad
back punch v •Back-punching a nail hole is done from the foot surface of a shoe. This flattens this surface. Fr contre-percer •L'on contre-perce le trou d'un clou à partir de la face supérieure du fer. De das Einschlagen eines Hufnagels von der Hufseite eines Hufeisens aus um die Oberfläche zu glätten.
back straight > back stretch ; backstretch
back strap (of crupper) hd •Goes from the dee at back of the pad, and to the crupper dock which goes under the tail. Fr lanière de queue f De Schweifriemen m
back stretch ; backstretch ; back straight ; backside USA •The straightaway opposite to the finishing line on the racetrack. Fr autre droit (l'~) m ; ligne d'en face f •Ligne arrière de la piste de course, la plus éloignée de l'estrade principale. De Gegengerade ; Gegenseite f ; f Es estero de atrás
back the wrong horse v Fr miser sur le mauvais cheval De falsches Pferd wetten ne
backband hd •Goes over or through the pad, and carries the weight of shafts or traces. Fr dossière f att •On parle de dossière quand elle passe sous ou sur une sellette. > contre-sanglon De Tragriemen m Es sufra
backside > back stretch ; backstretch
bacterium pl: bacteria Fr bactérie f De Bakterium ne pl: Bakterien
badly set (on) •Describing a poor angle of meeting: one part of the body badly set on another. Fr mal attaché De schlecht aufgesetzt
badly set head De schlecht aufgesetzter Kopf m
badly set tail Fr queue collée / vissée De Hammelschwanz m
badly shaped croup Fr croupe mal conformée De schlecht geformte Kruppe f
balanced (well ~) Fr aplomb (d'~) ; équilibre (en ~) De ausbalanciert
bald face > white face
bald faced > white faced
balding girth Fr sangle croisée De Balding-Gurt m •Gurt, der aus 3 Strängen besteht, die sich überkreuzen
baling twine Fr corde à balles f De Pressengarn ne
ball-up v •For a horse, to curl the neck until the nose is pressing against the chest. Fr encapuchonner (s'~) De einrollen •das Pferd "beißt" sich in die Brust Es encapotar ; encapotarse Ca acotar-se v

ballotade Fr ballotade ; ballottade f •Un des airs relevés. De Ballotade f •Übung der klassischen Reitkunst Es balotada
bandage ; wrap Fr bandage ; bande m ; f •Morceau de matériel beaucoup plus long que large que l'on entoure autour des membres du cheval. De Bandage f training and racing ; Binde f Es venda ; vendaje Ca embenat
bandy-legged (in the forelimb) > knee-wide
bandy-legged (in the hindlimb) ; out at the hocks ; bowlegged / bow-legged (in the hindlimb) Fr cambré des jarrets •L'adjectif « cambré » qualifie habituellement plutôt les jarrets que le cheval. De hinten faßbeinig Es estevado
bank Fr banquette f ; talus m De Wall m ; Erdwall m ; Billard ne Es banqueta ; talud Ca banqueta f
banked curve r Fr virage en plan incliné m c De überhöhte Kurve f
banking (of a track) ; spirally graded surface ; slope Fr dévers m •Inclinaison d'une piste vers l'intérieur. De Überhöhung eines Bogens f
bar > rail
bar > swingle-tree
bar (hoof ~) •The reflection of the hoof wall at the heel, there is one bar on each side of the frog. Fr barre f •Prolongement de la paroi du sabot, sous le talon et encadrant la fourchette. De Eckstrebe f ; Eckstrebenplatte f La Pars inflexa (medialis // lateralis)
bar (of the mouth) •The space on the jaw, between the incisors, or the canine, and the molars. > interdental space Fr barre (de la bouche) •Espace édenté et sensible, entre les molaires et le crochet, où les incisives, sur lequel repose le canon du mors. > espace inter-dentaire De Lade f ; Zahnlücke f Es barra
bar shoe •A shoe with a bar connecting the heels. Fr fer à planche (1) ; fer à traverse (2) •La distinction n'est pas toujours faite entre ces deux termes. 1) Dont les éponges sont prolongées et soudées ensemble. 2) Avec une lame (appelée le plus souvent traverse mais aussi barre) rivée ou soudée pour relier les éponges. De Stegeisen ne ; geschlossenes Hufeisen ne Ringeisen ne Es herradura de barra
bar stock •With which one shoe is made. Fr lopin m ; barre de fer f •A partir duquel / de laquelle on fabrique un fer. De Stangenstahl m
Barb breed Fr barbe race De Berber m Es beréber
barbed wire Fr barbelé(e) adj et n (f) ; fil barbelé m De Stacheldraht m
Bardi Horse breed Fr bardigien •Race d'origine italienne. De Bardigiano m
bardot > hinny
bare (horse) Fr nu m •Se dit du cheval chez qui il y a absence définitive des poils. De haarlos adj ; unbehaart adj ; kahl adj ; nackt adj
bare patch > flesh mark
bare-back bronc riding Fr monte à cru de chevaux sauvages f De Mustang reiten ohne Sattel (einen ~)
barley Fr orge f De Gerste f Es cebada La Hordeum
barn (4) ; stable (1) •1) for horses; 2) for cattle; 3) for hay, grain or straw; 4) In North America, a barn is often a place for livestock, be it horses or other. In British English, it is rather for grain and hay. Fr écurie f (1) ; étable f (2) ; grange f (3) •1) pour les chevaux 2) pour le bétail 3) pour le grain et le foin. De Pferdestall m (1) ; Stall m (2) ; Scheune f (3) ; Viehstall m (4) Es cuadra ; caballeriza Ca quadra ; cavallerissa Ne stal
barn cleaner (automatic ~) Fr nettoyeur (d'étable, automatique) m ; écureur (automatique) m De auto-

matischer Stallreiniger *m* Es evacuador transportador de estiércol
barrel (of the horse) •The middle of the body, between the forehand and the rear end. Fr milieu (du cheval) *m* •On dira par exemple, dans ce sens-ci, que le cheval pivote sur son milieu. De Mittelhand *f*; Mittelleib *m*; Mittelstück *ne* Es tercio medio Ca terç del mig
barrel (of the horse) > trunk
barrel race Fr course de barils *Can.*; course de tonneaux *Fr* •Trois barils / tonneaux placés en triangle et dont il faut faire le tour de chacun en un minimum de temps. De Tonnenrennen *ne*; Barrel-Race *ne* Es carrera de barril
barrel racing saddle Fr selle de baril De Sattel für das Barrel Racing *m*
barrel-mouth bit > egg-butt / eggbutt snaffle
barren •A mare that is incapable of conceiving and producing a foal. Fr bréhaigne *adj*; stérile *adj* •La jument bréhaigne est parfois présentée comme ayant des crochets dentaires (1) et étant supposée stérile, et parfois comme étant simplement stérile (2). Cette dernière définition correspond au mot anglais « barren » qui apparaît avoir la même origine que le mot bréhaigne. De Hakenstute *f (1)*; unfruchtbar *adj (2)*; güst *adj (3)*; nichttragend *adj (4)* Es machorra *n*; infecunda
barrier boot; easy-boot Fr hipposandale *f* •Sorte de sandale ou de botte dans laquelle on glisse le sabot et qui a son propre système d'attache. > *guêtre* De Hufschuh *m* •Überschuh als Schutz zur Ausheilung oder im Winter. Es zapatilla para casco *f*
base narrow •The entire limbs (forelimbs or hindlimbs) are sloping inwards, toward each other. There is a greater distance between the horse's legs at the top than at the bottom, usually caused by an improper angulation at the elbow or stifle, the horse being pigeon-toed. Fr serré (du devant // du derrière) *(1)*; cagneux des membres *(2)* •1) Quand les membres, bipède antérieur ou postérieur, se rapprochent davantage à leur base que ne l'est leur articulation supérieure (i.e. leur point d'origine). Ceci est habituellement dû à une mauvaise angularité du coude ou du grasset qui fait que 2) les membres restent tournés en dedans, convergent l'un vers l'autre lorsque vus de face. De bodeneng cerrado de abajo; cerrado de brazos / adelante *anteriores*; cerrado de atrás *posteriores*
base of the tail > dock
base wide •When there is a greater distance between the horse's legs at the bottom than at the top, the entire limb being deviated, usually caused by an improper angulation at the elbow or hip, the feet being toed out. Fr ouvert (du devant // du derrière) •Quand les pieds, bipède antérieur ou postérieur, s'écartent davantage que ne l'est le point d'origine du membre. > *panard* De bodenweit Es abierto de abajo; abierto de brazos / adelante *anteriores*
Bashkir Curly Horse •Probably related to the Bashkir from Russia. Sometimes called American Bashkir Curly. Fr Bashkir bouclé •Serait lié au Bashkir originaire de Russie. La race est parfois présentée comme originaire des E.U.A. De American Bashkir Curly Horse *ne*; Curly Horse *ne*
Bashkir Pony breed Fr bashkir •Race d'origine russe. De Baschkire *m*
basic colour / color > foundation colour / color
basic dressage test Fr épreuve de dressage élémentaire De Anfänger-Dressurprüfung *f* Es prueba de adiestramiento para principiantes
basic gaits Fr allures de base De Grundgangarten *f pl*
basilar process Fr processus basilaire *m* •Partie du processus palmaire. De Basalteil des Hinterhauptbeines des Säugetierschädels *ne*; Pars basiali des Hinterhauptbeines des Säugetierschädels *f*
basin Fr cuvette *f* De Becken *ne* •Behälter für Wasser

Basque-Navarre horse > Pottock
battle horse; charger Fr cheval de bataille De Chargenpferd *ne*; Schlachtroß *ne*
bay •Even with a large variety for this coat; mane and tail are always black and lower legs almost always are. In the darker coats, reddish or brown hairs are present on the muzzle and on other parts of the body. Fr bai *adj ou n* •Sur une peau à pigmentation foncée, la robe baie présente une grande variété de nuances, les crins sont cependant toujours noirs, et le bas des membres l'est presque toujours. Dans les teintes foncées, il y a présence de poils rougeâtres ou bruns sur le bout du nez et en d'autres endroits du corps. De braun *adj*; Brauner *m* •braunes Pferd mit schwarzem Schweif und schwarzer Mähne. Es bayo Ca bai *adj*; baia *adj f* Ne roodbruin
bay •Dark reddish-brown colour. De rötlich-braun *adj*; kastanienbraun *adj* •dunkelfarbig La badius
bay (to be / stand at ~) hunting •Where the hunted turns to face and challenge the hounds. Fr accul (être à l'~) chasse à courre •Lorsque, acculée, la bête se défend aux extrémités d'un terrier. De gestellt sein; in die Enge getrieben sein Es tierra (a la ~)
bay roan *(1)*; red roan *(2)* •Bay roan and red roan are sometimes presented as equivalent. Roans often present a bay pattern since the white hairs are most of the time limited to the body. > *roan and strawberry roan* Fr rouan •Mélange de poils blancs, alezans (rouges), et (1) noirs. S'il y a des poils noirs, ils sont plus présents aux extrémités, comme le sont dans tous les cas les poils de la couleur la plus foncée. > *autre inscription* De Braunschimmel *m (1)*; Rotschimmel *m (2)* Es roano *(1)*; rosillo tricolor *(1) Esp*; rosillo moro *(1) Arg*; rosillo alazán *(2) Esp*; rosillo rubio Ca ruà *(1) f: ruana*
bay-brown > brown
be back on top *v* Fr reprendre les devants *c* De wieder an der Spitze sein
be off stride *v* Fr avoir pris une fausse allure *c* De Gang verlieren (den ~); Beine verlieren (die ~)
be still on top *v*; keep the lead *v* Fr maintenir les devants De Führung behalten (die ~)
beaded line *hd* •Part of a rein, in a harness, that is rounded instead of being flat. Fr guide arrondie *f att* De abgerundeter Zügel *m*; gebördelter Zügel *m*
beak > horn (of an anvil)
beaked shoe •An extra long toe extension shoe, to prevent the horse from walking on the front of the hoof wall. The metal may be bent back to prevent injury. Fr fer à la florentine •Dont la pince est prolongée, épaisse et recourbée vers le haut, il est aussi souvent souhaitable d'en enrouler le devant afin d'éviter les blessures qu'il pourrait infliger. Ce fer est parfois décrit de façon très similaire au fer pinçard. De Spezialhufeisen mit extralanger Zehenerweiterung.
bean •Dried secretions in the pouch at the end of the penis of a male horse. De Eichelstein *m*; Smegmastein *m*; Penisbohne *f*; Präputialstein *m*; Vorhautkonkrement *ne* Es piedra de esmegma
bearing (rein) hook *hd* Fr crochet d'enrênement *m att*; crochet de sellette De Kammdeckelschlüssel *m*
bearing edge (of the wall of the hoof); distal border; ground border •The inferior border of the wall that comes in contact with the ground or the shoe. Fr surface portante (de la paroi du sabot); bord inférieur / porteur *m* •Elle porte sur le sol ou le fer. De Tragrand *m*; Sohlenrand *m* La Margo solearis
bearing rein > overcheck (rein)
bearing rein "D" *hd* Fr support d'enrênement *att* De Ohrbügelring *m*
bearing rein drop > bradoon hanger
beat (hoof...) Fr battue *f* •Moment où le(s) sabot(s) se dépose(nt) sur le sol, et bruit que fait / font le(s) sabot(s) en se déposant sur le sol. Se posant simultanément, les pieds ne

produisent qu'une battue. De Hufschlag m •Geräusch Es batida

beaten length ; length of stride Fr longueur battue f De Raumgriff m

bed ; bedding > litter

beet Fr betterave f De Rübe f ; Bete f Es remolacha

behavior > behaviour

behaviour Brit ; behavior USA Fr comportement m ; conduite f De Verhalten ne Es conducta Ca conducta

behind the bit •A horse is behind the bit when avoiding the contact with the mouthpiece. Fr en dedans de la main ; en arrière de la main •Cheval en dedans ou en arrière de la main, qui ne prend pas contact avec le mors. De hinter dem Zügel ; hinter der Hand Es detrás de la mano Ca darrere la mà

behind the legs > cold to the legs

behind the motion •To be or to get left ~ of the horse. Fr retarder sur le mouvement (du cheval) De hinter der Bewegung sitzen Es sentarse detrás del movimiento

beige breeches Fr culottes de chasse f pl De Jagdhose f Es panta lón de caza

Belgian (draft / heavy draught horse) breed ; Brabancon (horse) Fr belge (trait lourd ~) race ; brabançon ; brabant De Belgisches Kaltblut ne Es caballo de tiro belga ; brabanzón It belga da tiro

Belgian Ardennes (Horse) breed Fr ardennais belge race De Ardenne m ; Ardenner Großpferd ne

Belgian warm-blooded (horse) breed Fr belge à sang chaud race De Belgisches Warmbluptpferd ne

bell Fr cloche f De Glocke f •Klingel Es campana ; timbre

bell boot ; overreach boot •A circular boot pulled up over the front foot and resting loosely on it, usually to protect coronet agains injury. Fr cloche protège-couronne •Le mot désigne habituellement une forme particulière de protecter au niveau de la couronne: un bracelet qui passe autour du paturon et descend comme une jupe autour du pied. > guêtre De Glocke f ; Springglocke f ; Gummiglocke f ; Sprungglocke f Es campana de hule ; bota de goma cubrecasco ; alcanzadora

belly •1) The softer, ventral part of the abdomen. 2) The fleshy, contractile part of a muscle. Fr ventre m •1) Partie ventrale de l'abdomen du cheval, située en arrière des côtes, sous les flancs et dans leur partie basse. 2) Partie contractile d'un muscle. De Bauch m Es vientre ; barriga Ca ventre It ventre Ne buik

belly band hd (1) ; shaft girth / strap hr •1) A strap, attached from one shaft or trace to the other, under the belly of the horse. Fr sangle sous-ventrière att ; sangle de brancards ca De kleiner Bauchgurt m Es barriguera (cincha ~) ; zambarco

belly band buckle hd Fr boucle (de la sous-ventrière) att De Sprengriemen m

Belmont stakes tr •Held annually, at the Belmont track, Long Island New York USA, first ran in 1868. •Tenu annuellement, à la piste Belmont, Long Island New York E.U.A. De Belmont-Stakes f •klassisches drittes Rennen zur dreifachen Krone in den USA.

bench knees ; offset knees ; bench-kneed ; bench-legged adj •The metacarpal bones are offset laterally under the carpal joint. Fr genoux en pieds de bancs •Vu de face, le canon est déporté vers l'extérieur, par rapport à l'articulation du genou, et n'est pas directement dans l'axe du radius. De knieweite Stellung f ; auswärtsgebogenes Knie // auswärtsgedrehtes Knie ne ; fassbeinige Stellung f

bench-kneed ; bench-legged > bench knees

bend > flexion

bend at the poll n Fr flexion de la nuque f De Genickwölbung f ; seitwärtige Biegung im Genick f Es flexión en la nuca

bend at the poll > flex the poll

bend the body v Fr incurver le corps De biegen (das Pferd ~)

bend the neck > flex the neck

benzimidazole Fr benzimidazole m De Benzimidazol ne Es benzimidazole

bertillon card USA r •Identifying marks, scars, and other signs are recorded on it and used in making positive identification of a horse. Fr fiche signalétique De Identitätskarte f

best company line r Fr ordre d'arrivée (des trois premiers c De Reihenfolge der ersten drei einkommenden Pferde im Ziel f

bet n ; wager n ; stake n Fr pari m ; mise f ; gageure f Can. De Wette f ; Rennwette f Es apuesta Ne wedenschap

bet v ; wager v ; place a bet v ; stake v Fr parier ; miser ; gager Can. De wetten ; setzen ; spielen ; zocken Es apostar Ne wedden

bet ; wagered Fr misé De gewettet

betting public Fr parieurs (les ~) m pl De Wetter m pl

betting wicket / window > mutuel wicket / window

bettor ; punter ; wagerer Fr parieur m De Wetter m Es apostante

between legs and hands > on the aids

bevel heeled shoe > slipper (heeled) shoe

bevel of point (of a nail) Fr affilure (d'un clou) f De Schräge zwischen Spitze und Zwinge eines Hufnagels f

beveled heels (of a horseshoe) USA Fr pantoufles (d'un fer) f pl De abgeschrägte Hufeisenschenkel m pl

bib Fr bavette f •cs: Attaché ou incorporé à la sangle pour protéger le dessous du cheval, derrière le passage des sangles, contre les contacts des fers et des crampons durant les sauts. De Springschutz m Es babero

bib (halter ~) Fr bavette •Pour prévenir le tic aérophagique à l'appui. De Deckenfresserschutz m

bib martingale Fr martingale-bavette Es Martingal mit Lederdreieck ne

bicarotid trunk Fr tronc bicarotidien De Truncus bicaroticus m La Truncus bicaroticus

biceps (m.) of (the) thigh > biceps femoris m.

biceps brachii m. ; biceps m. of arm ; flexor brachii m. old Fr m. biceps brachial De zweiköpfiger Armmuskel m ; Zweikopfmuskel m Es músculo bíceps del brazo It biceps brachii La M. biceps brachii

biceps femoris m. ; biceps (m.) of (the) thigh Fr m. biceps fémoral ; m. glutéobiceps (1) ; m. long vaste anc •1) Dénomination qui suggère une partie crâniale (m. glutéofémoral) et une partie caudale (m. biceps fémoral) intimement liées pour constituer le muscle dont il est question ici. De zweiköpfiger Oberschenkelmuskel m Es músculo bíceps femoral La M. biceps femoris

biceps m. of arm > biceps brachii m.

bick > horn (of an anvil)

bicorne •A two-cornered hat. Fr bicorne f De Zweispitz m ; Zweimaster m Es bicorne adj ; sombrero de dos picos

bid Fr enchère f ; mise f De Gebot (auf einer Auktion) ne Es puja

bidder Fr enchérisseur m De Bieter m

big bettor ; big wagerer Fr gros parieur m De Großwetter m

big three (the ~) r •Fractures: proximal sesamoids (most frequent), metacarpal and carpal bones (least frequent).

big wagerer > big bettor

bike > sulky

bile Fr bile f De Galle f ; Gallenflüssigkeit f
bile duct Fr canal biliaire De Gallengang m
biliary fever > babesiasis ; babesiosis
billet (of a buckle) ; tongue Fr ardillon m De Dorn m ; Schnallendorn m Es hebijón
binding nail > close nail
biotin Fr biotine f De Biotin ne ; Biotinum ne ; Vitamin H ne Es biotina
birth coat Fr pelage à la naissance De Haarkleid bei der Geburt ne Es pelaje de nacimiento
bit •Part of the bridle which includes the mouthpiece, the rings and the cheeks. Fr mors m •Partie de la bride qui comprend l'embouchure / le(s) canon(s), les anneaux, les aiguilles et les branches. Le mors et l'embouchure étaient autrefois appelés « frein ». De Gebiß ne Es freno Ca fre Ne blt
bit guards Fr rondelles de mors f pl De Gebißscheiben f pl
bit jaw strap •A chin strap that's attached to the rings of the snaffle bit. The rings are, hopefully, leather covered. Fr courroie de mors De Kinnriemen m
bit with keys / players > mouthing bit
bite v Fr mordre De beißen Es morder
bite n Fr morsure f De Biß m
bite wound Fr plaie par morsure De Bißwunde f
bitless bridle ; nose bridle •Any bridle which is used without a mouthpiece. Fr bride sans mors De gebißlose Zäumung f
bits •The basic groups of bits are: snaffles, Weymouth or curb bits, pelhams, gag bits and bitless or nose bridles. > bit Fr mors m De Gebisse ne pl
black adj or n •Black colour is general except may be for a few white hairs in the coat and markings. Fr noir adj ou m •Poils et crins noirs, il peut y avoir quelques poils blancs et des marques. De Rappe f ; schwarz adj Es negro ; oscuro Arg
black fly •May be applied to a number of different flies. Fr mouche noire De Kriebelmücke f •Familie Simuliidae Es mosca negra
black mark n •Area of black hairs in the coat. Fr charbonné adj ou m ; tisonné adj ou m ; charbonnure f ; tisonnure f •Taches noires, appelées charbonnures ou tisonnures, et dont les définitions varient; la charbonnure pouvant être comprise comme étant plus grande et plus ronde que la tisonnure. Les adjectifs tisonné et charbonné peuvent désigner la robe. De schwarzes Abzeichen ne ; schwarzes Merkmal ne
black-brown ; rusty black •Black with either brown or rusty spots or body areas. Fr noir mal teint •Robe noire parsemée de plaques plus claires. De Lichtrappe m •hellste Variante des Rappen; ähnlich der Farbe "schwarzbraun"
black-faced Fr cap de maure / more adj De schwarzgesichtig Es carinegro Ca caranegre
black-moon > coal black
blacksmith Fr forgeron m •Personne qui forge le métal. De Schmied m Es herrero ; forgador amer It fabbro
blacksmith hammer > turning hammer
blacksnake whip > quirt
bladder (urinary ~) Fr vessie f •Sa capacité oscille généralement autour de 1,5 litres chez le cheval. De Harnblase f Es vejiga de la orina La Vesica urinaria
bladder worm ; cysticercoid •Infective stage of tapeworms when the horse swallows them with their intermediate host. Fr cysticercoïde m •Forme larvaire des taenias au moment où le cheval les absorbe. De Bandwurmfinnenstadium ne ; Zystizerkoid ne
blade (of a clinch cutter) Fr dérivoir m > hache à sabots De Klinge einer Nietklinge f
blade (of a nail) ; shank (of a nail) Fr lame (d'un clou) f De Nagelschaft m

blanket (horse ~) ; horse cloth ; rug Fr couverture f De Decke f Es manta (para caballos) ; camisa Mexico
blanket clip •There are different definitions but always a blanket is left unclipped on the upper part of the body. Fr tonte de course ; tonte en manteau / sac •La partie supérieure du corps du cheval n'est pas tondue. De Mantelschnitt m ; Deckenschnitt m
blaze > broad stripe
bleeder Fr sujet à des hémorragies De Nasenbluter m ; Lungenbluter (1) •Pferd, das Nasenbluten bekommt. 1) Pferd, das während oder nach großer Belastung in der Lunge blutet. Es caballo sangrante
bleeding > epistaxis
blemish > defect
blind ; blinder > blinker
blind bridle Fr bride fermée •Bride avec des oeillères. De Kopfstück mit Scheuklappen m
blind spavin > occult spavin
blindgut > cecum / caecum
blink v ; wink v •Colloquial for the contracting of the lips of vulva, exposing clitoris, when a mare is in oestrus and after urinating. Fr clignoter v •Terme familier pour décrire l'action d'une jument qui contracte les lèvres de la vulve, exposant ainsi son clitoris, lorsqu'elle est en chaleurs ou qu'elle vient d'uriner. De blitzen
blinker ; winker ; blind ; blinder Fr oeillère f ; cache-oeil m •Destinée principalement à empêcher le cheval de voir en arrière et sur le côté, mais aussi à protéger l'oeil contre les coups possibles dans un attelage. De Scheuklappe f ; Blendkappe f ; Scheuleder ne Es anteojera Ne ooghleppen
blinker cups Fr gobelets d'oeillères De Schalen der Scheuklappen f pl
blinker hood ; blinkers r Fr bonnet avec oeillères m ; cagoule avec oeillères f De Scheuklappen f pl ; Blinkers m pl Es mascarilla
blinker stay > winker stay
blinker stay buckle Fr boucle (en chape) de support d'oeillères De Scheuklappenschnalle f ; Blendriemenschnalle f
blinkers > blinker hood
blister •Lesion of the skin: a vesicle, especially a bulla. Fr ampoule f ; bulle f ; vésicule f De Blase f ; Bläschen ne •auf der Haut Es ampolla
blister ; blistering ; vesicant •Containing an irritant for the skin and used to increase circulation. This might encourage healing of another irritation like a strained tendon or ligament. Fr vésicatoire m ; feu liquide m •Produit vésicant, c'est-à-dire irritant et provocant l'apparition de bulles ou de vésicules remplies de liquide sur la peau. De Zugpflaster ne ; Blister m •Mittel für scharfes Einreiben. Es vejigatorio ; vesicatorio ; blistera amer ; revulsivo (agente ~)
blister beetle / fly ; Spanish fly Fr cantharide f ; mouche d'Espagne / de Milan f De spanische Fliege f ; Kantharide m •Weichkäfer; Käfer mit weichen Flügeldecken Es cantárida La Lytta vesicatoria
block (horse ~) > mounting step
blood Fr sang m De Blut ne Es sangre La Sanguis
blood bay Fr bai sanguin De rotbraun adj Es castaño encendido Esp ; colorado Arg
blood examination Fr analyse de sang f De Blutuntersuchung f Es análisis sanguíneo
blood marks •Red patches growing into the coat of a grey horse, they can become progressively larger. This is an extremely rare occurrence. Fr rouanné adj ou m •Se dit du cheval ou de la robe de couleur grise et présentant des bouquets ou des taches de poils roux ou rouges. De rotscheckig adj ; Rotschecke m •hat rote Flecke im weißen Haarkleid.
blood sample Fr prélèvement de sang ; échantillon

de sang De Blutprobe f •kleine Blutmenge
blood spavin •Swelling of a branch of the lateral saphenous vein where it crosses the front of the hock. > *bog spavin* De Blutspat m •Erweiterung eines Blutgefäßes am Sprunggelenk Es esparaván venoso
blood test Fr test sanguin De Blutuntersuchung f Es test sanguíneo
blood typing Fr typage des antigènes des globules rouges m De Blutgruppenbestimmung f ; Bluttypbestimmung f
blood vessel Fr vaisseau sanguin De Blutgefäß ne ; Ader f Es vaso sanguíneo
blood-letting ; phlebotomy Fr saignée f De Blutentnahme ; Blutentziehung f ; f ; Aderlaß m Es sangría
bloodline > lineage
bloodworm Fr ver du sang De Blutwurm m La Strongylus vulgaris
blow > snort (warning ~)
blow up a finish v r Fr rater une fin de course De Endkampf verderben (einen ~)
blow up of a photo finish r Fr agrandissement d'une photo de fin de course m De Zielfotovergrößerung f ; Vergrößerung des Zielfotos f
blowfly (3) ; strike-fly (3) ; calliphorid (2) ; blue bottle / bluebottle fly (1) •Family Calliphoridae (including Calliphora spp. (2)) includes most of the important blowflies (causing an infestation of skin called cutaneous blowfly myiasis, calliphorine myiasis, blowfly strike, blow fly infestation or strike (3)). Fr mouche bleue f (1) ; mouche à viande (1) •Mouche provoquant une myiase (ou myase) (3). Plusieurs de ces termes ne sont pas tellement spécifiques (1) et sont ainsi parfois utilisés seulement au pluriel. De Myiasisfliege f (3) ; blaue Schmeißfliegen f pl (1) ; Calliphora f (2)
blowfly strike > cutaneous blowfly myiasis
blowing out r •Fairly fast training mile, generally two days before a scheduled race. Fr travail m c •Exercice, sur une distance d'un mille, un peu plus vif qu'un entraînement régulier, généralement deux jours avant une course. De Spritzer •2 Tage vor dem Renntermin letzte Vorbereitung auf ein Rennen
blue bottle / bluebottle fly > blowfly
blue eye > *wall-eye* Fr oeil bleu pl: yeux bleus Es ojo azul ; ojo zarco
blue roan (1) ; iron grey (2) •1) Coat having a blue tinge, usually resulting from a mixture of black and white hairs. Lower limbs, mane and tail are mainly black (or of the dark colour) and the colour is permanent. 2) Grey coat having a blue tinge, the colour is not permanent. Fr gris (de) fer ; gris-bleu ; pinchard adj ou n Fr (1) •Robe grise à reflets bleuâtres. 1) Qualifie ou désigne le cheval ou la robe de cette couleur. De stichelhaariger Rappe m (1) ; Stichelrappe m (1) ; Eisenschimmel m (2) Es tordo (2) ; cabeza de moro Esp (2) ; moro Arg Ca tord (2)
blue-dun > mouse-dun ; mouse-coloured
bluenose Fr dermite photosensible au visage f De photosensitive Dermatitis im Gesicht f
board Fr pension f De Pension f
boarder horse Fr pensionnaire m ou f ou adj cheval De Pensionspferd ne ; Pensionsstute f
boarding fee Fr pension (montant de la ~) De Pensionskosten f
bob tailed > docked tail(ed) ; docked
bob the head v ; toss the head v ; throw the head v ; shake the head (up and down) v •Moving the head up and down to fight against the contact of the bit. Fr battre à la main ; encenser ; bégayer •Lorsque le cheval donne des coups de tête en haut et en bas, notamment en guise de défense contre la main du cavalier. 1) Terme appliqué plus particulièrement au cheval qui donne de tels coups

de tête lorsqu'il n'a pas de bride. De Kopf schlagen (mit dem ~) Es cabecear ; subir y bajar la cabeza
bobby-back > sway-back
body length •From point of shoulder to point ob buttock. Fr longueur du corps De Körperlänge f •vom Buggelenk bis zum Sitzbeinhöcker Es longitud corporal It lunghezza del corpo
body mange > psoroptic mange
body-brush > brush
bog spavin •Distension of the talocrural synovial sac of the hock. Fr éparvin mou m ; vessigon articulaire tarsien / du jarret m •Distension de la synoviale tibio-talienne du jarret. Il peut prendre trois formes qui communiquent largement entre elles: vessigon du pli du jarret et vessigon médial // latéral du creux du jarret. De Kreuzgalle f ; weicher Spat m ; Weichteilspat m ; Sprunggelenkgalle f Es esparaván falso
bolo tie Fr cravate bolo f De Cowboy-Krawatte f ; Schnürsenkel-Krawatte f
bolt v ; run away v Fr emballer (s'~) De durchgehen v ; durchbrennen v Es desbocarse ; embalarse ; escaparse ; huir
bolting Fr emballement m De durchgehend ; durchbrennend Es desbocamiento
bolting horse ; bolter ; runaway horse •A bolter may be a horse having a tendency to bolt (i.e. to be bolting) quite easily. Fr cheval emballé De durchgehendes Pferd ne ; stätisches Pferd ne Es caballo desbocado
bomb •USA: An inferior horse in a race. De Außenseiter m
bone Fr os m De Knochen m Es hueso It osso Ne been ; bot
bone fissure Fr fissure d'un os De Knochenriß m ; Knochenfissur f
bone fracture Fr fracture d'un os f De Knochenbruch m Es fract ura
bone marrow Fr moelle osseuse De Knochenmark m Es médula ósea It midollo osseo Ne beenmerg La Medulla ossium
bone spavin •Osteitis or osteo-arthritis of upper end of canon and inner side of hock. A large spavin is called a jack, and a small is a blind or occult spavin. The latter may present no palpable or radiographic sign. Fr éparvin calleux m ; éparvin de l'os / osseux •Ostéite ou ostéo-arthrite au sommet interne du canon et à la face inférieure interne du jarret. De Knochenspat / Knochen-Spat m Es esparaván óseo
bone-spavin test Fr test de l'éparvin De Spatprobe f
bonus point Fr point de bonification m De Gutschrift f Es punto de bonificación
bony palate Fr palais osseux De Gaumendach ne ; knöcherner Gaumen m La Palatum osseum
bony withers Fr garrot maigre / décharné De magerer Widerrist m Es cruz delgada
bookmaker ; bookie Fr preneur aux livres m De Buchmacher m
boom Fr flèche (d'attelage) f •Longue pièce de bois servant à atteler les animaux de trait à un véhicule ou à un instrument de culture. De Langbaum m Es lanza de enganche
booster injection (of a vaccination) Fr injection de rappel (d'un vaccin) f De Wiederholungsimpfung f ; Auffrischungsdosis ; Auffrischungsimpfung f ; f
boot (for horses) •To protect legs against self-injuries, and for foot and/or leg therapy, which is sometimes called slip-on boot or (rubber) poultice boot. > *barrier boot* Fr guêtre f (1) ; protecteur m ; protège-~ ; botte f protection des membres (2) •Servent de protection des membres du cheval contre les blessures. On utilise souvent ces termes en précisant la partie des membres qu'ils protègent. 1) Le terme guêtre s'utilise habituellement plus spécifiquement

blood spavin   22 pour désigner une protection à la hauteur des canons (et incluant habituellement le boulet), et plus haut. 2) Peut aussi désigner une véritable botte dans laquelle on met le pied ou même une partie de la jambe du cheval pour les soigner. Pour désigner une guêtre, ce mot semble être une traduction littérale de l'anglais. > *hipposandale et cloche* De Streichkappe *f* ; Gamasche *f* ; Sehnenschoner *m* Es protector ; bota ; zapatilla Ca protector

boot hook Fr tire-botte (crochet ~) *m (m)* De Stiefelhaken *m* ; Stiefelanzieher *m* Es tirabotas ; gancho para botas

bootjack Fr tire-botte *m* •Comportant une encavure dans laquelle on cale le talon de la botte pour l'enlever. De Stiefelknecht *m* Es sacabotas

bootmaker Fr bottier *m* De Stiefelmacher *m* Es zapatero (a la medida) *m* ; botero

boots Fr bottes *f pl* De Stiefel *m pl* Es botas

bordered •A bordered white marking has a mixed white and coloured hair border. Fr bordé •Pour une marque blanche, la bordure sera formée de poils blancs et de poils de couleur mélangés. De begrenzt ; gerändert ; umrandet

bordered flesh mark Fr ladre bordé •Qui se prolonge un peu sous les poils de sa périphérie. De gerändertes fleischfarbenes Abzeichen *ne*

bordered star Fr en tête bordé De geränderter Stern *m*

bordered stripe Fr liste bordée De geränderte Blesse *f*

bordered white (marking on a limb) Fr balzane bordée •Dont la ligne de séparation avec l'autre couleur est en dégradé. De gerändertes weißes Abzeichen an einer Gliedmaße *ne*

bore > lean (heavily) on the hand / bit

Borna disease ; Near Eastern equine encephalomyelitis Fr maladie de Borna ; méningoencéphalomyélite enzootique *f* ; méningoencéphalite infectieuse du cheval *f* De Bornasche Krankheit *f* ; infektiöse Meningoenzephalitis der Pferde *f* ; Gehirnentzündung *f* Es Borna

boron Fr bore *m* De Bor *ne* •chemisches Element Es boro

bosal •The rawhide noseband of the true hackamore. Fr bosal *m* •Grosse muserolle de cuir tressée faisant partie du hackamore. Ce mot sert aussi parfois à désigner le véritable hackamore. De Bosal *ne* Es bozal

Bosnian pony Fr poney bosnien De Bosnisches Gebirgspferd *ne*

bot (egg) knife Fr couteau (pour les oeufs de mouches) *m* De Dasselmesser *ne*

bot (horse stomach ~) •Bot fly larva. Fr larve d'oestre *f* ; larve gastrophile du cheval De Magendassel *f* ; Gasterophilus-Drittlarve *f*

bot fly (horse ~) ; nose fly *(1)* ; Gasterophilus •A genus of six flies, the larvae of which develop in the gastro-intestinal tract. 1) Two of the bot flies lay their eggs around the mouth and on the cheeks. Fr gastrophile ; gastérophile *m* ; oestre *m* •Mouches (il y en a six espèces) qui pondent leurs oeufs (pour la plupart d'entre elles) sur les poils des chevaux et dont les larves se développent à l'intérieur du tube digestif. De Magenbremse *f* ; Pferdebremse *f* ; Magenfliege ; Magendasselfliege *f* ; Biesfliege *f* Es gastrophilus ; gastrófilo ; estro It estro La Gasterophilus

both legs coming out of one hole (having ~) > narrow at the chest

bottom / tail line (of a horse) > family

bottom of a stirrup Fr grille (d'un étrier) *f* De Steigbügeltritt *m* Es largo de lo estribo

botulism Fr botulisme *m* De Botulismus *m* ; Futtermittelvergiftung *f* Es botulismo

Boulonnais (Horse) *breed* Fr boulonnais •Race de chevaux de trait lourd d'origine française. De Boulonnais ; Boulonaise *m ; m* Es bullones

bowed tendon > *tendon bow* Fr tendon claqué > *claquage de tendon* De Sehnenzerrung *f* ; Sehnenentzündung *f* Es tendón arqueado

bowel movement > droppings

bowl along *v* Fr courir à bon train De frei galoppieren ; locker galoppieren ; dahinrollen

bowlegged / bow-legged (in the forelimb) > knee-wide

bowlegged / bow-legged (in the hindlimb) > bandy-legged (in the hindlimb)

bowlegs / bow legs Fr genoux // jarrets cambrés •Déviation des articulations par en dehors; les genoux // jarrets sont trop écartés l'un de l'autre, par rapport aux verticales abaissées des articulations supérieures des membres. De Fassbeinigkeit •fassbeinige Stellung der Hinterbeine Es rodillas arqueadas *anteriores* ; piernas arqueadas de atrás *posteriores* ; corvejones arqueados *posteriores*

bowler (hat) ; derby (hunt ~) *USA* Fr melon (chapeau ~) *m* De Melone *f* Es bombín ; hongo (sombrero ~) Ca barret fort *m*

box *wagering* Fr boîte *f pari* •Pari désignant deux ou plusieurs chevaux devant terminer une course dans une des positions de rapport. Peut s'appliquer à l'exacta, à la quiniela et à la trifecta. De Kombinationswette *f* •Wette, in der alle ausgewählten Pferde kombiniert werden

box •An ornemental shrub that causes severe pain and death from asphyxia in horses. Fr buis *m* De Buchsbaum *m* La Buxus sempervirens

box (stall) ; loose box Fr box *m* •Loge d'écurie, individuelle et fermée. De Box *f* ; Pferdebox *f* ; Kastenstand *m* Es box ; cubículo Ca box *m*

box-spur •Fitting into a hole at the back of the heel of the rider's boot. Fr éperon à boîte •Enfoncé dans le talon. De Kastensporn *m*

boxed in *r* •During a race, a horse that is surrounded, usually pinned to the hub rail. Fr pris dans le panier *c* •Le cheval, généralement près de la rampe, est entouré et ne peut pas se dégager. De im Rennen festsitzen

Brabancon (horse) > Belgian (draft / heavy draught horse)

brace > liniment

brace bandage ; elastic bandage Fr bandage élastique De Elastikbandage / elastische Bandage *f*

braces •r: One of the markings that may be part of a racing colour scheme. Fr bretelles *f pl* •c: Un des motifs pouvant faire partie d'un dispositif de couleurs. De zwei vertikale Streifen

brachial artery Fr artère brachiale De Oberarmarterie *f* ; Armarterie *f* ; Brachialarterie *f* La Arteria brachialis

brachial plexus Fr plexus brachial *m* De Armgeflecht *ne* La Plexus brachialis

brachial vein Fr veine brachiale De Oberarmvene *f* ; Brachialvene *f* La Vena brachialis

brachialis m. Fr m. brachial De Armbeugemuskel *m* Es músculo braquial It brachiale La M. brachialis

brachiocephalic (arterial) trunk Fr tronc brachio-céphalique De brachiozephaler Arterienstamm *m* La Truncus brachiocephalicus

brachiocephalic(us) m. Fr m. brachio-céphalique ; m. mastoïdo-huméral *anc* De Arm-Kopfmuskel *m* Es músculo braquiocefálico It brachiocefalico La M. brachiocephalicus

brachygnathia ; brachygnathism ; parrot mouth / jaw ; overshot jaw •Abnormal shortness of the mandible (lower jaw) and protrusion of the maxilla. Sometimes called

inferior brachygnathia. One might encounter a brachygnathia that is thought to be or called "superior" and in such a case one must investigate to find out what is shorter and what is longer. > *prognathia* Fr **brachygnathie (mandibulaire / inférieure)** *f* ; **bec de perroquet** *m* •Lorsque la mâchoire inférieure est plus courte que la mâchoire supérieure. Les défauts de jonction entre les incisives des deux mâchoires se définissent normalement en fonction de la mâchoire inférieure: (brachygna...) plus courte, (progna...) plus longue que la mâchoire supérieure. De **Karpfengebiss** *ne* ; **Überbiß** *m* ; **verkürzter Unterkiefer** *m* ; **Kieferverkürzung** *f* ; **Brachygnathie** *f* Es **boca de loro**
bradoon > bridoon
bradoon hanger ; bearing rein drop Fr **panurge** *m* De **Leinenführungsring** *m*
braid > plait
braid > plait
braided mane > plaited mane
braided reins ; plaited reins Fr **rênes tressées** De **geflochtene Zügel** *m pl* Es **riendas trenzadas**
brain Fr **cerveau** *m* ; **encéphale** *m* •Pèse environ 420 g chez le cheval. De **Gehirn** *ne* Es **encéfalo**
brake *hd* Fr **frein** *m att* ; **mécaniques (les freins ...)** *m pl att* De **Bremse** *f* •Vorrichtung zum Verlangsamen oder Anhalten einer Bewegung Es **freno** ; **retranca** *amer*
bran Fr **son** *m* De **Kleie** *f* Es **salvado** ; **afrecho**
branch (of a bit) (1) ; shank *west.* (1) ; cheek (of a snaffle bit) (2) •1) Any of the lateral shanks or legs of varying length, fixed or sliding, including 2) cheeks of the snaffle bits, e.g. dee and eggbutt cheeks. The French term « branches » does not include the cheeks of the snaffle bits. > *spoon cheek* Fr **branche (d'un mors)** •Chacune des barres latérales du mors. Celles-ci demeurent donc à l'extérieur de la bouche du cheval et c'est sur elles que s'attachent les autres accessoires (rênes, gourmette etc.), au moyen d'anneaux ou de crochets. Cette désignation ne comprend pas, contrairement à la désignation anglophone « branch », les aiguilles et les autres tiges des filets, comme celles du filet Verdun par exemple. > *barrette* De **Baum (eines Gebisses)** *m* ; **Anzug (eines Gebisses)** *m* Es **cama** Ca **cama**
branch (of a shoe) Fr **branche (d'un fer)** *f* •Chacune des moitiés du fer, il y a donc une branche interne et une externe. De **Hufeisenschenkel** *m* ; **Arm des Hufeisens** *m* Es **rama**
branch of frog Fr **branche de la fourchette** De **Strahlrand** *m* ; **Hornstrahlrand** *m*
brand (hot ~) > branding (hot ~ mark)
brand-mark (hot ~) > branding (hot ~ mark)
branding (hot ~ mark) ; brand-mark (hot ~) ; brand (hot ~) *n* **marque (au fer rouge / au feu)** De **Gestützbrand** *m* ; **Brandzeichen** *ne* ; **heißer Brand** *m* Es **marca de / a fuego** ; **marca (a hierro) candente** ; **hierro**
branding (hot ~) Fr **marquage au fer (rouge / chaud)** De **Brandmarken** *ne* Es **marcación a fuego**
branding iron Fr **fer à marquer** De **Brandeisen** *ne* Es **hierro de marcar**
bray *v* Fr **braire** De **Esel schreien (wie ein ~)** *v* ; **i-ahen** *v* ; **kreischen** *v* Es **rebuznar**
breadth of the forehead Fr **largeur du front** De **Stirnbreite** *f* Es **anchura de la frente**
break > breaking of stride
break (a horse) *v* Fr **débourrer (un cheval)** ; **dompter** ; **casser** De **anreiten** *v* ; **zureiten** *v* ; **einfahren** *v att/hd* Es **domar (un caballo)** ; **amansar (un caballo)** ; **aparejar (un caballo)** Ca **domar (un cavall)** •Fer dòcil un cavall salvatge.
break down of tendon Fr **rupture de tendon** •Tendinite dans laquelle le tendon est brisé. De **Niederbrechen** *ne* ; **Zusammenbrechen** *ne*

break into *v* ; proceed *v* Fr **rompre** ; **partir** •Changer d'allure, de mouvement; ex.: rompre au pas à partir de l'arrêt. De **anreiten** •die Gangart wechseln oder in eine andere Gangart übergehen Es **partir** Ca **sortir**
break into canter / gallop ; strike off at the canter Fr **passer** / **partir au galop** De **Galopp übergehen (in den ~ / zum ~)**
break stride *v* •Going off the race gait. Fr **perdre son allure** ; **briser son allure** ; **prendre une fausse allure** •Perdre l'allure qui devait être maintenue durant la course. De **in eine andere Gangart übergehen**
breaking of a horse Fr **domptage** *m* ; **débourrage** *m* De **Einreiten** *ne* ; **Anreiten** *ne* ; **Zureiten** *ne* Es **doma** ; **domadura** Ca **doma** ; **domadura**
breaking bit > mouthing bit
breaking of stride ; break •When the horse changes from the gait of the race. Fr **bris d'allure** *m* ; **manque** •Perte de l'allure qui devait être maintenue durant la course. De **Gangart verlieren (die ~)** ; **Galopp verlieren (den ~)**
breakover (of the foot) Fr **bascule (du pied)** *f* De **Abrollen des Fußes** *ne*
breast ; presternal region •Area just in front of the sternum, part of the chest and of the thorax. > *chest* Fr **poitrail** *m* ; **région présternale** *f* •Région située entre l'encolure et les épaules du cheval, soit entre les deux pointes des épaules. Cette région fait partie de la poitrine et du thorax. > *poitrine* De **Vorderbrust** *f* ; **Vorderbrustgegend** *f* Es **pecho (parte delantera del ~)** Ca **pit** La **Regio presternalis / praesternalis**
breast collar *hd* Fr **bricole** *f att* De **Brustblatt** *ne* •Fahrsport Es **petral**
breast collar / plate ; breastband Fr **bricole** *f* ; **collier de poitrine** *m* De **Vorderzeug** *ne* Es **pe tral (pecho-~)** ; **pechera** Ca **pitral**
breast collar terret *hd* Fr **clef de surcou** *att* De **Zügelring am Brustblatt** *m*
breast-harness Fr **harnais à bricole** *m* De **Sielengeschirr** *ne* ; **Brustgeschirr** *ne*
breastband > breast collar / plate
breeches Fr **pantalons d'équitation** *m pl* ; **culottes** *f pl* De **Reithose** *f* ; **Breeches** *f* ; **Reitbeinkleider** *ne pl* Es **pantalón de montar** Ca **pantalons de muntar**
breeches-maker Fr **culottier** *m* De **Reithosenschneider** *m* Es **pantalonero**
breeching Fr **avaloire** *f* ; **acculoire** *m* ou *f Can.* ; **harnais de recul** ; **reculement** *m* (1) •Courroie autour de l'arrière-train du cheval qui se termine par des chaînes à fixer aux brancards, elle permet de reculer. 1) Parfois présenté comme étant l'ensemble qui permet au cheval de reculer et retenir ce à quoi il est attelé lors des arrêts et des descentes. Il comprend dans ce sens l'avaloire, la barre et les crampons de reculement. De **Hintergeschirr** *ne* ; **ataharre** *m* ; **retranca**
breeching dee Fr **crampon de reculement** De **D-förmige Halterung, die an der Unterseite des Scherenbaums befestigt ist.**
breeching strap Fr **courroie de reculement** De **Scherenriemen** *m* Es **correa de retranca**
breed Fr **race** *f* •Les noms de races sont assez souvent écrits avec la première lettre en majuscule. Toutefois, lorsqu'utilisé comme adjectif, le mot ne devrait jamais comporter cette majuscule. De **Rasse** *f* Es **raza**
breed association > breed society
breed society ; breed association Fr **société d'élevage** *f* De **Zuchtverband** *m* ; **Zuchtverein** *m* Es **sociedad de cría**
breed type Fr **type de (la) race** *m* De **Rassetyp** *m* Es **tipo racial**
breeder •Mating horses and getting the mares to foal. Fr **éleveur (-naisseur)** *m* De **Züchter** *m* Es **selecciona-**

dor y criador Ne fokker
breeder (up) ; rearer •Raising and caring for horses. Fr éleveur m De Aufzüchter m Es criador
breeder's association Fr association d'éleveurs f De Züchterverband m ; Züchtervereinigung f Es asociación de ganaderos / criadores f
breeder's certificate > covering certificate
breeder's premium Fr prime à l'éleveur ; prime d'élevage f De Züchterprämie f Es premio al criador
Breeders' Cup Fr Coupe des éleveurs f De Züchterpokal m Es Copa de Criadores
breeding ; coupling ; mating Fr accouplement m De Paarung f ; Begattung f Es apareamiento
breeding Fr élevage m De Zucht f Es cría It allavamento Ne fokkerij
breeding ; reproduction Fr reproduction f De Züchten ne ; Reproduktion f Es reproducción
breeding activities Fr activités d'élevage f pl De Zuchtaktivitäten f
breeding date Fr date d'accouplement / de monte / de saillie f De Datum der Bedeckung ne
breeding farm (horse-~) > stud farm
breeding herd Fr troupeau d'élevage m De Zuchtherde f Es yeguada de cría f
breeding hopples / hobbles ; service / serving hobbles Fr entraves d'accouplement De Spannstricke m pl Es maneas ; trabas
breeding industry (horse ~) Fr industrie de l'élevage (de chevaux) f De Pferdezuchtindustrie f
breeding selection Fr sélection (pour l'élevage) f De Zuchtwahl f ; Auslese f ; Zuchtauswahl f Es selección
breeding sheet Fr feuille de saillie De Zuchtblatt ne
breeding stock Fr reproducteurs (sujets ~) m pl ; cheptel reproducteur m De Zuchtmaterial ne ; Zuchttiere ne pl ; Zuchtbestand m Es reproductores (animales ~)
breeding tattoo Fr matricule d'élevage m De Zuchttätowierung f
Breton Draught Post Horse breed Fr breton de trait léger ; postier breton ; Norfolk-breton •Race d'origine française. De Postier-Bretone m
Breton Heavy Draught horse breed Fr gros breton race De Bretone m
brewer's draff / grains Fr drêche (de brasserie) f De Biertreber m pl ; Schlempe f ; Trockentreber m ; Trester m bagazo de cervecería It trebbie di birra ; malto esaurito
bribe r Fr paiement illicite m c De Bestechungsgeld ne
brick-wall Fr mur de briques De rote Mauer f ; Backsteinmauer f
bridge of the nose ; nose (bridge of the ~) •Corresponding to the flat anterior surface of the nasal bones. Fr chanfrein m ; dos du nez m ; nez (dos du ~) m •Correspondant aux deux os nasaux. De Nasenrücken m ; Untergesicht ne ; testuz ; puente de la nariz Ca testera La Dorsum nasi
bridle ; headstall west. > halter Fr bride f De Zaum m ; Zaumzeug ne Es brida Ca brida f
bridle (a horse) v Fr brider (un cheval) De aufzäumen ; zäumen ; auftrensen Es embridar Ca embridar
bridle backs / butts Fr crampons / croupons de bride De Sattelleder ne ; Crouponleder ne •Croupon zur Herstellung von Zaumzeug
bridoon ; bradoon •A small snaffle bit, like the one usual in double bridles. Fr filet (mince / de bride) De Unterlegtrense f Es bridón
bright bay > cherry bay

bringing in hand Fr mise en main f •Placer du cheval en état de soumission et d'attention à la main du cavalier, la bouche étant plus décontractée et le cheval étant plus léger en main à mesure que le degré de dressage s'élève. On peut dire que c'est l'étape finale de la mise en impulsion et du rassembler du cheval et qu'elle peut conduire à une bonne position du ramener avec un cheval léger en main. De An-die-Hand-Stellen ne Es puesta en mano
brisket •Area of body covering the sternum. Fr bréchet m ; région sternale De Brustkern m ; Unterbrust f ; Herzgegend f Es costillar It punta del petto ; regione sternale La Regio sternalis
brittle foot / hoof •The hoof wall chips off, separates from the sole and/or readily splits when nails are driven into it. Fr pied dérobé •Dont le bord inférieur de la muraille est brisé, éclaté en certains endroits. De Bröckelhuf m Es casco quebradizo
broad foot •A foot that is too large in proportion to the size and weight of the horse. Fr grand pied •Pied trop volumineux, qui rend les mouvements pénibles et laborieux. De großer Huf m
broad jump > spread jump
broad stripe ; blaze (1) •1) Extensive white covering most of the forehead between the eyes, but not including them, and the entire width of the nasal bones, usually down to muzzle. The full blaze reaches down to the upper lip. Fr liste large De breite Blesse f Es lucero ; cordón corrido
broad-jump competition Fr compétition de saut en largeur De Weitsprungkonkurrenz f
broken > jointed
broken canter > disunited canter
broken wind ; heaves •A chronic cough and other difficulties in breathing, characterized by a double expiratory effort, related to asthma and pulmonary emphysema. Fr souffle m ; pousse f •Difficultés respiratoires, caractérisées par une expiration en deux temps (appelée soubresaut), qui sont reliées à l'asthme et à l'emphysème pulmonaire. De Dämpfigkeit f ; Dampf m Es huélfago
broken winded ; short winded Fr poussif De dämpfig adj Es asmático ; corto de resuello
bronc / bronk > bronco
bronchial tube > bronchus
bronchiole Fr bronchiole f De Bronchiole f ; Bronchiolus m Es bronquiolo
bronchitis •Inflammation of the bronchi. Fr bronchite f •Inflammation des bronches. De Bronchitis f ; Bronchialkatarrh m ; Bronchienentzündung f Es bronquitis
bronchus pl: bronchi ; bronchial tube •Airway connecting the trachea with the smaller airways in the lungs. Fr bronche f •Conduit cartilagineux faisant suite à la trachée, deux bronches-souches se dirigent chacune vers un poumon et s'y subdivisent davantage. De Luftröhrenast m ; Hauptast der Luftröhre m ; Bronchus m Es bronquio La Bronchus pl: Bronchi
bronco ; bronc / bronk •Usually designing an unbroken or difficult to break horse. Fr bronco m De wildes Pferd ne
brooch > pin
broodmare ; **brood mare** Fr poulinière f ; jument poulinière f De Zuchtstute f ; Mutterstute f Es madre ; yegua madre ; yegua de cría ; yegua de vientre Ne fokmerrie
broodmare station Fr jumenterie f De Stuterei f ; Stutendepot ne ; Stutenstation f Es depósito de yeguas
brook > water jump (open ~)
browband Fr frontal m ; frontière f Can. ca De Stirnband ne ; Stirnriemen m Es frontalera Ca frontalera ; frontal
brown (1) ; bay-brown (2) ; seal brown (3) •Hairs are brown, almost black. 1) With no true bay cast in any part of

the coat and lacking the red shade and brilliance of bay. Brown and « marrón » horses will often be called « bai-brun » in French. 2) With some true bay cast in parts of the coat, and black mane, tail and lower limbs. 3) Close to black but with lighter areas over the eyes, on the muzzle and the flanks and the inside of the legs. > *black brown, dark bay and blood bay* Fr bai-brun •Robe dont les poils bruns sont presque noirs. Les ouvrages francophones ne présentent habituellement pas de robe brune qui ne soit pas baie. Le terme s'emploierait donc ainsi souvent pour décrire des chevaux qualifiés autrement en d'autres langues. > *noir mal teint, bai foncé et bai sanguin* De schwarzbraun *adj (1)* ; dunkelbraun *adj (1)* ; rotbraun *adj (2)* ; rechtbraun *adj (3)* Es bayo obscuro / oscuro *(2)* ; marrón *USA (1)* ; bocifuego *Esp (3)* ; zaino fuego pangaré *Arg (3)*

brucellosis Fr brucellose *f* De Brucellose *f* ; Brucella-Infektion *f* Es brucelosis

bruise ; contusion Fr contusion *f* De Prellung *f* ; Quetschung *f* Es contusión

bruise (of the sole) ; contusion of the sole ; sole ulcer ; stone bruise •A blood-soaked fleck, resulting from trauma to the underlying dermis. A corn is often presented as being a bruise specifically occurring within the angles of the sole, also called seat of corn. > *dry, moist and suppurating corn* Fr contusion de la sole •Un corps étranger (roche ou autre) a blessé la sole et peut même y être resté incrusté. De petite hémorragies sont produites dans le tissu velouté. On identifie parfois la bleime comme étant spécifiquement située en talon. De Steingalle *f* Es contusión de la suela / de piedra La pododermatitis circumscripta

brush •Definitions found for brushing can be classified in two groups: 1) a general term for light striking between limbs, this would not include translations like « se couper, s'entrecouper, se tailler, s'entretailler »; 2) the striking of a hoof against the inside of the opposite leg, which might be the most common case of light striking. Fr atteindre (s'~) ; attraper (s'~) ; couper (se ~) ; entrecouper (s'~) ; tailler (se ~) ; entretailler (s'~) ; toucher (se ~) ; raser (se ~) •Se dit du cheval dont un membre en heurte ou en blesse un autre lorsqu'il se déplace. Bien qu'il n'y ait pas toujours de distinctions de faites entre tous ces termes, la logique donne à penser qu'un cheval qui se touche, s'attrape ou s'atteint, ne se coupe ou se taille pas nécessairement. On dit parfois spécifiquement qu'un cheval s'entretaille lorsque deux de ses membres se coupent mutuellement. > *autre inscription* De streichen (sich ~) ; streifen (sich ~) Es rozar

brush *n* ; body-brush Fr brosse (à panser) *f* •Spécifiquement destinée aux soins des chevaux, habituellement de forme ovale et avec une poignée dans laquelle on glisse la main. De Kardätsche *f* Es cepillo de cuerpo

brush *r* ; dash •Peak of speed in a race or training mile, usually in the stretch drive. Fr pointe de vitesse *f* ; poussée *f* •Effort maximal du cheval, généralement conservé pour la fin de la course ou d'l'entraînement. De Spurt *m*

brush *n hunting* ; fox tail Fr queue de renard *chasse à courre* Es Fuchslunte *f* cola de zorro

brush > rub (an obstacle)

brush (jump) > hedge

brush and rails Fr haie barrée De Bürste mit Stangen *f* Es valla con barras

brushing boot > shin boot

buccal cavity Fr cavité buccale De Maulhöhle *f* ; Mundhöhle *f* Es cavidad bucal La Cavum oris

buccal glands Fr glandes buccales ; glandes de la joue De Backendrüsen *f pl* ; Wangendrüsen *f pl* La Glandulae buccales

buccinator m. Fr m. buccinateur De Trompetermuskel *m* ; Wangenmuskel *m* La M. buccinator

buck *v* •Pour le cheval, faire un saut-de-mouton, i.e. se soulever du devant puis du derrière, ou les deux simultanément, le dos arqué, souvent en terminant par une ruade. De bocken ; buckeln Es brincar

buck eye •Prominent, old: small-eyed animal. Fr oeil de boeuf •Gros et saillant. De Ochsenauge *ne* •krankhaft vergrößertes, weitgeöffnetes "stierblickendes" Auge

buck off > throw the rider

buck-kneed > over at / in the knees

buck(ed) knee > goat knee

buck(ing) *(1)* ; pig-jump(ing) *(2)* •1) A jump upwards with back arched and feet drawn together. 2) According to interpretations, jumping from all four legs or leaping and kicking. This second interpretation being very close to the « saut de mouton ». Fr estrapade *f (1)* ; saut de mouton *(2)* •1) Suite de sauts de moutons et de ruades. 2) Bond dans lequel le cheval se soulève du devant puis, une fois retombé, du derrière. De Bocken *ne (1)* ; Buckeln *ne (1)* ; Bockspringen *ne (2)* •mit allen vieren in die Höhe springen

bucked shin > splint

bucking horse De bockendes Pferd *ne*

buckle Fr boucle *f* De Schnalle *f* Es bucle ; hebilla Ca bucle *m*

buckskin *(1)* ; zebra-dun *(2)* •A very light bay coat with yellow shades (tanned deerhide) on the body. Lower limbs, mane and tail are black. 1) Without primitive marks. 2) With primitive marks: dorsal, withers and zebra stripes. Fr isabelle •Robe baie très claire dont les poils sont jaunes ou jaunâtres, et les crins et extrémités sont noirs. Elle peut comporter une raie de mulet et des zébrures. De erdfarben *adj (1)* ; Braunfalb / Braunfalbe *m (2)* •genetisch bedingte Aufhellung des Braunen; auch genetisch falsch als Falbe bezeichnet *(1)*; mit Aalstrich, Schulterkreuz, Zebrastreifen *(2)* Es isabela ; perla isabela Ca isabela

buckwheat Fr sarrasin *m* De Buchweizen *m* Es alforfón *m* ; trigo sarraceno La Fagopyrum esculentum

buff •Yellowish-beige colour. Fr chamois (couleur ~) De Braungelb *ne* ; lederfarben *adj*

buffer (hoof ~) > clinch / clench cutter

bug *USA r* •Reduced weight allowance permitted an apprentice jockey. De Lehrlingserlaubnis *f* ; Auszubildendenerlaubnis *f*

buggy •A light two-wheeled carriage drawn by one horse. Fr boghei *m* ; buggy *m* De leichter gefederter Pferdewagen *m* •vierrädrig in den USA, zweirädrig in England

bugle call *r* Fr sonnerie de clairon *f c* De Hornsignal *ne*

bulb (of a heel) Fr glome *m* De Ballen *m* ; Hufballen *m* Es punta del talón La Torus corneus

bulbo-urethral gland Fr glande bulbo-urétrale *f* De Harnröhrenzwiebeldrüse *f* ; Cowpersche Drüse *f* ; Bulbourethraldrüse *f* La Glandula bulbourethralis

bull Fr taureau *m* De Bulle *f* ; Stier *m*

bull (fighting ~) Fr taureau de combat De Spanisches Kampfrind *ne* Es toro bravo

bull calf Fr jeune taureau *m* De Bullenkalb *ne* Es ternero

bull neck ; heavy neck Fr cou de taureau *m* ; encolure épaisse *f* •Lourde, souvent chargée de graisse. De Speckhals *m* ; dicker Hals *m* ; schwerer Hals *m* Es cuello grueso / de toro

bull riding Fr monte du taureau De Bullenreiten *ne*

bull-finch / bullfinch Fr bull-finch *m* De Bullfinch *m* ; hohe Hecke Es bull-finch Ca bull finch *m*

bullfight Fr corrida *f* De Stierkampf *m* Es corrida

bullwhip > quirt

bump > hump

Burguete (Horse) *breed* Fr burguete •Race de trait espagnole. De Burguete *m*

bursattee / bursatti ; swamp cancer *Australia* ; pythiosis (cutaneous / equine ~) ; dermal

granuloma (equine ~) ; granular dermatitis ; Florida horse leech •Summer sores, lesions of the skin and mucosae in tropical and subtropical regions. > *summer sores, cutaneous habronemiasis, hyphomycosis, phycomycosis* •Plaies d'été, habronémose cutanée, hyphomycose du cheval, et phycomycose. De kutane Pythiose f •Knotenbildungen und Schwellungen meist im Bereich der Extremitäten
bursitis of the hock > capped hock
bursitis of the point of elbow > capped elbow
bute > phenylbutazone
buttermilk roan > sabino
buttock •Fleshy prominence formed by the gluteal muscles on either side of the tail. Fr fesse f •Région située de chaque côté de la queue et correspondant aux muscles fessiers. Attention cependant puisqu'on y inclut souvent une partie que certains considéreront comme appartenant à la cuisse (région fémorale caudale ou Regio femoris caudalis (NAV)) et qui s'étend entre deux points dont les noms sont révélateurs: de la pointe de la fesse au pli de la fesse. De Hinterbacke f ; Hose f Es nalga Ca natja It natica
buttress (of heel) Fr arc-boutant m De Hornwandeckstreben f pl Es vértice de talón ; apex de talón
buttress foot > pyramidal disease
Buxton bit Fr mors Buxton De Buxtonkandare f
buyer Fr acheteur m De Käufer m Es comprador
C.I.D. > combined immuno-deficiency
Caballo de Paso Peruano > Peruvian paso / ambler
caderas > mal de caderas
Calabrese breed Fr calabrais •Race italienne de chevaux de selle. De Kalabrese m
calcaneal tuberosity > calcanean tuber
calcanean tuber ; calcaneal tuberosity ; tuber calcis Fr tubérosité du calcanéus f ; sommet du calcanéum m anc •Point d'attache de la corde du jarret. De Fersenhöcker m Es tuberosidad calcánea La Tuber calcanei
calcaneus ; fibular tarsal bone old ; os calcis old Fr calcaneus ; calcanéus m ; calcanéum ; calcaneum m anc •Sert de bras de levier aux muscles extenseurs du pied et forme la pointe du jarret. De Fersenbein ne ; Calcaneus m ; Kalkaneus m Es calcáneo La Calcaneus
calcification Fr calcification f De Verkalkung f ; Kalkeinlagerung f
calcified Fr calcifié De verkalkt
calcify v Fr calcifier De verkalken
calcium Fr calcium m De Kalzium ne Es calcio
calcuttas > auction pools
calf Fr veau m De Kalb ne
calf face > white face
calf faced > white faced
calf roping Fr prise du veau au lasso •Dans les compétitions chronométrées, il faut attacher les membres de l'animal avec une corde. De Kälberfangen ne •Einfangen eines jungen Rindes mit dem Lasso. Es piales
calf-knee / calf knee ; sheep knee •Posterior deviation of the carpal joint. Fr genou creux pl: genoux ; genou renvoyé ; genou de mouton ; genou effacé •Déviation de l'articulation du genou vers l'arrière; quand, vu de côté, le genou est trop en arrière par rapport à l'axe du membre. De Kalbsknie ne ; Rückbiegigkeit f Es rodilla de carnero ; rodilla hueca
calf-kneed ; back at the knees De kalbsbeinig ; rückbiegig Es trascorvo
calico > pinto ; pintado
calico paint > sabino
calk ; **caulk** ; **calkin** ; **caulkin** •Part of the horseshoe being turned down or added for raising, or for traction to prevent slipping. Fr crampon m •Crampon formé directement avec le matériel du fer, ou soudé sur celui-ci. De Stollen m Es ramplón (de herradura)
calk (drive-in ~) Fr crampon •Crampon enfoncé dans un trou percé à cet effet dans le fer. De Steckstollen m
calk (screw-in ~) ; stud (horseshoe / screw-in ~) Fr crampon à vis / vissé De Schraubstollen m Es remache atornillado
calliphorid > blowfly
calliphorine myiasis > cutaneous blowfly myiasis
calm a horse > steady a horse
Camarguais ; **Camargue Horse / Pony** breed Fr camarguais •Race de chevaux à demi sauvage, de la Camargue en France. De Camarguepferd m
cambendazole •A benzimidazole anthelmintic. Fr cambendazole m De Cambendazol ne
camel neck > dip in front of the withers
camel withers •Withers that are high, and dropping quite abruptly to the rear. Fr garrot coupé •Garrot bien sorti mais insuffisamment prolongé vers l'arrière. De kurzer Widerrist m Es cruz corta
camera patrol De Rennverfilmung f
camera room r Fr loge-caméra f c De Rennleitungszimmer m
camera tower Fr tour-caméra f De Kameraturm m
campdrafting ; **camp drafting** Fr campdrafting m •Sport équestre australien, dérivé des activités des gardiens de troupeaux. De Eine Disziplin des australischen Rodeo in welcher ein Reiter ein Rind von der Herde trennt und es im Galopp um eine ausgesteckte Bahn treibt.
camped (out) ; **standing stretched** •Front limbs sloping toward the front (camped in front) of the horse or hind feet standing too far back, the entire limb deviating back behind the plumb line (c. behind). Fr campé •Quand, vus de côté, les membres sont déportés à l'extérieur, les antérieurs étant trop en avant (campé du devant), ou les postérieurs trop en arrière (c. du derrière), par rapport à leurs articulations supérieures. De gestreckt Es plantado adelante // de atrás
camped behind Fr campé du derrière De rückständig *Hinterglieder*
camped under > standing under
Canadian Horse ; **French-Canadian Horse** old •Breed, a first stud-book was attempted in 1886, but the actual breed was established in 1909. The actual breeding society was founded in 1895. Fr canadien race •Un premier livre généalogique a été ouvert en 1886, mais le livre actuel n'a pas été bien établi qu'en 1909. L'actuelle société d'éleveurs a été fondée en 1895. De Canadian Horse ne •Pferderasse
cancel v Fr annuler De absagen v ; streichen ; rückgängig machen ; ungültig erklären
cancellation Fr annulation f De Absage f ; Aufhebung f ; Annulierung f
cancelled Fr annulé ; contremandé De abgesagt ; gelöscht ; aufgehoben ; rückgängig gemacht ; ungültig erklärt
canine (tooth) ; tush Fr canine f ; crochet m De Hakenzahn m ; Kaninus m ; Fangzahn m ; Hengstzahn m Es canino
canine teeth ; tushes Fr canines f pl ; crochets m pl •Au nombre de quatre par mâchoire, petites dents habituelles chez le mâle et rares chez la jument. De Hakenzähne m pl ; Fangzähne m pl Es caninos (dientes ~) La Dentes canini
caninus m. ; dilatator nasis lateralis old Fr m. canin De Mundwinkelheber m La M. caninus
canker ; hoof cancer •Severe disease similar to thrush. Fr crapaud m De Strahlkrebs m ; Hufkrebs m Es galápago It cancro del fettone ; dermite ungulea papillomatosa
cannon Fr canon m De Röhre f Es caña Ca canya ; canyella

cannon bone ; shin bone *rare* •Leg bone above the fetlock (the large metacarpal // metatarsal bone). Specifically, shin is the dorsal surface (front part) of the cannon bone. Fr os du canon De Röhrbein *ne* Es caña (hueso) It stinco
cannon bone (fore...) > metacarpal bone (large / third ~)
cannon bone (hind-~) > metatarsal bone (large / third ~)
cannon's circumference ; circumference of cannon bone Fr tour du canon De Röhrbeinumfang *m* Es perímetro de la caña ; circunferencia de la caña
canon (bit ~) •The difference is not always made between the canon and the mouthpiece. The mouthpiece may have pieces (keys, spatula, roller etc.), which are not part of the canon itself, which is the side of the mouthpiece resting on the bar. Fr canon (du mors) •Il peut être rigide et d'une seule pièce, ou encore deux canons peuvent former une embouchure articulée (que l'on appelle aussi parfois canon articulé). L'embouchure peut comporter des pièces (pendentifs etc.) qui ne font pas partie du canon. De Mundstück *ne* •Gebißstück der Trense.
canter *n* ; lope *west.* •An easy, rather collected, gallop. Canter is a contraction of « cantering gallop » or « Canterbury pace »; supposedly used by the medieval pilgrims on their way to the shrine at Canterbury. Fr galop (petit ~) De Kanter *m* ; kurzer Galopp *m* ; Canter *m* Es galope (corto) Ne handgalop
canter *v* Fr galoper (au petit galop) De kantern Es galopar (corto)
canter (on the) left (lead) *n* ; near fore leading canter Fr galop à gauche ; galop sur le pied gauche De Linksgalopp *m* Es galope a la izquierda
canter (on the) right (lead) *n* ; off fore leading canter Fr galop à droite ; galop sur le pied droit De Rechtsgalopp *m* Es galope a la derecha
canter / gallop at / on the true lead *n* ; true canter / gallop Fr galop juste ; galop sur le bon pied De Innengalopp *m* ; richtiger Galopp *m* Es galope en firme Ca galop just
canter a horse *v* ; gallop a horse *v* Fr galoper un cheval (faire ~) De Pferd galoppieren (ein ~) Es galopar un caballo
canter at the counterlead *v* > canter on / at the wrong lead, and canter Fr galoper à faux > galop à faux De Außengalopp galoppieren (im ~) ; Kreuzgalopp galoppieren (im ~)
canter counter-lead *n* ; counter-canter •Canter on the outside lead, performed purposely. Fr galop à faux *m* ; contre-galop *m* •Galop sur le pied extérieur, demandé par le cavalier. De Außengalopp *m* ; Kontergalopp *m* ; Kreuzgalopp *m* Es galope (en) falso ; galope en trocado ; contra galope Ca contragalop It galoppo rovescio Po galope invertido Ne contra-galop ; galop op verkeerde voet ;
canter left // right (lead) *v* Fr galoper sur le pied droit // gauche De kantern (auf der linken // rechten Hand ~) ; galoppieren (auf der linken // rechten Hand ~) Es galopar a la derecha // izquierda Ca galopar a la dreta // l'esquerra
canter on / at the wrong lead *n* ; false canter •Canter on the outside lead, performed unpurposely. Fr galop à faux •Galop sur le pied extérieur, se produisant par erreur. De falscher Galopp *m* Es galope falso Ca galop fals It galoppo rovescio Po galope invertido Ne contra-galop ; galop op verkeerde voet ;
cantle *n* ; troussequin *m* De Hinterzwiesel *m* ; Sattelkranz *m* ; Sitzlehne *f* Es borrén trasero ; cantileja Ca borrena de darrere ; borrena posterior
cap (hunting / skull / jockey's ~) ; helmet (safety / riding ~) (*r & class. / class.*) ; hard hat *class.* Fr casque protecteur *m* ; bombe (de chasse) *f class.* ; toque *f c & class.* De Reitkappe *f* ; Sturzkappe *f* ; Springkappe *f* Es casco protector ; gorra (de montar) Ca casc
cap the track of the front foot > cover the track of the front foot
capabilities (of a horse) Fr potentiel / possibilités (d'un cheval) *m / f pl* De Fähigkeiten (eines Pferdes) *f pl*
caparison > trappings (horse's ~)
capillary (vessel) •Tiny blood vessel. Fr capillaire (vaisseau ~) *m* •Minuscule vaisseau sanguin à parois minces. De Kapillare *f* ; Haargefäß *ne* ; Blutkapillare *f* ; Kapillargefäß *ne* ; feinstes Blutgefäß *ne* Es capilar (vaso ~) La Vas capillare
capillary refill time Fr temps de perfusion capillaire De Kapillarfüllungszeit *f*
caping *n* ; rose •Colloquials for enlarged state of glans penis. Fr dilatation du gland *f*
capped elbow ; shoe boil ; elbow hygroma ; bursitis of the point of elbow Fr éponge *f* ; hygroma du coude De Ellbogenbeule *f* ; Stollbeule / Stollenbeule *f* Es codillera ; bursitis del codo ; higroma del codo
capped hock ; hock hygroma ; bursitis of the hock •Swelling over the point of the hock. A capped hock is a hock with such a problem. Fr capelet *m* ; hygroma du tarse *m* ; bursite du tarse *f* •Hygroma situé à la pointe du jarret. De Piephacke *f* Es talón de pollo ; bursitis del corvejón ; alifafe ; higroma del corvejón
capped knee > carpal hygroma
capriole Fr cabriole *f* ; capriole *f* •Saut d'école, après s'être élevé au-dessus du sol, le cheval dégage une ruade en moment où il est à l'horizontale. De Kapriole *f* Es cabriola
carbon dioxide Fr gaz carbonique *m* De Kohlenstoffdioxid *ne* ; Kohlendioxid *ne*
carcinoma •A malignant new growth of epithelial cells, a form of cancer. Fr carcinome *m* ; épithélioma / épithéliome malin *m* De Karzinom *ne* ; Krebs *m* ; Krebsgeschwulst *f* ; bösartige Geschwulst *f* Es carcinoma
cardia •Part of the stomach. Fr cardia *m* •Partie de l'estomac. De Mageneingang *m* ; Kardia *f* ; Eingangsbereich des Magens *m* Es cardias La Pars cardiaca
cardiac m. ; heart m. ; myocardium Fr m. cardiaque *m* ; myocarde *m* •Muscle à contraction involontaire, d'un type qui lui est propre. De Herzmuskel *m* ; Myokard *m* Es músculo cardiaco ; miocardio It muscolo cardiaco Ne hartspier La Myocardium
care of hooves ; hoofcare ; hoof care Fr soin(s) aux / des sabots *m(pl)* De Hufpflege *f* Es cuidado(s) de los cascos It cura degli zoccoli Ne hoefverzorging
caress *n* Fr caresse *f* De Streicheln *ne* ; Liebkosung *f*
caress *v* Fr caresser De streicheln ; loben ; liebkosen
cariniform cartilage > cartilage of manubrium
carotid artery (internal // external ~) •Main artery running along the horse's windpipe at the underside of the neck, it furnishes blood supply to the head. Fr artère carotide (interne // externe) De Halsschlagader (innere // äußere ~) *f* ; Karotis (innere // äußere ~) *f* La Arteria carotis (interna // externa)
carousel ; carrousel •A musical ride performed by a group of riders. Fr carrousel *m* De Reiter-Karussell *ne*
carpal bones ; knee bones Fr os du carpe (les ~) ; os du genou (les ~) •Au nombre de sept ou huit, entre le radius et les métacarpiens. De Vorderfußwurzelknochen *m pl* ; Karpalknochen *m pl* Es huesos carpianos ; huesos del carpo It carpali La Ossa carpi
carpal canal Fr canal carpien ; gaine carpienne *f anc* De Karpalkanal *m* ; Karpaltunnel *m* It canale

carpale La Canalis carpi
carpal groove Fr sillon carpien *m* De Karpalfurche *f* It solco carpale La Sulcus carpi
carpal hygroma ; popped knee ; capped knee Fr hygroma du genou •Tuméfaction fluctuante située sur la face antérieure du genou et provenant généralement d'un coup. De Knieschwamm *m* ; Kniebeule *f* ; Karpalbeule *f* Es higroma carpiano
carpal joint(s) Fr articulation(s) du carpe *f* De Vorderfußwurzelgelenk(e) *ne* ; Karpalgelenk(e) *ne* Es articulación(/ones) del carpo La Articulatio(nes) carpi
carpal region Fr région du carpe *f* De Karpalgegend *f* It regione del ginocchio La Regio carpi
carpitis ; arthritis of the knee ; knee spavin Fr carpite *f* •Inflammation du carpe, impliquant les os, et/ou la capsule articulaire, et/ou les ligaments. De Vorderfußwurzelgelenkentzündung *f* ; Carpitis *f* ; Entzündung des Karpus *m* Es carpitis
carpometacarpal joint capsule Fr synoviale carpo-métacarpienne De Fußwurzel-Mittelfuß-Gelenkkapsel *f* ; Karpal-Metakarpal-Gelenkkapsel *f*
carpus > knee
carpus varus > knock-knees
carriage Fr port *m* De Haltung *f* ; Körperhaltung *f*
carriage horse > cart-horse
carriage lamp Fr lanterne *f* De Kutschlampe *f* ; Laterne *f*
carrier's horse > dray horse
carrot Fr carotte *f* De Mohrrübe *f* ; Karotte *f* Es zanahoria *f* La Daucus carota
carry another horse out *v r* Fr entraîner un autre cheval à l'extérieur (du peloton) *c* De mit nach außen nehmen (ein anderes Pferd ~)
cart Fr charrette *f* De Karren *m* Es carreta
cart chest Fr poitrine surchargée ; poitrine de lion De Löwenbrust *f*
cart-horse ; carriage horse ; coach horse •The size and type of these horses must vary to fit the work that is required. Fr cheval d'attelage •Il s'agit plutôt ici d'une utilisation d'un cheval que d'un type, lequel pourra naturellement varier en fonction du travail demandé (lourd, rapide, élégant ...), ce pourra être un cheval d'attelage léger, moyen ou lourd, un postier, un carrossier etc. De Wagenpferd *ne* ; Kutschpferd *ne* ; Schrittpferd *ne* ; Fahrpferd *ne* ; Zugpferd Es caballo de carro / coche ; caballo de tiro
Carthusian Horse breed Fr chartreux ; cheval des Chartreux •Race espagnole. De Carthusian *m*
cartilage Fr cartilage *m* De Knorpel *m* Es cartílago It cartilagine Ne kraakbeen
cartilage of manubrium ; cariniform cartilage Fr cartilage manubrial De Knorpel des Manubrium sterni *m* It cartilagine cariniforme La Cartilago manubrii
cartilage of prolongation > scapula(r) cartilage
cartilage of the third phalanx (flat ~) > fibrocartilage of the third phalanx
cashed ticket *r* Fr billet remboursé *c* De eingelöster Wettschein *m*
cashier Fr guichetier *m* ; payeur *m c* ; caissier *m* De Kassierer *m*
cast (bay / chestnut ~) •Red shade in part of a dark coat, around the muzzle, on the flanks etc. Fr marque de feu •Coloration rouge des poils autour des naseaux, des yeux, des grassets etc., chez un cheval alezan foncé ou bai foncé. De Feuermal *ne* ; Rote Flecken, die sich vom Deckhaar auffallend unterscheiden
castor oil Fr huile de ricin De Rizinusöl *ne* ; Kastoröl *ne* Es aceite de ricino

castrate > geld
castrated horse > gelding
castrating / castration knife Fr bistouri de castration / à castrer *m* De Kastriermesser *ne*
castration Fr castration *f* De Kastration *f* Es castración ; capadura It castrazione Ne kastratie ; snijden
castration by elastrator / rubber ring Fr castration à l'aide d'un anneau en caoutchouc De Kastration mittels Gummiring *f*
castrator > emasculator
cataract Fr cataracte *f* De grauer Star *m* ; Katarakt *m* ; Linsentrübung *f* Es catarata
catch driver / jockey *hr* Fr conducteur de relève *ca* De Fahrer, der für ein Rennen verpflichtet wird, ohne am Stall angestellter Fahrer zu sein.
catch jockey / rider *tr* Fr jockey de relève *ct* De Reiter, der für einen Ritt verpflichtet wird, ohne Stalljockey zu sein.
catch up the leader *v r* Fr rattraper le meneur *c* De aufschließen (zum Führenden ~)
catheter Fr cathéter *m* ; sonde *f* De Einführungssonde *f* ; Katheter *m* Es catéter
Catria (Horse) breed Fr catria ; cheval du Catria •Race italienne. De Cavallo del Catria *ne* ; Catria-Pferd *ne*
cattle Fr bétail *m* De Rindvieh *ne* ; Vieh *ne*
cattle brus / grub > warble
cattle drive Fr rassemblement de bétail *m* De Viehtrieb *m*
cattle-yard > sheep-pen
cattleman •A person who tends cattle. > *other entry* Fr gardien de troupeau *m* > *vacher* De Viehhirt *m* ; Viehknecht *m old*
cattleman •A person who rears cattle. > *other entry* Fr éleveur (de bétail) De Viehzüchter *m* ; Rinderzüchter *m*
caudal arteries ; coccygeal arteries Fr artères caudales *f pl* ; artères coccygiennes De Schwanzarterien *f pl* La arteriae caudales / coccygeae
caudal cutaneous sural nerve ; saphenous nerve (lateral / external ~) *old* Fr nerf saphène externe De kaudaler Hautnerv der Wade *m* La Nervus cutaneus surae caudalis
caudal maxillary sinus Fr sinus maxillaire caudal / postérieur De große Kieferhöhle *f* ; kaudale Oberkieferhöhle *f* La Sinus maxillaris caudalis
caudal paralysis Fr paralysie caudale *f* De Schwanzlähmung *f*
caudal rectal nerves Fr nerfs rectaux caudaux De hintere Mastdarmnerven *m pl* La Nervi rectales caudales
caudal vertebrae ; coccygeal vertebrae ; tail vertebrae Fr vertèbres caudales / coccygiennes *f pl* •Le cheval peut en avoir de 12 à 21, elles forment le squelette de la queue. Leur nombre normal se situe entre 17 et 20, l'interprétation de ce nombre varie aussi du fait que seule la première, ou les deux premières, est/sont complète(s). De Schwanzwirbel *m* ; Steißwirbel *m* Es vértebras coccígeas ; vértebras de la cola La Vertebrae coccygeae / caudales
cauterization Fr cautérisation *f* De Verschorfung *f* ; Verätzung *f* ; Kauterisation *f*
cauterize *v* Fr cautériser *f* De brennen ; kauterisieren
cautery > firing
cavaletti *inv* •Low, moveable jump(s), the supporting arms are not crossed at right angles and the bar is attached in one of the closer angles between the two arms, thus offering two possibilities of height as an obstacle. Fr cavaletti *m inv* •Petit obstacle dans lequel les supports ne sont pas fixés ensemble à angle droit, la barre est fixée entre ces supports,

dans un des petits angles. La construction ainsi obtenue présente deux possibilités de hauteur comme obstacle. De Cavaletti *ne* ; Bodenrick *ne* Es caballete It cavaletto *pl: cavaletti*
cavalry Fr cavalerie *f* De Kavallerie *f* ; berittene Truppen *f pl* ; Reiterei *f* Es caballería
cavalry horse Fr cheval de cavalerie De Kavalleriepferd *ne* Es caballo de ejército
cavesada > *hackamore*
cavesson (lungeing / longeing / breaking ~) Fr caveçon *m* •Licol renforcé à l'avant, sur le dessus duquel on attache la longe. De Kappzaum *m* Es cabezón (de trabajo a cuerda)
cavesson (noseband) ; plain cavesson (noseband) ; ordinary noseband Fr muserolle française •Faite d'une seule pièce, on ne peut donc en ajuster que la hauteur au moyen de ses montants. De englisches Reithalfter *ne*
cecum / caecum ; blindgut Fr caecum *m* •Premier compartiment du gros intestin, il renferme habituellement une grande quantité de liquide. De Blinddarm *m* ; Zäkum / Zaekum *ne* Es ciego (intestino ~) It intestino cieco Ne blinde darm La Cecum ; Caecum
cedar leaves oil Fr huile de feuilles de cèdre *f* De Zedernöl *ne*
celiac artery ; coeliac artery Fr artère coeliaque De Bauchschlagader *f* ; zöliakale Arterie *f* •Abzweigung der Bauchaorta La Arteria coeliaca / celiaca
celiac plexus ; coeliac plexus Fr plexus céliaque / coeliaque De Bauchhöhlenganglion *ne* ; Ganglion coeliacum *ne* •sekundäres Neuronengeflecht um die Aorta La Plexus celiacus / coeliacus
celiacomesenteric plexus •Celiac plexus and mesenteric plexus considered as being one. De Sonnengeflecht *ne* ; Solarplexus *m* •wird durch den Plexus coeliacus und den Plexus mesentericus superior gebildet; Sonnengeflecht und Gekrösenervengeflecht als Einheit betrachtet
CEM > contagious equine metritis
cement (of a tooth) Fr cément (d'une dent) *m* De Zahnzement *m* Es cemento La Cementum
centered riding •Being « centered » refers to one using properly the region of his centre of gravity, corresponding to the notion of « hara » in the Japanese martial arts. « Centered Riding » is a term that is presented as being trademarked in USA. Fr équitation centrée •Le fait d'être « centré » réfère à l'utilisation correcte, par le cavalier, de la région de son centre de gravité, correspondant à la notion de « hara » dans les arts martiaux japonais. De Reiten aus der Körpermitte *ne*
centimeter > centimetre
centimetre *Brit* ; centimeter *USA* Fr centimètre *m* •Unité de mesure équivalente à 0,3937 pouces. De Zentimeter *m* Es centímetro
central cuneal sulcus > median furrow of frog
central incisor ; pincer Fr pince *f dent* De zentraler Schneidezahn *m* Es pinza ; incisivo (central)
central incisors ; pincers •They are two on each jaw. Fr pinces *f pl* •Les plus centrales des incisives, elles sont au nombre de deux par mâchoire. De Zangen *f pl* Es pinzas ; palas
central nervous system Fr système nerveux central ; système nerveux cérébro-spinal ; SNC *abr* •Comprend, entre autres, le cerveau, le cervelet, le bulbe et la moelle épinière, il commande les actes volontaires. De zentrales Nervensystem *ne* ; ZNS *Abk* Es sistema nervioso cerebroespinal / central ; SNC *abr* La Systema nervosum centrale
central sulcus / groove of (the) frog > median furrow of frog
central tarsal bone ; navicular bone ; cuneiform magnum *old* ; scaphoid (tarsal) bone *old* > *navicular*

bone (old) Fr os naviculaire ; os scaphoïde tarsien *anc* ; os central (du tarse) > *os naviculaire (anc)* De hinteres Kahnbein *ne* La Os tarsi centrale ; Os naviculare
centre / center line •An imaginary line dividing a ring in two equal parts. Fr ligne du milieu •Ligne imaginaire qui divise un manège en deux parties égales. De Mittellinie *f* Es línea central / del centro Ca línia central
centre line (on / down the ~) •Movement ~ of the arena. Fr ligne du milieu (sur la ~) •Déplacement ~ du manège. De Auf- und Abbewegung an der Länge der Bahn *f* Es línea central (sobre la ~) Ca línia central (sobre la ~)
centre of gravity Fr centre de gravité *m* De Schwerpunkt *m* Es centro de gravedad
centre of the track > infield
cephalic vein Fr veine céphalique De cephalische Vene *f* Es vena cefálica La Vena cephalica
cercaria •A free living larval fluke that can infect a horse. Fr cercaire *m* •Forme larvaire mobile des douves, elle peut infecter un cheval. De Zerkarie *f* ; Schwanzlarve *f Unterklasse Digenea*
cerebellar degeneration / hypoplasia Fr hypoplasie cérébelleuse *f* De unzureichende Zellbildung *f* ; Hypoplasie *f*
cerebellum Fr cervelet *m* •Coordonne l'activité des muscles et le maintien de l'équilibre. De Kleinhirn *ne* ; Zerebellum *ne* Es cerebelo La Cerebellum
certificate Fr certificat *m* De Befähigungsnachweis *m* ; Attest *ne* ; Zertifikat *ne*
certificate of origin > *pedigree* Fr certificat d'origine > *pedigree* De Ursprungszeugnis *ne* ; Abstammungsnachweis *m* Es certificado de raza pura
certificate of registration Fr certificat d'enregistrement De Registrationspapier *ne* ; Eintragungspapier ; Eintragungsbescheinigung *ne ; f*
cervical artery (superficial // deep ~) Fr artère cervicale (superficielle // profonde) De Halsarterie *f* La Arteria cervicalis (superficialis // profunda)
cervical nerves Fr nerfs cervicaux De Halsnerven *m pl* La Nervi cervicales
cervical rhomboid m. ; rhomboideus cervicis m. Fr m. rhomboïde cervical De Halsrautenmuskel *m* La M. rhomboideus cervicis
cervical vertebrae Fr vertèbres cervicales •Le cheval en a sept. De Halswirbel *m pl* Es vértebras cervicales La Vertebrae cervicales
cervicoauricularis (superficialis // medius // profundus) m. Fr m. cervico-auriculaire (superficiel // moyen // profond) De zervikoaurikulärer Muskel *m* ; Hals-Ohr-Muskel *m* La M. cervicoauricularis (superficialis // medius // profundus)
cervix of uterus ; neck of uterus Fr col utérin *m* De Gebärmutterhals *m* ; Cervix (uteri) *f* ; Zervix *f* Es cuello uterino La Cervix uteri
cestodes •Group of parasites that includes tapeworms. Fr cestodes *m pl* •Groupe de parasites qui inclut les vers plats. De Zestoden *f pl* Es cestodos La Cestoda
chafeless girth Fr sangle, coupe sans friction De scheuerfreier Gurt *m*
chaff •Chopped hay or straw that is used to add bulk to food and encourage the horse to chew. Fr chaff *m (1)* ; balle *f (2)* •1) Mélange de grains et de paille ou de foin, hachés. 2) Mélange de fourrage et de paille hachée. De Häcksel *ne oder m* ; Spreu *f* ; Kaff *ne* Es cascabillo
chafing *f* irritation *f* De Wundreibung *f* Es irritación
chain Fr chaîne *f* De Kette *f* Es cadena
chain snaffle Fr filet à chaînette De Kettentrense *f*
chalk > favourite / favorite
challenger ; contender Fr aspirant *m* De Herausfor-

cavalry 30

derer *m* ; Angreifer *m*
chambons Fr chambon *m* De Chambon *ne* •Hilfszügel zum Longieren Es chambón
champ (the bit) *v* ; chew (the bit) *v* Fr mâcher le mors De Gebiß kauen (auf dem ~) ; abkauen (am Gebiß) Es masticar la embocadura Ca rosegar el mos
championship Fr championnat *m* De Meisterschaft *f* ; Championat *ne*
change (of lead) in the air *v* Fr changer de pied en l'air De Fuß fliegend wechseln (den ~) ; fliegender Handwechsel *m* Es cambiar de pie en el aire
change (of leg) at every stride (flying ~) Fr changement de pied au temps ; changement de pied du tact au tact De fliegender Galoppwechsel von Sprung zu Sprung *m*
change (of) diagonal(s) *n or v* •At the posting trot, changing the diagonal pair of legs of the horse with which the rider is posting, this is something the rider does, not the horse. Fr changement de diagonal(e) *m* ; changer de diagonal(e) *v* •Au trot enlevé, le cavalier s'enlève ou s'assoit pendant deux temps successifs. Il change ainsi de bipède diagonal étant à l'appui au moment où il s'assoit et qu'il fatigue donc le cheval. De Wechsel in der Fußfolge beim Leichttraben *m* Es cambiar (de) diagonal *v* ; cambio de diagonal *n*
change of direction •In a ring the expression will often be used as an equivalent to the change of rein. Fr changement de direction •Dans un manège sera souvent confondu avec le changement de main. De Richtungsänderung *f* ; Richtungswechsel *m* Es cambio de dirección Ca canvi de direcció It cambiamento di direzione Po mundança de direcçao Ne van richting veranderen
change of gait / pace Fr changement d'allure *m* De Wechsel der Gangart *m* Es cambio de aire Ca canvi d'aire
change of hand in / through the circle Fr changer (de main) dans le cercle •acad: Changement de main par deux demi-cercles dans le diamètre du cercle, c'est-à-dire la largeur, ou la demie de la longueur du manège. De durch den Zirkel wechseln Es cambio de rienda dentro del círculo
change of hand on a short diagonal (in half of arena) Fr changer de main (sur la diagonale) dans le demi-manège De durch die halbe Bahn wechseln
change of lead / leg Fr changement de pied •Action effectué par le cheval, cette notion n'a vraiment de sens qu'au galop. De Hand wechseln *f* Es cambio de pie It cambiamento di galoppo Po passagem de mão de direcça Ne van galop veranderen
change of leg *v* Fr changer de pied De Fuß wechseln (den ~) Es cambiar de pie Ca canviar de peu
change of leg in the air > flying change of lead / leg
change of rein Fr changement de main •Changement de sens de déplacement dans un manège. De Handwechsel *m* Es cambio de mano Ca canvi de mà It cambiamento di mano Po passagem de mão mudança Ne van hand veranderen
change of rein from circle to circle Fr changer de main de cercle à cercle De Zirkel wechseln (aus dem ~)
change rein *v* Fr changer de main De Hand wechseln *f* Es cambiar de mano Ca canviar de mà
change the lengths of the reins *v* Fr Changer / modifier la longeur des rênes De Zügelmaß verändern *ne*
changing of coat > shedding
changing of course > crossing (on the track)
changing the teeth Fr renouvellement des dents *m*
De Zahnwechsel *m*
channel (saddle ~) •The aperture between the two panels of a saddle, to avoid direct pressure on the horse's spinal column. De Kammer *f* ; Kissenkanal *m*
chaps Fr jambières *f pl* ; pantalon de cuir *m* De Chaps *m pl* Es chaparreras ; zahones *España*
character Fr caractère *m* De Charakter *m* ; Merkmal *ne* Genetik Es carácter
charger Fr cheval de troupe ; troupier *m* De Truppenpferd *ne* ; Dienstpferd *ne* Es corcel
charger > battle horse
Charolais breed Fr charolais •Race originaire du centre de la France. De Charollais-Pferd *ne* Es charollais
chart lines (race ~) ; past performance lines •They are printed on the racing programmes for every horse involved. Fr mention des dernières performances *f* •Elles figurent, pour chaque cheval, sur les programmes de courses. De Formen *f pl* ; Rennberichte *m pl*
chart maker ; sheetwriter •The sheetwriter is the person who notes the results of a race on USA racetracks. Fr statisticien *m* De Statistiker(in) *m (f)* Es estadista ; estadístico
charted line *r* Fr résultat statistique *c* De Statistikzeile *f*
cheat *v* Fr tricher De betrügen ; schummeln ; mogeln ; täuschen Es trampear
cheating Fr tricherie *f* De Betrügerei *f* ; Mogelei *f* ; Schummelei *f* ; Täuschung *f* Es trampa ; fullería
check ; squares •r: One of the markings that may be part of a racing colour scheme. Fr damier *m* •c: Un des motifs pouvant faire partie d'un dispositif de couleurs. De kariert *adj* •Rennfarbe
check bit ; overcheck bit •Little bit held in place by the check rein. It prevents the horse from lowering his head beyond a predetermined point. Fr mors d'arrêt / de rétention ; filet de rétenteur ; filet d'enrênement De Obercheck(trense) *f*
check lig. (inferior / subcarpal ~) > accessory lig. of the deep digital flexor (tendon)
check lig. of the deep digital flexor > accessory lig. of the deep digital flexor (tendon)
check lig. of the superficial digital flexor > accessory lig. of the superficial digital flexor
check rein > overcheck (rein)
cheek > jowl Fr joue *f* •Spécifiquement, la joue s'étend de la commissure des lèvres, au chanfrein, à l'oeil, à la région parotidienne et à la ganache. Elle comprend donc la poche de la joue et le plat de la joue. De Backe *f* ; Wange *f* Es carrillo ; mejilla Ca galta It guancia La Bucca ; Mala
cheek (of a bit) > spoon cheek and branch (of a bit) Fr aiguille *f* > barrette et branche (d'un mors) De Knebel (eines Gebisses) *m* ; Schenkel (eines Gebisses) *m* Es pata (de una embocadura)
cheek (of a snaffle bit) > branch (of a bit)
cheek guard Fr rondelle de mors *f* De Trensenscheibe *f*
cheek teeth •The continuous row formed by the premolars and the molars. De Backenzähne *m pl*
cheekbone > zygomatic bone
cheekpiece Fr montant (de bride // muserolle) *m* De Backenriemen ; Backenstück *m ; ne* Es carrillera ; quijera ; mejillera ; pieza para mejilla Ca galtera
Chef d'équipe Fr chef d'équipe *m* De Equipenchef *m* ; Chef d'Equipe *m* Es jefe de equipo Ca cap d'equip
cherry bay ; bright bay •Bright reddish coat. Fr bai cerise ; bai acajou •D'un rouge vif. De kirschbraun *adj* Es bayo cereza
chest •The words chest and thorax are often used as synonyms. Specifically, the thorax includes the withers and the

upper back. The chest usually designates only the ventral border (around the sternum) and part of the sides of the thorax. Fr poitrine f •On utilise souvent indistinctement les désignations poitrine et thorax. Le thorax a pour base osseuse la cage thoracique, laquelle est formée des vertèbres thoraciques, des côtes et, ventralement, du sternum. Le thorax inclut donc le garrot et la partie supérieure du dos. Le mot poitrine désigne plutôt le bord ventral et une partie des côtés du thorax. De Brust f Es pecho It petto •Il torace ed il petto sono spesso usati come sinonimi, ma il torace comprende l'intera cassa toracica, mentre il petto solo la sua parte anteriore. La Pectus

chest cavity > thoracic cavity

chestnut Fr châtaigne f ; torus carpien // tarsien m •Corne irrégulière présente sur la face interne des jambes du cheval. De Kastanie f ; Karpalballen m ; Hornwarze f Es espejuelo Ca call Ne vos La Torus carpeus // tarseus

chestnut •Reddish-brown colour. Fr châtain •Couleur brun clair rappelant celle de la châtaigne. De kastanienbrauner heller Farbton m La castanea

chestnut (1) ; sorrel (2) •Coat ranging from a yellowish / reddish to a brownish shade. 1) Medium and darker shades: lower limbs, mane and tail are usually the same or darker than the body. 2) Lighter shades: lower limbs, mane and tail are usually the same or lighter than the body. Fr alezan adj ou n •Robe allant du jaune au roux et comportant des tons fauves, rougeâtres, cuivrés, dorés etc., les crins et les extrémités sont de la même couleur mais peuvent être plus ou moins foncés. De Fuchs m (1) ; Hellfuchs m (2) Es alazán Ca alatzà adj Ne voskleurig

chestnut / sorrel with blond / flaxen mane and tail Fr alezan à crins blonds De Lichtfuchs mit sehr heller Mähne und sehr hellem Schweif m

chestnut roan ; strawberry roan •Chestnut or sorrel, and white hairs; mane, tail and limbs are mainly of the dark colour. > roan and bay roan Fr aubère adj ou n •Poils blancs et rouges, en proportions diverses, les crins et les extrémités sont similaires, habituellement principalement de la couleur foncée. De Fuchsschimmel m ; Stichelfuchs m

cheval de frise Fr cheval de frise De spanischer Reiter m Es caballo de frisa

chevron •r: One of the markings that may be part of a racing colour scheme. Fr chevron m •c: Un des motifs pouvant faire partie d'un dispositif de couleurs. De Chevron m ; V ne •"V" auf Brust und Rücken

chevrons •r: One of the markings that may be part of a racing colour scheme. Fr chevrons m pl ; chevronné adj •c: Un des motifs pouvant faire partie d'un dispositif de couleurs. De gewinkelt (quergestreift) adj

chew (the bit) > champ (the bit)

Chickasan breed Fr chickasan race De Chickasaw-Pony ne

chicken breast Fr poitrine saillante De Habichtsbrust f

chief riding instructor Fr instructeur en chef (d'équitation) m De Ober-Reitlehrer m

chief steward De Sprecher der Rennleitung m Es jefe de comisarios Ca cap de comissaris

Chifney ; lead bit (1) ; anti-rearing bit (2) •A circular bit, there are two types: 1) with a plain mouthpiece used as a lead bit, and 2) with a reversed half-circle mouthpiece. Fr mors anti-cabreur ; chifnez m De Gebiß zum Führen ne (1) ; Steiggebiß / Steigergebiß ne (2)

chin (swelling) Fr menton (houppe du ~) m (f) •Région comprise entre la lèvre inférieure et la barbe. De Kinn ne Es mentón ; barba ; barbilla It mento La Mentum

chin groove ; curb groove Fr barbe f ; passage de la gourmette •Région située en arrière du menton. De Kinngrube f ; Kinnkettengrube f Es barba Ca barba f It barbozza

chin strap ; curb strap Fr gourmette f cuir ou autre courroie ; mentonnière f c De Kinnriemen m

china eye > wall-eye ; walleye

Chincoteague > Assateague

chisel (cold ~) (1) ; chisel (hot ~) (2) Fr ciseau (à froid) m (1) ; ciseau (à chaud) (2) De Meißel m ; Kaltmeißel m (1) ; Hartmeißel m (1) ; Abschrotmeißel m (2) ; Setzeisen ne (2)

chisel (hot ~) > chisel (cold ~)

chivalry ; knighthood Fr chevalerie f De Rittertum ne ; Ritterlichkeit f ; ritterliches Benehmen ne Es caballería

chloride Fr chlorure m De Chlorid ne ; Chlorverbindung f

chlorine Fr chlore m De Chlor ne Es cloro

choking (up / down) •While racing often due to tongue swallowing. Fr étouffement m De würgen (heraus- / herunter-)

chopped straw Fr paille hachée De Häcksel ne pl Es paja picada / cortada It paglia trinciata / sminuzzatta

choreography Fr chorégraphie f De Choreographie f ; Tanzgestaltung f

chorioallantoic placenta Fr placenta allantoïdien m ; placenta chorio-allantoïdien De Chorioallantoisplazenta f

chorioallantois Fr chorioallantoïde f ; allantochorion m De Chorioallantois f ; Chorioallantoismembran f

chorion of the fetal membranes Fr chorion m de l'embryon De Chorion ne ; Zottenhaut f •äußere Fruchthülle um den Embryo bzw. Foetus bei Wirbeltieren.

chorioptic mange ; foot mange ; leg mange ; symbiotic mange •Severe dermatitis behind the pastern with severe itching followed by soreness. Fr gale chorioptique •Gale des paturons, due à Chorioptes bovis. De Chorioptose ; Chorioptesräude f ; f

chorioptic mange at the base of tail > tail mange

choriovitelline placenta ; yolk-sac Fr placenta chorio-vitellin m ; omphalochorion m De Chorion-Vitellin-Plazenta f ; Dottersackplazenta f

choroid Fr choroïde f De Aderhaut f ; Chorioidea f La Choroidea ; Chorioidea

chromosome Fr chromosome m De Chromosom ne Es cromosoma

chronic laminitis > founder

chronic obstructive pulmonary disease > asthma

chute •1) r: A prolongation which makes racing over different distances possible. 2) west.: In speed classes, a restricted area where horse and rider can prepare their start, and in which they can slow down after passing the timing device. 3) rodeo: The narrow box where rodeo horses and cattle are held and where the rider prepares himself just before the performance. Fr chute f •1) c: Prolongement destiné à rendre possibles des courses de distances variables. 2) west.: Dans les épreuves de vitesse, prolongement destiné à permettre au cavalier de préparer son départ avant de passer devant le chronomètre, et à ralentir après le parcours. 3) rodéo: Espace restreint dans lequel les chevaux ou autres animaux sont placés et où les cavaliers se mettent en selle et se préparent tout juste avant leur participation. De Rennsport: Verlängerung eines geraden Abschnittes des Geläufs zu einer Startstelle hin (1); Westernreiten: in "Speed Classes" ein abgegrenzter Bereich, in dem sich Pferd und Reiter auf den Start vorbereiten können und nach dem Wettbewerb ausreiten können (2); Rodeo: Startbox, in der der Reiter sich auf den Start vorbereitet und mit seinem Pferd oder Bullen startet (3) Es cajón

cicatricial tissue ; scar tissue Fr tissu cicatriciel De Narbengewebe ne

cicatrix > scar
ciliary m. Fr m. ciliaire De Ziliarmuskel m • Teil des Zilliarkörpers des Auges
cinch USA r •The horse which is believed to be the best in the field in a race. De Favorit m ; Rausgucker m
cinch > girth
cinch > girth
cinch cover > girth cover
cinch strap ; tie strap ; latigo strap •On a western saddle: secured to the left front rigging dee, it passes through the rings of the cinch and the saddle to be buckled up on this last one, normally after more than a single loop. Fr courroie de sangle (côté gauche) west. •Attachée par une extrémité à l'anneau avant gauche de la selle, le cavalier la passe dans l'anneau de la sangle et l'anneau de la selle. Normalement cette opération est répétée une fois et le sanglage se termine par un noeud autour de l'anneau de la selle. De Tie Strap ne ; Latigo Tie Strap ne •Ein weicher Lederriemen, der auf der linken Seite des Westernsattels durch den Ring am Sattelgurt zum Angurten des Sattels fest angezogen wird Es latiguillo Ca cinglador
circle acad Fr grande volte f ; cercle m acad •Cercle de plus de six mètres de diamètre, habituellement dans toute la largeur du manège. De Zirkel m Es círculo Ca cercle
circuit •A number of race tracks or events in a certain area that cooperate by agreeing on dates and so on. This might also be used sometimes to designate a specific course. Fr circuit m De kooperierende Rennbahnen f pl Es circuito Ca circuit
circular metal curry comb Fr étrille circulaire (en métal) •Comporte un manche et généralement quatre lames de métal recourbées, il est réversible. De Metallstriegel (runder ~) m
circumference of cannon bone > cannon's circumference
circumference of chest > girth's circumference
circumflex humeral artery (cranial // caudal ~) Fr artère circonflexe humérale (crâniale // caudale) De Oberarmknochen umgreifende Schlagader (vordere // hintere) f (den ~) La Arteria circumflexa (cranialis // caudalis)
circus rider Fr écuyer de cirque De Zirkusreiter m Es jinete de circo
circus riding Fr équitation de cirque De Zirkus-Reiterei f
claim v Fr réclamer De fordern Es reclamar Ne opeisen
claim n Fr réclamation f De Forderung f ; Anspruch m Es reclamación
claim for damages Fr réclamation en dommages f ; revendication de sinistre f De Schadensersatzanspruch m
claimant Fr réclamant m De Forderer m Es reclamante
claimed horse Fr cheval réclamé De angefordertes Pferd ne
claimer •cheval courant dans des courses à réclamer. De Pferd, das in einem Verkaufsrennen läuft.
claiming allowance Fr droit de réclamation ; allocation de réclamation f De Erlaubnis f
claiming form Fr bulletin de réclamation m De Forderungsformular ne
claiming price (of a horse) Fr prix de réclamation (d'un cheval) De Forderungspreis (für ein Pferd) m Es precio de reclamo
claiming race •Any horse in the field may be purchased (« claimed »), the rules governing this practice are not the same everywhere. Fr course à réclamer •Tous les chevaux qui y sont engagés peuvent être achetés (« réclamés ») selon des modalités qui varient selon les endroits. De Verkaufsrennen m Es carrera de reclamación
class Fr catégorie f ; classe f De Klasse f ; Kategorie f
class rating Fr cote de classe De Rating ne ; Marke f
classic •A major competition. Fr classique f •Une compétition importante. De klassisches Rennen ne r Es clásico Ne klassiek
classic manner (of holding the reins) ; French manner (old ~) Fr tenue (de rênes) classique f ; tenue à la française •Ancienne tenue des rênes, encore utilisée en équitation académique. Les rênes de filet entre pouce et index, les rênes de brides passant sous le cinquième doigt (l'auriculaire), dans le cas où les rênes sont tenues à une seule main, la rêne de bride droite passe entre les troisième et quatrième doigts. De klassische Manier f ; französische Manier (alt-~) f
classical equitation / riding Fr équitation classique De klassische Reitkunst f
classification Fr classification f De Klassifikation f
classified race •Entries are selected on the basis of performance alone. Fr course classifiée •La sélection des participants se fait seulement sur le rendement. De klassifiziertes Rennen ne •Nennungen werden allein auf Grund der Rennleistungen ausgewählt
clean pasture Fr pâturage propre De parasitenfreie Weide f
clear (jump ~) v Fr sauter juste / net De sauber springen Es saltar limpio
clear (round) Fr parcours sans fautes De fehlerloser Ritt m Es recorrido sin faltas Ca recoregut sense faltas
clear an obstacle v Fr franchir un obstacle De Hindernis überwinden (ein ~) Es franquear un obstáculo Ca franquejar un obstacle
clear day hr Fr jour franc ca De rennfreier Tag m
cleft of frog (central ~) > median furrow of frog
cleido-occipitalis Fr partie cléido-basilaire / occipitale f De Schlüsselbein-Hinterhauptmuskel m It cleidoccipitale La Pars occipitalis
cleidobrachialis m. Fr m. cléido-brachial De Schlüsselbein-Oberarm-Muskel m ; kleidobrachialer Muskel m It cleidobrachiale La M. cleidobrachialis
cleidocephalicus m. Fr m. cléido-céphalique De Schlüsselbein-Kopf-Muskel m ; kleidozephaler Muskel m It cleidocefalico La M. cleidocephalicus
clerk of the scales Fr juge (responsable) de (la) pesée m ; commissaire préposé aux balances m De Abwieger m ; Auswieger m De weger
Cleveland Bay breed Fr bai de Cleveland •Race d'origine anglaise. De Cleveland Bay m
click (of the tongue) ; clucking ; tongue clicking Fr claquement de langue m ; appel de langue m De Zungenschlag m Es chasquido (de la lengua)
clicking > forging
clinch / clench n Fr rivetage (des clous) m De Vernietung f ; vernieteter Nagel m Es remache
clinch / clench v •Clenching a / the nail(s) on a hoof wall. Fr river •River un / des clou(s) sur un sabot. De Nagel vernieten (einen ~) ; nageln It ribattere
clinch / clench block Fr bloc à river De Unterhauer m It ceppo per ribattere
clinch / clench cutter ; buffer (hoof ~) •One of its parts is the blade (to cut or raise clinches) and the other the point (to punch nails out of the hoof etc.). Fr hache à sabots f ; ciseau-enclumeau m •Une de ses extrémités est appelée dérivoir (pour couper ou relever la partie rivée des clous sur le sabot) et l'autre chasse-souche (qui peut servir, entre autres, pour chasser les clous du sabot). De Nietklinge f It fresa
clincher(s) / clencher(s) (nail ~) (pl) ; clinching

tongs *pl* •Different models are available. Fr pince(s) à river *m (pl)* ; tenaille(s) serre-clou *f (pl)* •Il existe différents modèles. De Hufnietzange *f* ; Nietzange *f* Es tenaza de remachar ; apretador de clavos It attrezzo per ribattere
clinching tongs > clincher(s) / clencher(s) (nail ~)
clinic Fr clinique *f* De Klinik *f*
clip *n* Fr pinçon *m* •Petites languettes tirées du fer (ou soudées sur celui-ci) et appuyant sur la paroi du sabot. De Aufzug eines Hufeisens *m* ; Kappe eines Hufeisens *f* ; Griff eines Hufeisens *m* Es pestaña ; agarradera
clip *v* Fr tondre De scheren Es esquilar ; trasquilar ; rasurar
clip *n* Fr tonte *f* •Résultat du tondage. De Schur *f*
clipped Fr tondu De geschoren
clipper Fr tondeuse *f* De Schermaschine *f* Es máquina de rasurar ; esquilador
clipping Fr tondage *m* •Action de tondre le cheval. On parle plutôt de tondage que de tonte dans le cas du cheval. De Scheren *ne* Es esquileo ; esquila ; trasquila
clitoris Fr clitoris *m* De Kitzler *m* ; Klitoris *f* La Clitoris
close at the hocks > cow-hocked
close breeding > inbreeding
close contact (saddle) •Usually for a jumping saddle, with a tree and panels allowing a close contact between the rider and the horse. Fr contact direct •Se dit d'une selle, habituellement pour le saut, dont l'arbre et la matelassure permettent au cavalier un contact très rapproché avec le cheval. De enger Kontakt *m*
close ground on the leader *v r* Fr rapprocher du meneur (se ~) *c* De Boden gutmachen ; aufschließen
close nail ; binding nail •Too close to the living tissues in the hoof. Fr clou serré •Trop près des parties vivantes du pied. De Nageldruck *m* ; Nagelbrennen *m* •indirekte oder unblutige Vernagelung; durch die eingeschlagenen Hufnägel wird Druck auf die Huflederhaut ausgeübt Es clavo arrimo
close to the ground > well let down
close to the ground (horse being ~) Fr près de terre (cheval qui est ~) De tief stehen ; bodennahe ; kurzbeinig
close-coupled > short-coupled
closing date Fr date de tombée *f* ; date (limite) des engagements De Nennungsschluß *m* ; Nennungstermin *m*
closing odds (at post time) Fr cote de fermeture (au départ) De Eventualquoten beim Start *f pl*
closing of declarations *r* Fr clôture des engagements *c* De Ende der Starterangabe *ne*
closing time for declarations *r* Fr heure de fermeture des engagements *c* De Ende der Starterangabe *ne*
clotting > coagulation
clover Fr trèfle *m* De Klee *m* Es trébol La Trifolium
club foot (1) ; knuckling (over) (2) (3) ; knuckled over foot / fetlock / pastern (2) (3) ; overshot fetlock (2) (3) ; cocked ankle (2) •Ranging from cases where the hoof looks upright, with upright toe and heels while the ankle is angulated backwards (1, the club foot itself), to cases where too much weight is bearing on the toe, sometimes bearing only on the toe (2 « pied pinçard » in French), and to cases where the horse "walks" on the front of the hoof wall (3 « pied rampin » in French). « Cocked ankle » is a term sometimes considered equivalent to « knuckled over ». However, in severe cases, the foot is no longer cocked up. > *upright pastern* Fr pied bot (1) ; pinçard (cheval / pied ~) (2) ; pied rampin (3) •Ce sont des termes qui sont souvent présentés de façons différentes et contradictoires. Ce sont différents degrés de renversement du sabot vers l'avant. 1) Le pied bot présente une pince et des talons relativement verti-

caux alors que le paturon est dans une position relativement normale penché vers l'arrière. Ceci en fait un cas particulier de "pied à talons trop hauts". Le terme est cependant parfois utilisé pour recouvrir aussi les deux autres cas-types suivants : 2) Lorsque le pied appuie seulement sur la pince. 3) Lorsque dans un cas encore plus exagéré, le pied s'appuie sur le devant de sa muraille. > *droit jointé* De Bockhuf *m* ; Stelzhuf ; Stelzfuß *m ; m* ; steiler Huf *m* •1) geringgradig 2) mittelgradig 3) hochgradig. Es pie zopo
clubber Fr membre (d'un club) De Klubmitglied *ne*
clubhouse *r* •Can. & USA: A section of a racetrack pavilion reserved for special ticket holders. Fr club-house *m c* ; pavillon (1) •1) Fr: Une des enceintes des grands champs de courses. De VIP-Bereich *m*
clubhouse curve / turn *r* Fr tournant du pavillon *m c* ; virage du pavillon *m c* De Einlauf-Bogen *m* •Bogen, der zur Zielgerade führt
clucking > click (of the tongue)
Clydesdale (Horse) breed Fr clydesdale •Race de trait, d'origine écossaise. De Clydesdale *ne* Es clydesdale
coach Fr carrosse *f* De Kutsche *f* Es coche
coach > trainer
coach horse > cart-horse
coachman Fr cocher *m* De Kutscher *m* Es cochero
coagulation ; clotting Fr coagulation *f* De Gerinnung ; Gerinnen *f* ; *ne* Es coagulación
coal black ; black-moon *old* ; dull black •Black coat with a dull finish. Fr noir franc ; noir mat / ordinaire •Robe noire dont la teinte est obscure, uniforme et dépourvue de reflets. De Kohlrappe *m* ; Dunkelrappe *m* Es negro peceño *Esp*
coat Fr pelage (le ~) *m* ; poil (le ~) ; poils (les ~) *m* ; *m pl* > *robe* De Fell *ne* ; Haarkleid ; Haardecke *ne ; f* ; Behaarung *f* Es pelaje ; pelo(s) ; capa
coat > jacket
coat (colour) ; robe ; color *USA* ; colour *Brit* Fr robe *f* •Constituée par l'ensemble des poils et des crins du cheval. > *pelage* De Fell (Farbe) *ne* ; Haar (Farbe) *ne* Es pelaje ; capa Ca pelatge
cob •Type of horse or pony with a big body and short legs. Fr cob De Cob ; Cobtyp *m ; m*
cobby > short-coupled
coccygeal arteries > caudal arteries
coccygeal vertebrae > caudal vertebrae
coccygeus m. Fr m. coccygien De Steißbeinmuskel *m* La M. coccygeus
cochlea Fr cochlée *f* ; limaçon (de l'oreille) *anc* De Schnecke *f* ; Chochlea *f* •Teil des Ohrslabyrinths. Es caracol La Cochlea
cochlea of the tibia Fr cochlée du tibia De Gelenkschraube des Schienbeins *f* ; Schraubenkamm *m* La Cochlae tibiae
cockade > rosette
cocked ankle > club foot
cocked tail •A docked tail which has also had some muscles cut, resulting in a permanent cocked position. Fr queue à l'anglaise •Queue écourtée et niquetée (dont on a incisé certains muscles pour qu'elle reste constamment relevée). De kupierter Schweif *m* ; courtierter Schweif *m* ; kurtierter Schweif *m*
coefficient of relationship Fr coefficient de consanguinité *m* De Verwandtschaftskoeffizient *m* Es coeficiente de parentesco
coeliac artery > celiac artery
coeliac plexus > celiac plexus
coffin •Combinaison d'un obstacle droit précédant, immédiatement, une descente vers un fossé simple suivi d'une remontée vers un nouveau vertical. De Pulvermanns Grab *ne* •Hindernis im internationalen Springreiten

coffin bone > distal phalanx
coffin joint ; pedal joint ; distal interphalangeal joint Fr articulation du pied ; deuxième articulation interphalangienne ; articulation interphalangienne distale •Implique la deuxième phalange, la troisième et le petit sésamoïde. De Hufgelenk ne ; drittes Zehengelenk ne Es segunda articulación interfalangiana ; articulación interfalangiana distal It articolazione del piede
Coggins test Fr test de Coggins De Agar-Gel-Immundiffusionstest m ; Coggins-Test m •Test auf infektiöse Anämie.
cold Fr rhume m De Erkältung f
cold brand n Fr marque à froid De Kaltbrand m Es marca fría
cold cautery > cryocautery
cold to the legs ; insensitive to the legs ; behind the legs Fr froid aux jambes adj •Se dit du cheval qui réagit insuffisamment à l'action des jambes. De hinter den Schenkeln ; schenkelfaul
cold treatment / application ; cryoapplication Fr application de froid f ; traitement au froid De Kältebehandlung f ; Anwendung von Kälte f ; Kühlung f
coldblood ; **cold-blooded (horse)** •Rather heavy horse, strong and with a calm temperament. Fr cheval à sang froid De Kaltblut ; Kaltblüter ne ; m ; kaltblütiger Schlag m Es caballo linfático ; caballo de raza de temperamento frío It cavallo a sangre fredo Ne koudbloed
colic Fr colique f •n: Douleur abdominale dont l'origine est le plus souvent le tractus digestif. adj: Qui se rapporte au côlon. De Kolik f Es cólico
colitis •Inflammation of the colon. Fr colite f De Dickdarmkatarrh m ; Kolitis f ; Dickdarmentzündung f Es colitis
collar hd Fr collier m att De Kumt ; Kummt ; Kummet ne Es collera ; collerón ; collar It collare
collar-harness Fr harnais à collier De Kumtgeschirr ; Kummetgeschirr ne
collateral carpal lig. (medial // lateral ~) Fr ligaments métacarpo-phalangiens collatéraux ; ligament collatéral (médial // latéral) du carpe •Chacun comportant un faisceau profond et un faisceau superficiel. De Seitenband des Karpalgelenks (inneres // äußeres ~) ne ; Kollateralband des Karpalgelenks (inneres // äußeres ~) ne
collateral groove of the frog > lateral cleft / groove / furrow of the frog
collateral ligament Fr ligament collatéral De Seitenband ne ; Kollateralband ne
collateral lig. of coffin joint Fr lig. collatéral de l'articulation interphalangienne distale ; lig. collatéral interphalangien distal De Seitenband des Hufgelenks ne ; Kollateralband des Hufgelenks ne
collateral lig. of distal sesamoid bone ; collateral sesamoidean lig. > plural Fr Lig. sésamoïdien collatéral ; lig. collatéral du petit sésamoïde > le pluriel De Strahlbein-Fesselbeinband ne ; seitliches Gleichbeinband ne ; Seitenband des Strahlbeins ne
collateral ligaments (medial // lateral ~) •They are parts of a hock. Fr ligaments collatéraux médiaux // latéraux •Font partie du jarret. De Seitenbänder der Fußwurzel des Sprunggelenks (innere // äußere ~) ne pl ; Kollateralbänder der Fußwurzel des Sprunggelenks (innere // äußere ~) ne pl
collateral sesamoidean lig. > collateral lig. of distal sesamoid bone
collateral sesamoidean ligaments > singular Fr ligaments sésamoïdiens collatéraux > le singulier De Strahlbein-Fesselbeinbänder ne pl ; Fesselbein-Strahlbein-Hufbänder ne pl La Ligamenta sesamoidea collateralia

collateral ulnar artery Fr artère collatérale ulnaire De Ellenarterie f La Arteria collateralis ulnaris
collect v •To collect the horse up to the bit. Fr placer v •Placer le cheval au moyen des aides, bien rassemblé, sur la main et entre les jambes. De stellen (an die Hilfen / Zügel ~) ; aufnehmen Es colocar el caballo en la rienda
collect (a horse) v Fr rassembler (un cheval) v De versammeln (ein Pferd ~) Es reunir Ca recollir
collect a sample > take a sample
collect the front end of a purse v Fr récolter la part du lion d'une bourse De Löwenanteil eines Geldpreises gewinnen (den ~)
collected Fr rassemblé De beigezäumt Es reunido Ca recollit
collected canter / gallop Fr galop rassemblé De versammelter Galopp m Es galope reunido Ca galop recollit It galoppo riunito Po galope concentrado Ne verzamelde galop
collected halt Fr arrêt (sur la main) De Stillstehen (am Zügel)
collected paces Fr allures rassemblées De versammelte Gangarten f pl ; versammelte Tempi ne pl ; verkürzte Gangarten f pl
collected trot Fr trot rassemblé De versammelter Trab m Es trote reunido Ca trot recollit It trotto riunito Po trote concentrado
collected trot sitting Fr trot rassemblé assis De ausgesessener versammelter Trab m Es trote reunido sentado It trotto riunito di scuola Po trote concentrado sentado Ne verzamelde draf met doorzitten
collected walk Fr pas rassemblé De versammelter Schritt m Es paso reunido Ca pas recollit It passo riunito Po passo concentrado Ne verkorte of verzamelde stap
collection (of a horse) Fr rassembler (d'un cheval) m De Versammlung (des Pferdes) f Es reunión ; colección Ca recolliment
colon •Portion of the large intestine, includes ascending, transverse and descending parts. Fr côlon m •Partie du gros intestin, entre le caecum et le rectum. De Grimmdarm m ; Kolon ne Es colon La Colon
color > coat (colour)
colostrum •The first milk, secreted at the end of pregnancy. Fr colostrum m •Premier lait de la jument, il est laxatif et très nutritif, et a une fonction immunitaire pour le poulain. De Kolostralmilch f ; Kolostrum ne ; Biestmilch f ; Vormilch f Es colostro ; calostro It colostro Ne • [kolostrum, biest]
colour > coat (colour)
colours (racing ~) > racing colour scheme Fr couleurs (d'une écurie) > dispositif de couleurs De Rennfarben f pl Es colores
colours and markings •All the details that may be used for identification purposes (such as whorls) are not always included in definitions found for "markings". Fr robes et particularités f pl •Le mot particularités inclut tout ce qui peut être utilisé à des fins d'identification. De Farben und Abzeichen
colt •An entire male horse, from birth till he is considered as an adult, which depends on breeds and disciplines (usually from three to five years old). Fr poulain (mâle entier) m •De la naissance jusqu'à ce qu'il soit considéré comme un adulte, ce qui dépend des races et des disciplines (en général de trois à cinq ans). De Hengstfohlen ne ; Junghengst m Es potro macho / entero Ne hengstveulen ; jonge hengst
comb Fr peigne m De Kamm m Es peine ; peineta
comb the mane v Fr peigner la crinière De Mähne kämmen f

combination (of obstacles) Fr combinaison (d'obstacles) f De Kombination (Hindernis-) f Es combinación (de obstáculos) Ca combinació (d'obstacles)
combination bet ; combination wager(ing) Fr pari combiné / en combinaison ; mise combinée / en combinaison •Pari portant sur plusieurs chevaux (quiniela, tiercé, report etc.). De Kombinationswette f
combination wager(ing) > combination bet
combined competition Fr concours combiné m De kombinierte Prüfung f
combined driving event Fr concours complet d'attelage De Vielseitigkeits-Fahrprüfung f
combined immuno-deficiency ; C.I.D. abbr Fr immunodéficience combinée f •Incapacité du poulain nouveau-né à fabriquer des anticorps. De kombiniertes Immundefizit ne
commissure Fr commissure f •Point de jonction de certaines parties du corps comme les lèvres et les paupières. De Kommissur f •eine Verbindung zwischen zwei ansonsten getrennten Strukturen in der Anatomie. It commessura La commissura
common (digital) extensor tendon ; extensor pedis tendon old ; tendon of common digital extensor ; dorsal digital extensor tendon Fr tendon de l'extenseur dorsal du doigt ; tendon extenseur des phalanges ; tendon de l'extenseur antérieur des phalanges / du doigt anc •S'attache au sommet de la troisième phalange. De Sehne des Zehenstreckers f Es tendón extensor digital It tendine estensore digitale comune
common calcanean / calcaneal tendon ; Achilles' tendon •The term common calcaneal tendon is convenient to designate the aggregated tendons (including the Achille or calcaneal tendon) which are attached to the calcaneal tuber. Fr tendon calcanéen commun ; tendon d'Achille ; corde du jarret f •Plus précisément, le tendon d'Achille ou calcanéen fait partie du tendon calcanéen commun ou corde du jarret chez le cheval. De Fersensehnenstrang m ; Achillessehne f Es tendón de Aquiles La Tendo calcaneus communis
common carotid artery Fr artère carotide commune De gemeinsame Karotis f ; gemeinsame Halsschlagader / Kopfschlagader f La Arteria carotis communis
common digital extensor m. ; long digital extensor m. ; anterior digital extensor m. old ; extensor pedis m. old •This muscle includes a major head (the specific French term « m. ext. dorsal du doigt ») and two vestiges of the proper extensors of the digits, sometimes called « m. of Phillips » and « m. of Thiernesse ». Fr m. extenseur dorsal du doigt ; m. extenseur commun des doigts ; m. extenseur antérieur des phalanges anc •Le cheval n'ayant qu'un doigt complet, le terme m. ext. commun des doigts (s'appliquant de façon générale aux ongulés) implique quelques subtilités.. Ce muscle comporte une partie principale (m. ext. dorsal du doigt); une branche accessoire située latéralement que l'on appelle parfois « m. de Phillips » correspond au véritable muscle extenseur commun des doigts des ruminants Une autre branche mineure peut exister, elle est appelée « m. de Thiernesse », et est un vestige d'un autre extenseur de doigts disparus. De gemeinsamer Zehenstrecker m Es músculo extensor común digital / de las falanges It estensore digitale comune La M. extensor digitorum communis
common horsetail Fr prêle des champs De Ackerschachtelhalm m La Equisetum arvense
compact > short-coupled
compete v Fr compétitionner De konkurrieren
competition against the clock > scurry jumping (with time factor)

competition horse Fr cheval de concours De Turnierpferd ne
competition with jump-off Fr épreuve de précision f cs ; épreuve avec barrage cs De Prüfung mit Stechen f Es prueba con desempate
competitive trail ride > endurance race
competitor Fr compétiteur m, f: compétitrice ; concurrent m, f: concurrente De Konkurrent m ; Wettbewerber m ; Mitbewerber m Es concursante Ca concursant
complainant Fr plaignant(e) m (f) De Beschwerdeführer(in) m (f) ; Kläger(in) m (f) Es dema ndante
complaint Fr plainte f De Beschwerde f ; Klage f Es demanda
completely loose rein Fr rêne abandonnée De hingegebener Zügel m
complexus m. Fr m. complexus De Schlupfmuskel m •ein Nackenrückenmuskel. La M. complexus
compulsory vaccination ; mandatory vaccination Fr vaccination obligatoire De Plichtimpfung f ; obligatorische Vakzination f
Comtois Fr comtois •Cheval français de trait léger. De Comtois m •Kaltblutrasse, die hauptsächlich in Frankreich und im Schweizer Jura zu finden ist
conchofrontal sinus > frontal sinus
condition book r Fr feuillet de condition c De Ausschreibungsbuch ne ; Ausschreibungen f pl
condition of track > track condition
condition(ed) race ; conditional race •A race that is subject to special conditions of eligibility; such as age, sex, number of starts etc. Fr course à / avec conditions •Pour laquelle l'admissibilité des chevaux est établie selon des critères tels que: âge, sexe, nombre de départs etc. De Aufgewichtsrennen ne
conditional race > condition(ed) race
conditional sale •The condition is usually a participation to the horse's earnings. Fr vente avec redevance •Vente comportant une redevance qui est habituellement une forme de participation financière aux gains éventuels du cheval. De Auktion mit bestimmten Bedingungen für die versteigerten Pferde. Ne verkoop onder voorwaarden
conditions (race ~) Fr conditions (de participation à une course) •Elles fixent la catégorie des chevaux (selon l'âge, le sexe, l'origine etc.) qui peuvent y prendre part. De Ausschreibung f
conduct Fr comportement m ; conduite f De Benehmen ne
conduct betting v Fr organiser des paris De Wetten betreiben ne
condyle of the femur (medial // lateral ~) Fr condyle (médial // latéral) du fémur f De Oberschenkelgelenkknorren (innerer // äußerer ~) m La Condylus (medialis // lateralis)
condyle of the tibia (medial // lateral ~) Fr condyle (médial // latéral) du tibia De Schienbeingelenkknorren (innerer // äußerer ~) m La Condylus (medialis // lateralis)
confidence Fr confiance f De Vertrauen ne ; Zuversicht f Es confianza Ca confiança
conformation •The build of a horse. Fr conformation f ; morphologie f •Manière dont est organisé ou assemblé le corps du cheval. De Körperbau m Es conformación It conformazione
conformation fault Fr défaut de conformation De Exterieurfehler m
conformation judging > judgment of (external) conformation
congenital Fr congénital De angeboren ; kongenital Es congénito
congenital myoclonus / tremor Fr myoclonie

congénitale f De angeborene Myoklonie f ; angeborene Zitterkrankheit f ; angeborener Schüttelkrampf m
conjunctiva Fr conjonctive f •Membrane conjonctive de l'oeil. De Bindehaut des Auges f Es conjuntiva La Tunica conjunctiva
conjunctivitis Fr conjonctivite f De Lidbindehautentzündung f ; Bindehautentzündung f Es conjuntivitis
connected star ; continuous star •A star connected with a stripe. Fr en tête prolongé •En tête qui se prolonge dans, est reliée à, la liste. De Stern mit Strich m
Connemara (Pony) breed ; Hobbie ; Fr connemara •Race d'origine irlandaise. De Connemara-Pony ne Es connemara
consanguinity Fr consanguinité f De Blutgemeinschaft f Es consanguinidad
consignment for an auction sale Fr consignation pour vente aux enchères De Lieferung f ; Überstellung f
consignor Fr consignataire (aux enchères) m De Verkaufskommissionär bei einer Auktion m ; Anbieter m
consistency > regularity
consolation pools USA r •In pools involving two or more races, holders of tickets who have correct selections in the races completed, but whose selection is a late scratch in the later race(s), share in a portion of that particular pool. De Trost-Pools m pl •Wetter, die in einem Pool mit zwei oder mehr Rennen die Wetten der gelaufenen Rennen getroffen haben und deren Tipps in noch zu laufenden Rennen kurzfristig zu Nichtstartern erklärt werden, teilen sich einen Anteil aus einem Trost-Pool
contact Fr contact m De Kontakt m Es contacto Ca contacte
contact with the bit (horse moving into a ~) Fr appui m •Action du cheval qui prend contact, par sa bouche, avec le mors. De Anlehnung f Es apoyo de la boca
contagious Fr contagieux De ansteckend
contagious equine metritis ; CEM abbr Fr métrite équine contagieuse f De ansteckende Gebährmutterentzündung f ; kontagiöse equine Metritis f Es metritis contagiosa equina
contender > challenger
continuous star > connected star
contracted foot Fr pied encastelé De Zwanghuf m
contracted heels Fr talons encastelés De Trachtenzwanghuf m Es talones encogidos
contraction of a hoof ; hoof bound / hoof-bound •Drawing together of the buttresses, it may affect one or both heels. Hoof-bound is sometimes presented as being the lameness resulting from chronic contracted heels, in which the hoof wall presses tightly enough, against the distal phalanx, to cause pain. Fr encastelure f •Resserrement des talons du sabot. De Verkürzung eines Hufes f ; Kontraktion eines Hufes f Es escarza It incastellatura
contraction shoe > slipper (heeled) shoe
contraindication Fr contre-indication m De Gegenanzeige f ; Kontraindikation f
control of the horse Fr contrôle du cheval m De Pferd in der Gewalt haben m Es control del caballo Ca control del cavall
control the hindquarters v Fr maître de l'arrière-main (être ~) De Hinterhand beherrschen f Es dominar el posterior
contusion > bruise
contusion of the sole > bruise (of the sole)
convex face > roman nose
cooler (horse ~) Fr couverture de refroidissement De Abschwitzdecke f ; Coller m Es manta para enfriar
cooling out ; cooling-down phase •Walking a horse after a race or an exercise until his body signs return to about normal. Fr refroidissement (phase de ~) m ; retour au calme (phase de ~) m (f) •Période pendant laquelle on fait marcher un cheval après une course ou un exercice pour que sa température baisse et que sa circulation sanguine retrouve un rythme plus normal. De Erholungsphase f ; Trockenführen ne
cooling-down phase > cooling out
coon foot > foot broken forward
coon-footed > « foot broken forward » for « coon foot » Fr assis sur les poignets •Se dit d'un cheval qui a les paturons longs et affaissés.
COPD > asthma
copper Fr cuivre m De Kupfer ne Es cobre
copper sulphate / sulfate Brit / USA Fr sulfate de cuivre m De Kupfersulfat ne ; schwefelsaures Sulfat ne
coppery •Highlight or shade of a coat. Fr cuivré •Reflet dans une robe. De kupferig ; kupferartig
coppery bay Fr bai cuivré De kupferbraun adj
coppery chestnut Fr alezan cuivré De Kupferfuchs m
coprology Fr coprologie f •Étude physique et chimique des crottins. De Koprologie f •Lehre von den Exkrementen.
coracobrachialis m. Fr m. coraco-brachial De Rabenschnabeloberarmmuskel m ; Hakenarmmuskel m It coracobrachiale La M. coracobrachialis
corium > dermis
corium of the frog > dermis of the frog
corium of the sole > dermis of the sole
corn > bruise (of the sole) Fr bleime f > contusion de la sole Es callo
corn ; maize Fr maïs m De Mais m Es maíz La Zea mays
cornea Fr cornée f De Kornea f ; Hornhaut des Auges f Es córnea La Cornea
corner •Corner of a riding ring. Fr coin m •Coin d'une piste ou d'un manège. De Ecke f Es rincón Ca racó
corner feeder •A feeding trough which is fixed into a corner of a horsebox. Fr mangeoire en coin De Eckfuttertrog m
corner incisor •One of the incisors, there is two of them on each jaw. Fr coin •Une des incisives, il y en a deux par mâchoire. De Eckzahn m ; Eckschneidezahn m Es incisivo del borde
corner incisors Fr coins •Font partie des incisives, il y en a deux par mâchoire. De Eckzähne m pl
corner of the lips Fr commissure des lèvres De Maulwinkel m Es comisura de los labios La Commissura labiorum
coronary artery Fr artère coronaire •Approvisionne en sang le muscle cardiaque. De Herzkranzarterie f La Arteria coronaria
coronary band •The French word « bourrelet » is usually used to designate both the coronary corium and the coronary cushion at once, we might think that these two are forming the coronary band, a term that is sometimes used to include the external coronet as well. > coronary corium Fr bourrelet générateur de la corne m ; bourrelet principal m •Formation de chair dont la couche kératogène (le chorion coronaire) nourrit la corne du sabot. Le bourrelet se situe dans le sillon coronaire, au bord supérieur du sabot et se termine au niveau des glomes. Il possède une couche interne de fibres élastiques (le coussinet coronaire). De Fleischkrone f Es banda coronaria
coronary border (of the hoof wall) Fr bord coronaire (de la muraille du sabot) m De Kronrand m La Margo coronalis
coronary corium / dermis ; sensitive coronary band > coronary band Fr chorion coronaire m ; derme du bourrelet m > bourrelet générateur de la corne De Kronenlederhaut f ; Kronlederhaut f La Dermis / Corium coronae

coronary cushion > coronary band Fr coussinet coronaire > bourrelet générateur de la corne Es cojinete coronario

coronary groove Fr gouttière cutigérale f ; sillon coronal •Partie de la corne du sabot directement adjacente au bourrelet générateur de la corne. De Hufsaum m ; Kronsaum m La Sulcus coronalis

coronary venous plexus Fr plexus veineux coronaire m De Koronarplexus m

coronet •Area where hair stops and hoof growth begins at the bottom of the pastern. Fr couronne f •Relief aux trois-quarts circulaire où le sabot commence au bas du paturon. De Krone f Es corona (del casco) Ca corona It corona La Corona

coronet boot (1) ; scalper boot (2) •1) A narrow boot that buckles around the hind hoof of a pacer, a wider portion protects the inside of the coronet. 2) A circular piece, usually of rubber, that is slipped over the foot. Wider portions of that strip provide protection and must be fitted properly. > quarter boot Fr protège-couronne m ; botte de couronne > protège-talon De Kronenrandschoner m

coronitis •A dermatitis of the skin at the coronet. Fr coronarite f De Entzündung des Kronsaumes f

corpus cavernosum of the penis Fr corps caverneux du pénis m De Penisschwellkörper m La Corpus cavernosum penis

corpus luteum > yellow body

correction Fr correction f De Korrektur f ; Verbesserung f Es corrección Ca correctió

correction (made) by the judges Fr rectification par les juges f De Korrektur durch die Richter (die ~)

correction slip r Fr bordereau rectificatif c De Korrekturzettel m

corrective shoe ; therapeutic shoe Fr fer correcteur ; fer pathologique ; fer thérapeutique De therapeutisches Hufeisen ne Es herradura correctiva

corrective shoeing Fr ferrure orthopédique De orthopädischer Beschlag m

Corsica Pony Fr corse ; poney de Corse •Petit cheval à demi-sauvage. De Corsica-Pony ne ; Korsika-Pony ne

Corynebacterium pseudotuberculosis infection > ulcerative lymphangitis of horses and cattle

Cossacks Fr cosaques m pl De Kosaken m pl

costal arch Fr arc costal De Rippenbogen m Es arco costal It arco del costato La Arcus costalis

costal cartilage Fr cartilage costal •Relie un os costal (os d'une côte vraie ou sternale) au sternum. De Rippenknorpel m Es cartílagos de las costillas La Cartilago costalis

costochondral articulations Fr articulations costo-chondrales •Unissent les os costaux à leurs cartilages de prolongement. De Rippenknorpelgelenke ne pl La Articulationes costochondrales

costume class ; fancy dress competition Fr classe de costume ; concours déguisé De Kostüm-Reiten ne

cotton lead (rope) Fr laisse / guide en coton tressé De Baumwollstrick m

cough n Fr toux f De Husten m Es tos

cough v Fr tousser De husten Es toser

cough syrup Fr sirop contre la toux m De Hustensaft m

counter change of hand (in half pass) Fr contre changement de main (en appuyant) m •Quittant la piste au début d'un long côté, arrivé au centre on prend l'autre diagonale (en changeant d'appuyer ou d'épaule-en-dedans) pour reprendre la piste juste avant l'autre coin du côté que l'on vient de quitter. De doppelte halbe Traversale f ; Konter-Wechsel m Es contracambio de mano Ca contracanvi de mà It contro-cambiamento di mano Po contra-passagem de mào Ne gebroken lijn

counter changes of hand in / at half pass > zig-zag half pass

counter-canter > canter counter-lead

counter-rein > indirect rein

countersunk •Formed with the stamp to receive the head of the nail. Fr étampure f De Senkkopf m

coupling > breeding

courbette Fr courbette f •Le cheval se dresse sur ses postérieurs, les antérieurs pliés et joints, et fait quelques petits sauts ainsi.

course Fr parcours m De Parcours m ; Bahn f ; Kurs m ; Sprungfolge f Es recorrido Ca recorregut

course designer Fr dessinateur de parcours m De Parcourschef m ; Parcoursbauer m Es diseñador (del curso)

course of obstacles Fr parcours d'obstacles De Sprungfolge f ; Springbahn f ; Hindernisparcours m Es recorrido de obstáculos

cover > width (of a horseshoe)

cover (a mare) v ; serve v •For a male horse, to copulate with a mare. Fr saillir (une jument) ; servir ; couvrir ; monter •Action du cheval mâle qui s'accouple par les voies génitales naturelles avec une jument. De decken ; springen ; bedecken Es montar ; cubrir ; saltar ; dar servicio Ne dekken (een merrie ~)

cover the track of the front foot v ; cap the track of the front foot v Fr juger (se ~) •Se dit du cheval dont l'empreinte du postérieur couvre celle de l'antérieur lorsqu'il marche ou trotte. De Spur des Vorderfußes treffen (die ~) Es andar en las huellas

covered up •Said of a horse racing behind another one (or others) which is (are) protecting him from the wind. Fr couvert ; caché •Se dit du cheval qui court derrière un autre (ou d'autres) qui lui coupe(nt) le vent. De geschützt

covering certificate ; breeder's certificate Fr certificat de saillie De Deckschein m

covering disease > dourine

covering of mare > service

covering permit Fr permis de monte m De Deckerlaubnis f

covering station > service station

cow Fr vache m De Kuh f

cow horse •Cheval utilisé pour rassembler le bétail. De Rinderpferd ne •ein von einem Cowboy bei der Arbeit mit dem Rind gerittenes Pferd.

cow sense •For a cutting horse, the ability to choose a good cow to work (though this may be said to be the cow-sense of the rider), to out-think and out-guess it, knowing what it is going to do, and the desire to control it, once it has been separated from the herd. This sort of ability is also good for all the horses that are used to work with cows or bulls (a bull-sense ?), e.g. Andalusians, Criollos and Camarguais. •Le « sens du troupeau », capacité de bien travailler avec un troupeau d'animaux. Capacité de sentir, et même de prévoir, les réactions et les déplacements des animaux et du troupeau. De Rinderverstand m

cow-belly Fr ventre avalé m ; ventre de vache ; ventre tombant •Ventre trop volumineux. De Heubauch m ; Grasbauch m ; Kuhbauch m ; Hängebauch m Es barriga de vaca

cow-hocked ; close at the hocks Fr serré des jarrets De kuhhessig ; X-beinig

cow-hocks / cow hocks •The hocks, viewed from behind, angle in towards each other, as in a cow. Fr jarrets clos / crochus ; jarrets de vache •Quand les pointes des jarrets convergent l'une vers l'autre, les membres serrent de la fesse au jarret et ouvrent en-dessous de ceux-ci. De Kuhhessigkeit f Es corvas de vaca

cowboy Fr vacher *m* ; cow-boy *m* De Cowboy *m* Es vaquero

cowlick > whorl

coxal tuber ; tuber coxae Fr tuber coxae *m* ; angle de la hanche *m* ostéologie De Hüfthöcker *m* ; Darmbeinwinkel (zur Seite hin gelegener ~) *m* Es tuberosidad coxal It tuber coxae La Tuber coxae

coxitis •Inflammation of the hip joint. Fr coxite *f* •Inflammation de l'articulation coxofémorale. De Hüftgelenkentzündung *f* ; Coxitis *f* Es coxitis

coyote dun > dark buckskin

crab ; pole head ; pole hook •For four-in-hands, pole hook and crab are sometimes used as synonyms. Both the crab and the pole head (for four-in-hands) include the pole hook and the cross head. For a pair (two abreast), the pole head will be a cross head only. Fr trompe (d'attelage à l'anglaise) *f* •Pour un attelage à quatre, elle inclut un crapaud et un crochet. Dans un attelage à deux, il n'y a qu'un crapaud à l'extrémité du timon. De Deichselkopf (für Vierspänner) *m* ; Deichselhaken (für Vierspänner) *m*

crack Fr fissure *f* ; crevasse *f* De Spalte *f* Es fisura

crack •An excellent horse. Fr cheval excellent De Crack *m* •sehr gutes Pferd

crack (hoof ~) > sandcrack / sand crack

cracked heels •Heels with chapped skin in the hollow. The bulbs being inflamed the condition may be called grease heel (or greased or greasy). > *scratches* Fr talons crevassés De Mauke *f* ; schuppiges Ekzem an der Ferse *ne* Es talones rajados

cradle (neck ~) Fr carcan (pour le cou) *m* ; collier à chapelet *m* De Halsgestell *ne* •zur Verhütung des Benagens von Wunden. Es collar de la cuna

cranial cavity Fr cavité du crâne De Schädelhöhle *f* La Cavum cranii

cranial nerves Fr nerfs crâniens De Hirnnerven *m pl*

cranium > skull

cream ; cremello *(1)* ; perlino *(2)* •Cream coloured coat, nearly white, and blue eyes. 1) With slightly red or blue lower limbs, mane and tail. 2) With cream coloured lower limbs, mane and tail. > *creamy white* Fr alezan soupe-au-lait ; soupe-au-lait •Café-au-lait très clair, les poils sont blanc jaunâtre. > *blanc sale* De Weißisabell *f* (1) ; Perlino *m* (2) •Aufhellung beim Fuchs (1); Aufhellung beim Braunen (2)

cream coloured mane and tail > flaxen mane and tail

creamy white *(1)* ; dirty white *(2)* •The difference between these two coats may be difficult to make or not made at all. 1) Due to very pale coloured hairs. 2) Due to dirt in the hairs. > *cream* Fr blanc sale •Robe qui peut-être due à des poils soupe-au-lait très clairs ou y ressembler à cause d'une certaine malpropreté. > *alezan soupe-au-lait* De Weißisabell *m (1)* ; verschmutzter Weißisabell *m (2)*

crease > fuller(ing)

crease nail puller •Used to remove driven nails from creased shoes. Fr pince arrache-clous / tire-clous •Pince pour retirer les clous dans les rainures. De Nagelziehzange *f* Es pinzas para sacar los clavos de la clavera It estrattore per chiodo piegato

creased shoe > fullered shoe

creaser ; fuller •Handled tool used to groove the ground surface of a shoe. Fr raineur *m* •Poinçon avec un manche, servant à rainurer les fers. De halbrunder Setzhammer *m*

cremaster m. Fr m. crémaster De Hodenheber *m* ; Kremastermuskel *m* La M. cremaster

cremello > cream

crescent-shaped star Fr en tête en croissant •En tête en forme de demi-cercle. De halbmondförmiger Stern *m*

crest Fr crête (de l'encolure) *f* De Mähnenkamm *m* •Anatomie Es pescuezo ; cresta (del cuello) Ca bescoll *m*

crib biting ; cribbing •A vice, the horse presses down on something with the upper incisor teeth and swallows air. Fr tic aérophagique (à l'appui) *m* ; tic à l'appui •Tic du cheval qui avale de l'air en appuyant ses dents contre quelque chose. De Krippensetzen *ne* ; Aufsetzkoppen *ne* Es tiro de apoyo

crib-biter ; **cribber** Fr roteux *m ou adj Can. f:* roteuse De Krippensetzer *m* ; Wetzer *m* ; Krippenbeißer *m*

cribbing > crib biting

cribbing strap Fr collier contre le rot *m* ; collier anti-tiqueur *m* De Kopp(er)riemen *m* Es collar para el chupador

Criollo Fr créole *adj ou n* ; criollo •Terme générique pour les races de chevaux développées en Amérique du Sud. Ce sont des descendants des chevaux amenés par Colomb, Cortés, Mendoza et Pizarro. De Criollo ; Crioller *m* ; *m* Es criollo It criollo

crop ; cutting whip ; riding whip Fr cravache *f* De Reitgerte *f* ; Reitpeitsche *f* Es fusta (de montar) ; fuete Ca fuet

crop Fr jabot oesophagien *m* •Poche anormale au niveau de l'oesophage dans laquelle stagnent les aliments. De Kropf (der Vögel) *m* Es dilatación del esófago

cross belts •r: One of the markings that may be part of a racing colour scheme. Fr croix de Saint-André •c: Un des motifs pouvant faire partie d'un dispositif de couleurs. De Schärpen überkreuz *f pl* ; Andreaskreuz *ne* •Rennfarbe

cross canter / gallop > disunited canter

cross country riding Fr équitation d'extérieur De Geländereiten *m* Es equitación de exterior

cross head > *crab* Fr crapaud (de timon) De Deichselkopf (für Zweispänner) *m*

cross of Lorraine •r: One of the markings that may be part of a racing colour scheme. Fr croix de Lorraine *f* •c: Un des motifs pouvant faire partie d'un dispositif de couleurs. De Lothringer Kreuz *ne*

cross-breeding ; **crossbreeding** ; interbreeding ; crossing •The mating of two individuals of different breeds. Fr croisement *m* •Accouplement de deux reproducteurs de races différentes. De Kreuzung *f* ; Kreuzungszucht *f* Es cruzamiento (método de crianza por ~)

cross-country Fr cross ; cross-country *m* De Cross-Country *f* ; Prüfungen im Gelände *f pl* Es campo a través ; cros ; campo abierto Ca camp a través ; cros

cross-country (race) Fr cross (course de ~) *m (f)* De Querfeldeinrennen *ne*

cross-country course Fr parcours de cross De Querfeldeinstrecke *f* Es recorrido a campo través

cross-country horse Fr cheval de cross-country ; cheval d'extérieur *class.* De Geländepferd *ne* Es caballo campero

cross-country phase *ht* Fr phase de cross-country *f cc* ; épreuve de fond *f* De Geländeprüfung *f* Es fase de campo abierto

cross-firing •Forging taking place between a diagonal pair of front and hind limbs. This is most frequent among racing pacers and the contact is usually on the inner wall of the hoof or the inner branch of the shoe. Fr forger en diagonale De Streifen eines diagonalen Beinpaares

cross-over noseband ; Grackle noseband ; figure 8 noseband •Made of two straps, one above and one below the bit, crossing at angles on the horse's nose. The original Grackle was an elaborate cross-over noseband. Fr muserolle en forme de 8 ; muserolle croisée •Formée de deux bandes, une passant de chaque côté du mors, et se croisant sur le nez du cheval. De mexikanisches Reithalfter *ne* ; Kreuzreithalfter *ne* Es muserola de ocho

cross-ties •Two short straps or chains that are fixed on posts or walls on each side of the horse. Their other end is attached to the cheek rings of the horse's halter. _Fr_ attaches (chaînes / cordes d'~) *f pl (f pl / f pl)* ; chaînes _De_ Stallanbinder *m pl* •Zwei Anbinder, mit denen das Pferd an beiden Seiten angebunden wird. _Es_ amarras cruzadas *f pl*

crossbred (animal) _Fr_ métis *m* •Rejeton de deux géniteurs de races différentes. _De_ Mischling *m* ; Mischblut *ne* ; Mischrasse *f* ; Hybride *m* _Es_ producto de cruza

crossed rail •With supporting arms short and at right angles, the bar being attached to their centre. > *cavaletti* _Fr_ chevalet (avec pieds en croix) *m* •Petit obstacle formé d'une barre fixée au point de jonction de deux supports d'égales longueurs et à angle droit. > *cavaletti* _De_ Bodenrick *ne*

crossed up > disunited

crossing > cross-breeding ; crossbreeding

crossing (on the track) *r* ; changing of course *r* _Fr_ changement de ligne *c* _De_ Kreuzen *ne r*

croup ; rump _Fr_ croupe *f* •Partie limitée par la queue, le rein, la cuisse et la partie supérieure de la fesse. _De_ Kruppe *f* _Es_ grupa _Ca_ gropa

croup-high (horse being ~) •When the line of the back is sloping exaggeratedly up toward the croup. _Fr_ dos (fait en) plongeant ; dos (fait) en brouette •Dos incliné vers l'avant. _De_ überbaut

croupade _Fr_ croupade *f* •Air dans lequel, arc-bouté sur ses antérieurs, le cheval rue énergiquement en déployant ses postérieurs aussi haut que possible. _De_ Croupade *f* ; Kruppade *f*

crowd (another horse) *v* _Fr_ entraver (la marche d'un autre cheval) *c* _De_ abdrängen (ein anderes Pferd ~) _Es_ empujar

crownpiece > headpiece

cruciate lig. (cranial // caudal ~) •Part of the articulation of the stifle. _Fr_ ligament croisé crânial // caudal •Font partie de l'articulation du grasset. _De_ Kreuzband des Knies (zum Schädel hin // zum Schweif hin) *ne* _La_ Lig. cruciatum craniale // caudale ; Ligamenta cruciata genus

cruciate ligaments _Fr_ ligaments croisés *m pl* _De_ Kreuzbänder *ne pl*

cruciate sesamoidean ligaments _Fr_ ligaments sésamoïdiens croisés •Au nombre de deux, dans le plan profond. _De_ gerade Kreuzbänder *ne pl* _La_ Ligamenta sesamoidea cruciata

cruelty _Fr_ cruauté *f* _De_ Grausamkeit *f* _Es_ crueldad

crupper •Consists of the back strap going from the dee at back of the pad, and the crupper dock going under the tail. _Fr_ croupière *f* _De_ Schweifriemen ; Schweifschnur und Schweifmetze *m* ; *f* ; Schwanzriemen und Schweifmetze *m* _Es_ grupera ; baticola

crupper apron *hr* _Fr_ tablier à porte-queue *ca*

crupper dee on pad *hd* _Fr_ chape de croupière *f att* _De_ Fallring *m*

crupper dock _Fr_ culeron *m att* _De_ Schweifmetze *f* _Es_ baticola

crus *pl: crura* •anat & med: A leg or a leglike part, might correspond to different French terms: jambe, cuisse, pilier. _De_ Schenkel *m*

cryoapplication > cold treatment / application

cryocautery ; cold cautery _Fr_ cautérisation par le froid _De_ Kältekauterisierung *f*

cryptorchid *adj* ; ridgling ; ridgeling *n* ; rig *adj* ; risling •Male horse with one or, rarely, both testicle(s) retained in the abdomen. _Fr_ cryptorchide *adj* ; vert *adj* ; pif *adj ou n* •Cheval dont l'un ou, rarement, les deux testicules demeure(nt) inapparent(s). _De_ Kryptorchide *m* _Es_ criptórquido ; cryptorchidio

cryptorchid stallion _Fr_ étalon cryptorchide _De_ Klopphengst *m* ; Spitzhengst *m*

cryptorchidism ; **cryptorchism** _Fr_ cryptorchidie *f* ; cryptorchidisme *m* _De_ Kryptorchismus *m* _Es_ criptorquidia ; cryptorchidismo

cubbing ; **cub-hunting** _Fr_ chasse au renardeau _De_ Jungfuchsjagd *f* _Es_ caza de cachorro / zorrillo

cubitus > ulna

cuboid > fourth tarsal bone

Çukurova Horse *breed* _Fr_ çukurova •Race d'origine turque. _De_ Çukurova *m* ; Çukurova Ati *m*

cull *v* _Fr_ sélectionner (pour élimination) ; éliminer ; réformer _De_ ausmerzen ; ausrangieren _Es_ eliminar

cuneal *adj* _Fr_ cunéal *adj* •Qui se rapporte à la fourchette. _De_ keilförmig

cuneal corium > dermis of the frog

cunean tendon > tibialis cranialis tendon

cuneiform (carpal) bone > ulnar carpal bone

cuneiform magnum > central tarsal bone

cuneiform medium > third tarsal bone

cuneiform parvum > tarsal bone 1 and 2

cup •As a part on an obstacle, a shaped holder for one end of a pole. _Fr_ cuillère ; cuiller *f ; f* •Dans un obstacle, pièce portée par le chandelier et dont la partie plus ou moins courbe supporte une extrémité d'une barre. _De_ Auflage *f* _Es_ soporte

cup (of a tooth) _Fr_ cornet dentaire externe (d'une dent) *m* _De_ Kunde *f* ; Bohne *f*

cup-shaped foot •The horny sole is arched, this is the desirable and normal sole. _De_ kelchförmiger Fuß *m*

curb •Thickening of the plantar tarsal ligament in the hock of the horse. It is obvious a few inches below the point of the hock. _Fr_ jarde *f* •Inflammation du ligament plantaire long du jarret au point d'attache avec l'os métatarsien principal et l'os rudimentaire externe. > *jarret(s) coudé(s)* _De_ Hasenhacke *f* _Es_ corva ; corvaza

curb bit ; Weymouth (curb bit) *class.* (1) •1) May be fixed-cheek or slide-cheek, used in the double bridle. _Fr_ mors de bride ; mors à levier *west.* •Dans la bride complète, le mors de bride repose devant le filet et, ayant une branche supérieure et une inférieure, agit sur les barres et sur la nuque. _De_ Kandare *f* ; Kandarenmundstück *ne* ; Kandarengebiß *ne* _Es_ bocado ; freno de palanca / curva _Ca_ mos

curb chain _Fr_ gourmette *f* ; chaînette *f* _De_ Kinnkette *f* _Es_ barbada ; cadenilla / cadena (para la brida) _Ca_ barbada *f*

curb groove > chin groove

curb only (on the ~) _Fr_ bride seule (sur la ~) •C'est-à-dire « sur le mors de bride seulement ». _De_ Kandare (auf blanker ~)

curb strap > chin strap

curb-rein _Fr_ rêne (de mors) de bride _De_ Kandarenzügel *m* ; Stangenzügel *m* _Es_ rienda del bocado _Ca_ regna de mos

curby conformation > sickle hock(s)

curée •The part of the quarry which is given to the hounds. _Fr_ curée *f* _De_ Küree *ne*

curling comb (scotch ~) _Fr_ étrille écossaise _De_ Lockenkamm *m*

curry *v* _Fr_ étriller _De_ striegeln _Es_ almohazar ; rasquetear _It_ strigliare

currycomb _Fr_ étrille *f* _De_ Striegel *m* _Es_ almohaza ; rasqueta

curvature _Fr_ courbure *f* _De_ Verkrümmung *f* ; Abrundung *f* ; Wölbung *f*

curve > flexion

curved metal bevel > half round hardy

curvet •A light leap, the horse raises the forelegs together, this is followed by a spring with the hindlegs. _Fr_ mésair ; mézair *m* ; demi-courbette *f* •Petit saut dans lequel le cheval avance les antérieurs ensemble, puis les postérieurs dans un deuxième temps. De Courbette *f* ; Kurbette *f* ; Bogensprung *m* •kurze, hocherhobener Schaukelgalopp im Zweitakt

custom bridle Fr bride régulière De korrektes Zaumzeug *ne*

custom made Fr fait sur mesure De maßgeschneidert

custom-made bridle Fr bride faite sur mesure De maßgeschneidertes Zaumzeug *ne*

cut back head (of a saddle) Fr nez coupé (d'une selle) De zurückgeschnittener Sattelkopf *m* •im Bereich des Vorderzwiesels zurückgeschnittener Sattel

cut heel (of a horseshoe) Fr éponge tronquée (d'un fer) De gestutztes Schenkelende *ne*

cut out under the knees Fr poignets étranglés devant *m pl* •Vu de côté, l'avant de l'os du canon, juste en-dessous du genou, est en retrait, il apparaît ainsi comme coupé ou étranglé, par rapport à la face antérieure du genou. De unter den Knien ausgeschnitten

cutaneous antebrachial nerve (cranial // medial // caudal ~) Fr nerf brachial cutané (crânial // médial // caudal) De Hautnerv des Unterarms (zum Schädel hin // zur Mitte hin // zum Schweif hin gelegener ~) *m* La Nervus cutaneus antebrachii (cranialis // medialis // caudalis)

cutaneous blowfly myiasis ; calliphorine myiasis ; blowfly strike •Caused by Calliphoridae. Fr myase / myiase cutanée *f* De Hautmyiasis *f* Es miasis del gusano barrenado

cutaneous femoral nerve (lateral // caudal ~) ; cutaneous nerve of (the) thigh (lateral // caudal ~) Fr nerf cutané fémoral (latéral // caudal) De Hautnerv des Oberschenkels (zur Seite hin gelegener // zum Schweif hin gelegener ~) *m* La Nervus cutaneus femoris (lateralis // caudalis)

cutaneous habronemiasis •Summer sores, caused by Habronema species larvae. Fr habronémose cutanée •Plaies d'été, infestation par des parasites du genre Habronema. De Habronematosis *f* •Befall durch Habronema (Fadenwurmgattung)

cutaneous nerve of (the) thigh (lateral // caudal ~) > cutaneous femoral nerve (lateral // caudal ~)

cutaneus colli m. Fr m. cutané du cou De Halshautmuskel *m* La M. cutaneus colli

cutaneus muscles Fr muscles cutanés ; muscles peauciers *anc* •Éventail de fibres musculaires adhérant à la face interne de la peau. De Hautmuskeln *m pl* La Musculi cutanei

cutaneus trunci muscle Fr muscle cutané du tronc De Rumpfhautmuskel *m* Es músculo cutáneo abdominal La M. cutaneus trunci

cuticle •Outer layer of a parasite, insect etc. Fr cuticule *m* •Membrane externe des insectes, des parasites etc. De Kuticula *f*

cutting •The horse must enter the herd quietly and cut out a cow, with the minimum of disturbance for the others. The horse, alone or like, must then prevent the cow from returning into the herd. The first recorded competition was held in Texas in 1898. Fr tri (du bétail) *m* ; cutting *m* De Cutting *ne* •das Aussondern eines Rindes aus der Herde Es cortando

cutting horse Fr cheval de tri / cutting De Cutting-Pferd *ne* Es caballo de aparta ; caballo para cortar

cutting nipper > nipper(s) (hoof ~)

cutting whip > crop

cyst Fr kyste *m* •1° Membrane sécrétée pour isoler un corps étranger qui s'est introduit dans un organisme. 2° Forme dans laquelle se conservent, dans le sol, les femelles de certains nématodes et leur ponte. De Zyste *f* Es quiste

cysticercoid > bladder worm

cysticercosis ; measles Fr ladrerie *f*

; **cysticercose** *f* • Infestation de certains muscles par des formes larvaires de certaines variétés de taenia. De Finnenbefall *m* ; Zystizerkose *f* Es cisticercosis muscular ; ladrería

cystitis Fr cystite *f* De Blasenentzündung *f* Es cistitis

D-ring bit / snaffle > D-shaped snaffle bit

D-shaped snaffle bit ; Dee snaffle bit ; D-ring bit / snaffle ; racing snaffle (Dee-cheek ~) Fr filet verdun De D-Trense *f* ; Renntrense *f*

daily double ; double •The bettor must select the winners of two designated races of the same racing programme. Fr pari double ; mise double •Pari sur les deux chevaux gagnants de deux courses d'un même programme. Ces deux courses peuvent être identifiées d'avance dans le programme. De Daily Double *ne* •Wette auf die Sieger von 2 Rennen an einem Tag

daily double pool Fr poule des paris doubles De Wettfond für die "Daily Double" Wette.

daily race / racing card / program(me) Fr programme quotidien (des courses) De Rennprogramm *ne* ; Programm *ne* ; Tagesprogramm *ne*

daily ration Fr ration journalière De Tagesration *f* Es ración diaria

Dales (Pony) ; **Dale pony** *breed* Fr dales •Race originaire du nord de l'Angleterre. De Dales-Pony *ne*

dally *v* •west.: To take up the slack in the rope with hands after catching a beast. From the origin, this is a method of the Spanish vaqueros. The habitual roping method in the USA is rather to have the horse moving backwards to take up any slack in the rope. De Das Aufnehmen einer lockeren Stelle im Lasso mit der Hand. Es afirmar la reata

dam •A mother of horse(s). Fr mère *f* De Mutter *f* ; Muttertier *ne* La madre (yegua ~) Ne moeder

dandelion Fr pissenlit *m* ; dent-de-lion *m* De Löwenzahn *m* ; Kuhblume *f* Es diente de león La Taraxacum officinalis

dandy brush •With long stiff bristles, used to remove caked mud and surface dirt. Fr brosse rigide *f* ; brosse (de) chiendent De Wurzelbürste *f* ; Mähnenbürste *f*

Danubian Horse •Hungarian breed. Fr danubien •Race hongroise. De Danubier ; Danubisches Warmblutpferd *m* ; *ne*

dapple *n* Fr pommelure *f* De Apfelung *f*

dapple(d) •Coat with a network of darker and lighter areas. Fr pommelé *adj ou n* (1) ; miroité *adj ou m* (2) •1) Se dit du cheval ou de la robe présentant des taches arrondies (pommelures), dans lesquelles alternent le clair et le foncé. Cette particularité se rencontre le plus souvent chez les chevaux gris. 2) Se dit du cheval ou de la robe présentant des taches arrondies et brillantes (miroitures), qu'elles soient plus claires ou plus foncées que le fond de la robe. Cette particularité s'observe dans les robes foncées. De geapfelt

dapple(d) grey / gray •Two shades of grey resulting in darker circles or mottling on a lighter ground. Fr gris pommelé •Avec des taches rondes ou zones foncées, sur un fond plus clair. De Apfelschimmel *m* Es tordo / tordillo rodado

dark > smutty

dark amber Fr ambre foncé De dunkel bernsteinfarben

dark bay ; mahogany bay *USA* •Brownish overall appearance, it is sometimes said that mahogany bay is not as dark as dark bay. Bay markings appear in some parts of the coat. > *bay-brown* Fr bai foncé •Robe baie dont les poils du corps sont presque bruns, des marques baies apparaissent en différents endroits. > *bai-brun* De dunkles Kastanienbraun *ne* Es castaño oscuro *Esp* ; zaino parejo *Arg*

dark buckskin (1) ; coyote dun (2) •1) Yellow coat with black hairs mixed into it, and black points. 2) Dark buckskin with primitive marks. Fr louvet ; poil de cerf *anc* •Robe d'aspect brun jaunâtre, mélange de poils alezans (habituellement jaunâtres) et de poils noirs; ou encore une robe dont les poils sont plus ou moins clairs à la base et noirs aux extrémités. Les crins et les extrémités sont ordinairement foncés. De 1) erdfarbenes Fell mit schwarzen Stichelhaaren und schwarzen Schutzhaar; 2) mit Smutty-Gen

dark chestnut ; mahogany chestnut USA Fr alezan foncé •Robe tirant sur le brun. > *alezan brûlé* De Dunkelfuchs m Es alazán obscuro / oscuro

dark chestnut with washed-out / flaxen mane and tail ; liver chestnut with washed-out / flaxen mane and tail ; silver dapple *(1)* •Mane and tail may be almost white. 1) Sepia brown body coat with light dapples, mane and tail may be flaxen or nearly white, occasionally the dapples are lacking or subdued. Fr alezan brûlé à crins lavés •Les crins peuvent être de couleur crème ou presque blancs. De Dunkelfuchs, mit hellem Schutzhaar, gespiegelt *m* ; Brandfuchs mit hellem Schutzhaar, gespiegelt *m* ; Schweißfuchs, mit hellem Schutzhaar, gespiegelt *m*

dark day *hr* •A day without races. Fr jour de relâche *m* ca •Jour où il n'y a pas de courses. De rennfreier Tag *m*

dark grey ; sad grey *old* ; powdered grey *old* •A grey coat with mainly dark hairs. Fr gris foncé •Robe grise à forte prédominance des poils foncés. De Rappschimmel *m* ; Grauschimmel *m* ; Eisenschimmel *m* Es tordo obscuro

dark head > *blue roan* Fr cap de maure / more *m ou f* ; tête de maure •Tête très foncée et différente du reste de la robe. De Mohrenkopf *m* Es cabeza de moro Ca cap de moro

dark hide Fr peau foncée ; cuir foncé De dunkles Leder *ne*

Dartmoor Pony *breed* Fr dartmoor •Race d'origine britannique. De Dartmoorpony *ne*

dash > brush

dash race Fr course à essai De Sprintrennen *ne* •ursprünglich Rennen in einem Durchgang

daughter Fr fille *f* De Tochter *f* Es hija

dead heat (race) •A race in which two or more horses finish exactly level. The prizes for the positions involved are divided equally between them. Fr égalité (course à ~) *f* ; ex aequo (course avec ~) De totes Rennen *ne* Es empate

dead mouth •Practically insensible to the bit. Fr sans bouche •Se dit d'un cheval pratiquement insensible à l'action du mors. De stummes Maul *ne* ; totes Maul *ne*

deciduous teeth > milk teeth

decisive victory / win Fr victoire décisive De entscheidender Sieg *m* ; maßgeblicher Sieg *m*

declaration > entry

declare a horse *v r* Fr engager un cheval (dans une course) De nennen (ein Pferd ~)

Dee snaffle bit > D-shaped snaffle bit

deep (digital) flexor tendon Fr tendon (du) fléchisseur profond (des phalanges / du doigt) ; tendon (du) perforant •Descend contre la face antérieure du fléchisseur superficiel, il passe entre les deux branches de ce dernier, (il le « perfore »), et s'attache à la face inférieure de la troisième phalange. De tiefe Beugesehne *f* ; Hufbeinbeugesehne *f* Es tendón flexor digital profundo ; tendón flexor profundo (de las falanges) It tendine flessore profondo

deep chest Fr poitrine profonde De tiefe Brust *f*

deep circumflex iliac artery Fr artère circonflexe iliaque profonde De tiefe Darmbeinarterie *f* La Arteria circumflexa ilium profunda

deep digital flexor muscle *forelimb* ; flexor perforans muscle *old* Fr muscle fléchisseur profond du doigt / des phalanges *membre antérieur* ; m. perforant *anc* •Comprenant, tel que présenté ici (dans le sens de la NAV de 1983), les fléchisseurs latéral et médial du doigt et le muscle tibial crânial. > *autres inscriptions* De tiefer Fingerbeuger *m* •Vordergliedmaße Es músculo flexor digital profundo It flessore digitale profondo La M. flexor digitorum profundus

deep digital flexor muscle *hindlimb* ; flexor perforans m. *old* •Presented as having three heads: lateral, medial and the tibialis caudalis. Fr muscle fléchisseur profond du doigt / des phalanges *membre postérieur* ; m. perforant *anc* •Comprenant, tel que présenté ici (dans le sens de la NAV de 1983), les fléchisseurs latéral et médial du doigt et le muscle tibial caudal. > *autres inscriptions* De tiefer Zehenbeuger *m* •Hintergliedmaße Es músculo flexor digital profundo La Musculi flexores digitorum profundi *pl*

deep flexor tendon sheath > tarsal sheath (synovial ~)

deep gluteal muscle > gluteus profundus m.

deep through the girth •Having good depth from just behind the withers to just behind the elbow, allowing plenty of room for hearth and lungs. De große Gurtentiefe *f*

deer fly •Blood-sucking fly of the family Tabanidae. Fr mouche du cerf / daim *Eur* ; mouche du chevreuil *Can.* •Taon, de la famille des tabanidés (Tabanidae). De Goldaugenbremse *f* Es mosca de ciervo La Chrysops discalis

defect ; blemish *(1)* •1) Defect that does not interfere with the horse's action and function. Fr défaut *m* ; tare *f (1)* •1) Défaut physique. On parle aussi de tare molle (d'origine synoviale) et de tare dure (d'origine osseuse). De Mangel *m* ; Schönheitsfehler *m (1)* Es tara ; defecto

defence > resistance

defending champion Fr champion en titre *m* De Titelverteidiger *m*

deferent duct ; ductus deferens Fr conduit déférent *m* De Samenleiter *m* Es conducto deferente La Ductus deferens

degree of training ; training level Fr niveau d'entraînement *m* De Ausbildungsgrad *m* Es grado de entrenamiento

degree pad > graded (shoe) pad

dehelminthization > deworming

dehydrated Fr déshydraté De dehydriert ; entwässert ; ausgetrocknet

dehydrated alfalfa / lucerne Fr luzerne déshydratée De getrocknete Alfalfa / Lucerne *f* Es alfalfa deshidratada

dehydration Fr déshydratation *f* De Dehydrierung *f* ; Austrocknung *f* Es deshidratación

deltoid tuberosity (of humerus) Fr tubérosité deltoïdienne De Armbeinhöcker *m* It tuberosità deltoidea La Tuberositas deltoidea

deltoid(eus) muscle Fr muscle deltoïde De Deltamuskel *m* Es músculo deltoides It deltoide La M. deltoideus

dental star Fr étoile radicale (d'une dent) *f* De Zahnsternchen *ne*

dental table ; grinding surface ; table surface •The masticatory surface of a tooth. Fr table dentaire •Extrémité externe d'une dent, sur laquelle s'exerce l'usure. De Reibefläche *f* ; Kaufläche *f* Es tabla dentaria ; superficie moledora

dentine > *secondary dentine* Fr ivoire (d'une dent) *m* ; dentine *f* De Zahnbein *ne* ; Dentin *ne* ; Elfenbein *ne* Es marfil La Dentinum

dentition Fr dentition *f* De Gebiß *ne* ; Zahnwechsel *m* •Durchbruch von Zähnen aus dem Kiefer in das Maul Es dentición

depilation •Removal or temporary loss of hairs. > *bare* Fr dépilation *f* •Enlèvement ou absence temporaire de poils. > *nu* De Enthaarung *f* Es depilación

depraved appetite > pica
depressor m. of lower lip Fr muscle abaisseur de la lèvre inférieure De Niederzieher der Unterlippe m ; Unterlippensenker m ; Unterlippenherabzieher m La M. depressor labii inferioris
depth of chest Fr profondeur de la poitrine f De Brusttiefe f Es profundidad del pecho
depth of flank Fr profondeur des flancs / de l'abdomen De Flankentiefe f ; Bauchtiefe f Es profundidad de los flancos / del abdomen
derby r •Race held annually, usually restricted to three-year-old horses. Fr derby m c •Course annuelle, habituellement pour les chevaux de trois ans. De Derby ne
derby (hunt ~) > bowler (hat)
derby (jumping ~) •Long course with more jumps and with longer gallops than a Grand Prix course. Fr derby m •Parcours long, comportant plus d'obstacles et des galops plus longs que les parcours de grand prix. De Springderby ne Es derby de salto
dermal granuloma (equine ~) ; granular dermatitis > bursattee / bursatti
dermal laminae ; sensitive laminae > *laminar corium* Fr lamelles podophylleuses f pl ; feuillets du podophylle m pl ; feuillets de chair > *chorion de la paroi (du sabot)* De sensible Schichten f pl •Lamina ist eine Proteinschicht, die Oberflächenepithelien gegenüber dem Bindegewebe abgrenzt. It lamine sensitive La Lamellae dermales / coriales
dermatitis •Inflammation of the skin. Fr dermatite f •Inflammation de la peau. De Dermatitis f ; Hautentzündung f Es dermatitis ; dermitis
dermatophytosis > ringworm
dermatosis Fr dermatose f De Hautkrankheit f Es dermatosis
dermis ; corium Fr derme m ; chorion m •Disposé sous l'épiderme, c'est la partie sensible qui nourrit et entretient la partie insensible de la surface. Dans le pied il s'agit du bourrelet principal, du bourrelet périoplique, des lamelles podophylleuses et du tissu velouté. De Lederhaut f ; Korium ne Es dermis La Dermis ; Corium
dermis of the frog ; sensitive frog ; cuneal corium ; frog dermis ; corium of the frog •It lies between the frog and the digital cushion. Fr derme de la fourchette m ; tissu velouté (partie centrale du ~) m ; chair refoulée / veloutée (partie centrale de la ~) f ; chorion de la fourchette •Surface plantaire de la partie vivante du pied qui nourrit la couche germinative de la corne de la fourchette. De Strahllederhaut f ; Hufstrahllederhaut f La Dermis / Corium cunei
dermis of the sole ; sensitive sole ; solear corium ; sole dermis ; corium of the sole Fr derme de la sole m ; tissu velouté (partie périphérique du ~) m ; chair refoulée / veloutée (partie périphérique de la ~) f ; chorion de la sole •Surface plantaire de la partie vivante du pied qui nourrit la couche germinative de la corne de la sole. De Sohlenlederhaut f La Dermis / Corium soleae
descendants (the ~) > *pedigree* Fr descendance (la ~) f ; descendants (les ~) m pl > *pedigree* De Nachkommenschaft f ; Nachkommen m pl Es descendencia
descending aorta Fr aorte descendante De absteigende Aorta f ; absteigende Hauptschlagader f La Aorta descendens
descending colon ; small colon ; floating colon Fr côlon descendant ; côlon flottant anc •Partie du gros intestin entre le gros côlon et le rectum. De absteigendes Kolon ne ; absteigender Dickdarm m La Colon descendens ; Colon tenue
descending pectoral muscle ; pectoralis descendens muscle Fr muscle pectoral descendant De absteigender Brustmuskel m La M. pectoralis descendens
description •Description of the physical characteristics of a horse. Fr signalement m •Description permettant d'identifier un cheval, il peut inclure sa particularités ainsi que la taille du cheval. De Signalement ne Es filiación
desiccated fodders ; dry fodder Fr fourrage sec / desséché De Trockenfutter ne Es forraje seco
designated amount r Fr somme d'argent fixée à l'avance f c De vorgesehene Menge f
desmitis Fr desmite f ; inflammation ligamentaire f De Entzündung des Sehnen- und Bindegewebes f
destroy a horse v ; put a horse to sleep v Fr abattre un cheval ; euthanasier De Pferd töten (ein ~) ; Pferd schlachten (ein ~) ; Pferd euthanasieren (ein ~) ; Pferd einschläfern (ein ~) Es eutanasiar un caballo It abbattere un cavallo
detection Fr dépistage m De Entdeckung f ; Feststellung f
devil's dyke obstacle •Combinaison d'un obstacle droit précédant immédiatement une descente vers un fossé barré, suivi d'une remontée vers un nouveau vertical. De Pulvermanns Grab ne
dew claw > ergot
deworm v Fr vermifuger De entwurmen Es desparasitar ; quitar las lombrices
dewormer > anthelmintic (drug)
deworming ; worming ; dehelminthization Fr vermifugation f De Entwurmung f ; Dehelminthisation f
diagonal Fr diagonale f •On parle, entre autres, de la diagonale du manège, ligne imaginaire qui le traverse obliquement de coin en coin. De diagonal Es diagonal Ca diagonal
diagonal (on the ~) •Movement ~ of the arena. Fr diagonale (sur la ~) •Déplacement ~ du manège. De sich durch die ganze Bahn bewegen ; sich auf der Diagonalen bewegen Es diagonal (sobre la ~) Ca diagonal (sobre la ~)
diagonal aid Fr aide diagonale •Aide qui est appliquée simultanément des deux côtés du cheval, par exemple: jambe gauche en même temps que main droite. De diagonale Hilfe f Es ayuda diagonal Ca ajut diagonal
diagonal change of hand Fr changement de main (par la diagonale) •Se fait en quittant un côté un peu après le coin, prenant la diagonale et reprenant la piste un peu avant le coin de l'autre côté. De durch die ganze Bahn wechseln ; Diagonalwechsel m
diagonal gait •In which the limbs move in diagonal pairs. Fr allure diagonale •Dans laquelle les membres se meuvent par paires diagonales (bipède diagonal). De diagonale Gangart f Es aire diagonal Ca aire diagonal
diagonal pair •The front foot moving or working with the hind foot from the opposite side. Fr bipède diagonal •Paire de membres formée par l'antérieur d'un côté et le postérieur de l'autre. De diagonales Beinpaar ne Es bípedo diagonal Ca parell diagonal
diamond pl: diamonds •r: One of the markings that may be part of a racing colour scheme. Fr losange m pl: losanges •c: Un des motifs pouvant faire partie d'un dispositif de couleurs. De Raute f ; Rauten f pl •Rennfarbe
diaphragm Fr diaphragme m De Diaphragma ne ; Zwerchfell m Es diafragma La Diaphragma
diaphysis Fr diaphyse f De Knochenschaft m ; Diaphyse f La Diaphysis
diarrhea > diarrhoea
diarrhoea Brit ; diarrhea USA ; scour(s) ; scouring Fr diarrhée f De Durchfall m ; Diarrhö(e) f Es diarrea
Dick Christian snaffle bit Fr filet Dick Christian •Ses canons sont reliés par un anneau. De Dick-Christian-Scharniertrense f

difficult horse > unruly horse
digestive system Fr système digestif De Verdauungssystem ne Es aparato digestivo
digestive tract Fr tube digestif m •Comprend la bouche, l'oesophage, l'estomac, les intestins et le rectum, il mesure environ trente-trois mètres chez le cheval. De Verdauungskanal m Es tubo digestivo
digit Fr doigt m •Chez le cheval, seul le doigt III est développé, le doigt inclut les trois phalanges, et correspond ainsi au paturon, à la couronne et au sabot. La NAV désigne différemment les doigts des antérieurs (Digiti manus) et ceux des postérieurs (Digiti pedis). De Zehe f ; Finger m La Digitus
digit axis ; foot and pastern axis Fr axe du pied et du paturon ; axe pied-paturon De Zehen- und Fessellinie f It asse pastoro-triangolare
digital (synovial) sheath Fr synoviale (de la gaine) digitale f ; synoviale grande sésamoïdienne anc De Fesselbeugesehnenscheide f La vagina synovialis tendinum digiti manus // pedis
digital annular lig. (proximal // distal ~) Fr ligament annulaire digital (proximal // distal) De Zehenringband (zum Körperzentrum hin // vom Körperzentrum weg verlaufend) ne ; Ringband des Fesselbeins (zum Körperzentrum hin // vom Körperzentrum weg verlaufend) ne ; Sohlenbinde (zum Körperzentrum hin // vom Körperzentrum weg verlaufend) f La ligamenta anularia digiti
digital cushion ; plantar cushion Fr coussinet digital / plantaire m ; coussin plantaire m •Doté d'une grande élasticité, il occupe une partie importante de la moitié postérieure du pied. De Strahlkissen ne ; Strahlpolster ne Es cojinete digital / plantar It cuscinetto / cuscino digitale La Pulvinus digitalis
digital nerve(s) sg (pl) Fr nerf digital m pl: nerfs digitaux De Zehennerv(~en) m (pl) La Nervi digitales pl
digital sheath Fr gaine digitale f ; gaine métacarpo-phalangienne
dilatator nasis apicalis muscle Fr muscle dilatateur des narines De Nasenmuskel, der die Nüstern erweitert. La M. dilatator nasis apicalis
dilatator nasis lateralis > caninus m.
dimethyl sulphoxide / sulfoxide ; DMSO abbr Fr diméthyl sulfoxyde m ; DMSO abr De Dimethylsulfoxid ne Es dimetisulfoxide
dioestrus / diestrus Fr dioestrus m De Zwischenrosse f ; Diöstrus m
dip > hollow
dip in front of the withers ; camel neck Fr coup de hache •Dépression en avant du garrot. De Axthieb m Es golpe de hacha
dipped back > saddle-back
direct life cycle •Life cycle of parasites requiring no intermediate host. Fr cycle direct m •Cycle évolutif d'un parasite qui se déroule sans hôte intermédiaire. De direkter Lebenszyklus m
direct rein Fr rêne directe •Rêne qui amène le cheval à tourner ou à se déplacer du côté où elle est appliquée. De direkter Zügel m Es rienda directa
direct rein of opposition Fr rêne directe d'opposition •Rêne directe, sans ouverture latérale de la main intérieure, qui s'oppose dans une mesure variable au mouvement du cheval vers l'avant. De verwahrender Zügel m
dirt course / track Fr piste de terre battue c De Dirttrack m Es pista de tierra Ne kuntsbaan
dirt speed rating Fr cote de vitesse sur piste de terre battue De Speed-Rating auf Dirttrack ne
dirty white > creamy white
discharge Fr écoulement m De Ausfluß m ; Auswurf m Es secreción It gemizio

disease ; illness Fr maladie f De Krankheit f Es enfermedad
disease(s) (horse / equine ~) Fr maladie(s) des chevaux De Pferdekrankheit(en) f (pl) Es enfermedad(es) del ganado caballar
dish > dished (face)
dish > paddle
dish-face(d) > dished (face)
dished (face) ; dish-face(d) ; stag face ; dish n (1) •Markedly concave (depressed) lateral profile of the head, usual on Arab horses. 1) The dish being the indentation itself. Fr concave adj •Profil du chanfrein, habituel chez le cheval arabe. De Hechtkopf m ; konkaver Kopf m Es cara cóncava
dished foot > flaring / flared foot
disk •r: One of the markings that may be part of a racing colour scheme. Fr disque m •c: Un des motifs pouvant faire partie d'un dispositif de couleurs. De Punkt m •Rennfarbe
disk wheel hr Fr roue (de sulky) pleine f De Scheibenrad ne
dislocation Fr luxation f ; dislocation f De Dislokation f •Verschiebung bzw. Verdrehung von Knochen oder -teilen gegeneinander. Es luxación
dislocation of hip joint n ; hipshot adj Fr dislocation de la hanche f De Dislokation des Hüftgelenks f Es dislocación de la anca
dismount v Fr démonter ; descendre de cheval ; mettre pied à terre De absitzen ; absteigen ; runterspringen Es desmontar ; descabalgar Ca descavalcar
disobedience Fr désobéissance f De Ungehorsam m Es desobediencia Ca desobediència
disposition ; aptitude Fr aptitude f ; disposition f De Eignung f
disqualification Fr disqualification f De Disqualifikation f Es descalificación Ca desqualificació
disqualified Fr disqualifié •Can. c: cheval rétrogradé par les juges suite à une infraction reliée à la course. Fr c: cheval exclu de toute course. De disqualifiziert Es descalificado
disrupt a race v Fr interrompre une course De Rennen zerreißen (ein ~)
dissecting osteochondritis > osteochondritis dissecans
distal border > bearing edge (of the wall of the hoof)
distal interphalangeal joint > coffin joint
distal interphalangeal joint capsule Fr synoviale de l'articulation interphalangienne distale ; synoviale de l'articulation du pied De Gelenkkapsel des dritten Zehengelenks f ; Gelenkkapsel des Zehenendgelenks f
distal intertarsal sac Fr synoviale intertarsienne distale De distaler mittlerer Gelenksack m
distal phalanx ; coffin bone ; os pedis old ; pedal bone old ; third phalanx Fr phalange distale f ; troisième phalange f ; os du pied m ; phalange unguéale f anc •Criblé(e) de petits orifices laissant passer des vaisseaux sanguins et des filaments nerveux. De Hufbein ne ; Klauenbein ne ; Krallenbein ne Es tercera falange ; hueso del pie / casco ; hueso podal It terza falange ; falange distale La Phalanx distalis ; Os ungulare
distal sesamoid (impar) lig. Fr lig. sésamoïdien distal (impair) ; lig. interosseux du pied De Strahlbein-Hufbeinband (unpaariges ~) ne La Lig. sesamoideum distale impar
distal sesamoid bone ; navicular bone old ; shuttle bone old Fr os petit sésamoïde ; os sésamoïde distal ; os naviculaire anc •Sa forme générale est celle de la navette de tisserand, d'où son ancien nom (qui est officielle-

ment réservé aujourd'hui à l'os central du tarse). Il s'articule contre la partie postérieure de la deuxième phalange, le tendon du fléchisseur profond des phalanges coulisse sur sa face inférieure. De Strahlbein *ne* Es sesamoideo distal ; hueso navicular *anc* It osso sesamoide distale ; osso navicolare La Os sesamoideum distale

distal sesamoidean ligaments Fr ligaments sésamoïdiens distaux •Disposés en trois plans: le ligament distal superficiel, le ligament distal moyen, et les ligaments croisés et courts. De Strahlbein-Hufbeinbänder *ne pl*

distance Fr distance *f* De Rennstrecke *f* ; Distanz *f* Es distancia

distance of 240 yards from the post •At the time when races where run in heats a horse was distanced when it was beaten by that margin, which means it was disqualified from taking part in further heats. The aim of the rule was to make it impossible for a jockey not to try seriously and keep his horse fresh. Fr distance de 220 mètres du poteau d'arrivée De Distanz (in der ~) *220m vor dem Ziel* •Als die Rennen in mehreren Heats gelaufen wurden, wurde ein Pferd disqualifiziert, wenn es mit solch einem Abstand geschlagen wurde. Es durfte an den weiteren Heats nicht teilnehmen. Damit sollte verhindert werden, dass ein Jockey sein Pferd schont.

distance race > endurance race
distance the field *v* Fr sauver du peloton (se ~) *c* De Feld distanzieren (das ~)
distanced horse *r* Fr traînard *c* De distanzierte Pferde *ne pl* Es rezagado
distemper (equine ~) > strangles
disunited ; crossed up *USA* Fr désuni De entzweit ; sich kreuzend Es desunido Ca desunit
disunited canter ; cross canter / gallop ; broken canter Fr galop désuni De Kreuzgalopp *m* Es galope desunido ; galope cruzado Ca galop desunit
ditch Fr fossé *m* De Graben *m* Es foso ; zanja Ca fossat
ditch with rail(s) Fr fossé barré *m* ; trakehnen *m obstacle* De Trakehner (Graben) *m* ; Graben mit Stange / Bodenrick *m* Es foso con barrera ; vertical sobre zanja Ca fossat amb barrera
divided handicap Fr handicap dédoublé De geteilter Ausgleich *m*
divided race •When there are too many entries in a particular race, it is divided in two or more starts. Fr course dédoublée •Lorsque le nombre d'inscrits est trop important, il y a deux ou plusieurs départs, sans que les enjeux soient changés. De geteiltes Rennen *ne* Ne gesplitste koers
divider ; measuring-compass Fr compas à mesurer *m* De Teiler *m* ; Verteiler *m*
DMSO > dimethyl sulphoxide / sulfoxide
do a careless drive *v* ; race recklessly *v hr* Fr conduire de manière imprudente *ca* De fahrlässig fahren ; rücksichtslos fahren
docile Fr docile •Se dit du cheval qui a bon caractère. De gehorsam ; folgsam Es dócil Ca dòcil
docility Fr docilité *f* De Folgsamkeit *f* ; Gelehrigkeit *f* ; Willigkeit *f* Es docilidad
dock *n* ; base of the tail •The solid bony part of the horse's tail. Fr base de la queue *f* ; coire *m* De Schweifrübe *f* ; Schwanzwurzel *f* ; Schweifwurzel *f* Es maslo Ca mascle ; tronc de la cua
dock *v* •To cut short the tail of the horse. Fr courtauder ; tronçonner ; écourter ; écouer •Raccourcir ou couper la queue d'un cheval. Hormis les cas de nécessité, ce procédé est limité aux chevaux d'attelage dans certains pays alors qu'il est très mal vu, voire illégal, dans d'autres. De kupieren *Schweif* ; stutzen Es truncar (la cola) ; troncar ; descolar
docked tail(ed) ; **docked** ; bob tailed •A section of the tail bones has been removed. Fr courte queue *n ou adj* ;

courtaudé *adj* ; **courtaud** *m ou adj* •Dont la queue a été amputée (écourtée). De Stummelschweif *m* ; Schwanzstumpf ; Schwanzstummel *m* ; gestutzte Schweifrübe *f* Es cola cortada ; rabón *adj*
Dole Horse *breed* Fr Döle Gud Brandsal •Race nordique à sang froid. De Doelepferd *ne*
dominant Fr dominant De beherrschend Es dominante
Don (Horse) *breed* Fr don ; cheval du Don •Chevaux de selle d'origine russe. De Donpferd / Don-Pferd *ne* Es don
donkey ; ass Fr âne (en général) *m* ; baudet *m* De Esel *m* ; Hausesel *m* Es asno It asino Ne ezel La Equus asinus
donkey foal ; ass's foal Fr ânon *m* De Eselfüllen / Eselfohlen *ne* Es asno joven ; buche
donkey stallion ; jack ; he-ass Fr âne (mâle) ; baudet *m* De Eselhengst *m* Es burro ; garañón It asino riproduttore Ne ezelhengst
donkey stripe > dorsal stripe / list / band
door (of the starting gate) Fr portillon (de la barrière de départ) *m* De Startboxtür *f*
doping Fr dopage *m* De Doping *ne* Es drogado
dorsal colon (left // right ~) •Part of the ascending colon. Fr côlon dorsal (gauche // droit) •Partie du côlon ascendant. De rückenseitiger Dickdarm (linke // rechte obere Längslage) *m* ; rückenseitiges Kolon (linkes // rechtes ~) *ne* La Colon dorsale (sinistrum // dextrum)
dorsal digital extensor tendon > common (digital) extensor tendon
dorsal metatarsal artery II // III •When named without precision, it is the « III » (Arteria metatarsea dorsalis III NAV), the largest artery of the lower hind limb; at the lower end, it forms the medial and lateral (plantar proper) digital arteries. Fr artère métatarsienne dorsale II // III De rückenseitige Metatarsalarterie II // III *f*
dorsal metatarsal nerves Fr nerfs métatarsiens dorsaux De rückenseitige Nerven der Metatarsalgegend *m pl* La Nervi metatarsei dorsales
dorsal pedal artery Fr artère dorsale du pied De Arterie des Fußrückens *f* La Arteria dorsalis pedis
dorsal sacroiliac ligament Fr ligament sacro-iliaque dorsal De rückenseitiges Gelenkband des Kreuzdarmbeingelenks *ne* La Ligamenta sacroiliaca dorsalia *pl*
dorsal stripe / list / band ; donkey stripe ; eel stripe •A dark stripe down the spine, from the mane to the base of the tail, it can occur on any coat colour. Fr raie de mulet *f* •Bande plus foncée allant du garrot à la base de la queue. De Aalstrich *m* Es raya de mulo
dorsal surface > parietal surface (of the distal phalanx)
dorsoscapular ligament Fr ligament dorso-scapulaire De verstärkter Anteil der tiefen Rumpffaszie (Fascia thoracolumbalis) La Lig. dorsoscapulare
dosage Fr posologie *f* De Dosierung *f* Es posología
double > daily double
double (obstacle) Fr double (obstacle / combinaison ~) *m ou adj (m / f)* De zweifache Kombination *f* Es obstáculo doble ; combinación doble Ca combinació doble / senzilla
double (twisted) wire (snaffle) bit Fr filet de broche tordue double •L'embouchure est constituée de deux pièces faites de broche tordue avec des articulations décalées l'une par rapport à l'autre. De Double Twisted-Wire *ne* Es filete doble de alambre torcido
double bridle ; Weymouth bridle •With, or designed for, a bridoon bit and a curb bit. Fr bride double ; bride complète •Munie de, ou destinée à recevoir, deux embou-

chures: mors de filet et mors de bride. De Kandarenzaum m ; Stangenzaum m Es brida completa ; brida doble Ca brida doble ; brida completa

double entry •Entry, in a given race, of two horses owned or trained by the same person(s), they have the same number (e.g. 1 and 1a) and are considered as one for betting purposes. Fr inscription jumelée (de deux chevaux) f •Participation à une même course de deux chevaux relevant du même propriétaire ou du même entraîneur, ils portent le même numéro (par exemple 1 et 1a) et ils sont considérés comme un seul cheval pour fins de paris. > *inscription jumelée (de trois chevaux)* De Doppelnennung eines Stalles f

double expiration Fr soubresaut m •Mouvement de contraction de l'abdomen à deux reprises pour aider à expulser l'air, chez un cheval souffrant d'emphysème pulmonaire. > *souffle* De doppelschlägige Atmung f •das Ausatmen erfolgt mit Hilfe der Bauchmuskeln in zwei Abschnitten.

double jointed mouthpiece ; link (mouthpiece with ~) ; spatula (mouthpiece with ~) •« Link snaffle » or any mouthpiece « with (centre) link / spatula ». Fr double brisure (embouchure à ~) f ; trois pièces (embouchure à ~) •Dont les deux canons sont réunis par une pièce centrale. De doppelgliedrige Trense f Es doble articulación (embocadura con ~)

double pay-off Fr retour sur pari double m De doppelte Auszahlung f

double program(me) Fr programme double De Doppelprogramm ne

double snaffle ; W-mouth snaffle ; Y-mouth snaffle Fr double filet m De Doppeltrense f

doubler n Fr doubler m ou v •acad: Quitter la piste par un quart de volte, pour la reprendre de l'autre côté du manège. De halbe Reitschule f ; halbe Reitbahn f Es doblar Ca doblar

dourine ; covering disease •Sexually transmitted disease caused by Trypanosoma equiperdum. Fr dourine f ; mal du coït m ; syphilis du cheval f De Beschälseuche f Es durina ; mal del coito

down centre line (to go ~) •acad: In a ring, using the long side. A « doubler » may be not on the centre line. Fr doubler sur la longueur m ou v •acad: Doubler en utilisant toute la longueur du manège. De durch die Länge der Bahn wechseln Es doblar a lo largo Ca doblar per la llargada

down centre line and change hand (to go ~) > down centre line with change of rein (to go ~)

down centre line with change of rein (to go ~) ; down centre line and change hand (to go ~) > *down centre line (to go ~)* Fr doubler sur la longueur avec changement de main v De mit Handwechsel durch die Länge der Bahn wechseln

down the centre line Fr par la ligne du centre De durch die Länge der Bahn Es por la línea central

Dr. Bristol snaffle bit ; trotting bit •A dee-cheek, double jointed with a flat centre piece, snaffle bit. Fr filet Dr. Bristol m De Trabertrense f ; Dr.-Bristol-Gebiss ne ; Scharniertrense f Es freno Bristol

draft horse > draught horse

drag-hunting Fr chasse sur une piste artificielle / odorante De Schleppjagd f Es caza de arrastre

drastic medication Fr remède de cheval m De durchgreifendes Medikament ne ; durchgreifende Behandlung f ; Radikalkur f

draught horse Brit ; draft horse USA Fr cheval de trait •Les chevaux de trait lourd sont conformés pour travailler surtout en puissance à des allures lentes. Les chevaux de trait léger sont destinés à tirer des charges moins lourdes à des allures plus vives. De Zugpferd ne ; Wirtschaftspferd ne ; Arbeitspferd ne Es caballo de tiro It ca-

vallo da tiro Ne trekpaard

draw Fr tirage au sort m De Losen ne ; Auslosung f Es sorteo Ca sorteig

draw a clip v •Drawing a clip from the stock bar used to make a shoe. Fr tirer un pinçon •Un pinçon est tiré à même l'épaisseur de la barre de métal utilisée pour fabriquer un fer. De Hufeisenaufzug aufziehen (einen ~)

draw for post position r Fr tirage au sort des positions de départ c De Startnummerauslosung f ; Verlosung der Startboxnummer f

draw rein •Fastening usually to the girth, it passes through the bit rings back to the rider's hands. Fr rêne allemande •Elle coulisse dans un anneau du filet et va habituellement s'attacher à la sangle. De Schlaufzügel m Es rienda de plancha

drawing knife > hoof knife

dray horse ; lorry / lorrie horse ; van horse ; carrier's horse •The horses used for trotting work were lighter than those used for walking. Fr cheval de camionnage ; cheval de roulage De Industriepferd ne Es caballo de tiro industrial

dress > pare (a hoof)

dressage > training

dressage (classical ~) Fr dressage (classique) m De Dressur (klassische ~) f Es doma clásica Ca doma clàssica

dressage competition > *dressage test* Fr concours de dressage m ; compétition de dressage f > *épreuve de dressage* De Dressurwettbewerb m Es concurso de doma clásica Ca concurs de doma clàssica

dressage horse Fr cheval de dressage De Dressurpferd ne Es caballo de doma clásica Ca cavall de doma clàssica

dressage phase ht Fr épreuve de dressage cc De Dressurdisziplin beim Vielseitigkeitsreiten f Es fase de adiestramiento

dressage rider Fr cavalier de dressage De Dressurreiter m Es jinete de doma

dressage ring / arena Fr rectangle de dressage m De Dressurviereck ne Es cuadrilongo (de doma) ; pista de doma Ca rectangle / pista de doma

dressage saddle Fr selle de dressage De Dressursattel m Es silla de doma Ca sella de doma

dressage seat Fr position de dressage De Dressursitz m Es asiento de adiestramiento

dressage show ; horse show class. (1) Fr concours de dressage ; concours hippique équitation (1) •1) L'expression n'est pas précise et peut être utilisée pour de nombreux types de compétitions équestres. Elle n'est cependant pas utilisée pour les compétitions de selle western. De Reitturnier ne Es concurso de equitación ; concurso hípico (1) Ca concurs hípic

dressage test Fr reprise f •Dans un concours de dressage, on parle en général de reprise pour désigner le test à être exécuté. En français, le mot reprise désigne aussi la chorégraphie exécutée dans une épreuve ou dans le travail de manège en dehors de la compétition. De Dressuraufgabe f Es reprise Ca represa

dressage test Fr épreuve de dressage •Dans un concours complet on parle d'épreuve de dressage, de la même façon que d'épreuve de fond et d'épreuve de saut. > *reprise et concours de dressage* De Dressurprüfung f Es prueba de doma (clásica) Ca prova de doma (clàssica)

dressage whip Fr cravache de dressage De Dressurgerte f ; Dressurpeitsche f Es fuete de adiestramiento / dressage ; fusta de dressage

dressing for wounds Fr pansement m De Verband m ; Verbandsstoff m Es cura

drift •Used to enlarge or shape a hole in hot metal. Fr poinçon à calibrer De Lochräumer ; Lochhammer m
drinking trough > water(ing) trough
drive (a horse) v Fr conduire (un cheval) ; mener De fahren
drive a nail v •Driving a nail in the hoof wall, to secure the shoe on the foot. Fr brocher un clou •Un clou est broché dans un sabot, pour fixer un fer. De Nagel einschlagen (einen ~)
driver hd Fr conducteur (d'un attelage) m ; meneur m De Fahrer m ; Gespannführer m Es conductor (de carruaje)
driver > jockey
driver-trainer Fr conducteur-entraîneur De Fahrer/Trainer m •Der Trainer ist gleichzeitg der Fahrer.
drivers' standings hr Fr classement des conducteurs ca De Fahrerstatistik f
driving action of hind legs Fr poussée des postérieurs f De Schub aus der Hinterhand m
driving bridle Fr bride d'attelage De Fahrzaum m
driving championship hr Fr championnat des conducteurs ca De Fahrmeisterschaft f ; Fahrerchampionat ne
driving snaffle > Wilson snaffle (four-ring ~)
driving violation hr Fr infraction commise en course f ca De Fahrverstoß m
driving whip Fr fouet (d'attelage) De Fahrpeitsche f Es látigo de coche ; fuete de tiro
drool v Fr écumer ; baver De speicheln Es babear
drop a foal > foal
drop far out of the race v Fr laisser distancer (se ~) c De weit aus dem Rennen fallen
drop noseband •The backstrap (lower band) is to be fastened below the bit to be described as a drop noseband. Fr muserolle allemande •Formée de deux pièces de cuir reliées entre elles et avec les montants par des anneaux, ce qui fait que la pièce d'en bas (ou d'en arrière selon les interprétations) peut passer de l'un ou l'autre côté du mors. De hannoversches Reithalfter / Halfter ne
drop the stirrups v Fr déchausser les étriers De Steigbügel loslassen m pl
dropped crease shoe > interfering shoe
dropped hip > hip down
dropped sole (1) ; pumiced foot (2) •1) Dropped sole following the rotation of the third phalanx, in founder; the horn of the sole drops to the point it becomes slightly convex, protruding below the ground surface of the wall. The horn of the sole may also become detached from the sensitive part and drop to the point it becomes flat. A dropped sole is also said of a sole that did simply loose it's concavity and is susceptible to bruising (2) hence the synonym "pumiced foot"). > *flat foot and pumiced hoof* Fr pied comble •Pied comble par suite de l'affaissement de la troisième phalange dans un cas de fourbure. Un pied comble peut aussi résulter d'une sole qui ne s'écaille pas et demeure en place. > *autre inscription* De Vollhuf m (1) (2) Es suela caída
droppings ; dung ; faeces *Brit* ; feces *USA* ; bowel movement Fr crottin m *comptable ou non* ; crottins m pl ; fèces f pl ; selle f De Pferdeäpfel m pl ; Stuhlgang m Es cagajón / cagajones ; heces
drug *prohibited substance* Fr drogue f De Dopingmittel ne Es droga
drug > medicine
dry corn •Due to haemorrhage between the underlying dermis and horn, it may have had time to heal before it is observed. Fr bleime sèche / simple •Dans laquelle la corne est simplement teintée ou pointillée de sang. De trockenes Hühnerauge ne
dry ditch Fr fossé sec De trockener Graben m Es zanja seca f

dry fodder > desiccated fodders
dry hoof Fr pied maigre •Dont la corne est sèche et cassante. De trockener Huf m
ductus deferens > deferent duct
dull black > coal black
dull coat Fr robe terne f ; pelage terne m De glanzloses Haarkleid / Fell ne ; stumpfes Haarkleid / Fell ne Es pelo sombrío
Dülmen Pony *breed* Fr dülmen •Race d'origine allemande. De Dülmener Wildpferd ne
dun •Dull greyish-brown colour, related coats are red dun, yellow-dun, mouse-dun, buckskin (for zebra-dun) and dark buckskin (for coyote dun). De Falbe m •Ein Falbe ist ein Pferd mit hellem Körper, dunklerer Mähne, Aalstrich, Schweif und Wildfarbigkeitsabzeichen. Im weiteren Sinne auch für alle Pferde mit grauem oder sandfarbenen Fell und dunklerem Schutzhaar verwendet.
dung > droppings
duodenum Fr duodénum m •Première partie de l'intestin grêle, il est directement relié à l'estomac et sa forme empêche les aliments d'y retourner. De Zwölffingerdarm m Es duodeno La Duodenum
dust Fr poussière f De Staub m Es polvo
dust apron hr Fr tablier à poussière ca De Staubschürze f ; Staubkittel m
Dutch Draught Horse *breed* Fr hollandais de trait ; trait hollandais •Race de trait des Pays-Bas. De niederländisches Zugpferd ne ; niederländisches Kaltblut ne
Dutch warm-blooded (horse) Fr hollandais à sang chaud De niederländisches Warmblut ne Es caballo holandés de media sangre
dysentery Fr dysenterie f De Ruhr f Es disentería
dysphagia Fr dysphagie f De Schluckstörung f Es disfagia
dysuria Fr dysurie f De schmerzhafter Harndrang m Es disuria
E and W > encephalomyelitis (equine viral ~)
ear Fr oreille f De Ohr ne Es oreja ; oído Ca orella It orecchio Ne oor La Auris
ear (internal // middle // external ~) Fr oreille (interne // moyenne // externe) De Ohr (inneres ~ // Mittel- // äußeres ~) ne Es oído (interno // medio // externo) La Auris (interna // media // externa)
ear bridle Fr bride à oreille De Ohrentreife f Es brida de oreja partida
ear mange > psoroptic mange
ear mites •The common ear mange mites are Psoroptes cuniculi. De Ohrenmilben f pl Es aradores de las orejas
early closing race ; early closer •Nominations closing at least six weeks before the scheduled date of the race. Fr course à mises en nomination hâtives •Pour laquelle la fermeture des inscriptions se fait au moins six semaines avant la date fixée pour la course. De Rennen mit frühem Nennungsschluß ne
early speed r Fr poussée en début de course De früher Speed im Rennen m
early speed hr •Temps réalisé par le cheval à deux ou trois ans. Se dit aussi du cheval qui obtient des temps de course rapides en bas âge. De früher Speed im Alter von 2 oder 3 m
earning(s) Fr gain(s) m (pl) De Gewinnsumme(n) f (pl)
earnings record Fr fiche des gains f De Gewinnsummenstatistik f
East Bulgarian (horse) Fr bulgare oriental De Ostbulgare m
East Friesian *breed* •The East Friesian and the Oldenburg were one and the same until the end of World War II. Fr frison de l'est / oriental •Race allemande, proche parente de l'oldenburg. De Ostfriese m

East Prussian (Horse) > Trakehner ; Trakehnen Horse
eastern equine encephalomyelitis ; EEE *abbr* Fr encéphalite / encéphalomyélite équine de l'est des États-Unis *f* De Ostamerikanische Pferdeenzephalomyelitis *f* ; Östliche Pferdeenzephalomyelitis *f* •Viruserkrankung, die das Gehirn und Rückenmark schädigt
easy-boot > barrier boot
ebony Fr ébène (noir d'~) De tiefschwarz Es ébano
eCG > equine chorionic gonadotropin
ectoparasite •External parasite. Fr ectoparasite *m* •Parasite qui vit à la surface du corps de son hôte. De Ektoparasit *m* ; Hautparasit *m* ; Außenschmarotzer *m* Es ectoparásito
écuyer > riding master
eczema •A general term for any inflammation of the skin, marked early by redness. Fr eczéma *m* •Affection cutanée caractérisée par des rougeurs. De Ekzem *ne* ; Ausschlag *m* Es eczema
eczema of the hock > sallenders
edema > oedema
edge > rim (of a horseshoe)
EEE > eastern equine encephalomyelitis
eel stripe > dorsal stripe / list / band
effect of reins Fr effet de rênes *m* De Wirkung der Zügelarbeit *f* Es efecto de las riendas
egg count Fr numération des oeufs *f* De fäkale Eizahl *f* ; Wurmeier-Zählung *f*
egg-bar shoe Fr fer ovale ; fer en oeuf De Eiereisen *ne* ; Ovaleisen *ne*
egg-butt / eggbutt snaffle ; barrel-mouth bit *hr* •The eggbutt itself is the oval hinge where the rings are attached. Fr filet à olives •Avec une charnière bombée à chaque bout de l'embouchure, dans laquelle s'insère l'anneau. De Olivenkopftrense *f* ; Renntrense *f* Es bridón ovalado ; filete ovalado
eggs per gram ; epg *abbr* Fr oeufs par gramme *m pl* ; opg *abr* De Eier pro Gramm *ne pl*
EHV-1 > equine herpesvirus (type) 1
EHV-2 > equine herpesvirus (type) 2
EHV-3 > equine herpesvirus (type) 3
EHV-4 > equine herpesvirus (type) 4
EI > influenza (equine ~)
EIA > equine infectious anaemia / anemia
eight > figure (of) eight
Einsiedler ; Einsiedeln Horse *breed* •Sometimes known as the Swiss Anglo-Norman. Fr einsiedler •Race d'origine suisse, parfois appelé le normand suisse. De Einsiedler *m* Es einsiedler
EIPH > epistaxis
ejaculatory duct Fr conduit éjaculateur De Ausspritzungsgang des Samenleiters *m* La Ductus ejaculatorius
Elaeophora bohmi > Onchocerca bohmi
elastic bandage > brace bandage
elbow Fr coude *m* •Il unit le bras à l'avant-bras. De Ellbogen / Ellenbogen *m* Es codo La colze La Cubitus
elbow bit •A curb bit with the lower cheeks set back from the mouthpiece, in order to prevent the horse from catching them with the lips. Fr mors anglais •Mors dont les parties inférieures des branches sont placées postérieurement par rapport à l'embouchure, ce qui évite que le cheval ne puisse les prendre entre ses lèvres. De Ellbogenkandare *f*
elbow boot •Protects the horse's elbow area from bruises, cuts, and soft tissue injuries. Fr protecteur de coude *m* ; guêtre de coude *f* ; botte de coude *f* De Ellbogenschutz *m*
elbow boots suspenders Fr supports pour protecteurs de coude De Ellbogenschutzhalter *m pl*
elbow hitting •Striking the elbow with the foot of the same limb. Fr atteinte au coude De Greifen des Ellbogens *ne* •Das Pferd schlägt sich mit dem Huf des gleichseitigen Hinterbeines den Ellenbogen.
elbow hygroma > capped elbow
elbow inclined inwards > turned-in elbow
elbow inclined outwards > turned-out elbow
elbow joint Fr articulation du coude ; articulation huméro-antébrachiale •Implique l'humérus, le radius et l'ulna. De Ellbogengelenk / Ellenbogengelenk *ne* Es articulación cubital / del codo It articolazione del gomito La Articulatio cubiti
electrical insulating tape ; vinyl electrical tape Fr ruban adhésif en vinyle *m* ; chatterton (ruban de ~) *m* De Isolierband *ne*
electrolytes Fr électrolytes *m pl* De Elektrolyte *m pl* Es elect rólitos
electronic wagering system Fr système électronique de perception des paris De Elektronisches Wettsystem *ne* ; Elektronen-Toto *m*
elevation ; heightening •Said of a horse or a part of his body while performing a movement. Fr élévation *f* •Déplacement vertical du cheval ou d'une partie de son corps, dans l'exécution d'un mouvement. De Aufrichtung *f* •in verschiedenen Bewegungen des Pferdes in der Hohen Schule werden die Unterarme fast bis zur Waagerechten aufgerichtet. Es elevación Ca elevació
elevator bit •With very long flat cheeks of equal length to each side of the mouthpiece and ended by rings to each end. Fr filet américain De Elevator-Bit *ne* ; amerikanische Trense *f*
eliminating heat Fr épreuve éliminatoire De Ausscheidungsrennen *ne* ; Heatrennen *ne* ; Stechen *ne* Es prueba eliminatoria
elimination Fr élimination *f* De Ausschluß *m* ; Ausscheidung *f* Es eliminación Ca eliminació
emasculator ; castrator Fr pince à émasculer *f* De Kastrierzange *f*
embolism Fr embolie *f* De Embolie *f* •plötzlicher Verschluss eines Blutgefäßes. Es embolia
embrocation Fr embrocation *f* De Einreibung *f ne* Es embrocación
embryo transfer Fr transfert d'embryon *m* De Embryotransfer *m* Es transferencia de embrión
emphysema (pulmonary ~) •Due to destruction of the walls of alveoli, interfering with respiration and with the uptaking of oxygen by the blood. > broken wind Fr emphysème (pulmonaire) *f* •Déchirement des parois des alvéoles pulmonaires, lesquelles se confondent ainsi les unes avec les autres, ce qui rend la respiration et le passage de l'oxygène dans le sang difficiles. > soufflé De Lungenemphysem *ne* ; Lungenaufblähung *f* Es enfisema
empty mare Fr jument vide De güste Stute *f* ; leere Stute *f* ; unträchtige Stute *f* Es yegua vacía
empyema Fr empyème *m* De Eiteransammlung *f* ; Empyem *ne* Es empiema
enamel (of a tooth) Fr émail (d'une dent) *m* De Zahnschmelz *m* ; Zahnemaille *f* Es esmalte La Enamelum
encephalomyelitis (equine viral ~) ; E and W (1) ; sleeping sickness •There are three strains: eastern (EEE), western (WEE) and Venezuelan (VEE). 1) USA, stands for eastern and western (strains of the) equine encephalomyelitis. Fr encéphalomyélite (équine) *f* ; maladie du sommeil *f* •Infection virale aiguë transmise surtout par les insectes piqueurs, la maladie affecte les humains, les oiseaux et d'autres mammifères. De Enzephalomyelitis der Pferde (seuchenhafte ~) *f* ; Pferdeenzephalomyelitis *f* Es encefalomielitis equina
endocardium Fr endocarde *m* •Membrane interne du coeur. De Endokard *ne* •die innerste Schicht der Herz-

wand. Es endocardio La Endocardium
endometrium Fr endomètre m De Gebärmutterschleimhaut f ; Endometrium ne Es endometrio
endoparasite > internal parasite
endurance Fr endurance f De Ausdauer f Es resistencia
endurance race ; distance race ; competitive trail ride Fr course d'endurance De Distanzreiten ne
endurance test / phase (speed and ~) ht Fr épreuve de fond cc De Geschwindigkeits- und Geländeprüfung f Es prueba de fondo ; fase de velocidad y resistencia Ca prova de fons
engage (the haunches) v ; hock v Fr engager (l'arrière-main) De heranstellen (die Hinterhand ~) Es entrar / emplear el posterior ; reunir el posterior ; emplear las ancas
engagement (of the hindquarters) Fr engagement (de l'arrière-main) m De Heranstellen ne ; Hinterhand aktivieren f ; Engagement der Hinterhand ne Es remetimiento (del tercio posterior)
English hunt horn > hunting-horn (English type)
English saddle Fr selle anglaise De Sportsattel m ; englischer Sattel m Es silla inglesa
enlarge the circle v Fr élargir le cercle De Zirkel vergrößern (den ~)
enquiry > inquiry
enteritis •Inflammation of the intestinal mucosa. Fr entérite f •Inflammation de la muqueuse intestinale. De Darmentzündung f ; Darmkatarrh m ; Enteritis f •Entzündung der Darmwand. Es enteritis
enterolith •A calculus in the intestine. Fr entérolithe m De Darmstein m ; Darmkonkrement ne
entire (male horse) > stallion
entrance > entry
entropion ; inverted eyelids Fr entropion m De Lideinstülpung f ; Entropium f •Einwärtskehrung des Augenlides. Es entropión
entry ; declaration (1) •1) Declaration of a horse for a given race: The naming of a particular horse to be a starter in a given race. Fr inscription m ; engagement m (1) •1) Engagement d'un cheval dans une course: L'inscription d'un cheval sur la liste des partants pour une course donnée. De Nennung f ; Engagement ne ; Meldung f Es inscripción ; entrada ; apunte
entry ; entrance •Entry on the competition ground, on the course etc. Fr entrée f ; admission f •Entrée en piste, pour une reprise de dressage, ou sur le parcours de compétition. De Eintritt m ; Einzug m Es entrada Ca entrada
entry ; **entrant** Fr cheval inscrit ; cheval engagé Fr c De Teilnehmer m
entry fee Fr droit d'inscription m De Nennungsgeld ne ; Einsatz m ; Nenngeld ; Nenngebühr ne ; f Es derecho de inscripción
entry form Fr bordereau d'inscription m De Nennungsformular ne
enzyme Fr enzyme f De Enzym ne ; Ferment ne
Eohippus •The oldest known ancestor of the horse, it had four toes on each forefoot and three on each hind. Fr Eohippus ; Hyracotherium •Le cheval des tourbières, mesurant de 25 à 30 centimètres au garrot. Cet ancêtre du cheval vivait il y a environ cinquante à soixante millions d'années (éocène supérieur) en Asie et en Amérique, puis il disparut complètement de ce dernier continent. De Eohippus m ; Hyracotherium ne •ausgestorbene Gattung der Unpaarhufer. Einer der frühesten bekannten Verwandten des Pferdes.
epaulettes •r: One of the markings that may be part of a racing colour scheme. Fr épaulettes •c: Un des motifs pouvant faire partie d'un dispositif de couleurs. De Schultern f pl
epg > eggs per gram
epidermal lamellae / laminae > horny laminae / lamellae
epidermis Fr épiderme m De Oberhaut f ; Epidermis f Es epidermis La Epidermis
epiglottis Fr épiglotte f De Kehldeckel m ; Epiglottis f Es epiglotis La Epiglottis
epilepsy Fr épilepsie f De Epilepsie f ; Fallsucht f ; Krampfleiden ne Es epilepsia
epiphyseal cartilage Fr cartilage épiphysaire m ; plaque de croissance (des os)f De Epiphysenknorpel m ; Epiphysenfugenknorpel m
epiphysis Fr épiphyse (d'un os) f De Epiphyse f •Gelenkende des Röhrenknochens. Es epífisis La Epiphysis
epiphysitis Fr épiphysite f De Epiphysitis f •Knöcherne Wachstumsstörung des jungen Pferdes. Es epifisitis
epistaxis (1) ; bleeding (1) ; exercise-induced pulmonary haemorrhage (2) ; EIPH abbr (2) •1) Horse's bleeding from the nostrils. This may occur for different reasons and without apparent causes. 2) Such a bleeding occuring during or after hard exercise. Fr épistaxis f (1) ; hémorragie pulmonaire provoquée par l'exercice f (2) •1) Saignement par les voies aériennes supérieures, qui apparaît sans cause apparente. 2) Un tel saignement survenant durant ou après un exercice violent. De Nasenbluten ne (1) ; Epistaxis f (1) ; Lungenbluten (belastungsinduziertes ~) (2) Es epistaxis ; hemorragia pulmonar inducida por esfuerzo (1)
epithelium Fr épithélium m De Epithel ne ; Epithelium ne •oberste Zellschicht der Haut. Es epitelio
epizootic lymphangitis •Caused by Histoplasma farciminosum. Fr lymphangite épizootique (à Histoplasma f De seuchenhafte Lymphangitis der Einhufer f Es linfangitis epizootica
epizooty Fr épizootie f De Tierseuche f ; Viehseuche f Es epizootia
Epsom Derby Fr derby d'Epsom m De Epsom-Derby ne •englisches Derby, gelaufen in Epsom.
equal a record v Fr égaler un record ; rééditer un record De Rekord einstellen (einen ~)
equestrian adj Fr équestre adj De Reit... ; Reiter... •Pferde od. Reiter oder die Reitkunst betreffend. Es ecuestre Ca eqüestre
equestrian > rider
equestrian centre / center Fr centre équestre De Reitanlage f ; Reitsportzentrum ne Es centro ecuestre
equestrian games Fr jeux équestres m pl De Reiterspiele ne pl
equestrian park Fr parc équestre De Reitsportpark m
equestrian sport Fr sport équestre m équitation De Reitsport m Es deporte ecuestre
equestrian tact Fr tact du cavalier m De Reitertakt m
equestrianism Fr hippisme m •L'ensemble des sports pratiqués à cheval ou avec un cheval. De Pferdesport m Es hípica ; hipismo Ca hípica ; hipisme
equine Fr équin m ou adj ; chevalin De Pferde... ; pferdeartig Es equino ; caballar
equine abortion (herpes)virus > equine herpesvirus (type) 1
equine arteritis pestivirus Fr virus de l'artérite équine m De equine Arteriitis Pestivirus f ; equine Virusarteritis f ; EVA f •Viruserkrankung
equine chorionic gonadotropin abbr: eCG ; pregnant mare serum gonadotropin old abbr: PMSG ; eCG abbr ; PMSG abbr Fr gonadotrophine chorionique équine f ; gonadotrophine de sérum de jument gravide anc De equines Choriongonadotropin ne ; Gonadotropin trächtiger Stuten ne ; eCG Abk •Sexualhormon, welches die Keimdrüsen stimuliert
equine coital exanthema •Caused by equine herpesvirus 3.

Fr exanthème coïtal équin *m* De Bläschenausschlag des Pferdes *m* ; Koitalexanthem der Pferde *ne* •durch das equine Herpesvirus 3 (EHV-3) verursacht

equine coital exanthema herpesvirus > equine herpesvirus (type) 3

equine contagious pleuropneumonia Fr pleuropneumonie contagieuse du cheval *f* De Lungen-Brustfell-Entzündung der Pferde *f* ; Brustseuche der Pferde *f* ; Pleuropneumonie des Pferdes *f* Es pleuroneumonía contagiosa de los equinos

equine herpesvirus (type) 1 ; equine abortion (herpes)virus ; EHV-1 *abbr* Fr herpèsvirus équin de type 1 *m* ; virus de l'avortement de la jument *m* De equines Herpesvirus Typ 1 *ne* ; EHV-1 *ne Abk* ; Stutenabortvirus *m*

equine herpesvirus (type) 2 ; EHV-2 *abbr* Fr herpèsvirus équin de type 2 *m* ; cytomégalovirus équin *m* De equines Herpesvirus Typ 2 *ne* ; equines Zytomegalovirus *ne* ; EHV-2 *ne Abk*

equine herpesvirus (type) 3 ; equine coital exanthema herpesvirus ; EHV-3 *abbr* Fr herpèsvirus équin de type 3 ; virus de l'exanthème coïtal équin De equines Herpesvirus Typ 3 *ne* ; EHV-3 *ne Abk* •löst eine gutartige Genitalinfektion aus, die auch als Koitalexanthem oder Bläschenausschlag bezeichnet wird.

equine herpesvirus (type) 4 ; EHV-4 ; rhinopneumonitis (herpes)virus (equine ~) *abbr* Fr herpèsvirus équin de type 4 ; virus de la rhinopneumonie équine De equines Herpesvirus Typ 4 *ne* ; EHV-4 *ne Abk* ; Rhinpneumonitis-Virus *m* •kann eine Entzündung der Atemwege verursachen.

equine infectious anaemia / anemia ; EIA *abbr* Fr anémie infectieuse équine / des équidés •Maladie due à un virus, si l'animal survit il reste quand même porteur de ce virus. Le test de Coggins vise à repérer les animaux porteurs. De ansteckende Blutarmut der Pferde *f* ; infektiöse Anämie der Pferde / Einhufer *f* Es anemia infecciosa equina / del caballo

equine plague > African horse sickness

equine pleuropneumonia ; travel sickness •A bacterial disease in the lungs and chest that commonly develops following transportation, hence the common name of travel sickness. De equine bakterielle Pleuropneumonie *f* •oft durch lange Transporte verursacht

equine recurrent uveitis ; moonblindness ; moon blindness ; periodic ophthalmia ; ERU *abbr* Fr uvéite (récidivante) *f* De periodische Augenentzündung *f* ; Mondblindheit *f* Es uveítis

equine serum Fr sérum équin De equines Serum *ne* •wässriger, nicht gerinnender Anteil des Pferdeblutes.

equine veterinarian ; horse-doctor Fr vétérinaire de chevaux *m ou f* De Pferdetierarzt *m* Es veterinario especialista en caballos

equine viral abortion •Equine herpesvirus 1 (EHV-1) is the commonest cause of equine viral abortion. Fr avortement viral de la jument *m* •Se manifeste habituellement durant la deuxième moitié de la gestation et est habituellement causé par l'herpèsvirus équin de type 1 (EHV-1). De Virusabort der Stuten *m*

equine viral arteritis ; EVA *abbr* Fr artérite virale du cheval De Pferdestaupe *f* ; infektiöse Arteritis / Arteriitis des Pferdes *f* ; Arterivirus-Infektion *f* Es arteritis viral equina

equines (the ~) ; horse family Fr équidés (les ~) *m pl* De Equiden *m pl* Es Einhufer *m pl* Es équidos ; equinos La Equidae

equipment Fr équipement *m* ; attirail *m* De Ausrüstung *f* ; Gerät *ne* Es equipo

equipment break Fr rupture d'équipement *f* De Ausrüstungsschaden *m*

equipment judge *hr* Fr juge d'équipement *ca* De Person, die Ausrüstung der Reiter bzw. Fahrer und Pferde überprüft.

Equisetum > horsetail

equitation > horseback riding

erector spinae muscle Fr muscle erector spinae De Wirbelsäulenerektor *m* La M. erector spinae

ergot ; dew claw *rare* Fr ergot *m* •Corne située au bas et à l'arrière du boulet. De Sporn *m* ; Köte *f* Es garra ; ergot

ermine marks •Black marks on a white marking, most often seen on leg markings just above the hoof. Fr herminures *f pl* •Taches foncées, en général dans une marque, donnant l'aspect du manteau d'hermine. De schwarze Flecke (auf einem weißem Abzeichen) *ne*

ermined *adj* •Marking having dark patches of hairs (ermine marks) within. Fr herminé *adj ou n* De Abzeichen mit darin enthaltenen dunklen Flecken *ne*

ermined star Fr en tête herminé De Stern mit darin enthaltenen schwarzen Flecken *m*

ermined white (marking on a limb) Fr balzane herminée •Dont le blanc comporte des taches. De weiße Abzeichen an den Gliedmaßen mit schwarzen Flecken.

error in the course Fr erreur de parcours *f* De Verreiten *ne* Es error de recorrido Ca error de recorregut

ERU > equine recurrent uveitis

esophagus > oesophagus

Esperia Pony *breed* Fr poney d'Esperia •Race d'origine italienne. De Esperia-Pony *ne*

estrus > heat

ethmoid bone Fr os ethmoïde De Siebbein *ne* Es hueso etmoides La Os ethmoidale

ethmoid(al) labyrinth Fr labyrinthe ethmoïdal / olfactif *m* De Siebbeinlabyrinth *ne* La Labyrinthus ethmoidalis

ethmoidal meatus Fr méats ethmoïdaux De Siebbeingang *m*

EVA > equine viral arteritis

event > horse trial

event horse Fr cheval de concours complet De Vielseitigkeitspferd *ne* Es caballo de concurso completo ; caballo de prueba completa / militar Ca cavall de concurs complet

event rider ; eventer Fr cavalier de concours complet De Reiter von Vielseitigkeitsprüfungen *m* ; Vielseitigkeitsreiter *m* Es jinete de concurso completo ; jinete de prueba completa / militar

eventer > event rider

eventing saddle Fr selle pour le concours complet De Vielseitigkeitssattel *m*

every stride (at ~) Fr temps (au ~) De bei jedem Schritt Es tranco (al ~) Ca temps (al ~)

EVR > rhinopneumonitis (equine viral ~)

ewe neck ; upside-down neck •A conformation fault, the neck makes a concave line from ears to withers. Fr encolure renversée *f* ; encolure de cerf •Dont le bord supérieur est concave. De Hirschhals *m* ; verkehrter Hals *m* Es cuello de ciervo ; cuello invertido ; cuello hundido

exacta ; **exactor** *Can.* ; perfecta *USA* ; straight forecast *Brit* •Wager, in their finishing order, on the first and second horse in a given race. Fr exacta *Can.* ; perfecta •Pari sur les deux premiers arrivants de la course, dans leur ordre d'arrivée. Le mot peut aussi être associé à la course sujette à ce pari. De kleine Einlaufwette *f* ; Zweierwette *f* Es exactamente ; perfectamente

examiner Fr examinateur *m* De Prüfer *m* ; Untersucher *m*

excessive thirst > polydipsia

excluded from competition Fr hors concours De außer Konkurrenz Es fuera de concurso ; fuera de la carrera
exercise-induced pulmonary haemorrhage > epistaxis
exertional myopathy / rhabdomyolisis > azoturia
Exmoor breed Fr exmoor •Race de poneys rustiques d'origine britannique. De Exmoor-Pony ne Es exmoor
exostosis •Bony growth projecting from the surface of a bone. Fr exostose f •Excroissance de la surface d'un os. De Überbein ne ; Exostose f ; Knochenauftreibung f Es exóstosis
experimental speed rating •Given experimentally by the U.S.T.A. Writers association for the coming year. Fr temps expérimental •Cote de vitesse plausible, attribuée sur une base expérimentale pour l'année qui vient, par l'association des chroniqueurs membres de la U. S. Trotting Association. De experimentelles Speed-Rating ne
expert about horses > horseman ; connaisseur m en matière de chevaux, f: connausseuse ; expert m > homme de cheval De Pferdekenner m ; Experte m Es experto
extend v ; lengthen v Fr allonger De zulegen ; verlängern Es alargar
extended canter Fr galop allongé De starker Galopp m Es galope largo Ca galop llarg It galoppo allungato Po galope largo Ne uitgestrekte of verlengde galop
extended canter, half-seat Fr galop allongé, demi-assiette De starker Galopp im leichten Sitz m Es galope largo elevado It galoppo allungato e rilevato Po galope largo ardiante Ne uitgestrekte galop in verlichte zit
extended paces Fr allures allongées De starke Gangarten f pl
extended trot Fr trot allongé ; trot en extension De starker Trab m Es trote largo ; trote extenso Ca trot llarg It trotto allungato Po trote largo Ne uitgestrekte of verlengde draf
extended trot rising Fr trot allongé enlevé De starken Trab leichttraben (im ~) Es trote largo a la inglesa ; trote largo levantado It trotto allungato leggero Po trote largo levantado Ne verlichte uitgestrekte draf
extended trot sitting Fr trot allongé assis De starker Trab ausgesessen ; starken Trab aussitzen (im ~) Es trote largo sentado It trotto allungato di scuola Po trote largo sentado Ne uitgestrekte draf met doorzitten
extended walk Fr pas allongé De starker Schritt m Es paso largo ; paso extendido Ca pas llarg It passo allungato Po passo alongado Ne uitgestrekte stap
extended-toe shoe Fr fer pinçard •Parfois présenté comme ayant une pointe qui prolonge sa prise vers l'avant, parfois comme étant plus couvert et plus épais en pince. Il porte des crampons plus ou moins hauts en éponge. De Hufeisen mit verlängertem Zehenteil ne
extensor branch of interosseus ; extensor branch of suspensory lig. Fr bride du m. interosseux De Streckmuskelzweig des Aufhängebandes m
extensor branch of suspensory lig. > extensor branch of interosseus
extensor carpi magnus m. > extensor carpi radialis m.
extensor carpi obliquus m. Fr m. extenseur oblique du carpe De schräger Strecker des Vorderfußwurzelgelenks m Es músculo extensor oblicuo del carpo It estensore obliquo del carpo La M. extensor carpi obliquus
extensor carpi radialis m. ; extensor carpi magnus m. old Fr m. extenseur radial du carpe ; m. extenseur antérieur du métacarpe anc De innerer Karpal-strecker m ; äußerer Speichenmuskel m Es músculo extensor carporadial It estensore radiale del carpo ; estensore del ginocchio La M. extensor carpi radialis

extensor m. Fr m. extenseur •Muscle dont la contraction ouvre une ou plusieurs articulations. De Streckmuskel ; Strecker m Es músculo extensor
extensor muscles of forearm Fr muscles extenseurs de l'avant-bras De Streckmuskel des Unterarms m pl ; Streckmuskel des Antebrachium m pl
extensor pedis m. > common digital extensor m.
extensor pedis tendon > common (digital) extensor tendon
extensor process Fr processus extensorius m ; éminence pyramidale f anc •Éminence qui coiffe la face antérieure de la troisième phalange. De Hufbeinkappe f ; Streckfortsatz m Es eminencia piramidal It processo estensore La Processus extensorius
extensor retinaculum Fr rétinaculum des extenseurs De Halteband der Strecksehnen ne La Retinaculum extensorum
extensor tendon Fr tendon extenseur De Strecksehne f
external abdominal oblique m. ; obliquus externus abdominis m. ; external oblique (abdominal) m. Fr m. oblique externe de l'abdomen De äußerer schräger Bauchmuskel m Es músculo oblicuo abdominal externo It muscolo addominale oblique esterno La M. obliquus externus abdominis
external acoustic / auditory meatus Fr méat acoustique externe m ; conduit auditif externe manc De äußerer Gehörgang m Es conducto auditivo externo La Meatus acusticus externus
external conformation Fr extérieur (du cheval) m De Exterieur ne ; Gebäude ne Es exterior Ne extérieur
external cuneiform > third tarsal bone
external layer of the hoof > stratum externum of the wall
external oblique (abdominal) m. > external abdominal oblique m.
extra weight Fr poids de lestage •Poids parfois porté durant l'épreuve de fond du concours complet. De Aufgewicht ne lastre ; plomo Ca llast
exudate •A fluid that has been deposited on or in tissues, as a result of an inflammation. Fr exsudat m •Par extension, liquide suintant à la surface ou dans les tissus blessés. De Flüssigkeitsabsonderung f ; Exsudation f Es exudado
eye socket ; orbit (eye ~) Fr orbite (de l'oeil) m De Augenhöhle f Es órbita del ojo La Orbita
eye(s) (pl) Fr oeil m m ; yeux m pl De Auge(n) ne (pl) Es ojo(s) m (pl) Ca ull It occhio Ne oog La Oculus sg
eyeball Fr oeil (globe de l'~) m (m) De Augapfel m Es cuenca del ojo ; globo ocular / del ojo La Bulbus oculi
eyelash Fr cil m pl : cils De Augenwimper f
eyelid (lower // upper ~) Fr paupière (inférieure // supérieure) f De Augenlid (unteres // oberes) ne La Palpebra (inferior // superior)
eyelids Fr paupières f pl De Augenlider ne pl Es párpados La Palpebrae
f > frozen
face Fr face f •Région antérieure inférieure de la tête. Son squelette comprend la partie antérieure des cavités nasales et les os maxillaires. De Gesicht ne Es cara It muso La Facies
face (of an anvil) ; table •The flat top section of an anvil. Fr table (d'une enclume) f De gehärtete Bahn des Ambosses f ; Schlagfläche des Ambosses f Es tabla

; plano It superficie
face drop *hd* Fr poire *f att* De Spieler *m* •Teil des Fahrzaums
facial artery Fr artère faciale De Gesichtsarterie *f* La Arteria facialis
facial crest Fr crête faciale *f* ; crête zygomatique *anc* •Crête qui parcourt la face latérale de l'os zygomatique, elle est presque rectiligne, se prolonge sur le maxillaire, et est visible sur le côté de la face du cheval. Elle aboutit au tubercule facial. De Gesichtsleiste *f* La Crista facialis
facial nerve Fr nerf facial *pl : nerfs faciaux* De Gesichtsnerv *m* ; Fazialis *m* La Nervus facialis
facial vein Fr veine faciale De Gesichtsblutader *f* ; Gesichtsvene *f* Es vena facial La Vena facialis
factory shoe > machine-made shoe
faeces > droppings
failure to drive *hr* Fr refus de conduire *ca* De Fahrstörung *f*
faint star ; few white hairs *(1)* •1) Should be described more precisely (e.g. ~ in the centre of the forehead). Fr quelques poils en tête De Flocke *f* ; Stirnhaare *ne pl (1)* ; Stichelhaare auf der Stirn *ne pl (1)*
fair start ; good start
fair start pole / post *r* ; starting pole / post Fr poteau de départ De faire Startposition *f*
Falabella *breed* Fr falabella *race* De Falabella-Pony *ne* •argentinische Miniaturpferderasse.
fall Fr chute *f* De Sturz *m* Es caída *ca* caiguda
false / foul start Fr faux départ *m* De Fehlstart *m*
false canter > canter on / at the wrong lead
false martingale •A strap in horse harness passing from the collar, through the horse's legs to the girth. Fr fausse martingale *f* De Sprungriemen *m* Es media gamarra
false quarter •Indentation of the hoof wall, resulting from an accident to the coronary band. Fr faux quartier *f* ; faux-quartier *m* •Faiblesse de la paroi du sabot, en quartier, suite à un accident à la couronne. De Hornkluft *f* ; Hornspalt *m*
false ringbone ; nonarticular ringbone •Phalangeal exostosis between the joints. Fr forme fausse •Qui n'implique pas d'articulation. De Leist *ne* •Knochenzubildungen am Fesselbein
false sole > retained sole
false start pole / post *r* Fr poteau de faux départ *c* ; poteau de rappel *c* De falscher Startplatz *m*
family ; bottom / tail line (of a horse) Fr famille (d'un cheval) *f* De Familie *f*
fancy dress competition > costume class
fantasia Fr fantasia *f* •Jeu équestre arabe. De Fantasia *f* ; Phantasia *f* •Reiterspiele der Araber.
farcy •The chronic form of glanders. De Rotz (chronischer ~) *m* Es muermo crónico
farrier > horseshoer
farriery *(1)* ; forge *(2)* ; smithy *(3)* •1) A farrier's workshop. 2) A workshop or the furnace / hearth for heating the metal. 3) A blacksmith's workshop. Fr maréchalerie *f (1)* ; forge *f (2)* De Hufschmiede *f (1)* ; Schmiedestelle *f (2)* ; Schmiedeherd *m (2)* ; Schmiede *f (3)* Es herrería ; fragua ; forja Ca ferreria It forgia
farriery •The farrier's work and art. Fr maréchalerie *f* •Le travail et l'art du maréchal-ferrant. De Hufschmiedehandwerk *ne* It mascalcia ; maniscalcia
fascia •Fibrous membrane (aponeurose like) serving to support a muscle or group of muscles. Fr fascia *m* De Muskelbinde *f* ; Faszie *f* •Weichteil-Komponenten des Bindegewebes Es fascia
fascia lata Fr fascia lata De Oberschenkelfaszie (äußere ~) *f* La Fascia lata
fast ; ft *r abbr* •Describing the condition of a race track at a particular moment. Fr rapide •Décrit la condition d'une piste de course à un moment donné. De fest •Eigenschaft des Bodens Es rápida ; veloz
fast gallop Fr galop rapide De schneller Galopp *m* ; Karriere (in der Campagneschule) *f*
fault ; foul *(1)* •1) r: An unfair or invalid action. Fr faute *f* De Mangel *m* ; Fehler *m* ; Faul *ne (1)* Es falta Ca falta
fava bean > horse bean
favourite / favorite *n or adj* ; chalk *n (1)* ; preferred *adj* •1) USA r: The favourite horse, as determined by the bettors, in a given race. Fr favori *m ou adj* •c: Le cheval favori est celui sur lequel les parieurs ont misé le plus. De Favorit *m* ; favorisiert *adj* Es favorito Ne favoriet
fawn bay ; tawny bay Fr bai fauve De rehbraun *adj* Es bayo leonado
fear Fr peur *f* De Scheu *f* ; Angst *f* Es miedo
feather-edged shoe > interfering shoe
feather(ing) > fetlock (tuft)
feathers •Hairs of the feather. Fr fanons *m pl* •Poils du fanon. De Kötenhaare *ne pl* ; Fesselhaare *ne pl*
feature bet ; feature wager(ing) Fr pari spécial ; mise spéciale De Spezialwette *f*
feature race ; special attraction Fr attraction spéciale *f* De Hauptrennen *ne*
feature wager(ing) > feature bet
febantel Fr fébantel De Febantel *ne* •ein Probenzimidazol.
feces > droppings
feed *v* Fr nourrir De füttern Es nutrir ; alimentar
feed (conversion) efficiency •The efficiency with which a horse is able to use ingested nutrients. Fr capacité de transformation des aliments *f* ; efficience alimentaire *f* De Futterverwertung *f* Es capacidad de transformación de alimentos
feed bag Fr musette *f* De Futtersack *m* ; Hafersack *m* Es morral (cebadera ~)
feed tub ; feeding trough / tub ; manger Fr mangeoire *f* ; auge *f* De Futterkrippe *f* ; Krippe *f* Es comedero ; cubeta de comida
feed unit Fr unité fourragère *f* De Futtereinheit *f* ; Fütterungseinheit *f* Es unidad forrajera
feeding trough / tub > feed tub
Fell (Pony) *breed* Fr fell •Race de poneys rustiques du nord de l'Angleterre. De Fellpony *ne* Es fell poney
felt Fr feutre *m* De Filz *m* Es fieltro
female Fr femelle *f* De Weibchen *ne* ; weibliches Tier *ne* ; weiblich *adj* Es hembra
female descendant Fr descendant femelle *m* ; descendante *f* De weiblicher Nachkomme *m* Es descendente femenino
female line ; maternal family / line ; tail-female lineage •Line of female ancestors of a horse (from dam to dam on a direct genealogical line from female to female only). The maternal family is usually to be traced to a single tap root mare which is the maternal line source identifying this line, e.g. the Jessie Pepper (maternal) family, Jessie Pepper being the name of the tap root mare. > pedigree Fr lignée femelle ; famille maternelle *f* •Lignée des ascendants femelles en ligne directe (de mère en grand-mère maternelle en arrière-grand-mère maternelle etc.) d'un individu. L'expression famille maternelle est habituellement utilisée pour désigner une lignée femelle qu'on remonte ainsi jusqu'à une jument-souche dont le nom identifie cette famille, par exemple, la famille maternelle de Jessie Pepper. > pedigree De mütterliche Linie *f* ; weibliche Linie *f* Es línea femenina / materna
femoral artery Fr artère fémorale De Oberschenkelarterie *f* La Arteria femoralis
femoral fascia Fr fascia fémoral De Oberschenkelfaszie *f* La Lamina femoralis

femoral nerve Fr nerf fémoral *pl* : *nerfs fémoraux* De Oberschenkelnerv *m* La Nervus femoralis
femoral trochlea ; trochlea of the femur Fr trochlée du fémur *f* •Surface patellaire (Facies patellaris NAV) du fémur. De Kniescheibenrolle *f* Es tróclea femoral La Trochlea ossis femoris
femoral vein Fr veine fémorale De Oberschenkelblutader *f* ; Oberschenkelvene *f* ; Femoralvene *f* Es vena femoral La Vena femoralis
femoropatellar (synovial) compartment Fr synoviale fémoro-patellaire •C'est celle qui est impliquée dans le vessigon rotulien ou patellaire. De Muskelloge der Kniescheibe *f* ; femeropatellares Kompartiment *ne*
femoropatellar articulation Fr articulation fémoro-patellaire De Kniescheibengelenk *ne* ; Femoropatellargelenk *ne* •Gelenk zwischen Oberschenkelknochen und Kniescheibe. La Articulatio femoropatellaris
femoropatellar lig. (medial // lateral ~) Fr ligament fémoro-patellaire (médial // latéral) De femoropatellares Band (inneres // äußeres ~) *ne* •Halteband der Kniescheibe. La Lig. femoropatellare (mediale // laterale)
femorotibial (synovial) compartment (medial // lateral ~) Fr synoviale fémoro-tibiale (médiale // latérale) De Muskelloge der Kniekehle (innere // äußere ~) *f* ; Femorotibial-Kompartiment (inneres // äußeres ~) *ne*
femorotibial articulation Fr articulation fémoro-tibiale De Kniekehlengelenk *ne* La Articulatio femorotibialis
femur ; thigh bone Fr fémur *m* •Très gros os qui constitue l'armature de la cuisse, de l'articulation de la hanche à celle du grasset. De Oberschenkelbein *ne* ; Oberschenkelknochen *m* ; Femur *ne* Es fémur La Os femoris
fenbendazole Fr fenbendazole *m* De Fenbendazol *ne* •Mittel gegen Endoparasiten.
fence Fr clôture *f* De Zaun *m* ; Umzäunung *f* Es cerca ; alambrado
fence ; hub rail *hr* ; rail •r: Usually the interior one when not specified. Fr clôture *f* ; rampe *f* •c: Lorsque cela n'est pas précisé il s'agit habituellement de la rampe intérieure. De Rails *ne pl* ; Einzäunung *f* ; Hecke *f*
fence (vertical ~) > gate
fender > flap (of a saddle)
fender > mud guard
feral (horse) •A horse having domestic ancestry but living in the wild state. Fr marron (cheval ~) •Cheval échappé ou abandonné et retourné à la vie sauvage, de même que ses descendants. De wild ; verwildert •Ein Pferd, das domestizierte Vorfahren hat, aber wild lebt. Es feral (caballo ~)
fertilizer Fr engrais *m* De Düngemittel *ne*
fetlock Fr boulet *m* ; région métacarpo-phalangienne // métatarso-phalangienne •Région de la jambe du cheval, entre le canon et le paturon. De Fesselkopf *m* ; Fesselgelenk *ne* ; Köte *f* Es menudillo Ca garreta It nodello La Regio metacarpophalangea // metatarsophalangea
fetlock (tuft) (1) ; feather(ing) (2) •1) Tuft of hair behind the fetlock joint. 2) When these hairs are long and abundant, sometimes continuing up the back of the limb almost to the knee or hock. Fr fanon *m* •Touffe de crins derrière le boulet, les crins peuvent être plus ou moins abondants et même occuper une bonne partie de la face arrière des canons. De Kötenbehang *m* ; Fesselhaare *ne pl* ; Kötenschopf *m* ; Fesselbehang *ne* Es cerneja Ca pèl de la garreta La Cirrus metacarpeus // metatarseus
fetlock brushing boot > ankle boot
fetlock joint ; metacarpophalangeal // metatarsophalangeal joint •1) Sometimes used for the pastern joint (prox. interphalangeal joint). Fr articulation du boulet ; articulation métacarpo-phalangienne // métatarso-phalangienne •Implique l'os métacarpien // métatarsien principal, les grands sésamoïdes et la première phalange. 1) Parfois utilisé pour l'articulation du paturon (première art. interphalangienne). De vorderes // hinteres Fesselgelenk *ne* ; metakarpophalangeales / metatarsophalangeales Fesselgelenk *ne* ; Krongelenk *ne* (1) Es articulación metacarpofalangiana // metatarsofalangiana La Articulationes metacarpophalangeae // metatarsophalangeae *pl*
fetlock shears Fr ciseaux à fanons *m pl* De Fesselgelenkschere *f*
fetus Fr foetus *m* De Fötus *m* Es feto
fever Fr fièvre *f* De Fieber *ne* Es fiebre
few white hairs > faint star
fiador > *hackamore*
fibrocartilage of the third phalanx ; cartilage of the third phalanx (flat ~) ; lateral cartilage of the foot ; lateral cartilage of the third phalanx Fr fibrocartilage (complémentaire) de la troisième phalange *m* ; cartilage ungulaire *m* ; cartilage complémentaire / latéral de la troisième phalange De Faserknorpel des Hufbeines *m* ; Bindegewebsknorpel des Hufbeines *m* Es cartílago del hueso del casco It cartilagine alare La Cartilago ungularis (medialis // lateralis)
fibrosis •The formation of fibrous tissue, often as a response to a damage. Fr fibrose *f* •Prolifération de tissus fibreux, souvent en réaction à un dommage. De Fibrose *f* •eine krankhafte Vermehrung des Bindegewebes.
fibrous sheath Fr gaine tendineuse De Faserscheide *f* La Vagina fibrosa tendinis
fibula Fr fibula *f* ; péroné *m anc* •Os soudé au tibia, il s'étend environ sur la moitié supérieure de celui-ci. De Wadenbein *ne* ; Fibula *f* Es peroné La Fibula
fibular tarsal bone > calcaneus
field Fr champ *m* De Koppel *f* Es campo
field Fr terrain *m* De Sportfeld *ne* •Bereich des Bodens, auf dem Sport getrieben wird.
field *r* ; pack *r* Fr peloton *m* De Feld *ne* •Gesamtheit der beteiligten Pferde im Rennen. Es grupo de los caballos en la carrera (el ~) Ne veld
field boot > riding boot (laced ~)
field leader *r* ; front runner ; front running horse ; puller Fr cheval de tête (du peloton) *c* ; meneur (du peloton) De Pferd, das im Rennen von vorn geht *ne*
fight-or-flight Fr lutte ou fuite De Fight-or-flight-Reaktion *f* •beschreibt die körperliche und seelische Anpassung von Lebewesen in Gefahrensituationen als Stressreaktion.
figure (of) eight ; eight Fr huit (de chiffre) *m* ; figure de huit *f* •Correspondant à deux voltes tangentes. De Acht *f* Es figura de ocho ; ocho (de cifra) Ca vuit It otto Po figura em oito Ne acht
figure 8 noseband > cross-over noseband
figure-of-eight course Fr parcours / piste en (forme de) huit *m* / *f* De Diagonalbahn *f*
filaria Fr ver filiforme *m* ; filaire *m* •Du genre Onchocerca. De Filarie *f*
file (finishing ~) Fr lime (de finition) *f* De Feile zur Endbearbeitung *f* Es lima
filly (foal) •Female horse, from birth till she is considered as a mare, which depends on breeds and disciplines (usually from three to five years old). Fr pouliche *f* •Cheval femelle, de la naissance jusqu'à ce qu'elle soit considérée comme une jument, ce qui dépend des races et des disciplines (en général de trois à cinq ans). De Stutfohlen *ne* ; junge Stute *f* Es potrilla ; potranca ; potra Ne merrieveulen ; jonge merrie
film patrol De Rennverfilmung *f* Es patrulla cinema-

English

tográfica / de filmación
filum terminale Fr filum terminale *m* ·Extrémité de la moelle épinière. De Endfaden des Rückenmarkes *m* La Filum terminale
final all-out dash *r* Fr ultime poussée *f* De letzter, ultimativer Vorstoß *m*
final heat Fr épreuve finale De letzter Heat *m* ; letzter Durchgang *m*
final quarter (mile) sprint *r* Fr sprint au dernier quart (de mille) *m c* De Sprint auf der letzten Viertelmeile *m*
finalist Fr finaliste *m ou f* De Finalist *m* ; Finalteilnehmer *m* Es finalista
fine *n* Fr amende *f* De Geldstrafe *f* ; Vertragsstrafe *f* ; Geldbuße *f* Es multa
fine harness Fr attelage fin De fein ausgeführtes Geschirr *ne*
fine mouth > soft mouth
fine rider Fr bon cavalier ; fine cravache *f* De Kunstreiter *m*
finish ·The final moments of a race. Fr fin de course *f* ·La lutte finale lors de la fin de la course. De Endkampf *m* ; Finish *ne*
finish Fr arrivée *f* De Ziel *ne* Es llegada ; final
finish a dash *v* Fr terminer une course à essai De Vorstoß beenden (einen ~)
finish a race out of the money *v* Fr terminer une course sans être placé De Rennen unplatziert beenden (ein ~)
finish on the left // right leg *v* Fr terminer sur le pied gauche // droit De enden (auf dem linken // rechten Bein ~) Es terminar sobre el pie izquierdo // derecho
finish(ing) line ; wire (finish ~) Fr ligne d'arrivée *f* ; fil d'arrivée *m* De Ziellinie *f* Es línea de llegada ; línea de final Ca línia d'arribada Ne aankomst
Finnish Draught Horse *breed* Fr finlandais de trait lourd *race* ; trait finlandais De Työhevonen *m* ; Finnisches Zugpferd *ne*
Finnish Universal Horse *breed* Fr finlandais universel *race* De Finnpferd *ne* ; Finnisches Universal *ne*
fire tongs > pick-up tongs
firing ; cautery ·Treatment of an injury with a hot iron. Fr feu *m* ; cautère *m* ·Traitement thérapeutique au fer rouge. De Brennapparat ; Brennmittel *m* ; *ne* ; Ätzmittel *ne* Es fuego ; cauterio
firing iron Fr thermocautère *m* De Brennstift *m* ; Brenneisen *ne* Es termocauterio
firing mark / scar > *pin firing and line firing (scars)* Fr trace de feu ·Tache laissée par l'application thérapeutique du feu. De Brandzeichen ; Brandnarbe *ne ; f* Es punta de fuego
first (and second) tarsal bone > tarsal bone 1 and 2
first (cervical) vertebra > atlas
first aid Fr premiers soins *m pl* ; premiers secours De erste Hilfe *f*
first carpal bone ; trapezium bone Fr os carpal I ; os trapèze ·N'apparait pas chez environ un sujet sur dix. De erster Vorderfußwurzelknochen *m* ; erster Karpalknochen *m* ; großes Vieleckbein *ne* It primo carpale La Os carpale I ; Os trapezium
first phalanx > proximal phalanx
first quarter (mile) *r* Fr premier quart (de mille) *c* De erste Viertelmeile *f* ; ersten vierhundert Meter *m pl*
first turn *r* Fr premier tournant / virage *c* De erster Bogen *m*
fistulous withers ·Results from an infection in the supraspinous bursa. Fr fistule du garrot *f* ; bursite brucellique du garrot *f* De Widerristfistel *f* Es fístula de

la cruz ; mal de cruz *Argentina* It mal del garrese
fit a shoe (cold // hot ~) *v* Fr ajuster le fer (à froid // à chaud) De Hufeisen anpassen (kalt // heiß) (ein ~)
five-gaited horse ; gaited saddler ·Among American Saddlebreds exclusively; gaits are walk, trot, slow-gait, rack and canter. Fr cheval à cinq allures De Fünfgänger *m*
fix a race *v* Fr fausser une course De Rennen verschieben (ein ~) ; Rennen auf unfaire Weise beeinflussen (ein ~)
fixed martingale > standing martingale
Fjord Pony *breed* Fr fjord ; fjoring ; fjordhest ·Race originaire du nord de l'Europe. De Fjordpony *ne* Es caballo de los fiordos
Flanders horse > Flemish horse
flank Fr flanc *m* ·Région comprise entre les côtes, le ventre, les reins et les hanches. De Flanke *f* ; Weiche *f* Es flanco ; ijada ; ijar Ca illada ; flanc It fianco Ne flank La Latus
flank cinch *west.* > *surcingle* Fr sangle de flanc *west.* ; fausse sangle *west.* ·Sangle supplémentaire passant sous le ventre du cheval et servant à assujettir la selle plus solidement. De Rear-Cinch *m* ; Rear-Girth *m* ·hinterer Bauchgurt am Double-Rig Sätteln. Es barriguera
flank fold Fr pli latéral ; pli du grasset / flanc ·Pli cutané qui relie la partie inférieure de la cuisse (au-dessus et en avant du grasset) au flanc. De Kniefalte *f* Es pliegue de la babilla La Plica lateralis
flank strap > rear cinch strap
flap (of a saddle) ; fender *west.* Fr quartier (d'une selle) De Sattelblatt *ne* ; Seitenblatt (des Sattels) *ne* Es faldón (lateral) ; hoja lateral ; falda *amer* Ca faldó
flaring / flared foot ; dished foot (1) ·A foot with an outward distortion. 1) A foot that is flared at the toe. Fr pied évasé De zehenweit ·Nach außen abgeknickte Zehennachse.
flash ·A blaze that is extending above the eyes, and is usually a condition of glass eye or wall-eye. De Blesse (oben verbreiterte ~) *f*
flash noseband ·Ordinary cavesson with an additional band (« Sperriemen ») (or possibly two straps sewn diagonally) fixed to it and fastening below the bit, acting as a drop noseband, this is intended to be used with a standing martingale attached to the cavesson. Fr muserolle éclair / combinée De kombiniertes Reithalfter *ne* ; englisches Reithalfter mit Pullerriemen / Sperriemen *ne* Es muserola doble
flat (over an obstacle) ·Horse whose body is stretching and becoming ~ Fr plat (au-dessus de l'obstacle) ·Cheval dont le corps devient allongé et ~ De gestreckt
flat bet ; flat wager(ing) Fr pari uniforme ; mise uniforme De gleicher Wetteinsatz *m* ·Es wird bei jeder Wette der gleiche Beitrag eingesetzt.
flat croup ; horizontal croup Fr croupe horizontale ; croupe plate De horizontale Kruppe *f* ; waagerechte Kruppe *f* Es grupa plana
flat foot Fr pied plat ·La sole est aplatie. Habituellement la kératine est molle, les parois sont évasées et les talons sont bas et écartés. > *pied comble* De Flachhuf *m*
flat race Fr course sur le plat ; course de plat De Flachrennen *ne* Es carrera lisa / plana
flat shoe Fr fer plat De flaches Hufeisen *ne*
flat wager(ing) > flat bet
flat-sided ·Flat ribcage that is not rounded or well sprung, this conformation fault tends to restrict the lungs expansion. Fr plat dans ses arceaux ·Cheval dont la cage thoracique manque de rondeur et offre peu de logement pour les organes qu'elle contient. De flache Rippen *f pl* ·Ein Pferd mit flachem, schmalem Brustkorb.
flax seed ; flax-seed > linseed
flaxen mane and tail ; cream coloured mane and tail

Fr crins blonds De flachsfarbene Mähne und flachsfarbener Schweif f ; heller Behang m Es rubio crin y cola

flea-bitten •Small flecks of coloured hairs (reddish in « truité », dark in « moucheté ») are distributed through the coat. Fr **moucheté** adj ou n (1) ; **truité** adj ou n (2) •Robe dans laquelle de nombreuses petites taches 1) noires (mouchetures) ou 2) rougeâtres (truitures), sont disséminées. De rötlich gesprenkelt ; Fliegen-

flea-bitten chestnut / strawberry roan Fr aubère mille-fleurs adj inv •Robe tachetée de petits bouquets de poils plutôt blancs sur fond plutôt rouge (alezan), ou l'inverse. > aubère fleur de pêcher De rötlich gesprenkelter / stichelhaariger Fuchs m

flea-bitten grey ; nutmeg rare •Small flecks of coloured hairs are distributed through the coat. Fr gris moucheté •Robe parsemée de petites taches foncées sur un fond plus clair. De Fliegenschimmel m Es tordillo mosqueado

flecked •Coat in which small collections of white hairs are distributed irregularly. Fr aubérisé adj ou n •Robe dans laquelle des poils blancs assez nombreux sont présents en différents endroits. De mit weißen Fliegenflecken

flecked roan > sabino

fleece material Fr mouton m matériel De Vlies ne Es vellón

fleece > sheath

flehmen Fr flehmen m De Flehmen ne ; flehmen v

Flemish horse ; Flanders horse •Descendant of the bulky forest or diluvial horse, generally accepted as the ancestor of many European breeds of heavy horses. De Flamländer m ; Flämisches Pferd ne

flesh mark ; bare patch •Patches where the pigment of the skin is absent. Fr ladre m ; tache de ladre f •Surface rose fade où il y a absence de pigment et où la peau n'est recouverte que d'un léger duvet. On les retrouve en général autour des yeux, du nez, de la bouche, de l'anus et des parties génitales. De fleischfarbener Fleck m ; fleischfarbenes Abzeichen ne

flesh mark on a lip Fr ladre aux lèvres De fleischfarbenes Abzeichen auf der Lippe ne Es marca en el labio

flex the neck v ; bend the neck v Fr incurver l'encolure ; plier l'encolure ; arrondir l'encolure De Hals biegen / beugen (den ~) ; Hals seitwärts biegen (den ~) ; Hals stellen (den ~) Es encorvar el pescuezo

flex the poll v ; bend at the poll v Fr arrondir la nuque ; fléchir la nuque De Genick biegen / beugen ne ; Genick stellen ne Es ceder en la nuca

flexion ; bend ; curve Fr incurvation f ; inflexion f De Beugung f ; Biegung f ; Krümmung f Es flexión ; curva ; curvatura

flexion test Fr test de flexion De Beugeprobe f Es prueba de la flexión

flexor brachii m. > biceps brachii m.

flexor carpi radialis Fr m. fléchisseur radial du carpe ; m. grand palmaire anc ; m. fléchisseur interne anc De innerer Karpalbeuger m ; innerer Speichenmuskel m It flessore radiale del carpo La M. flexor carpi radialis

flexor carpi ulnaris m. Fr m. fléchisseur ulnaire du carpe De äußerer Karpalbeuger m ; innerer Ellbogenmuskel m La M. flexor carpi ulnaris

flexor metatarsi m. > tibialis cranialis m.

flexor m. Fr m. fléchisseur •Muscle dont la contraction ferme une ou plusieurs articulations. Un muscle peut être fléchisseur au niveau d'une articulation et extenseur au niveau d'une autre. De Beugemuskel m ; Beuger m Es músculo flexor

flexor muscles of forearm Fr muscles fléchisseurs de l'avant-bras De Beugemuskeln des Unterarms m pl

flexor perforans m. > deep digital flexor m.

flexor perforans m. > deep digital flexor m.

flexor perforatus m. > superficial digital flexor m.

flexor retinaculum Fr rétinaculum des fléchisseurs De Halteband der Beugesehnen ne La Retinaculum flexorum

flexor surface (of the distal phalanx) Fr surface d'insertion (de la phalange distale) De Beugefläche (des Hufbeins) f La Facies flexoria

flexor tendon Fr tendon fléchisseur De Beugesehne f Es tendón flexor

flight Fr fuite f De Flucht f Es huida

flight (of the foot) > swing phase (of a stride)

float the teeth v Fr râper les dents De Pferdezähne abfeilen / schleifen m pl Es raspar los dientes ; igualar los dientes

floating colon > descending colon

floating rein > hanging rein

Florida horse leech > bursattee / bursatti

flu (equine ~) > influenza (equine ~)

fluke (common liver ~) Fr douve (grande ~ du foie) f De großer Leberegel m Es distoma hepático ; duela del hígado ; fasciola hepática La Fasciola hepatica

flush out a driver v Fr pousser un conducteur à la sortie ca De Fahrer abdrängen / herausdrängen (einen ~)

fly sheet (scrim ~) Fr couverture à mailles ; chemise anti-mouches •Prévue pour protéger le cheval contre les insectes. De Fliegendecke (aus Baumwolle) f Es manta para proteger de moscas

fly-mask Fr bonnet anti-mouches m De Fliegenschutzkappe f

flying change (of leg) every X strides •X may be absent (being every stride) or expressed as « two » or « second » etc. Fr changement de pied (en l'air) aux X temps •X peut ne pas être mentionné, ce qui signifie à chaque temps et est désigné chang. de pied au temps. De fliegender Galoppwechsel zu X Sprüngen m

flying change of lead / leg ; change of leg in the air n Fr changement de pied en l'air De fliegender Galoppwechsel / Wechsel m Es cambio de pie / galope en el aire Ca canvi de galop •~ executat al galop It cambiamento di galoppo in aria Ne van galop wisselen

flying jump Fr saut de volée ; saut d'extension De fliegender Sprung m Es salto volando

flying trot Fr trot de course ; trot volant •A quatre temps, lorsque le cheval est en course. De Renntrab m

foal v ; drop a foal v Fr pouliner ; mettre bas De abfohlen ; fohlen Es parir

foal (colt // filly ~) •A young horse under one year old or still with his dam (French « non-sevré »), according to interpretations. Fr poulain // pouliche (de moins d'an) m // f •Poulain ou pouliche non-sevré(e) ou de l'année. De Fohlen (Hengstfohlen // Stutfohlen) ne (ne // ne) Es potrillo // potrilla Ne veulen (hengst... // merrie...)

foal ataxia > wobbler syndrome Fr ataxie du poulain > wobbler (syndrome de ~) De Fohlenataxie f •Störung der normalen Bewegunsabläufe und Körperhaltung Es ataxia

foal colour Fr robe primitive •Robe du poulain à sa naissance. De Fohlenfarbe f

foal heat •About two weeks after giving birth, if covered, the mares will often conceive. Fr chaleur de poulinage f De Fohlenrosse f

foaling ; parturition Fr poulinage m ; mise bas f ; parturition f De Abfohlen ne ; Geburt f ; Fohlen ne Es parto (de la yegua) ; parición ; parturición amer

foaling date Fr date de naissance

55 English

De Abfohldatum *ne* ; Abfohltermin *m*

foaling season Fr saison de mise bas *f* De Abfohlsaison *f*

foam •Foam in the mouth of a horse, like when chewing his bit. Fr écume *m* ; bave *f* •Salive mousseuse du cheval, lorsqu'il mâche son mors par exemple. De Schaum *m* Es baba ; babaza *f* ; *f*

foam *v* De schäumen

foam •A mixture of fat and sweat on a horse working hard, probably even too hard for his current level of training. Fr écume *f* ; savon *m* ; broue *f* •Mélange de graisse et de sueur, d'apparence blanchâtre, qui ne devrait guère apparaître sur un cheval suffisamment entraîné pour le travail qu'on lui demande. De Schweiß *m* ; Schaum *m*

foam (rubber) mousse (caoutchouc ~) *f* (*m*) De Schaumgummi *m* Es espuma de goma

fodder ; forage Fr fourrage *m* De Futter *ne* ; Futtermittel *ne pl* Es forraje ; pienso

foot Fr pied *m* •Extrémité d'un membre sur laquelle gens et chevaux marchent, et unité de mesure équivalente à 0,3048 mètres. En anatomie la notion de pied, dans le sens strict, ne s'applique qu'au membre postérieur. > main (anat) et doigt De Fuß *m* Es pie Ca peu It piede Ne voet La Pes

foot and pastern axis > digit axis

foot axis •Viewed from the front, an imaginary line passing through the centre of the coronet and the centre of the toe, dividing the foot into equal parts. Viewed from the side, an imaginary line parallel to the front line of the wall from the coronet to the toe. Fr axe du pied De Zehenachse *f* ; Zehenlinie *f*

foot broken back •When the junction of the pastern axis and the foot axis form a line that is broken (pointing) toward the back. The hoof appears sloping and the toe elongates. Fr pied à talons trop bas •L'axe du paturon est plus vertical que celui du pied, les talons sont trop bas pour que l'axe pied-paturon forme une ligne droite. De nach hinten gebrochene Huf-Fessel-Achse *f* •Überstreckung durch zu spitzen Huf.

foot broken forward (1) ; coon foot (2) •1) When the junction of the pastern axis and the foot axis forms a line that is broken, forming a point toward the front. The pastern angle is lower than the hoof angle, the hoof appears stumpy and heels (which are too high) may appear vertical. 2) A coon foot is sometimes presented as being simply a broken forward digit axis, and sometimes, while still a broken forward axis, as a digit with a pastern at a very low angle, parallel or nearly parallel to the ground. This is often associated with a weak pastern, damage to the suspensory ligament, or chronic founder where the horse rocks back on the heels to relieve pressure at the toe. Fr pied à talons (trop) hauts •L'axe du pied est plus vertical que celui du paturon, l'axe pied-paturonne ne forme donc pas une ligne droite. > bas-jointé De bärentatzig (1) ; bärenfüßig (2) •1) Beugung durch zu stumpfen Huf. 2) nach vorn gebrochene Huf-Fessel-Achse

foot broken in // out (1) // (2) •When the junction of the pastern axis and the foot axis form a line that is « in »: broken (pointing) inward (1), « out »: broken (pointing) outward (2). Fr pied de travers •Qui est plus haut d'un côté que de l'autre. De zeheneng // zehenweit (1) // (2) ; Tanzmeisterstellung *f* (2) ; französische Stellung *f* (2) old

foot flight arc •The imaginary line a hoof draws in the air when moving. Fr trajectoire du pied *f* De Flugbahn des Hufes in der Bewegung *f* ; Bewegungsbogen des Hufes *m*

foot level •The medial and lateral walls are of the same length, the foot is not broken in nor out. Fr aplomb latéral du pied •Un pied est d'aplomb sur ce plan lorsque les parois interne (médiale) et externe (latérale) sont de la même longueur. De regelmäßiger Huf *m*

foot mange ; > chorioptic mange

foot pad > stirrup pad / tread

foot surface (of a shoe) Fr face supérieure (d'un fer) De hufseitige Oberfläche (des Hufeisens) *f*

foot turned out > toed-out

footing •Ground surface of an arena etc. Fr surface *f* •Surface du sol (couche supérieure) du manège, du terrain d'exercice etc. De Boden *m* ; Tretschicht *f*

forage > fodder

foramen magnum ; occipital foramen *old* Fr foramen magnum *m* ; trou occipital *m anc* •Dans le squelette de la tête, par où passe la moelle épinière. De Hinterhauptloch (großes ~) *ne* •Öffnung im Bereich der hinteren Schädelgrube. Es cavidad occipital La Foramen magnum

force the pace *v* Fr forcer l'allure ; mener à grande allure De Tempo forcieren *ne* ; Pace beschleunigen *f*

fore-punch > stamp

forearm Fr avant-bras *m* •Formé par le radius et l'ulna, entre le coude et le genou. De Vorarm *m* ; Unterarm *m* Es antebrazo ; brazuelo Ca avantbraç *m* It avanbraccio La Antebrachium

forecannon Fr canon (antérieur) •Partie des membres antérieurs, comprise entre le genou et le boulet. De Vorderröhre *f* Es caña anterior

forecannon bone > metacarpal bone (large / third ~)

forefoot Fr pied avant De Vorderfuß *m* Es mano

forehand ; front end •The front part of the horse: head, neck, shoulders, breast and forelegs. Fr avant-main *f* ; avant-train •Partie avant du cheval, comprend la tête, l'encolure, les épaules, le poitrail et les membres antérieurs. Avant-main est une expression plus adéquate pour un cheval monté et avant-train pour un cheval attelé. De Vorhand *f* ; Vorderhand *f* ; Vorderteil *m oder ne* Es tercio anterior ; antemano Ca terç de davant

forehead Fr front *m* •Compris entre la nuque, les oreilles, les tempes, les salières, les yeux et le chanfrein. De Stirn *f* Es frente Ca front La Frons

forelegs Fr membres antérieurs *m pl* ; bipède antérieur *m sg* De Vorderbeine *ne pl* Es manos (del caballo)

forelimb ; foreleg ; thoracic limb ; front leg Fr membre antérieur / de devant *m* ; antérieur *m* ; membre thoracique *m* ; jambe avant *f* De Vorderbein *ne* ; Vorderglied(maße) *f* ; Brustgliedmaße *f* Es remo delantero ; miembro anterior

forelock Fr toupet *m* •Partie de la crinière qui pousse entre les oreilles et tombe sur le front. De Schopf *m* ; Stirnschopf *m* ; Schubrine *f* Es tupé ; mechón ; copete Ca serrell La Cirrus capitis

forfeit *r* •A fine that the owner of a horse scheduled to race must pay to scratch him. Fr forfait *m c* •Can.: Cheval engagé dans une course mais retiré avant le départ. Fr: Indemnité que doit payer le propriétaire d'un cheval engagé dans une course mais retiré avant le départ. De Reugeld *ne* Ne rouwgeld

forge *v* Fr forger De schmieden Es forjar

forge > farriery

forging ; clicking •When, at any gait, a toe or a shoe of a hind hoof comes in contact with the shoe or the hoof (usually the sole) of the same side forefoot. If the horse is shod there is usually a contact between the shoes that is causing a distinct noise (clicking). > cross-firing and overreach Fr forger *m ou v* •Se dit du cheval chez qui, lorsqu'il se déplace, il y a contact entre le fer ou la pince du postérieur et le fer ou la sole de l'antérieur du même côté. De Hintereisen greift den Vorderhuf oder das Vorderbein (ein ~)

formalin Fr formol *m* ; aldéhyde formique *m* De Formaldehyd ; Formalin *ne* ; *ne* Es formol

forward seat Fr monte en avant *f* ; position de saut *f* ; position en avant *f* De Springsitz *m*

; Vorwärtssitz *m* Es posición de salto ; asiento para saltar
foul > fault
foul claim > objection
foundation colour / color ; basic colour / color Fr couleur de fond *f* ; fond de la robe (couleur du ~) *m* De angeborene Farbe *f*
foundation mare > tap root / taproot mare
foundation sire Fr étalon de base (d'une race) De Stammvater ; Stammgründer *m* ; Stempelhengst *m* ; Linienbegründer *m*
foundation stock Fr souche (de l'élevage) *f* De Stamm *m*
founder ; chronic laminitis •The normal attachment of the coffin bone to the hoof wall is loosened, the bone rotates away from the wall and the space is filling with irregular horn produced by a new set of sensitive laminae that forms near the surface of the bone. > *laminitis (acute ~)* Fr four-bure chronique •Au début il s'agit d'une inflammation du tissu sensible (laminite) à l'intérieur du sabot, dans les cas extrêmes la troisième phalange peut en venir à passer à travers la sole. > *fourbure aiguë* De Hufrehe (chronische ~) *f* ; Hufentzündung *f* ; Hufbeinsenkung *f* ; Hufver-schlag *m* Es aguadura *f* ; infosura ; dermatitis cróni-ca del casco It sprofondare ; naufragare La podo-dermatitis chronica diffusa aseptica
four-beat canter Fr galop à quatre temps De Vier-taktgalopp *m*
four-in-hand *hd* •Two wheelers and two leaders. Fr atte-lage à quatre De Viergespann ; Viererzug *m* ; Vierspänner *m*
four-in-hand harness Fr attelage pour quatre che-vaux ; harnais pour quatre chevaux De Geschirr für einen Viererzug *ne*
four-ring(ed) snaffle > Wilson snaffle (four-ring ~)
fourth carpal bone ; unciform bone *old* Fr os carpal IV ; os hamatum ; os crochu ; os unciforme *anc* De vierter Vorderfußwurzelknochen *m* ; vierter Karpal-knochen *m* It quarto carpale La Os hamatum ; Os carpale IV
fourth dam Fr quatrième dame *f* •Arrière-ar-rière-grand-mère. De vierte Mutter *f*
fourth tarsal bone ; cuboid Fr os tarsal IV ; os cu-boïde De vierter Hinterfußwurzelknochen *m* ; vierter Tarsalknochen *m* ; Würfelbein *ne* ; Kuboid *m* La Os tarsale IV ; Os cuboideum
fox hole ; **foxhole** Fr renardière *f* ; terrier du renard *m* De Fuchsbau *m* Es zorrera *f*
fox tail > horsetail
fox tail > brush
Fox Trotter (Missouri ~) *breed* Fr fox trotteur *race* De Missouri-Foxtrotter *m* Es caballo trote-zorro de Misuri
fox-hunting Fr chasse au renard De Fuchsjagd *f* Es caza de zorros
fractional time of the leader *r* Fr temps fraction-naire du cheval en première position *c* De Zwi-schenzeit des Führenden *f*
frame •A frame in which a horse is restricted during an ex-amination, shoeing or like activities. Fr travail *m pl: travails* •Appareil servant à la contention du cheval pour l'examiner, le ferrer etc. De Rahmen *m* ; Figur *f* ; Gestell *ne* ; Ge-rüst *ne* Es potro
Frederiksborg Horse *breed* Fr frederiksborg *race danoise* ; cheval de Frederiksborg De Fredriksborger ; Frederiksborger *m* ; *m*
free choice ; ad-lib Fr à volonté De ad-libitum ; nach Belieben Es ad líbitum ; a discreción La ad li-bitum
free flight (moment of ~) > suspension (moment of ~)

free generation Fr génération libre de consanguini-té *f* De inzuchtfreie Ahnenreihe *f* ; inzuchtfreie Gener-ation *f*
free handicap Fr handicap libre De freies Handicap *ne* •Ausgleich, bei dem der Einsatz erst nach der Gewichts-veröffentlichung fällig wird.
free walk Fr pas libre De freier Schritt *m* ; langer Schritt *m* Es paso libre ; paso franco Ca pas lliure It passo libero Po passo livre Ne vrije stap
free walk on a long rein Fr pas libre, rênes lon-gues De freier Schritt am langen Zügel *m*
free-for-all race Fr course toutes catégories De Rennen ohne Zulassungsbeschränkungen *ne*
free-legged pacer *hr* Fr ambleur sans entraves *m ca* ; ambleur non entravé *ca* De Pacer, der ohne Hobbel läuft *m*
freestyle Fr style libre *m* De Reining-Kür mit Musik und Kostüm *f*
freestyle dressage > kur
freeze brand *v* Fr marquer à froid De Gefrierbrand anbringen (einen ~) Es marcar a congelación ; mar-car al frío
freeze branding Fr marquage à froid *m* De Gefrier-brand *m* Es marcación en frío
Freiberg Horse *breed* Fr franches-montagnes (che-val des ~) ; cheval du Jura ; freiberger •Race suisse. De Freiberger *m*
French hunting-coat Fr redingote (à la française) de chasse à courre *f* De Jagdrock (französischer ~) *m*
French manner (old ~) > classic manner (of holding the reins)
French Saddle (Horse) *breed* ; Anglo-Norman Fr selle français ; anglo-normand •Issu du croisement de l'ancien cheval normand et du thoroughbred, ses origine se confondent avec celles du trotteur français. Il est inscrit au livr généalogique du cheval de selle français depuis 1958. De Französisches Reitpferd *ne* ; Anglo-Normänner Warmblut *ne* Es silla francesa
French trotter ; Norman trotter Fr trotteur français De französischer Traber *m* Es trotador francés ; ca-ballo trotón francés It trottatore francese
French-Canadian Horse > Canadian Horse
Friesian (West ~) *breed* ; Harddraver Fr frison (occi-dental) •Race d'origine hollandaise. De Friese *m* ; West-friese *m*
frightened ; afraid Fr effrayé De erschrocken Es asustado
frock coat Fr jaquette *f* •Longue veste noire portée dans les concours de dressage classique. De Gehrock *m* Es levi-ta Ca levita
frog Fr fourchette *f* ; coin du sabot *m rare* De Strahl *m* ; Hufstrahl *m* ; Hornstrahl *m* ; Klauenstrahl *m* Es ranilla It fettone *m* La Cuneus ungulae
frog dermis > dermis of the frog
frog-stay > spine of frog
from top to bottom (at the wire) Fr dans l'ordre (au fil d'arrivée) De vom Ersten bis zum Letzten im Ziel
front drop apron *hr* Fr tablier tombant avant *ca* De Bockdecke *f*
front end > forehand
front jockey (of a western saddle) •The difference is not always made between the front, side, and back jockeys. De Frontjockey *m* ; integriertes Vorblatt *ne* Es sobre-falda
front leg > forelimb ; foreleg
front runner ; **front running horse** > field leader
front shin and tendon boot Fr guêtre de tendon et de canon antérieur De Fesselkopfgamasche für das Vorderbein *f* •Gamasche, die das Röhrbein und die Sehnen

des Vorderbeines schützt

frontal bone Fr os frontal De Stirnbein ne Es hueso frontal La Os frontale

frontal sinus ; conchofrontal sinus Fr sinus frontal ; sinus concho-frontal •Il comporte deux compartiments, l'un étant le sinus frontal vrai (Sinus frontalis NAV) et l'autre, le sinus conchal dorsal (Sinus conchae dorsalis NAV). De Stirnhöhle f Es seno frontal La Sinus conchofrontalis

frost ; frosty •A coat with white hairs at the base of the tail and in the mane. They can also occur down the back, over the pelvic bones and other bony prominences of the body. Fr givré adj De beschneit •weißes Stichelhaar in größeren Flocken

frozen ; f r abbr •Might be used to describe the condition of a race track at a particular moment. Fr gelée adj •Peut être utilisé pour décrire la condition d'une piste de course à un moment donné. De gefroren

frozen semen Fr sperme congelé ; semence congelée De tiefgefrorener Samen m ; Gefriersperma ne Es semen congelado ; esperma congelado

frusemide > furosemide

ft > fast

full (blinker) cup Fr gobelet (d'oeillère) entier m De Scheuklappe ohne Schlitz f

full brother Fr frère propre m De rechter Bruder m ; Vollbruder m Es doble hermano

full extension of the neck Fr descente de l'encolure f De Pferd am hingegebenen Zügel ne ; vollkommene Halsfreiheit f

full field r ; full pack r Fr peloton complet m c De volles Feld ne

full gallop (at ~) Fr grand galop (au ~) De Renngalopp (im ~) ; Jagdgalopp (im ~) Es galope tendido (a ~) Ca galop tirat (a ~)

full hood Fr camail m ; couvre tête et cou m De Kapuze f

full mouth •When all the milk teeth have been replaced by the permanent teeth. Fr bouche faite f ; dentition complète f •Quand, vers l'âge de cinq ans, les coins d'adulte sont en contact et que les dents d'adultes sont toutes très visibles, y compris les crochets chez le mâle. De Vollgebiß ne Es dentadura completa ; boca cerrada It dentadura completa Ne volwassen gebit

full pack > full field

full sister Fr soeur propre f De rechte Schwester f ; Vollschwester f Es doble hermana

full spoon cheek Fr filet à double spatule De Knebel (flacher, löffelförmiger, beidseitiger ~) m ; Schenkel (flacher, löffelförmiger, beidseitiger ~) m •Die Knebel drücken bei Seitwärtsbewegung gegen das Maul und verhindern das Durchziehen des Gebisses.

full stocking > white to above knee // hock

full swedge(d) horseshoe > *fuller(ing)* Fr fer à rainure complète ; fer entièrement rainé > *rainure (d'un fer)* De vollständig gefalztes Hufeisen ne

full-cheek (mouthpiece) Fr aiguilles (embouchure avec ~) ; Trense mit Knebel f Es patas (embocadura con ~)

full-cheek snaffle Fr filet à aiguilles De Knebeltrense mit zylinderförmigen, beidseitigen Knebeln f ; Schenkeltrense mit zylinderförmigen, beidseitigen Schenkeln f

fuller > creaser

fuller(ing) ; crease ; swedge / swedging (1) •1) Swedge is used both for a tool used to shape shooes and for a wide and deep indentation in the ground surface of a shoe. The swedges as tools present quite different shapes. Swedges and half-swedges as indentations vary in shapes and in locations on the shoes. Fr rainure (d'un fer) f ; cannelure f

•On y fait les étampures et elle empêche la tête du clou de trop dépasser. On lui attribue aussi d'autres utilités. Il y a donc très souvent deux rainures dans la face inférieure d'un fer. Quand on parle d'un fer demi-rainure, c'est donc davantage dans le sens de "half-swedge". De Rille (für die Nagelköpfe) f ; Versenkung f

fullered shoe ; swedged shoe ; creased shoe •The fullering in the swedged shoe is sometimes (mainly in North American harness racing) presented as being a wide and deep one. Fr fer rainé De Falzeisen ne ; gefalztes Hufeisen ne •Hufeisen mit mittigen Rillen.

fullness (of a horseshoe) ; area of expansion (1) ; projection (2) •The width of a shoe that is exceeding the bottom of the hoof wall. 1) To allow natural expansion of the foot, as it is going on and off the ground. 2) The area of the shoe where the hoof would stand if it were well shaped, this is done to shift the centre of weight bearing on the leg. Fr garniture f •Portion du fer qui excède le bord de la muraille, que ce soit simplement pour permettre l'expansion naturelle du sabot ou pour aider à corriger un défaut d'aplomb. De Beschlagsweite f

Fulmer snaffle > loose-ring cheek snaffle

fundus of (the) stomach ; saccus cecus Fr fond de l'estomac m De Magengrund m ; Magenfundus m La Fundus ventriculi

Furioso ; Furioso-North Star (Horse) breed Fr furioso •Race d'origine hongroise. De Furioso-Northstar m •aus Ungarn stammende Pferderasse Es furioso

furlong •tr: Equals to 1/8 statute mile, 40 rods, 220 yards or 201.2 metres. Fr furlong m ; stade m •ct: Mesure anglaise longue de 220 verges (1/8 de mille ou 660 pieds) ou 201,2 mètres. De Furlong m •ein nichtmetrisches, anglo-amerikanisches Längenmaß, "Furchenlänge", entspricht 201.168 m. Es estadio

furosemide ; frusemide Fr furosémide m ; lasix m De Furosemid ne •Handelsname u. a. Lasix.

furze > gorse

futurity west. Fr futurité f west. De Futurity-Prüfung f •Prüfung für junge Pferde

futurity race •Participants are nominated during the gestation or during their birth year. Fr course futurité •Les chevaux y sont mis en nomination soit pendant la gestation ou dans l'année de leur naissance. De Futurity-Rennen ne •Rennen für Zweijährige, deren Besitzer Nenngelder zahlten um die Nennung aufrecht zu halten, bevor das Pferd geboren wurde Es carrera del futuro

GABA > gamma-amino-butyric acid

gag bit •Any bit with rounded cheekpieces passing through holes in the bit rings, or rollers, pulleys etc., its primary purpose being to raise the head. Fr filet releveur > *overcheck bit* m ; gag m De Durchziehtrense f ; Aufziehtrense f ; Zugtrense f Es ahogador (filete para ~)

gain ground v ; make up ground v Fr remonter dans le peloton c ; reprendre du terrain c De Boden gutmachen

gait ; pace n Fr allure f •N'importe laquelle parmi les façons qu'utilise le cheval pour se déplacer. Peut aussi désigner la rapidité des mouvements du cheval qui se déplace. De Gangart f ; Gang m Es aire m ; marcha Ca aire m

gaited saddler > five-gaited horse

gaiting strap hr Fr courroie d'allure f ca De Gurt, der von der Spitze des Scherbaums bis neben den Sitz des Sulky verläuft und eine seitliche Bewegung der Hinterhand des Pferdes verhindert

gaits ; paces Fr allures f pl De Gangarten f pl Es aires It andature Po andamentos Ne gangen

galactia Fr agalactie ; agalaxie f De Milchmangel m ; Agalaktie f •Ausbleiben der Milch nach der Geburt. Es agalactia f

Galician Pony breed Fr poney galicien •Race d'origine

espagnole. De Gallego m ; Galizisches Pony ne
Galician-Asturian Horse breed Fr galicio-asturien •Race d'origine espagnole. De Asturisches Pony ne
gallop > canter Fr galop m De Galopp m Es galope Ca galop It galoppo Po galope Ne galop
gallop v Fr galoper v De Galopp reiten (im ~) ; galoppieren v Es galopar Ca galopar
gallop a horse > canter a horse
gallop(ing) stride Fr foulée de galop De Galoppsprung m
Galvayne's groove Fr rainure de Galvayne f ; signe de Galvayne m •Ligne foncée qui apparaît sur les bords externes des coins supérieurs vers l'âge de dix ans. De Galvayne-Rinne / Galvaynesche Rinne f / f •Furche an der Außenseite der oberen Eckschneidezähne Es canal de Galvayne
gambler •Somebody playing games of chance for money. Fr joueur m •Personne qui s'adonne à des jeux d'argent. De Spieler m ; Glücksspieler m ; Zocker m Ne gokker ; speler
Gambler's Choice hj •Le cavalier accumule des points, sans risquer d'en perdre, selon les obstacles qu'il choisit et réussit pendant 60 secondes. Après cette période il bénéficie de 20 secondes pour sauter une clôture optionnelle, appelée « Joker ». Les points attribués à cette dernière clôture sont déductibles du total obtenu durant la première partie du parcours. De In einem vorgegebenen Zeitfenster müssen möglichst viele Trailhindernisse bewältigt werden, wobei die Reihenfolge selbst gewählt werden kann.
gamma-amino-butyric acid ; GABA abbr Fr acide gamma-aminobutirique m De Gamma-Aminobuttersäure f ; GABA Abk
ganglion Fr ganglion m •Centre nerveux secondaire, ils sont pour la plupart dans le voisinage de la moelle épinière. De Nervenknoten m ; Ganglion ne Es ganglio La Ganglion
Gardian ; Gardien Fr gardian m mot provençal De Gardian m •Berittener Rinderhirt in Südfrankreich
Gardien > Gardian
Garrano breed Fr garrano •Race d'origine portugaise. De Garrano-Pony ne ; Garrano m
gaskin ; second thigh ; leg (1) ; lower thigh •1) Stricto sensu, part of the horse's hind limb, between the stifle and the hock. Fr jambe f •Au sens strict: partie du membre postérieur correspondant au tibia et comprise entre le grasset et le jarret du cheval. De Unterschenkel m •Muskel des Hinterbeins, direkt über dem Sprunggelenk Es pierna Ca cama La Crus
Gasterophilus > bot fly (horse ~)
Gasterophilus equi / intestinalis Fr Gastrophilus equi / intestinalis De Pferdemagenbiesfliege f
gastric juice Fr suc gastrique m De Magensaft m Es jugo gástrico
gastritis •Inflammation of the lining of the stomach. Fr gastrite f •Inflammation de la muqueuse de l'estomac. De Magenkatarrh m ; Gastritis f ; Magenentzündung f Es gastritis
gastrocnemius m. Fr m. gastrocnémien m ; muscles jumeaux de la jambe m pl anc •Il possède deux corps charnus et forme, avec le muscle soléaire, le muscle triceps sural dont le tendon terminal entre dans la constitution du tendon calcanéen. De zweiköpfiger Wadenmuskel m La M. gastrocnemius
gastrocnemius tendon Fr tendon gastrocnémien ; tendon des jumeaux de la jambe anc De Sehne des zweiköpfigen Wadenmuskels f
gastroscopy Fr gastroscopie f De Magenspiegelung f ; Gastroskopie f •Untersuchung des Mageninneren mit einem Endoskop
gate •A gate that is to be opened in some westernriding competitions. > other entry Fr barrière f > autre inscription De Tor ne •Hindernis beim Trail (Westernreiten) Es puerta
gate ; fence (vertical ~) •An upright jumping obstacle looking like a fence around a field, paddock or park. > other entry Fr barrière f •Le mot barrière désigne ici un obstacle vertical composé de barres ou de planches disposées horizontalement ou verticalement et rappelant une clôture autour d'un champ ou d'un parc. > autre inscription De Tor ne ; Gatter ne ; Barriere f Es barrera Ca barrera f
gate crew r Fr préposés à la barrière m pl c De Startmannschaft f ; Starthelfer m pl
gauze Fr gaze f De Gaze f ; Flor m Es gasa
gd > good
gear > tack ; tackle
geld v ; castrate v Fr castrer ; châtrer ; hongrer De kastrieren ; legen Es castrar ; capar ; émascular
gelded horse > gelding
gelder Fr hongreur m •Personne qui castre les chevaux. De Kastrierer m Es capador
Gelderland Horse breed Fr gelderland ; cheval du Gelderland •D'origine hollandaise. De Gelderländer m
gelding ; gelded horse ; castrated horse •A male horse, at any age, that has no testicles left, or whose testicles are atrophied and not functioning. Fr hongre m ; cheval castré / châtré •Cheval mâle n'ayant plus de testicules, ou ayant des testicules atrophiés et non fonctionnels. De Wallach m Es caballo castrado / capón Ca cavall castrat ; capó It cavallo castrado Ne ruin ; gecastreerd maennelijk paard
gemelli muscles Fr muscles jumeaux ; muscles jumeaux du bassin anc De Zwillingsmuskeln m pl La Musculi gemelli
gene Fr gène m De Gen ne Es gen(e)
genealogy > pedigree Fr généalogie f > pedigree De Genealogie f Es genealogía
general condition Fr état général m De Allgemeinzustand m
generalized edema / oedema > anasarca
genet > hinny
genetic adj ; genetics n pl (treated as sing.) Fr génétique f ou adj De Entwicklungslehre f ; Genetik f Es genético
genetics > genetic
genital organ Fr organe génital m pl: organes génitaux De Geschlechtsorgan ne ; Fortpflanzungsorgan ne
genitofemoral nerve Fr nerf génito-fémoral De Oberschenkelgeschlechtsnerv m ; Scham-Schenkel-Nerv m La Nervus genitofemoralis
genotype Fr génotype m De Genotyp m ; Erbtypus m Es genotipo
genu valgum > knock-knees
German rein ; Market Harborough •This is rather a martingale, two strips are passing through the bit rings and fastening onto the reins (which are directly attached to the bit rings) by means of metal dees. A downward pressure is applied only when the horse throws the head upwards. In Germany it is known as the « English rein ». De Köhlerzügel m ; Thiedemann-Kombination f •besteht aus einem Halsriemen, der einen Riemen hält, der zwischen den Vorderbeinen des Pferdes hindurch vom Sattelgurt kommt, dann geteilt wird, jeweils durch einen Trensenring gefädelt und in speziellen Haken am Zügel befestigt wird. Es martingala alemana
gestation Fr gestation f De Trächtigkeit f Es gestación
get in the saddle v Fr monter (en selle) ; mettre en selle (se ~) De aufsitzen Es subir a la silla
get on one's high horse v Fr monter sur ses grands chevaux •Grande colère ou réaction similaire. Au

Moyen-Âge, âge auquel on impute toutes sortes de choses, les seigneurs passent pour avoir mis leurs palefrois de côté pour monter sur leurs grands chevaux s'il y avait bataille. > *palefroi* De sich aufs hohe Roß setzen Es subirse a la parra

get the tongue over the bit *v* Fr passer la langue sur l'embouchure ; lâcher son mors Bel De Zunge über das Gebiß nehmen *(die ~)* Es poner la lengua sobre el freno

Getah virus disease De Getah-Virus-Erkrankung *f* Es getah

Giara Pony *breed* Fr poney de la Giara •Race d'origine italienne. De Giara-Pferd *ne*

Gidran *breed* ; Hungarian Anglo-Arab horse Fr anglo-arabe hongrois *race* ; gidran De Gidran *m* Es gidranés

gimmick wagering Fr pari exotique •Tous les paris faits sur deux chevaux ou plus. De exotische Wetten *f pl*

gingiva ; gum Fr gencive *f* De Zahnfleisch *ne* La Gingiva

girth *n* ; cinch Fr sangle *f* De Gurt *m* ; Gurtriemen *m* ; Bauchgurt *m* Es cincha Ca cingla

girth *v* ; tighten the girth *v* Fr sangler De gurten ; nachgurten ; Gurt anziehen Es cinchar

girth *west.* ; cinch *west.* •Normally attached on one side by its buckle to the off-billet (already fixed to the saddle), and on the other side by the cinch / tie strap (already fixed to the saddle) which passes through the ring of its second buckle. Fr sangle *west.* •Pour la selle western, la sangle proprement dite comporte une boucle de métal à chacune de ses extrémités, c'est par ces boucles qu'elle est attachée à deux courroies déjà attachées à la selle. De Westernsattelgurt *m* Es cincha

girth (strap) > saddle girth

girth cover ; cinch cover *west.* Fr couvre-sangle *m* ; gaine de sangle *f* De Sattelgurtüberzug *m* Es cubierta de la cincha

girth gall •A sore that quite often forms just behind a horse's elbow. Fr plaie de sangle De wundgeriebene Stelle in der Gurtenlage *f*

girth place ; heart girth •Area where the girth is applied. Fr passage des sangles •Région du torse du cheval où l'on passe les sangles, tout juste en arrière des coudes. De Gurtenlage *f* Es cinchera

girth strap *class.* •To which the girth is buckled on the saddle. > *off-billet* Fr contre-sanglon *m class.* •Courroie trouée fixée à la selle et sur laquelle vient s'attacher la boucle de métal de la sangle. > *courroie de sangle* De Gurtschnalle *f* Es latiguillo Ca cinglador

girth's circumference ; circumference of chest Fr tour de sangle / poitrine *m* ; périmètre thoracique *m* De Gurtumfang *m* ; Gurtentiefe *f* ; Brustumfang *m* Es perímetro torácico ; circunferencia del pecho

give *v* Fr céder •Le cheval cède à une pression (de la jambe, par exemple). Il cède aussi lorsqu'il répond positivement à toute autre sollicitation en laissant tomber une défense, une résistance ou une simple raideur. Le cavalier ou le meneur cède lorsqu'il relâche cette contrainte, cette pression ou cette sollicitation. Naturellement, on peut aussi dire que l'un ou l'autre cède lorsqu'il abandonne et ne fait plus d'efforts positifs, mais ce n'est pas le sens dans lequel le verbe céder est normalement utilisé. De nachgeben ; sich am Gebiss abstoßen •Reaktion des Reitpferdes

give the signal to start *v* Fr donner le départ De Startzeichen geben *ne* Es dar la salida Ca donar la sortida

give way to the leg *v* Fr céder à la jambe De Schenkel weichen

glanders (cutaneous ~) Fr farcin *m* •Morve cutanée, lorsque la maladie n'a que des manifestations cutanées, les fosses nasales n'étant pas atteintes. Attention de ne pas l'assi-miler au terme anglais « farcy ». De kutaner Rotz *m*

glanders (equine ~) •Caused by Pseudomonas mallei. > *farcy* Fr morve *f* •Maladie d'origine microbienne très grave et très contagieuse. Des Foyers de suppuration apparaissent dans la cloison médiane du nez et ailleurs sur le corps. > *farcin* De Rotz *m* ; Rotzkrankheit *f* ; Mürde *f* Es muermo La malleus

glans penis Fr gland du pénis *m* De Eichel *f* Es glande La Glans penis

glass-eye > wall-eye ; walleye

glossy coat Fr robe brillante / lustrée De glänzendes Haarkleid / Fell *ne* Es pelo brillante

glove Fr gant *m* De Handschuh *m* Es guante

gluteal artery / arteries (cranial // caudal ~) *sg / pl* Fr artère(s) glutéale(s) (crâniale(s) // caudale(s)) De Kruppenarterie(n) (kraniale // kaudale ~) *f (pl)* ; Gesäßarterie(n) (kraniale // kaudale ~) *f (pl)* La Arteria glutea / glutaea (cranialis // caudalis)

gluteal fascia Fr fascia glutéal De Kruppenfaszie *f* La Fascia glutea

gluteal nerve (cranial // caudal ~) Fr nerf glutéal (crânial // caudal) ; nerf fessier (antérieur // postérieur) *anc* De Gesäßnerv (vorderer // hinterer ~) *m* La Nervus gluteus / glutaeus (cranialis // caudalis)

gluteal region Fr région glutéale *f* ; région de la fesse De Hinterbackengegend *f* ; Gesäßgegend *f* ; Glutäalregion *f* La Regio glutea / glutaea

gluteus accessorius m. Fr m. fessier accessoire De zusätzlicher Kruppenmuskel *m* La M. gluteus accessorius

gluteus maximus m. > superficial gluteal m.

gluteus medius m. Fr m. fessier moyen ; m. gluteus medius De mittlerer Kruppenmuskel / Gesäßmuskel *m* La M. gluteus medius

gluteus profundus m. ; deep gluteal m. Fr m. fessier profond De tiefer Kruppenmuskel *m* La M. gluteus profundus

gluteus superficialis m. > superficial gluteal m.

glycerin Fr glycérine *f* De Glycerin *ne* Es glicerina La glycerinum

go behind the bit > *ball-up* De hinter dem Zügel gehen

go to the post *v r* Fr rendre à la barrière de départ (se ~) De zum Start gehen

goat knee ; buck(ed) knee •Knee inclines forward, in front of a plumb line, when viewed from the side. Fr genou brassicourt ; genou arqué De vorbiegig *adj*

goggles Fr lunettes protectrices De Schutzbrille *f*

gogue Fr gogue *m* •Variété de chambon. De Gogue *ne* •Hilfszügel, die nicht nur am Sattelgurt befestigt sind und an bzw. durch die Trensenringe geführt werden, sondern einen zusätzlichen Haltepunkt am Genickstück des Trensenzaums haben.

going (of the track) > track condition

goiter > goitre

goitre *Brit* ; goiter *USA* Fr goitre *m* De Kropf *m* ; Schilddrüsenwucherung *f* Es bocio

golden Fr doré De goldfarbig ; golden

golden bay •Golden yellowish-brown bay coat. Fr bai doré •Robe baie avec des reflets dorés. De goldbraun *adj* Es bayo dorado

golden chestnut Fr alezan doré De Goldfuchs *m* Es alazán oro / dorado

golden spot *hr* •Just behind the leader, that is cutting the wind, and close enough to keep a strong bid in the home stretch. Fr position idéale *ca* •Derrière le meneur, qui coupe le vent, et qu'on pourra chercher à dépasser dans le dernier droit. De ideale Position im Feld hinter dem Führenden *f*

gonitis ; goneitis •Inflammation or arthritis of the knee, stricto sensu the femorotibial (stifle) joint, but seems to be also applied to the forelimb. Fr gonite f De Kniegelenkentzündung f Es gonitis

good ; gd r abbr •r: The physical condition of the track at a given time. Fr bonne f •c: État de la surface de la piste à un moment donné. De gut

good action Fr allure énergique De viel Gang ; gute Aktion f Es buena acción

good and easy seat ; supple seat Fr assiette souple et élastique De geschmeidiger Sitz m Es asiento elástico / flexible

good bone ; plenty of bone (1) •Good density of bone. 1) Usually (but not necessarily) applied to the legs. Fr bonne ossature De viel Knochen

good mouth Fr bonne bouche •Se dit d'un cheval qui obéit bien au mors. De gutes Maul ne Es buena boca

good seat Fr bonne assiette f De guter Sitz m Es asiento correcto

good seat (rider with a ~) Fr bonne assiette (cavalier ayant une ~) ; bien en selle (cavalier ~) De gut sitzender Reiter m Es bien sentado (jinete ~)

good start ; fair start Fr bon départ De guter Start m ; fairer Start m

good through the jowl De viel Ganaschenfreiheit

goose rump ; jumping rump •The rump inclines sharply downwards, the slope of the pelvis being significantly greater than 30 degrees with the horizon. > sloping croup Fr croupe en pupitre ; croupe avalée ; croupe abattue •Trop oblique. > croupe inclinée De abschüssige Kruppe f Es grupa de ganso / pollo

gooseneck trailer Fr semi-remorque f De Sattelanhänger m Es acoplado de quinta rueda

gorse ; furze Fr ajonc m De Stechginster m ; Ginster m Es aulaga

Gotland Pony breed ; Swedish Pony Fr poney du Gotland race suédoise De Gotlandpony ne

government levy / take-out Fr prélèvement (du gouvernement) m De gesetzliche Steuer f ; staatliche Abgabe f

gracilis m. Fr m. gracile ; m. droit médial de la cuisse anc ; m. droit interne anc De schlanker Schenkelmuskel m ; oberflächlicher Einwärtszieher des Schenkels m La M. gracilis

Grackle noseband > cross-over noseband

graded (shoe) pad ; degree pad Fr coussinet (de pieds) à degrés De abgestufte Hufeisenunterlage f

grains Fr grains m pl De Hartfutter ne Es granos

Grand Prix Fr Grand Prix m De Großer Preis m Es Gran Premio Ca Gran Premi

Grand Prix de Dressage Fr Grand prix de dressage De Große Olympische Dressurprüfung f Es Gran Premio Olímpico de Doma

Grand Prix Jumping (Event) Fr Grand prix de sauts d'obstacles De Grand-Prix-Springen ne Es Gran Premio de Saltos de Obstáculos

Grand Prix Special Fr Grand prix spécial De Grand-Prix-Special ne Es Gran Premio Especial Ca Gran Premi Especial

granddam > second dam

granddaughter Fr petite-fille De Enkelin f Es nieta

grandsire Fr deuxième père m ; grand-père m De Großvater m Es abuelo

grandson Fr petit-fils De Enkel m Es nieto

grandstand Fr estrade des spectateurs f ; grande estrade ; tribune principale f De Haupttribüne f Ne tribune

granulation tissue (excess ~) ; proud flesh Fr tissu cicatriciel (excédentaire) m ; granulation (tissu de ~ excédentaire) f ; bourgeon charnu m ; granulation

fongueuse f De Granulationsgewebe (überschüssiges~) ne ; wildes Fleisch ne

grass Fr herbe f De Gras ne ; Rasen m Es hierba ; yerba

grass (at ~) Fr pré (au ~) m ; prairie (en ~) f ; herbe (à l'~) f De Gras (auf ~)

grass course / track ; turf course / track Fr piste de gazon c ; piste en herbe c De Grasbahn f Es pista de pasto / grama Ne grasmat ; renwereld

grass family Fr graminées f pl De Süßgräser ne pl La Gramineae

grass foal > weanling

grass horse tr ; turf horse Fr cheval de courses au galop sur gazon De Pferd, das auf Gras geht ne Es caballo de carrera en la pista de pasto

grass race > turf race

gravel > abscess (in a hoof)

gray > grey

graze v ; pasture v Fr brouter ; pâturer ; paître De grasen Es pastar ; pacer

grazing grounds > pasture

grease for hoofs > hoof grease

grease heel > cracked heels De schuppiges Ekzem in der Fesselbeuge ne Es talón graso

grease the hooves v Fr graisser les sabots De Hufe fetten m pl

great metatarsal > metatarsal bone (large / third ~)

great-granddam > third dam

greater trochanter (of the femur) Fr grand trochanter m ; großer Rollhügel m ; großer Umdreher m Es trochanter mayor La Trochanter major

green (broke) adj (n) •Completely green, unhandled, inexperienced and with no training at all. « Green broke » suggests a little training, e.g. being ridden a few times or only « broken ». « Green » also applies to an untimed (i.e. not competed against the clock) trotter or pacer. It is also used for hunters that are already performing but do require more training. « Green » may also be said of the rider. De angerittten adj ; grün

green fodder Fr fourrage vert ; vert De Grünfutter ne Es forraje verde

green horse •r: A horse that has not raced or has raced only a few times. Fr cheval débutant De grünes Pferd ne ; rohes Pferd ne Es caballo crudo / redomón

grey Brit ; gray USA •Varying mosaic of white and coloured hairs growing from a dark hide. With the age, the coat becomes lighter and changes from patterns and shades, as the percentage of white hairs increases. If the colour is permanent it will rather be described as roan. Fr gris •Poils noirs (ou presque) et blancs (ou presque), mélangés sur une peau foncée. Le qualificatif de gris peut s'appliquer aussi bien aux chevaux dont la couleur de la robe n'est pas permanente et devient de plus en plus pâle avec l'âge, qu'à ceux dont la robe est permanente, ce qui n'est pas le cas pour « grey ». De Schimmel m veränderlich, dunkel geboren ; schimmelfarbig adj Es tordo Ca tord

grey-ticked ; rabicano •White hairs sparsely distributed through the coat. Fr rubican adj ou m •Se dit du cheval ou de la robe présentant des poils blancs qui ne sont jamais assez nombreux pour changer la couleur du fond de la robe. De Rabicano m ; stark stichelhaariger Schimmel m Es rubicán

greyhoundy > herring gut

greyish area •Area with enough white hairs to give a greyish appearance. Fr grisonné adj ou n •Zone ou robe dans laquelle les poils blancs sont assez nombreux pour donner une apparence grisâtre. De schimmelige Stelle f

grind the teeth v Fr grincer des dents De knirschen (mit den Zähnen ~) Es rechinar las dientes

grinder > molar

grinders > molars ; molar teeth
grinding surface > dental table
Groningen Horse breed Fr groningue ; cheval de Groningue •Race hollandaise. De Groninger m Es caballo de Groninga
groom ; lad (1) •1) r: A lad looks after racehorses, rides them out and accompanies them to race meetings. > *stable boy* Fr palefrenier m f: palefrenière > *garçon d'écurie et garde d'écurie* De Pferdepfleger m Es mozo de caballos ; palafrenero ; caballerizo *criados* Ca palafrener Ne palfrenier
groom v Fr panser De putzen Es limpiar
groom a horse v Fr prendre soin d'un cheval ; soigner un cheval De Pferd putzen (ein ~)
groom horses v Fr prendre soin de(s) chevaux ; soigner des / les chevaux De Pferde putzen ne pl Es cuidar los caballos ; asear los caballos
grooming Fr pansage m De Putzung ne ; Pflege f Es aseo ; limpieza
grooming glove Fr gant de massage De Putzhandschuh m
groove Fr rainure f De Rinne f ; Furche f Es ranura ; canal
gross prize money Fr montant brut distribué en prix m De Bruttopreisgeld ne
ground border > bearing edge (of the wall of the hoof)
ground rail Fr barre (déposée sur le sol) De Bodenstange f •Stange, die vor dem Hindernis beim Absprung auf dem Boden liegt Es riel de tierra
ground surface (of a shoe) Fr face inférieure (d'un fer) De Bodenseite des Hufeisens f
ground tie v •West. : To have the horse standing still with the reins touching the ground, without being tied to a rail or post. De Ground-tie •Stillstehen des Pferdes, wenn die Zügel auf dem Boden liegen. West. : Absteigen, Umkreisen und Aufsteigen des stillstehenden, nichtangebundenen Pferdes Es amarrar al piso / en tierra
ground work > work in hand
grounds of a race track / course Fr enceinte d'un hippodrome f De die abgeschlossenen Bereiche einer Rennbahn
growth of the hoof wall Fr avalure f ; pousse f •Croissance de la muraille du sabot. De Nachwachsen ne des Hufes ; Wachsen ne ; Wachstum ne
grulla ; **grullo** > mouse-dun ; mouse-coloured
guard-rail / guardrail > take-off pole
gullet (of a saddle) Fr liberté de garrot f ; gosier (d'une selle) m west. De Sattelknopf m ; Kissenkanal m ; Kammer f
gum > gingiva
gut > intestine
gut lining ; intestinal mucosa Fr muqueuse intestinale De Darmschleimhaut f
guttural pouch Fr poche gutturale f •Cavité située de part et d'autre du pharynx et s'ouvrant dans celui-ci par une fente d'environ trois centimètres de long. De Luftsack des Pferdes m
gymkhana Fr gymkhana m De Gymkhana ne •ein Reiterspiel Es gymkhana
habit Fr habitude f De Angewohnheit f ; Gewohnheit f Es habito
habronemiasis •A disease caused by the nematodes Habronema muscae, H. majus (also called H. microstoma) or Draschia megastoma (also called Habronema megastoma). > *cutaneous habronemiasis* Fr habronémose f De kutane Habronemose f ; Sommerwunde f Es habronemiasis
hacienda Fr hacienda f De Hazienda f ; Landgut ne Es hacienda

hack •class.: Type of refined riding horse with good conformation, manners and action. Fr cheval de promenade De Promenadenpferd ne ; Hack m Es caballo de paseo
hackamore •The true hackamore consists of a bosal, along with a mecate as reins, a fiador as throat latch which also prevents the bosal from bumping against the lower jaw, and a lightweight latigo headstall that may be slit to be passed over an ear. It may also be made more secure by a cavesada as a browband. Fr hackamore m ; jaquima f •Le véritable hackamore comporte un bosal. On désigne parfois sous le nom de hackamore mécanique une bride sans mors qui agit sur le chanfrein le plus souvent par l'intermédiaire de branches agissant comme levier. De Hackamore / Hackemore ne Es jáquima
hacking > pleasure
Hackney (Horse) breed Fr hackney •Race d'origine britannique. De Hackney m Es hackney
Hackney (Pony) breed Fr hackney (poney) •Race d'origine britannique. De Hackney-Pony ne
haematoma Brit ; hematoma USA Fr hématome m •Hémorragie qui reste sous la peau. De Bluterguß m ; Hämatom ne Es hematoma
haematuria Brit ; hematuria USA Fr hématurie f •Présence de sang dans les urines. De Harnblutung f ; Hämaturie f Es hematuria
haemorrhage Brit ; hemorrhage USA Fr hémorragie f De Blutung f ; Hämorrhagie f Es hemorragia
haemorrhagic purpura Brit ; hemorrhagic purpura USA Fr purpura hémorragique m De hämorrhagische Blutfleckenkrankheit / Purpura f Es púrpura hemorrágica La purpura haemorrhagica
Haflinger (Pony) breed Fr haflinger •Race originaire du Tyrol. De Haflinger m
hair (a ~) Fr poil (un ~) m De Haar ne Es pelo It pelo Ne haar La Pilus pl: Pili
hair follicle Fr follicule pileux •Les follicules pileux assurent la régénération des poils du cheval. De Haarfollikel ne ; Haardrüsengrübchen ne Es folículo piloso
hairworm ; stomach hairworm Fr ver capillaire De Magenfadenwurm m ; Haarmagenwurm m Es tricostróngilo La Trichostrongylus axei
half (blinker) cup Fr demi-gobelet (d'oeillère) m De Halbschalen-Scheuklappe f
half of arena Fr demi-manège m De halbe Bahn f
half pirouette renversée •Rotation, at the walk, through 180 degrees around a foreleg serving as a pivot. Fr demi-pirouette renversée f •Pivot, au pas, de 180 degrés autour d'un des antérieurs. De Kurzkehrtwendung auf der Vorhand f Es media pirueta inversa
half round hardy ; curved metal bevel ; heel cutter hardy Fr biseau métallique courbé ; tranche(t) coupe-éponge / à éponges f De halbrunder Abschröter m
half spoon cheek Fr filet demi-spatule De Trabertrense f ; Fahrtrense f ; Halbknebeltrense f •Bei der Fahrtrense gibt es nur einen unteren Knebel.
half volte reversed Fr demi-volte renversée f •On quitte la piste en prenant une oblique, puis on fait la moitié d'une volte pour venir la reprendre à l'autre main. De Kehrtvolte in die Ecke hinein, statt aus der Ecke heraus geritten Es media vuelta inversa / reversa Ca mitja volta inversa
half-bar shoe •A bar extends from one of the branches of the shoe. A full bar shoe has a bar across both heels of the shoe. Fr fer à demi-traverse De Halb-Herz-Hufeisen ne •Hufeisen bei dem im Schenkelende verlängert und zur Unterstützung über den Strahl geborgen ist
half-bred •A horse with only one parent being considered as purebred. Also applies to a thoroughbred horse that is not eli-

gible for entry in the « General Stud Book ». Fr demi-sang m De Halbblut ne ; Halbblüter m Es media sangre ; cruzado ; mestizo Ca mitja sang It mezzo sangue Ne halfbloed

half-brother (1) •1) Usually applied only for horses having the same dam. Fr demi-frère m (1) ; frère utérin m •1) Se dit habituellement uniquement pour des chevaux qui ont la même mère. De Halbbruder m Es medio hermano ; hermanastro

half-chaps ; leggings Fr demi-jambières f De Half-Chaps m pl ; Mini-Chaps m pl Es chaparreras a la mitad

half-circle Fr demi-cercle m De halber Zirkel m Es semicírculo Ca semicercle

half-halt Fr demi-arrêt m ; demi-parade f anc •Suite à l'action de tout le corps du cavalier afin de provoquer un bref instant de rassemblement, de « suspension » ou « d'arrêt (parade) », pour augmenter / reprendre l'attention et l'équilibre du cheval. De halbe Parade f Es media parada ; semi parada Ca mitja parada ; semiparada It mezzo arresto Ne halve parade

half-mile pole / post r Fr poteau au demi-mille c De Pfosten, der sich einer halbe Meile vor dem Ziel befindet

half-moon mouthpiece > mullen mouth(piece) ; mullen-mouth(ed) bit

half-pass n •The horse travels sideways and forwards, head slightly turned in the direction of the movement, shoulders preceding the haunches. Fr appuyer m •Exercice dans lequel le cheval se déplace latéralement, les antérieurs et les postérieurs sur deux pistes distinctes. De Traversale f Es apoyo Ca diagonal de costat It appoggiare Po ladear Ne appuyeren

half-pass v Fr appuyer v De seitwärts treten Es apoyar

half-pass in canter n Fr appuyer au galop m De Galopptraversale f Es apoyo al galope

half-pass on the diagonal (of the arena) n Fr appuyer sur la diagonale (du manège) m De Traversalverschiebung f

half-pirouette •Executed through 180 degrees, around the inside hindleg. > half-turn on the hocks Fr demi-pirouette f •Pivot de 180 degrés, autour d'un postérieur qui doit demeurer le plus immobile possible. > demi-tour sur les hanches De Kurzkehrtwendung f ; halbe Pirouette f Es media pirueta Ca mitja pirueta It mezza pirueta Po meia pirueta Ne halve pirouette

half-round half-swedge horseshoe > fuller(ing) Fr fer demi-rond demi-rainure •Fer demi-rond dont la rainure n'occupe qu'une branche de la face (inférieure) arrondie. > rainure (d'un fer) De Half-Swedge-Hufeisen ne •Hufeisen mit halbrunder Bodenfläche an einem Schenkel und Falz am anderen Schenkel

half-round horseshoe > fuller(ing) Fr fer demi-rond •Habituellement un fer dont la face inférieure est arrondie et la face supérieurs plate. Il peut toutefois n'y avoir qu'une seule des rives de la face inférieure qui soit arrrondie. > rainure (d'un fer) De Hufeisen mit halbrunder Bodenfläche

half-seat Fr demi-assiette f De leichter Sitz m ; Entlastungssitz m

half-shoe •The half-shoe protects the toe of the hoof and leaves the heels bare. Fr demi-fer m De Halbmondeisen ne •wird nur unter der Zehe aufgenagelt, es fehlen die hinteren Schenkel

half-sister (1) •1) Usually applied only to horses having the same dam. Fr demi-soeur f (1) ; soeur utérine f •1) Se dit habituellement uniquement pour des chevaux qui ont la même mère. De Halbschwester m Es media hermana ; hermanastra

half-swedge shoe > fuller(ing) Fr fer demi-rainure ; fer à rainure sur une seule branche > rainure (d'un fer)

half-turn Fr demi-tour m De Kehrtwendung f It deitro front Ne keertwending

half-turn on the hocks / haunches / quarters ; rollback west. •Executed through 180 degrees. > half-pirouette Fr demi-tour sur les hanches m •Pivot de 180 degrés. > demi-pirouette De Hinterhandwendung f

half-volt ; half volte Fr demi-volte f •La moitié d'une volte, on revient reprendre la piste, à main opposée. De Kehrtvolte f ; halbe Volte f Es media vuelta Ca mitja volta

half-white coronet Fr trace de balzane demi-circulaire De halbweiße Hufkrone f

halt n Fr arrêt m > parade De Halten ne ; Stehen ne Es parada ; alto It arresto Ne halth ouden

halt n •The horse has come to an halt on the bit and in good balance. Fr parade f •Arrêt, en équilibre, du cheval, comme à l'intérieur ou au milieu de sa marche. De Parade (ganze ~) f ; Stehen ne ; Durchparieren ne Es parada Ca parada It paresto Po parada Ne parade

halt v ; stop v Fr arrêter De anhalten Es parar ; pararse

halt (on the bit and in good balance) v Fr arrêter (ferme et en équilibre) > parade De anhalten (am Gebiss und gut ausbalanciert ~) Es parar en firme

halt on a loose rein Fr arrêt libre De Stehen am hingegebenen Zügel ne

halt through walk n Fr halte en passant par le pas f De durch den Schritt zum Stehen durchparieren

halter ; head halter / collar / stall Fr licol ; licou m De Halfter ne Es ronzal ; cabestro ; almartigón Ca ronsal

halter v Fr mettre un licou De Halfter anlegen ne ; halftern Es encabestrar

halter class Fr classe de (présentation au) licou De Halter-Prüfung f ; Halter-Klasse f ; Schauklasse f •Bestandteil von Westernprüfungen Es pose

hame Fr attelle f De Kumtbügel m ; Kumtfeder f Es horcate

hame dee / terret Fr anneau d'attelle m ; anneau pour guides ; clef d'attelle f De Leinenauge am Kumtbügel ne ; Leinenring am Kumtbügel m

hame strap Fr courroie d'attelles f De Kumtgürtel m

hame tug Fr boucleteau de trait De Strangstutzen m

hame tug buckle Fr boucle à mancelles att De Strangstutzenschnalle f

hammer (of the ear) Fr marteau (de l'oreille) m ; malleus m De Hammer (des Ohres) m Es martillo La Malleus

hammer (shoeing / driving / nailing ~) Fr brochoir m ; marteau de maréchal-ferrant ; mailloche f (1) •Pour enfoncer les clous. 1) Parfois présentée comme n'ayant pas d'échancrure (nommée « oreilles » ou « panne ») servant à arracher ou à couper les clous en les tordant. De Hufbeschlaghammer m Es martillo de herrador ; clavor It martello de ferrare

hamstring muscles •Caudal thigh muscles: semimembranous, semitendinous and biceps femoris. Fr muscles ischio-tibiaux •Semi-membraneux, semi-tendineux et biceps fémoral. De lange Sitzbeinmuskeln m pl •hintere Skelettmuskeln des Oberschenkels : Plattsehnenmuskel, Halbsehnenmuskel und zweiköpfiger Oberschenkelmuskel

hand •A 4-inch (10.16 cm) unit measuring the height of a horse. Fr main m Can. •Mesure (valant 4 pouces ou 10,16 cm) de la taille d'un cheval. De Hand f •Längenmaßeinheit Es mano

hand grip Fr poignée f De Händedruck m ; Handgriff m

hand hold ; handhold Fr poignée de guide De Haltegriff m ; Halteriemen m

hand service / covering Fr saillie assistée ; monte en main De Sprung aus der Hand m Es monta a mano

handicap n •May be a weight or time handicap, or design the race for which a weight handicap has been fixed. Fr handicap m •Peut être un handicap de poids ou de temps qui sert à niveler les chances entre les concurrents. Peut désigner la position d'un cheval à la barrière de départ d'une course. De Ausgleich m Es handicap Ne handicap

handicap v •1) Assigning a given horse some sort of disadvantage (a handicap) according to the pertaining formula. 2) Estimating the odds, through comparative data, that each horse has to win something in a given race. Fr handicaper •1) Assigner un désavantage (un handicap) selon la formule applicable dans la situation. 2) Estimer les chances de gain entre plusieurs participants à une course. De ausgleichen •Festsetzen des zu tragenden Gewichts im Rennen

handicap according to rating Fr handicap de catégorie De Ausgleich gemäß Rating m

handicap race Fr course avec handicap De Ausgleichsrennen ne ; Handicap ne ; Ausgleich m

handicap weight Fr poids de handicap m De Ausgleichsgewicht ne Es peso de handicap

handicapper •Person, possibly an official, rating the horses according to their chances of winning something in a given race. Fr handicapeur m ; sélectionneur m •Personne qui fait des choix entre les participants à une course en leur attribuant une cote, cette personne peut être embauchée officiellement pour ce faire. De Ausgleicher m ; Handicapper m Ne handicapper

handiness of the horse Fr maniabilité du cheval f De Durchlässigkeit des Pferdes f Es manejabilidad del caballo Ca manejabilitat del cavall

handle r •The total amount wagered, be it on a race, on a daily racing programme, or an entire season. Fr paris (montant total des ~) m pl (m) De Umsatz m ; Wettumsatz m

handle (file / rasp ~) Fr manche de râpe De Stiel (Feilen / Raspel ~) m ; Heft (Feilen / Raspel ~) ne ; Griff (Feilen / Raspel ~) m

hands (action of the ~) •One of the natural aids for riding or driving a horse. Fr mains (action des ~) f pl (f) •Une des aides naturelles pour solliciter un cheval. De Zügelhilfen f pl Es riendas (ayuda de ~) ; manos (acción de ~) Ca mans (ajut / acció de ~)

hands (high) ; hh abbr •Height of a horse from top of withers to the ground. Fr mains f pl Can. •Taille d'un cheval, du sol au sommet de son garrot. De Stockmaß in Händen ne •Die Höhe des Pferdes vom Widerrist zum Boden

hang out the tongue v Fr sortir la langue De Zunge herausstrecken f Es arrastrar la lengua ; sacar la lengua

hanger ; suspender Fr support m De Hosenträger m

hanging rein ; floating rein Fr rêne flottante f ; rêne en guirlande De loser Zügel m Es rienda suelta

Hanover Horse; Hanoverian (Horse) breed Fr hanovrien •Race d'origine allemande. De Hannoveraner m Es hannoveriano

hard hat > cap (hunting / skull / jockey's ~)

hard mouth ; poor mouth •A mouth more or less insensible to the bit. Fr bouche dure ; fort en bouche adj •S'applique au cheval peu sensible à l'action du mors. De hartes Maul ne Es boca dura

hard palate Fr palais dur De harter Gaumen m La Palatum durum

Harddraver > Friesian (West ~)

hardy pl: hardies •A cutting off tool mounted in the anvil and used to cut hot or cold stock. Fr tranche(t) (d'enclume) f (m) De Amboßschröter m Es tajadera

hardy / hardie hole ; toolhole •A square hole in the face on an anvil. Fr oeil porte-outils m ; oeil carré ; mortaise f •Trou carré dans la table d'une enclume. De Loch (für den Abschröter) ne Es ojo (para los suplementos)

hardy for cold // hot cutting Fr tranche(t) à froid // à chaud De Abschröter zum kalten // heißen Abschroten m

harmonious use of aids Fr accord des aides m •Complémentarité et équilibre entre les différentes aides pour obtenir le mouvement recherché. Les aides ne doivent surtout pas avoir des effets antagonistes les unes par rapport aux autres, ce qui ne peut que créer de la confusion. De Zusammenwirken der Hilfen (harmonisches ~) ne ; harmonische Hilfengebung f Es acuerdo de ayudas Ca acord d'ajuts

harness > tack ; tackle

harness (up) v ; put the reins on a horse v ; put on the harness v Fr harnacher De aufschirren ; anschirren ; anspannen Es aparejar It bardare ; mettere i finimenti

harness bag Fr sac à harnais m De Geschirrtasche f

harness driving Fr attelage (conduite d'un ~) m (f) ; menage m De Fahren (mit Gespannpferden) ne

harness race Fr course attelée De Trabrennen ne ; Trabfahren ne Ne drafkoers

harness racing •In North America, harness races are held both at trot and at pace. In other parts of the world, races at trot are not always held harnessed. 1) In Germany, harness racing is held only at trot and named accordingly « Trabrennen », but a colloquial « Pacer-Rennen » is also used. Fr courses attelées ; courses sous harnais De Trabrennen ne (1)

harness-maker Fr bourrelier m ; harnacheur m •Fabricant de harnais. Le mot harnacheur peut aussi s'utiliser pour celui qui harnache les chevaux. De Riemer m ; Geschirrmacher m Es talabartero ; guarnicionero Ca guarniment

harnessed team Fr attelage m •Ensemble des chevaux attelés à une voiture. De Gespann ne Es arueses ; jaeces ; enganche ; tiro

harnessing •The actions performed or ways used to harness horses. Fr attelage m •Action ou manière d'atteler. De Anspannung des Wagenpferdes f Es atalaje

haunch > hip

haunches-in ; quarters-in Fr hanches en dedans De Hanken-herein Es grupa adentro Ca gropa endins

haute école Fr haute école f •Travail des allures relevées: passage, piaffé, pirouette, levade etc. De hohe Schule f Es alta escuela Ca alta escola

haw > nictitating membrane

hay Fr foin m De Heu ne Es heno

hay bag / net Fr filet à foin De Heunetz ne Es red para heno

hay bale Fr balle de foin f De Heubündel ne ; Heuballen m Es paca de heno

hay rack Fr râtelier (à fourrage) m De Heuraufe f Es pesebre ; comedero

hazel (colour) •Said of horse's eyes: amber-coloured. Fr noisette (couleur ~) f De haselnußbraun

he-ass > donkey stallion

he-mule > mullet

head Fr tête f •Composée de trente-quatre os différents. On peut lui identifier deux parties: le crâne et la face. De Kopf m ; Haupt ne Es cabeza Ca cap It testa Ne kop La Caput

head (of a nail) Fr tête (d'un clou) De Nagelkopf m

head bumper •Protecting the top of the head, around the ears. Fr protecteur de tête ; protège-tête m •Protège le sommet de la tête, autour des oreilles. De Transportkopf-

schutz *m* Es protector para la cabeza
head cap > hood
head cap with ears ; trotting hood with ears *hr* Fr bonnet avec cache-oreilles *m* ; bonnet d'âne *m* De Haube mit Ohrenkappen *f*
head carriage Fr port de tête De Kopfhaltung *f* ; Haltung des Kopfes *f*
head groom / lad Fr chef d'écurie *m* De Stallmeister *m* ; Futtermeister *m*
head halter / collar / stall > halter
head number plate *hr* Fr plaque de tête numérotée *ca* De Halfternummer *f* ; Nummer am Halfter *f*
head of the home stretch > top of the (home) stretch
head placement Fr placer de la tête De Kopfstellung *f* ; Stellung des Kopfes *f*
head pole Fr perche de tête *f* ; baguette de tête *f* De Kopfstange *f*
head to the wall > travers
head-rope Fr longe d'attache De Anbinderiemen *m* ; Anlegeriemen *m*
headpiece ; crownpiece Fr têtière *f* De Kopfstück *ne* ; Genickstück *ne* ; Nackenriemen *m* Es testera ; nuquera Ca testera
headstall > bridle
healing Fr guérison *f* ; cicatrisation *f* •On parle de guérison d'une maladie et de guérison ou de cicatrisation d'une plaie. De Abheilung *f* ; Heilung *f* Es curación ; sanando
heart Fr coeur *m* •Son poids varie généralement autour de quatre kilos et demi, chez certains chevaux de course il peut atteindre sept kilos. De Herz *ne* Es corazón La Cor
heart bar shoe Fr fer en coeur •Fer à planche prolongée sur la fourchette. De Herzhufeisen *ne* •geschlossener, herzförmiger Hufbeschlag
heart girth > girth place
heart m. > cardiac m.
heat ; estrus USA ; oestrus Brit Fr chaleur(s) *f (pl)* ; oestrus *m* De Brunst *f* ; Rosse *f* Es estro ; celo ; calores It estro ; calore Ne bronst ; tochtigheid
heat Fr chaude *f* •Chacune des périodes de chauffage et de façonnage du fer lors de sa fabrication, lorsque celui-ci est trop froid pour être travaillé efficacement il faut une nouvelle chaude. De Lauf *m* ; Einzelrennen *ne* ; Durchgang *m*
heat > trial
heat exhaustion Fr coup de chaleur De Hitzekollaps *m* Es agotamiento por calor
heat therapy Fr thermothérapie *f* De Thermotherapie *f* Es terapia caliente
heated hay Fr foin chauffé / échauffé De erhitztes Heu *m* Es heno atabacado / recalentado
heave(s) line •Appears as the junction between the belly and the aponeurose of the external abdominal oblique muscle becomes visible in heaves. De Dampfrinne *f* ; Dämpfigkeitsrinne *f*
heaves > broken wind
heavily raced horse Fr cheval qui a participé à beaucoup de courses De oft gelaufenes Pferd *ne*
heavy ; hy *r abbr* •r: The physical condition of the track at a given time. Fr très boueuse •c: État de la surface de la piste à un moment donné. De tief
heavy draught / draft horse Fr trait lourd (cheval de ~) *m* De schweres Zugpferd *ne* Es caballo de tiro pesado
heavy horse Fr cheval lourd De schweres Pferd *ne* ; schwerer kaltblütiger Schlag *m* Es caballo pesado
heavy neck > bull neck
heavy on the forehand Fr sur les épaules •Se dit du cheval dont l'avant-main supporte une trop grande proportion de son poids. De Vorhand (auf der ~) Es sobre las manos
heavy on the hand •Said of a horse that is leaning on the bit / hand. Fr pesant sur / à la main *adj* ; appui lourd *m* •Lorsque le cheval prend un contact très fort avec le mors. De auf dem Zügel ; auf der Hand
hedge ; brush (jump) ; hurdle Fr haie *f* De Hürde *f* ; Buschhürde *f* Es seto Ca bardissa *f*
heel *anat* > bulb (of a heel) Fr talon *m anat* De Tracht *f* Es talón Ca taló
heel (of a horseshoe) Fr éponge (d'un fer) •Extrémité de la branche qui va sous les talons. De Trachtenteile (des Hufeisens) *ne pl* ; Schenkelende (des Hufeisens) *ne* Es callo
heel (of an anvil) Fr talon (d'une enclume) De Horn (eines Ambosses) *ne*
heel calk / cork Fr crampon d'éponge De Vorsprung am Ende des Schenkels des Hufeisens
heel crack Fr seime en talon De Eckstrebenhornspalte *f*
heel cutter hardy > half round hardy
heel marking (left // right ~) > white (left // right) heel
heel wedge Fr talonnette *f* •Plaque formée pour relever les talons lors du ferrage. De Fersenkeil *m*
heels too low > foot broken back Fr talons trop bas > pied à talons trop bas De nach hinten gebrochene Huf-Fessel-Achse *f* •Überstreckung durch zu spitzen Huf.
height (at withers) •The height of a horse (unless otherwise stated) is measured « at withers »: from the ground to the top of the withers. Fr taille (au garrot) *f* •Mesure habituelle de la taille d'un cheval, se mesure en mains ou en mètres, du sol au sommet du garrot. De Widerristhöhe *f* Es altura a la cruz ; alzada a / de la cruz Ca alçada de creu
height measurement Fr mesure de hauteur *f* De Höhenmaß *ne* Es medidas de alzada
height of rump Fr hauteur à la croupe *f* De Kreuzbeinhöhe *f* Es alzada a la grupa
heightening > elevation
helmet (safety / riding ~) > cap (hunting / skull / jockey's ~)
helminth •Any parasitic worm, including nematodes, cestodes and trematodes. Fr helminthe *m* •Tout ver parasite, incluant les nématodes, les cestodes et les trématodes. De Eingeweidewurm *m* ; Helminthen *pl* Es helminto
helminthiasis ; helminthinfestation Fr helminthose ; helminthiase *f* De Wurmerkrankung *f* ; Helminthose *f* Es helmintiasis
hematoma > haematoma
hematuria > haematuria
hemorrhage > haemorrhage
hemorrhagic purpura > haemorrhagic purpura
hepatic artery Fr artère hépatique De Leberarterie *f* La Arteria hepatica
hepatic vein(s) Fr veine(s) hépatique(s) De Lebervene(n) *f (pl)* La Venae hepaticae *pl*
herd Fr harde *f* De Herde *f* Es manada ; caballada
herd of colts De Hengstherde *f* Es potrada
herdholder •In a cutting competition, there is two of them, riding on each side of the herd, to keep it centred along the back fence. De Herdholder *m* •Reiter, der beim Cutting hilft, die Herde zusammenzuhalten
herding instinct Fr instinct grégaire De Herdentrieb *m* Es instinto gregario
hereditary defect > inborn defect
heredity Fr hérédité *f* De Erblichkeit *f* ; Vererbung *f* Es herencia
herring gut ; greyhoundy *adj* •Said of a horse having a mean body running upwards from girth to quarters. Fr

ventre de levrette ; ventre retroussé ; levretté (ventre / cheval ~) •Trop maigre à l'arrière, la ligne inférieure remonte vers le haut à l'arrière. De Windhundbauch m ; aufgeschürzter Bauch m Es barriga de pescado / anguilla
hh > hands (high)
high (inside // outside) rim •High rim on a horseshoe. Fr talus (en rive interne // externe) m •Rive d'un fer qui est plus élevée que l'autre. De erhöhter (innerer // äußerer) Rand eines Hufeisens m
high jump Fr saut en hauteur De Hochspringen ne Es salto de altura
high prancing gait > high stepping gait
high ringbone •Occurring around the pastern joint. Fr forme du paturon ; forme haute •Implique l'articulation entre les deux premières phalanges. De Krongelenkschale f Es sobrehueso de la cuartilla
high school horse Fr cheval de haute école De Pferd für die hohe Schule ne Es caballo de alta escuela
high set tail Fr queue attachée haut De hoch angesetzter Schweif m
high spavin •Located higher on the hock than usual. De hoher Spat m
high stepping gait ; high prancing gait •A gait with high action of the legs, prancing refers to high flexion of both the hocks and the knees. Fr allure relevée •Dans laquelle les membres se fléchissent beaucoup. De hohe Aktion f
high withers Fr garrot saillant De hoher Widerrist m Es cruz alta
high-crest Fr encolure rouée •Dont le bord supérieur est courbé (convexe) sur toute la longueur. De gebogener Hals m
high-jump competition Fr compétition de saut en hauteur De Hochsprungkonkurrenz f
Highland Pony breed Fr highland •Race originaire d'Ecosse. De Highland-Pony ne
hind ankle boot Fr guêtre de boulet arrière De Streifkappe für das Fesselgelenk des Hinterbeines f
hind leg / limb ; pelvic limb Fr membre postérieur m ; jambe postérieure / de derrière f ; postérieur m ; membre pelvien m De Hinterbein ne ; Hinterglied- maße f ; Beckengliedmaße f Es remo trasero ; miembro posterior ; pierna posterior / trasera Ca rem de darrere It membro posteriore Ne achterledematen La Membrum pelvinum
hind shin and half hock boot Fr guêtre de canon arrière et demi-jarret De Schutz für die Hinterröhre und das halbe Sprunggelenk
hind-cannon ; shannon Fr canon (postérieur) •Partie des membres postérieurs comprise entre le jarret et le boulet. De Hinterröhre f ; Hintermittelfußknochen m
hind-cannon bone > metatarsal bone (large / third ~)
hind-legs Fr membres postérieurs ; bipède postérieur De Hinterbeine ne pl Es patas traseras It posteriori
hindquarter ; quarter (of the horse) •Area between the back of the flank, the root of the tail, and the top of the gaskin, but sometimes presented as including the whole leg and even the loin. Fr quartier arrière (du cheval) •Bien que la notion de quartier existe en français elle ne semble pas être appliquée au cheval. De Hinterhand f Es cuarto trasero / posterior
hinge(d) quarter boot Fr protecteur en deux parties pour couronne De Gamasche in zwei Teilen für die Hufkrone und den Fuß
hinny ; bardot ; jennet (1) ; genet (1) •Offspring of a horse or pony stallion and a female donkey. 1) Also a small Spanish horse and a type of horse (an ambling hack) known in the twelfth century. > mullet Fr bardot m ; bardeau m

•Engendré d'un cheval et d'une ânesse. > mulet et autres inscriptions De Maulesel m Es mulo It bardotto Ne muilezel La hinnus
hinny (female ~) > other entries Fr bardot femelle ; bardote f > autres inscriptions De Mauleselin f Es mula (roma) ; burdégana
hinny (horse ~) > other entries Fr bardot (mâle) > autres inscriptions De Maulesel (männlicher ~) m Es burdégano ; macho romo ; mulo (romo)
hip (1) ; haunch (2) •1) Corresponding to the front and side area of the pelvis. 2) The area around the hip, including the upper thigh, this is the term used when describing the movements of the horse (haunches-in etc.). Fr hanche f •Correspondant, dans l'usage courant, à la région de la bordure antérieure et de la bordure externe de l'os coxal (Regio tuberis coxae). Peut aussi être considérée comme la région comprise entre le sommet de la croupe, la fesse et le flanc. De Hüfte f Es anca Ca anca f It anca La Coxa
hip bone ; os coxae Fr os coxal •Toujours soudé avec son vis-à-vis du côté opposé. Il est formé par une solide soudure de l'os ilium, de l'os pubis et de l'os ischium. De Hüft- bein ne It os coxae La Os coxae
hip down ; dropped hip •The permanent result of a fracture of the hip. Fr hanche coulée •Déformation résultant d'une fracture. De Hüftsenkung f •asymmetrische Kruppe nach Bruch des Hüfthöckers
hip dysplasia •Abnormally shallow development of the hip socket (acetabular dysplasia), and small femoral head; affecting hip joint size, shape and movement. Fr dysplasie de l'articulation de la hanche f De Hüftdysplasie f ; Hüftgelenkdysplasie f
hip joint Fr articulation de la hanche ; articulation coxo-fémorale De Hüftgelenk ne Es articulación coxofemoral / del anca La Articulatio coxae
hip socket > acetabulum
hippology Fr hippologie f De Pferdekunde f ; Hippologie f Es hipología
hipshot > dislocation of hip joint
hitch v Fr atteler De anspannen Es enganchar It attacare
hitching fee r Fr droit d'inscription moyennant rétribution c De Startbeihilfe f ; Startzuschuß m
hitching post Fr poteau d'attache De Pfosten zum Anbinden von Pferden m ; Pfahl m Es poste de amarre
hitching rack Fr barre d'attache De Stange zum Anbinden von Pferden f Es amarradero ; palenque
hitching ring > paddock
Hobbie > Connemara (Pony)
hobble hangers / strap hr ; hopple hangers / strap hr Fr supports d'entraves m pl ; bretelles d'entraves f pl •Suspendent les entraves en position. De Fußfesselhalter ; Fußfesselschlaufen m pl / f pl Es tiras de las maneas
hobble strap west. •Securing the fender and the stirrup leather just above the stirrup. De Hobble-Strap m ; Fenderriemen m •Gurt zur Arretierung des Sattelblattes und des Steigbügelriemens Es porta manea / cuarta
hobbled / hoppled pacer hr Fr ambleur entravé ca De Mit Hobbel ausgestatteter Pacer (Passgänger)
hobbles •Hind hobbles or front leg hobbles; the front leg hobbles are fastening the forelegs together to prevent the horse from straying. Fr entravon m •Entrave formée de deux pièces adaptées aux deux antérieurs ou aux deux postérieurs du cheval. De Fußfesseln f pl ; Wurfzeug ne Es maneas ; trabas
hobbles (harness ~) ; hopples •Hobbles are for tying a horse's forelegs at pastern height to restrain movement (Spanish: maneas, ataduras, French: abot). Hopples (harness hopples) are hanging around the legs of trotters or pacers

mainly to prevent them from breaking into another gait. In harness racing in North America, no difference is made between hobbles and hopples. There are also serving or mating hobbles. Fr entraves f pl ; abot m •Entrave est un terme générique pour les pièces d'harnachement servant à limiter les mouvements ou les allures d'un cheval. Un abot est une entrave au niveau des paturons. De Fußfesseln f pl ; Hobbel m pl ; Hobbles m pl •Hobbles werden für Pacer verwendet, um zu verhindern, dass sie in den Trab wechseln Es maneas ; trabas ; ataduras

hobby-horse •1) A preoccupation or favorite topic of conversation. 2) A model, a toy, or a horse on a merry-go-round. Fr cheval de bataille 1) sens figuré De Steckenpferd ne •Schlachtross, Streitross, Lieblingsthema Es caballo de batalla

hock ; tarsus Fr jarret m ; tarse m •Région de la jambe postérieure, entre la jambe et le canon. Dans le sens strict le mot jarret désigne la région du tarse (Regio tarsi NAV) et le mot tarse (Tarsus NAV) le premier segment du squelette du pied. De Sprunggelenk ne ; Hinterfußwurzel f ; Ferse f Es corvejón ; tarso ; jarrete ; garrón Ca garró La Tarsus

hock > engage (the haunches)

hock boot Fr protège-jarret m ; jarretière ; botte de jarret De Sprunggelenkschoner m ; Sprunggelenkgamasche f Es garronera

hock hygroma > capped hock

hock joint(s) Fr articulation(s) du jarret / tarse •Implique le tibia, les os du tarse et les trois métatarsiens. De Sprunggelenk(e) ne pl ; Hinterfußwurzelgelenk(e) ne pl ; Tarsalgelenk(e) ne pl La Articulatio(nes) tarsi

hock, shin and ankle boot Fr guêtre de jarret, canon et boulet ; botte pour jarret, canon et boulet De Hinterbeingamasche zum Schutz des Sprunggelenks, der Hinterröhre und des Fesselgelenks

hog-back > arch-back

hog's back •Where the first and third part of the jump are lower than the middle one. Fr dos d'âne •Obstacle présentant une arête médiane et deux versants. De Hogsback m •dachförmiger Hochweitsprung, der aus 3 Stangen besteht. Die mittlere Stange ist am höchsten. Es salto de lomo de chancho

hogged mane ; roached mane Fr crinière rase De verkürzte Mähne f ; getrimmte Mähne f

hold back a horse v Fr retenir un cheval c De Pferd zurückhalten (ein ~)

hold in the haunches v Fr tenir les hanches De verwahrende Schenkel f pl •verhindern das Ausweichen des Pferdes nach einer Seite Es sostener el posterior ; mantener el posterior Po manter a garupa

hold on good v Fr tenir le coup c De durchhalten ; dran bleiben

hole (pritchel / punching ~) •A small round hole in the face on an anvil. Fr oeil rond •Petit trou rond dans la table d'une enclume. De Rundloch (Durchtreiber~ / Stanz~) ne

hole in the field / pack r Fr ouverture dans le peloton c De Lücke im Feld f

hole on the rail r Fr ouverture (dans le peloton) le long de la clôture f De Lücke an den Rails f

hollow ; dip •Hollow of the back of a saddle-backed or sway-backed horse. Fr ensellement m •Courbe du dos du cheval qui est ensellé. De Hohlrückenbildung f ; Lordose f Es ensilladura ; sillar Ca ensilladura

hollow (-mouth snaffle) bit Fr filet creux De Hohltrense f

hollow chest Fr poitrine creuse De eingefallene Brust f

hollow of heel Fr pli du paturon •Creux à l'arrière du paturon juste au dessus du sabot. De Fesselbeuge f

hollow of knee Fr pli du genou De Kniekehle f

hollow of the flank Fr creux du flanc m De Hungergrube f Es plan icie del ijar La Fossa paralumbalis

hollow wall Fr fourmilière f •Cavité qui s'est formée entre la corne et la partie vivante du pied, elle est le plus souvent sous la paroi mais peut aussi être sous la sole. De lose Wand f ; hohle Wand f Es hormiguillo

hollow-back > saddle-back

Holsteiner; Holstein (Horse) breed Fr holstein •Race d'origine allemande. De Holsteiner m Es caballo de Holstein

home market area r Fr zone d'exploitation exclusive (d'un hippodrome) f De exclusives Vermarktungsgebiet einer Rennbahn

homestretch ; home stretch ; straight / stretch (front ~) ; straight (home ~) •The « stretch » may be applied to any straight section of a racecourse or especially to the concluding stretch (the homestretch). The term « straight » applies especially to this concluding stretch. The « front straight / stretch » is the straight section on which are usually the starting and the finishing lines, and which is nearest to the main grandstand. The term « homestretch » applies more clearly and exclusively to the straight section where the competitors « run-in » to the winning post, from the last curve of the course. Fr droit m ; dernier droit m •Le dernier droit sur la piste de course mène au fil d'arrivée. C'est par ailleurs le droit le plus près des estrades, et où ce situent normalement le départ et l'arrivée, qui présente le plus d'intérêt. C'est pour cette raison qu'il est souvent appelé simplement le droit. > autre droit (l'~) De Zielgerade f Es derecho de atrás ; recta inicial

homestretch position > stretch position

honey bay > light bay

honey roan •Light sorrel, especially blond, and white hairs. Fr aubère clair •Robe composée de poils alezan clair et de poils blancs. De Lichtfuchs oder Isabell mit Stichelhaaren

hood (1) ; head cap (2) •1) A cloth covering for the head only or for the head and neck. 2) A cloth covering for the head only. > full hood Fr capuchon m (1) ; cagoule f (1) ; bonnet m (2) •1) Protège, en tout ou en partie, la tête et l'encolure. 2) Couvre la tête seulement. > camail De Kopfschutz m ; Kopfkappe f Es capucha

hoof Fr sabot m > boîte cornée De Huf m Es casco Ca casc It zoccolo Ne hoef La Ungula

hoof bound / hoof-bound > contraction of a hoof

hoof cancer > canker

hoof chisel Fr ciseau à sabots De Hufmeißel m

hoof gauge ; protractor (foot ~) ; hoof leveller / leveler Fr compas d'angularité (pour sabots) m ; rapporteur à sabots m De Hufstellungs-Winkelmesser m

hoof grease ; grease for hoofs Fr graisse à sabots f De Huffett m Es grasa para cascos ; crema para el casco It grasso per zoccoli Ne klauwenvet

hoof knife ; hoof parer ; drawing knife •Used to pare the sole, and for many other works in the horn. > sole knife Fr rénette ; reinette f ; f ; rainette f ; couteau de maréchal-ferrant m ; couteau anglais Fr •Couteau à extrémité repliée, servant principalement à tailler la corne de la sole et de la fourchette. > rogne-pied De Hufmesser ne ; Rinnmesser ne Es legra (cuchillo de ~) ; cuchilla (inglesa) ; cuchillo herrero It ròsola per zoccoli Ne hoefmes

hoof leveller / leveler > hoof gauge

hoof packing Fr paquetage (pour les pieds des chevaux) ; rembourrage m ; étoupade f De Huffüllungs- und Hufdichtungsmaterial ne ; Hufpolster ne Es relleno (para los cascos)

hoof parer > hoof knife

hoof pick Fr cure-pieds m De Hufkratzer m ; Hufreiniger m Es piquete para el casco It incassino

hoof rings ; rings of horn •They may be fever, growth or grass rings (associated with changes in the life and environment of the horse), or founder rings. Fr cercles de corne / sur le sabot De Hufringe m pl

hoof tester(s) •Large pincers used to detect soreness in deeper structures of the foot. Fr pince exploratrice ; pince à sonder •Large paire de pinces utilisée pour localiser une douleur dans le pied du cheval. De Hufuntersuchungszange f Es pinza de palpación / testar ; pinza de casco

hoofcare ; hoof care > care of hooves

hook (of a corner incisor) Fr queue d'aronde pl: queues-d'aronde •Excroissance qui apparaît sur le bord des coins supérieurs, elle s'usera contre les autres dents et disparaîtra. De Einbiß m ; Einschliff m

hooks •Located on the branches of a curb bit. Fr crochets m pl •Sur les branches d'un mors de bride, ils servent normalement à attacher la gourmette. De Kinnkettenhaken m pl Es ganchos

hoop •r: One of the markings that may be part of a racing colour scheme. Fr ceinture f •c: Un des motifs pouvant faire partie d'un dispositif de couleurs. De Gürtel m

hooped ; hoops n •r: One of the markings that may be part of a racing colour scheme. Fr cerclé •c: Un des motifs pouvant faire partie d'un dispositif de couleurs. De geringelt ; quergestreift

hoops > hooped

hopple hangers / strap > hobble hangers / strap

hopples > hobbles (harness ~)

horizontal croup > flat croup

horn anat Fr corne f anat De Horn ne Es cuerno It corno Ne hoorn

horn (of a saddle) west. •The prominent projection on the pommel of western saddles and some Australian stock saddles. Fr corne (de la selle) west. •La différence entre la corne et le pommeau (lui-même désigné aussi parfois comme étant le gosier) n'a pas toujours été faite en français. > pommeau et liberté de garrot De Sattelhorn ne Es cacho ; cuerno

horn (of an anvil) ; beak ; bick Fr bigorne (d'une enclume) f De rundes Horn ne Es cuerno (del yunque)

horn neck De Hornhals m Es cuello de cacho

horn tubes / tubules (of the hoof wall) Fr tubes comés (de la paroi du sabot) m pl De Hornröhren (der Hufwand) f pl

horny box ; boîte cornée •Composée de la sole, des glomes, de la fourchette et de la paroi du sabot. De Hornkapsel (des Hufes) f ; Hornschuh m La Capsula ungulae

horny laminae / lamellae ; epidermal lamellae / laminae > laminar corium Fr lamelles kéraphylleuses f pl ; feuillets de corne f pl ; feuillets du kéraphylle m pl •Lamelles de corne de l'intérieur de la paroi du sabot. Elles sont intimement insérées dans celles du podophylle. > chorion de la paroi (du sabot) De Lederhautwand f La Lamellae epidermales

horse •Species « Equus caballus » include all modern domesticated horses and some closely related feral and wild counterparts. Fr cheval m pl: chevaux •Le cheval domestique, de l'ordre des ongulés, famille des équidés. Il est apparu il y a environ un million d'années. De Pferd ne Es caballo Ca cavall It cavallo Ne paard La Equus caballus

horse bean ; fava bean Fr féverole f De Pferdebohne f La Vicia faba

horse breed Fr race équine / de chevaux De Pferderasse f

horse chestnut Fr marron d'Inde m De gemeine Roßkastanie f La Aesculus hippocastanus

horse chestnut tree Fr marronnier m De Roßkastanienbaum m

horse cloth > blanket (horse ~)

horse dealer / trader Fr commerçant de chevaux m ; maquignon m De Pferdehändler m Es comerciante de caballos

horse family > equines (the ~)

horse guard Fr garde à cheval De berittener Posten m Es guardia montada

Horse Guards (the ~) Fr Garde à cheval (le régiment de ~) De berittene Garde f ; Gardekavalleriebrigade f

horse identifier ; horse tattoo man Fr préposé à l'identification des chevaux m De Person, die die Pferde identifiziert f

horse improvement Fr amélioration de la race chevaline De Verbesserung der Pferde f Es mejora de caballos

horse litter > mule chair

horse meat Fr viande de cheval f De Pferdefleisch ne Es carne de caballo

horse person ; horseman > expert Fr homme de cheval pl: hommes de chevaux > connaisseur De Pferdemann m Es persona a caballo ; hombre del caballo

horse population Fr population chevaline f De Pferdepopulation f ; Pferdebestand m

horse pox ; **horsepox** Fr variole équine f De Pferdepocken f pl Es viruela equina

horse race Fr course de chevaux De Pferderennen ne

horse racing industry Fr industrie des courses de chevaux De Pferderennsportindustrie f Ne koerswezen

horse show hd (1) Fr concours d'attelage ; concours hippique att (1) •1) L'expression n'est pas précise et peut être utilisée pour de nombreux types de compétitions impliquant des chevaux. Elle n'est cependant pas utilisée pour les compétitions de selle western. De Fahrturnier ne Es concurso hípico (1) Ca concurs hípic

horse show > dressage show

horse show > hunter jumper show

horse swimming pool Fr piscine pour chevaux f De Swimming-Pool für Pferde m Es alberca para caballos ; piscina para caballos

horse tail Fr queue-de-cheval pl: queues-de-cheval De Pferdeschweif m ; Pferdeschwanz m Es cola de caballo

horse tattoo man > horse identifier

horse team, three abreast Fr attelage à trois chevaux (de front) De Dreigespann ne ; Dreierspann ne Es tiro de tres caballos It attaco a tre cavalli Ne driespan

horse team, two abreast Fr attelage à deux chevaux (de front) De Zweiergespann ne ; Zweigespann ne ; Zweispänner m Es tronco (de dos) caballos It pariglia Ne span paarden

horse that is closing up (on the leader) r Fr cheval qui se rapproche (de la tête / du meneur) c De Pferd, das zu dem Führenden aufschließt ne

horse thief Fr voleur de chevaux m De Pferdedieb m Es cuatrero ; ladrón de caballos

horse trailing the field r Fr cheval qui tire de l'arrière c De Pferd, das dem Feld hinterherläuft ne

horse trial ; event •May be one, two or three-day event. The three tests are, in their usual order: dressage, speed and endurance, and jumping. The speed and endurance is divided into four phases: roads and tracks, steeplechase, a further section of roads and tracks, and cross-country. Fr concours complet m •Peut être d'un, deux ou trois jours. Comporte, dans l'ordre habituel: une épreuve de dressage, une épreuve de fond et une épreuve d'obstacles. L'épreuve de fond com-

porte quatre phases: un parcours routier, un parcours de type steeple, un deuxième parcours routier et un parcours de type cross-country, plus serré que le steeple. De Vielseitigkeitsprüfung f Es concurso completo ; prueba completa / militar Ca concurs complet
horse-bay > stall (standing ~)
horse-breeding Fr élevage chevalin / de chevaux De Pferdezucht f Es cría caballar It allavamento equina Ne paardfokkerij
horse-doctor > equine veterinarian
horse-drawn Fr hippomobile ; tiré par des chevaux De von Pferden gezogen Es hipomóvil ; tirado por caballos
horse-laugh Fr gros rire m De wieherndes Lachen ne
horse-sense Fr bon sens (gros ~) De Pferdeverständnis ne ; gesunder Menschenverstand m
horse-trading Fr commerce de chevaux m ; maquignonnage m De mit Pferden handeln
horse(meat) butcher's shop Fr boucherie chevaline f De Pferdefleischerladen m Es expenduería de carne de caballo
horseback > mounted
horseback riding ; equitation Fr équitation f De Reiten ne Es equitación Ca equitació
horsebreaker Fr dompteur de chevaux De Zureiter m
horseflies Fr taons m pl ; tabanidés m pl ; mouches des chevaux f pl De Bremsen f pl ; Stechbremsen f pl ·Stechfliegen Es tábanos ; tabarros ; moscas de caballo La Tabanidae
horsehair (a ~) Fr crin (un ~) m ·Chacun des longs poils de la crinière et de la queue. > crins (les ~) De Roßhaar ne Es crin Ca crin
horsehide Fr cuir de cheval De Pferdehaut f ; Pferdeleder f
horseman > horse person
horsemen's gate r Fr barrière des hommes de chevaux c De Aktiveneingang m
horsepower pl: same Fr cheval vapeur m pl: chevaux vapeur De Pferdestärke f Es caballo de vapor
horseradish Fr raifort m De Meerrettich m Es rábano blanco
horseshoe ; shoe Fr fer (à cheval) De Hufeisen ne Es herradura (de caballo) ; herraje amer Ca ferradura It ferro da cavallo Ne hoefijzer
horseshoeing ; shoeing Fr ferrure f ; ferrage m De Hufbeschlag m Es herraje
horseshoer ; farrier ; plater ; smith Fr maréchal-ferrant m pl: maréchaux-ferrants De Hufschmied m ; Hufbeschlagschmied m ; Beschlagschmied m Es herrador ; ferrador ; herrero amer Ca ferrador It maniscalco Ne hoefsmid
horsetail ; Equisetum pl: equisetums / equiseta ; fox tail ; mare's tail ·A plant with a hollow jointed stem and looking like a horse's tail. Horses eating a lot of E. arvense or E. palustre develop thiamin deficiency. Fr prêle f De Schachtelhalm m Es equiseto ; cola de caballo La Equisetum
horsewhip > whip
host race track Fr hippodrome hôte De gastgebende Rennbahn f
hot brand v Fr marquer au fer (rouge) De heiß brennen Es marcar a fuego
hot fit the shoe (on the hoof) v ; place the hot shoe against the hoof v Fr porter le fer à chaud (sur le pied) De Hufeisen aufbrennen ne
hot tongs > tongs (blacksmith's / farrier's ~)
hot-rasp ·Used on hot metal. Fr lime à feu f ·Utilisée sur le métal chaud. De Metallraspel f
hound Fr chien de meute m De Hund m Es perro de caza ; mastín

hounds (the ~) ; pack Fr meute (la ~) f De Meute f ; Hundemeute f Es jauría ; perra da ; perrería
house fly ; **housefly** Fr mouche commune / domestique De Stubenfliege f Es mosca La Musca domestica
hub rail > fence
humerus ·The arm bone. Fr humérus m ·L'os du bras, entre la scapula et le radius, il est attaché au thorax par des muscles. De Oberarmknochen m ; Humerus m Es húm ero It omero La Humerus
hump ; bump ; lump Fr bosse f De Buckel m ; Beule f ; Unebenheit f
Hungarian Anglo-Arab horse > Gidran
Hungarian Draught Horse breed Fr trait hongrois race De ungarisches Kaltblut m
hunt n Fr chasse à courre f De Jagdreiten ne ; Reitjagd f ; Reiten zu Hunden ne
hunt crop > hunting whip
hunter horse Fr cheval de chasse De Hunter m
hunter (field ~) Fr cheval de chasse (à courre) De Jagdpferd ne ; Geländepferd ne ; caballo de caza / cacería
hunter (over fences) ; working hunter Fr chasseur (sur obstacles) De Working-Hunter m
hunter clip ·Clipping all hair, except on the legs and where the saddle would rest. Fr tonte de chasse ·On laisse le poil sous la selle et sur les membres jusqu'à la hauteur de l'épaule ou du grasset. De Jagdschnitt m
hunter jumper show ; horse show hj (1) ·1) Horse show is not specific to only one type of competition. This expression is quite often used for humter jumper competitions and it is also used for western riding competitions. Fr concours de saut d'obstacle ; concours chasseur-sauteur ; concours hippique cs (1) ·1) L'expression n'est pas précise et peut être utilisée pour de nombreux types de compétitions équestres, Elle est souvent utilisée cependant pour désigner spécifiquement les concours de sauts d'obstacles. Elle n'est pas utilisée pour les compétitions de selle western. De Springturnier ne Es concurso de saltos ; concurso hípico (1) Ca concurs hípic
hunting boot > top boot
hunting breast plate Fr collier de chasse m ; bricole de chasse f De Jagdzeug ne
hunting saddle Fr selle de chasse De Jagdsattel m Es silla de cacería / cazamiento
hunting whip ; hunt crop Fr fouet de chasse De Hetzpeitsche f ; Jagdpeitsche f Es fuete de caza ; látigo de caza
hunting-coat Fr veste de chasse à courre f De Jagdrock m Es saco de caza
hunting-horn (English type) ; English hunt horn Fr cor anglais m ; cornette à l'anglaise f De kurzes (englisches) Jagdhorn ne
hunting-horn (French type) Fr cor de chasse m ; trompe f De Jagdhorn (französisches ~) ne
huntsman ·The hunt official in charge of hounds. > master of the hunt Fr inv ; piqueur m ·chasse à courre: Responsable de l'entretien des chiens et de leur conduite à la chasse. De Meutenführer m ; Hundsmann m ·Führer einer Hundemeute bei einer Schlepp- oder Parforcejagd Es maestro de los perros
hurdle > hedge
hurdle(s) race ·The hurdles are smaller in size than in steeplechasing. Fr course de haies ·Course sur des haies de dimensions réduites. De Hürdenrennen ne Es carrera de salto
Hutsul / Huzul Horse breed Fr huçul ·Race d'origine polonaise. De Huzule m
hy > heavy

hybridization Fr métissage *m* •Accouplement d'animaux d'origine métisse, c'est-à-dire de chevaux eux-mêmes issus de croisement. De Bastardierung *f* ; Hybridation *f* ; Kreuzung *f* Es mestizaje

hygroma Fr hygroma *m* De Schleimgeschwulst *f* ; Hygrom *ne* Es higroma

hyoid apparatus / bone Fr appareil hyoïdien ; os hyoïde De Zungenbein *ne* Es hueso hioides La Os hyoideum ; Apparatus hyoideus

hyperflexion > over-bending (of the head)

hyperkalaemic / hyperkaliemic / hyperkalemic periodic paralysis ; HYPP *abbr.* Fr paralysie périodique hyperkaliémique De Hyperkaliämische Periodische Paralyse *f* •erbliche Stoffwechselkrankheit des Muskels

hypertrichosis •Excessive hairiness. Fr hypertrichose *f* •Pilosité excessive. De Überbehaarung *f* ; Hypertrichose *f*

hyphomycosis (equine ~) •Summer sores, caused by the fungus Hyphomyces destruens. Fr hyphomycose du cheval *f* •Plaies d'été, infection fongique causée par Hyphomyces destruens. De Hyphomycosis *f* ; Hyphomykose *f*

hypodermis > subcutis

hypophysis ; pituitary gland Fr hypophyse *f* ; glande pituitaire *f* De Hypophyse *f* •eine Hormondrüse Es hipófisis ; glándula pituitaria La Hypophysis ; Glandula pituitaria

HYPP > hyperkalaemic / hyperkaliemic / hyperkalemic

IAD > inflammatory airway disease

Iceland Pony *breed* Fr islandais •Robuste race de poneys de l'Islande. De Islandpony *ne*

ichthammol Fr ichtammol *m* ; ichtyolammonium *m* De Ichthammol *m* ; Ammoniumbituminosulfonat *ne*

icterus > jaundice

idiopathic laryngeal hemiplegia > laryngeal hemiplegia / paralysis

idiopathic synovitis De idiopathische Synovitis *f* •Entzündung der inneren Schicht der Gelenkkapsel ohne erkennbare Ursache

ileum Fr iléum ; iléon *m* •Partie de l'intestin grêle. De Krummdarm *m* ; Hüftdarm *m* ; Ileum *ne* Es íleon La Ileum

ILH > laryngeal hemiplegia / paralysis

iliac artery (internal // external ~) Fr artère iliaque (interne // externe) De Darmbeinarterie (innere // äußere ~) *f* La Arteria iliaca (interna // externa)

iliac vein (internal // external ~) Fr veine iliaque (interne // externe) De Hüftvene (innere // äußere ~) *f* La Vena iliaca (interna // externa)

iliac wing > wing of (the) ilium

iliacus m. Fr m. iliaque De Darmbeinmuskel *m* La M. iliacus

iliocostalis m. Fr m. ilio-costal De iliokostaler Muskel *m* •Rückenmuskel, der als Aufrichter und Stabilisator der Wirbelsäule dient La M. iliocostalis

iliopsoas m. Fr m. ilio-psoas De Lenden-Darmbeinmuskel *m* La M. iliopsoas

ilium Fr os ilium De Darmbein *ne* Es ilion It ilio La Os ilium

ill-tempered Fr revêche De schlecht gelaunt ; verärgert ; mürrisch

illness > disease

immobility •When the horse is standing still and disinclined to move, as if suddenly blinded, responding to other stimuli unless there is another problem as with « immobilité active » and « vertigo ». Fr immobilité *f* ; vertigo *m (1)* •Symptôme de maladies nerveuses. Passive: le cheval est comme frappé de stupeur et est incapable de faire certains mouvements élémentaires. Active: Le cheval est comme frappé de délire et pose des gestes désordonnés, il pourra, par exemples, sembler frappé d'épilepsie ou pousser aveuglément contre un mur. 1) Méningo-encéphalite qui provoque des mouvements désordonnés. De Koller *m* ; Dummkoller *m* ; Morosis *f* ; Gehirnwassersucht *f*

immobility •Standing still for a certain time, as part of a test. Fr immobilité •Immobilité temporaire commandée lors d'une épreuve. De Stillstehen *ne* ; Unbeweglichkeit im Halten *f* Es inmovilidad

immunity •Resistance of an organism against an infection. Fr immunité *f* •Ensemble de facteurs protégeant l'organisme contre une infection ou une intoxication. De Ansteckungsfestigkeit *f* ; Immunität *f* Es inmunidad

impede (the progress of another horse) *v* Fr nuire (à la progression d'un autre cheval) *c* De behindern (ein anderes Pferd ~)

imposed (fine) Can. ; inflicted Brit Fr imposée (amende ~) Can. ; infligée FrDe auferlegt ; belegt

impulsion •The overall impetus and energy that the horse is putting in forward / upward movements, coming from the hindquarters through the pelvis and back of the horse. Fr impulsion *f* De Schwung *m* Es impulsión It impulso Po impulsao Ne impuls ; schot naar voren

impulsion control Fr contrôle de l'impulsion *m* De Kontrolle des Schwungs *f* Es control de la impulsión

in at the knees > knock-kneed

in full stride (horse ~) Fr en pleine foulée (cheval ~) De vollem Galopp (in ~)

in the stretch *r* ; stretch (in the ~) Fr dans le droit *c* ; droit (dans le ~) De in der Geraden

in-and-out (obstacle / combination) Fr double à une foulée (obstacle ~) *m* ; saut de puce *m* De In-Out Kombination *f* •Sprünge zwischen denen kein Galoppsprung liegt Es dentro y fuera (obstáculo)

in-foal mare > mare in foal

in-toed > toed-in

inactive leg ; passive leg Fr jambe passive De passiver Schenkel *m* Es pierna pasiva

inattentive Fr inattentif De unaufmerksam ; nachlässig Es desatento

inborn defect ; hereditary defect Fr tare héréditaire *f* De Erbfehler *m* Es defecto hereditario / innato

inbreeding ; close breeding •The mating of closely related animals. Fr accouplement consanguin De Inzucht *f* ; Verwandtschaftszucht *f* Es endogamia ; procreación en consanguinidad

inbreeding test Fr test de consanguinité De Inzuchttest *m* Es prueba de consanguinidad

incestuous breeding Fr accouplement incestueux De Inzestzucht *f* Es procreación incestuosa

inch Fr pouce *m* •Unité de mesure équivalente à 2,54 centimètres. De Zoll *m* Es pulgada ; pulgarada

incisive bone Fr os incisif ; os intermaxillaire *anc* •Il est creusé de cavités destinées à recevoir les incisives supérieures. De Zwischenkieferbein *ne* ; Zwischenkieferknochen *m* Es hueso incisivo ; hueso premaxilar La Os incisivum

incisors •In the growth order and from the midline outward: centrals, laterals and corners. Fr incisives *f pl* •Leur ordre de croissance correspond à leur disposition à partir du milieu de la mâchoire: les pinces, les mitoyennes et les coins. De Schneidezähne *m pl* Es incisivos La Dentes incisivi

incoordination (enzootic equine ~) > wobbler syndrome

incorrect seat Fr mauvaise assiette De falscher Sitz *m* Es asiento falso

independence of the aids Fr indépendance des aides *f* •Les aides doivent s'exercer indépendamment les unes des autres, sans entraîner tout le corps dans leur mouvement, ou produire d'autres mouvements indésirables que le cheval

hybridization 70

interpréterait quand même comme des signaux, ou qui le contraindraient quand même de quelque façon. > *accord des aides* De Unabhängigkeit von Hilfen f Es independencia de las ayudas
index > indicator
indicator ; rating ; index Fr indice *m* De Rating *ne* ; Leistungsbeurteilung f Es índice
indirect life cycle •Life cycle of parasites requiring one or more intermediate host(s). Fr cycle indirect •Cycle évolutif d'un parasite nécessitant obligatoirement un ou plusieurs hôte(s) intermédiaire(s). De indirekter Lebenszyklus *m*
indirect rein ; counter-rein •A rein which is acting on the side opposite to the direction the horse is taking as a result. > *neck rein* Fr rêne contraire •Rêne qui amène le cheval à se déplacer dans la direction du côté opposé à celui où elle agit. > *rêne d'appui* De indirekter Zügel *m* Es rienda indirecta
indirect rein of opposition Fr rêne contraire d'opposition De indirekt verwahrender Zügel *m*
indirect rein of opposition behind the withers ; intermediate rein Fr rêne contraire d'opposition en arrière des ; rêne intermédiaire ; rêne d'action latérale •Conjuguée à une action appropriée des jambes, elle amène le cheval à se déplacer latéralement, à la fois des épaules et des hanches, du côté opposé à celui où elle est appliquée. De indirekt verwahrender Zügel diagonal hinter dem Widerrist *m* Es rienda indirecta detrás de la cruz
indirect rein of opposition in front of withers Fr rêne contraire d'opposition en avant des De indirekt verwahrender Zügel diagonal vor dem Widerrist *m* Es rienda indirecta delante de la cruz
individual classification Fr classement individuel De individuelle Klassifizierung f Es clasificac ión individual Ca classificació individual
individual dressage (competition) Fr dressage individuel (compétition de ~) *m* De Dressurturnier mit Einzelprüfung *ne* ; Einzeldressur f Es doma individual Ca doma individual
indoor arena Fr manège intérieur *m* ; manège couvert De Reithalle f Es pista cubierta ; arena cubierta ; picadero Ca pista coberta
infection ; taint Fr infection f De Ansteckung f ; Infektion f Es infección
infectious Fr infectieux De ansteckend ; infektiös Es infeccioso
infertile stallion Fr étalon infertile De unfruchtbarer Deckhengst *m* Es semental vano
infield *r* ; centre of the track Fr centre de la piste *m c* ; champ intérieur *m* De Innenraum *m* Es medio de la pista
infield board *r* Fr tableau des départs *c* De Anzeigetafel im Innenraum f
inflammation Fr inflammation f De Entzündung f Es inflamación
inflammatory airway disease ; IAD *abbr* Fr inflammation aiguë de l'appareil De entzündliche Atemwegserkrankung f
inflicted > imposed (fine)
influenza (equine ~) ; flu (equine ~) ; El *abbr* Fr grippe équine f ; influenza f •Infection virale contagieuse localisée surtout dans les bronches et les poumons, surveillance et repos sont nécessaires, la guérison peut prendre jusqu'à six mois. De seuchenhafter Husten *m* ; Influenza (des Pferdes) f ; Hoppegartener Husten *m* Es gripe (caballar / equina) ; influenza (equina)
infraspinatus m. Fr m. infra-épineux De Infraspinatusmuskel •einer der Schultermuskeln des Oberarms It muscolo infraspinato La M. infraspinatus
inguinal canal Fr canal inguinal De Leistenkanal *m* La Canalis inguinalis

inguinal hernia Fr hernie inguinale f De Leistenbruch *m*
inguinal ligament Fr ligament inguinal De Leistenband *ne* ; Poupartsches Band *ne* La Lig. inguinale
inguinal ring (superficial // deep ~) Fr anneau inguinal (superficiel // profond) De Leistenring (oberflächlicher // tiefer ~) *m* La Anulus inguinalis (superficialis // profundus)
injury Fr blessure f De Verletzung f Es herida It ferita
injury to the bulb(s) (overreach / self ~) Fr atteinte au(x) glome(s) De Ballentritt *m*
injury to the coronet (overreach / self ~) Fr atteinte à la couronne De Krontritt *m* Es grietas
inner and outer metacarpals > splint bones (front limb medial and lateral ~)
inner and outer metatarsals > splint bones (hind limb medial and lateral ~)
inner enamel ring (of a tooth) Fr émail central / interne (d'une dent) De innerer Abschluss des Zahnschmelzes *m*
inner rein Fr rêne intérieure De innerer Zügel *m* Es rienda interna ; rienda de adentro
inner tube rim ; snow pad *(1)* ; anti-snowball pad *(1)* •It lines the shoe's inner rim and acts as a shock absorber. 1) It is also presented as preventing snowball buildup under the foot. Fr bourrelet *m* •Bande semi-circulaire clouée entre le fer et le pied, à la manière d'un coussinet, le bourrelet lui-même suit la rive interne du fer et agit ainsi comme amortisseur tout en pouvant prévenir l'accumulation de neige sous le sabot. De Huf-Grip *m*
inquiry ; enquiry •r: An investigation ordered by the stewards of the meeting. Fr enquête (d'office) f •c: Menée sur l'initiative des commissaires des courses. De Überprüfung f ; Untersuchung f Es averigua
insect repellent Fr insectifuge *m* De insektenabweisend Es insectífugo
insecticidal > insecticide
insecticide *n* ; insecticidal *adj* Fr insecticide *m* ou *adj* De Insektenvernichtungsmittel ; insektenvernichtend *ne* ; *adj* Es insecticida *n* & *adj*
inseminate *v* Fr inséminer De besamen Es inseminar
inseminator Fr inséminateur *m* De Besamer *m* Es inseminador
insensitive to the legs > cold to the legs
inside leg Fr jambe intérieure De innerer Fuß *m* ; inneres Bein *ne* Es pierna interior / interna ; pierna de adentro
inside post position *r* Fr position de départ intérieure *c* De Position an den Innenrails f
instinct Fr instinct *m* De Unterbewußtsein *ne* ; Instinkt *m* Es instinto
insurance Fr assurance f De Versicherung f
inter track bet / wager(ing) Fr pari inter-hippodrome ; mise inter-hippodrome De Wette auf ein Rennen auf einer anderen Rennbahn
interbreeding > cross-breeding ; crossbreeding
intercostales interni // externi muscles Fr muscles intercostaux internes // externes De Zwischenrippenmuskeln (innere // äußere ~) *m pl* La Musculi intercostales interni // externi
interdental space Fr espace inter-dentaire *m* ; barre f *ostéologie* •Part des incisives, ou des canines, jusqu'aux prémolaires. Correspond au bord interalvéolaire (Margo interalveolaris NAV) présent sur chacune des mandibules et chacun des maxillaires. De Gebißlücke f ; zahnfreier Rand *m*
interfere *v* •Sometimes presented as a general term for the various ways in which a horse can injure himself; and some-

times as a striking of a limb by the opposite foot which is in motion, this may occur in the front or in the rear pairs of limbs. > *brush (v), forging, overreach (v) or speedy* Fr atteindre (s'~) > *les autres inscriptions pour atteindre* De sich selbst greifen ; sich selbst schlagen Es alcanzarse Ca esgarronar-se

interference •r: Improper riding or driving which impedes the progress of another concurrent. Fr **obstruction** *f* De Behinderung *f*

interfering shoe ; speedy-cutting shoe ; feather-edged shoe ; dropped crease shoe ; knocked down shoe •A square-quartered shoe: the inner branch is straight from toe to far enough to be away from the point of interference. Fr **fer tronqué** •Fer dont une portion de la rive externe de la branche interne est droite. On parle parfois de fer à mamelle tronquée, à branche interne tronquée (dans la région du quartier) ou de fer à branche droite. > *fer à pince tronquée et fer à branches* De Streichhufeisen *ne* ; Greifhufeisen *ne*

intermandibular region / space > *jowl* Fr auge *f* ; région intermandibulaire •Espace compris entre les deux branches de la mâchoire inférieure (i.e. les deux mandibules). De Kehlgangsgegend *f*; Kehlkopfhöhle *f* Es garganta ; fauces La Regio intermandibularis

intermediate carpal bone ; semilunar bone *old* ; lunar bone *old* Fr os intermédiaire du carpe ; os lunatum *old* ; os semi-lunaire *anc* De Mondbein *ne* ; intermediärer Karpalknochen *m* It carpo intermedio La Os carpi intermedium

intermediate host •A host that is necessary for part of the development of a parasite. Fr hôte intermédiaire *m* •Hôte temporaire chez qui une partie du développement d'un parasite doit se faire. De Zwischenwirt *m*

intermediate rein > indirect rein of opposition behind the withers

intermittent limping Fr boiterie intermittente De zeitweiliges Hinken *ne* ; intermittierendes Hinken *ne* Es cojera intermitente

internal acoustic meatus Fr méat acoustique interne ; conduit auditif interne *anc* De innerer Gehörgang *m* Es conducto auditivo interno La Meatus acusticus internus

internal cuneiform > tarsal bone 1 and 2

internal oblique (abdominal) m. Fr m. oblique interne de l'abdomen De innerer schiefer Bauchmuskel *m* It muscolo addominale oblique interno La M. obliquus internus abdominis

internal parasite ; endoparasite •See: babesiasis, bot, filaria, microfilaria, hairworm, intestinal threadworm, neck threadworm, large mouthed stomach worm, nematode, pinworm, stomach worms, strongyle, large strongyle, small strongyle, tapeworm, trematode, whiteworm. Fr parasite interne *m* ; endoparasite *m* •Voir: babésiose, microfilaire, strongle, grand strongle, petit strongle, gros ver rond, larve, nématode, oestre, oxyure, ténia, trématode, ver. De Endoparasit *m* Es endoparásito

International Equestrian Federation Fr Fédération équestre internationale ; F.E.I. *abr* •L'appellation 'Fédération Équestre Internationale' (la plupart du temps sans accent sur le E), et l'acronyme FEI sont utilisés en différentes langues. De Internationale Reiterliche Vereinigung *f* ; Internationaler Reitverband *m* Es Federación Ecuestre Internacional Ca Federació Eqüestre Internacional

interosseus m. > suspensory lig.

interparietal bone Fr os interpariétal De Zwischenscheitelbein *ne* ; Inkabein *ne* ; Inkaknochen *m* Es hueso interparietal La Os interparietale

interrupted star Fr en tête interrompu •Coupé en deux par des poils autres que blancs. De unterbrochener Stern *m*

intersesamoidean ligament •Fibrous tissue between, and largely embedding, the two proximal sesamoid bones. Fr ligament intersésamoïdien •Masse fibreuse entre les deux os sésamoïdes. De Skodaband *ne* •Eines der drei verschiedenen Gleichenbänder des Pferdes. Es verbindet beide Gleichbeine.

intervertebral disc Fr disque intervertébral De Bandscheibe *f* ; Zwischenwirbelscheibe *f* La Discus intervebralis

intestinal mucosa > gut lining

intestinal threadworm Fr ver filiforme intestinal De Zwergfadenwurm *m* Es estrongilo ides La Strongyloides westeri

intestine ; gut Fr intestin *m* De Darm *m* Es intestino

inverted chevron Fr chevron inversé •Pointe en haut. De Winkel *m*

inverted eyelids > entropion

invitational horse *r* Fr cheval de la classe invitation *c* De Pferd für Einladungsrennen *ne*

invitational race Fr course sur invitation De Einladungsrennen *ne*

inviting fence > attractive-looking fence

iodine Fr iode *m* De Jod *ne* Es yodo *m*

Iomud breed Fr iomud •Race originaire d'Asie centrale. De Iomud *m* ; Jomud *m* ; Jamud *m*

iris Fr iris *m* De Regenbogenhaut *f* ; Iris *f* Es iris La Iris

Irish bank Fr banquette irlandaise De irische Bank *f* Es banqueta irlandesa

Irish Draught Horse breed Fr trait irlandais *race* De irisches Zugpferd *ne* Es caballo de tiro irlandés

Irish Hunter breed Fr irlandais *race* De irischer Hunter *m* Es media sangre irlandés ; hunter irlandés It hunter irlandese

Irish martingale ; Irish rings / spectacles •A loop through which the reins pass, it is carried under the neck and preventing the reins being thrown over the horse's head. Fr alliance *f* ; martingale irlandaise •Bande de cuir qui relie les rênes, entre la bouche et l'encolure. De irisches Martingal *ne*

Irish rings / spectacles > Irish martingale

iritis Fr iritis *f* •Inflammation de l'iris. De Regenbogenhautentzündung *f* ; Iritis *f* Es iritis

iron Fr fer *m* De Eisen *ne* Es hierro

iron (stirrup-~) > stirrup

iron grey > blue roan

iron-deficiency anaemia Fr anémie ferriprive De Eisenmangelanämie *f*

irregular star Fr en tête irrégulier De unregelmäßiger Stern *m*

irregularly (white marking on a limb) Fr balzane irrégulière •Dont la hauteur n'est pas la même tout le tour de la jambe. De unregelmäßiges Abzeichen an den Gliedmaßen *ne*

isabella > palomino

ischial arch Fr arcade ischiatique De Sitzbeinausschnitt *m* La Arcus ischiadicus

ischial tuber Fr tubérosité ischiatique De Sitzbeinhöcker *m* Es tuberosidad isquiática It tuber ischii La Tuber ischiadicum

ischium *pl: ischia* ; pinbone Fr os ischium ; ischium *m pl: ischia* ; ischion *m* De Sitzbein *ne* Es isquion It ischio La Os ischii

isoerythrolysis of the newborn > alloimmune haemolytic anaemia of the newborn

isolation unit Fr salle de quarantaine *f* De Isolierstall *m* Es box de aislamiento ; lazareto Ca box d'aïllament ; llatzeret

Italian Heavy Draught Horse breed Fr trait italien race De Italienisches Kaltblut ne Es tiro pesado italiano
Italian Trotter Horse breed Fr trotteur italien race De italienischer Traber m
itching ; pruritus Fr démangeaison f ; prurit m De Hautjucken ne ; Juckreiz m ; Pruritus m Es prurito La pruritus
ivermectin Fr ivermectine f De Ivermectin ne •ein makrozyklisches Makrolid aus der Gruppe der Avermectine
Jacca Navarra Horse breed Fr jaca navarra •Race d'origine espagnole. De Jaca Navarra m
jack > donkey stallion
jack spavin •A bone spavin of large proportion. De schwerer Spat m
jacket ; silks (racing ~) ; coat •With colours and patterns, worn by a jockey during a race. Fr casaque f •Veste en soie aux couleurs vives que porte un jockey pour la course. De Renndreß m ; Rennjacke f Es colores Ne buis
Japanese B encephalitis Fr encéphalite japonaise B f De Japanische Enzephalitis f Es encefalitis japonesa
jaundice ; icterus Fr jaunisse f ; ictère m De Gelbsucht f ; Ikterus m Es ictericia
jaw Fr mâchoire f De Kiefer m Es quijada
jejunum Fr jejunum ; jéjunum m •Partie de l'intestin grêle. De Leerdarm m ; Jejunum ne Es yeyuno m La Jejunum
jennet •A small Spanish horse. The name genet or jennet might be given to a hinny or bardot. Fr genet m •Cheval de petite taille, originaire d'Espagne. De Jennetpferd ne
jennet > hinny
jenny-ass ; **jenny** ; she-ass Fr ânesse f De Eselin f ; Eselstute f Es burra ; asna It asina Ne ezelin ; ezelmerrie
jerk around v •To drive without trying to win. De herumzuckeln
jet-black ; raven black •A shining black horse, as black as jet. Body and points should be the same, even in strong sunlight. Fr moreau f: morelle ; noir de jais ; jayet •Robe noire, foncée et luisante, comme le jais. De pechschwarz
jib > refusal
jib > refuse
jig v Fr trottiner •Allure précipitée, trot très raccourci. De zackeln Es trotinar
Jiggit •Equestrian acrobatics performed by Cossacks. Fr djiguite (jeu de ~) m •Jeu équestre acrobatique des cosaques. De Dschigitowka f •akrobatisches Schaureiten der Kossaken
jock mounts USA tr •The standard fee for a jockey to ride a horse during an official race. De Reitgeld m
jockey r ; driver hr ; rider r ; reinsman hr Fr jockey m c ; conducteur m ca De Jockey / Jockei m ; Rennreiter m Es jockey ; conductor hr ; vaquerillo Mexico
jockey boot ; racing boot Fr botte (à revers) de jockey f De Rennstiefel m ; Jockeystiefel m Es bota para jockey
jockey cap Fr toque de course f ; casque de jockey m De Rennkappe f
jockey club Fr club des jockeys De Jockey-Club m •Britische Rennsportbehörde
jockey seat Fr position de course De Rennsitz m Es asiento de carrera ; asiento para correr
Jodhpur boot •Raising to the ankle level, with elastic sides or a buckle-over front. Fr bottillon m ; bottine Jodhpur f •Chaussure montant à la hauteur de la cheville et ne comportant pas de lacets. De Stiefeletten f pl ; Jodhpurstiefel m Es botín
Jodhpurs ; **jodhpurs** ; **Jodhpur breeches** •The leg is unbuttoned, unlaced and extended down to the ankle, wearing of high boots is thus unnecessary. Fr culottes Jodhpurs De lange Reithose f Es jodhpurs
jog n west. •A slow collected trot. Fr petit trot rassemblé De langsamer Trab m •Langsame Gangart
jog cart / bike > training cart / bike
jogging hr •Slow, steady tours of a race or training track. Fr petit trot ca De langsame Fahrt auf einer Trainingsoder Trabrennbahn f
joint Fr articulation f De Gelenk ne Es articulación f It articulazione Ne gewricht ; lid La Articulatio pl: Articulationes
joint capsule Fr capsule articulaire f •Membrane fibreuse doublée à l'intérieur par une membrane synoviale. De Gelenkkapsel f Es cápsula articular La Capsula articularis
jointed ; broken •Jointed or broken mouth(piece) / bit / snaffle. > double jointed Fr brisé ; articulé •Mors ou filet brisé ou articulé: L'embouchure est formée de deux canons articulés nsemble dans le centre. > double brisure De gebrochenes Mundstück ne ; geteiltes Mundstück ne Es accionado (embocadura ~)
jostle another horse v Fr bousculer un autre cheval c De Pferd behindern (ein ~)
jowl •It is sometimes described or illustrated as the external throat region, sometimes as part of the cheek, and sometimes as being between the branches of the jaw bones (the intermandibular region). De Ganasche f
jowl hood Fr cagoule à gorge f •Cagoule couvrant la gorge, la nuque et le sommet de la tête. De Schutz für den Bereich um die Kehle
jowl sweat Fr bandeau de transpiration (pour la nuque et la gorge) m De Schweißband (für den Bereich der Kehle) ne
judge Fr juge m De Richter m Es juez Ca jutge
judge's official report Fr rapport officiel des juges De offizieller Bericht des Richters m
judge's ruling r Fr ordonnance des juges f De Entscheidung des Richters f
judge's sheet Fr feuille de juge f De Bewertungsschein des Richters m Es hoja de puntuación ; planilla Ca full de puntuació
judges' box Fr abri des juges m ; mirador des juges De Richterhäuschen ne Es caseta del jurado
judges' stand Fr tribune des juges De Richterstand m Es caseta del jurado
judging Fr jugement m De Bewertung f Es juicio
judgment of (external) conformation ; conformation judging Fr jugement de (la) conformation De Beurteilung des Exterieurs f Es juzgamiento por conformación
jugular groove Fr sillon jugulaire m ; gouttière jugulaire f anc •Dépression le long du bord inférieur de l'encolure. De Drosselrinne f Es canal yugular La Sulcus jugularis
jugular vein (internal // external ~) Fr veine jugulaire (interne // externe) De Drosselvene (innere // äußere ~) f Es vena yugular (interna // externa) La Vena jugularis (interna // externa)
jump n Fr saut m De Sprung m ; Springen ne Es salto Ca salt
jump v Fr sauter De springen Es saltar Ca saltar
jump > obstacle
jump off / jump-off Fr barrage m De Stechen (mit Zeitwertung) ne Es desempate Ca desempat
jumper ; show jumper (horse) Fr cheval (de saut) d'obstacle(s) ; sauteur De Springpferd ne ; Springer m Es caballo de salto Ca cavall de salt
jumper tendon boot > tendon support boot
jumping Fr saut d'obstacles De Springen ne Es salto

de obstáculos Ca salt d'obstacles
jumping action (parts of the ~) ; phases of the jump •Mainly: the approach, the take off, the suspension and the landing. Fr saut (parties du ~) •L'approche, la battue, la détente, le planer et la réception. La description du nom et du nombre des parties du saut peut varier selon les auteurs. De Bewegungsphasen im Sprung f pl
jumping competition ; show jumper / jumping competition Fr concours de sauts d'obstacles De Springturnier ne ; Springprüfung f Es concurso de saltos de obstáculos Ca concurs de salt d'obstacles
jumping heels > penciled heels
jumping phase / test ht ; stadium jumping USA ht Fr épreuve (de saut) d'obstacles cc De Jagdspringen ne ; Springreiten ne Es prueba de saltos en pista ; fase de (concurso de) salto Ca prova de salt d'obstacles
jumping rump > goose rump
jumping saddle Fr selle de saut ; selle d'obstacle De Springsattel m Es silla de salto Ca sella de salt
jumping whip / crop Fr cravache de saut De Springstock / Springgerte m / f
jumping-lane ; Weedon-lane Fr couloir d'obstacles m De Sprungreihe f
jury Fr jury m De Preisrichter m pl ; Jury f Es jurado Ca jurat
Jutland breed Fr jutland ; cheval du Jutland •Race danoise de trait de taille moyenne. De Jütländer m
Karacebey Horse breed Fr karacebey •Race d'origine turque. De Karacabey m
keep the horse on the aids v Fr encadrer (le cheval entre les aides) De zwischen Schenkel und Zügel stellen Es encuadrarlo entre pantorrilla y rienda
keep the lead > be still on top
kefir Fr kéfir •Boisson d'origine caucasienne obtenue par fermentation du lait de jument, de chèvre ou de vache. De Kefir m Es kéfir
keg shoe > machine-made shoe
kennel Fr chenil m De Zwinger m Es perrera
Kentucky blue grass Fr pâturin du Kentucky m •Variété de gazon cultivée sur une grande échelle dans cet état et très répandue en Amérique du Nord. De Kentucky Bluegrass ne ; Wiesenrispengras ne
Kentucky Derby tr •Held on the first Saturday in may since 1875, at the Churchill Downs track, Louisville Kentucky USA. Fr derby du Kentucky ct •Tenu le premier samedi du mai depuis 1875, à la piste Churchill Downs, Louisville Kentucky E.U.A. De Kentucky-Derby ne
Kentucky Saddler / Saddlebred > American Saddlebred
keraphyllocele > keratoma
keratin Fr kératine f De Keratin ne ; Hornstoff m Es queratina
keratoma ; keraphyllocele Fr kéraphyllocèle m De Hornsäule f ; Hauthornbildung f ; Keratom ne Es queratoma
kick n Fr ruade f De Ausschlagen ne ; Schlag m Es coz Ca guitza
kick v Fr ruer De schlagen ; ausschlagen Es cocear ; dar coces ; patear Ca guitar
kicking boots •Worn by the mare during mating, to prevent possible injury to the stallion. De Hufschuhe m pl Es pateadoras
kicking chains De Schlagketten f pl Es cadenas de patear / cocear
kicking strap hd Fr courroie de ruade f att ; barre de ruade f att De Schlagriemen m ; Langriemen m
kidney Fr rein m De Niere f Es riñón La Ren
kidney link ; **kidney-shaped linking** hd •The kidney link ring is put on to the lower part of the kidney link. Fr

coulant d'attelles m De Langring m
kill v Fr servir l'animal chasse à courre De Abfangen des Wildes Es matar
kimblewick bit ; Spanish snaffle ; Spanish jumping bit •This bit is considered as a member of the pelham group. Fr mors espagnol ; mors kimblewick De Springkandare f Es freno de palanca corta
Kirghis ; Kirghiz breed Fr kirghis(e) ; kirghiz(e) ; novokirghize •Race originaire de Russie, de taille moyenne. De Kirgise m
Kladrub Horse breed Fr kladruber •Race d'origine tchécoslovaque. De Kladruber m
Knabstrup breed Fr knabstrup •Race d'origine danoise. De Knabstrupper m
knackery Fr équarrissage m •Récupération et dépeçage des cadavres d'animaux. De Abdecker m ; Roßschlächter m ; Pferdeschlächter m Es descuartizamiento ; des olladura
knee ; carpus > stifle Fr genou m pl: genoux ; carpe m •Compris entre l'avant-bras et le canon. Nous lui donnons sans doute le nom de genou par analogie avec le nôtre, mais en fait il correspondrait plutôt à notre poignet. Son articulation implique le radius, les os du carpe et les trois métacarpiens. Les mouvements de l'articulation se font pour la plus grande part entre la rangée supérieure des os du carpe et le radius (l'articulation antébrachio-carpienne). De Vorderfußwurzel f ; Vorderknie ne ; Handwurzel f Es rodilla ; carpo Ca genoll La Carpus
knee action Fr action du genou De Knieaktion f Es acción de la rodilla
knee and arm boot Fr guêtre de genou et avant-bras ; botte de genou et bras De Vorderfußwurzel- und Fesselbeinschutz m
knee bones > carpal bones
knee boot / guard •Giving protection to the inside of the knee. > knee cap boot Fr protecteur de genou m ; protège-genou m ; botte de genou f •Fournissant une protection pour l'intérieur du genou. De Vorderfußwurzelschutz m •Gamasche, die die Innenseite der Vorderfußwurzel schützt
knee boots suspenders Fr bretelles pour / de protecteurs de genoux De Halter des Vorderfußwurzelschutzes m pl
knee cap (boot) ; knee cup / boot > knee boot / guard Fr genouillère f ; botte de devant de genou f > protecteur de genou De Kniekappe f Es rodillera
knee cup / boot > knee cap (boot)
knee hitting Fr atteinte au genou De Ein Vorderfuß greift die Vorderfußwurzel des anderen Beines
knee insert > knee roll
knee pad > knee roll
knee roll ; knee insert ; knee pad •Packing or pad forming part of the front of the flap of the saddle and used for greater security. Fr insertion pour le genou •Bourrelet (matelassure du quartier de la selle) permettant de caler et de supporter le genou du cavalier. De Kniewulst f ; Pausche f ; Kniepolster ne Es rollo
knee spavin > carpitis
knee sprung > over at / in the knees
knee-narrow > knock-kneed
knee-wide ; bandy-legged (in the forelimb) ; wide at the knees ; bowlegged / bow-legged (in the forelimb) Fr cambré des genoux •L'adjectif « cambré » qualifie habituellement plutôt les genoux que le cheval. De kniewéit ; vorne faßbeinig Es abierto de rodillas
knight Fr chevalier m De Ritter m
knighthood > chivalry
knock down a rail v Fr faire tomber une barre cs De Rail umwerfen (ein ~)
knock down an obstacle v Fr renverser un obs-

tacle De Hindernis umwerfen (ein ~) Es derribar un obstáculo ; arrollar un obstáculo ; botar un obstáculo Ca atropellar / enderoccar un obstacle v

knock-kneed ; knee-narrow ; in at the knees Fr serré des genoux > *genoux de boeuf* De knieeng ; X-beinig Es cerrado de rodillas

knock-knees ; genu valgum ; carpus varus •Inward angulation of the knees, standing closer to each other than the rest of the limb. Fr genoux de boeuf •Déviation des articulations vers l'intérieur; les genoux étant plus proches l'un de l'autre que le reste du membre. De Ochsenknie *ne* ; X-Beinstellung *f* Es patizambo *adj*

knocked down shoe > interfering shoe

knocking down an obstacle Fr renversement d'un obstacle *m* De Umwerfen eines Hindernisses *ne* Es derribo de un obstáculo Ca enderrocament de un obstacle

knuckled over foot / fetlock / pastern > club foot

knuckling (over) > club foot

Konik *breed* Fr konik •Race d'origine polonaise et balkanique. De Konik *m*

kur ; freestyle dressage Fr kur *m* ; présentation à volonté *f* De Kür *f* Es reprise libre Ca represa lliure

laced Fr lacé De geschnürt

lacertus fibrosus Fr lacertus fibrosus *m* De Bizepsaponeurose *f* It lacertus fibrosus La Lacertus fibrosus ; aponeurosis m. bicipitis brachii

lacrimal bone Fr os lacrymal De Tränenbein *ne* Es hueso lacrimal La Os lacrimale

lacrimal gland Fr glande lacrymale De Tränendrüse *f* Es glándula lacrimal La Glandula lacrimalis

lactating mare ; mare with foal at foot Fr jument suitée •Se dit d'une jument qui allaite. De Mutterstute mit Saugfohlen *f* ; Stute mit Fohlen bei Fuß *f* Es yegua lactante ; yegua madre con potro lactante ; yegua con su potro ; yegua con rastra It cavalla madre con puledro lattante Ne merrie met (zuig)-veulen

lactation tetany Fr tétanie de lactation *m* De Geburtstetanie *f*

lad > groom

lady driver Fr conducteur féminin De Fahrerin *f*

lady rider Fr cavalière *f* De Reiterin *f* ; Amazone *f* Es amazona

lady's mount Fr cheval de dame ; cheval d'amazone De Damenpferd *ne* Es caballo de damas

lady's riding skirt Fr jupe d'amazone *f* De Damenreitkleid *n*

lame ; limping Fr boiteux De lahm Es cojo ; rengo ; manco It azzoppato

lame, left // right fore Fr boiteux de l'antérieur gauche // droit De vorne links // rechts lahm Es cojo en la pierna izquierda // derecha

lameness Fr boiterie *f* De Lahmheit *f* Es cojera ; renguera ; claudicación

laminar corium / dermis •Attached to the dorsal surface of the distal phalanx, it bears the primary dermal laminae (about 600), each one bearing 100 or more secondary laminae that interdigitate with these of the horny laminae. Fr chorion de la paroi (du sabot) *m* ; derme lamellaire *m* ; tissu feuilleté / podophylleux *m* ; chair feuilletée *f* •Tissu vivant et sensible qui est en rapport direct avec la paroi la troisième phalange. Les lamelles podophylleuses en font partie et constituent sa surface externe qui est en rapport direct avec les lamelles kéraphylleuses de la paroi du pied. De Wandlederhaut *f* ; Huflederhaut *f* It strato laminare La Dermis / Corium parietis

laminitis (acute ~) •Inflammation of the sensitive laminae of the hoof. > *founder* Fr fourbure aiguë *f* ; laminite *f* •Inflammation du tissu podophylleux du sabot. De Hufrehe (akute ~) *f* Es laminitis ; dermatitis aguda del casco

It laminite La pododermatitis acuta diffusa aseptica

lampas Fr lampas *m* •Oedème du palais, voisin des incisives. De Frosch *m* ; Schwellung des Gaumens *f* Es lamparón

land *v* •Touching the ground after jumping an obstacle. Fr recevoir (se ~) •Toucher le sol après avoir sauté un obstacle. De fußen ; landen Es llegar

landau Fr landau *m* •Véhicule à 4 roues. De Landauer *m* Es landó

Landes Pony *breed* Fr barthais ; poney des Barthes ; poney landais •Race française. De Landais-Pony *ne*

landing Fr poser *m* •Phase du mouvement d'un membre lors d'un déplacement. De Fußen *ne* •Bewegungsphase in den Gangarten des Pferdes

landing •Landing after passing over an obstacle. Fr réception *f* •Réception au sol après être passé au-dessus d'un obstacle. De Landung *f* Es caída ; llegada Ca recepció

landing side (of an obstacle) Fr côté de la réception •Côté opposé au côté de la battue. De Aufsprung *m* ; Landeseite (eines Hindernisses) *f* Es lado de recepción ; lugar de contacto ; costado de la recepción Ca costat de recepció

lapped on > overlapping

large animal unit Fr unité de grois bétail ; UGB *abr* Es unidad de ganado mayor

large colon •The ascending and transverse parts of the colon. Fr gros côlon *m* •Commence au caecum et se joint au côlon descendant. De aufsteigender und querverlaufender Grimmdarm *m* ; aufsteigendes und querverlaufendes Kolon *ne*

large intestine Fr gros intestin *m* •Comprend le caecum, le gros côlon, le côlon descendant et le rectum. De Dickdarm *m* Es intestino grueso It intestino crasso Ne endeldarm La Intestinum crassum

large roundworm of horses > whiteworm

large star Fr fortement en tête •Large marque blanche sur le front. De großer Stern *m* Es lucero

large strongyle Fr grand strongle *m* •Strongylus vulgaris, S. edentatus et S. equinus, Triodontophorus brevicauda, T. serratus et T. tenuicollis. De Pferdepalisadenwurm *m* Es estróngilo grande

large-mouthed stomach worm Fr ver gastrique à grande bouche De Magenwurm *m* ; Rollschwanz *m* La Habronema muscae

larva Fr larve *f* De Larve *f* Es larva

larval Fr larvaire *adj* De larval *adj* ; Larven... Es larval

laryngeal hemiplegia / paralysis ; roaring ; idiopathic laryngeal hemiplegia ; ILH *abbr* •The roaring is the abnormal noise made during the respiration, due to laryngeal hemiplegia (commonest cause) or bilateral paralysis. Fr cornage *m* •Bruit lié à une paralysie des muscles qui agissent sur une ou les deux corde(s) vocale(s), n'étant plus tendue(s) la(les) corde(s) vocale(s) vibre(nt) avec le passage de l'air de la respiration. De Kehlkopfpfeifen *ne* ; Pfeifen *ne* ; Rohren *ne* Es hemiplejía laríngea ; roncador *adj* & *n*

laryngitis Fr laryngite *f* De Kehlkopfentzündung *f* ; Laryngitis *f* Es laringitis

larynx Fr larynx *m* •Ensemble complexe formant un bref conduit qui fait communiquer le pharynx avec la trachée. Entre autres, il agit sur le débit de l'air et est l'instrument principal de la phonation. De Kehlkopf *m* ; Larynx *f* Es laringe La Larynx

lasso ; rope Fr lasso *m* De Lasso *ne oder m* Es lazo

lasso *v* Fr prendre au lasso De mit einem Lasso fangen Es lazar ; coger con el lazo

last quarter (mile) *r* Fr dernier quart de mille *m* De letzte Viertelmeile *f*

last turn *r* Fr dernier tournant / virage *m c* De letzter Bogen *m*

latch Fr verrou m De Riegel m ; Schnappriegel m Es cerrojo

late closer ; late closing race •For which the nominations are closing less than six weeks before the scheduled date of the race. Fr course à mises en nomination tardives •Pour laquelle la fermeture des inscriptions se fait moins de six semaines avant la date fixée pour la course. De Rennen mit spätem Nennungsschluss ne

late scratching Fr retrait de dernière heure m ; abstention de dernière heure f De späte Streichung f

lateral (digital) extensor tendon Fr tendon de l'extenseur latéral du doigt De seitliche Zehenstrecksehne f

lateral aid Fr aide latérale •Aide qui n'agit que d'un côté du cheval, l'expression pourra aussi désigner l'action simultanée de deux aides (ce sont habituellement la main et la jambe qui sont citées) du même côté du cheval, on parle ainsi souvent d'aides latérales. De einseitige Hilfe f Es ayuda lateral Ca ajut lateral •Ajut basat en l'acció simultània de la mà i la cama del mateix costat del genet.

lateral cartilage of the foot > fibrocartilage of the third phalanx

lateral cartilage of the third phalanx > fibrocartilage of the third phalanx

lateral cleft / groove / furrow of the frog ; paracuneal groove ; collateral groove of the frog Fr lacune latérale de la fourchette f ; sillon collatéral de la fourchette m De seitliche Strahlfurche f La Sulcus paracunealis (medialis // lateralis)

lateral collateral lig. (of carpus) Fr ligament collatéral ulnaire / latéral (du carpe) De seitliches Kollateralband (des Vorderfusswurzelgelenks) ne La Lig. collaterale carpi laterale

lateral collateral lig. of the stifle joint Fr ligament collatéral latéral / fibulaire De seitliches Kollateralband des Kniegelenks ne La Lig. collaterale laterale

lateral cutaneous sural nerve De Der Nervus cutaneus surae lateralis ist ein Ast des Nervus fibularis communis und versorgt die Haut des lateralen und dorsalen Unterschenkels La Nervus cutaneus surae lateralis

lateral digital extensor m. Fr m. extenseur latéral du doigt ; m. extenseur latéral des phalanges anc De seitlicher Zehenstrecker m Es músculo extensor digital lateral It estensore digitale laterale La M. extensor digitorum lateralis

lateral epicondyle Fr épicondyle latéral m De seitlicher Aufsatz des Gelenkknorrens m ; lateraler Streckknorren m ; lateraler Epikondylus m It epicondile laterale La Epicondylus lateralis

lateral gait •In which the front and hind feet of the same side move or work together. Fr allure latérale •Dans laquelle les membres se meuvent par paires du même côté. De Paßgang m Es aire lateral Ca aire lateral

lateral head of the deep digital flexor m. hindlimb Fr m. fléchisseur latéral du doigt membre postérieur De seitlicher Kopf des tiefen Zehenbeugers m •einer der drei Köpfe des tiefen Zehenbeugers La M. flexor digitorum / digitalis lateralis

lateral head of triceps Fr chef latéral du triceps (brachial) De seitlicher Kopf des dreiköpfigen Oberarmmuskels m It testa laterale del tricipite

lateral incisor Fr mitoyenne f De seitlicher Schneidezahn m ; zweiter Schneidezahn m Es incisivo lateral

lateral incisors •Between the central and the corner incisors, there is two of them on each jaw. Fr mitoyennes f pl •Font partie des incisives, entre les pinces et les coins, il y en a donc deux par mâchoire. De seitliche Schneidezähne m pl ; zweite Schneidezähne m pl

lateral pair Fr bipède latéral •Paire de membres formée par les deux membres du même côté. De gleichseitiges Beinpaar ne Es bípedo lateral Ca parell lateral

lateral saphenous vein Fr veine saphène externe De kleine Rosenvene f ; kleine Saphenavene f Es vena safena externa La Vena saphena lateralis / parva

latigo strap > cinch strap

latissimus dorsi m. Fr m. grand dorsal De breiter Rückenmuskel m Es músculo gran dorsal La M. latissimus dorsi

lavage •Therapeutic rinsing, with large volumes of fluid. Fr lavement m De Spülung f ; Waschung f

lavender roan > lilac roan

lay a complaint v Fr porter plainte De Beschwerde einlegen f ; Klage einlegen f

lay off one's normal pace v Fr ralentir son allure normale c De normales Tempo drosseln ne

lay-out of the track r Fr tracé de la piste m c De Gestaltung der Bahn f

lead (chain / line / strap / shank) > leash

lead (on / at the right // left ~) Fr main (à ~ droite // gauche) •L'on manoeuvre « à main droite » lorsque l'antérieur droit du cheval est le plus en avant dans la foulée de galop, ou lorsque le déplacement ou le changement de direction se fait dans le sens du mouvement des aiguilles d'une montre. De Hand (auf der rechten // linken ~) Es mano (a ~ derecha // izquierda) Ca mà (a ~ dreta // esquerra)

lead bit > Chifney

lead horse position r Fr position du cheval de tête c De Führpferd-Position f ; an der Spitze sein

lead rope Fr laisse (en fibre tressée) f De Führstrick m Es cuerda

lead the field v ; set the pace v Fr mener (le peloton) c De Feld anführen ne ; Pace setzen ; an der Spitze gehen

leader hd Fr cheval de volée att De Führpferd ne ; Vorderpferd ne

leader's time Fr temps du meneur De Zeit des führenden Pferdes f

leading rein > opening rein

leading stallion Fr étalon de grande classe De führender Hengst m

leading the field r Fr en tête du peloton c De Spitze des Feldes (an der ~)

lean (heavily) on the hand / bit v ; bore v > pull Fr appuyer (lourdement) sur la main / le mors > tirer De sich auf den Zügel legen ; sich auf die Hand legen ; sich auf das Gebiß lehnen Es apoyar en el freno

lean-flanked Fr efflanqué De hager adj

leash ; lead (chain / line / strap / shank) Fr laisse f avec une chaînette De Führleine mit Kette f

leasing contract Fr contrat de location m De Pachtvertrag m

leather Fr cuir m De Unterlage f Es cuero

leave a hole (in the field) v Fr laisser une ouverture (dans le peloton) c De Abstand lassen (einen ~) ; Kontakt abreißen lassen (den ~)

leave the circle v Fr quitter le cercle De Zirkel wechseln (aus dem~)

left foreleg ; near foreleg old Fr antérieur gauche De linkes Vorderbein ne Es mano izquierda

left hind-leg ; near hind-leg old Fr postérieur gauche m De linkes Hinterbein ne

left side of a horse ; near-side old Fr côté gauche du cheval •C'est le côté appelé parfois « montoir », c'est-à-dire celui par lequel l'on monte habituellement à cheval. De linke Seite f

leg > gaskin

leg > limb

leg (of an elimination race) Fr tranche (d'une élimination) f De Teil m ; Abschnitt m
leg brace •Built using a shoe as a base, it is designed and constructed for a specific need of support to the lower limb. Fr orthosome m anc •Construit à partir d'un fer, il sert à supporter le boulet ou une autrepartie du membre inférieur. De Beinschiene f
leg in the air Fr membre au soutien De Spielbein ne
leg mange > chorioptic mange
leg marking > white marking on a limb / leg
leg on the ground ; supporting limb Fr membre (qui est) à l'appui De Standbein ne
leg pressure Fr pression de la jambe f De Schenkeldruck m
leg up (to give a ~) Fr courte échelle (faire la ~) De Reiter raufwerfen (den ~) Es mano para montar (dar una ~) ; estribo con las manos (hacer ~)
leg-yielding Fr cession à la jambe De Schenkelweichen m Es cesión a la pierna Ca cessió de la cama
leggings > half-chaps
legitimate contender Fr aspirant logique De legitimer Anwärter m ; rechtmäßiger Kandidat m
length Fr longueur (de cheval) De Pferdelänge f Es cuerpo ; echada
length of stride Fr longueur de foulée De Schrittlänge f
length of stride > beaten length
length of the head Fr longueur de la tête De Kopflänge f Es longitud de la cabeza
lengthen > extend
lengthen the reins v Fr allonger les rênes De Zügel verlängern f ; Leinen verlängern f att/hd Es soltar las riendas
lengthening (of strides) Fr allongement (d'allure) m •Accroissement d'amplitude de la foulée, sans accélération de celle-ci. De Strecken ne ; Galoppsprünge verlängern m pl ; zulegen v Es alargamiento
lens Fr cristallin m ; lentille f De Linse f Es cristalino La Lens
leopard coat •Horse that is mainly white with coloured spots in his coat. If the background colour is not white, that colour should be specified in the description (e.g. sorrel leopard). A « patterned leopard » shows spots that seem to flow out of the flank (sometimes called raindrops). Fr léopard robe De Tigerschecke m Es leopardo USA ; atigrado Esp ; pintado Arg
leopard pattern / marking •Darker spots are widely distributed on a lighter background in a horse's coat. Fr tigrures f pl •Taches foncées sur un fond plus clair, et dont la disposition rappelle celle que l'on observe chez la panthère et le léopard. De tigerscheck adj ; Tigerung f
lessee Fr locataire m ou f De Pächter m
lessor Fr locateur m De Verpächter m
letter > marker letter
levade Fr levade f •Assis sur ses postérieurs, le cheval élève son avant-main, les antérieurs étant pliés. De Levade f •Übung der klassischen Reitkunst, bei der das Pferd sein Gewicht auf die gebeugten Hinterbeine verlagert Es lanzada
levator ani m. Fr m. élévateur / rétracteur de l'anus De Hebemuskel des Afters m ; Heber des Afters m La M. levator ani
levator m. of upper lip Fr m. releveur de la lèvre supérieure De Heber der Oberlippe m Es elevador del labio superior La M. levator labii superioris
levator nasolabialis m. Fr m. releveur naso-labial ; m. releveur commun de la lèvre et du nez anc De Nasen-Lippen-Heber m La M. levator nasolabialis
levy ; take out Fr tantième m ; prélèvement m •Taxe ou autre pourcentage prélevé sur le montant des transactions (paris etc.). De Abgabe f ; Umlage f Es gravamen
LH > luteinizing hormone
lice pl ; louse n sg or v (1) •1) To louse is to remove lice. Fr poux m pl De Läuse f pl Es piojos
licence Brit ; license USA Fr licence f De Lizenz f Ne vergunning
license > licence
licensee Fr détenteur d'une licence m De Lizenznehmer m ; Konzessionsinhaber m
licking block > salt lick
lifetime earnings / winnings Fr gains à vie m pl De Gesamtgewinnsumme f
lifetime record Fr record à vie m De Gesamtrennleistung f
ligament Fr ligament m De Band ne pl: Bänder Es ligamento
lig. of ergot Fr ligament de l'ergot De Sporn-Griffelbeinband ne
lig. of the femoral head Fr ligament de la tête fémorale De Oberschenkelkopfband ne La Lig. capitis femoris
ligamentum nuchae > nuchal lig.
light bay ; mealy bay ; sandy bay ; honey bay •Bay of a light red ~ yellow body colour. > *buckskin* Fr bai clair •Robe baie dont la teinte principale est jaunâtre ou d'un rouge pâle. > *isabelle* De hellbraun adj ; lichtbraun adj Es bayo pálido ; doradillo Arg ; castaño claro Esp
light carriage horse Fr cheval d'attelage léger De leichtes Wagenpferd ne
light chestnut ; sorrel (1) •1) Darkest shades of sorrel. Fr alezan clair •Robe pâle, proche de café au lait. De Lichtfuchs m Es alazán claro
light draught horse Fr cheval de trait léger ; cheval d'attelage léger De leichtes Zugpferd ne Es caballo de tiro ligero
light frame •A slender bone structure, giving an unsubstantial appearance to a horse. De leichter Rahmen m ; kleiner Rahmen m
light grey •Mainly white coat on black skin, very light grey thus often but wrongly called white. Fr gris clair •Robe grise où les poils blancs prédominent largement, la robe grise très claire est ainsi souvent appelée, par erreur, blanche. De Lichtschimmel m ; progressiver Schimmel m
light hide Fr peau de couleur pâle f ; cuir de couleur pâle m De helles Leder ne
light horse Fr cheval de race légère De leichtes Reitpferd ne ; leichter Schlag m
light in / on the forehand Fr léger sur l'avant-main De leicht in / auf der Vorhand Es liviano de anteriores
light mouth > soft mouth
light-framed •A horse having a slender bone structure. De leichtrahmig
lightness •High degree of responsiveness to the aids. Fr légèreté f De Losgelassenheit f ; Leichtigkeit f •vollkommenes Eingehen des Pferdes auf die Hilfen Es ligereza
lilac roan ; lavender roan •Coat resulting from dark or liver chestnut, and white hairs. Fr aubère foncé •Robe dont les poils blancs sont disséminés à travers de nombreux poils rouge foncé. De stichelhaariger Dunkelfuchs m
limb ; leg Fr membre m ; jambe f ; patte f •Au sens large le mot jambe désigne chacun des quatre membres du cheval. De Bein ne ; Glied ne ; Gliedmaße f Es remo ; extremidad ; pata ; pierna Ca rem ; extremitat It zampa
limb faults Fr défauts des membres De Gliedmaßenfehler m Es defectos de los miembros

limbs (the ~) Fr membres (les ~) *m pl* De Beine *ne pl* ; Gliedmaßen *f pl* Es miembros La Membra
limited handicap Fr handicap limité De begrenzter Ausgleich *m*
Limousin (Horse) breed Fr limousin •Race française de chevaux de selle relativement lourds. De Limousin-Pferd *ne* Es limosino
limp *v* Fr boiter De lahmen ; lahm gehen ; hinken Es cojear ; renguear
limping > lame
line breeding ; linebreeding •The mating of individuals in the same family but not closely related. Fr élevage en lignée ; sélection en lignée De Linienzucht *f* Es cría en líneas
line crossing Fr croisement entre lignées De Zuchtlinienkreuzung *f* Es cruzamiento entre líneas
line firing (scars) > strip firing (scars)
line of the course Fr tracé du parcours *m* De Linienführung des Parcours *f* Es trazado de recorrido
linea alba •The tendinous median white line on the ventral abdominal wall, mainly formed from aponeuroses. Fr ligne blanche *f* •Cordon fibreux très solide, formé principalement de fibres aponévrotiques, qui s'étend du sternum au pubis, où il se confond avec le tendon prépubien. De weiße Linie des Bauches *f* La Linea alba
lineage ; strain ; bloodline > *pedigree* Fr lignée *f* > *pedigree* De Blutlinie *f* ; Blutstrom *m* Es línea de sangre ; línea de procedencia
linear whorl •Arrangement of hairs, meeting from, or taking different directions, along a line. Fr épi penné •Épi dont les poils convergent ou divergent le long d'une ligne. De Haarkamm *m* ; Haarscheide *f* La Linea pilorum convergens // divergens
lineback(ed) •A horse with a dorsal stripe. De Pferd mit Aalstrich *ne*
liniment ; brace Fr liniment *m* De Einreibemittel *ne* ; Liniment ; Linimentum *ne* ; *ne* Es linimento
link (mouthpiece with ~) > double jointed mouthpiece
linseed ; flax seed ; flax-seed Fr graine de lin *f* De Leinsamen *m* Es linaza
linseed oil Fr huile de lin De Leinöl *ne* Es aceite de linaza / lino *m* La oleum lini
lip Fr lèvre *f* De Lippe *f* La labium *pl: labia*
lip strap ring Fr oeil de perdrix ; anneau de branche *m* •Petit anneau fixé sur chacune des branches de la bride, servant à fixer la fausse gourmette. De Zügelring *m*
lip-tattooed Fr tatoué à la lèvre De tätowiert (~ auf der Lippe)
Lipitsa / Lipizza horse > Lipizzaner
Lipizzaner breed ; Lipitsa / Lipizza horse Fr lipizzan •Race de chevaux qui descend des andalous, fortement associée avec l'École espagnole de Vienne. Le nom vient de Lipica (prononcé lipizza) près de Trieste en Italie. De Lipizzaner *m* Es lipizano It lipizzano
lips (of the mouth) Fr lèvres (de la bouche) *f pl* De Lippen *f pl* Es labios La Labia oris
lipstrap ; fausse gourmette *f* De Scherriemen *m* Es falsa barbada ; correa labial Ca falsa barbada
list declarations *v* Fr enregistrer les engagements *c* De Nennungen erfassen / registrieren *f pl*
list of runners > runners list
litter ; bed ; bedding Fr litière *f* De Streu *f* ; Strohbett *ne* ; Einstreu *f* Es litera ; cama Ca llitera
lively Fr vif De lebhaft
liver Fr foie *m* De Leber *f* Es hígado La Hepar
liver chestnut •Darkest chestnut coat, deep brown and reddish colour. Fr alezan brûlé •La plus foncée des robes alezanes, d'une couleur brun-roux qui rappelle celle du café toréfié. De Dunkelfuchs *m* ; Brandfuchs *m* Es alazán tostado
liver chestnut with washed-out / flaxen mane and tail > dark chestnut with washed-out / flaxen mane and tail
liverpool Fr liverpool (obstacle comprenant un ~) *m* ; bidet (obstacle sur ~) *m* De überbauter Wassergraben *m* Es liverpool
Liverpool bit Fr liverpool *m* •Mors utilisé très souvent en attelage. Bien qu'il soit parfois désigné par le nom de « filet » il ne répond pas à cette définition. Il est conçu pour attacher les rênes à ses branches (qui sont droites), ces dernières étant aussi prévues pour recevoir une gourmette. De Liverpoolkandare / Liverpool-Kandare *f*
load the horses (into the starting boxes) *v* Fr placer les chevaux (dans les stalles de la barrière de départ) De Pferde in die Startmaschine führen *ne pl*
loaded shoulder Fr épaule noyée ; épaule chargée •Trop charnue. De überladene Schulter *f* ; stark bemuskelte Schulter *f*
lockjaw > tetanus
locus *pl: loci* •Specific place of a gene on a chromosome. Fr locus *m pl: loci* De Genort *m* •Platz eines Gens im Chromosom Es locus
lodge an objection *v* Fr déposer une réclamation *c* De Protest hinterlegen (einen ~)
loin strap hd Fr barre de fesse(s) att De Schlagriemen *m*
loin(s) ; lower back •Lower back (lumbar) area of the horse. Fr rein(s) *m (pl)* •Région lombaire: délimitée par le dos, la croupe, les hanches et les flancs; soit autour des vertèbres lombaires. > *région lombaire* De Lende(n) *f (pl)* ; Lendenpartie *f* ; Nierenpartie(n) *f (pl)* Es lomo(s) ; riñón(/ones) Ca llom La Lumbus ; Psoa
long digital extensor m. > common digital extensor m.
long head of triceps Fr chef long du triceps (brachial) De langer Muskelkopf des Trizeps *m* ; langer Kopf des dreiköpfigen Armmuskels *m* It testa longa del tricipite
long pastern Fr long jointé *adj* •Quand le paturon est trop long. De lang gefesselt *adj* ; lange Fessel *f* Es cuartilla larga *f* ; larga de cuartilla *adj*
long pastern bone > proximal phalanx
long plantar ligament ; plantar tarsal ligament Fr ligament plantaire long ; ligament plantaire du jarret ; ligament calcanéo-métatarsien •Bande ligamenteuse située contre la face postérieure des os du tarse, de la pointe du jarret jusqu'à la partie supérieure des métatarses. De langes Sohlenband *ne* ; langes Plantarband *ne* La Lig. plantare longum
long rein Fr longue rêne De langer Zügel *m* Es rienda larga
long rein (on / at a ~) •e.g.: walk on a long rein Fr rênes longues (les ~) •par ex.: pas, les rênes longues De am langen Zügel *m* Es riendas largas (con ~) Ca regnes llargues (amb ~)
long shot •Horse that is considered, by the bettors / handicappers as having few if any chances of finishing a given race in the money. Fr négligé *adj ou n* ; surcoté •Cheval négligé par les parieurs / sélectionneurs. De Außenseiter *m*
long sloping pastern Fr long et bas jointé (paturon / cheval ~) De lang und weich gefesselt *adj* ; durchgetretene Fessel *f*
long thoracic nerve Fr nerf long thoracique De langer Brustkorbnerv *m* La Nervus thoracicus longus
long upright pastern Fr long et droit jointé (paturon / cheval ~) De lange, steile Fessel *f*
long-distance ride ; raid Fr longue randonnée *f* ; raid *m (1)* •1) Fr: Randonnée de plusieurs semaines. De Dis-

tanz-Ritt / Distanzritt *m* ; Dauerritt *m* Es raid
onge / lunge (line) > longeing line
onge whip > lunge(ing) whip
ongeing line ; longe / lunge (line) Fr longe *f* De Longe *f* ; Laufleine *f* Es cuerda (larga)
ongissimus (dorsi) m. •Includes Musculus longissimus capitis, l. atlantis, l. cervicis, l. thoracis and l. lumborum. Fr m. longissimus dorsi •Inclut Musculus longissimus capitis, l. atlantis, l. cervicis, l. thoracis et l. lumborum. De langer Rückenmuskel *m* ; längster Muskel *m* Es músculo largo dorsal ; músculo longissimus dorsi La M. longissimus
longissimus atlantis m. Fr m. longissimus de l'atlas De längster Muskel des Atlas *m* La M. longissimus atlantis
longissimus capitis et atlantis muscles •Longissimus atlantis and longissimus capitis. Fr muscles longissimus de l'atlas et de la tête ; m. petit complexus *anc* •Muscle longissimus de l'atlas et muscle longissimus de la tête. De längster Muskel des Kopfes und längster Muskel des Atlas *m*
longissimus capitis m. Fr m. longissimus de la tête De längster Muskel des Kopfes *m* La M. longissimus capitis
longissimus thoracis m. Fr m. longissimus du thorax ; m. long dorsal *anc* De längster Muskel des Brustkorbs *m* La M. longissimus thoracis
longus capitis m. ; rectus capitis ventralis major *old* Fr m. long de la tête ; m. grand droit antérieur de la tête *anc* De langer Kopfmuskel *m* La M. longus capitis
loop (of a serpentine) Fr demi-cercle (d'une serpentine) *m* De Schleife *f* ; Windung *f* Es círculo (de una serpentina)
loose box > box (stall)
loose-ring (mouthpiece) Fr anneaux mobiles (embouchure avec ~) De Wassertrense (Mundstück) *f* Es anillos sueltos (embocadura con ~)
loose-ring cheek snaffle ; Fulmer snaffle ; Australian loose-ring (cheek) snaffle •With full and long cheeks, a rather broad jointed mouthpiece and loose rings attached outside the cheeks. Fr filet brisé à aiguilles (et anneaux De Knebeltrense mit losen Trensenringen *f* ; Fulmer-Snaffle *f*
loose-ring jointed snaffle Fr filet (brisé) Chantilly *m* De Wassertrense *f* •Gebiss
lop ears •Long, pendulous and dropping ears. Fr oreilles de cochon ; oreilles plaquées •Oreilles qui sont grosses et tombantes. De herunterhängende Ohren *ne pl* ; schlaffe Ohren *ne pl*
lop-eared •Horse with ears tending to flop downwards. Fr oreillard ; mal coiffé ; clabaud •Dont les oreilles sont à l'horizontale. De Schlappohren (Pferd mit ~) *ne* Es oreja péndula / gacha / caída *n*
lope > canter
lopsided victory / win Fr victoire écrasante *f* De einseitiger Sieg *m*
lorry / lorrie horse > dray horse
Losa Horse *breed* Fr losa ; cheval de Losa •Race d'origine espagnole. De Losino ; Losino-Pferd *m ; ne*
lose a shoe *v* Fr perdre un fer De Hufeisen verlieren (ein ~) ; Eisen verlieren (ein ~) Es perder una herradura
lose ground *v* Fr perdre du terrain De Boden verlieren
lose momentum *v* Fr perdre de la vitesse De Schwung verlieren (an ~)
loss of condition Fr détérioration de l'état général *f* De Konditionsverlust *m*
louse > lice

louse (biting ~) *pl: lice* Fr pou *m pl: poux* De Laus *f* Es piojo
louse egg ; nit Fr lente *f* •Oeuf de pou. De Kopflausei *ne* ; Nisse *f* Es liendre
louse-fly (horse ~) Fr mouche araignée *f* ; hippobosque du cheval *m* De Pferdelausfliege *f* La Hippobosca equina
low ringbone •At the coffin joint. May be due to a fractured extensor process of the coffin bone. Fr forme coronaire ; forme basse •Implique l'articulation entre la 2ième et la 3ième phalange. On distingue parfois une forme de l'éminence pyramidale (du processus extenseur). De Hufgelenkschale *f* Es sobrehueso de la corona
low school Fr basse école *f* •Travail « de base » : sur une et deux pistes, aux trois allures, jusqu'au changement de pied au galop. De Kampagneschule *f* ; niedere Schule *f*
low set tail Fr queue attachée bas De tief angesetzter Schweif *m*
lower back > loin(s)
lower branch •Lower part of the branch of a bit. •Partie inférieure de la branche d'un mors. De Unterzug *m*
lower jaw > mandible
lower lip Fr lèvre inférieure De Unterlippe *f* Es labio inferior Ca llavi inferior It labbro inferiore La Labium inferius
lower thigh > gaskin
Lowicz Horse *breed* Fr lowicz •Race d'origine polonaise. De Lowicz-Pferd *ne* •schweres polnisches Kaltblutpferd
Lublin Horse *breed* Fr lublinois •Race d'origine polonaise. De Lubliner Pferd *ne*
lucerne > alfalfa
lumbar plexus Fr plexus lombaire De Lendengeflecht *ne* La Plexus lumbalis
lumbar region Fr région lombaire De Lendengegend *f* La Regio lumbalis
lumbar vertebrae Fr vertèbres lombaires •Le cheval en a 5 (fréquemment chez les chevaux arabes) ou 6. Elles forment la charpente osseuse de la région des reins et leur mouvement est beaucoup plus ample que celui des vertèbres thoraciques. De Lendenwirbel *m* Es vértebras lumbares La Vertebrae lumbales
lumbodorsal fascia > thoracolumbar fascia
lumbosacral plexus Fr plexus lombo-sacré De Lenden-Kreuz-Geflecht *ne* La Plexus lombosacralis
lump > hump
lunar bone > intermediate carpal bone
lung Fr poumon *m* •Formé de tissu élastique, il est formé de plusieurs millions d'alvéoles. De Lunge *f* Es pulmón La Pulmo (dexter // sinister)
lunge / longe *v* Fr longer De longieren Es trabajar a la cuerda ; darle cuerda Ne longeren
lunge(ing) whip ; longe whip Fr chambrière *f* De Bahnpeitsche *f* ; Longierpeitsche *f* Es látigo largo ; huasca larga ; látigo de picadero
lungeing surcingle ; roller (breaking ~) *USA* Fr sursangle pour longer *f* De Longiergurt *m*
lungworm ; lung worm •Horses and donkeys can be parasitized by Dictyocaulus arnfieldi and affected by coughing. Fr strongle respiratoire De Lungenwurm *m* Es lombriz del pulmón
Lusitanian Horse *breed* ; Portuguese horse Fr lusitano *race* De Lusitano *m* Es lusitano
luteinizing hormone ; LH *abbr* Fr hormone lutéinisante *f* ; lutropine *f* De Luteinisierungshormon *ne* ; gelbfärbendes Hormon *ne*
lymph •A liquid collected from tissues in all parts of the body and returned to the blood via the lymphatic system. Fr lymphe *f* •Son apparence varie selon la partie de l'organisme où elle est élaborée. Elle collecte les substances nutriti-

ves absorbées par la muqueuse intestinale et les déchets de diverses cellules de l'organisme. De Lymphe f Es linfa La Lympha

lymph node •Any of the lymphoid organs along the course of lymphatic vessel, they are the main of lymphocytes, removing noxious agent and critical in antibody formation. Fr ganglion lymphatique m ; noeud lymphatique m •Les ganglions lymphatiques filtrent la lymphe et en détruisent les germes et corpuscules nocifs. De Lymphknoten m Es ganglio linfático La Lymphonodus pl: Lymphonodi

lymphangitis •Inflammation in the lymphatic system. Fr lymphangite f •Infection microbienne dans le système lymphatique. En pratique elle ne frappe la plupart du temps que les membres postérieurs qui peuvent devenir énormément gonflés. De Lymphgefäßentzündung f ; Lymphangitis f Es linfangitis

lymphatic system •Sometimes named the white blood system. Fr système lymphatique •Composé des vaisseaux lymphatiques et des ganglions lymphatiques. Il se déverse dans le confluent des veines jugulaires, au voisinage immédiat du coeur. De Lymphsystem ne Es sistema linfático La Systema lymphaticum

lymphatic vessel Fr vaisseau lymphatique m De Lymphgefäß ne Es vaso linfático La Vas lymphaticum

m > muddy

Macedonian Pony breed Fr poney macédonien race De Mazedonisches Gebirgspferd ne

machine-made shoe ; keg shoe ; factory shoe Fr fer (à la) mécanique ; fer de compagnie ; fer industriel •Fer fabriqué en industrie, qu'il faut ajuster au pied du cheval. De maschinell gefertigtes Hufeisen ne Es herradura hecha / de fábrica

made > well-schooled (horse)

mahogany bay > dark bay

mahogany chestnut > dark chestnut

maiden •r: Horse that has never won a race with a purse. Fr novice m ou f •c: Cheval n'ayant jamais gagné une course dotée d'une bourse. De siegloses Pferd ne Es sin ganancia Ne maiden

maiden three •r: Horse that is three years old and has never won a race with a purse. Fr cheval novice de trois ans •c: Cheval de trois ans n'ayant jamais gagné une course dotée d'une bourse. De siegloser Dreijähriger m

maintenance ration Fr ration d'entretien f ; ration de base De Erhaltungsration f ; Grundration f Es ración de conservación / mantenimiento /

maize > corn

make a higher bid v Fr enchérir ; surenchérir •Miser une somme supérieure à l'offre courante lors d'une vente aux enchères. De hinauftreiben (den Preis ~) ; verteuern ; höheres Gebot abgeben (ein ~) Es pujar ; sobrepujar

make a horse stand correctly v Fr placer (un cheval) d'aplomb De Pferd korrekt hinstellen (ein ~) Es colocar (un caballo) bien parado

make up ground > gain ground

mal de caderas ; caderas •Caused by Trypanosoma equinum. Fr mal de Caderas m De Hüftlähme f

Malakan Horse breed Fr malakan •Race d'origine turque. De Malakan m

male line ; sire family •Line of male ancestors of a horse (from sire to sire on a direct genealogical line from male to male only). > pedigree Fr lignée mâle •Lignée des ascendants mâles (de père en grand-père paternel en arrière-grand-père paternel etc.) d'un individu. > pedigree De väterliche Linie f ; männliche Linie f Es línea masculina / paterna

mallenders •The word mallenders is quite often used as a translation for the German 'Mauke'. > sallenders Fr malandre f > solandre De Raspe f •schuppiges Ekzem an der Vorderfußwurzel

malleolus (medial // lateral ~) Fr malléole (médiale // latérale) f De Knöchel (innerer // äußerer ~) m ; Innenknöchel m ; Außenknöchel m La Malleolus (medialis // lateralis)

Mallorcan Saddle Horse breed Fr majorquin race De Balearen-Pony ne ; Mallorca-Pferd ne

Malopolski Horse breed Fr malopolski •Race d'origine polonaise. De Malopolski m

management •Equine or stable management etc. Fr régie f •Régie de l'écurie, du troupeau, de l'élevage etc. De Management ne

mandatory vaccination > compulsory vaccination

mandible ; lower jaw Fr mâchoire inférieure f ; mandibule f •En fait et dans le sens strict, la mâchoire inférieure est formée de deux mandibules. De Unterkiefer m ; Mandibula f ; Kinnbacke f ; Kinnlade f Es mandíbula La Mandibula

mandibular gland Fr glande mandibulaire De Unterkieferdrüse f La Glandula mandibularis

mandibular nerve Fr nerf mandibulaire De Unterkiefernerv m La Nervus mandibularis

mane Fr crinière f De Mähne f Es crin ; crinera ; melena Ca crina ; crinera La Juba

mane and tail (hairs) Fr crins (les ~) m pl •Incluent les poils de la crinière et de la queue. Bien qu'ils ne soient généralement pas inclus quand on parle des crins, il y en a aussi qui constituent les fanons. De Langhaar ne ; Behang m Es cabos

mane comb Fr peigne à crinière De Mähnenkamm m •Kamm für das Verziehen der Mähne

mane pulling comb Fr peigne à tirer la crinière De Verziehkamm m Es peine para jalar crin ; peine de entresacada

manège > outdoor arena

manège figures > school figures

mange (horse ~) •Skin disease caused by mites. Fr gale (des équidés) f •Dermatose d'origine parasitaire. De Räude f Es sarna ; roña

mange mite Fr acarien psorique m ; sarcoptide ; sarcoptoïdé De Räudemilbe f Es arador de (la) sarna

manger > feed tub

manica flexoria Fr manica flexoria f ; anneau du (tendon) perforé m De Manschette der tiefen Beugesehne f La Manica flexoria

manner of handling / holding reins Fr tenue des rênes De Zügelhaltung f ; Zügelführung f ; Haltung der Leinen f •att/hd Es manejo de las riendas

manubrium Fr manubrium m De Griff des Brustbeins m ; Manubrium ne ; Handgriff m It manubrio La Manubrium sterni

manure Fr fumier m De Mist m ; Dung m Es estiércol

manure heap Fr tas de fumier m De Misthaufen m Es estercolero

manus Fr main m anat •Partie distale du membre thoracique, formée du carpe, du métacarpe et des doigts (eux-mêmes formés des phalanges). De Hand f •Anatomie Es mano Ca mà It manus La Manus

marathon hd Fr marathon (épreuve de ~) m att Marathon m

marble > varnish roan

marble eye > wall-eye ; walleye

marching pace Fr allure marchée •Dans laquelle le corps ne quitte jamais complètement le sol: pas, pas relevé, aubin. De Marschgeschwindigkeit f Es aire marchado Ca aire marxat

mare •Female horse aged four or five (according to disciplines and interpretations) and over. Fr jument f •Femelle de quatre ou cinq ans (selon les disciplines et les interpréta-

tions) et plus. De Stute *f* ; Mähre *f* Es yegua *f* Ca euga ; egua It cavalla Ne merrie
mare in foal ; in-foal mare Fr jument gestante ; jument pleine De tragende Stute *f* ; trächtige Stute *f* Es yegua llena ; yegua en gestación ; yegua preñada
mare keeping Fr élevage de juments De Stutenhaltung *f* Es yeguada *f*
mare with foal at foot > lactating mare
mare's tail > horsetail
Maremma / Maremmana Horse breed Fr maremme ; cheval de Maremme ; toscan •Race italienne. De Maremmenpferd *ne* ; Maremmano *m* Es maremmano ; toscano It maremmano
marker letter ; letter Fr point de repère *m* ; lettre *f* •Dans une carrière ou un manège, utilisé(e) surtout pour la reprise de dressage. Marcel Laberge a imaginé la phrase suivante pour mémoriser les lettres du périmètre, partant de A, dans le sens horaire, sur une piste de 20x60: "Aucun kangourou veut échanger ses herbes contre ma riche boisson pourtant fine." Sur la ligne du centre, entre A et C, les points sont: D, L, X, I et G. De Bahnpunkt *m* Es señal (de referencia) Ca punt / senyal de referència
Market Harborough > German rein
marking •Spot, area etc., usually white, in the coat of a horse. Fr marque *f* •Tache, habituellement blanche, (balzane, liste etc.) apparaissant dans la robe d'un cheval. De Abzeichen *ne* Es marca Ca marca blanca
marking of the course Fr jalonnement du parcours *m* De Markierung der Reitbahn / des Parcours *f* Es jalonamiento del recorrido Ca jalonament del recorregut
marking system > scheme of marking
marsh horsetail Fr prêle des marais De Sumpfschachtelhalm *m* ; Duwock *m* La Equisetum maximum / palustre
marshal (parade ~) > outrider
martingale Fr martingale *f* De Martingal *ne* Es martingala ; gamarra Ca martingala
mash Fr mash *m* •Mélange d'avoine, d'orge et de graines de lin, le tout concassé, salé et cuit et mélangé de son. De Mash *m oder ne* •Pferdekraftfutter
masseter m. Fr m. masséter De äußerer / großer Kaumuskel *m* Es músculo masetero It massetere (muscolo ~) La M. masseter
master of hounds / foxhounds > master of the hunt
master of the hunt ; master of hounds / foxhounds ; MFH *abbr* •The master of the hunt, should he hunt the hounds himself, may also be the huntsman. > *huntsman* Fr maître d'équipage •Personne qui assume la direction et la responsabilité d'une chasse à courre. De Jagdherr *m* Es maestro de la caza
master rider Fr maître (en équitation) *m* De Meister im Sattel *m*
mastitis Fr mastite *f* De Euterentzündung *f* ; Mastitis *f* Es mastitis
mastoid part Fr partie mastoïdienne / cléido-mastoïdienne De Warzenteil des Schläfenbeins *m* It cleidomastoideo La Pars mastoïdea
Masuren breed ; Mazury Horse Fr mazure ; cheval mazurien ; masuren •Race: le « trakehner polonais ». De masurisches Warmblut *ne*
match race •Arranged and conditions agreed upon, between the contestants. Fr match *m* •Course organisée par les participants, qui ont aussi décidé entre eux des conditions de celle-ci. De Match-Race *m* ; Vergleichsrennen *ne* •Rennen mit 2 Teilnehmern oder in welchem nur 2 Teilnehmer für den Sieg in Frage kommen Es carrera al pelo
mate (horses) *v* Fr accoupler (des chevaux) De paaren Es aparear ; acoplar

maternal family / line > female line
matinee race •An entrance fee may be charged, and the premiums, if any, may be other than money. Fr course matinée •Pour laquelle il peut y avoir des droits d'inscription, et dont l'enjeu peut être autre que de l'argent. De Matinee *f*
mating > breeding
maxilla > upper jaw
maxillary nerve Fr nerf maxillaire De Oberkiefernerv *m* La Nervus maxillaris
maxillary sinus Fr sinus maxillaire De Kieferhöhle *f* Es seno maxilar La Sinus maxillaris
Mazury Horse > Masuren
meadow fescue Fr fétuque des prés *f* De Wiesenschwingel *m* Es festuca pratensis La Festuca pratensis
mealy bay > light bay
mealy muzzle / nose •Cream or oatmeal coloured, it is the rule for Exmoor ponies. De Mehlmaul *ne* ; Eselsmaul *ne*
measles > cysticercosis
measuring stick Fr canne hippométrique *f* ; toise à potence *f* De Meßstock *m* ; Stockmaß *ne* Es metro
measuring tape Fr ruban à mesurer De Meßband *ne* ; Bandmaß *ne* Es cinta métrica
measuring-compass > divider
mebendazole •A benzimidazole anthelmintic. Fr mébendazole *m* De Mebendazol *ne*
mecate •Rope that is attached to the bosal and act as reins. Fr mécates *f pl* •Corde tressée reliée au bosal et qui sert de rênes dans le hackamore. De Mecate *f* •Seil zwischen Reiterhand und Bosal
Mecklemburg (Horse) breed Fr mecklembourg(eois) •Race, d'origine allemande, de chevaux de selle relativement lourds. De Mecklemburger Warmblut *ne*
meclofenamic acid Fr acide méclofénamique De Meclofenaminsäure *f*
meconium Fr méconium *m* •Ensemble des débris accumulés dans l'intestin du poulain au cours de la gestation. De Kindspech *ne* ; Darmpech *ne* ; Mekonium *ne* Es meconio
medial collateral lig. of carpus Fr ligament collatéral radial / médial du De Innenband des Vorderfußwurzelgelenks *ne* ; inneres Kollateralband des Karpalgelenks *ne* La Lig. collaterale carpi mediale
medial collateral lig. of the stifle joint Fr ligament collatéral médial / tibial du grasset De Innenband des Kniegelenks *ne* ; inneres Kollateralband des Kniegelenks *ne* La Lig. collaterale mediale
medial epicondyle Fr épicondyle médial De medialer Beugeknorren *m* ; medialer Epikondylus *m* It epicondile mediale La Epicondylus medialis
medial head of the deep digital flexor m. hindlimb Fr m. fléchisseur médial du doigt *membre postérieur* ; m. fléchisseur interne / tibial / oblique des phalanges *anc* De schiefer Zehenbeuger *m* ; medialer Kopf des langen Zehenbeugers *m* Es músculo flexor obliquo de las falanges *m* La M. flexor digitorum / digitalis medialis
medial head of triceps Fr chef médial du triceps (brachial) De medialer Kopf des dreiköpfigen Armmuskels *m* It testa mediale del tricipite
medial palmar artery •The largest artery of the front lower limb. Fr artère digitale commune palmaire II De oberflächliche palmare Arterie II *f* •kräftigste der drei Endarterien der Arteria mediana La Arteria digitalis palmaris communis II
medial saphenous vein Fr veine saphène interne De große verborgene Vene *f* ; große Rosenvene *f* Es vena safena interna La Vena saphena medialis / magna

English

medial splint Fr suros médial / interne De zweiter Metakarpalknochen m

median artery Fr artère médiane De mittlere Schlagader f La Arteria mediana

median cubital vein Fr veine médiale du coude De mittlere Ellenbeugenvene f La Vena mediana cubiti

median furrow of frog ; cleft of frog (central ~) ; central sulcus / groove of (the) frog ; central cuneal sulcus ; median groove Fr lacune médiane (de la fourchette) ; sillon médian de la fourchette ; sillon cunéal central De mittlere Strahlfurche f La Sulcus cunealis centralis

median groove > median furrow of frog

median nerve Fr nerf médian De Mittelarmnerv m La Nervus medianus

mediastinum Fr médiastin m De Mittelfell ne Es mediastino

medication > medicinal treatment

medication > medicine

medicinal treatment ; medication Fr médication f •Emploi de médicaments. De medikamentöse Behandlung f ; Verabreichen von Medikamenten ne Es medicación

medicine ; medication ; drug medicinal Fr médicament m ; remède m De Medikament ne ; Arznei f ; Heilmittel ne Es medicamento ; medicina ; remedio

medicine box ; medicine chest Fr trousse de médicaments f ; médicaments (coffre / boîte à ~) m pl (m / f) De Verbandskästchen ne ; Verbandsschränkchen ne

medicine chest > medicine box

medium canter Fr galop moyen De Mittelgalopp m Es galope medio Ca galop mitjà

medium trot ; ordinary trot •Differences are sometimes made between « medium » and « ordinary » paces. Fr trot moyen De Mitteltrab m Es trote medio / ordinario Ca trot mitjà It trotto ordinario Po trote normal Ne gewone draf

medium trot sitting Fr trot moyen assis De ausgesesser freier Arbeitstrab m Es trote ordinario sentado It trotto ordinario di scuola Po trote normal sentado Ne gewone draf met doorzitten

medium walk ; ordinary walk •Differences are sometimes made between « medium » and « ordinary » paces. Fr pas moyen / ordinaire •Des différences sont parfois faites entre les allures « moyennes » et les allures « ordinaires ». De Gebrauchsschritt m ; Mittelschritt m Es paso medio / ordinario Ca pas mig It passo ordinario Po passo ordinario Ne gewone stap

meet program(me) > race card / program(me)

meeting (race ~) •A programme on a given date, at a given venue. Fr réunion (de courses) f •Un évènement (en journée ou en soirée) avec un programme défini et à un endroit précis. De Renntag m ; Rennveranstaltung f Ne koersdag

meibomian gland ; tarsal gland Fr glande de Meibomius De Meibomsche Drüse f ; Tarsaldrüse f La Glandulae tarsales pl

melanin Fr mélanine f De Melanin ne Es melanina

melanoma •Tumour most common in the skin, eye and oral cavity of aged grey horses. Fr mélanome m •Tumeur développée aux dépens des cellules du système pigmentaire. De schwarzer Hautkrebs m ; malignes Melanom ne

melanosis •Disorder of pigment metabolism and pigmentary deposits. Fr mélanose f •Accumulation anormale de pigments dans le derme. De Dunkelfärbung der Haut f ; Melanose f Es melanosis

melioidosis •Caused by Pseudomonas pseudomallei. Fr mélioïdose f De Pseudo-Rotz m ; Melioidose f Es melioidosis

menisci (medial // lateral ~) Fr ménisque (médial // latéral) m De Meniskus (innerer // äußerer ~) m La Meniscus (medialis // lateralis)

meniscofemoral ligament Fr ligament ménisco-fémoral ne meniskofemorales Band ne •an der Hinterseite befindliches Band des Meniskus zum inneren Oberschenkelknorren La Lig. meniscofemorale

merbromin > Mercurochrome

Mercurochrome ; merbromin Fr mercurochrome m De Mercurochrom ne •fluoreszierender Farbstoff

Merens Pony breed ne merens ; mérens ; ariégeois (de Mérens) ; poney ariégeois •D'origine française, race rustique des Pyrénées, leur taille est d'environ 1,40 mètres. De Ariège-Pferd ne •Mérens-Pony ne

Merrion blue grass •Variété de gazon cultivée sur une grande échelle au Kentucky et très répandue en Amérique du Nord. De Merion-Kentucky-Bluegras ne

Merychippus •Lived during the Miocene era. Fr Mérychippus m •Il est venu après les Eohippus, Mésohippus et Miohippus. Ses pieds comportaient encore trois doigts. De Merychippus m

mesenteric artery (cranial // caudal ~) Fr artère mésentérique (crâniale // caudale) f De Eingeweidearterie (schädelwärts gelegene // hintere ~) f La Arteria mesenterica (cranialis // caudalis)

mesenteric plexus (cranial // caudal ~) Fr plexus mésentérique (crânial // caudal) De Nervenzellknoten in der vorderen // hinteren Bauchhöhle m ; sympathisches Ganglion in der vorderen // hinteren Bauchhöhle ne La Plexus mesentericus (cranialis // caudalis)

mesenteric vein (cranial // caudal ~) Fr veine mésentérique (crâniale // caudale) f ; veine mésentérique (petite // grande ~) anc De Darmvene f ; Gekrösevene f ; Mesenterialvene (vordere // hintere ~) f La Vena mesenterica (cranialis // caudalis)

mesentery ; mesenterium Fr mésentère m •Membrane qui suspend une grande partie de l'intestin grêle à la voûte de l'abdomen. De Gekröse ne ; Mesenterium ne Es mesenterio ; redaño La Mesenterium

mesocolon Fr mésocôlon m De Dickdarmgekröse ne ; Grimmdarmgekröse ne ; Mesokolon ne

Mesohippus •Three-toed, it might not be in the direct line of ancestors of the modern horse. Fr Mésohippus m •N'est peut-être pas un des ancêtres directs du cheval moderne. De Mesohippus m

messenger betting service Fr service de paris par messager m De Hostessenwettservice m

metabolite Fr métabolite m De Stoffwechselendprodukt ne ; Metabolit m

metacarpal bone (large / third ~) ; forecannon bone ; cannon bone (fore...) Fr os métacarpien principal m ; métacarpe (troisième os du ~) m (m) ; os du canon (antérieur) De vorderer Hauptmittelfußknochen m ; vorderes Röhrbein ne ; Vorderröhrbein ne It tercer metacarpiano It terzo metacarpo ; metacarpo largo

metacarpal bones •The large metacarpal and the small metacarpals. Fr os du métacarpe (les ~) m ; métacarpiens (les os ~) m pl ; métacarpes (les ~) m pl •Le métacarpien principal et les métacarpiens rudimentaires. De Vordermittelfußknochen m pl ; Mittelhandknochen m pl ; Metakarpalien m pl ; Metakarpalknochen m pl La Ossa metacarpalia

metacarpal nerve (medial // lateral palmar ~) Fr nerf métacarpien palmaire (médial // latéral) De Metakarpalnerv (innerer // äußerer palmarer ~) m •auf der Beugeseite befindlicher Nerv des Röhrbeines (zur Mitte hin gelegener // zur Seite hin gelegener) La Nervi metacarpei palmares pl

metacarpal region Fr région du métacarpe De Vordermittelfußgegend f ; Metakarpalgegend f It regione del metacarpo / stinco La Regio metacarpi
metacarpophalangeal // metatarsophalangeal joint > fetlock joint
metacarpophalangeal joint capsule Fr synoviale métacarpo-phalangienne ; synoviale de l'articulation du boulet •C'est la synoviale qui est impliquée dans la mollette articulaire du boulet. De Vordermittelfuß-Gelenkkapsel f ; metacarpophalangeale Gelenkkapsel f
metacarpus Fr métacarpe m •Segment du squelette du membre antérieur, formé des os métacarpiens. De Vordermittelfuß m ; Metakarpus m ; Mittelhand f Es metacarpo La Metacarpus
metacercaria •Stage of development of a fluke, enclosed in a protective cyst and infective for a new host. Fr métacercaire f •Forme larvaire enkystée des douves, capable d'infecter un nouvel hôte. De Metazerkarie f •Larve von Saugwürmern
metal bevel > straight (cut off) hardy
metal curry comb Fr étrille en métal De Stahlstriegel m Es almohaza (de metal) ; rasqueta amer.
metaphysis Fr métaphyse f De Knochenwachstumszone f ; Metaphyse f •Knochenabschnitt zwischen Knochenschaft und Knochenende La Metaphysis
metatarsal bone (large / third ~) ; hind-cannon bone ; shannon bone ; shank ; great metatarsal old ; cannon bone (hind-~) Fr os métatarsien principal ; métatarse (troisième os du ~) m ; os du canon (postérieur) De Hinterröhrbein ne ; hinterer Hauptmittelfußknochen m Es gran metatarsiano ; tercera metatarsiano It metatarso
metatarsal bones Fr os du métatarse (les ~) m ; métatarses (les ~) m pl ; métatarsiens (les os ~) •Os des canons des membres postérieurs: un métatarsien principal (III) et deux métatarsiens rudimentaires (II ou médial, et IV ou latéral) pour chaque membre. De Mittelfußknochen m pl ; Metatarsalien f pl Es huesos metatarsianos La Ossa metatarsalia
metatarsophalangeal joint capsule Fr synoviale métatarso-phalangienne ; synoviale de l'articulation du boulet De Gelenkkapsel des hinteren Fesselgelenks f ; metatarsophalangeale Gelenkkapsel f
metatarsus Fr métatarse m •Deuxième segment du squelette du pied, formé par les os métatarsiens. De Hintermittelfuß m ; Metatarsus m Es metatarso La Metatarsus
methylene blue Fr bleu de méthylène m De Methylenblau ne
metre / meter •Unit of linear measure equal to 3.2808 feet. Fr mètre m •Unité de mesure équivalente à 3,2808 pieds anglo-saxons. De Meter m oder ne Es metro
MFH > master of the hunt
microfilaria •The larva of a filaria. Fr microfilaire f •Embryon de filaire. De Filarienlarve f ; Mikrofilarie f
midcarpal joint capsule Fr synoviale médio-carpienne De Gelenkkapsel des Vordefußmittelgelenks f ; Kapsel des Zwischenreihengelenks des Karpus f
middle conchal sinus Fr sinus du cornet moyen m ; sinus conchal moyen De Hohlraum der mittleren Nasenmuschel m La Sinus conchae mediae
middle cuneiform > tarsal bone 1 and 2
middle phalanx ; short pastern bone old ; os coronae old ; second phalanx Fr phalange intermédiaire ; os de la couronne ; deuxième / seconde phalange •Son articulation inférieure est à l'intérieur du sabot. De Kronbein ne ; Mittelphalanx f Es segunda falange ; hueso corona It seconda falange La Phalanx media ; Os coronale
middle scalenus m. Fr m. scalène moyen De mittlerer Rippenhaltermuskel m La M. scalenus medius
mild steel Fr acier doux m De Flußstahl m ; Flußeisenstahl m Es acero dulce / blando
mildew ; mold USA ; mould Brit Fr moisissure f De Schimmel m ; Moder m •Fäulnis Es moho
mile Fr mille m •Unité de mesure équivalente à 8 furlongs, 5280 pieds ou 1,6093 kilomètres. De Meile f •Britische Landmeile (statute mile) = 1609,344 m Es milla
milk (set of) teeth Fr première dentition ; dentition de lait f De Milchgebiß ne Es primera dentición It dentadura decidua Ne melkgebit
milk foal ; suckling (foal) Fr poulain // pouliche de lait ; poulain // pouliche non-sevré(e) De Saugfohlen ne Es potrillo // potrilla lactante
milk teeth ; deciduous teeth ; temporary teeth Fr dents de lait f pl De Milchzähne m pl ; Fohlenzähne m pl Es dientes de leche La Dentes decidui
milkshake ; alkalizing agents •Sodium bicarbonate is the most common agent used in « milkshakes ». De Milkshake m •Getränk mit alkalisierender Wirkung zur Dehydrierung
milky white Fr blanc mat ; blanc laiteux / de lait ; blanc de pigeon (1) •Robe qui ne présente aucun reflet brillant. 1) Expression utilisée en été lorsque les poils ont pris toute leur blancheur. De Milch-Schimmel m
millet Fr millet m céréale De Hirse f Es mijo
mineral lick > salt lick
miniature horse Fr cheval miniature De Zwergpferd ne Es caballo enano
minimum culling level Fr sélection par note de passage •Pour chaque caractère considéré, un animal doit obligatoirement obtenir la note de passage ou plus, pour être sélectionné. De Methode der Selektion, bei der das Tier bestimmte Merkmale erfüllen muss, um für die Zucht ausgewählt zu werden
Minorcan Saddle Horse breed Fr minorquin race De Menorquiner m
minus pool •For which the race track has to pay off more on bets, than the total amount of bets. Fr cagnotte déficitaire f •Fond für die Auszahlung der Wettgewinne, wenn diese größer sind als die Einnahmen nach den Abzügen
Miohippus •Lived during the Oligocene period. Fr Miohippus m De Miohippus m
miracidium •The first developmental stage of the larva of a fluke. Fr miracidium m •Premier stade de développement de la larve des douves. De Wimperlarve f ; Mirazidium ne •Lebensstadium der parasitischen Saugwürmer (Trematoda)
mitral valve Fr valvule mitrale f •Valvule entre l'oreillette gauche et le ventricule gauche du coeur. De Mitralklappe f ; Bikuspidalklappe f •eine der beiden Vorhof-Herzkammer-Klappen La Valva atrioventricularis sinistra
mixed •Usually describing a marking or an area in which hairs of different colours are mixed. Fr mélangé •Généralement, qualifie une marque ou une surface de la robe dans laquelle des poils de différentes couleurs sont mélangés. De mischfarbig
mixed colour Fr robe mixte De gemischte Deckhaarfarbe f
mixed sale r Fr vente mixte c De gemischte Auktion f •Auktion auf der Jährlinge, ältere Pferde sowie Zuchtstuten angeboten werden
mixed star Fr en tête mélangé De mischfarbiger Stern m
mixed stripe Fr liste mélangée •Lorsque des poils de la couleur principale de la robe apparaissent dans la liste. De mischfarbiger Streifen m
mobile starting gate Fr barrière de départ mobile De bewegliche Startbox f ; bewegliche Startstände m pl

Modified Grand Prix Fr Grand prix modifié De modifizierter Grand Prix m

moist corn Fr bleime humide / hémorragique f De feuchter Mais m

molar ; grinder Fr molaire f De Backenzahn (hinterer ~) m ; Molar m

molars ; molar teeth ; grinders Fr molaires f pl •Le cheval en possède vingt-quatre. De Backenzähne (hintere ~) m pl Es molares La Dentes molares

molasses USA ; treacle Brit Fr mélasse f De Melasse f Es melaza

mold > mildew

molt > shedding

Monday morning sickness / disease > azoturia

money accruing r Fr montant non versé c

Mongolian Pony breed Fr poney de Mongolie race De Mongolenpony ne ; Taki m ; Mongolisches Pferd ne

Mongolian Wild Horse > Prjevalski Horse ; Przewalski's Horse

monorchid Fr monorchide De Monorchide m

monorchidism ; monorchism •Condition of having only one testis or one descended testis. Fr monorchidie f •Absence d'un testicule, congénitale dans le sens strict. De Monorchismus m

moonblindness ; moon blindness > equine recurrent uveitis

Morgan breed Fr morgan •Chevaux de taille moyenne, race originaire des E.U.A. De Morgan m Es morgan

morning line (odds) •Odds on each horse in a race, according to an handicapper before the day of the race. Fr cote matinale f •Évaluation des chances d'un cheval de remporter une course selon un handicapeur, et qui se fait généralement quelques jours avant la course. De Eventualwettquoten vom Morgen des Renntags f pl •Wettquoten, die ein Ausgleicher, bis zum Vortag des Rennens festgelegt hat

motion sickness Fr mal des transports De Reisekrankheit f ; Bewegungskrankheit f ; Kinetose f Es enfermedad de movimiento / moción

mould > mildew

moult ; moulting > shedding

mount n Fr monte f •Façon de monter à cheval. De Ritt m Es monta ; manera de montar a caballo

mount Fr monture f •Cheval que l'on monte. De Reitpferd ne Es montura ; cabalgadura Ca cavalcadura ; muntura

mount (a horse) v ; ride (a horse) v Fr monter (à / un cheval) ; chevaucher De bereiten ; reiten ; aufsitzen Es montar (a caballo) ; cabalgar Ca cavalcar ; muntar (a cavall)

mounted adj ; horseback Fr monté adj ; à cheval (1) •1) S'utilise aussi dans être à cheval sur (les principes, son opinion), écrire à quelqu'un une lettre à cheval. Action ou état manifestés en des termes solides et nets. L'expression s'explique par analogie avec le cavalier bien établi sur sa monture. De beritten Es montado adj ; caballero ad j ; a caballo (montado ~)

mounted bullfight Fr combat à cheval m tauromachie De berittener Stierkampf m Es rej oneo

mounted horse race (at the gallop) Fr course au / de galop ; course montée (au galop) De Galopprennen ne

mounting step ; block (horse ~) Fr montoir m •Bloc ou piédestal servant à monter sur le cheval plus aisément. De Aufsteigblock m Es apeadero

mouse-dun ; mouse-coloured ; grulla ; grullo ; blue-dun •Light blue or soft grey, with black points, almost always with primitive marks. Fr souris adj •Poils gris uni, crins et extrémités noirs, très souvent avec des zébrures et une raie de mulet. De Mausfalbe m •mausgrau mit Aalstrich Es ratonero ; pelo de rata Ca gris

moustache hairs Fr vibrisses f pl De Haare im Naseneingang ne pl La Vibrissae

mouth Fr bouche f De Maul ne Es boca Ca boca f La Os

mouth (entrance to the ~) > oral cleft / aperture

mouth(piece) •Stricto sensu, the part of the bit which goes in the mouth. > canon (bit ~) Fr embouchure f •Au sens strict, la partie du mors qui entre dans la bouche du cheval, en pratique ce mot désigne souvent le mors. > canon (du mors) De Mundstück ne Es embocadura Ca embo cadura

mouthing (process) •Usually said for the initial training of a horse to the bit. Fr faire la bouche d'un cheval ; assurer la bouche d'un cheval ; travailler la bouche d'un cheval •Développer la sensibilité de la bouche d'un cheval à l'action du mors. De Pferd an das Gebiss gewöhnen (ein ~) ne

mouthing bit ; bit with keys / players ; breaking bit •May be a straight or jointed bit. Fr filet avec pendentifs ; filet à jouet(s) De Gebiß zum Eingewöhnen ne

move into position v Fr prendre position c De Position einnehmen (eine ~)

move off (from the halt) ; strike off (from the halt) Fr départ (à partir de l'arrêt) De Anreiten (aus dem Halten) ne ; Antreten (aus dem Halten) ne

movement Fr mouvement m De Bewegung f Es movimiento

much ground > plenty of ground

muck out > remove the droppings

mucosa •Inner layer of different organs and body cavities. Fr muqueuse f •Membrane interne de différents organes et cavités du corps. De Schleimhaut f Es mucosa

mud apron hr Fr tablier à boue ca De Schutzblech ne ; Kniedecke f ; Knieleder ne

mud guard ; fender hr Fr garde-boue m De Kotflügel m Es guardabarros

muddy ; m r abbr •Describing the condition of a race track at a particular moment. Fr boueuse f •Décrit la condition d'une piste de course à un moment donné. De schwer Es lodosa ; fangosa

mule (female ~) ; she-mule •Female offspring of a donkey stallion and a horse or pony mare. Fr mule f •Femelle du mulet, engendrée d'un âne et d'une jument. De Maultier (weibliches ~) ne Es mula La mula

mule (male ~) > mullet

mule chair ; horse litter Fr cacolet m De Tragkorb m ; Tragekorb m Es asiento para caballería

mule driver > muleteer

mule ears •Large and mule like ears. Fr oreilles d'âne f pl •Anormalement longues. De Eselsohren ne pl Es orejas de mula / macho

mule foot De Eselfuß m Es pie de mula

mule shoe Fr fer de mulet De Hufeisen für Esel m

mule track Fr chemin muletier m De Saumpfad m ; Eselbahn f Es camino carretero

muleteer ; mule driver Fr muletier m •Personne qui conduit des mulets. De Maultiertreiber m Es mulero ; muletero

mullen mouth(piece) ; mullen-mouth(ed) bit ; half-moon mouthpiece •Bent in a slight curve. Fr cintré (mors / canon / filet ~) ; incurvé (mors / canon / filet ~) De gebogene Trense f ; gewölbtes Mundstück ne

mullet ; mule (male ~) ; he-mule •Male offspring of a donkey stallion and a horse or pony mare. > hinny Fr mulet m •Mâle engendré d'un âne et d'une jument. > bardot De Maultier (männliches ~) ne Es mulo It mulo Ne muildier La mulus

Murge / Murgese Horse breed Fr cheval des Mur-

gies •Race d'origine italienne. De Murgese m
muscle-relaxant drug Fr myorelaxant m De muskelrelaxierendes Medikament ne Es miorelajante
muscles of external ear Fr muscles de l'oreille externe •Très petits, ils produisent les mouvements du pavillon de l'oreille. De Muskeln des äußeren Ohres m pl
musculocutaneous nerve Fr nerf musculo-cutané De Muskel-Haut-Nerv m La Nervus musculocutaneus
mustang ; Mustang Fr mustang •Appellation générale pour les chevaux d'Amérique mi-sauvages, mi-domestiqués, tenant des chevaux apportés par les colons et des descendants de ceux apportés par Colomb aux Antilles et par Cortés au Mexique en 1519, c'est ce dernier qui a réintroduit les chevaux sur le continent américain. De Mustang m Es mesteño ; mestengo ; mustango ; mustang
muttony withers > poorly marked withers
mutual grooming Fr toilettage mutuel m De gegenseitige soziale Hautpflege f
mutuel field Fr champ (de pari) mutuel De Eine Gruppe von Nennungen wird zu einer Wetteinheit zusammengefasst. Eine Wette auf eines dieser Pferde entspricht einer Wette auf alle Pferde dieser Gruppe
mutuel machine Fr machine à billets / tickets (de pari De Ticketmaschine f
mutuel manager Fr responsable du pari mutuel m ou f De Wettleiter m
mutuel odds Fr cote au pari mutuel De Totoquoten f pl
mutuel payoff / return Fr prix payé / versé (par le pari mutuel) De Totoauszahlung f
mutuel wagering pool > wagering pool
mutuel wicket / window ; betting wicket / window Fr guichet de pari (mutuel) m ; guichet P.M.U. Fr (1) •1) P.M.U.: Pari mutuel urbain. De Wettschalter m ; Schalter m Es ventana de apuestas ; taquilla
muzzle ; apex of the nose Fr museau m ; bout du nez m •Au-dessus de la lèvre supérieure et entre les naseaux. De Nasenspitze f ; Nüsterngegend f Es morro ; hocico Ca morro ; musell La Apex nasi
muzzle •Protective, bucket-like, covering for the nose of the horse. Fr muselière f De Maulkorb m Es bozal
myocardium > cardiac m.
myoclonia ; myoclonus Fr myoclonie(s) f pl ; tremblement(s) m De Myoklonie f •rasche unwillkürliche Muskelzuckung
myoglobinuria (paralytic ~) > azoturia
nail (horseshoe ~) Fr clou (à ferrer) m De Hufnagel m Es clavo (de herrar) It chiodo
nail a shoe (on a hoof) v Fr brocher un fer De Huf beschlagen (einen ~) ; Eisen aufnageln (ein ~)
nail cutter(s) > nail nipper(s)
nail hole Fr contre-perçure f ; étampure contre-percée •Trou percé dans un fer pour recevoir un clou. De Nagelloch ne
nail nipper(s) ; nail cutter(s) Fr tenaille(s) à clous f (pl) ; coupe-clous m De Hufzange f
nail prick / tread ; puncture wound (sole // frog ~) •Penetration of the sole by a sharp object to the depth of the sensitive laminae. Fr clou de rue •La sole est traversée par un clou ou par tout autre corps étranger produisant une blessure similaire. De Nageltritt m Es clavos ; herida podal por pinchazo
narrow at the chest ; both legs coming out of one hole (having ~) ; narrow in front •Front legs set very closely at the top. Fr serré de poitrail / poitrine ; brusteng Es apretado de delante
narrow chest Fr poitrine étroite De schmale Brust f ; enge Brust f Es pecho angosto
narrow in front > narrow at the chest

narrow neck ; thin neck Fr encolure grêle De Bretthals m ; schmaler Hals m ; dünner Hals m
nasal bone Fr os nasal De Nasenbein ne Es hueso nasal La Os nasale
nasal cavity Fr cavité nasale / du nez De Nasenhöhle f La Cavum nasi
nasal conchae Fr cornets nasaux De Nasenmuschel f La Conchae nasales
nasal discharge ; snuffles Fr jetage m ; écoulement nasal m De Nasenausfluß m It scolo nasale
nasal diverticulum Fr diverticule nasal m ; fausse narine f •Repli de la peau au bord de chaque narine externe. De Nasentrompete f La Diverticulum nasi
nasal septum Fr cloison nasale f •Essentiellement formée de cartilage, elle sépare les deux cavités nasales. De Nasenscheidewand f La Septum nasi
nasogastric intubation Fr intubation nasogastrique f De nasogastrische Sondierung ; Intubation f ; Nasenschlundsonde f
nasolacrimal duct Fr conduit naso-lacrymal De Tränenasengang m La Ductus nasolacrimalis
national stud Fr haras national m sg De Nationalgestüt ne ; Hauptgestüt ne Es parada de sementales del Estado It deposito nazionale (di allevamento) stalloni
Nations' Cup ; Prix des Nations Fr Prix des nations m De Großer Preis der Nationen m ; Grand Prix der Nationen m Es Copa de las Naciones Ca Copa de les Nacions
natural aid Fr aide naturelle •Une des suivantes: les jambes, les mains, l'assiette et la voix. De natürliche Hilfe f Es ayuda natural Ca ajut natural
natural obstacle Fr obstacle naturel •Obstacle construit avec des éléments dits naturels (troncs, eau, fosses, etc.) auxquels on laisse leur apparence sans couleurs vives et autres composantes qui donneraient un air artificiel à l'obstacle. De Naturhindernis ne Es obstáculo natural Ca obstacle natural
natural pace Fr allure naturelle De natürliche Gangart f Es aire natural Ca aire natural
natural place for the saddle to sit > saddle site
natural service Fr saillie naturelle ; monte naturelle De Natursprung m Es monta natural
navel ; umbilical scar ; umbilicus Fr nombril m ; ombilic m De Nabel m Es ombligo La Umbilicus
navel ill > omphalitis
navicular bone > central tarsal bone
navicular bone > distal sesamoid bone
navicular bursa > podotrochlear bursa
navicular disease / lameness / bursitis ; podotrochleitis •Navicular disease could suggest only a corrosive ulcer on the "navicular" bone. Podotroch... points also to the inflammation of the podotrochlear bursa and the other structures that are implied. Fr naviculaire (maladie ~) (f) ; syndrome podotrochléaire f ; ulcère corrosif de l'os naviculaire f •Affection de l'os à l'endroit où le tendon du fléchisseur profond des phalanges coulisse sur lui. Les termes commençant par podotroch... réfèrent aussi aux effets sur les autres structures affectées. De chronische Hufrollenentzündung f ; Podotrochlose f ; Rehe f ; Strahlbeinlahmheit Es enfermedad (del) navicular It malattia navicolare ; navicolite
Near Eastern equine encephalomyelitis > Borna disease
near fore leading canter > canter (on the) left (lead)
near foreleg > left foreleg
near hind-leg > left hind-leg
near to the ground > well let down
near-side > left side

neat's-foot oil ; neatsfoot oil •Made from boiled cow heel and used to dress leather. Fr huile de pied de boeuf De Klauenfett ne

neck Fr encolure f ; cou • S'étend de la tête jusqu'aux épaules et au poitrail. Le terme encolure est le plus approprié. De Hals m Es cuello Ca coll La Collum

neck (of a nail) Fr collet (d'un clou) m De Nagelhals m

neck guard •To prevent the neck of the mare during mating. De Schutz für den Hals der Stute beim Decken, meist aus dickem Leder Es manta de cuello

neck of uterus > cervix of uterus

neck rein •The action of this indirect rein is to touch, even very lightly, on the side of the neck which is opposite to the direction of the resulting move. Fr rêne d'appui ; rêne d'encolure •Rêne contraire qui s'appuie sur le côté de l'encolure, ce contact peut être d'une très grande légèreté chez un cheval bien dressé (qui obéit « au poids des rênes »). De äußerer Zügel, der am Hals anliegt Es rienda de una mano ; rienda sobre el cuelo

neck strap Fr surcou m De Halsriemen m

neck sweat Fr couvre-cou m •Il sert pour faire transpirer et amincir l'encolure. De Schweiß am Hals m Es sudador del pescuezo

neck threadworm Fr ver du lig. de la nuque ; ver filiforme de la nuque De ein Mikrofilarium, deren erwachsene Würmer sich in der Haut des Nackenbandes ansiedeln La Onchocerca cervicalis

necrosis of the lateral cartilage(s) > quittor (of horses)

neigh v ; whinny / whinney v > neigh (n) Fr hennir > hennissement De wiehern Es relinchar La hinnire

neigh n (1) ; whinny ; whinney n (2) •1) Loud and sometimes prolonged, the common call between horses that are not near. 2) A gentle neigh, denoting pleasure or expectancy. The word whinny is sometimes used for the common call in a situation of separation. > squeal, nicker, snort (warning ~) and snort Fr hennissement m •Le hennissement proprement dit est un appel qui est produit la bouche ouverte et qui porte loin, correspondant en général à une situation de séparation. > couinement, appel de contact, renâclage et ébrouement De Wiehern ne Es relincho

nematocide Fr nématocide m ; nématicide m De Nematizid ; Nematozid ne •Pestizid zur Abtötung von Fadenwürmern Es nematicida ; nematocida

nematode ; roundworm ; threadworm •Any individual organism of the class Nematoda. Fr nématode m ; ver rond m •Ver parasite, cylindrique, appartenant à la classe des Némathelminthes. De Fadenwurm m ; Nematod m ; Rundwurm m Es nematodo

neonatal isoerythrolysis > alloimmune haemolytic anaemia of the newborn

neonatal maladjustment syndrome •Might be named: barker, wanderer, dummy, respiratory distress, shaker foal or convulsive foal. Fr syndrome convulsif m De Verhaltensstörungssyndrom der Neugeborenen ne

nephritis Fr néphrite f •Inflammation des reins. De Nierenentzündung f ; Nephritis f Es nefritis

nephrosplenic entrapment Fr accrochement néphrosplénique De Milznierenbandaufhängung f •Verlagerung des Colon ascendens in den Milznierenraum

nerve pl: nerves Fr nerf m pl: nerfs De Nerv m pl: Nerven Es nervio

nerve v Fr sectionner un nerf De Nervenschnitt anbringen (einen ~) Es cortar un nervio

nerve block v De anesthésier un nerf De Anästhesieren eines Nerves ne Es obstruir un nervio

nerve-blocking Fr anesthésie d'un nerf f De Nervenblockade f ; Schmerzausschaltung am Nerv f ; Regionalanästhesie f Es bloqueo nervioso It anestesia diagnostica

nerving > neurectomy

nervous Fr nerveux De nervös Es nervioso

nervousness Fr nervosité f De Nervosität f ; Schreckhaftigkeit f Es nerviosidad Ca nerviositat

neurectomy ; nerving Fr névrectomie f ; neurectomie f De Nervendurchtrennung f ; Enervierung f Es neurectomía

New-Forest (Pony) breed Fr new-forest •Race de poneys, originaire du sud de l'Angleterre. De New-Forest-Pony ne new forestal

newspaper picks Fr choix des chroniqueurs de courses m De Pressetipps m pl

nicked ear •May be used for identification purposes. Fr oreille fendue •Peut servir de marquage à des fins d'identification. De eingekerbtes Ohr ne

nicker n or v •Friendly, low-pitched and vibrating sound, addressed by mother to foal, to another nearby horse, or as the feeding hand approaches. Fr appel de contact m •Frémissement sourd et modulé, ce salut ou cet appel amical est toujours émis lorsque le destinataire (soigneur, poulain, autre cheval ~) est à courte distance. De Wiehern ne ; wiehern v

nictitating membrane ; haw ; third eyelid Fr membrane nictitante f ; troisième paupière f ; corps clignotant m De drittes Augenlid ne ; Blinzhaut f ; Nickhaut f Es párpado interno ; membrana nictitante ; tercer párpado La Palpebra III (tertia) ; Plica semilunaris conjunctivae

nipper(s) (hoof ~) ; trimmer / cutter (hoof ~) ; cutting nipper •Used to cut the surplus growth of the wall. Fr pince coupante / à parer f ; rogneuses f pl ; cisailles f pl ; tenailles à corne f pl ; tricoises à parer f pl De Hufbeschneidzange f ; Hufbeschlagzange f Es tenaza de corte It tenaglie da unghia

nit > louse egg

nitrofural > nitrofurazone

nitrofurazone ; nitrofural Fr nitrofural m De Nitrofurazon ne ; Nitrofuran ne •Arzneistoff zur lokalen Behandlung Hauterkrankungen und Wundinfektionen

nitrogen Fr azote m De Stickstoff m

nitrogenous wastes Fr déchets azotés m pl •Sous-produits toxiques du métabolisme qui se trouvent dans le sang. De stickstoffhaltige Stoffwechselabbauprodukte ne pl

Nivernais Draught Horse breed Fr trait nivernais •Race d'origine française. De Nivernais-Pferd ne

no foot, no horse Fr pas de pied, pas de cheval De ohne gesunden Huf kein gesundes Pferd

nomination slip r Fr feuille des engagements c De Nennungsschein m

non competitive race Fr course non-équilibrée De nicht aussagekräftiges Rennen ne

non reported (on other tracks) r Fr non signalé (sur d'autres pistes) c De nicht gemeldet (auf anderen Bahnen) ; nicht gezeigt (auf anderen Bahnen)

non-starter n Fr non-partant adj ou m De Nichtstarter m

non-striated m. > smooth m.

nonarticular ringbone > false ringbone

Nonius breed Fr nonius •Race d'origine hongroise. De Nonius m

Nordland Horse > Northland Horse

Noric Horse breed ; Pinzgau horse Fr norique •Race d'origine autrichienne. De Noriker m

Norman Cob breed Fr cob normand •Race de trait française. De Cob-Normand m ; Anglo-Normanne ; Anglo-Normänner m ; m

Norman trotter > French trotter

North Ardennes Horse breed Fr ardennais du nord race ; trait du nord •Race française. De Ardenner m

North Swedish Horse *breed* Fr suédois du nord race De Nordschwedisches Kaltblut *ne* Es caballo sueco del norte
Northland Horse *breed* ; Nordland Horse Fr northland ·Race originaire du nord de l'Europe. De Nordlands-Lyngspferd *ne* ; Nordlandspferd *ne*
nose Fr nez *m* ·Comprend le chanfrein, le bout du nez et les naseaux. De Nase *f* La Nasus
nose (bridge of the ~) > bridge of the nose
nose bridle > bitless bridle
nose fly > bot fly (horse ~)
noseband Fr muserolle *f* ·Bande, en une ou deux pièce(s), passant sur le chanfrein et se bouclant sous l'auge. Elle empêche le cheval d'ouvrir trop largement la bouche, elle peut aussi servir à mettre de la pression sur le chanfrein du cheval. De Nasenriemen *m* Es muserola Ca muserola It museruola
nostril Fr naseau *m pl: naseaux* ; narine *f* De Nüster *f pl: Nüstern* ; ollar *pl: ollares* ; nariz *pl: narices* Ca nariu ; badiu La Nares *pl*
not true to type Fr non-conforme au type de la race *f* De typlos *adj*
not-betting promotional race Fr course promotionnelle sans paris De Rennen ohne Wetten *ne* ; Reklamerennen ohne Wetten *ne*
notch x victories / wins *v* Fr remporter x victoires *c* De x Siege erringen
notice of intent *r* Fr avis de pourvoi en appel *m c* De Absichtserklärung *f*
notification of claim Fr avis de réclamation De Anzeige einer Erlaubnis *f* ; Meldung einer Erlaubnis *f*
nuchal ligament ; ligamentum nuchae Fr ligament nuchal ; ligament de la nuque ; ligament cervical *anc* De Nackenband *ne* ; Nackenstrang *m* Es ligamento de la nuca It ligamentum nuchae La Lig. nuchae
numnah > saddle pad
nursery handicap race Fr course handicap pour chevaux de deux ans De Zweijährigen-Ausgleich *m* ; Ausgleich für Zweijährige *m*
nutcracker action cribbing strap Fr collier pince-gorge contre le rot De Koppriemen *m*
nutmeg > flea-bitten grey
nutrient ; nutriment Fr nutriment *f* De Nährstoff *m* ; Nahrungsmittel *ne*
nutrition Fr nutrition *f* De Nahrung *f* Es nutrición
nylon cord girth Fr sangle en corde de nylon De Gurt aus vielen Nylonschnüren *m* Es cincha de nilón
nylon lead (rope) Fr laisse / guide en nylon *tressé* De Anbindestrick *m* ·aus Perlon geflochten
oats Fr avoine *f* De Hafer *m* Es avena *f* La Avena sativa
obedience Fr obéissance *f* De Gehorsam *m* Es obediencia Ca obediència
Oberland Horse *breed* Fr oberland ; cheval de l'Oberland ·Race allemande. De Oberländer Pferd *ne*
objection ; protest ; foul claim *r* ·r: A claim by a jockey, owner or trainer, that their order of finish is adversely affected by an infraction to the rules by another participant. Fr objection *f* ; réclamation *f c* ; contestation *f* De Protest *m* ; Einspruch *m* Ne protest
obliquus externus abdominis m. > external abdominal oblique m.
obstacle ; jump *n* Fr obstacle *m* De Hindernis *ne* Es obstáculo Ca obstacle
obstacle driving test *hd* Fr épreuve de maniabilité *att* De Hindernisfahren *ne*
obstacle judge Fr juge aux obstacles De Hindernisrichter *m* Es juez de obstáculos Ca jutge d'obstacles
obstacle with a take-off element Fr appelé *adj* ·Se dit d'un obstacle devant lequel on a placé une barre, une haie ou un autre élément (dits d'appel) pour guider l'appel au moment du saut. De abwerfbares Hindernis *ne*
obturator (internus // externus) m. Fr m. obturateur (interne // externe) De Hüftlochmuskel (innerer // äußerer ~) *m* ; Verstopfermuskel (innerer // äußerer ~) *m* La M. obturatorius (internus // externus)
obturator artery Fr artère obturatrice De Hüftbeinlocharterie *f* La Arteria obturatoria
obturator nerve Fr nerf obturateur De Hüftlochnerv *m* ; Obturatornerv *m* La Nervus obturatorius
occipital bone Fr os occipital De Hinterhauptbein *ne* Es hueso occipital La Os occipitale
occipital condyle Fr condyle occipital De Gelenkfortsatz des Hinterhauptbeins *m* La Condylus occipitalis
occipital foramen > foramen magnum
occult spavin ; blind spavin ·A bone spavin in which there is no external enlargement. Fr éparvin aveugle ·Qui ne présente pas de déformation extérieure. De unsichtbarer Spat *m* Es esparaván oculto
OCD > osteochondritis dissecans
odd-coloured (coat / horse) ·Admixture of more than two colours tending to merge into each other. Fr robe bigarrée ·Robe nuancée de différentes couleurs en taches irrégulières. De buntes Pferd *ne*
odds ; rating ·1) A horse's chances of winning a particular race. 2) Number indicating the amount of profit per dollar to be paid to holders of winning pari-mutuel ticket. Fr cote *f* De Totoquote *f* ; Quote *f* Ne cote
odds board Fr tableau des cotes De Totoquotentafel *f* ; Anzeigetafel für die Totoquoten *f*
odds payoff ratio Fr pay-off odds ; odds percentage / ratio Fr pourcentage de retour selon les cotes *m* ; pourcentage de rendement sur les cotes *m* De Pay-off-Ratio der Quoten *f*
odds percentage / ratio > odds payoff ratio
oedema *Brit* ; edema *USA* ·An abnormal accumulation of fluid in the cavities and intercellular spaces of the body. Fr oedème *m* ·Infiltration d'un tissu par une abondance de liquide séreux. De Ödem *ne* ; wässerige Schwellung *f* ; Gewebewassersucht *f* Es edema
oesophagus *Brit* ; esophagus *USA* Fr oesophage *m* ·Tuyau qui s'étend du pharynx à l'estomac. Ses fibres musculaires lui impriment un mouvement de vagues qui amènent le bol alimentaire jusqu'à l'estomac. De Speiseröhre *f* ; Ösophagus *f* Es esófago It esofago Ne stockdarm La Oesophagus ; Esophagus
oestrus > heat
off fore leading canter > canter (on the) right (lead)
off foreleg > right foreleg
off hind-leg > right hind-leg
off side / offside > right side
off-billet *west.* ·Secured to the right front rigging dee of the saddle. It resembles a short belt with series of holes on each end; it makes a loop around the ring of the rigging dee and the cinch is attached to it by its metal buckle, like in an English saddle girth strap. Fr courroie de sangle (côté droit) *west.* ·Équivalent du contre-sanglon sur une selle anglaise, il n'y en a toutefois qu'une, autour de l'anneau droit avant de la selle. De Off-Billet *ne* ·Riemen für die Befestigung des Gurtes auf der rechten Seite eines Westernsattels Es latiguillo Ca cingl ador
off-set stirrup Fr étrier à passant décentré De Steigbügel mit ungleichen Schenkeln *m*
off-track bet(ting) ; off-track wager(ing) Fr pari hors-piste ; mise hors-piste De Außenwette *f* ; Vorwette *f* Es apuestas afuera del hipódromo

off-track wager(ing) > off-track bet(ting)
offending Fr fautif De verletzend ; beleidigend ; schuldhaft Es culpable
official finish position r Fr position officielle au fil d'arrivée c De offizielle Platzierung im Ziel f
official race report Fr rapport officiel de courses m De offizieller Rennbericht m
official starters list Fr liste officielle des partants De offizielle Starterliste f
offset r Fr compensation f c De Kompensation f ; Verrechnung f
offset v Fr compenser c De kompensieren ; ausgleichen
offset knees > bench knees
offspring Fr rejeton m De Nachkomme m Es prole
oil glands > sebaceous glands
old Fr âgé •Le cheval commence à être qualifié d'âgé à partir de 7 à 12 ans ou plus, selon les milieux et les disciplines. De alt
Oldenburg (Horse) breed Fr oldenbourg ; oldenburg •Race qui doit son nom à sa région d'origine en Allemagne. De Oldenburger m Es oldenburg ; oldenburgo
olecranon Fr olécrane / olécrâne m •Extrémité supérieure de l'ulna, formant la base du coude du cheval. De Ellbogenhöcker m ; Olekranon ne olécranon La Olecranon
Olympic dressage test Fr reprise olympique f De Olympia-Dressurprüfung f
Olympic Games Fr Jeux olympiques m pl De Olympische Spiele f Es Juegos Olímpicos
omohyoideus m. Fr m. omo-hyoïdien De Schulter-Zungenbein-Muskel m Es músculo omohioideo La M. omohyoideus
omotransversarius m. Fr m. omo-transversaire De Schulter-Halsmuskel m ; Schulter-Querfortsatzmuskel m It omotrasversarius La M. omotransversarius
omphalitis ; navel ill Fr omphalite f •Inflammation de l'ombilic. De Nabelentzündung f
on the aids ; between legs and hands Fr bien encadré ; entre mains et jambes De an den Hilfen ; zwischen Hand und Schenkel Es entre las manos y las piernas
on the bit (horse ~) Fr en main (cheval ~) •On peut aussi dire que le cheval est bien mis, qu'il est dans la main, etc. De an das Gebiß gestellt (Pferd~) ; am Gebiß sein (Pferd~) Es en la mano / rienda (caballo ~) Ca a la mà (cavall ~) It alla mano (cavallo ~) Po na mão (cavallo ~) Ne in hand gesteld (paard ~)
Onchocerca bohmi ; Elaeophora bohmi •A filariid nematode. De Fadenwurm-Parasit in den Arterien von Pferden La Onchocerca bohmi ; Elaeophora bohmi
onchocercosis > summer mange (of horses)
one ear bridle Fr Einohrtrense f
one-factor handicapping Fr handicap d'une seule entrée De Erstellen eines Handicaps aus nur einem Blickwinkel heraus, z. B. Boden- oder Bahnvorlieben
one-horse draught Fr attelage à un cheval De Einergespann ne ; Einspänner m Es tiro de un caballo It attaco a un cavallo
open bridle Fr bride ouverte De offenes Zaumzeug ne •Zaumzeug ohne Scheuklappen im Trabrennsport
open carriage Fr calèche f De offene Kutsche f
open ditch Fr fossé ouvert •Fossé comportant une haie devant lui et une barrière du côté de la réception. De offener Graben m Es foso abierto ; zanja abierta Ca fossat obert
open horse Fr cheval de classe ouverte De Pferd der offenen Klasse ne
open housing Fr stabulation libre De offener Stall m Es estabulación libre
open knees Fr genoux non-fermés m pl ; genoux déformés de profil •Irrégularité du contour du genou, vu de profil, donnant l'impression que les diverses articulations du carpe ne sont pas encore complètement fermées. De Noch nicht "geschlossenes" Vorderfußwurzelgelenk des Pferdes im Wachstum. Es erscheint im Profil gerifftelt
open race Fr course ouverte De offenes Rennen ne
open-front boot •A jumper tendon support boot. Fr guêtre ouverte •Guêtre pour la protection des tendons des sauteurs, ouverte à l'avant. De Gamasche f Es bota frente abierto
opening odds Fr cote à l'ouverture (des paris) f De Totoquoten mit denen der Toto öffnet f pl ; Anfangsquoten f pl
opening rein ; leading rein •A direct rein, an opening rein opens out to the side and guides the horse. Leading rein may be presented as opening farther to the side and actually lead the horse around the turn. Fr rêne d'ouverture •Rêne directe dans laquelle la main se déplace latéralement vers l'intérieur de la courbe à exécuter, créant ainsi une ouverture sans comprimer le mouvement du cheval. De richtungsweisender Zügel m Es rienda abierta
ophthalmic nerve Fr nerf ophtalmique De Augennerv m La Nervus ophtalmicus
opposing action of the leg Fr action de résistance de la jambe •Lorsque la jambe du cavalier s'oppose ou contient un mouvement du cheval, par exemples lorsqu'elle ralentit et régularise un mouvement latéral ou sert de pivot. De verwahrender Schenkel m
optic nerve Fr nerf optique De Sehnerv m ; Optikus m Es nervio óptico La Nervus opticus
oral cleft / aperture ; mouth (entrance to the ~) Fr bouche (extérieur / ouverture de la ~) De Mundspalte f ; Maulspalte f La Rima oris
orbicularis oris m. Fr m. orbiculaire de la bouche De Ringmuskel des Mundes m La M. orbicularis oris
orbit (eye ~) > eye socket
orbital arch > superciliary arch
order of finish ; placing of the horses (at the wire) Fr ordre d'arrivée m ; placement à l'arrivée m ; classement des chevaux (au fil d'arrivée) m De Zieleinlauf m
ordinary canter Fr galop ordinaire De Arbeitsgalopp m Es galope ordinario It galoppo ordinario Po galope ordinario Ne gewone galop
ordinary chestnut •Medium shade of red. Fr alezan ordinaire •De la couleur de la cannelle. De Rotfuchs m ; Rechtfuchs m
ordinary noseband > cavesson (noseband)
ordinary trot > medium trot
ordinary walk > medium walk
organophosphorous > organophosphorus compound
organophosphorus compound ; organophosphorous adj •Poison used as insecticide and anthelmintic. Fr composé organophosphoré •Poison utilisé comme insecticide et anthelmintique. De Phosphorsäureester ne ; Alkylphosphate ne pl Es compuesto orgánico del fósforo
Orloff / Orlov (Horse / trotter) breed Fr orloff ; orlov •Race d'origine russe. De Orlow-Traber m
os calcis > calcaneus
os coronae > middle phalanx
os coxae > hip bone
os magnum > third carpal bone
os pedis > distal phalanx
os suffraginis / saffragenous > proximal phalanx
osselets ; arthritis of the fetlock joint (traumatic ~)
•Exostosis or periosteal inflammation affecting the fetlock

joint. Fr osselet m •Exostose au niveau du boulet, du canon ou du genou, les définitions sont inconstantes. Le mot anglais « osselets » ne désigne que celle qui affecte l'articulation du boulet (arthrite traumatique métacarpo-phalangienne). De Gelenkkapselentzündung am Fesselkopf f Es huesecillos
ossify v Fr ossifier (s'~) De sich verknöchern ; zu Knochen werden Es osificarse
osteitis Fr ostéite f •Inflammation d'un os. De Knochenentzündung f ; Ostitis f Es osteítis
osteo-arthritis Fr ostéo-arthrite f De Knochen- und Gelenkentzündung f ; Osteoarthritis f
osteochondritis dissecans ; dissecting osteochondritis ; osteoochondrosis ; OCD abbr Fr ostéochondrite disséquante / disséquante ; OCD abr De dissektierende Knochen- und Knorpelentzündung fLa osteochondritis dissecans
osteoochondrosis > osteochondritis dissecans
osteoperiostitis •Inflammation of a bone and its periosteum. > periostitis, osteitis Fr ostéopériostite f •Inflammation du périoste et de l'os. > périostite, ostéite De Osteoperiostitis f •Entzündung des Knochens und der Knochenhaut
otitis Fr otite f De Ohrenentzündung f ; Otitis f Es otitis
out at the hocks > bandy-legged (in the hindlimb)
outbreeding ; outcrossing •The mating of unrelated or distantly related individuals. Fr accouplement éloigné / régulier •Accouplement de reproducteurs non-apparentés ou apparentés de loin. De Fremdzucht f Es cruzamiento abierto
outcome (of a race) Fr résultat (d'une course) m De Rennergebnis ne
outcrossing > outbreeding
outdoor arena ; manège (1) •1) An enclosure for the teaching of equitation or the schooling of horses; more likely to mean an outdoor enclosure. Fr manège extérieur m ; carrière f De Reitplatz (offener ~) m
outer covering (of the eye) > sclera
outer enamel ring (of a tooth) ; émail externe / périphérique (d'une dent) De äußerer Ring des Zahnschmelzes m
outer rein > outside rein
outing Fr sortie f De Start in einem Rennen m Es salida
outrider r ; marshal (parade ~) r •One of the employees of a track who assist and supervise jockeys and horses during the post parade from the paddock to the starting gate. They are responsible for catching runaways and horses which have lost their riders. Fr cavalier m c De "Ausreiter", Angestellter des Rennvereins, der Jockeys und Pferde vom Führring zum Start begleitet Es jinete para ayudar
outside leg Fr jambe extérieure De äußerer Schenkel m Es pierna externa / de afuera
outside rein ; outer rein Fr rêne extérieure De äußerer Zügel m Es rienda exterior ; rienda de afuera
outside sire •Introduced into a breed, line etc. Fr étalon de renforcement •Étalon introduit dans une lignée, un élevage etc. De Verstärkerhengst m
outside track > track (around a riding arena)
ovarian cyst Fr kyste ovarien De Eierstockzyste f Es quiste ovárico It cisti ovarica Ne eierstockcyste
ovarian follicle Fr follicule ovarien m De Eibläschen ne ; Ovarialfollikel ne
ovary pl: ovaries Fr ovaire m De Eierstock m Es ovario La Ovarium
over at / in the knees ; buck-kneed ; knee sprung •Anterior deviation of the carpal joint. Fr brassicourt (genou / cheval ~) ; arqué (genou ~) •Déviation de l'articulation du genou vers l'avant: vu de côté, le genou est trop en avant, par rapport à l'axe du membre. > genou brassicourt De vorbiegig Es bracic orto ; corvo
over the bit > above the bit
over-bending (of the head) ; hyperflexion Fr encapuchonnement m ; hyperflexion (de la nuque) fDe Stirnlinie hinter der Senkrechten f ; falscher Knick m
over-bent •The lower head is approaching the chest, behind the vertical dropping from the upper part of the head to the ground. Fr encapuchonné De überzäumt ; hinter der Hand ; verhalten Es encapotado
overall average Fr moyenne cumulative m De Gesamtdurchschnitt m
overcheck (rein) hd hr ; bearing rein hd ; check rein hr •Runs from the horse's back, over the head and to the bit. Fr fausse rêne f att ca ; courroie d'arrêt f ca ; rétenteur m ca ; enrênement m att De Aufsatzzügel m ; Overcheck ne Es rienda engalladura
overcheck bit > check bit
overcompeted > sour
overlapping ; lapped on adj •r: A horse is lapped on another at the wire when his nose is at least up to the hindquarters of this other horse. Fr chevauchement m •c: Entre deux chevaux, à l'arrivée d'une course, lorsqu'un cheval ne détient pas une longueur complète d'avance sur l'autre. De überlappend ; teilweise überdeckend
overlay r Fr pari spéculatif ; mise spéculative •Wette, bei der die versprochene Siegquote die Siegchance übersteigt
overnight event Fr course ordinaire De Rennen mit kurzem Nennungsschluss und geringerem Rennpreis hauptsächlich für die vor Ort trainierten Pferde
overo •Pinto coat in which the white areas usually display more ragged edges than on the tobiano, and rarely extend onto the top line. The head is usually marked extensively with white and the eyes are frequently blue. The general impression is usually a horizontally arranged white pattern. The Spanish term "overo" is used in different ways in different areas and over time. De Frame-Overo m Es overo amer
overrate a horse v Fr surévaluer un cheval De Pferd überbewerten (ein ~)
overreach v •The striking of a hind toe on the back of a front leg (usually on the heel of the same side). Fr atteindre (s'~) ; attraper (s'~) en talons ; couper (se ~) ; tailler (se ~) ; toucher (se ~) •Lorsque la pince du membre postérieur atteint le pied antérieur du même côté. Bien que les auteurs ne soient pas unanimes, l'expression s'atteindre (en talons) semble la plus adéquate. On dit aussi qu'un cheval s'atteint au coude (« elbow hitting ») ou au genou (« knee hitting »). > autre inscription De greifen (sich ~) ; angaloppieren (sich ~) ; klopfen (sich ~) Es sobrepasar
overreach boot > bell boot
overriding rule Fr règlement dérogatoire m De Abänderungsregel f
overshot fetlock > club foot
overshot jaw > brachygnathia ; brachygnathism
overstep v Fr méjuger (se ~) ; mécouvrir (se ~) •Se dit du cheval dont le pied postérieur se pose devant l'empreinte de l'antérieur au pas ou au trot. De übereilter Schritt m
overtake (another horse) v ; take over another horse v Fr dépasser (un autre cheval) ; doubler (un autre cheval) De überholen (ein anderes Pferd ~)
overtrained / overworked / overschooled > sour
owner Fr propriétaire m ou f De Besitzer(in) m (f) Es propietario ; dueño Ne eigenaar
ownership Fr propriété f De Besitz m ; Eigentumsrecht ne ; Besitztum ne Es propiedad
ox warble > warble
oxer •Could be an hedge with a rail on one side. Usually a « double oxer »: at least two poles on two different stands

English

and possibly with a hedge between them. Literally, rails prevent oxen from eating the hedge. Fr oxer *m* De Oxer *m* Es oxer ; doble valla con seto Ca óxer

oxfendazole Fr oxfendazole De Oxfendazol *ne*

oxibendazole Fr oxybendazole De Oxibendazol *ne*

pace *n* •The speed with which a race is run or a gait is performed. > *other entries* Fr rythme *m* ; train *m* ; allure *f* •Rapidité ou vitesse avec laquelle est effectué un déplacement, par exemple: la vitesse (plus ou moins rapide) à laquelle est disputée une course. > *autre inscription pour allure* De Tempo *ne* ; Pace *f*

pace > amble

pace > amble

pace > gait

pace rating *r* Fr cote d'allure *c* De Temporating *ne*

pacer > ambler

pacer race(s) / racing Fr course(s) d'ambleurs / à l'amble De Rennen für Paßgang-Traber *ne* ; Rennen für Traber im Paßgang *ne* Es carrera(s) de caballos de paso

paces > gaits

pack > field

pack > hounds (the ~)

pack animal Fr animal de bât / somme *m* De Tragtier *ne* ; Lasttier *ne* ; Saumtier *ne* Es animal de carga

pack horse ; **packhorse** Fr cheval de bât ; cheval de somme De Packpferd *ne* ; Tragpferd *ne* ; Saumpferd *ne* Es caballo de carga / albarda It cavallo de soma Ne lastpaard

pack saddle Fr bât *m* De Tragsattel *m* ; Saumsattel *m* Es albarda *f*

pack saddle maker De Hersteller von Tragsätteln *m* Es en jalmero

pad (shoe ~) Fr coussinet (de pieds) *m* ; plaque *f* •Destiné(e) à loger entre le fer et le pied du cheval. De Hufeisenpad *ne* Es protector de planta

pad point strap hd Fr contre-sanglon de mantelet *att* •À être bouclé au boucleteau de mancelle. Dans les attelages à 2 ou plus il est l'équivalent de la dossière. De Oberblattstrupfe *f*

pad terret > saddle terret

paddle *v* ; wing out *v* ; dish *v* •When moving forwards, the foot of one or both of the forelegs is throw outwards while in the air, and then taken back inwards to its landing position. Fr billarder ; cagneux en marche (être ~) ; faucher •Lorsque le cheval se déplace vers l'avant, le pied au soutien décrit un demi-cercle vers l'extérieur. De bügeln (um den stehenden Huf ~) ; paddeln (um den stehenden Huf ~) ; fuchteln (um den stehenden Huf ~) ; billardieren (um den stehenden Huf ~) •der Huf bewegt sich bogenförmig beim Vorschwingen nach außen Es bracear

paddock ; hitching ring *hj hd* •An enclosed area where horses are detained (hr) or walked and viewed by the public (tr) just prior to a race, or in which they are warmed-up and/or waiting just before their participation (hj & hd). > *other entry for paddock* Fr paddock *m* •Enclos à accès restreint où les chevaux sont rassemblés (ca) ou paradés (ct) ou encore dans lequel ils attendent tout juste avant leur participation à une compétition (cs & att). > *autre inscription* De Führring *m* Es paddock Ca àrea de preparació *f* ; paddock *m*

paddock •An enclosed area, generally of grassland where the horses are kept relatively free. > *other entry* Fr enclos *m* ; paddock *m* •Surface clôturée, souvent dans une prairie, dans laquelle les chevaux sont laissés en semi-liberté. > *autre inscription pour paddock* De Koppel *f* ; Paddock *m* ; Auslauf *m*

paddock boot ; ankle boot Fr botte d'écurie *f* ; bottine *f* De Schuh *m* ; Schnürstiefel *m* Es botín

paddock judge *hr* Fr juge de paddock *ca* De Ringsteward *m*

pail Fr seau *m* De Wassereimer *m* ; Kübel *m* Es cubo

paint(ed) (horse) > pinto ; pintado

pair (of legs) Fr bipède *m* De Beinpaar *ne*

palate Fr palais *m* De Gaumen *m* Es paladar

palatine bone Fr os palatin De Gaumenbein *ne* Es hueso palatino La Os palatinum

palfrey Fr palefroi *m* •Vers 1080, le mot est écrit "palefreid", puis palefroi vers 1179. Le mot désigne le cheval de voyage, par opposition au destrier. Vers l'an mille, le latin germanique utilise parafridus et parafredum. Le mot destrier (d'abord écrit "destrer" en 1080) désigne alors le cheval de bataille que l'écuyer devait mener de la main droite, sa main gauche étant occupée à mener son propre cheval ou une bête de somme. De Paradepferd *ne* ; Zelter *m* Es palafrén

palisade rails > stockade

palmar carpal ligament Fr ligament commun palmaire •Formé par l'union du ligament radio-carpien palmaire (L. radiocarpeum palmare NAV), du ligament ulno-carpien palmaire (L. ulnocarpeum palmare NAV) et du ligament rayonné du carpe (L. carpi radiatum NAV). De Karpalband (palmares ~) *ne* •auf der Beugeseite befindliches Vorderfußwurzelband

palmar metacarpal artery (medial // lateral ~) Fr artère métacarpienne palmaire (médiale // latérale) De Mittelhandarterie (innere // äußere tiefe ~) *f* ; Metakarpalarterie (innere // äußere palmar gewandte ~) *f* La Arteriae metacarpeae palmares II et III

palmar nerve (medial // lateral ~) Fr nerf palmaire (médial // latéral) De Palmarnerv (innerer // äußerer ~) *m* La Nervus palmaris (medialis // lateralis) ; Nervus digitalis palmaris communis (II // III)

palmar process (of the distal phalanx) Fr processus palmaire (de la phalange distale) De Hufbeinast (zur Mitte hin gelegener // seitlicher ~) *m* •Palmarfortsatz der distalen Phalanx La Processus palmaris (medialis // lateralis)

palmar proper digital artery (medial // lateral ~) Fr artère digitale palmaire propre (médiale // latérale) De Zehenarterie (innere // äußere ~) *f* La Arteria digitalis (palmaris propria III) medialis // lateralis

palomino ; isabella (1) •Golden with lighter mane and tail, occasionally with pink skin or a few black hairs, but without the red tint of the chestnuts. 1) In North America this term is proposed to be restricted to very light cream coloured palominos with non-blue eyes. Fr palomino •Alezan doré ou café-au-lait, à crins lavés. De Palomino *m* Es palomino Ca palomino

pancreas Fr pancréas *m* De Bauchspeicheldrüse *f* ; Pankreas *ne* Es páncreas La Pancreas

panel (saddle ~) •The cushion between the tree and the horse's back. Fr matelassure *f* •Partie rembourrée de la selle qui repose sur le dos du cheval. De Kissen *ne* ; unteres Sattelblatt *ne* ; Schweißblatt *ne* ; Polsterung *f* Es almohadilla *f* Ca encoixinada

pangaré •Arrangement of light areas that can be superimposed over any colour. The lighter areas are: over the muzzle, over the eye, inside the legs, in the flanks. De wildfalb •Pferde, die das Gen Pangare tragen, haben ein Mehlmaul, um die Haare um die Augen herum, einen hellen Bauch und helle Beininnenseiten Es pang aré

panic snap Fr mousqueton de sécurité *m* De Panikhaken *m*

papillae •They are filiform, four to six millimetres in length, covering the superficial surface of the coronary corium, entering the openings of the coronary groove, and nourishing the stratum germinativum of the hoof. Fr papilles *f pl* •Projection filiforme du bourrelet principal. Elles sont en très grand nombre et nourrissent la couche germinative de la

corne du sabot. De Papillen f pl
paracuneal groove > lateral cleft / groove / furrow of the frog
parade ; post parade r •r: A parade of the horses in front of the public, on their way to the starting gate. Fr parade f ; défilé m •c: Passage des concurrents devant le public, avant la course. De Parade f Es desfile Ca desfilada
parade horse > pony (lead ~)
parallel poles Fr barres parallèles f pl •Oxer composé seulement de deux barres parallèles entre elles. De parallele Stangen f pl Es barras paralelas Ca barres paral°leles f pl
paranasal sinuses Fr sinus paranasaux •Cavités communiquant avec la cavité du nez, servant à réchauffer l'air inspiré. De Nasen-Nebenhöhlen f pl La Sinus paranasales
parapatellar fibrocartilage (medial // lateral ~) Fr fibro-cartilage parapatellaire (médial // latéral) m De Ansatzknorpel der Kniescheibe (innerer // äußerer ~) m •seitliche Verbreiterung der Kniescheibe durch Faserknorpel La Fibrocartilagi nes parapatellares
parapet ; sloping wall •To protect the rider's leg, along the wall in an indoor arena. Fr garde-botte m ; pare-botte m De Bande f
parasite > internal parasite Fr parasite m > parasite interne De Parasit m Es parásito
parasitosis Fr parasitose f •Maladie due à un parasite. De parasitäre Infektionskrankheit f ; Parasitose Es enfermedad parasitaria
parasympathetic nervous system Fr système nerveux parasympathique m ; parasympathique m •Partie du système nerveux autonome, a des effets contraires à ceux du sympathique. De parasympathisches Nervensystem ne •"Ruhenerv", eine der drei Komponenten des vegetativen Nervensystems Es sistema nervioso parasimpático La Pars parasympathica
pare (a hoof) v ; trim v ; dress v Fr parer (un sabot) De Huf richten (einen ~) De rebajar un casco ; recortar un casco It pareggiare
parenchyma Fr parenchyme m De Grundgewebe ne ; Parenchym ne Es parénquima
parentage test(ing) •Test usually based on red cells antigens, the offspring's antigens make it possible to exclude some possible sires. Fr épreuve de parenté De Elterntest m ; Vaterschaftstest m ; Abstammungsüberprüfung f
pari-mutuel Fr pari mutuel •Le principe de base est le suivant: les parieurs détenant les mises gagnantes empochent les montants des mises perdantes, après déduction des prélèvements des organisateurs et des pouvoirs publics. De Totalisator m ; Toto m Es apuestas mutuas
pari-mutuel department Fr service du pari mutuel De Totalisatorabteilung f ; Totoabteilung f
pari-mutuel director Fr directeur du pari mutuel De Totalisatorleiter m ; Totoleiter m
parietal bone Fr os pariétal De Scheitelbein ne Es hueso parietal La Os parietale
parietal sulcus (of the distal phalanx) Fr sillon pariétal (de la phalange distale) De Wandrinne (zur Mitte hin gelegene // seitliche ~) f ; Wandfurche (zur Mitte hin gelegene // seitliche ~) f La Sulcus parietalis (medialis // lateralis)
parietal surface (of the distal phalanx) ; dorsal surface Fr face pariétale (de la phalange distale) f ; face dorsale De Parietalfläche (des Hufbeins) f ; Wandfläche (des Hufbeins) f La Facies parietalis
parked out hr •A horse prevented from racing near the rail. He is forced to race outside the field and must travel a longer distance. Fr pris à l'extérieur (du peloton) ca •Le cheval ne peut pas se faufiler vers l'intérieur près de la rampe, il doit ainsi parcourir une plus grande distance. De außen gehend (Pferd im Rennen)
parlay bet / wager(ing) •Taking all the money won in one wager and betting it on a next race. Fr pari progressif ; mise progressive ; report m (1) •Reporter, sur une course subséquente, une somme déjà gagnée. 1) Spécifique au pari mutuel urbain français (P.M.U.), on désigne des chevaux dans plusieurs courses et le gain éventuel dans une course est reporté à la course suivante et ainsi de suite. De Schiebe ; Schiebewette f •Den Gewinn bereits im nächsten Rennen wieder einsetzen
parotid gland Fr parotide (glande ~) f •Glande salivaire située sous l'oreille, le long de la branche montante de la mâchoire inférieure. De Ohrspeicheldrüse f ; Parotis f Es parótida La Glandula parotis
parotidoauricularis m. Fr m. parotido-auriculaire De Niederzieher der Ohrmuschel m La M. parotidoauricularis
parrot mouth / jaw > brachygnathia ; brachygnathism
partial wheel •Wager on one or more of the horses which must finish a race in a predetermined order, entered along with some of the other horses finishing the race in the money. Fr roulette partielle •Pari sur un ou des chevaux devant terminer une course dans un ordre précis, tout en étant couplés à certains des autres chevaux devant être dans les positions de apport. De Kombinationswette mit einem oder mehreren Stellpferden
partly (white marking on a limb) •That is not going completely around the leg. Fr balzane incomplète •Ne circonscrivant pas entièrement le membre. De teilweise (Abzeichen an einer Gliedmaße)
partly white coronet Fr trace de balzane f •Qui ne recouvre qu'une partie de la couronne. De teilweise weiße Krone f
parturition > foaling
pas de deux Fr pas de deux De Duett ne Es pas de deux
Paso Fino breed •The horses are shown at three gaits: paso fino, paso corto and paso largo. Fr paso fino race De Paso Fino m Es paso fino
passage Fr passage m •Trot écourté et relevé, très rassemblé, soutenu et cadencé. De Passage f ; spanischer Tritt m Es passage; pasaje Ca passatge It passagio Po passagem Ne passage
passive leg > inactive leg
past performance lines > chart lines (race ~)
pastern Fr paturon m •Partie comprise entre le boulet et la couronne. De Fessel f Es cuartilla Ca travador La Compes
pastern axis •Viewed from the front or side, an imaginary line through the long axis of the pastern dividing it in equal parts. Fr axe du paturon m De Fesselachse f
pastern joint ; proximal interphalangeal joint Fr articulation du paturon ; première articulation interphalangienne ; articulation interphalangienne proximale •Implique les deux premières phalanges. De Krongelenk ne ; zweites Zehengelenk ne Es primera articulación interfalangiana ; articulación de la cuarta
pasture ; grazing grounds Fr pâturage m ; pacage m (1) •1) Le pacage sera souvent une prairie naturelle pauvre ou de richesse moyenne. De Weide f ; Koppel f Es pasto ; pasturaje ; dehesa
pasture v ; take to pasture v Fr faire paître De weiden Es apacentar ; pastar
pasture > graze
pasture breeding Fr saillie au champ De Natursprung m
pasture rotation •The technique of alternating the areas on which animals graze. Ideally allowing time for parasites

that are contaminating pasture to die before animals are grazed on that area again. Fr rotation des pâturages f De Weidewechsel m ; Rationsweide f

patch •An area of hairs, larger than a spot, differing from the background colour. Fr plaque f •Tache, relativement grande, de poils qui diffèrent de la couleur de fond. De Stelle f

patella Fr rotule f •Dans la partie avant de l'articulation du grasset, cet os s'articule sur l'extrémité inférieure du fémur. De Kniescheibe f ; Patella f Es rótula La Patella

patellar desmotomy •The cutting of a patellar ligament. Fr desmotomie patellaire / rotulienne •Opération parfois nécessaire suite à un accrochement de la rotule. De Durchtrennung des Kniescheibenbandes f ; Patellardesmotomie f

patellar lig. (medial // middle // lateral ~) Fr lig. patellaire (médial // intermédiaire // latéral) De Kniescheibenband (zur Mitte hin gelegenes // mittleres // seitliches ~) ne La Lig. patellae (mediale // intermedium // laterale)

patellar subluxation > upward fixation of the stifle / patella

patent urachus (still-~) Fr persistance de l'ouraque f De Urachusfistel f ; Urachuspersistenz f ; Urharngangfistel f

patrol film (camera ~) r Fr film d'une / de la course m ; film-contrôle Fr c De Rennverfilmung f

patrol judge hr •Any of a number of judges around the track and watching for infractions durin a race. Fr juge de parcours ca ; juge de patrouille ca De Beauftragter der Rennleitung, der am Geläuf postiert ist und den Rennverlauf beobachtet

patrol service r Fr service de surveillance des courses De Rennverfilmungsservice m

paw the ground v Fr piaffer v •Action du cheval qui frappe le sol d'un, ou des deux, antérieur(s), sans avancer. De scharren (den Boden ~) ; stampfen (auf den Boden ~) ; kratzen (den Boden ~) ca piafar

pay-off odds > odds payoff ratio

pay-off position r Fr position de rapport / rendement c De in den Wetten sein ; Auszahlposition f

pay-out price Fr montant de rapport De Auszahlungsgewinn m

pay-out price slip r Fr bordereau du montant des rapports m c De Auszahlungsschein m

payoff ; return (on a bet) Fr rendement (sur un pari) m De Wettgewinn m

peach-coloured chestnut roan •Of the colour of a peach-flower or blossom. Fr aubère fleur de pêcher adj inv •Poils blancs ou similaires mélangés à des poils cerises, ces derniers pouvant former des plaques. De Fuchsschimmel in zartem rosa- oder rotgelb m ; pfirsichblütenfarbiger Fuchsschimmel m

peacock-neck > arched neck

pectineus m. Fr m. pectiné De Kammuskel m •Muskel an der Innenseite des Oberschenkels La M. pectineus

pectoral nerves Fr nerfs pectoraux De Brustnerven (vordere // hintere ~) m pl La Nervi pectorales

pectoralis ascendens / profundus m. > ascending pectoral m.

pectoralis descendens m. > descending pectoral m.

pedal bone > distal phalanx

pedal joint > coffin joint

pedal osteitis •Inflammation and demineralization of the third phalanx. Fr ostéite de la troisième phalange De Hufrehe f ; Laminitis f Es osteítis podal

pedigree •Pedigree, lineage and ancestry, these terms are sometimes presented as equivalents. However, you may follow a particular bloodline or lineage on a pedigree, which is a recorded portion of a horse ancestry. Lineage and bloodline include both ancestors and descendants. Fr pedigree m •Pedigree, lignée, ascendance, ces mots sont parfois utilisés indifféremment. Le mot pedigree a toutefois un sens généalogique plus concret et est ainsi souvent représenté sur papier. On peut consulter le pedigree d'un cheval, dans lequel n'est identifiée qu'une partie de ses ancêtres (son ascendance), et y suivre, à titre d'exemple, une partie de la lignée de sa grand-mère paternelle. La lignée inclut à la fois les ancêtres et les descendants. De Stammbaum m ; Pedigree ne ; Abstammung f Es pedigrí ; pedigree Ca pedigrí Ne stamboom

Pegasus Fr Pégase De Pegasus m Es Pegaso

pelham bit Fr mors pelham m ; pelham m •Son embouchure peut-être articulée ou non, il comporte des branches et deux paires d'anneaux porte-rênes, une au niveau du canon et une au bas de la branche inférieure. Il comporte aussi des anneaux pour la gourmette et la fausse-gourmette. De Pelham ; Pelhamgebiß ; Pelhamkandare ne ; ne ; f Es freno para dos riendas ; pelham ; pollero

pellet Fr comprimé m ou adj Can. ; granulé m ou adj Fr De Pellet ne ; Futterwürfel m ; Preßfutter m Es granulado n & adj ; gránulo n

pelvic cavity Fr cavité pelvienne De Beckenhöhle f La Cavum pelvis

pelvic diaphragm Fr diaphragme pelvien De Beckenboden m La Diaphragma pelvis

pelvic girdle Fr ceinture pelvienne De Beckengürtel m It cintura pelvica La Cingulum membri pelvini

pelvic limb > hind leg / limb

pelvic nerves Fr nerfs pelviens De Beckennervengeflecht ne La Nervi pelvini

pelvis Fr pelvis m ; bassin m •Constitué par les deux os coxaux et le sacrum. De Becken ne anat Es pelvis It bacino Ne bekken La Pelvis

pelvis angle Fr angle du bassin De Beckenwinkel m Es ángulo de la pelvis

penalty Fr pénalité f ; sanction f De Strafe f ; Ordnungsmittel ne ; Ordnungsmaßnahme f Es penalización ; castigo polo Ca penalizació

penalty point Fr point de pénalité De Strafpunkt m Es pu nto de penalidad

penalty table Fr barème des pénalités m De Richtverfahren (nach Fehlerpunkten) ne Es baremo de penalizaciones Ca barem de penalitzacions m

penciled heels ; underslung heels ; racing heels ; jumping heels •The heels of the shoe are shaped in the line continuing directly the buttresses as viewed from the side. They are also sometimes called beveled heels, but this term is confusing. Fr éponges biseautées De abgeschrägte Schenkelenden des Hufeisens ne pl •die Schenkelenden des Hufeisens sind in der Seitenansicht abgeschrägt

Peneia Pony breed Fr poney de Pénée •Race d'origine grecque. De Peneia-Pony ne

penicillin Fr pénicilline f De Penicillin ne Es penicilina

penis Fr pénis m ; verge f De Penis m ; Rute f Es pene La Penis

pepsin Fr pepsine f De Magenferment ne ; Pepsin ne Es pepsina

Percheron breed Fr percheron •Race de chevaux de trait lourd français, elle tire son nom de sa région d'origine en Normandie. De Percheron m Es percherón

perfect trip Fr course parfaite f c ; parcours parfait m De perfekte Renndistanz f

perfecta > exacta ; exactor

perforating tarsal artery Fr artère tarsienne perforante De perforierende Sprunggelenkarterie f La Arteria tarsea perforans

performance Fr performance f ; rendement m De

Leistung f ; Vorstellung f ; Rennleistung f
performance against time > time trial
periarticular ringbone > articular ringbone
pericardium Fr péricarde m De Herzbeutel m ; Perikard ne Es pericardio La Pericardium
perineal nerve (superficial // deep ~) Fr nerf périnéal (superficiel // profond) De Dammnerv (oberflächlicher // tiefliegender ~) m La Nervus perinealis (superficialis // profundus)
perineum Fr périnée m De Damm m ; Perineum ne Es perineo La Perineum
periodic ophthalmia > equine recurrent uveitis
periople •Band of soft, rubbery horn near the coronet. Dried periople will form the stratum externum of the wall. Fr périople m •Genre de vernis qui s'étale sur le sabot à partir du bourrelet périoplique. Il protège la paroi contre une trop forte évaporation de son humidité. De Saumhorn des Hufes ne ; Kronsegment ne Es perioples La Perioplum
perioplic dermis / corium > perioplic ring
perioplic groove Fr gouttière périoplique De Saumrinne f
perioplic ring ; perioplic dermis / corium •Lies in the perioplic groove, just above the coronary border of the wall. Fr bourrelet périoplique m ; derme périoplique m ; chorion périoplique m •Bande située tout contre le bourrelet principal et qui nourrit la couche germinative du périople. De Saumlederhaut f La Dermis / Corium limbi
periosteum Fr périoste m •Membrane fibreuse, dont le rôle est très important, qui recouvre les os, sauf sur leurs faces articulaires et aux points d'insertion des muscles et des tendons. De Knochenhaut f ; Periost ne Es periostio It periostio Ne beenvlies La Periosteum
periostitis ; periosteitis •Inflammation of the periosteum. > osteoperiostitis Fr périostite f •Inflammation du périoste. > ostéopériostite De Knochenhautentzündung f ; Beinhautentzündung fEs periostitis
periostosis •Abnormal growth of periosteal bone. Fr périostose f •Production entraînant un élargissement localisé du tissu osseux périostal. De Periostose f •chronische Veränderungen der Knochenhaut Es periostosis
peritendinitis / peritenonitis > tenosynovitis
peritoneum Fr péritoine m De Bauchfell ne ; Peritoneum / Peritonäum ne Es peritoneo La Peritoneum
peritonitis Fr péritonite f De Bauchfellentzündung f ; Peritonitis f Es peritonitis
perlino > cream
permanent (set of) teeth Fr dentition d'adulte De Dauergebiß ne Es segunda dentición It dentatura permanente Ne blijvendgebit
permanent teeth Fr dents de remplacement ; dents d'adulte De Ersatzzähne m pl ; bleibende Zähne m pl ; Dauerzähne m pl Es dientes permanentes La Dentes permanentes
peroneal nerve (common // superficial // deep ~) Fr nerf péronier (commun // superficiel // profond) De Wadenbeinnerv (gemeinsamer // oberflächlicher // tiefer ~) m ; Peronäusnerv (gemeinsamer // oberflächlicher // tiefer ~) m La Nervus fibularis / peronaeus/peroneus (communis // superficialis // profundus)
peroneus tertius m. ; tendinous part of flexor metatarsi old •It is almost exclusively tendinous. Fr corde fémoro-métatarsienne ; m. troisième péronier •Chez les équidés ce « muscle » est presqu'entièrement fibreux. De dritter Wadenbeinmuskel m La M. peroneus tertius
Persian (horse) Fr persan •Cheval qui a fait son apparition dans l'histoire plusieurs siècles av. J.-C. et sans doute relié aux origines du cheval arabe. De Perser m ; persisches Pferd ne
Peruvian paso / ambler breed ; Caballo de Paso

Peruano Fr ambleur péruvien •Race péruvienne, la taille standard est de 1,45 à 1,55 mètres au garrot. L'association nationale de l'ambleur péruvien a été formée un peu après la deuxième guerre mondiale. De Caballo de Paso (Peruano) m ; Paso Peruano m Es paso peruano (caballo de ~) ; caballo aguililla
pesade Fr pesade f De Pesade f •das Pferd verlagert sein Gewicht auf die Hinterbeine, hebt seinen Rumpf in einem Winkel von mehr als 45° zum Boden hebt und zieht die Vorderbeine an den Leib
pest (insect) Fr insecte nuisible m De Schädling m Es in secto dañino
petechia •A minute, pinpoint, purplish red spot caused by a little haemorrhage. Fr pétéchie f •Tache rouge résultant d'une petite hémorragie. Il en apparaît sur les muqueuses du cheval atteint d'anasarque. De punktförmige Blutung f ; Petechie f Es petequia
petrosal crest Fr crête du rocher De Felsenbeinkamm m ; Felsenbeinleiste f La Crista partis petrosae
petrous part (of temporal bone) Fr rocher m ; partie pétreuse (de l'os temporal) f De Felsenteil (des Schläfenbeins) m Es hueso petroso del temporal La Pars petrosa
phalange > phalanx
phalangeal exostosis > ringbone ; ring bone ; ring-bone
phalanges of pelvic appendage Fr phalanges des postérieurs
phalanx ; phalange Fr phalange f De Zehenknochen m pl ; Fingerknochen m ; Phalanx f Es falange
pharynx •Section of the alimentary canal between the mouth and the oesophagus, which also serves, except during swallowing, to connect the nasal passages with the larynx. Fr pharynx m •Tunnel entre la bouche et l'oesophage qui fait passer les aliments dans ce dernier. Il permet aussi de faire circuler l'air entre les fosses nasales et le larynx. De Rachen m ; Schlundkopf m ; Pharynx m Es faringe La Pharynx
phases of the jump > jumping action (parts of the ~)
phenylbutazone ; bute Fr phénylbutazone f De Phenylbutazon ne ; Butazolidin ne Es butazolidan
phlebotomy > blood-letting
phosphorus Fr phosphore m De Phosphor ne Es fósforo
photo finish r Fr photo d'arrivée f ; photo de fin de course f De Fotofinish ne
photo finish booth r Fr cabine de prises de photos d'arrivée f c De Zielfotostand m •Ort, an dem die Zielfotos ausgehangen werden
photo patrol r Fr contrôle photographique c
photophobia •Excessive sensitivity to sunlight. Fr photophobie f •Sensibilité excessive de l'oeil à la lumière solaire. De Lichtempfindlichkeit f ; Lichtscheu f ; Photophobie fEs fotofobia
phrenic nerve Fr nerf phrénique De Zwerchfellsnerv m ; Phrenikus m La Nervus phrenicus
phycomycosis (equine ~) Fr phycomycose f •Plaies d'été, terme générique pour les infections dues à des champignons de la classe des Phycomycètes. De Phykomykose f ; Mukormykose f
physical check-up / examination Fr examen médical De ärztliche Untersuchung f ; Vorsorgeuntersuchung fEs reconocimiento médico
piaffé ; piaffer ; piaffe Fr piaffé ; piaffer m •Trot rassemblé sur place. De Piaffe f ; Trab am Ort m Es piafe ; piaffer Ca piaf It piaffo Po piafe Ne piaffe
pica ; allotriophagia ; depraved appetite •Craving for unnatural articles of food, often caused by a nutritional deficiency. Fr pica m ; allotriophagie f •Modific ation des ha-

bitudes alimentaires qui amène le cheval à ingérer des substances telles que du crottin ou de la terre. De perverser Appetit m ; Allotriophagie f Es pica ; alotriofagia

picador Fr picador m •Cavalier qui, dans les corridas, combat le taureau à l'aide d'une pique. De Lanzenreiter m Es picador

pick out a foot v Fr curer un pied / sabot De Huf auskratzen (einen ~) ; Huf ausräumen (einen ~) Es limpiar un casco

pick-up tongs ; fire tongs •With long handles, they are used to pick up or move the stock in the fire. Fr tenailles à mettre au feu f pl ; lopinières f pl •Longues et faites pour manipuler le matériel directement dans le feu. De Feuerzange f It molle per il fuoco

piebald •The body coat consists of large irregular patches of black and white. Black is the foremot colour in « noir pie ». > *other entry* Fr noir pie •Cheval pie, noir et blanc, dont la couleur de fond (qui domine) est le noir. > *pie noir* De Rappschecke f oder m ; Schwarzschecke f oder m Es pío negro

piebald •The body coat consists of large irregular patches of black and white. > *other entry* Fr pie noir •Cheval pie, noir et blanc, dont la couleur de fond (qui domine) est le blanc. > *noir pie* De gescheckt Es pío negro

pied (horse) > pinto ; pintado

pig-jump(ing) > buck(ing)

pig(gy) eye •Abnormally small eye. Fr oeil de cochon •Petit et enfoncé dans l'orbite. De kleinäugig Es ojo puerco

pigeon breast •Having a sternum that seems to project in front of the shoulders. Fr poitrail de chèvre De Ziegenbrust f Es pecho de pichón

pigeon-toed > toed-in

pigment Fr pigment m De Farbstoff m ; Pigment ne Es pigmento

pile-up ; pileup hr Fr empilage m ca ; empilade f Can. •Empilage des participants lors d'accidents, de plaquages, d'arrêts de jeu etc. De Stau m ; Massenkarambolage f

pillars •For working the horse between the pillars. Fr piliers m pl •Pour le travail du cheval entre les piliers. De Standsäulen f pl ; Pilaren m pl Es pilares

pin ; brooch Fr agrafe f ; broche f ; épingle ; épinglette f De Agraffe f ; Fibel f •als Schmuckstück dienende Spange

pin firing (scars) Fr pointes de feu f pl De Punktbrennen ne Es puntas de fuego

pin-toed > toed-in

pinbone > ischium

pincer > central incisor

pincer(s) (farrier's ~) > puller (shoe ~)

pincers > central incisors

pincher(s) > puller (shoe ~)

Pindos Pony breed Fr pindos ; poney de Pinde •Race d'origine grecque. De Pindos-Pony ne

pinna > auricle

pinto ; pintado ; paint(ed) (horse) ; calico ; pied (horse) (1) •Body marked in large patches of white and another colour. 1) When the body presents only a few small patches of white on a solid colour, the horse might be designed as pied chestnut, pied black etc. > *piebald, skewbald, tobiano, overo and sabino* Fr pie adj ou n ; pinto adj ou n •Deux couleurs, dont le blanc, en plaques homogènes. Si le blanc domine on dira que le cheval est pie et de cette autre couleur (pie noir etc.) ; si l'autre couleur domine on placera cette autre couleur devant le mot pie (noir pie etc.). De Scheck(e) f oder m ; scheckig adj Es pintado ; pinto ; picazo ; pío (bajo // alto) ; overo // tobiano Arg

pinworm (horse ~) ; seatworm Fr oxyure m De Pfriemenschwanz des Pferdes m ; Madenwurm m ; Afterwurm m ; Springwurm m Es oxiuro La Oxyuris equi

Pinzgau horse > Noric Horse

piperazine Fr pipérazine f •Un produit antiparasitaire. De Piperazin ; Piperazinum ne ; ne •wichtiger Ausgangsstoff für eine Reihe von Wirkstoffen in der Pharmazie Es piperacina

piroplasmosis > babesiasis ; babesiosis

pirouette •A complete turn of the horse on himself. In the pirouette, forefeet and outside hind foot are moving around the inside hind foot which must be limited to a minimal horizontal displacement. Fr pirouette f •Tour sur lui-même que le cheval exécute, au pas ou au galop. Dans la pirouette, les antérieurs et le postérieur extérieur pivotent autour du postérieur intérieur. De Pirouette Es pirueta (sobre el tercio posterior) ; pirueta directa Ca pirueta It piroetta Po pirueta Ne pirouette

pirouette at a canter Fr pirouette au galop De Pirouette im Galopp f Es pirueta a galope Ca pirueta al galop

pirouette at walk Fr pirouette au pas De Pirouette im Schritt f Es pirueta al paso Ca pirueta al pas

pirouette renversée > reversed pirouette

pisiform bone > accessory carpal bone

pitchfork Fr fourche à foin De Heugabel f ; Forke f Es horca

pituitary gland > hypophysis

place a bet > bet

place pool r Fr poule de chevaux de deuxième place c ; cagnotte de chevaux placés c De Pool für Platzwetten m •USA und Canada nur für Zweitplatzierte

place the hot shoe against the hoof > hot fit the shoe (on the hoof)

place(d) r •In Canada, a position at the finish line and a type of bet: horse must finish first or second; may also be used specifically for the second position. In England any horse finishing first, second or third is considered a placed horse. In other English-speaking countries it might be applied to the first and second horses only. > *other entry & forecast* Fr placé c •Au Canada, position à l'arrivée et type de pari: le cheval doit arriver premier ou deuxième; le terme peut aussi être utilisé pour désigner spécifiquement le deuxième position. En Europe francophone le terme s'applique au premier et au deuxième s'il y a de quatre à sept partants. > *autre inscription* De platzieren (platziert) Ne gedplaatst

place(d) > show

placed bet ; placed wager(ing) Fr pari exécuté Fr ; mise exécutée De platzierte Wette f ; abgegebene Wette f

placed wager(ing) > placed bet

placing Fr classement m De Platzierung f

placing judge hr Fr juge à l'arrivée ; juge d'arrivée De Zielrichter m •Trabrennen Es juez de raya ; juez de llegada Ca jutge d'arribada

placing of bets / wagers Fr enregistrement des paris De Platzieren der Wetten m

placing of the horses (at the wire) > order of finish

placing system Fr système de classement m De Klassifizierungssystem ne

plain •r: One of the markings that may be part of a racing colour scheme. Fr uni •c: Un des motifs pouvant faire partie d'un dispositif de couleurs. De einfarbig •Rennfarbe

plain cavesson (noseband) > cavesson (noseband)

plain gaited horse > three-gaited horse

plain mouthpiece Fr canon d'une seule pièce De einteiliges Mundstück ne

plait n ; braid n Fr tresse (de crinière et / ou de queue) De Flechten ne ; Tresse f Es trenza

plait v ; braid v Fr tresser De einflechten ; flechten

Es trenzar
plait > walk on a line
plaited mane ; braided mane Fr crinière tressée De geflochtene Mähne f Es crinera trenzada
plaited reins > braided reins
plan of the course Fr plan du parcours De Parcoursskizze f Es croquis de recorrido ; plano del recorrido ; plano por el curso Ca croquis de recorregut
plank(s) n (pl) •The word plank will normally identify a flat piece used in the gate type obstacle called planks or sometimes plank jump. Fr palanque(s) f (pl) •Le mot palanque (au singulier) est utilisé pour désigner chacune des planches superposées composant l'obstacle (de type barrière) qu'il sert aussi à désigner. Utilisé au pluriel, le mot sert aussi parfois à désigner ce même obstacle. De Planke(n) f (pl) Es tablas (barrera / valla de ~) Ca posts (barrera de ~)
plantain Fr plantain m De Wegerich m ; Spitzwegerich m Es llantén ; plantaina
plantar artery (medial // lateral ~) Fr artère plantaire (médiale // latérale) De Fußsohlenarterie (innere // äußere ~) f La Arteria plantaris (medialis // lateralis)
plantar cushion > digital cushion
plantar metatarsal artery (medial // lateral ~) Fr artère métatarsienne plantaire (médiale // latérale) De fußseitige Hintermittelfußarterie (innere // äußere ~) f ; plantar gewandte Metatarsalarterie (innere // äußere ~) f La Arteriae metatarseae plantares II et III
plantar metatarsal nerve (medial // lateral ~) Fr nerf métatarsien plantaire (médial // latéral) De fußsohlenseitiger Hintermittelfußnerv (innerer // äußerer ~) m ; plantarer Metatarsalnerv (innerer // äußerer ~) m La Nervi metatarsei plantares
plantar nerve (medial // lateral ~) Fr nerf plantaire (médial // latéral) De Fußsohlennerv (innerer // äußerer ~) m ; Plantarnerv (innerer // äußerer ~) m La Nervus plantaris (medialis // lateralis)
plantar proper digital artery (medial // lateral ~) Fr artère digitale plantaire propre médiale ; artères collatérales du doigt anc De eigentliche plantare Zehenarterie (innere // äußere ~) f La Arteria digitalis (plantaris propria III)
plantar tarsal lig. > long plantar lig.
planum cutaneum (of the distal phalanx) Fr surface solaire (de la phalange distale) De vorderes Hautfeld der Sohlenfläche (des Hufbeines) ne La Planum cutaneum
plasma (blood ~) Fr plasma (sanguin) m •Sérum sanguin qui a été séparé des corpuscules qui y baignent normalement. De Blutplasma ne Es plasma
plastic shoe Fr fer en matière plastique De Kunststoffhufeisen ne
plater > horseshoer
pleasure ; hacking •Pleasure classes are presented in some western riding competitions. Hack classes are held in some classical (hj) riding competitions. Fr plaisance f ; promenade (équitation de ~) f (f) •Des classes de plaisance sont tenues dans certains concours d'équitation western. De Promenadenreiten ne ; Spazierenreiten ne Es paseo a caballo
plenty of bone > good bone
plenty of ground ; much ground •Horse that is standing over ~ Fr large base de sustentation f •Cheval ayant une ~ De über viel Boden stehend ; viel Boden deckend
pleura Fr plèvre f De Brustfell ne ; Pleura f Es pleura La Pleura
pleural cavity Fr cavité pleurale De Brustfellhöhle f ; Pleurahöhle f La Cavum pleurae

pleuritis ; pleurisy Fr pleurésie f De Brustfellentzündung f ; Rippenfellentzündung f Es pleuresía
Pleven Horse breed Fr pleven race ; cheval de Pleven De Pleven-Pferd ne ; Plevenska m
Pliohippus •The link from the primitive horse to the actual Equus. Fr Pliohippus m •Il a succédé au Mérychippus, c'est le prédécesseur immédiat de l'Equus caballus, Il mesurait jusqu'à 1,20 mètres. Il n'avait en pratique qu'un seul doigt, les autres étant passé à l'état rudimentaire ont disparu durant cette période. De Pliohippus m
plough Brit ; plow USA Fr charrue f De Pflug m Es arado
plough horse Fr cheval de labour De Ackerpferd ne Es caballo de labor
plow > plough
plugged up gullet Fr étouffement m De Schlundverstopfung f
PMSG > equine chorionic gonadotropin
pneumonia Fr pneumonie f De Lungenentzündung f Es neumonía ; pulmonía
POA > Pony of America
podotrochlear bursa ; navicular bursa Fr bourse podo-trochléaire m ; synoviale podotrochléaire f ; synoviale du petit sésamoïdien f anc ; synoviale petite sésamoïdienne anc De Hufrollenschleimbeutel m It borsa navicolare La bursa podotrochlearis
podotrochleitis > navicular disease / lameness / bursitis
point v •The horse places one forefoot in front of its normal position, resting mainly on the toe. Fr pointer ; montrer le chemin de St-Jacques Fr •Le cheval repose un pied antérieur douloureux, sur la pince seulement et en avant de l'endroit où il serait normalement déposé. De Schonstellung des Vorderfußes
point (of a clinch cutter) Fr chasse-souche > hache à sabots De Spitze (einer Nietklinge) f
point (of a nail) Fr pointe (d'un clou) f De Nagelspitze f Es punta ; puntilla
point of buttock Fr pointe de la fesse •Correspondant à la partie postérieure de l'os coxal. De Sitzbeinhöcker m Es joroba del asiento ; punta de la nalga It punta della natica La Regio tuberis ischiadici
point of elbow Fr pointe du coude De Ellbogenhöcker / Ellenbogenhöcker m
point of frog > apex of frog
point of hip Fr pointe de la hanche De Hüfthöcker m Es pun ta del anca ; joroba del lomo It punta dell' anca
point of hock Fr pointe du jarret •Correspondant au sommet du calcaneus. De Hacke f ; Sprungbeinhöcker m ; Fersenbeinhöcker Es punta del corvejón
point of shoulder Fr pointe de l'épaule •Saillie de l'articulation scapulo-humérale. De Bugspitze f ; großer Überarmbeinhöcker m Es punta del hombro
point of the croup De Kreuzhöcker m Es joroba de la grupa
point strap (on hame tug buckle) hd •To be buckled with the belly band buckle. Fr contre-sanglon de mancelle att •Destiné à être bouclé à la sous-ventrière. De Bauchgurtstrupfe f
point to point •Course d'un point à un autre, comportant souvent des obstacles. De Point-to-Point-Rennen ne
pointer Fr pointeur m •Dans une vente aux enchères, personne qui informe le commissaire-priseur des mises faites par les enchérisseurs. De Punktrichter m ; Aufsicht f
points •Sometimes used to include mane, tail and bottom of the legs; and sometimes to designate only the lower limbs. Fr extrémités f pl •Le sens dans lequel le mot « extrémités » est utilisé seul n'est pas toujours très clair mais désigne habi-

tuellement le bas des quatre membres. L'expression « crins et extrémités » inclut nécessairement la crinière, la queue et le bas des membres. De Extremitäten *f pl* ; Exterieur *ne* ; äußere Form *f* •manchmal werden damit Mähne, Schweif und die Basis der Beine bezeichnet; manchmal nur die unteren Extremitäten Es puntos

poisonous snake bite Fr morsure de serpent venimeux •La morsure de vipère est presque toujours mortelle pour le cheval, s'il n'y a pas de soins appropriés. De Bissverletzung durch eine Giftschlange *f* Es mordedura de serpiente venenosa

Poitevin > Poitou Horse

Poitou Horse *breed* ; Poitevin Fr poitevin mulassier •Chevaux de trait, race d'origine française. De Poitevin *ne* ; Mulassier *m* Es poitevin

poker Fr tisonnier *m* De Feuerhaken *m* Es atizador

pole *hd* Fr timon *m att* •Longue pièce centrale de chaque côté de laquelle on attelle un cheval. De Deichsel *f*

pole ; post Fr poteau *m* De Stange *f* ; Pfosten *m*

pole > rail

pole head *hd* > *crab* Fr crapaud *m att* > *trompe (d'attelage ~)*

pole head > crab

pole hook > *trompe (d'attelage ~)*

pole hook > crab

pole strap // chain *hd* Fr chaînette *f att* •Reliée au bout du timon (le crapaud) pour arrêter / ralentir la voiture. Elle peut être en cuir et être appelée chaînette en cuir (ce qui équivaut au mot anglais « pole strap » et à l'allemand « Aufhalter »). De Aufhalter *m* ; Aufhaltekette *f*

poll Fr nuque *f* De Genick *ne* ; Nacken *m* Es nuca Ca clatell La Nucha

poll evil •Infection of the poll. •Inflammation des tissus mous de la région occipitale du cheval. De Genickbeule *f* ; Nackenfistel *f* ; Talpa *f* Es úlcera de la nuca

polo Fr polo *m* De Polo(spiel) *ne* Es polo

polo boot Fr botte de polo De Polostiefel *m* Es bota para polo

polo helmet Fr casque de polo *m* De Polohelm *m* Es casco

polo mallet Fr maillet de polo *m* De Poloschläger *m* Es martillo para polo

polo pony •Called ponies even when of horse size, because the rules originally limited their sizes. Fr poney de polo De Polopferd *ne* Es caballo de polo ; póney de polo

polo saddle Fr selle de polo De Polosattel *m* Es silla de polo

polo shoe Fr fer de polo De Polohufeisen *ne* ; Poloeisen *ne*

poly lead (rope) Fr laisse / guide en polypropylène tressée De Anbindestrick *m* •aus Polypropylen

polydipsia ; excessive thirst Fr polydipsie *f* De Polydipsie *f* •krankhaft gesteigerter Durst Es polidipsia

pommel Fr pommeau *m* De Vorderzwiesel *m* ; Sattelkopf *m* Es borrén delantero ; batilla ; perilla ; cabecilla Ca borrena de davant ; borrena anterior

pommel horse Fr cheval d'arçons De Pauschenpferd *ne* ; Seitpferd *ne* •Turngerät Es potro (con arzón)

pony •Equine measuring up to around 14-14,2 hh, depending on the breed or discipline, except for polo ponies to which no height limit applies and to Arabs, which are always called horses. Fr poney *m* De Pony *ne* ; Kleinpferd *ne* Es póney ; jaca ; poni / pony It poney Ne pony

pony (lead ~) *r* ; parade horse *r* Fr cheval (accompagnateur) de parade *c* De Begleitpony ; Begleitpferd *ne r*

Pony of America *breed* ; Pony of the Americas ; POA *abbr* Fr poney d'Amérique *race* ; poney des Amériques De Pony of the Americas *ne* Es póney de las Américas

Pony of the Americas > Pony of America

pool •A group of people who compete against each other. A pool competes for the right to advance to the next round of a tournament. Fr poule *f* De Turniergruppe *f*

pool (betting ~) •Total of the bets and/or money invested in a given event, after the deductions, and to be divided among winning bets. Fr poule *f* ; cagnotte *f* •Somme des paris et/ou des montants investis dans une compétition, moins les prélèvements, et devant être partagée entre les paris gagnants. De Gesamtsumme der Wetteinsätze nach Abzügen *f*

pool betting turnover Fr taux de rotation des paris de la cagnotte *m* De Gesamtwettumsatz *m*

poor mouth > hard mouth

poorly marked withers ; muttony withers Fr garrot effacé / empâté / enfoncé ; garrot noyé ; garrot plat De verschwommener Widerrist *m*

poorly-muscled thigh Fr mal gigoté / gigotté *adj* ; mal culotté *adj* ; cuisse plate / maigre *f* ; cuisse de grenouille *f* •Musculature des cuisses mal développée. De schwach bemuskelter Oberschenkel *m*

popliteal artery Fr artère poplitée De Kniekehlenarterie *f* ; Kniekehlenschlagader *f* La Arteria poplitea

popliteus m. Fr m. poplité De Kniekehlenmuskel *m* La M. popliteus

popped knee > carpal hygroma

porcelain white Fr blanc porcelaine •Robe qui a une teinte bleuâtre due à la coloration de la peau que l'on devine sous les poils. De Porzellan-Schimmel *m* Es blanco porcelana

port •The raised section in the middle of a mouthpiece. Fr liberté de langue *h* ; dégagement de langue *m* ; passage de langue *m* •Forme donnée au canon du mors, pour accommoder la langue du cheval. De Zungenfreiheit *f* Es portalón ; libertad de la lengua

portal vein Fr veine porte De Pfortader *f* Es vena porta La Vena portae

Portuguese horse > Lusitanian Horse

Portuguese Pony *breed* Fr poney galicien portugais *race* De Garrano-Pony *ne* ; Minho *ne*

position in the back of the saddle *n* ; seated too far back (in the saddle) *adj* Fr position sur le troussequin *f* ; assis sur la queue *adj* •S'applique à un cavalier assis trop en arrière de la selle. De Stuhlsitz *m*

position of the rider Fr position du cavalier De Haltung des Reiters *f* Es posición del jinete

post > pole

post > stand (of an obstacle)

post (to the trot) *v* Fr enlever (s'~ au trot) De sich beim Trab erheben Es levantar al trote

post and rail (vertical fence) Fr stationata *f* •Obstacle vertical fait de barres superposées, d'aspect assez massif. De Rick *ne* ; Staccionata *f* Es barrera fija

post horse Fr postier *m* ; cheval de poste / relais De Postpferd *ne* Es caballo de posta La paravederus

post parade > parade

post position *r* Fr position au départ *f* De Startposition *f* Es posición para arrancar

post position number *r* Fr numéro de position de départ *m c* De Startnummer *f* ; Startplatz *m*

post time Fr heure de / du départ (d'une course) *f* De Startzeit *f*

post-legged > straight hind legs

posting trot ; rising trot Fr trot enlevé ; trot à l'anglaise *anc* De leichter Trab *m* Es trote levantado ; trote a la inglesa Ca trot aixecat

Potomac horse fever •Caused by Ehrlichia risticii. Fr

fièvre du Potomac De equine monozytäre Ehrlichiose f ; EME Abk ; PHF Abk Es fiebre equina del Potomac
Pottock breed ; Basque-Navarre horse Fr basco-navarrais race De Pottock m
Pottok Pony breed Fr pottok race ; poney basque De Pottok-Pony ne
poultice Fr cataplasme m De Breiumschlag m ; Heilpflaster ne Es emplasto
poultice boot Fr botte à cataplasme f ; botte pour le traitement des pieds ; soulier médical m De Krankenschuh m ; Hufverbandschutz m Es bota de medicación
powdered grey > dark grey
Poznan Horse breed Fr poznan •Race d'origine polonaise. De Posener Pferd ne
practice obstacle Fr obstacle d'entraînement / d'essai •Obstacle sur lequel les concurrents peuvent se pratiquer avant une compétition. De Probesprung m ; Sprung auf dem Abreiteplatz m Es obstáculo de ensayo / entrenamiento Ca obstacle d'entrenament
pre-race strategy ; racing strategy Fr plan de course m De Rennstrategie f
Preakness (Stakes) •tr: Held annually, at the Pimlico course, Baltimore Maryland USA. Fr Preakness m •ct: Tenu annuellement, à la piste Pimlico, Baltimore Maryland E.U.A. De Preakness-Stakes f •Rennen der amerikanischen Triple-Crown
precisely // inaccurately ridden circle Fr cercle exécuté avec // sans précision De genau // ungenau gerittener Zirkel m
preferred > favourite / favorite
pregnant Fr gravide (jument ~) ; gestante ; pleine De trächtig
pregnant mare serum gonadotropin > equine chorionic gonadotropin
preliminary canter (to the starting post) Fr galop d'essai (avant la course) De Aufgalopp m
preliminary score (of a race) Fr sortie préliminaire (des résultats d'une course) f De vorausgehender Punktestand m
preliminary warm-up Fr mise en train f ; sortie préliminaire f De vorbereitendes Aufwärmen ne
premolars ; premolar teeth Fr prémolaires f pl De vordere Backenzähne m pl Es premolares La Dentes premolares
prepare a horse v Fr affûter un cheval c De Pferd vorbereiten (ein ~)
prepotent •Having greater power. Of the two parents, the one with the greater power to transmit heritable characteristics. Fr prépotent De sich stärker vererbend ; sich stärker fortpflanzend
prepubic tendon Fr tendon prépubien De präpubische Sehne f La Tendo prepubicus
prepuce > sheath
prepurchase exam Fr examen d'achat m De tierärztliche Untersuchung vor dem Kauf eines Pferdes f Es examen antes de compra
presentation hd Fr présentation (épreuve de ~) f (f) att De Gespannkontrolle f
president of the jury Fr président du jury m De Juryvorsitzender m Es presidente del jurado Ca president de jurat
presiding judge Fr juge en chef De vorsitzender Richter m
presiding steward Fr premier commissaire m De Sprecher der Rennleitung m
press gallery / row Fr tribune de la presse f De Pressetribüne f

press the pace v Fr accentuer le rythme c De Tempo drücken (auf das ~)
presternal region > breast
price Fr prix m •Prix à payer, valeur en argent à verser lors d'une transaction etc. De Preis m •Betrag, der beim Kauf einer Ware bezahlt werden muss Es precio
prick ear •Short, pointed ear normally directed to the front. Fr oreille pointée •Oreille bien formée et normalement dirigée vers l'avant. De Spitzohr ne Es oreja erecta
pricking > quicking
primitive marks •On a horse, may include a stripe down the back, called dorsal stripe / list or eel stripe, a stripe over the withers called withers stripe, and stripes over the knees and hocks called zebra stripes or sometimes tiger stripes. Most commonly observed on the dun colours, any of these may be present in any combination on any horse colour. De primitive Abzeichen ne pl
Prince of Wales spur •With a drooping neck, with or without rowel. Fr prince de galles (éperon ~) m (m) •Avec ou sans molette, sa tige est courbée vers le bas. De Prince-of-Wales-Sporen m pl
principal bronchus Fr bronche principale De Luftröhrenhauptast m ; Stammbronchus m La Bronchus principalis
pritchel (hot work ~) •Used to shear the bottom of the nail hole after the stamp have been used to form the countersunk for the nail head. Fr poinçon emporte-pièce m ; perce-trou m De Austreiber m ; Durchtreiber m ; Hufeisendorn m ; Lochdorn m Es sacabocados ; taladro ; taladrador It punzone
pritchel for back punching Fr poinçon à contre-percer De Austreiber zum Zurückschlagen des Hufnagels von der Hufseite aus
private sale Fr vente à l'amiable f ; vente privée De freihändiger Verkauf m ; privater Verkauf m
private stud Fr haras privé De Privatgestüt ne
Prix Caprilli Fr Prix Caprilli De Prix Caprilli m •ein Dressurtest, der Sprünge einschließt
Prix des Nations > Nations' Cup
Prix St. George Fr Prix Saint Georges m De St.-Georg-Preis m •Dressurprüfung der Klasse M Es premio San Jorge
prize Fr prix •Un enjeu, un concours ou un prix que l'on peut remporter. De Preis m •Geldbetrags oder Gegenstand, den jemand für etwas, z. B. für einen Sieg bei einem Wettbewerb, erhält Es premio
prize •Prize, other than money, to be won: a cup, a plate etc. Fr prix •Prix, autre que de l'argent, que l'on peut remporter: coupe, plaque, objet d'art etc. De Ehrenpreis m Es premio (de honor)
prize (cash / money ~) Fr prix (en argent) à remporter De Geldpreis m Es premio (en dinero)
Prjevalski Horse ; Przewalski's Horse ; Mongolian Wild Horse Fr cheval de Prjevalski De Przewalski-Pferd ne La Equus przewalskii
pro-oestrus / proestrus Fr pro-oestrus m De Vorbrunst f ; Proöstrus m
procaine •A local anaesthetic. Fr procaïne m De Procain ne •Markenname: Novocain oder Novacaine Es procaína
proceed > break into
prod with a spur Fr coup d'éperon m De mit einem Sporn treiben ; mit Sporen treiben Es espolada
produce a winner > produce a winning horse
produce a winning horse v ; produce a winner v Fr développer un (cheval) gagnant De Sieger hervorbringen (einen ~)
producing mare Fr reproductrice (jument ~) f De Zuchtstute f
production assessment Fr jugement de la produc-

tion De Leistungsbewertung f Es apreciación de la producción f
progeny (of a particular horse) Fr production (d'un cheval en particulier) f ; progéniture f De Nachkommen (eines bestimmten Pferdes) m pl
progeny test(ing) •Testing the potential on an animal by assessing the qualities of his progeny. > *parentage test(ing)* Fr épreuve sur / de la descendance •Appréciation des qualités d'un reproducteur à la lumière de celles de ses descendants. > *épreuve de parenté* De Nachkommenprüfung f Es análisis de progenie m ; prueba de (la) descendencia
prognathism / prognathia (mandibular ~) •Abnormal protrusion of the lower jaw. > *brachygnathia* Fr prognathie / prognathisme (mandibulaire) f / m ; bec de perroquet inversé m ; gueule de singe f •Lorsque la mâchoire inférieure dépasse la mâchoire supérieure. > *brachygahthie* De Hechtgebiss ne ; vorstehender Unterkiefer m ; Kieferverlängerung f Es prognatismo (de la mandíbula)
program > programme
program(me) director r Fr directeur des programmes c De Programmleiter m
programme Brit ; program USA Fr programme m De Programm ne ; Ausschreibung f Es programa
progress of a race card ; unfolding of a race card Fr déroulement d'un programme de courses m De Verlauf eines Renntages m
progressive aggregate wagers Fr résultat cumulatif (des paris) De Schiebewetten f pl
prohibitive odds Fr cotes exorbitantes De unattraktive Quoten f pl ; schlechte Quoten f pl
projection > fullness (of a horseshoe)
pronator teres m. Fr m. rond pronateur De runder Einwärtsdreher m It pronator teres La M. pronator teres
prophet's thumb mark •Muscular depression in the neck, often to the left side only. De Muskeldelle f
prostate Fr prostate f De Vorsteherdrüse f ; Prostata f Es próstata La Prostate
prostatic artery Fr artère prostatique De Prostata-Arterie f La Arteria prostatica
protein Fr protéine f De Eiweiß ne ; Protein ne Es proteína
proteolytic enzyme Fr enzyme protéolytique De proteolytisches Enzym ne •eiweißspaltendes Enzym
protest > objection
protractor (foot ~) > hoof gauge
proud flesh > granulation tissue (excess ~)
prove oneself v Fr faire ses preuves De sich selbst beweisen ; sich selbst bestätigen
proven horse Fr cheval qui a fait ses preuves De geprüftes Pferd ne
proven stallion / sire Fr étalon qui a fait ses preuves ; père testé m De geprüfter Beschäler m ; geprüfter Deckhengst m
provisional driver hr Fr conducteur recrue ca De vorläufiger Fahrer m ; einstweiliger Fahrer m
proximal interphalangeal joint > pastern joint
proximal interphalangeal joint capsule Fr synoviale interphalangienne proximale De Krongelenkskapsel f
proximal intertarsal sac Fr synoviale médio-tarsienne
proximal phalanx ; long pastern bone old ; os suffraginis / saffragenous old ; first phalanx Fr phalange proximale ; première phalange ; os du paturon De Fesselbein ne Es primera falange ; hueso cuartilla / cuarta It prima falange La Phalanx proxi-

malis ; Os compedale
proximal sesamoid bones ; sesamoid bones (proximal ~) •Small, pyramid-shaped bone forming the back of the fetlock joint, beneath the flexor tendons. Fr os grands sésamoïdes m pl ; sésamoïdes (os grands ~) m pl ; grands sésamoïdes (os ~) •Petits os en forme de pyramide qui sont au nombre de deux dans le boulet, ils s'articulent étroitement sur la partie postérieure de l'os du canon. Les tendons fléchisseurs des phalanges coulissent sur eux (à la surface du scutum proximal). De Gleichbeine ne pl Es sesamoideos proximales It ossa sesamoidi prossimali La Ossa sesamoidea proximalia
pruritus > itching
psoas major m. Fr m. grand psoas De großer Lendenmuskel m La M. psoas major
psoas minor m. Fr m. petit psoas De kleiner Lendenmuskel m La M. psoas minor
psoroptic mange ; body mange (1) ; ear mange (2) •1) Due to Psoroptes equi. 2) Due to P. cuniculi. Fr gale psoroptique f ; prurit des oreilles m (2) De Körperräude f (1) ; Psoroptesräude f (1) ; Ohrräude f (2)
pterygoid bone Fr os ptérygoïde De Flügelbein ne Es hueso pterigoides La Os pterygoideum
pubis (bone) Fr os pubis De Schambein ne Es hueso pubis It pube La Os pubis
public auction sale Fr vente aux enchères publiques f De öffentliche Auktion f ; öffentliche Versteigerung f Es subasta ; almoneda
public barn Fr écurie publique De öffentlicher Stall m
public enclosure •Enclosure which exists on some racing track grounds. Fr pelouse f •Partie gazonnée du champ de course qui est ouverte au public. De öffentlicher Bereich m
public handicapper Fr handicapeur public ; sélectionneur public De nichtoffizieller Ausgleicher m
public sale Fr vente publique De öffentlicher Verkauf m
public stands Fr estrade publique De öffentliche Tribünen f pl
pudendal artery (internal // external ~) Fr artère honteuse (interne // externe) De Schamarterie (innere // äußere ~) f La Arteria pudenda (interna // externa)
pudendal nerve Fr nerf honteux De Schamnerv m La Nervus pudendus
puissance jumping Fr épreuve de puissance cs De Mächtigkeitsspringprüfung f ; Kanonenspringen ne Es prueba de potencia ; salto de potencia
pull v > lean heavily ~ Fr tirer (sur la main) > *appuyer lourdement ~* De pullen ; schwer auf der Hand liegen ; vor dem Zügel liegen ; stürmen Es jalar (a mano)
pull off the shoe > unshoe
pull off(s) > puller (shoe ~)
pull the mane > thin the mane
pull the tail > thin the tail
puller > field leader
puller (shoe ~) ; pull off(s) ; pincher(s) ; pincer(s) (farrier's ~) Fr tenailles à arracher f pl ; tricoises ; déferrer f pl De Hufeisenabnehmzange f ; Abnehmzange (für Hufbeschlag) f Es tenaza de descalzar It togli ferro
pulley of the middle phalanx > scutum medium
pulleys of the digit > scutum distale
pulmonary alveolus •The tiny space where oxygen is presented to the blood in the lungs. Fr alvéole pulmonaire m •Minuscule terminaison à l'extrémité des voies aériennes dans les poumons. De Lungen-Alveole f ; Lungenbläschen ne pl Es alveolo pulmonar La Alveoli pulmonis
pulmonary artery (right // left ~) Fr artère pulmonaire (droite // gauche) De Lungenschlagader (rech-

te // linke ~) f La Arteria pulmonalis (dextra // sinistra)
pulmonary plexus Fr plexus pulmonaire De Nervengeflecht der Lunge ne La Plexus pulmonalis
pulmonary vein(s) Fr veine(s) pulmonaire(s) De Lungenvenen f pl La Venae pulmonales pl
pulp cavity (of a tooth) Fr cornet dentaire interne (d'une dent) De Zahnhöhle f ; Pulpahöhle f
pulp tooth Fr pulpe dentaire f De Zahnmark ne Es pulpa dental
pulse Fr pouls m De Puls m Es pulso
pumiced foot > dropped sole
pumiced hoof •A rough and porous appearance of the hoof resulting from chronic coronitis. De Vollhuf m Es casco pómez
punch Fr poinçon m De Locheisen ne ; Punze f ; Körner m ; Stanze f Es puntero It punzone
punched fine // coarse •Said of a nail hole, this refers to the distance between the nail hole and the rim of the shoe. Fr étampé à maigre // à gras (fer ~) De ausgestanzt (grob // fein ~)
puncture wound (sole // frog ~) > nail prick / tread
punish v Fr punir De strafen
punishment Fr punition f De Bestrafung f
punter > bettor
pupa pl: pupae •The second stage in the development of an insect. Fr pupe f •Stade de développement entre la larve et l'insecte adulte. De Puppe f Es pupa
pupil Fr pupille f De Pupille f ; Sehloch ne Es pupila La Pupilla
purebred ; pure bred Fr pur-sang ; pur sang adj ou m inv •Le terme est parfois utilisé imprécisément pour désigner les thoroughbreds (i.e. les pur-sang anglais). De Vollblut ne ; vollblütig adj Es pura sangre Ca pura sang It puro sangue Ne volbloed
purity of strides Fr pureté des allures f De Gangreinheit f ; Reinheit der Gangarten f Es pureza de aires Ca puresa d'aires
purse Fr bourse f De Geldpreis m
purulent Fr purulent De eiternd ; eiterig Es purulento
pus Fr pus m De Eiter m Es pus
pus pocket > abscess (in a hoof)
put a horse to sleep > destroy a horse
put off the harness > unharness
put off the pack saddle v Fr débâter De Packsattel abnehmen (den ~) Es desalbardar
put on the harness > harness (up)
put on the pack saddle v Fr bâter De basten ; Packsattel anlegen (den ~) ; satteln Es enalbardar
put the cart before the horse v Fr mettre la charrue avant / devant les boeufs De Pferd vom Schwanz her aufzäumen ne
put the reins on a horse > harness (up)
pylorus Fr pylore m De Magenpförtner m ; Pylorus m Es píloro La Pylorus
pyramidal disease ; buttress foot ; pyramiditis •Low ringbone or fracture affecting the extensor process of the third phalanx (the pyramiditis) that may result in malformation of the foot (the buttress foot) and lameness. Fr forme de l'éminence pyramidale De abnormes Knochenwachstum an der oberen Vorderseite des Hufbeins ne Es enfermedad piramidal
pyramiditis > pyramidal disease
pyrantel •An anthelmintic. Fr pyrantel m De Pyrantel ne •Arzneistoff gegen Wurmerkrankungen des Verdauungstraktes
pyrethrin Fr pyréthrine f De Pyrethrine ne pl •Gruppe von Naturstoffen, die für die insektizide Wirkung von Pyre-

thrum verantwortlich sind Es piretrina
pythiosis (cutaneous / equine ~) > bursattee / bursatti
quadratus femoris m. Fr m. carré fémoral De viereckiger Schenkelmuskel m La M. quadratus femoris
quadriceps femoris m. Fr m. quadriceps fémoral De vierköpfiger Oberschenkelmuskel m La M. quadriceps femoris
quadrille Fr quadrille m De Reiter-Quadrille f Es cuadrilla
qualification Fr qualification f De Qualifikation f ; Zulassung f Es calificación
qualifier Fr épreuve de qualification De Qualifikationswettkampf m ; Qualifikationsprüfung ; Qualifikationsrunde f ; f
qualifying list Fr liste de qualification De Qualifikationsliste f ; Zulassungsliste f
qualifying race •In which a horse must meet the standards of the concerned class. Fr course de qualification •Le cheval doit y faire la preuve de ses capacités selon les normes établies pour la classe visée. De Zulassungsrennen ne
qualifying standard Fr norme de qualification f De Zulassungsstandard m ; Qualifikationsstandard m
quarantine Fr quarantaine f De Quarantäne f Es cuarentena
quarry Fr gibier m ; animal m De Wild ne ; jagdbares Tier ne ; Beute f Es presa
quarté bet / wager(ing) Fr Fr quarté (pari ~) m Fr •Pari sur les quatre premiers chevaux d'une même course en précisant leur ordre respectif à l'arrivée. Comme le tiercé il peut être gagné « dans le désordre ». De Viererwette f •Wette auf die ersten vier Pferde in korrekter Reihenfolge
quarter (of a hoof wall) Fr quartier (du sabot) De Trachtenwand f ; Seitenwand f ; seitliche Hufwand f
quarter (of a shoe) Fr quartier (d'un fer) m De Seitenteil (eines Hufeisens) ne
quarter (of the horse) > hindquarter
quarter boot •It must be buckled to fit very closely on the foot and one may prefer to use rubber scalpers or bell boots instead. A trotting quarter boot has the protective portion to the rear, and a pacing quarter boot to the inside and the rear. > coronet boot Fr protège-talon m ; talonnière f ; botte de talon > protège-couronne De Hufglocke f •Schutz der Hufwand von der Zehe bis zur Trachte
quarter clip •A clip on the quarter area of a horseshoe. Fr pinçon en quartier De Seitenkappe f ; Seitenaufzug m •befindet sich seitlich etwa zwischen erstem und zweitem Nagelloch Es pestaña / agarradera de cuarto It pareggio dei quarti
quarter crack Fr seime en quartier f ; seime quarte De Trachtenwandhornspalte f ; Seitenwandhornspalte fEs fisura del cuarto ; cuarto rajado
quarter-mile pole / post r De Viertelmeilen-Pfosten m •Farbiger Pfosten, der sich eine Viertelmeile vor dem Ziel an den Innenrails befindet
quartered •r: One of the markings that may be part of a racing colour scheme. Fr écartelé •c: Un des motifs pouvant faire partie d'un dispositif de couleurs. De geviertelt
Quarterhorse / Quarter Horse (American ~) Fr quarterhorse ; quarter horse m •Race d'origine américaine très répandue, tire son nom du fait qu'on l'élevait particulièrement pour des courses sur un quart de mille. De Quarterhorse ne Es cuarto de milla
quarters out > renvers
quarters-in > haunches-in
quash a decision v Fr renverser une décision De Entscheidung aufheben (eine ~) ; Entscheidung annulieren (eine ~)
Queen's Plate •Can. tr: Raced since 1836, now raced ex-

clusively at the Woodbine Race Track in Toronto, Ontario. Fr Trophée de la reine •Can. ct: Tenu annuellement depuis 1836, maintenant couru exclusivement à la piste Woodbine de Toronto en Ontario. De Queen's Plate ne

Queensland itch > sweet itch
quick hitch coupler > tug (open ~)
quicking ; pricking (by the farrier) •Penetration of a sensitive structure by a horseshoe nail. Fr piqûre f •Piqûre, dans la chair vive ou très près de celle-ci, du clou à ferrer. De Nagelzwang m ; Vernageln ne Es pinchazo
quiet Fr calme De ruhig ; fromm Es calmo ; quieto
quilted cotton Fr piqué (de coton) n n ou adj De gesteppte Baumwolle f Es piqué
quinella Can. & USA •Wager on the horses that will finish first and second in a given race, without considering their respective finishing order. Fr jumelé m ou adj ; quiniela m Can. ; couplé gagnant m Fr Pari sur les deux premiers chevaux à l'arrivée, indépendamment de leur ordre respectif à l'arrivée. De Zwillingswette f •Vorhersage der ersten beiden Pferde im Ziel in beliebiger Reihenfolge
quirt ; blacksnake whip ; bullwhip •USA: Small riding whip, short-handled and with a length of plaited leather. De geflochtene kurze Reitpeitsche f Es cuarta
quittor (of horses) ; necrosis of the lateral cartilage(s) •Infection of the fibrocartilage(s) of the third phalanx. Fr javart cartilagineux m •Plaie, à l'arrière de la couronne, dans laquelle un (les) cartilage(s) complémentaire(s) de la troisième phalange est (sont) attaqué(s). De Hufknorpelfistel f Es gabarro cartilaginoso It giarda
rabicano > grey-ticked
rabies Fr rage f •Infection virale mortelle dont le diagnostic ne peut être certain qu'après le décès. Elle peut affecter tous les animaux à sang chaud et est contagieuse. De Tollwut f Es rabia
rabies rhabdovirus / virus Fr virus de la rage m De Tollwut-Virus m Es virus de la rabia
race Fr course f De Rennen ne Ne ren
race card / program(me) ; meet program(me) Fr programme de courses De Rennprogramm ne Es programa de carreras ; carta de carreras
race control station Fr poste de contrôle des courses m De Richterturm m
race course > race track ; racetrack
race course / track official ; racing official Fr officiel de courses m De Rennbahnfunktionär m ; Offizieller m Es oficial de carreras
race course / track operator Fr exploitant d'un hippodrome m De Rennbahnbetreiber m ; Rennverein m
race declared no contest Fr course déclarée hors programme De ungültiges Rennen ne
race horse ; **racehorse** Fr cheval de course(s) De Rennpferd ne Es caballo de carrera(s) Ne renpaard
race judge Fr juge de courses De Zielrichter m
race on the engine v Fr courir à pleine vitesse ; courir à toute allure De mit voller Geschwindigkeit laufen
race over jumps Fr course à obstacles ; course d'obstacles •Terme général pour toutes les courses comportant des obstacles devant être sautés. De Hindernisrennen ne Es carrera de obstáculos
race recklessly > do a careless drive
race track ; **racetrack** facility ; race course > other entry for track (race ~) Fr hippodrome m ; piste de course f ; champ de courses m •Bien que ces termes soient souvent utilisés indifféremment, il faut faire attention de ne pas toujours confondre la piste elle-même avec l'ensemble de l'hippodrome. De plus, un champ de courses peut véritablement être un champ aménagé. > autre entrée pour piste (de course) De Rennbahn f ; Pferderennbahn f

Es hi pódromo Ca hipòdrom Ne hippodroom
race-horse (gallop ~) > turf horse
racegoer •Patrons and fans frequenting horse races. Fr amateur de courses m ; turfiste m ou f De Rennbahnbesucher m Es aficionado a las carreras de caballos Ne koersbezoeker
races (the ~) ; turf (1) •1) Turf is sometimes used as a general term for Thoroughbred horse-racing at gallop, and sometimes as a specific term for such racing on a grass track. Fr courses (les ~) De Rennsport m (1) Es carreras (las ~)
racing attire Fr tenue de course De Rennbahnbekleidung f
racing boot > jockey boot
racing colour scheme r •The pattern and colours of the owner of the horse, they are used for the confection of the silks. Fr dispositif de couleurs m c •Les couleurs sont portées par le jockey, elles répondent au dispositif de couleurs qui identifie l'écurie propriétaire du cheval. De Rennfarbe f
racing gallop ; run n USA •A diagonal four-beat gait. Fr galop de course De Renngalopp m Es galope de carrera
racing harness Fr harnais de course De Renngeschirr ne Es arnés de carrera m
racing heels > penciled heels
racing office Fr secrétariat des courses De Rennbahnsekretariat ne Es oficina de carreras
racing official > race course / track official
racing plate (aluminium // steel ~) Fr fer de course (en aluminium // en acier) De Renneisen (Aluminium- // Stahl-) ne ; Rennhufeisen ne Es herradura de carrera
racing saddle Fr selle de course De Rennsattel m Es silla de carrera
racing secretary Fr secrétaire des courses De Rennvereinssekretär m ; Rennbahnsekretär m
racing snaffle (Dee-cheek ~) > D-shaped snaffle bit
racing strategy > pre-race strategy
racing strip Fr parcours d'une piste c De Geläuf ne ; Rennbahngeläuf ne
rack •A fast four-beat artificial gait of the American Saddlebred, in which each foot is coming down in a steady 1-2-3-4 rhythm, similar to the slow gait, but with rounder ground covering strokes and no hesitation. •Allure du cheval de selle américain (« American Saddlebred »), sorte d'amble à quatre temps similaire au « slow-gait » mais dont les mouvements sont réguliers (sans hésitations) et beaucoup plus rapides. > trot décousu De schneller Paßgang m
racking ca Fr trot décousu / désuni ; trot rompu ; traquenard ; entrepas m (1) •Lorsque le poser du postérieur ne se fait pas en même temps que celui de l'antérieur d'un bipède diagonal. On dira parfois ainsi que cette allure « défectueuse » tient du trot et de l'amble, et qu'elle crée une impression de précipitation dans les mouvements du cheval; ou 1) qu'elle se situe entre le pas et l'amble. On y assimile parfois les termes anglais de « rack », « slow gait » et « running walk » qui sont des allures pratiquées dans certains milieux De unreiner Trab m Es trote irregular
radial (check) ligament > accessory lig. of the superficial digital flexor
radial artery Fr artère radiale De Speichenschlagader f ; Speichenarterie f La Arteria radialis
radial carpal bone ; scaphoid (carpal) bone Fr os radial (du carpe) ; os scaphoïde (carpien) De vorderes Kahnbein ne It carpo radiale La Os carpi radiale ; Os scaphoideum
radial nerve Fr nerf radial De Speichennerv m ; Radialis m La Nervus radialis

radial vein ꜰʀ veine radiale ᴅᴇ Speichenvene f ʟᴀ Venae radiales pl
radiocarpal dorsal ligament ꜰʀ ligament radio-carpien dorsal ; ligament commun dorsal anc ; membrane (commune) dorsale ᴅᴇ rückenseitiges Radiokarpalband ne ; rückenseitiges Band der Speichenvorderfußwurzel f ʟᴀ Lig. radiocarpeum dorsale
radiocarpal joint capsule ꜰʀ synoviale radio-carpienne ; synoviale antébrachio-carpienne ᴅᴇ Speichen-Fußwurzel-Gelenkkapsel f
radius ꜰʀ radius m •Os principal de l'avant-bras, entre l'articulation du coude et celle du carpe. ᴅᴇ Speiche f ; Radius m ᴇs radio ɪᴛ radio ʟᴀ Radius
raging fever ꜰʀ fièvre de cheval ᴅᴇ hohes Fieber ne ; starkes Fieber ne
raid > long-distance ride
rail ; bar ; pole ꜰʀ barre f ; perche f •Longue pièce de bois servant à édifier des obstacles, ou simplement déposée sur le sol. ᴅᴇ Stange f ; Begrenzung des Geläufs f ; Viereckbegrenzung f ᴇs barra ᴄᴀ barra f
rail > fence
raised •Applies to browbands, nosebands and martingales with « half-round » sections. ꜰʀ arrondi •Frontière, muserolle ou martingale arrondies, l'expression s'utilise même si elles ne sont pas complètement rondes. Leurs sections, ou coupes, sont le plus souvent demi-rondes. ᴅᴇ bombiert ; rundlich ; abgerundet
rake v •When the horse is lowering head abruptly and with force, fighting against the hands of the rider. ꜰʀ plonger ᴅᴇ Hand stoßen (auf die ~)
ramener •Head carriage of the horse with the nose near the vertical, and a flexion of the poll obtained and supported by the rider's aids. ꜰʀ ramener m •Placer de la tête du cheval, suite à une flexion de la nuque obtenue et soutenue par le cavalier. Le chanfrein devrait être, à toutes fins pratiques, très près de la verticale. ᴅᴇ Beizäumung f •Abwärtsbiegung des Halses bis zur nahezu senkrechten Haltung des Kopfes
ranch ꜰʀ ranch m ᴅᴇ Ranch f ; Farm f ; landwirtschaftlicher Betrieb m ᴇs rancho
ranch hand ; ranchero ꜰʀ ouvrier de ranch m ᴅᴇ Rancharbeiter m ; Rancher m ᴇs trabajador del rancho
rancher > ranchman
ranchero > ranch hand
ranchman ; rancher •Ranch owner, if said of an employee (esp. rancher) could be a cowboy or a ranch hand. ꜰʀ propriétaire de ranch ᴅᴇ Farmer (Besitzer der Ranch) m ᴇs ranchero
rap a horse v •Hitting, stricto sensu with a pole called a rapping pole, the legs of a horse while passing over an obstacle. This practice is usually prohibited. ꜰʀ barrer un cheval •Pratique généralement interdite qui consiste à frapper les membres d'un cheval au moment où il passe sur un obstacle, habituellement en soulevant une barre supérieure de cet obstacle. ᴅᴇ barren ᴇs barrear un caballo ; rozar ᴄᴀ barrar un cavall v
rasp ꜰʀ râpe f •La râpe utilisée en maréchalerie est souvent une « râpe-lime », râpe d'un côté et lime de l'autre. ᴅᴇ Raspel f ; Hufraspel f ᴇs escofina ; raspa ; lima ɪᴛ raschietto (per zoccoli) ; raspa ɴᴇ hoefrasp
rasp v ꜰʀ râper ᴅᴇ raspeln ; abschleifen ᴇs limar ; escofinar ; raspar ɪᴛ raspare
rat tail ꜰʀ queue de rat •Qui n'est couverte que de quelques crins. ᴅᴇ Rattenschweif m ᴇs cola de rata
rating > indicator
rating > odds
rattles ; rhodococcal pneumonia •Caused by Rhodococcus equi. ᴅᴇ Rhodococcus-equi-Pneumonie f •Atemwegserkrankung durch Infektion mit Rhodococcus equi

raven black > jet-black
rear v •For a horse, to raise himself on his hind legs. ꜰʀ cabrer (se ~) ᴅᴇ steigen ; bäumen (sich ~) ; aufbäumen (sich ~) ᴇs encabritarse ; empinar ᴄᴀ encabritar-se
rear cinch strap west. ; flank strap west. ꜰʀ courroie de la sangle de flanc f west. ; attache de la sangle de flanc f west. •Fixée à la selle, elle sert à boucler la sangle de flanc. ᴅᴇ Flankengurt m
rear end ꜰʀ arrière-main f ; arrière-train m •Croupe, fesse, membres postérieurs et queue. Arrière-main est une expression plus adéquate pour un cheval monté et arrière-train pour un cheval attelé. ᴅᴇ Hinterhand f ; Hinterteil ne ; Nachhand f ᴇs tercio posterior / trasero ; cuartos traseros ᴄᴀ terç de darrere
rearer > breeder (up)
rearing ꜰʀ cabrer m ; cabrade f ᴅᴇ Steigen ne ; Aufbäumen ne ᴇs encabritamiento
recall of a race ; restart of a race ꜰʀ reprise d'un départ c ᴅᴇ Rückruf eines Rennens m
receiving barn r ꜰʀ écurie d'attente c ᴅᴇ Gaststall m •Stall für Gastpferde im Rennsport in den USA
recessive ꜰʀ récessif ᴅᴇ rezessiv ᴇs recesivo
reciprocal apparatus •Provided by two tendinous cords, the peroneus tertius and the superficial digital flexor. ꜰʀ appareil réciproque ᴅᴇ reziproker Apparat der Hintergliedmaße m
recognized competition / show ꜰʀ concours reconnu ᴅᴇ anerkannter Wettkampf m
rectal palpation ꜰʀ palpation rectale f ᴅᴇ Untersuchung des Mastdarms f ; rektale Betastung f
rectococcygeus / rectococcygeal m. ꜰʀ m. recto-coccygien ᴅᴇ After-Schwanzband ne ; rektokokzygealer Muskel m ʟᴀ M. rectococcygeus
rectum ꜰʀ rectum m •Dernier des compartiments de l'intestin, s'étend du côlon descendant à l'anus. ᴅᴇ Mastdarm m ; Rektum ne ᴇs recto ʟᴀ Rectum
rectus abdominis m. ꜰʀ m. droit de l'abdomen ᴅᴇ gerader Bauchmuskel m ʟᴀ M. rectus abdominis
rectus capitis lateralis m. ꜰʀ m. droit latéral de la tête ᴅᴇ seitlicher gerader Kopfmuskel m ʟᴀ M. rectus capitis lateralis
rectus capitis ventralis major > longus capitis m.
rectus femoris m. ꜰʀ m. droit de la cuisse ᴅᴇ gerader Oberschenkelmuskel m ʟᴀ M. rectus femoris
red bay ; standard bay •Coat of a clear shade of red (bay or reddish-brown), with little variation in intensity. ꜰʀ bai (ordinaire) ᴅᴇ rotbraun
red dun •Washed-out or yellowish red coat; brown, red or flaxen lower limbs, mane and tail; usually with primitive marks; ranging from a light red shade tending to yellow (apricot dun) to a light brownish red shade with chocolate brown points (muddy dun). ꜰʀ baillet adj ou n anc •Se dit d'un cheval qui a le poil roux tirant sur le blanc. ᴅᴇ rotfalb
red mange > sarcoptic mange
red roan > bay roan
redhibitory defect ꜰʀ vice rédhibitoire m > rédhibition ᴅᴇ Hauptmangel m ᴇs vicio redhibitorio
redwater fever > babesiasis ; babesiosis
redworm > strongyle
redworm infestation > strongylosis
reed fescue > tall fescue (grass)
refusal ; jib n ꜰʀ refus m ᴅᴇ Verweigerung f ᴇs rehúse ᴄᴀ refús
refuse v ; jib v (1) •1) To jib is to refuse to go forward, to pass a certain point or to jump. ꜰʀ refuser ᴅᴇ verweigern ᴇs rehusar
registration ꜰʀ enregistrement m ᴅᴇ Registrierung f ; Anmeldung f ; Eintragung f

registry (of a breed) > stud-book (general ~)
regularity (1) ; consistency (2) •1) Applies to the pace. 2) Applies to the performances. Fr régularité f De Gleichmäßigkeit f ; Regelmäßigkeit f Es regularidad Ca regularitat
rein > reins Fr rêne f ; guide f > rênes ou guides De Zügel m Es rienda Ca regna
rein straightener hr Fr redresseur de guide m ca De mit einem Gelenk verbundene Zügelschnallen zum Geraderichten der Zügel
rein-back > back
rein-back ; reinback n Fr reculer m De Rückwärtsrichten ne ; Zurücksetzen des Gespanns ne att/hd Es reculada Ca reculada
reiner De Reining-Reiter m Es calador
reining Fr dressage western m ; reining m De Reining ne •die Dressur des Westernreitens
reining horse Fr cheval de dressage western ; cheval de reining De Reining-Pferd ne Es caballo arrendado
reins Fr enrênement(s) m (pl) •Ensemble des rênes, fausses rênes, rênes fixes, chambon, gogue etc., qui servent à guider le cheval ou à lui imposer un port de tête. De Zügel und Hilfszügel m pl Es riendas
reins •Long straps attached to the bit and used to guide the horse with the hands. Fr rênes f pl ; guides f pl (1) •Courroies fixées au mors et que l'on tient en main pour diriger le cheval. 1) En attelage, on utilise souvent le mot guides. De Zügel m pl Es riendas Ca regnes Ne teugels
reins in both hands Fr conduite à deux mains f De beidhändige Führung f
reins in one hand Fr rênes dans une seule main De einhändige Zügelführung f
reinsman v jockey
reinsman boot Fr bottine de conducteur f De Fahrerstiefel m
rejection of declaration r Fr refus d'engagement c De Zurückweisung einer Nennung ne "
relaxation of the jaws Fr décontraction de la mâchoire De Lösen des Unterkiefers ne ; Entspannung des Unterkiefers f
release •Release of the reins tension while jumping an obstacle. •Relâchement de la tension des rênes durant le saut d'un obstacle. De Nachgeben der Hand ne Es aflojamiento
remove the droppings v ; muck out v Fr enlever les crottins De ausmisten
remove the shoe > unshoe
renal artery Fr artère rénale De Nierenschlagader f ; Nierenarterie Es arteria renal La Arteria renalis
renal cortex Fr cortex rénal m De Nierenrinde f
renal pelvis Fr bassinet (du rein) m •Organe en forme d'entonnoir s'ouvrant dans le rein, dont il collecte l'urine, et se continuant par l'uretère. De Nierenbecken ne La Pelvis renalis
renal pyramid Fr pyramide rénale f •Élément conique à l'intérieur du rein. De Markpyramide f ; Nierenpyramide f La Pyramis renalis
renal tubules Fr tubules rénaux m pl De Harnkanälchen ne pl ; Nierenkanälchen ne pl La Tubuli renales
renal vein Fr veine rénale De Nierenvene f La Vena renalis
rental stable Fr écurie (de chevaux) de location De gepachteter Stall m ; Mietstall m Es caballeriza para alquiler
renvers ; tail to the wall ; quarters out Fr renvers m ; croupe au mur f ; croupe en dehors De Renvers ne ; Kruppe-heraus ; Kruppe-zur-Wand ne •Vorwärts-Seitwärts-Bewegung des Pferdes, bei der das Pferd in Bewegungsrichtung gestellt und gebogen ist Es grupa al muro ; grupa a fuera Ca gropa al mur It groppa in fuori Po garupa à parede, ladear coma garupa para fóra Ne achterhand naar buiten ; renvers
reopened race Fr course réouverte / rouverte De wiederaufgemachtes Rennen ne
reproduction > breeding
reset a shoe v Fr relever un fer •Le terme « relever » peut aussi se rencontrer pour le simple fait de rasseoir un fer dans sa position en remplaçant un ou quelques clous. De gebrauchtes Hufeisen wiederaufnageln (ein ~) Es replicar una herradura
resistance ; defence (1) •Any attempt by a horse to disobey the rider. 1) The action by which the horse is disobeying or resisting. Fr résistance f ; défense f (1) •1) Action par laquelle le cheval résiste à la demande du cavalier. De Widerstand gegen die Hilfen m ; Widersetzlichkeit f Es defensa ; resistencia Ca defensa ; resistència
respiratory system Fr appareil respiratoire De Atmungssystem ne ; Respirationssystem ne Es aparato respiratorio
responsiveness •Obedience to the aids. > lightness De Durchlässigkeit f Es responsivo
restart a race v Fr reprendre une course De Neustart eines Rennens m
restart of a race > recall of a race
results chart r Fr tableau des résultats c De Ergebnisübersicht f
retained sole ; false sole •The sole does not flake away, a « pied comble » is when this sole outgrows the hoof wall. Fr pied comble •La sole est convexe et dépasse le bord inférieur de la paroi du sabot. > autre inscription et pied plat De Platthuf m
retainer ; retaining fee Fr provision f •Honoraires versés pour s'assurer de la disponibilité d'une personne et de ses services pendant un certain nombre d'heures. De Ruf m ; Verpflichtung f ; Honorarvorschuß m
retention area r Fr enclos c De Koppel f
retina •Sensory membrane lining the back surface of the eye's interior. The lens focuses an image on the retina, which in turn transmits it to the optic nerve. Fr rétine f De Netzhaut f ; Retina f Es retina La Retina
retinaculum Fr rétinacle ; rétinaculum m ; m De Halteband ne ; Anheftband ne
retractor m. of penis ; retractor penis m. Fr m. rétracteur du pénis De Zurückzieher des Penis m La M. retractor penis
retractor penis m. > retractor m. of penis
retrossal process Fr processus rétrossal •Partie du processus palmaire. •ein Ast des Hufbeines
return (on a bet) > payoff
reversed pirouette ; pirouette renversée •The hindlegs describe a complete circle, at the walk, around a foreleg which is acting as a pivot. Fr pirouette renversée •Tour complet qui s'exécute, au pas, autour d'un des antérieurs. De Wendung auf der Vorhand f Es pirueta inversa ; pirueta sobre el tercio anterior
reward n Fr récompense De Belohnung f
reward v Fr récompenser De belohnen Es premiar
Rhenish Heavy Draught Horse breed ; Rhineland Horse Fr trait lourd de Rhénanie •Race d'origine allemande. De Rheinisch-Deutsches Kaltblut
Rhineland Horse > Rhenish Heavy Draught Horse
Rhinoestrus purpureus ; Russian gad fly Fr Rhinoestrus purpureus m De Pferderachenbremse f ; Pferdebiesfliege f La Rhinoestrus purpureus
rhinopneumonitis (equine viral ~) ; EVR abbr •Equine herpesvirus type 1 (EHV-1) is presumed to cause rhinopneumonitis but type 4 would be the predominant cause. Fr rhinopneumonie (virale du cheval) f ;

rhume *m* •Maladie contagieuse due à l'herpèsvirus équin de type 4. De Rhinopneumonie des Pferdes *f* •Entzündung der Atemwege Es rinoneumonitis equina viral

rhinopneumonitis (herpes)virus (equine ~) > equine herpesvirus (type) 4

rhodococcal pneumonia > rattles

rhomboid(eus) m. Fr m. rhomboïde De rautenförmiger Muskel *m* Es músculo romboides La M. rhomboideus

rhomboideus cervicis m. > cervical rhomboid m.

rhomboideus thoracis m. Fr m. rhomboïde thoracique De großer rautenförmiger Muskel *m* La M. rhomboideus thoracis

rib Fr côte *f* De Rippe *f* Es costilla It costola Ne rib La Costa

rib (bone) Fr côte (os d'une ~) ; os costal De Rippenbein *ne* Es hueso costal La Os costale

rib cage / ribcage Fr cage thoracique *f* De Brustkorb *m* It cassa toracica

ribbon Fr ruban *m* De Band *ne* ; Schleife *f* Es cinta ; tirón

ribs Fr côtes *f pl* •Le cheval en a 18 paires. De Rippen *f pl* ; Brustwand *f* ; Seitenbrust *f* Es costillas La Costae

rice Fr riz *m* De Reis *m* Es arroz *m* La Oryza sativa

rickets Fr rachitisme *m* •Carence en vitamine D. De Rachitis *f* Es raquitismo

ridden horse Fr cheval monté De gerittenes Pferd *ne*

ride (a horse) > mount (a horse)

Ride (long ~) Fr chevauchée *f* ; cavalcade *f* •La cavalcade peut toutefois désigner une activité beaucoup plus animée qu'une chevauchée, alors que cette dernière peut avoir l'allure d'une promenade. De Reiteraufzug *m* Es cabalgada Ca cavalcada It cavalcata

ride (trail ~) Fr randonnée *f* De Tour *f* Es paseo

ride astride v Fr monter à califourchon De rittlings aufsitzen Es montar a horcajadas

ride at the walk v Fr monter au pas De Schritt reiten (im ~) Es montar al paso

ride bareback v Fr monter à cru / à poil De ohne Sattel reiten Es montar a pelo

ride cross-country v Fr monter à travers champs De Querfeldeinreiten *ne* Es montar a campo traviesa / libre / abierto

ride side-saddle v Fr monter en amazone •La cavalière assise les deux jambes sur le côté gauche du cheval. De Damensitz ; Damensattel reiten (im ~) ; Seitsitz reiten (im ~) Es montar a la amazona ; montar a mujeriegas

ride to hounds v Fr chasser à courre De zu Hunden reiten ; zur Jagd reiten Es cazar con jauría

rider ; equestrian *n m f: equestrienne* Fr cavalier *m f: cavalière* De Reiter *m* Es jinete ; caballista Ca genet It cavaliere ; cavallerizo

rider > jockey

ridgling ; **ridgeling** > cryptorchid

riding aid > aid

riding aids > aids

riding boot Fr botte d'équitation De Reitstiefel *m* ; hoher Stiefel *m* Es bota para montar

riding boot (laced ~) ; field boot Fr botte d'équitation (~ avec lacets / ~ de campagne) De Feldstiefel *m* ; geschnürter Reitstiefel *m* Es bota campera / de campo

riding club Fr club d'équitation *m* De Reitverein *m*

riding coat ; riding jacket Fr veste / veston d'équitation *f* / *m* De Reitrock *m* Es chaqueta de montar ; saco de montar Ca jaqueta de muntar

riding dress Fr habit d'équitation *m* De Reitanzug *m* ; Reitfrack *m*

riding habit De Reitbekleidung *f*

riding horse > saddle horse

riding instructor Fr instructeur d'équitation *m* De Reitlehrer *m* ; Pferdewirtschaftsmeister *m* Es instructor de equitación ; profesor de equitación

riding jacket > riding coat

riding master ; écuyer (1) •1) Particularly associated with the Cadre Noir. Fr écuyer *m* De Reitmeister *m* (1) ; Ecuyer *m* Es caballerizo ; maestro de equitación

riding on the fork Fr assis sur l'enfourchure *adj* ; position sur l'enfourchure *f* •S'applique à un cavalier assis trop en avant de la selle. De Gabelsitz reiten (im ~)

riding pony Fr poney de selle De Reitpony *ne* Es jaca de silla

riding school Fr école d'équitation *f* De Reitschule *f* Es picadero ; escuela de equitación Ca picador

riding technique Fr technique d'équitation *f* De Reittechnik *f* Es técnica de montar

riding to the right // left Fr équitation à main droite // gauche De reiten (auf der rechten // linken Hand ~) Es equitación a mano derecha // izquierda

riding whip > crop

rifle case (1) ; rifle scabbard (2) •1) With a hand-hold. 2) With straps to suspend it to the saddle. Fr étui à carabine *m* De Gewehrscheide ; Gewehrhalter *f* ; *m* •Gewehrtasche mit Griff (1); Gewehr-Lederholster zum Befestigen am Sattel (2) Es funda

rifle scabbard > rifle case

rig > cryptorchid

right foreleg ; off foreleg *old* Fr antérieur droit *m* De rechtes Vorderbein *ne* Es mano derecha

right hind-leg ; off hind-leg *old* Fr postérieur droit *m* De rechtes Hinterbein *ne*

right side *of a horse* ; off side / offside *old* •Sometimes used to describe the canter on the right lead: "offside leading canter". Fr côté droit *m du cheval* ; côté hors-montoir *équitation* De rechte Seite *f*

rim (of a horseshoe) ; edge •There is an inner rim and an outer one. Fr rive (d'un fer) *m* •Bordure, on distingue une rive interne concave et une rive externe convexe. De Tragrand ; Tragerand (eines Hufeisens) *m*

ring > arena

ring martingale > running martingale

ringbone , **ring bone** ; **ring-bone** ; phalangeal exostosis Fr forme *f* De Schale *f* ; Ringbein *ne* Es sobrepie // sobremano It formelle

rings (of a bit) •They can be flat or wire, fixed to the cheeks or loose. Fr anneaux (du mors) •Ils peuvent être plats ou arrondis, fixes sur les branches ou mobiles. De Trensenringe *m pl* ; Zügelringe *m pl* Es anillos ; argollas

rings of horn > hoof rings

ringworm ; dermatophytosis ; trichophytosis (1) ; tinea (2) •Very superficial infection that is highly infectious but causing almost no injury to animals. 1) Caused by fungi of the genus Trichophyton. 2) Term uncommonly used in animals. Fr teigne (1) ; trichophytose *f* (1) •Maladie contagieuse de la peau, sans grande conséquence. Les poils disparaissent par petites plaques. 1) Causée par des fungi du genre Trichophyton. De Ringelflechte *f* ; Ringflechte *f* ; Borkenflechte *f* Es tiña It tigna

rising trot > posting trot

risling > cryptorchid

roach-back > arch-back

roached mane > hogged mane

roads and tracks *ht* Fr parcours routier *cc* De Wegstrecke *f* Es caminos y pistas

roadster Fr routier *m ou adj* De leichtes Wagenpferd *ne* ; Reisepferd *ne*

roan •Permanent colour with an admixture of white hairs and one or two other colours of hairs in the coat. This includes

some colours that would be called « gris » in French. > *blue roan and other entry* Fr **aubère** *(1)* ; **rouan** *(2)* •Mélange de poils de différentes couleurs. 1) Lorsqu'il y a deux couleurs de poils dans la robe (le blanc et une autre couleur sauf le noir et le gris), la couleur foncée prédominant habituellement dans les crins et sur le bas des membres. 2) Lorsqu'il y a trois couleurs de poils en présence, habituellement blanc, rouge et noir, le noir prédominant dans les crins et sur le bas des membres. > *gris fer* De **stichelhaariges Pferd** *ne*
roan > sabino
roaring > laryngeal hemiplegia / paralysis
robe > coat (colour)
rock out over his hocks *v* > *twisting of the fetlocks* Fr vaciller sur ses jarrets •Le membre postérieur tout entier pivote sur le pied lorsqu'il est à l'appui avant de venir au soutien lors d'un déplacement. De **Fesselgelenke drehen** *ne pl*
rocker-toed shoe Fr fer relevé en pince De **Hufeisen mit gerundetem und angehobenem Zehenteil, das das Abrollen des Fußes erleichtert**
rocking horse Fr cheval berçant ; cheval à bascule De **Schaukelpferd** *ne* Es caballo de balancín
rodeo Fr rodéo *m* De **Rodeo** *m oder ne* •Reitturnier der Cowboys Es rodeo
rollback > half-turn on the hocks / haunches / quarters
rolled grains Fr grains aplatis De **gequetschtes Getreide** *ne* Es granos laminados / aplastados
roller > surcingle
roller (breaking ~) > lungeing surcingle
roller (of a bit) > *roller bit* Fr molette (d'un mors) > *mors à molette*
roller bit •There can be a single roller as centre piece or attached as a player on the bit (mainly among the western curb bits), or a few rollers set round the mouthpiece itself (mainly in the classical riding snaffles, called « roller mouth » or « cherries »). The « Magenis snaffle » has slits in the mouthpiece into which are set the rollers. Fr **mors à molette** De **Kandare mit Walzen** *f* ; **Rollengebiß** *ne* Es freno con rodadura
roman nose ; convex face Fr busqué(e) (cheval / tête ~) ; chanfrein convexe *m* De **Rammskopf** *m* Es cabeza acarnerada ; nariz acarnerada / romana
Romanian Horse *breed* Fr roumain *race* De **rumänisches Pferd** *ne*
rope *v* De **mit einem Seil anbinden, sichern oder fangen** Es enlazar
rope > lasso
rope burn Fr prise de longe *f* •1° Le fait, pour le cheval, de se prendre dans une corde. 2° La blessure cutanée subie lorsque le cheval s'est pris dans une corde. De **Schürfwunde** *f* Es quemadura de lazo
roper De **Roping-Reiter** *m* Es enlazador ; lazador
roping •Catching an animal with a rope while riding a horse in pursuit of this animal. De **Roping** *ne* •Teil einer Zeit-Disziplin des Rodeos, bei dem ein Tier (z. B. ein Kalb) von einem oder mehreren Reitern mit dem Lasso gefangen wird Es enlazando
roping horse De **Roping-Pferd** *ne* Es caballo de lazo
rose > caping
rosette ; cockade Fr ruban *m* ; rosette *f* De **Schleife** *f* Es roseta
rosette *hd* Fr cocarde *f att* ; fleuron *m* De **Rosette** *f*
rostral maxillary sinus Fr sinus maxillaire rostral / antérieur De **vordere Kieferhöhle** *f* La Sinus maxillaris rostralis
Rottal *breed* Fr bavarois ; rottal •Race d'origine allemande. De **Rottaler Pferd** *ne*
roughage Fr fourrage grossier De **Rauhfutter / Raufutter** *ne* ; **Grundfutter** *ne* Es forraje grosero

round Fr manche *f* ; ronde *f* De **Runde** *f* ; **Umlauf** *m* Es manga
round pen > walking ring
round up (the cattle) *v* Fr rassembler (le bétail) De **zusammentreiben** Es rodear (el ganado) *amer*
rounding hammer > turning hammer
roundworm > nematode
router •r: A horse thta runs it's best in a race that is over a mile in distance. Fr **cheval de moyenne distance** •Un cheval qui performe bien dans des courses de plus d'un mille sera parfois considéré comme un "cheval de longue distance" dans le monde des courses attelées ou montées. On est cependant encore loin des véritables courses de longue distance. De **Mitteldistanzpferd** *ne*
routine Fr routine *f* De **Routine** *f* ; **übliche Prozedur** *f* ; **gleichbleibendes Verfahren** *ne*
rowel Fr molette (d'un éperon) *f* De **Sporenrad / Spornrad** *ne* ; **Spornrädchen** *ne*
rub *n* •The horse touches a rail with its leg(s), while jumping over it. Fr tutoiement (d'un obstacle) *m* De **Streifen** *ne*
rub (an obstacle) *v* ; brush *v* Fr toucher (légèrement un obstacle) ; tutoyer (un obstacle) De **Hindernis streifen (ein ~)** Es rozar (un obstáculo) ; tocar
rubber Fr caoutchouc *m* De **Gummi** *ne oder m*
rubber curry comb Fr étrille en caoutchouc De **Gummistriegel** *m* Es almohaza de hule / goma
rubber stable •A duster or cloth used in grooming. Fr torchon *m* ; époussette *f* De **Putztuch** *ne*
rubican chestnut *old* •White hairs scattered here and there upon the coat. Fr alezan rubican •Se rapproche de l'aubère, la robe est semée çà et là de poils blancs. De **stichelhaariger Fuchs** *m* ; **Zobelfuchs** *m*
rug > blanket (horse ~)
rump > croup
run *n hunting* Fr poursuite *f chasse à courre* De **Folge** *f* ; **Lauf** *m* ; **Hatz** *f*
run > racing gallop
run (on the) outside •There is usually one or more horses nearer the inside rail. Fr courir à l'extérieur (du peloton) ; faire les extérieurs De **außen gehen** Es correr hacia afuera
run away > bolt
run out *v* •Avoiding an obstacle to be jumped, by passing to either side of it. Fr **dérober (se ~)** •Lorsqu'un cheval détourne par la gauche ou la droite, l'obstacle qu'il devrait normalement sauter. De **vorbeilaufen** Es zafarse
run-out *n* Fr dérobade *f* De **Ausbrechen** *ne* Es escapada
runaway horse > bolting horse ; bolter
runners list *r* ; list of runners *r* Fr déclaration des partants *c* De **Starterliste** *f*
running martingale ; ring martingale Fr martingale à anneaux •Divisée en deux devant le poitrail, elle se termine par des anneaux dans lesquels passent les rênes. De **Jagdmartingal** *ne* ; **Ringmartingal** *ne* ; **durchlaufendes Martingal** *ne* Es martingala de anillas / anillos ; martingala d'anelles *tijerilla* Ca martingala d'anelles
running nose Fr nez qui coule De **laufende Nase** *f*
Russian gad fly > Rhinoestrus purpureus
rusty black > black-brown
rye Fr seigle *m* De **Roggen** *m* Es centeno La Secale cereale
saber-legged > sickle-hocked
sabino ; calico paint ; flecked roan ; buttermilk roan ; roan *Clydesdales (1)* •A coat in which most animals have both flecks and patches of white, the head is usually extensively white, the upper lip is commonly pigmented, the legs are usually white, and the patches usually cover the belly. 1) Designation commonly used for such a coat in the description

of Clydesdale horses. > *other entry for roan* De Sabino *m* •Pferd mit einem typischen Scheckungsmuster
saccus cecus > fundus of (the) stomach
sacral canal Fr canal sacral •Partie du canal vertébral. De Kreuzbeinkanal *m* ; Sakralkanal *m* La Canalis sacralis
sacral nerves Fr nerfs sacraux / sacrés De Kreuzbeinnerven *m pl* ; Sakralnerven *m pl* La Nervi sacrales
sacral plexus Fr plexus sacré / sacral De Kreuzgeflecht *ne* ; Kreuzbeinnervengeflecht *ne* La Plexus sacralis
sacral tuber Fr tuber sacrale *m* ; angle de la croupe *m ostéologie* De Kreuzhöcker *m* Es tuberosidad sacra It tuberosità sacrale La Tuber sacrale
sacral vertebrae •The horse have 5 fused sacral vertebrae forming the sacrum. Fr vertèbres sacrées / sacrales •Au nombre de 5 chez le cheval, elles sont soudées et forment le sacrum qui est la base de la croupe. De Kreuzwirbel *m pl* Es vértebras sacras La Vertebrae sacrales
sacroiliac joint Fr articulation sacro-iliaque De Kreuzdarmbeingelenk *ne* ; Kreuzbein-Darmbein-Gelenk *ne* ; Sakroiliakalgelenk *ne* Es articulación sacroilíaca La Articulatio sacroiliaca
sacrosciatic ligament Fr ligament sacro-sciatique ; ligament sacro-spino-tubéral De breites Beckenband *ne* La Lig. sacrotuberale latum ; Lig. sacrospinotuberale *NAV 1968*
sacrum Fr sacrum (os ~) *m (m)* •La hauteur maximale de la croupe correspond au plus haut des processus épineux du sacrum. L'os sacrum, formé par les vertèbres sacrales soudées, est solidement uni aux os coxaux et forme avec eux le bassin. Le sacrum reçoit ainsi l'impulsion des membres pelviens et la transmet au reste du corps. De Kreuzbein *ne* Es sacro (hueso ~) La Os sacrum
sad grey > dark grey
saddle Fr selle *f* De Sattel *m* Es silla (de montar) ; montura Ca sella Ne zadel
saddle *v* Fr seller De satteln ; aufsatteln Es ensillar Ca ensellar
saddle (harness ~) Fr sellette *f* ; selle *f att* De Sellette / Selett *ne* ; Sättelchen *ne* ; Oberblatt *ne* Es sillín
saddle bag Fr sacoche (de selle) *f* De Satteltasche *f*
saddle blanket *west. (1)* ; saddle pad *west. (2)* •With a western saddle, a difference is made since actual blankets (1) and pads (2) are used, sometimes all together. Fr tapis de selle *west.* •1) couverture servant comme tapis de selle, 2) coussin (tapis coussiné / matelassé). De Satteldecke *f (1)* ; Westernpad *ne (2)* Es manta sudadera
saddle blanket > saddle pad
saddle bronc riding Fr monte en selle de chevaux sauvages De Saddle-Bronc-Riding *ne* •Reiten eines ungerittenen Pferdes mit Sattel als Rodeodisziplin
saddle carrying bag Fr étui à selle *m* ; sac à selle *m* De Satteltragetasche *f*
saddle cloth > saddle pad
saddle cloth / towel *r* Fr serviette de selle *f* ; tapis de selle *m cc* De Wischtuch *ne* ; Schabracke *f* ; Überzug *m* ; Satteldecke *f*
saddle cover Fr couvre-selle *m* De Sattelbezug *m* ; Sattelschutz *m* Es cubierta de la silla
saddle girth *hr* ; saddle strap *hr* ; girth (strap) *hr* Fr sangle de selle *ca* De Sattelgurt *m*
saddle horse *hr* ; riding horse *hr* Fr cheval de selle •Cheval que l'on monte, ou qui est d'une taille permettant normalement de l'utiliser pour la selle. De Reitpferd *ne* ; Sattelpferd *ne* Es caballo de silla Ca cavall de sella It cavallo per sella
saddle pad *class.* ; saddle cloth *class.* ; saddle blanket *class. & west.* ; numnah •Made with two basic shapes:

1) English-saddle-like. 2) about rectangular, blanket-like. Fr tapis de selle *class.* De Satteldecke *f class. (1)* ; Schabracke *f class. (2)* Es sudadero ; mantilla ; manta ; pelero Ca dessuador ; suador
saddle pad *hd* ; back pad *hd* Fr coussin de sellette *att* De Sattelpad *ne* ; Rückenprotektor *m*
saddle pad *west.* Fr coussin de selle *m west.* De Sattelpad *ne* •Westernreiten Es sudadero vaquero
saddle pad > saddle blanket
saddle room > *tack room* Fr sellerie (de l'écurie) De Sattelkammer *f* Es cuarto de monturas
saddle site ; natural place for the saddle to sit Fr emplacement de la selle De Sattellage *f* Es colocación de la montura
saddle soap Fr savon de selle *m* De Sattelseife *f*
saddle sore Fr plaie de selle De Satteldruck *m* Es herida de la silla ; mataduras ; pasmudo *amer*
saddle strap > saddle girth
saddle strings (of a western saddle) De Lederriemen *m pl* ; Sattelbänder *ne pl* Es correas (de una montura vaquero)
saddle terret *hd* ; pad terret *hd* Fr clef de sellette *att* ; anneau de sellette *att* De Leinenauge am Kammdeckel *ne* ; Leinenring am Kammdeckel *m*
saddle-back ; hollow-back ; dipped back •Depressed vertebral column, behind the withers only in light cases. > *sway-back.* Fr dos ensellé ; dos négligé ; dos concave ; dos creux •Plus ou moins concave, le dos négligé est peu concave. La dépression de la colonne vertébrale se limite à l'arrière du garrot dans les cas légers. > *dos fortement ensellé.* De Senkrücken *m* ; Sattelrücken *m* Es dorso ensillado ; espalda hueca / hundida
saddled Fr sellé De gesattelt
saddler Fr sellier *m* De Sattler *m* Es sillero ; guarnicionero ; talabartero
saddlery ; **saddler's shop** Fr sellerie *f* De Sattlerei *f* Es talabartería ; guarnicionería ; guadarnés ; monturía
safety disk (for a sulky wheel) Fr disque de sécurité (pour une roue de sulky) De Sicherheitsscheibe *f*
safety margin Fr innocuité *f* De Unbedenklichkeit *f* Es innocuidad
safety stirrup Fr étrier de sécurité De Sicherheitssteigbügel *m*
sale contract Fr contrat de vente De Kaufvertrag *m*
Salerno Horse *breed* Fr salernitain •Race d'origine italienne. De Salerner *m*
saliva Fr salive Fr De Speichel *m* Es saliva La Saliva
salivary gland •Parotid, mandibular, sublingual and buccal glands. Fr glande salivaire De Speicheldrüse *f* Es glándula salivar La Glandula salivaria
sallenders ; eczema of the hock •Localized dermatitis in front of the hock. Behind the knee (carpal joint on the foreleg) it is called mallenders. Fr solandre *f* ; salandre *f* •Crevasse apparaissant dans le pli du jarret du cheval. Lorsqu'elle apparaît dans le pli du genou elle est appelée malandre. Cette fissure, qu'elle soit au genou ou au jarret, est aussi appelée râpe. De Raspe *f* •schuppiges Ekzem am Sprunggelenk
salt Fr sel *m* De Salz *ne* La sal
salt lick ; mineral lick ; licking block Fr bloc à lécher *m* ; pierre à lécher *f* De Salzleckstein *m* ; Leckstein *m* Es piedra de sal ; bloque de sal ; lamedura ; salegar It pietra de leccare ; sale pastorizio pressato
salute Fr salut *m* De Gruß *m* ; Begrüßung *f* Es saludo Ca salutació
sample Fr échantillon *m* De Probe *f* ; Tupferprobe *f* ; Abstrich *m* Es muestra Ne monster
San Fratello *breed* Fr san fratello ; cheval de San Fratello •Race italienne. De Sanfratellano *m*

sand colic De Sandkolik f Es cólico de arena
sand course > sand track
sand scald ; scalding •Reaction of a horse's hide that cannot stand the direct heat from the sun and the reflected heat from the sand, this happens usually only in the hottest regions of the world. De Verbrennung f
sand track r ; sand course r Fr piste en sable c De Sandbahn f
sandcrack / sand crack ; crack (hoof ~) •Crack running downward the hoof, will cause lameness if deep enough to touch the laminae. It may be referred to according to its location: toe, quarter, heel or bar (sand)crack. Fr seime f •Fissure longitudinale de la muraille du sabot. Elle pourra faire boiter si elle atteint la partie vivante du pied. De Hornspalt(e) m (f) Es raza ; cuarto ; fisura del casco ; rajadura de arena ; grieta en el casco It fissura
sandy bay > light bay
saphenous artery Fr artère saphène De Rosenarterie f La Arteria saphena
saphenous nerve Fr nerf saphène interne De Saphenusnerv m La Nervus saphenus
saphenous nerve (lateral / external ~) > caudal cutaneous sural nerve
sarcoptic mange ; red mange Fr gale sarcoptique / sarcoptinique ; gale du corps De Kopfräude f ; Sarcoptes-Räude f Es sarna sarcóptica
Sardinian (Anglo-Arab(ian)) Horse breed Fr anglo-arabe sarde ; sarde •Race italienne. De Sardisches Pferd ne ; Sardischer Anglo-Araber m ; Sardo m
sartorius m. Fr m. sartorius ; m. couturier anc De Schneidermuskel m ; Sartoriusmuskel m ; dünner Darmbein-Schenkelmuskel m La M. sartorius
satellite race track Fr hippodrome satellite De Satellitenrennbahn f ; untergeordnete Rennbahn f
sausage boot ; shoe-boil boot •A stuffed ring strapped around the coronet as a protection against a capped elbow. Fr bourrelet à rondelle De Hufring m •aus starkem Gummi gefertigter Ring zum Schutz der Kronen Es bota para bursitis del codo
scalding > sand scald
scale ; weight scale Fr balance f De Gewichtsabstufung f ; Gewichtsskala f ; Gewichtstabelle f Ne weegschaal
scale brush Fr brosse métallique De Drahtbürste f
scalp (tickets) v Fr trafiquer des billets De mit Gewinn Tickets schwarz weiterverkaufen
scalper Fr trafiqueur de billets / paris m De illegaler Ticketverkäufer m ; Ticketschieber m
scalper boot > coronet boot
scalping Fr marché noir de billets / tickets m De Ticketschwarzmarkt m
scalping •The toe of the front foot hits the front (the dorsal aspect) of the hind limb of the same side. Fr scalper (se ~) •La pince du membre antérieur frappe l'avant (la face dorsale) du membre postérieur du même côté. De Anschlagen des Vorderhufs an die Dorsalfläche der gleichseitigen Hintergliedmaße
Scamperdale pelham bit •The mouthpiece is turned so that the cheeks are set back and cannot chafe the lips. Fr mors Scamperdale De Pelham mit gerader Stange und gewinkelten Stangenenden
scaphoid (carpal) bone > radial carpal bone
scaphoid (tarsal) bone > central tarsal bone
scapula ; shoulder blade Fr scapula f ; omoplate f anc ; scapulum m anc •L'os de l'épaule, sa partie inférieure s'articule avec l'humérus du cheval, il n'est relié au thorax que par des muscles. De Schulterblatt ne ; Skapula f Es omóplato ; escápula It scapola La Scapula

scapula(r) cartilage ; cartilage of prolongation Fr cartilage scapulaire ; cartilage de prolongement •Au sommet de l'omoplate, au niveau du garrot, les trapèzes s'y attachent. De Schulterblattknorpel m Es cartílago de la escápula It cartilagine di prolungazione La Cartilago scapulae
scapular spine > spine of the scapula
scapulohumeral angle Fr angle scapulo-huméral •Angle entre l'épaule et l'huméris du cheval. De Schulterblatt-Oberarm-Winkel m
scar ; cicatrix Fr cicatrice f De Narbe f
scar tissue > cicatricial tissue
scent hunting Fr trace f ; empreinte f •Chasse à courre: Odeur ou piste laissée par le gibier et que les chiens suivent. De Witterung f ; Spur f ; Fährte f Es rastro ; olf ato ; huella ; pista
schedule races v Fr inscrire des courses au calendrier De Rennen ausschreiben ne pl
scheduled start Fr départ prévu De geplanter Start m
scheme of marking ; marking system Fr barème (de notation) m De Beurteilungsverfahren ne ; Richtverfahren ne Es baremo de nota Ca barem de puntuació m
Schleswig (Horse) breed ; Schleswig Heavy Draught Fr schleswig ; trait du Schleswig •Race allemande. De Schleswiger (Kaltblut) m
Schleswig Heavy Draught > Schleswig (Horse)
school a horse v Fr dresser un cheval De einreiten ; einfahren att/hd Es adiestrar ; amaestrar ; domar Ca ensinistrar
school a jumper v Fr entraîner à l'obstacle De einspringen
school air / pace Fr air d'école m De Schulgangart f Es aire de escuela Ca aire d'escola
school figures ; manège figures Fr figures de manège f De Hufschlagfiguren f pl Es figuras escuelas
school jumps Fr sauts d'école De Schulsprünge m pl
schooling > training
schooling level Fr degré de dressage m De Dressurgrad m Es grado de doma
schooling on the lunge line Fr exercice à la longe m De Longenarbeit f
schooling race Fr course-école De Proberennen ne
sciatic nerve Fr nerf sciatique De Hüftnerv m ; Ischiasnerv m ; Ischiadikus m La Nervus ischiadicus
scissors > shears
sclera ; outer covering (of the eye) Fr sclérotique f De weiße Augenhaut f ; Lederhaut des Auges f ; Sklera f Es esclerótica La Sclera
scope (over an obstacle) Fr amplitude (au-dessus de l'obstacle) f •Élévation et dégagement du cheval par rapport à l'obstacle. De Sprunglänge f
scour(s) ; scouring > diarrhoea
scratch Fr égratignure f ; éraflure f De Kratzer m Es rasguño
scratch list Fr liste des retraits De Nichtstarterliste f ; Streichungsliste f
scratch(ing) •Withdrawal, for any reason, from a race or other event. Fr retrait m •Le fait de se retirer, ou d'être retiré, et de ne pas compléter l'événement auquel on s'était inscrit. De Streichung f ; Erklärung zum Nichtstarter f Ne schrapper
scratched Fr retiré De gestrichen ; zurückgezogen ; zum Nichtstarter erklärt
scratches •Chapped skin in the hollow of the heel. > cracked heels Fr crevasses f pl •Gerçures dans le pli du paturon. De schuppiges Ekzem in der Fesselbeuge ne Es rasguños ; raspadur as
screw worm •Any fly larvae that develop in sores and

wounds. Fr ver en vis De Schraubenwurm m Es lombriz de heridas abiertas

scrotal hernia Fr hernie scrotale De Hodenbruch m ; Hodensackbruch m La hernia scrotalis

scrotum Fr scrotum m De Hodensack m ; Skrotum ne ; Geschröte ne Es escroto ; bolsa La Scrotum

scurry jumping (with time factor) ; competition against the clock hj Fr épreuve au chronomètre cs ; épreuve contre la montre cs De Zeitspringen ne Es prueba contra el reloj

scutum distale ; pulleys of the digit Fr scutum distal m De distaler Gleitkörper für die tiefe Beugesehne La Scutum distale

scutum medium ; pulley of the middle phalanx Fr scutum moyen m ; bourrelet glénoïdal m anc De mittlerer Gleitkörper für die Beugesehnen La Scutum medium

scutum proximale ; sesamoid groove Fr scutum proximal m De proximaler Gleitkörper für die tiefe Beugesehne La Scutum proximale

seal brown > brown

seams •r: One of the markings that may be part of a racing colour scheme. Fr coutures f pl •c: Un des motifs pouvant faire partie d'un dispositif de couleurs. De Nähte f pl •Begriff zur Beschreibung der Rennfarbe

seasoned Fr expérimenté De erfahren

seasoning of a horse Fr développement d'un cheval m De Entwicklung eines Pferdes f ; Reife eines Pferdes f

seat (of a rider) Fr assiette (du cavalier) f •Manière d'être « assis » à cheval, de préférence de façon stable, avec une assiette liante qui suit les mouvements du cheval. De Sitz (eines Reiters) m Es asiento It assetto Po assento de sela Ne zit

seat (of a saddle) Fr siège (d'une selle) m De Sitzfläche f ; Sattelsitz m Es asiento Ca seient ; cavalleria

seat of corn ; angles of the sole •The angle of the wall, at the heel, the area between the wall and bar. Fr intérieur des arc-boutants m De Sohlenwinkel m

seat of spavin •A region where the spavins commonly begin, near the meeting of third tarsal,central tarsal and third metatarsal bones. De Sprunggelenkgegend f •Stelle, an der eine Erkrankung mit Spat beginnt

seated too far back (in the saddle) > position in the back of the saddle

seating (out) •~ of foot surface on a shoe, to avoid pressure on the sole. Fr ajustre (d'un fer) •Concavité de la face supérieure, allant des contre-perçures à la rive interne, ce qui évite la compression de la sole par le fer. De Anpassen des Hufeisens an die Hufsohle

seatworm > pinworm (horse ~)

sebaceous glands ; oil glands •Secrete the necessary oils to keep the hide pliable and resistant. Fr glandes sébacées •Sécrètent le sébum, une huile de protection pour la peau. De Haarbalgdrüsen f pl ; Talgdrüsen f pl Es glándulas sebáceas La Glandulae sebacea

sebum Fr sébum m De Talg m Es sebo La Sebum

second and fourth metacarpals > splint bones (front limb medial and lateral ~)

second and fourth metatarsals > splint bones (hind limb medial and lateral ~)

second carpal bone ; trapezoid bone Fr os carpal II ; os trapézoïde De zweiter Karpalknochen m ; kleines Vieleckbein ne It secondo carpale La Os trapezoideum ; Os carpale II

second dam ; granddam Fr deuxième mère f ; grand-mère f De Großmutter f

second horse hunting Fr cheval de rechange / relais chasse à courre De Ersatzpferd ne Es segundo caballo

second phalanx > middle phalanx

second thigh > gaskin

secondary dentine •It is darker than the primary dentine, prevents the pulp of being exposed as the tooth wears out, and forms the dental star. Fr ivoire central (d'une dent) De Sekundärzahnbein ne ; Sekundärdentin ne

seed > semen

seed entries v Fr trier les engagements c De Nennungen sortieren f pl

seedy-toe •The hoof wall is separated from the sensitive tissue near the toe. Fr fourmilière (en pince) •Cavité formée sous la paroi du sabot, entre la corne et la chair. De lose Hufwand f ; Hohlwand f ; Zersetzung der weißen Linie f Es separación de la uña / de la punta del casco

seesaw (the reins) v Fr tirailler (un cheval) Bel c ; scier (la bouche d'un cheval) •Tirer le mors d'un côté à l'autre dans la bouche du cheval. De riegeln Es aserruchar (las riendas)

selected sale r Fr vente sélectionnée c De Auslese-Versteigerung f

selenium Fr sélénium m De Selen ne •chemisches Element Es selenio

self-carriage •Le cheval se « porte lui-même » dans un bon équilibre dynamique, sans dépendre ou s'appuyer de façon constante sur les aides fournies par le cavalier. De Selbsthaltung f

self-injury •Self-injury by brushing, forging, overreaching or speedy cutting. Fr atteinte f •Blessure à une jambe du cheval provoquée par le fait que ses membres se touchent. > atteindre (s'~) De Einhauen ne Es alcance m Ca esparró

semen ; seed Fr semence f De Samen m Es semilla

semen > sperm

semicircular canals Fr canaux semi-circulaires (de l'oreille) De Bogengänge m pl Es conductos semicirculares La Canales semicirculares

semilunar bone > intermediate carpal bone

semilunar crest > semilunar line

semilunar line ; semilunar crest old Fr ligne semi-lunaire f ; crête semi-lunaire f anc De Spieghel-Linie f La Linea semilunaris

semimembranous / semimembranosus m. Fr m. semi-membraneux De halbhäutiger Muskel m ; halbmembranöser Muskel m La M. semimembranosus

seminal vesicle > vesicular gland

semitendinous / semitendinosus m. Fr m. semi-tendineux ; m. demi-tendineux De Halbsehnenmuskel m Es músculo semitendinoso La M. semitendinosus

semiwild horse Fr cheval semi-sauvage ; cheval demi-sauvage De halbwildes Pferd ne Es caballo semi-salvaje

sensible / sensitive mouth > soft mouth

sensitive coronary band > coronary corium / dermis

sensitive frog > dermis of the frog

sensitive laminae > dermal laminae

sensitive sole > dermis of the sole

sensitive to the legs Fr léger à la jambe De leicht an dem Schenkel stehen ; schenkelgehorsam ; fein gestimmt

separate betting entities Fr entités de paris distinctes f pl De getrennte Wetteinrichtungen f pl

separate betting pool Fr poule de paris séparés De getrennter Wettpool m

separate the reins v Fr partager les rênes •Prendre une rêne dans chaque main. De Zügel teilen m pl

serosa ; serous membrane Fr séreuse f •Membrane facilitant le glissement de parois l'une contre l'autre. Les membranes synoviales sont des séreuses. De Serosa f •glatte Auskleidung der Brust-, Bauchhöhle und des Herzbeutels Es serosa La Tunica serosa

serous membrane > serosa

serpentine Fr serpentine f •Série de demi-cercles alternés dans l'une et l'autre direction. De Schlangenlinie f Es serpentina Ca serpentina It serpentina Po serpentina Ne serpentine

serratus ventralis m. Fr muscles dentelés ventraux ; muscles grands dentelés anc •Muscle dentelé du cou et m. dentelé ventral du thorax. De vorderer Sägezahnmuskel m

serum Fr sérum m De Serum ne Es suero La Serum

serve > cover (a mare)

served mare De gedeckte Stute f

service ; covering of mare Fr saillie f ; monte f •On utilise plutôt le terme saillie pour désigner un acte d'accouplement en particulier, et le terme monte pour désigner cette action de façon plus collective par ex.: service de monte, période de monte, monte publique. De Deckakt m ; Sprung m ; Deckvorgang m ; Bedeckung f Es monta ; corto ; cubrición

service / serving hobbles > breeding hopples / hobbles

service crate Fr montoir m •Dispositif facilitant l'accouplement. De Deckstand m Es montador

service season Fr saison de monte De Decksaison f Es época de cubrición / monta

service station ; covering station Fr station de monte f De Deckstation f ; Beschälstation f Es estación de monta / cubrición ; parada de cubrición

sesamoid bones (proximal ~) > proximal sesamoid bones

sesamoid groove > scutum proximale

sesamoidean ligament(s) (oblique / middle ~) Fr ligament sésamoïdien distal moyen / ; ligament sésamoïdien inférieur moyen anc •Peut être considéré comme un ensemble de trois ligaments et être désigné au pluriel. De Sehnenbeinband (queres / mittleres ~) ne ; Sesambeinband (queres / mittleres ~) ne La Ligamenta sesamoidea distalia obliqua pl

set a horse back > set back a horse

set back a horse v ; set a horse back vFr rétrograder un cheval c De Pferd zurückstufen (ein ~) ; Pferd hinter ein anderes Pferd setzen (ein ~)

set down > suspension

set the pace > lead the field

shadow roll ; shadow blind Fr cache-ombrages m ; cache-vue m De Bodenblender m Es rollo de sombra

shaft •Either of the two pieces between which a horse is hitched to a vehicle. Fr brancard m ; limon m ; montant m Can. ; ménoire m Can. ; timon m (1) •Chacune des pièces entre lesquelles on attelle un cheval à une voiture. 1) En courses attelées le terme timon est parfois utilisé pour désigner les brancards. De Scherbaum m ; Anzen f pl ; Seitenstange f •Stange der Schere beim Einspänner Es varal

shaft carrier > tug (open ~)

shaft girth / strap > belly band

shaft tip hr Fr bout de timon m ca De Scherbaumspitze f

shaft tugs > tug (open ~)

Shagya (Arab) Horse breed Fr shagya arabe •Race d'origine hongroise. De Shagya-Araber m Es árabe shagya

shake the head Fr secouer la tête De Kopf schütteln (den ~) Es sacudir la cabeza

shake the head (up and down) > bob the head

shank > branch (of a bit)

shank (of a nail) > blade (of a nail)

shannon > hind-cannon

shannon bone ; shank > metatarsal bone (large / third ~)

shape (of a horseshoe) Fr tournure (d'un fer) f •Forme donnée au fer pour lui faire épouser le contour d'un sabot. De Hufeisenform f ; Hufeisenmodell ne

share in a purse v Fr partager une bourse De Geldpreis aufteilen (einen ~)

share of a purse Fr part d'une bourse f De Gewinnanteil m

sharp croup Fr croupe de mulet ; croupe tranchante •Dont les plans latéraux sont obliques. De abgedachte Kruppe f ; Eselskruppe f

shavings Fr copeaux m pl De Späne m pl ; Holzschnitzel ne oder m pl Es aserrín m

she-ass > jenny-ass ; jenny

she-mule > mule (female ~)

sheared heels •One heel is higher and longer than the other, a twisting takes place in the heel region. Fr talons chevauchés m pl De nach oben verschobene Trachtenhufwand Es talones asimétricos It talloni pareggiati

shearmouth •Bad occlusion of the molar teeth. They wear so that they pass each other like the blades of a pair of shears. De Scherengebiß ne

shears ; scissors Fr ciseaux m pl De Schere f Es tijeras

sheath ; fleece ; prepuce Fr fourreau m ; prépuce m De Schlauch m ; Vorhaut f ; Präputium ne Es prepucio ; vaina La Praeputium ; Preputium

shedder > shedding blade

shedding ; moult ; moulting ; molt USA ; changing of coat Fr mue f De Haarwechsel m Es muda

shedding blade ; shedder Fr lame d'acier ; lame dépouillante De Metallstriegel m ; Felltrimmer m

sheen Fr lustre m De Glanz m ; Schimmer m

sheep knee > calf-knee / calf knee

sheep-pen obstacle ; cattle-yard Fr parc à moutons m De Schafstall m

sheep's profile (head with a ~) Fr tête moutonnée De Schafskopf m

sheepskin Fr peau de mouton De Schaffell ne ; Schafleder ne ; Lammfell ne

sheetwriter > chart maker

Shetland (Pony) ; Shetlie breed Fr shetland •Race d'origine écossaise. De Shetlandpony ne Es póney de Shetland

shin and ankle boot Fr guêtre complète ; botte de canon et boulet •Fournissant principalement une protection pour l'intérieur du membre. > guêtre de tendon et boulet De Gamasche, die die Innenseite des Röhrbeins und des Fesselgelenk schützt

shin bone > cannon bone

shin boot ; brushing boot (3) •1) Stricto sensu, et correspondant à la « guêtre d'avant-jambe », cette botte est designée to protect the front part on the cannon bone. However the term « shin » is currently used for boots protecting the cannon bone, which most frequently needs protection on the inside (2), usually against brushing (3) or speedy-cutting and such harder striking in racing. Fr guêtre d'avant-jambe (1) ; botte de canon (2) •1) Faite pour protéger le devant du canon. 2) Guêtre qui sert à protéger le canon, lequel a le plus souvent besoin de protection à la face interne. De Gamasche, die die Vorderseite (1) // Innenseite (2) des Röhrbeins schützt Es bota de hueso ; rozadora (2)

shin buck > splint De Schienbeine ne pl •Knochenhautentzündung an der Vorderseite des Röhrbeins

shin, ankle and tendon boot Fr guêtre de canon, boulet et tendon De Gamasche, die die Innenseite des

Röhrbeins, des Fesselgelenks und die Sehnen schützt

ship-in horse r Fr cheval venu de l'extérieur c De Pferd, das von außerhalb zum Rennen anreist

shipping bandage Fr bandage de transport De Transportbandage f Es venda de transporte / embarque

shipping boot Fr guêtre de transport ; botte de transport De Transportgamasche f Es cañera de viaje ; bota de embarque / transporte

Shire (Horse) breed •The English Cart Horse Society (later the Shire Horse Assn.) was formed in 1878. Fr shire •Race de trait lourd d'origine britannique. De Shire-Pferd ne Es shire

shod Fr ferré De beschlagen adj Es herrado

shoe v Fr ferrer De beschlagen (den Huf ~) Es herrar Ca ferrar It ferrare Ne beslaan

shoe > horseshoe

shoe boil > capped elbow

shoe spreader Fr tenailles pour élargir les fers De Hufeisenweitezange f

shoe with springs •A V-shaped piece of steel creates outwards pressure on the heels of the horse. Fr fer à ressort •Un ressort en forme de V, à l'intérieur du fer, exerce une pression sur l'intérieur des barres du pied. De Federhufeisen ne

shoe-boil boot > sausage boot

shoeing > horseshoeing

shoeing (hot // cold ~) Fr ferrage (à chaud // à froid) m De beschlagen (heiß // kalt ~) Es herraje (caliente // en frío)

shoeing box Fr boîte à ferrer De Beschlagkiste f

shoemaker Fr cordonnier m De Schuhmacher m ; Schuster m Es zapatero m

short pastern Fr court jointé adj •Quand le paturon est trop court. De kurze Fessel f Es cuartilla corta ; corta de cuartilla adj

short pastern bone > middle phalanx

short sesamoidean ligaments Fr ligaments sésamoïdiens courts •Au nombre de deux, dans le plan profond. De kurzes Schienbeinband ne La Ligamenta sesamoidea brevia

short stride Fr courte foulée De kurze Galoppade f ; kurze Schrittlänge f

short upright pastern Fr court et droit jointé (paturon / cheval De kurze steile Fessel f

short winded > broken winded

short-coupled ; close-coupled ; compact ; cobby Fr compact De geschlossen Es compacto ; apretado

shorten the reins v Fr raccourcir les rênes De Zügel verkürzen f ; Leinen verkürzen f att/hd ; nachfassen Es cortar las riendas

shortened walk, collected Fr pas raccourci, rassemblé De verkürzter Schritt m Es paso corto reunido

shoulder •Corresponding to the scapula area, some interpretations include the humerus. Fr épaule f •Comprise entre le garrot et le bras ou l'avant-bras selon les interprétations, comprend donc la scapula (Regio scapularis NAV), plus l'humérus si on y inclut le bras. De Schulter f Es palda ; hombro Ca espatlla It spalla Ne schouder

shoulder angle Fr angle de l'épaule De Schulterwinkel m Es ángulo de la espalda

shoulder blade > scapula

shoulder joint Fr articulation de l'épaule ; articulation scapulo-humérale De Schultergelenk ne ; Buggelenk ne articulación de la espalda / del hombro La Articulatio humeri

shoulder joint region Fr pointe de l'épaule (région de la ~) De Schultergelenksgegend f La Regio articulationis humeri

shoulder lameness Fr boiterie de l'épaule De Schulterlahmheit f

shoulder slip > suprascapular paralysis

shoulder sweat Fr couverture d'épaule De Schulterdecke f

shoulder-in Fr épaule-en-dedans De Schulterherein ne Es espalda adentro Ca espatlla endins It spalla in dentro Po espaduãs a dentro Ne schouder binnenwaarts

shovel (for coal) Fr pelle à charbon f De Kohlenschaufel f

show (1) ; place(d) (2) •1) In Canada: position at the finish line of the race: horse finishing third; type of bet and position at the finish line: horse finishing first, second or third. In other countries might be applied to the horse finishing second. 2) In England any horse finishing first, second or third is a placed horse. In other English speaking countries the term might be applied to the first and second horses only. > other entry for « place(d) » Fr classé (1) ; placé (2) ; triplé (3) •1) Au Canada: position à l'arrivée de la course: cheval qui termine une course en troisième place; position à l'arrivée et type de pari: cheval qui termine premier, deuxième ou troisième. 2) En Europe francophone, position à l'arrivée: cheval qui termine premier, deuxième ou troisième s'il y a huit partants ou plus. 3) Fr: Type de pari: Dans une course comportant plus de huit partants, pari sur les trois premiers chevaux à l'arrivée sans tenir compte de leur ordre relatif. > autre inscription pour « placé » De drittplatziertes Pferd ne Can., USA (1) ; platziertes Pferd ne Europe (2)

show (a horse) in hand v Fr présenter (un cheval) en main De Pferd an der Hand vorführen (ein ~) Es presentar (un caballo) a la mano

show jumper (horse) > jumper

show jumper (rider) Fr cavalier d'obstacles De Springreiter m Es jinete de salto

show jumper / jumping competition > jumping competition

show jumping Fr compétition (de saut) d'obstacles (la ~) f De Springreiten ne

show nerves Fr trac m De Lampenfieber ne ; Nerven zeigen m pl Es nerviosismo

show pool r Fr poule de troisième place c De Pool für Platzwetten m •USA und Canada nur für Drittplatzierte

show secretary Fr secrétaire de concours m ou f De Meldestelle f ; Veranstaltungssekretär m

shuffling gait Fr allure basse f ; allure rasante •1° Quand le déplacement vertical du centre de gravité du cheval est peu important. 2° Dans laquelle les pieds se déplacent au ras du sol. De schleppende Bewegung f ; flacher Gang m Es acción baja

shut out r •Bettor who presents himself to bet after wagering has closed for that particular race. Fr blanchi c •Parieur se présentant trop tard au guichet pour pouvoir parier sur une course. De ausgeschlossener Wetter m

shuttle bone > distal sesamoid bone

shy v Fr effrayer (s'~) De erschrecken ; scheuen ; scheu werden Es asustarse ; espantarse Ca espantar-se

sickle hock(s) ; curby conformation •When seen from the side, hocks are bent too strongly at the joint, the lower leg is then angled forwards instead of vertical. Fr jarret(s) coudé(s) ; jarret(s) à courbe (1) •Vu de côté, angularité excessive de l'articulation du jarret: le cheval devient souslui du derrière à partir du jarret. 1) Cette expression signifie que le jarret est prédisposé à souffrir d'une courbe. Bien qu'une tare du nom de courbe ait été mentionnée en français, on la présente, dans les documents plus récents, plutôt comme étant une tare dure de la tubérosité inférieure interne du tibia. Le mot courbe semble utilisé ici comme traduction de « curb ». > jarde

109 English

De stark gewinkeltes Sprunggelenk *ne* ; Säbelbein *ne* Es corvejón(/ones) acodado(s) ; pata(s) de sable
sickle-hocked ; saber-legged Fr coudé des jarrets
 •L'adjectif « coudé » qualifie habituellement plutôt les jarrets que le cheval. De säbelbeinig ; fassbeinig Es acodado de corvejones
side / seat jockey (of a western saddle) De Sitzschabracke *f* Es sobrefalda
side bone ; sidebone •Ossification of a fibrocartilage of the third phalanx. Fr forme cartilagineuse •Ossification d'un cartilage complémentaire de la troisième phalange. De Hufknorpelverknöcherung *f* Es fibrocartílago lateral ; endurecimiento de los cartílagos de las patas
side clip •There is a such one on each side of the toe of the shoe. Fr pinçon latéral •Dans la région de la mamelle du fer. De seitlicher Zehenaufzug *m*
side rein Fr rêne fixe De Ausbindezügel *m* ; Ausbinder *m* Es rienda de atar
side step Fr pas de côté De Seitengang *m* Es paso de costado Ca pas de costat Po marcha lateral Ne zijgangen
side weight shoe ; side-weighted shoe Fr fer à poids en dedans // en dehors •Dont une branche est plus lourde que l'autre. De Seitengewichtshufeisen *ne*
sidesaddle Fr selle d'amazone De Damensattel *m* Es montura de amazona
sight test Fr test d'acuité visuelle *m* De Sehprüfung *f*
signal for the closing of bets / wagers Fr signal d'arrêt des mises / paris *m* De Signal für den Wettannahmeschluss *ne*
silage Fr fourrage ensilé *m* ; ensilage *m* De Silage *f*
silent heat Fr chaleurs discrètes De stille Brunst *f* Es celo silencioso
Silesian Warm-Blooded breed Fr silésien à sang chaud •Race d'origine polonaise. De Schlesisches Warmblut *ne* ; Slaski *m*
silks (racing ~) > jacket
silver dapple > dark chestnut with washed-out / flaxen mane and tail
silver eye Fr oeil vairon •Oeil dont l'iris, dépigmenté, est gris-clair. De Kakerlakenauge *ne* Es ojiblanco *adj*
silver grey (coat) Fr gris argenté •Robe d'un gris vif, brillant et reluisant. De Silberschimmel *m* Es tordillo plateado
silver nitrate Fr nitrate d'argent *m* De Silbernitrat *ne* ; Höllenstein *ne*
silver white (coat) Fr blanc argenté •Robe offrant des reflets brillants et nacrés. De silbergrau
simple (twisted) wire (snaffle) bit Fr filet de broche tordue simple De Twisted-Wire-Snaffle-Bit *ne* •Snaffle Bit mit einfach gebrochenem, dünnem, gedrehtem Mundstück
simple change of lead / leg (through the trot) Fr changement de pied simple ; changement de galop de ferme à ferme De einfacher Galoppwechsel *m* Es cambio simple de pie ; cambio de galope simple ; cambio de galope con pasos intermedios Ca canvi de galop / peu simple It cambiamento di galoppo prece duto da uno a due Po passagem de mão no mesmo Ne van galop veranderen
simple colour Fr robe simple •Formée de poils et de crins d'une seule couleur, hormis les marques éventuelles. De einfache Farbe *f*
simple obstacle Fr obstacle simple •Qui se franchit en un seul saut. De einfaches Hindernis *ne* Es obstáculo simple Ca obstacle simple
simple whorl •Into which hairs converge from various directions. Fr épi centré convergent *m* ; épi concentrique De einfacher Haarwirbel *m*
simultaneous action of the legs Fr action simultanée des jambes De gleichzeitige Schenkeleinwirkung *f* ; beidseitiger und gleichzeitiger Schenkeldruck *m*
single bet / wager(ing) Fr pari simple ; mise simple •Pari qui ne porte que sur un cheval. De einfache Wette *f*
sinuous whorl •Into which hairs from two directions meet along an irregular curving line. Fr épi penné convergent sinueux •Épi dont les poils, venant de deux directions, se rencontrent le long d'une ligne sinueuse. De gekrümmter Wirbel *m* ; wellenförmiger Wirbel *m* ; geschlängelter Wirbel *m*
sire Fr père *m* ; géniteur *m* De Vater *m* Es padre ; genitor
sire *v* Fr engendrer De zeugen ; hervorbringen Es engendrar
sire family > male line
sit too far forward *v* Fr devancer le mouvement (du cheval) De vor der Bewegung sitzen Es sentarse delante del movimiento
sitting trot Fr trot assis De Deutschtraben *ne* ; ausgesessener Trab *m* Es trote sentado Ca trot assegut
six bars *hj* Fr six barres (épreuve des ~) *f pl (f) cs* De Barrierenspringprüfung *f* Es seis barras
six horse hitch ; six-in-hand Fr attelage de six De Sechsergespann *ne* ; Sechsspänner *m* ; Sechserzug *m* Es enganche de seis caballos
six-in-hand > six horse hitch
size of a course / track *r* Fr longueur d'une piste *c* De Größe einer Rennbahn *f*
skeletal Fr squelettique De skelettartig ; Skelett Es esquelético
skeleton Fr squelette *f* •Comprend de 192 à 205 os (selon les sujets et les interprétations) représentant de 7 à 8 % du poids du corps chez un cheval moyen. De Skelett *ne* ; Knochengerüst *ne* ; Knochenbau *m* Es esqueleto It scheletro Ne skelet La Systema skeletale
skewbald •The body coat consists of large irregular patches of white and of any definite colour, except black. Chestnut and white is frequent and one may identify a brown and white (1). Fr pie (sauf noir) •Cheval pie dont la couleur de fond (qui domine) est le blanc et l'autre couleur n'est pas le noir. Si cette dernière couleur est plus présente que le blanc, l'on devrait le placer en premier, c'est-à-dire devant le mot pie, par exemple: alezan pie. De scheckig *adj* ; Braun-Scheck(e) *m (1)*
skid boot Fr botte antidérapage De Fesselgelenkschutz *m* •stabile und feste Stützgamasche für den Fesselkopf
skin Fr peau *f* De Haut *f* Es piel It pelle Ne huid La Cutis
skinny obstacle Fr obstacle étroit •Ayant jusqu'à moins de dix pieds ou trois mètres de large (de front). De enges Hindernis *ne* ; schmales Hindernis *ne*
skirt *west.* Fr manteau (d'une selle) *m west.* De Skirt *ne* ; Skirtings *ne pl*
skirt *class.* •The part of the saddle covering, and protecting the rider from, the metal spring bar. Fr petit quartier De Blatt *ne* ; Seitenblatt *ne* ; Schutzleder *ne* ; unterste durchgehende Lederplatte *f* Es faldoncillo Ca faldonet
skull ; cranium Fr crâne *m* •1° Partie de la tête qui renferme le cerveau. 2° Squelette de la tête. De Schädel *m* Es cráneo It cranio Ne schedel La Cranium
Skyros Pony breed Fr skyros •Race d'origine grecque. De Skyros-Pony *ne*
sl > slow
slate-coloured •On a horse's coat: dark bluish grey colour. Fr ardoise •Teinte bleu foncé dans une robe. De schieferfarben ; schiefergrau
slaty blue grey ; slate-colour(ed) grey Fr gris ar-

doisé •Robe foncée (plus foncée que le gris fer), d'aspect bleuâtre, réfléchissant la couleur de l'ardoise. De Grauschimmel *m* ; Blauschimmel *m* ; Eisenschimmel *m*
slaughter horse Fr cheval de boucherie De Schlachtpferd *ne* Es caballo para sacrificio It cavallo da carne / macello Ne schlachtpaard
slaughterhouse ; abattoir Fr abattoir *m* De Schlachthaus ; Schlachthof *ne ; m* Es matadero
sledge hammer •A heavy blacksmithing hammer, weighting 6 pounds or more it may require both hands. Fr marteau à frapper devant •Lourd marteau de forgeron, manipulé à deux mains. De Vorschlaghammer *m* ; Vorhammer *m* ; Zuschlaghammer *m* Es martillo de dos manos ; macho de fragua ; combo *amer*
sleeping sickness > encephalomyelitis (equine viral ~)
slide-cheek (bit) •The mouthpiece is sliding within the cheeks, this can be found in different types of bits. > *slide-cheek Weymouth (curb) bit* Fr mors à pompe •Les branches coulissent sur le canon, ceci peut se présenter dans différents types de mors. > *mors (de bride) à pompe* De Pumpgebiß *ne*
slide-cheek Weymouth (curb) bit •The mouthpiece is sliding within the cheeks. Fr mors (de bride) à pompe •Les branches coulissent sur le canon. De Stange mit Pumpgebiß *f*
sliding girth / strap *hr* Fr sangle coulissante *ca* De rutschender Gurt *m*
sliding stop *west.* Fr arrêt en glissade *west.* De Sliding Stop *m* •Teil des Reining, bei dem das Pferd auf den Hinterhufen rutscht, während es mit den Vorderbeinen bis zum Stillstand weiterläuft Es sentada enalgada
slipper (heeled) shoe ; contraction shoe ; bevel heeled shoe Fr fer à pantoufle ; fer à éponges obliques ; fer Porret *anc* •Dont la rive interne des éponges est plus haute que la rive externe. De Pantoffeleisen *m*
slipper and bar clip shoe Fr fer à pantoufle et à oreilles De geschlossenes Pantoffeleisen mit Steg *ne*
slope Fr inclinaison *f* De Neigung *f* ; Abhang *m* ; Böschung *f* Es inclinación ; cuesta
slope > banking (of a track)
sloping croup > *goose rump* Fr croupe inclinée •L'angle souhaité dépend naturellement des disciplines et des perceptions, mais il devrait être environ d'une trentaine de degrés avec l'horizon. > *croupe en pupitre* De abfallende Kruppe *f* Es grupa caída
sloping heels Fr talons fuyants De untergeschobene Trachten *f pl*
sloping pastern / foot •Pastern / foot with a low angle. If the pastern angle is lower than the hoof angle, the foot is broken forward. Fr bas-jointé (paturon ~) •Quand le paturon est trop incliné vers le sol. Les définitions rencontrées varient et manquent de précision. L'axe du paturon bas-jointé n'est donc pas nécessairement plus à l'horizontale que l'axe du pied correspondant. De schräggestellte, weiche Fessel *f* Es cuartilla angulada
sloping pastern and hoof > *foot broken back, and sloping pastern / foot* pied oblique / incliné > *pied à talons trop bas, et bas jointé* De schräggestellte, weiche Fessel und spitzer Huf *f*
sloping shoulder Fr épaule inclinée / oblique De schräge Schulter *f* Es espalda inclinada ; hombro angulado
sloping wall > parapet
sloppy ; *sy r abbr* •Describing the condition of a race track at a particular moment. Fr détrempée *f* •Décrit la condition d'une piste de course à un moment donné. De Der Zustand eines Geläufs, das an der Oberfläche noch hart ist, auf dem aber Wasser in Pfützen oder Lachen steht Es resbalosa
slow ; sl *r abbr* •Describing the condition of a race track at a particular moment. Fr lente •Décrit la condition d'une piste de course à un moment donné. De Der Zustand eines ziemlich nassen und "langsamen" Geläufs, das noch nicht "gut", aber auch nicht mehr "tief" ist Es despacio
slow-gait ; stepping pace / amble •High stepping lateral four-beat gait: the front foot is raised very high, hesitates and then lands after the hind foot of the same side. •Allure du cheval de selle américain (« American Saddlebred »), sorte d'amble à quatre temps, le cheval trousse en levant le pied très haut, le pied hésite alors un peu avant de se poser sur le sol, un peu après le pied postérieur du même côté. > *trot décousu* De Slow Gait *m* ; langsamer Tölt *m*
SM pelham •With a broad and flat mouthpiece, the cheeks move in a restricted area. Fr pelham SM *m* De Stangengebiß bestehend aus einer breiten und flachen Platte
small colon > descending colon
small intestine Fr intestin grêle •Formé du duodénum, du jéjunum et de l'iléum. De Dünndarm *m* Es intestino delgado It intestino tenue Ne dunne darm La Intestinum tenue
small metacarpal (bone) ; splint bone Fr os métacarpien rudimentaire *m* ; métacarpien rudimentaire (os ~) *m (m)* ; stylet *m rare* ; péroné *m anc* •Il y en a un interne (II ou médial) et un externe (IV ou latéral), ils sont parfois nommés « latéraux » par rapport au métacarpien principal. Chacun est relié, sur toute sa longueur, au métacarpien principal par un ligament. Avec l'âge, le ligament s'ossifie et les métacarpiens peuvent finir par se fusionner. De vorderes Griffelbein *ne* ; vorderer Nebenmittelfußknochen *m* Es pequeño metacarpiano
small metacarpal bones > splint bones (front limb medial and lateral ~)
small metatarsal > splint bone
small star Fr légèrement en tête De Blümchen *ne* ; kleiner Stern *m* Es estrellita
small strongyle Fr petit strongle •Cette dénomination inclut les genres Cyathostomum, Cylicocyclus, Cylicostephanus, Cylicodontophorus et Gyalocephalus. De kleiner Palisadenwurm *m* ; kleine Strongyliden *f pl* Es estróngilo pequeño
smegma Fr smegma (préputial) *m* De Smegma *ne* ; Vorhautbutter *f* Es esmegma
smith > horseshoer
smithy > farriery
smoky black •When the body is quite lighter than the points. De mausgrau *adj* •Die Haarfarbe am Körper ist heller als den Extremitäten
smooth m. ; non-striated m. ; visceral m. Fr m. lisse ; m. viscéral ; m. à contraction involuntaire •Muscle remplissant une fonction interne ne nécessitant pas d'intervention directe volontaire du cerveau. > *m. cardiaque* De glatter Muskel *m* Es músculo liso ; músculo involuntario It músculo liscio Ne gladde spier
smutty ; dark •When added to a colour denomination, means that black is mixed with the body colour. De Smutty ; Sooty •Gen, das die Farbe eines Pferdes durch die Einmischung schwarzer Haare verändert
snaffle (bridle) •A bridle with any snaffle bit attached, or designed to receive such a mouthpiece. Fr bridon *m* ; bride à filet *f* •Bride légère comprenant un filet simple, ou destinée à en recevoir un. De Trensenzaum *m* ; Trensenzäumung *f* Es brida de filete ; bridón
snaffle a horse *v* Fr conduire un cheval sur le bridon De Trense anlegen *f* ; auftrensen ; Zaum halten (im~)
snaffle bit •A bit consisting of a single mouthpiece, jointed or not. Fr mors de filet ; filet •Avec une embouchure, rigide ou articulée, aux extrémités de laquelle sont fixés des anneaux. De Trense *f* ; Trensegebiß *ne* Es filete Ca filet
snaffle-rein Fr rêne de filet De Trensenzügel *m* Es

rienda de filete Ca regna de filete
snake bit Fr filet serpentin De Schlangengebiß ne •Gebiß aus einem Lederriemen, der um den unteren Laden gelegt und mit den Zügeln verbunden wird

snap Fr fermoir m ; mousqueton m De Karabinerhaken m Es cierre

snapper •The snapping cord on the end of a whip. Fr cordelette f ; forcet m ; mèche f •Ficelle terminant la lanière d'un fouet ou d'une cravache. De Peitschenriemen m

snip •White marking between, near or extending into the nostrils. Fr ladre mélangé près des naseaux ; marque / tache (blanche) près des naseaux •Le ladre ou la marque dans cette région peut aussi être désigné selon d'autres positions, par exemples: dans, entre ou entre et dans les naseaux. De Schnippe f

snip flesh mark •A flesh mark situated between or in the region of the nostrils. Fr ladre au bout du nez •Le ladre peut aussi être désigné encore plus précisément selon sa position, par exemples: dans, entre ou entre et dans les naseaux. De Schnippe f

snort n & v •Strong and tense snorts can be warning ones; relaxed and vibrating snorts can be signs of a contented horse or, may be, simply the sound of nose clearing. > blow Fr ébrouement m ; ébrouer (s'~) v •Sorte d'éternuement, pour dégager les naseaux, lorsque le cheval se détend ou est content, on entend alors la vibration des narines. Si le son est fort et tendu, et marque la surprise et/ou l'inquiétude, on devrait plutôt dire que le cheval renâcle. De schnaufen ; schnauben Es resoplido ; bufido

snort (warning ~) ; blow n •Exhaling of air, with more force than normal, from the nostrils. The horse makes this sound when suspicious or afraid. Fr renâclage m ; renâcler v •Ronflement puissant par les naseaux, dont le son porte loin. Le cheval émet ce son lorsqu'il est effrayé, inquiet ou surpris. De warnendes Schnaufen / Schnauben ne

snow pad > inner tube rim

snowflake (pattern / marking / coat) •Small collections of white spots distributed in a horse's coat. This pattern varies with the age of the horse. Fr neigé adj ou n •Se dit du cheval ou de la robe présentant de petites taches blanches arrondies (neigeures ou flocons de neige) sur un fond foncé. Elles peuvent être regroupées et/ou localisées. De Schneeflockenscheck m

snuffles > nasal discharge

soak v Fr tremper De voll Wasser saugen (sich~) ; einweichen Es remojar

soaking swab boot Fr botte de trempage en feutre

sock > white to half-cannon

sodium Fr sodium m De Natrium ne Es sodio

sodium chloride Fr chlorure de sodium m De Kochsalz ne ; Natriumchlorid ne

soft bristles brush Fr brosse douce De Kopfbürste f ; Schmusebürste f

soft mouth ; tender mouth ; sensible / sensitive mouth ; fine mouth ; light mouth •Mouth which is delicate to the action of the bit. Fr bouche fine / légère ; chatouilleuse / tendre / sensible •Bouche particulièrement sensible à l'action du mors. De weiches Maul ne ; empfindliches Maul ne ; durchlässiges Maul ne ; nachgiebiges Maul ne Es boca sensitiva

soft palate Fr voile du palais m ; palais mou m •Rideau de chair molle qui, partant du bord postérieur du palais dur, sépare la cavité buccale de la cavité du pharynx. Une fois que l'eau ou les aliments ont passé dans le pharynx, le voile du palais leur interdit de revenir dans la bouche. S'ils devaient alors être rejetés, ils ne pourraient l'être que par les cavités nasales. De Gaumensegel ne ; weicher Gaumen m Es velo del paladar La Palatum molle ; Velum palatinum

Sokolka Horse breed Fr sokolsk •Race d'origine polonaise. De Sokolka-Pferd ne ; Sokolsker Pferd ne

solar border (of the distal phalanx) Fr bord solaire (de la phalange distale) m De solarer Rand (des Hufbeines) m ; Tragrand (des Hufbeines) m ; Sohlenrand (des Hufbeines) m La Margo solearis

solar plexus •Sometimes presented as the celiac plexus and sometimes as a celiacomesenteric plexus. Fr plexus solaire •Désigne habituellement le plexus céliaque. De Solarplexus ne •wird durch den Plexus coeliacus und den Ganglion mesentericum craniale gebildet Es plexo solar

solar surface (of the distal phalanx) Fr face solaire (de la phalange distale) •Surface plantaire (inférieure) de la phalange distale. De konkave Sohlenfläche f ; Sohlenfläche f La Facies solearis

sole Fr sole f De Sohle f ; Hornsohle f ; Hufsohle f Es suela It suola La Solea

sole dermis > dermis of the sole

sole knife ; toeing knife •Held in one hand and struck with a hammer, it is used to remove dry and hard layers of sole. > hoof knife Fr rogne-pied m (1) ; tranchet m (2) •1) Dans le sens traditionnel c'est une simple lame dont une partie est tranchante et sert à couper la corne, on le tient d'une main et le frappe avec un marteau de l'autre, il peut aussi servir à dériver les clous. 2) Formé d'une épaisse lame tranchante d'un côté, épaisse de l'autre et dotée d'un manche, il sert à couper la corne et est manié de la même façon que le rogne-pied. > rénette De Hauklinge f Es roñeta ; machete

sole ulcer > bruise (of the sole)

solear corium > dermis of the sole

soleus m. Fr m. soléaire De Schollenmuskel m La M. soleus

solid black (whole coloured) > whole colour(ed) Fr noir zain > zain De rein schwarz ; einfarbig schwarz

solid fence Fr obstacle fixe De festes Hindernis ne ; starres Hindernis ne ; fester Sprung m Es obstáculo fijo Ca obstacle fix

son Fr fils m De Sohn m Es hijo

sore > wound

sorghum Fr sorgho m De Sorghum ; Sorghumhirse ne ; f •Eine Gattung der Familie der Süßgräser Es sorgo ; zahína

Sorraya Horse ; Sorraia •A breed from Portugal, coats are frequently mouse dun or zebra dun. Fr sorraïa ; sorraia ; sorraiano •Race d'origine portugaise, les robes isabelles et souris y sont fréquentes ainsi que les zébrures. De Sorraiapferd ne ; Sorraia m

sorrel (1) •1) Lighter shades of sorrel. Fr alezan café-au-lait ; café-au-lait •Un peu plus foncé que l'alezan soupe-au-lait. > palomino De Hell-Fuchs m

sorrel •Light reddish-brown colour. > chestnut De Hell-Fuchs m

sorrel > chestnut

sorrel > light chestnut

sound adj •In good condition and showing no significant defects. Fr sain •Qualifie le cheval en bon état de santé et ne souffrant d'aucune tare qui puisse handicaper ses performances ou son avenir. De gesund Es sano

sound a recall v Fr sonner le signal d'une reprise c De Pferde akustisch zurückrufen ne pl

soundness Fr bon état •Bon état de santé et bonne conformation: Le cheval ne souffre d'aucune maladie ou d'aucun défaut qui puisse handicaper ses performances ou son avenir. De Gesundheit f Es salud

sour ; overtrained / overworked / overschooled ; stale ; overcompeted Fr surentraîné (cheval ~) De ausgepumpt ; verbraucht ; sauer Es aplasto (caballo ~)

South German Cold-Blooded Horse breed Fr cheval allemand du sud à sang froid race De Süddeut-

sches Kaltblutpferd *ne*
spade bit De Spade-Bit *ne* •kalifornische Kandare mit spatenförmiger Zungenfreiheit Es freno de cuchara
Spanish fly > blister beetle / fly
Spanish jumping bit > kimblewick bit
Spanish Riding School in Vienna Fr École espagnole de Vienne De Spanische Reitschule in Wien *f*
Spanish snaffle > kimblewick bit
Spanish trot •In which the horse raises and extends the forelegs. Fr trot espagnol De spanischer Trab *m* Es trote a la española
Spanish Trotter *breed* Fr trotteur espagnol *race* De Spanischer Traber *m*
Spanish walk •In which the horse raises and extends forelegs. Fr pas espagnol De spanischer Schritt *m* Es paso español ; paso castellano
spatula (mouthpiece with ~) > double jointed mouthpiece
spavin > *bog, bone, high, jack and occult spavins* Fr éparvin *m* De Spat *m* Es esparaván
spayed mare Fr jument châtrée De Stute, der die Eierstöcke operativ entfernt wurden (Hysterektomie)
special attraction > feature race
special evening meet *r* Fr soirée spéciale *f* De spezieller Abendrenntag *m*
special event meet *r* Fr évènement / événement spécial *m c* De Sonderrenntag *m*
speckle Fr tacheture *f* De Fleck *m* ; Sprenkel *m*
speckled Fr tacheté De gefleckt ; gesprenkelt ; scheckig ; Forellen~ Es moteado Ca tacat
speculum *pl: specula* Fr spéculum *m pl: spéculums* De Spiegel *m* ; Spekulum *ne* Es espéculo
speed Fr vitesse *f* De Speed *m* ; Tempo *ne* Es Schnelligkeit *f* Es velocidad
speed derby *hj* Fr derby de vitesse *cs* De Speed-Derby *ne* •Springprüfung im schnellen Galopp, bei der Schnelligkeit, Wendigkeit und Galoppiervermögen der Pferde sowie Nerven und Geschicklichkeit der Reiter geprüft werden Es derby de velocidad
speed range (of a horse) Fr échelle des vitesses (d'un cheval) *f* De Bereich, in dem ein Pferd seinen Speed einsetzen kann
speed-weight *r* Fr coefficient poids-vitesse *c* De Rating für das Speedvermögen eines Pferdes
speedy cut boot •Made specially high, to prevent speedy cutting, which, in racing, is most likely to be a high interference. Fr guêtre haute De Hohe Gamasche, die das Streichen verhindern soll
speedy cutting •There is no clear definition, this term is most often used in racing but could include any damage to a limb by another one at a fast gait. Fr couper à haute vitesse (se ~) De Streichen *ne* ; Greifen *ne* ; Anschlagen an den Gliedmaßen *ne*
speedy-cutting shoe > interfering shoe
sperm ; semen *anat* Fr sperme *m* ; semence *f anat* De Sperma *ne* ; Samen *m* Es esperma ; semen *anat* La Sperma ; Semen
spermatic cord Fr cordon spermatique *m* De Samenstrang *m* La Funiculus spermaticus
sphenoid bone Fr os sphénoïde De Keilbein *ne* Es hueso esfenoides La Os sphenoidale
sphenopalatine sinus Fr sinus sphénoïdal *m* De Gaumenkeilbeinhöhle *f* La Sinus sphenoidalis
spike cribbing strap Fr collier avec pointes contre le rot *m* De Koppriemen *m*
spin *west.* Fr vrille *f west.* De Spin *m* •schnelle Drehung um die Hinterhand
spinal column; spine > vertebral column
spinal cord Fr moelle épinière *f* De Rückenmark *ne*
Es médula espinal La Medulla spinalis
spinal nerves Fr nerf spinaux De Rückgratnerven *m* ; Spinalnerven *m*
spinalis m. Fr muscles longs épineux *m pl* De Dornfortsatzmuskel *m* ; Dornmuskel *m* La M. spinalis
spinalis thoracis m. Fr m. épineux du thorax ; m. long épineux *anc* De Brustteil des Dornfortsatzmuskels *ne* La M. spinalis thoracis
spine Fr épine dorsale *f* De Rückgrat *ne* Es espina dorsal ; espinazo It spina dorsale
spine of frog ; frog-stay Fr arête de la fourchette *f* ; arrête-fourchette *f anc* De Hahnenkamm des Hufes *m* La Spinea cunei
spine of the scapula ; scapular spine Fr épine scapulaire ; épine acromienne *anc* De Schulterblattgräte *f* ; Schultergräte *f* Es espina de la escápula It spina scapolare La Spina scapulae
spinous process •Their great length on the second to the ninth thoracic vertebrae causes the prominence of the withers. Fr processus épineux •Saillie osseuse qui s'élève à la verticale, de façon plus ou moins prononcée sur certaines vertèbres. De Dornfortsatz *m* Es apófisis espinosa *f* La Processus spinosus
spirally graded surface > banking (of a track)
splanchnic nerve Fr nerf splanchnique De Eingeweidenerv *m* La Nervus splanchnicus
splashed white •A coat pattern in which the edges of the white areas are distinct as in the tobiano. The four legs are usually white, the head is largely white and the belly is white to varying extents. The eyes are commonly blue. De Helmschecke *m* ; Splashed White Overo *m*
splayed foot > toed-out
spleen Fr rate *f* •Emmagasine des réserves de sang qui peuvent être libérées dans le flot sanguin au besoin. De Milz *f* Es bazo
splenic artery Fr artère liénale De Milzarterie *f* La Arteria lienalis
splenius m. Fr m. splénius De Riemenmuskel *m* Es músculo esplenio La M. splenius
splint •Osteitis, periostosis, exostosis or interosseous desmitis on the cannon, and frequently touching the splint bones (hence the name). A peg splint is located behind the cannon bone and next to the suspensory ligament. A shin splint or shin buck is located on the front of the cannon bone and results from a surface fracture. Fr suros *m* •Ostéite, périostose, exostose ou inflammation ligamentaire dans la région du canon impliquant souvent les os rudimentaires. De Überbein am Griffelbein *ne* ; Knochenauswuchs *m* Es sobrehueso (en la caña) ; sobrecaña
splint bone ; small metatarsal Fr os métatarsien rudimentaire ; stylet *m rare* ; péroné *m anc* •Il y en a un interne et un externe. Chacun est relié, sur toute sa longueur, au métatarsien principal par un ligament. De hinteres Griffelbein *ne*
splint bone > small metacarpal (bone)
splint bones (front limb medial and lateral ~) ; second and fourth metacarpals ; inner and outer metacarpals ; small metacarpal bones Fr os métacarpiens rudimentaires *m pl* ; métacarpiens II et IV (os ~) *m pl* ; stylets *m pl rare* ; péronés *m pl anc* De vordere Griffelbeine (zur Mitte hin gelegene // seitliche ~) *ne pl* ; zweiter und vierter Metakarpalknochen *m* ; zweiter und vierter Vordermittelfußknochen *m* ; zweiter und vierter Mittelhandknochen *m* It ossa metacarpali piccole
splint bones (hind limb medial and lateral ~) ; second and fourth metatarsals ; inner and outer metatarsals •The fourth metatarsal is the lateral (external) splint bone. Fr os métatarsiens rudimentaires *m pl* ; métatarsiens II et IV (os ~) *m pl* ; stylets *m pl rare* ;

péronés *m pl anc* De hintere Griffelbeine (zur Mitte hin gelegene // seitliche ~) *ne pl* ; hintere Metatarsalknochen *m pl* ; hintere Nebenmittelfußknochen *m pl*

splint boot Fr guêtre pour suros De Halbgamasche *f* •schützt das Röhr- bzw. Sprungbein sowie die Innenseite des Fesselgelenks Es bota contra sobrehueso ; cañera

split a race *v* Fr diviser une course De Rennen teilen (ein ~)

spoiled mouth Fr bouche abîmée De verdorbenes Maul *ne*

spoke (of a sulky wheel) ; sulky wheel spoke Fr rayon (de roue de sulky) *m* De Speiche (eines Sulkyrades) *f*

sponge Fr éponge *f* De Schwamm *m* Es esponja

sponsor Fr commanditaire *m ou f* De Sponsor *m* ; Stifter *m* Es comanditario

spooky Fr ombrageux De schreckhaft ; guckig ; scheu ; unruhig Es asustado ; asustadizo

spoon •On a heel of a shoe, it extends upward and cover the heel, fitted closely it might prevent the horse from pulling the shoe while overreaching. Fr coquille *f* •Sur l'éponge d'un fer, elle remonte en suivant la forme du talon et peut limiter les problèmes d'arrachage de fer lorsque le cheval s'atteint en talons. De Hufeisen mit lang gelegten und nach oben gebogenen Schenkelenden

spoon (on a mouthpiece) Fr cuillère / cuiller (sur le canon d'un mors) De Löffel (an einem Mundstück) *m*

spoon cheek •A flattened and short cheek to a snaffle bit. A full spoon cheek is extending above and below the mouthpiece; a half spoon cheek is extending only on one side (below) of the mouthpiece. Fr barrette *f* ; spatule *f* •Tige latérale, aplatie, qui empêche les anneaux du filet de pénétrer dans la bouche du cheval. Une demi spatule n'occupe qu'un côté du mors (pointant vers le bas) alors qu'une double spatule s'étend des deux côtés (en haut et en bas) du mors. De Knebel (flacher, löffelförmiger ~) *m* ; Schenkel (flacher, löffelförmiger ~) *m* •Ein beidseitiger Knebel besteht aus einer oberen und unteren Hälfte, ein Knebel mit lediglich einer Hälfte unterhalb des Mundstücks wird auch als Fahrtrense bezeichnet.

spoon mouth snaffle bit Fr filet à cuillère(s) •Filet avec un / des pendentifs rappellant une / des cuillère(s). De Löffeltrense *f*

sporocyst •Second larval stage of the fluke, inside an intermediate host. Fr sporocyste *f* •Deuxième stade larvaire des douves. De Sporozyste *f* •Entwicklungsstadium der parasitischen Saugwürmer

spots •r: One of the markings that may be part of a racing colour scheme. Fr pois *m* •c: Un des motifs pouvant faire partie d'un dispositif de couleurs. De Punkte *m pl* •Rennfarbe

spotted blanket over croup •The area covered by a blanket should be specified, since it may cover much larger than the croup. Fr croupe tachetée De Schabrackentigerschecke *m* •Tigerung nur an der Kruppe oder Lende Es chubarí *Esp* ; pintado *Arg*

sprain > strain

spread fence / jump > *spread jump* Fr obstacle large > *saut en largeur* De Weitsprung *m* Es salto ancho

spread jump ; broad jump > *spread fence* Fr saut en largeur > *obstacle large* De Hochweitsprung *m* ; Weitsprung *m* Es salto de anchura

spreading of bets / wagers / stakes Fr ventilation des enjeux *f* De Streuen von Wetten / Einsätzen *ne*

spring open the starting gate *v* Fr déclencher la barrière de départ De Aufspringen der Startboxtür *ne*

spring show Fr concours printanier De Frühjahrsturnier *ne*

spring tree (of a saddle) Fr arbre à ressort (d'une selle) De Spring-Tree-Sattel *m* ; Stahlfeder-Sattelbaum *m*

springhalt > stringhalt

sprint race Fr course de courte distance De Sprintrennen *ne* ; Fliegerrennen *ne*

sprinter Fr sprinter *m* De Sprinter *m* ; Flieger *m* Es velocista

spur *n* Fr éperon *m* De Sporn *m pl: Sporen* Es espuela Ca esperó

spur *v* Fr éperonner De Sporen geben *m pl* Es espolear

spur vein > superficial thoracic vein

spur wound •Blessure faite par un éperon. De Verletzung durch Sporen *f* Es espoleadura

spurrier •Spur maker. Fr éperonnier •Fabricant ou vendeur d'éperons. De Sporer *m* ; Spornmacher *m*

squamous (part of) temporal (bone) Fr écaille (de l'os temporal) *f* ; partie écailleuse (de l'os temporal) *f* De Schuppenbein des Schläfenbeins *ne* Es escama del temporal La Pars squamosa

square oxer Fr oxer carré •Dont les barres supérieures de chacun des éléments sont à la même hauteur. De Carree-Oxer *m* Es oxer cuadrado Ca óxer quadrat

square toe (shoe) Fr fer à pince tronquée De Hufeisen mit geradem Vorderteil *ne* ; Hufeisen mit geradem Zehenteil *ne*

squares > check

squeal *n or v* •Short and high-pitched sound, used in aggressive situations. Fr couinement *m* ; couiner *v* •Son aigu et bref, essentiellement lié à l'agressivité, le son commence la bouche fermée mais les commissures se retroussent et la bouche peut finir par s'ouvrir. De schriller Schrei *m* ; quieken

stable *r* Fr écurie *de course* De Rennstall *m*

stable > barn

stable (head) halter > stable head collar / stall

stable area *r* Fr zone des écuries *f* De Boxenbereich *m*

stable bandages ; standing wraps / bandages Fr bandages de repos De Stallbandagen *f pl* Es vendas de descanso

stable boy / man > *groom and stable fatigue* Fr garçon d'écurie *m* > *palefrenier et garde d'écurie* De Stallbursche *m* ; Gestütswärter *m* Es mozo de cuadra Ca mosso de quadra / d'estable Ne stalknecht ; rijknecht

stable equipment Fr équipement d'écurie De Stallgerät *ne*

stable fatigue > *stable boy* Fr garde d'écurie *m* ; surveillant d'écurie *m* > *garçon d'écurie* De Stallwache *f* ; Stalldienst *m* Es guardia en la caballeriza

stable fly Fr mouche de l'étable ; mouche charbonneuse ; mouche piqueuse des étables De Stallfliege *f* ; Wadenstecher *m* ; Gemeine Stechfliege *f* Es mosca de establo La Stomoxys calcitrans

stable head collar / stall ; stable (head) halter Fr licou / licol d'écurie *m* / *m* •Comporte un anneau permettant d'y attacher une chaîne. De Stallhalfter *ne*

stable sheet Fr couverture d'écurie •Couverture que le cheval porte à l'écurie. De Stalldecke *f* ; Abschwitzdecke *f*

stable-plaque Fr plaque d'écurie De Stallplakette *f*

stabled horse Fr cheval (mis) à l'écurie De aufgestalltes Pferd *ne*

stabling Fr stabulation *f* De Stallung *f* ; Unterbringung der Pferde *f* ; Stallunterbringung *f* Es estabulación

stack of logs *obstacle* Fr stère *m* •Obstacle d'extérieur formé d'une empilade de rondins ou de billes de bois. De Holzstoß *m* ; Holzscheit *m*

stadium jumping > jumping phase / test

stag face > dished (face)
stag-hunting Fr chasse au cerf De Reiten zu Hirschhunden Es caza de ciervo
stake •Money offered as a prize in a race. Fr enjeu (à gagner) m •Montant offert en bourse dans une course. Le mot enjeu peut aussi être utilisé pour désigner le montant des paris. De Geldpreis m ; Rennpreis m
stake > bet
stakes ; stake race •Will be run during the year following the closing of the nominations. Monies given by the sponsor and/or the track conducting the race will be added to the participation fees, to determine the total amount of the purse. Fr stake(s) (prix / courses ~) •Course importante disputée dans l'année suivant la fermeture des inscriptions et dans laquelle des sommes sont ajoutées aux droits de participation pour déterminer la valeur totale de la bourse. Le terme est souvent utilisé au pluriel et n'a pas d'équivalent direct en français. De Stakes-Rennen ne •Rennen, bei dem die Sponsorengelder den Einsätzen zugeschlagen werden Es carrera de premio mayor
stale > sour
stall (standing ~) ; horse-bay •Usually open at the rear, the horse must be tied-up in it. Fr stalle (d'écurie) f ; entre-deux m •Compartiment qui n'est pas complètement fermé et dans lequel le cheval doit être attaché. De Stand m ; Ständer m Es compartimiento
stall guard Fr barrière de stalle De Boxensperre f Es guarda de la puerta
stall housing Fr stabulation entravée De Stallhaltung f Es estabulación cerrada
stall mat Fr tapis de caoutchouc m De Stallmatte f Es piso de goma / hule
stall rest a horse v •Mettre un cheval au repos dans un box. De Stallruhe geben (einem Pferd ~) Es descansar un caballo en el establo
stallion ; entire (male horse) •An uncastrated male horse. Fr étalon m ; entier (cheval mâle ~) m ou adj De Beschäler m ; Deckhengst m ; Zuchthengst m Es caballo entero ; semental (caballo ~) ; padrillo amer ; garañón amer Ca cavall enter It stallone Ne hengst
stallion man ; stud farmer Fr étalonnier De Hengstwärter m
stallion support / shield Fr support d'étalon m ; suspensoir m ; bouclier d'étalon m De Suspensorium für den Hengst ne ; Rennsuspensorium für den Hengst m
stamina •The ability to endure a prolonged physical strain. Fr vigueur f ; résistance f •Capacité à fournir un effort physique durant une période relativement prolongée, sans se fatiguer indûment. De Stehvermögen ne Es resistencia Ca resistència Ne uithoudingsvermogen
stamp ; fore-punch Fr étampe f •Outil de maréchal-ferrant, servant à former l'emplacement de la tête de chacun des clous, lors de la fabrication des fers. De Stempelhammer m
stance > stand(s)
stance phase •Phase of a stride, when the foot is on the ground and bearing weight. Fr appui m •Phase du mouvement d'un membre lors d'un déplacement du cheval, lorsqu'il s'appuie sur ce membre. De Stützbeinphase f
stand (of an obstacle) ; post Fr chandelier m ; support (d'un obstacle) m De Ständer (eines Hindernisses) m Es poste
stand (straight / good ~) Fr aplomb (bon ~) m De Stand (gerader / guter ~) m
stand level > stand square
stand square v ; stand to attention v ; stand level v •Standing with balance (and with attention) on all four legs at the halt. Fr tenir ferme (se ~) •Arrêté ferme, le cheval se tient en équilibre et carré sur ses quatre membres. > parade De gleichmäßiges Stehen auf allen vier Füßen ne Es cuadrarse Ca quadrar-se
stand still v Fr tenir immobile (se ~) De stillstehen Es parar
stand to attention > stand square
stand(s) ; stance Fr aplomb(s) m •Axe et position des membres sous le tronc du cheval. De Stellung (der Gliedmaßen) f ; Beinstellung f Es aplomo(s) Ca aplom m
standard bay > red bay
Standardbred ; American trotter •USA originating breed, at the beginning selected only on their capacity of racing a mile, without galloping, within 2:30 minutes (the standard to be met, adopted in 1879). Fr standardbred m ; trotteur américain m •Race originaire des E.U.A., les chevaux ont été sélectionnés au début uniquement sur leur capacité à courir un mille, sans galoper, en moins de deux minutes et trente secondes (le standard, adopté en 1879). De Amerikanischer Traber m ; American Standardbred m Es trotador americano It trottatore americano
standing jump Fr saut de pied ferme De Sprung aus dem Stand m Es salto a pie firme
standing martingale ; fixed martingale ; tie-down west. Fr martingale fixe / droite De starres Martingal ne ; stehendes Martingal ne Es bajador (martingala de ~)
standing stretched > camped (out)
standing under ; camped under •Standing under in front // behind: Front limbs sloping toward the rear or hind limbs sloping toward the front, being too much under the horse. Standing under (in front // behind) is the better expression. The word « camped », being used alone, means the opposite of what is meant here. Fr sous-lui •Sous-lui du devant // du derrière: Quand, vus de côté, les membres sont trop sous le corps du cheval par rapport à leurs articulations supérieures. De unterständig Es remitido adelante // de atrás
standing wraps / bandages > stable bandages
stands Fr gradins m pl De Zuschauertribüne f
star •A white mark on the forehead of the horse, it may have any shape (like star, Stern and estrella) or no shape at all. Fr en tête ; en-tête f ; f •Marque blanche localisée sur le front du cheval, on la qualifiera selon sa forme et sa grosseur, par exemples: étoile ou pelote. De Stern m ; Blume f •Abzeichen Es lucero ; estrella ; estrellado Ca estel ; estrella
star and stripe conjoined Fr en tête prolongé par une liste De Stern und Blesse miteinander verbunden ne Es estrella y cordón
star gazer De Sterngucker m ; waagerechter Kopf m •Pferd, das mit dem Kopf nach oben ausweicht
star inclined to left // right Fr en tête à gauche // droite •Se rapprochant de l'arcade sourcilière gauche // droite. De Stern (nach links // rechts geneigter) m
star-gaze v •A horse carrying his head very high with the muzzle forward. Fr porter le nez au vent •Se dit du cheval qui porte la tête très haut, le museau par en-avant. De mit hoher Nase gehen ; mit dem Kopf nach oben ausweichen Es despapar Ca anar capalt
star(s) •r: One of the markings that may be part of a racing colour scheme. Fr étoile(s) •c: Un des motifs pouvant faire partie d'un dispositif de couleurs. De Stern(e) m (pl) •Rennfarbe
starch Fr amidon m De Stärke f Es almidón m
start Fr départ m De Start m Es salida ; partida Ca sortida Ne start
start v Fr prendre le départ De starten Es salir ; tomar la salida ; empezar Ca sortir
start at a trot v Fr partir au trot De antraben Es romper al trote ; tomar el trote
start at a walk v Fr rompre au pas ; partir au pas De Anreiten im Schritt ne Es romper al paso

; tomar el paso
start at the canter *v* Fr partir au galop De angaloppieren *v* Es romper al galope ; tomar el galope
starter Fr cheval partant De Starter *m* •am Rennen oder Wettbewerb teilnehmendes Pferd
starter > starting judge
starting gate Fr barrière de départ De Startbox *f* Es gatera
starting gate (vehicle) Fr véhicule de la barrière de départ *m* De Startmaschine *f*
starting gate door controls Fr commande de portillons de la barrière de départ *f* De Startboxtürensteuerung *f*
starting judge ; starter *hr* •An official supervising the start of a / the participant(s). Fr juge au / de départ •Responsable du signal de départ, et, en course, de l'alignement des participants. De Starter *m* •Funktionär, der die Rennen startet Es juez de salida Ca jutge de sortida
starting line Fr ligne de départ De Startlinie *f* Es línea de salida Ca línia de sortida
starting order Fr ordre de départ De Startreihenfolge *f* Es orden de salida ; orden para empezar Ca ordre de sortida
starting point Fr point de départ De Startstelle *f* ; Ausgangspunkt *m* Es punto de partida
starting pole / post > fair start pole / post
stationary starting gate Fr barrière fixe De stationäre Startmaschine *f*
stay apparatus (passive ~) Fr appareil de soutien / station De Halteapparat (passiver~) *m*
stay in contention *v* Fr demeurer près des meneurs *c* De im Rennen bleiben
stayer Fr cheval de fond ; cheval de tenue De Steher *m* Es caballo de larga distancia
steady a horse *v* ; calm a horse *v* Fr calmer un cheval De Pferd beruhigen (ein ~) Es calmar un caballo ; sosegar un caballo
steel wear insert •Into an aluminium shoe, to postpone its wearing out. Fr insertion en acier *f* ; renfort de pince en acier *m* •Dans un fer à cheval en aluminium, pour en retarder l'usure. De Stahleinsatz im Zehenteil eines Aluminiumhufeisens *m*
steel-plated shoe Fr fer à revêtement d'acier De stahlbeschichtetes Hufeisen *ne*
steeplechase •Steeplechasing takes place over tracks with rather high obstacles or in the open country. Fr course au clocher *f* ; steeple ; steeple-chase *m* ; *m* De Jagdrennen *ne* Es steeple chase Ca steeple chase
steeplechase phase *ht* Fr steeple (phase de ~) *m* (f) *cc* De Rennbahn *f* •Geländeritt beim Vielseitigkeitsreiten Es fase de steeple chase
steer wrestling Fr terrassement du bouvillon *m* De Steer-Wrestling *ne* ; Ringen mit dem Bullen *ne* •ein Rodeoevent
step •Term used mainly for displacements to the side, backwards and at the walk. A step is also a complete movement of a limb in any gait, and the distance covered by this. Fr pas *m* •Terme utilisé surtout pour les déplacements de côté, vers l'arrière et au pas en général. De Trabtritt *m* ; Tritt *m* Es paso
step (obstacle) •A jumping obstacle consisting of a series of steps. Fr piano *m* •Obstacle formé de deux banquettes soudées, à deux niveaux différents. Le terme est aussi utilisé pour les obstacles comportant trois niveaux différents. De Stufen *f pl* Es obstáculo escalonado / en escalera Ca obstacle escalonat
step aside *v* Fr faire un // quelques pas de côté De zur Seite treten
step back > back

step backwards *n* Fr pas vers l'arrière De rückwärts treten ; zurück treten Es paso atrás Ca pas enrere
stepping pace / amble > slow-gait
sternal ligaments Fr ligaments sternaux De Brustbeinbänder *ne pl* La Ligamenta sterni
sternal ribs Fr côtes sternales *f pl* ; côtes vraies •Dont les cartilages s'articulent directement sur le sternum. De wahre Rippen *f pl* ; Tragrippen *f pl* Es costillas esternales It costole sternali / vere La Costae verae
sternebrae Fr sternèbres *f pl* De Brustbeinstücke *ne pl* La Sternebrae
sternocephalicus m. Fr m. sterno-céphalique De Brustkiefermuskel *m* ; Brustbein-Kopf-Muskel *m* Es músculo esternofalico La M. sternocephalicus
sternocostal articulations Fr articulations sterno-costales / sterno-chondrales De Brustbein-Rippen-Gelenke *ne pl* Es articulaciones esternocostales La Articulationes sternocostales
sternum Fr sternum *m* De Brustbein *ne* ; Sternum *ne* Es esternón It sterno La Sternum
steward Fr commissaire (d'un concours) *m* De Mitglied der Rennleitung *ne* ; Aufsichtsperson *f* Es comisario Ca comissari Ne commisaris
stewards' list Fr liste des commissaires De Liste der Rennleitungsmitglieder *f*
stewards' stand Fr tribune des commissaires De Rennleitungstribüne *f*
stiffness Fr raideur *f* De Steifheit *f*
stifle > *knee* Fr grasset *m* ; genou *m anat* •Région entre la cuisse et la jambe. > *genou et articulation du grasset* De Knie *ne* ; Hinterknie *ne* Es babilla Ca greixet La Genu
stifle joint Fr articulation du grasset ; articulation du genou *anat* •Implique le fémur, la rotule et le tibia, elle peut ainsi être désignée « fémoro-tibio-patellaire ». De Kniegelenk *ne* Es articulación femoro-tibia-rotuliana ; articulación de la babilla La Articulatio genus
stifled horse •Horse with an upward fixation of the stifle. De Pferd mit verrückter Kniescheibe bzw. blockierter Hinterhand
stirrup *west. & class.* ; iron (stirrup-~) *class.* Fr étrier *m* De Steigbügel *m* ; Bügel *m* Es estribo Ca estrep
stirrup (of the ear) Fr étrier (de l'oreille) *m* ; stapes *m* De Steigbügel (des Ohres) *m* Es estribo La Stapes
stirrup bar Fr porte-étrivière (couteau ~) *m (m)* De Sturzfeder *f* ; Steigbügelriemenschloß *ne* Es barra de estribo ; anella portaestrep *f*
stirrup leather / strap Fr étrivière *f* De Steigriemen *m* ; Steigbügelriemen *m* Es estribera ; ación ; arción *amer* Ca gambal
stirrup pad / tread ; foot pad Fr coussinet d'étrier De Steigbügeleinlage *f* Es colchoneta de un estribo
stock horse •A type of horse for the working cowboys: a relatively short head with a neck long enough to act as a balance arm, short coupling, well muscled hip and gaskin, not too heavy on the forehand, 14,2 - 15 hh. Fr cheval de vacher / cow-boy •Type de cheval utilisé pour travailler (rassembler, conduire etc.) avec le bétail. De Stockhorse *ne* Es caballo vaquero
stock saddle > western saddle
stock tie Fr lavallière *f* De Künstlerschleife *f* ; Plastron *ne* Es chalina ; corbata
stockade ; palisade rails •Vertical fence, stricto sensu solid, in which the pieces are vertically arranged. Fr palissade *f* •Obstacle formé de pièces serrées les unes contre les autres et disposées verticalement. De Palisade *f* Es empalizada Ca estacada
stocking > white to above knee // hock
stocking up •Accumulation of excess fluid in the soft tissues, especially in the legs. De Schwellungen in den

Gliedmaßen f pl Es hinchando
stocky ; thick-set Fr trapu De gedrungen
stomach Fr estomac m •Relativement petit pour la taille du cheval. Ses deux orifices sont relativement proches et permettent un transit relativement rapide de l'eau vers l'intestin. De Magen m ; Gaster m Es estómago It stomaco Ne maag La Ventriculus ; Gaster
stomach hairworm > hairworm
stomach wall Fr paroi gastrique De Magenwand f
stomach worms •Of the genus Habronema. > *hairworm* Fr vers de l'estomac m pl De Magenwürmer m pl Es habronema
stone •English weight unit for riders, 14 lb or 6.3 kg. De Stone m •Englische Gewichtseinheit für Reiter
stone bruise > bruise (of the sole)
stone wall Fr mur de pierres De Feldsteinmauer f ; Naturmauer f ; Steinmauer f Es muro de piedra
stop > halt
stopwatch Fr chronomètre (à main) m De Stoppuhr f Es cronómetro a mano
straight ; straightaway •A long straight section of a racecourse. Fr ligne droite •~ sur une piste de course. De Gerade f ; Zielgerade f
straight (cut off) hardy ; metal bevel Fr biseau métallique m ; tranche(t) (d'enclume) droit(e) f(m) De gerader Setzhammer m ; Amboßschröter m
straight (home ~) > homestretch ; home stretch
straight (service) fee Fr saillie sans conditions De Decktaxe ohne Konditionen f
straight / stretch (front ~) > homestretch ; home stretch
straight back Fr dos droit De gerader Rücken m
straight bar bit / snaffle ; straight mouthpiece Fr rigide (filet / canon ~) De Stangengebiss ne Es recta (embocadura ~)
straight behind > straight hind legs
straight forecast > exacta ; exactor
straight hind legs ; post-legged adj ; straight behind adj Fr jarrets droits De gerade Hinterbeine ne pl Es corvejones derechos / erguidos
straight hock > *straight hind legs* Fr jarret droit De steiles Sprunggelenk ne
straight in front > upright pastern / foot
straight mouthpiece > straight bar bit / snaffle
straight neck Fr encolure droite De gerade verlaufender Hals m
straight sesamoidean ligament ; superficial sesamoidean ligament Fr lig. sésamoïdien distal superficiel / droit ; lig. sésamoïdien droit ; lig. sésamoïdien inférieur superficiel anc De gerades Gleichbeinband ne La Lig. sesamoideum distale rectum
straight shoulder > upright shoulder
strain (1) ; sprain (2) •Strain and sprain are occasionally presented as equivalents. 1) Overstretching of a muscle or other non-tearing distension of a tendon or a ligament. The ligament is the structure involved in the « entorse ». 2) Wrenching or twisting of a joint with rupture of fibres of ligaments, and possibly of other associated structures. Fr entorse f (1 & 2) ; foulure f (1) •Le mot « strain » peut désigner un simple étirement d'un muscle ou d'un tendon. 1) L'entorse légère, ou foulure, est celle dans laquelle les ligaments d'une articulation ne sont qu'étirés ou distendus (« strain ») ; 2) l'entorse est plus grave lorsqu'il y a rupture, à différents degrés, de ligaments (« sprain »). De Zerrung f (1) ; Verstauchung f (2) Es esfuerzo (1) ; torced ura (2)
strain > lineage
strangles ; distemper (equine ~) •Highly contagious infection, caused by Streptococcus equi, characterized by fever, nasal discharge becoming thick pus, lack of appetite and moist cough. The abscesses in lymph glands (retropharyngeal nodes) around throat may become so large as to obstruct the airway (hence the name strangles). Fr gourme f •Infection bactérienne contagieuse des voies respiratoires supérieures. Les complications sont nombreuses et elle peut causer la mort. Les symptômes sont: fièvre, augmentation de la fréquence respiratoire, écoulement nasal, agitation et perte d'appétit. De Druse f Es gurma ; papera / papo (del caballo)
stratum externum of the wall ; external layer of the hoof Fr couche externe du sabot f De Glasurschicht f La Stratum externum
stratum germinativum (epidermidis Malpighii) •A layer of epithelial cells, directly on the membrane of the dermis / corium, here these cells are not cornified and, in the hoof, their proliferation maintains the growth of the wall. Fr couche germinative f ; stratum germinativum m ; couche génératrice du corps muqueux de Malpighi ; couche basale de l'épiderme •Elle repose directement sur la membrane du derme / chorion. Les cellule épithéliales non- kératinisées y prolifèrent, remplaçant les cellules plus anciennes et plus ou moins kératinisées, lesquelles s'éloignent ainsi de plus en plus de la partie vivante, dans le pied ceci résulte en l'accroissement (la pousse) de la corne du sabot. De Keimzellenschicht f ; Regenerationsschicht f Es estr ato germinativo
straw Fr paille f De Stroh ne Es paja
strawberry roan > chestnut roan
streak v Fr filer à toute vitesse c De mit vollem Tempo gehen
stress test Fr épreuve d'effort De Stresstest ne
stretch (in the ~) > in the stretch
stretch drive (in a race) Fr dernière poussée (dans une course) f De Endkampf (in einem Rennen) m ; Finish (in einem Rennen) ne
stretch position ; homestretch position Fr position dans le dernier droit De Position in der Zielgeraden m
striated m. ; voluntary m. Fr m. (à contraction) volontaire m ; m. strié •Muscle qui obéit directement au cerveau. De quergestreifter Muskel m ; Skelettmuskel m Es músculo estriado ; músculo voluntario It muscolo striato / voluntario Ne dwarsgestreepte of willekeurige spier
stride Fr foulée f ; enjambée f De Schritt m ; Schrittweite f Es zancada f ; tranco ; pisada Ca gambada ; tranc
strike off (from the halt) > move off (from the halt)
strike off at the canter > break into canter / gallop
strike off at the canter from the halt v Fr partir au galop de pied ferme De angaloppieren (aus dem Halten ~)
strike-fly > blowfly
stringhalt ; springhalt •Sporadic disease due to unknown cause, characterized by involuntary repetitive exaggerated flexion of a hock. Fr harper m ou v ; éparviner v ; pas de coq m •Flexion brusque, répétitive et exagérée du jarret, sans cause bien identifiée, mais que l'on attribue parfois à un éparvin, quelquefois nommé « éparvin sec ». De Hahnentritt m ; Zuckfuß m Es paso de gallo ; arpeo ; arpeado ; mioclonia de las patas traseras
strip firing (scars) ; line firing (scars) Fr raies de feu f pl De Brennen mit Strichfeuer (Narben) ne Es rayos de fuego
stripe •Narrow white marking down the face, not wider than the flat anterior portion of the nasal bones. Fr liste f •Marque blanche étroite localisée sur le chanfrein et pouvant se prolonger jusqu'à la bouche. De Blesse f ; Strichblesse f ; Blässe f Es cordón ; lista Ca llista
stripe n ; striped adj •r: One of the markings that may be part of a racing colour scheme. Fr bande f ; rayé adj •c: Un des motifs pouvant faire partie d'un dispositif de cou-

leurs. De Streifen m ; gestreift adj
stripe (narrow ~) Fr liste (fine / petite) f De Schnurblesse f ; Strich m Es cordoncillo
stripe inclined to left // right Fr liste déviée à gauche // droite De Schnurblesse (nach links // rechts geneigte ~) f
striped > stripe
striped hoof Fr sabot rayé De gestreifter Huf m
stroke of the whip Fr coup de cravache De Peitschenhieb m ; Stockhieb m Es fus tazo Ca fuetada
strong finish r Fr fin de course en trombe De starker Endkampf m ; starkes Finish ne
strongyle (1) ; redworm ; Strongylus (2) •1) May be used to designate any roundworm of the family Strongylidae. 2) Including Strongylus vulgaris, S. equinus, S. edentatus, S. asini, all these being large strongyles. Fr strongle m De Palisadenwurm m Es estróngilo
strongylosis ; redworm infestation Fr strongylose f De Blutwurmbefall m ; Strongylose f Es estrongilosis
Strongylus > strongyle
stubborn Fr rétif ; têtu De störrisch ; stätisch Es reacio ; resabiado ; terco
stud (farm) manager Fr directeur de haras m De Gestütsleiter ; Gestütsmeister ; Gestütsverwalter m ; m ; m
stud (horseshoe / screw-in ~) > calk (screw-in ~)
stud farm ; breeding farm (horse-~) Fr haras m inv ; ferme d'élevage f•Établissement destiné à la reproduction de chevaux, dans un haras on fait de la sélection et on vise l'amélioration de la race. De Gestüt ne ; Zuchtbetrieb m Es acaballadero ; criadero (rancho de ~) ; yeguada Ne stoeterij
stud farm Fr dépôt d'étalons m •Un centre où des étalons sont rassemblés. De Hengstdepot ne Es depósito de padrillos / sementales
stud farmer > stallion man
stud fee(s) Fr frais de saillie m Can., pl : f. de saillies ; prix de saillie m Eur De Decktaxe f ; Deckgeld ne ; Deckgebühr f Es precio del servicio ; maquilla Ne dekgeld
stud horse Fr reproducteur (mâle) m ; étalon reproducteur m De Zuchthengst m ; Gestütshengst m Es progenitor (padre)
stud-book ; stud book Fr livre de(s) haras m ; livre généalogique m De Gestütsbuch ne ; Stutbuch ne ; Pferdestammbuch ne Es libro genealógico / registro It libro genealogico ; registro di allevamento
stud-book (general ~) ; registry (of a breed) Fr registre (général) m ; livre généalogique m De Allgemeines Gestütbuch ne Es libro genealógico ; registro de raza
stumble v Fr buter De stolpern ; straucheln Es tropezar
sturdy Fr costaud De stark ; robust ; derb
subclavian artery Fr artère subclavière De Unterschlüsselbeinarterie f La Arteria subclavia
subclavian pectoral m. ; subclavius m. ; anterior pectoral m. old Fr m. subclavier ; m. pectoral scapulaire anc De Unterschlüsselbeinmuskel m La M. subclavius
subclavius m. > subclavian pectoral m.
subcutaneous synovial bursa Fr bourse synoviale sous-cutanée De Hautschleimbeutel m La Bursa synovialis subcutaneus
subcutaneous tissue > subcutis
subcutis ; subcutaneous tissue ; hypodermis •Attaches the dermis to the deeper structures, it is thin in general. In the foot, it forms the coronary cushion and the digital cushion. Fr toile sous-cutanée f ; hyperderme m De Unterhaut f ; Subkutis f Es tejido celular subcutáneo

La Tela subcutanea
sublingual gland •A salivary gland. Fr glande sublinguale De Unterzungenspeicheldrüse f
subscapular artery Fr artère subscapulaire De Unterschulterblattarterie f La Arteria subscapularis
subscapular nerve Fr nerf subscapulaire De Unterschulterblattnerv m La Nervus subscapularis
subscapular(is) m. Fr m. subscapulaire De Unterschulterblattmuskel m It muscolo subscapolare La M. subscapularis
substituted race Fr course substituée De ausgetauschtes Rennen ne ; ersetztes Rennen ne
subtarsal (check) ligament > accessory lig. of the deep digital flexor (tendon)
suckling Fr allaitement m De Säugen ne Es lactancia
suckling (foal) > milk foal
Suffolk (Punch) •A British heavy breed. The Suffolk Stud Book Society was founded in 1877. Fr suffolk •Race de trait lourd d'origine britannique. La Suffolk Stud Book Society a été fondée en 1877. De Suffolk-Punch m
sugar Fr sucre m De Zucker m Es azúcar
sugar beet pulp Fr pulpe de betteraves f De Rübennaßschnitzel m pl Es pulpa de remolacha(s) ; pulpa de betarragas
sulfonamide ; sulphonamide Fr sulfamide m De Sulfonamid m •Arzneimittel gegen Infektionskrankheiten Es sulfamida
sulfur > sulphur
sulky ; bike •Light two-wheeled cart used for harness racing. Fr sulky m •Voiture légère à deux roues, utilisée pour les courses attelées. De Sulky ne oder m Es sulky
sulky wheel spoke > spoke (of a sulky wheel)
sulphonamide > sulfonamide
sulphur ; sulfur USA Fr soufre m De Schwefel m Es azufre m
summary of cashed tickets r Fr relevé des billets / tickets remboursés m c De Übersicht über die ausgezahlten Wettscheine f
summer black Fr noir d'été •Robe noire dont la couleur, terne et mate l'hiver, devient brillante et luisante l'été. De Sommerrapp / Sommerrappe m
summer blistering •May be done by the reflected heat from the sand in white markings or pale coloured horses. De Hitzebläschen an der Haut im Bereich der Abzeichen an den Gliedmaßen
summer coat Fr poil d'été m De Sommerhaar ne Es pelo de verano
summer cold Fr rhume d'été m De Sommerschnupfen m
summer dermatitis / eczema > summer sores
summer mange (of horses) ; onchocercosis •Severe dermatitis occurring during summer and associated with Onchocerca microfilariae. Fr gale d'été (du cheval) f De Sommerräude (der Pferde) f•Befall von Mikrofilarien der Onchocerca
summer pasture Fr pâturage d'été m ; estive f (1) •1) Pâturage d'été en montagne. De Sommerweide f Es agostadero ; veraneo
summer sores ; summer dermatitis / eczema •Sores that are most prevalent during summer months. > sweet itch, bursattee and summer mange Fr plaies d'été f pl ; mal d'été m •Différentes plaies peuvent faire leur apparition, ne être beaucoup plus importantes, durant les mois d'été. > habronémose cutanée, hyphomycose du cheval De Sommerekzem ne ; Sommerwunde f Es dermatitis estival ; lastimados de verano ; ulceraciones de verano
sunburn •May designate the fading of colour caused by sweat and pressure in the regions of saddles and other

man-made contraptions. Fr coup de soleil De Sonnenbrand m Es quemadura de sol
sunken road obstacle Fr passage de route •Obstacle d'extérieur, la « route » est située en bas, entre deux pentes se faisant face. De Hohlweg m
super-couplé Fr super-couplé (pari ~) m (m) Fr De französische Wettart in der drei Pferde (ABC) in Paaren (AB AC BC) gewettet werden, die unter den ersten Pferden im Ziel sein müssen
superciliary arch ; orbital arch Fr arcade sourcilière f De Augenbogen m ; Augenbrauenwölbung f Es arco superciliar Ca arcada orbitària f La Arcus superciliaris
superficial (digital) flexor tendon Fr tendon (du) fléchisseur superficiel (des phalanges / du doigt) ; tendon (du) perforé •Au-dessus du boulet il se sépare en deux branches, entre lesquelles passe le tendon du fléchisseur profond, et qui s'attachent de chaque côté de la partie supérieure de la deuxième phalange. Il est plat et passe sous la peau, tout contre la face postérieure du tendon du fléchisseur profond. De Beugesehne des oberflächlichen Zehenbeugers f Es tendón flexor digital superficial It tendine flessore superficiale
superficial digital flexor m. ; flexor perforatus m. old Fr m. fléchisseur superficiel du doigt ; m. perforé anc ; m. fléchisseur superficiel des phalanges anc •Fortement mêlé de tissu fibreux. De oberflächlicher Zehenbeuger m La M. flexor digitorum superficialis
superficial gluteal m. ; gluteus superficialis m. ; gluteus maximus m. old Fr m. fessier superficiel ; m. grand fessier anc De oberflächlicher Kruppenmuskel m Es músculo glúteo superficial La M. gluteus superficialis
superficial sesamoidean ligament > straight sesamoidean lig.
superficial thoracic vein ; spur vein Fr veine sous-cutanée thoracique ; veine de l'éperon De oberflächliche Vene der seitlichen Bauchwand f •Vereinigung der Äste der Bauchvene am Rumpf Es vena torácica externa La Vena thoracica superficialis
superior check ligament > accessory lig. of the superficial digital flexor
supple seat > good and easy seat
supplementary ration Fr ration supplémentaire De zusätzliche Ration f Es ración suplementaria / extra
suppleness Fr souplesse f De Geschmeidigkeit f Es flexibilidad ; soltura Ca flexibilitat
suppling exercise Fr assouplissement (exercice d'~) m •Exercice visant le développement de l'élasticité du corps du cheval et/ou du cavalier. De Elastizitätsübung f Es ejercicio de calentamiento
support bandage Fr bandage de support De Stützbandage f Es venda de soporte
supporting limb > leg on the ground
suppurating corn •Due to infection of corn. Fr bleime suppurative / suppurée •Dans laquelle il y a infection. De eiternde Steingalle f ; eiternder Nageltritt m ; infektiöse Hufiederhautentzündung f •mit Eiter gefüllter Hohlraum in der Hufsohle
supraglenoid tubercle Fr tubercule supraglénoïdal f De Schulterblattbeule f •kleiner Knochenhöcker oberhalb der Gelenkpfanne des Schulterblattes La Tuberculum supraglenoidale
supraorbital fossa •Depression above the eye of the horse. Fr salière f ; fosse supra-orbitaire f •Dépression située au-dessus de l'oeil du cheval. De Augengrube f Es fosa supraorbitaria La Fossa supraorbitalis
suprascapular artery Fr artère suprascapulaire De Oberschulterblattarterie f ; supraskapuläre Arterie f La Arteria suprascapularis
suprascapular paralysis ; sweeney / sweeny ; shoulder slip •Muscular atrophy in the shoulder region due to damage to the suprascapular nerve. Fr paralysie du nerf suprascapulaire De Suprascapularislähmung f ; Lähmung des Suprascapularisnerves f Es atrofia de los músculos del hombro
supraspinatus m. Fr m. supra-épineux ; m. sus-épineux anc De oberer Grätenmuskel m ; Obergrätenmuskel m It muscolo supraspinato La M. supraspinatus
supraspinous ligament Fr ligament supra-épineux De Obergräten-Rückenband ne La Lig. supraspinale
surcingle ; roller USA •A webbing belt or strap used to keep a rug in position on a horse. Fr surfaix m •Sangle servant à maintenir une couverture en place sur le cheval. De Deckengurt m
surcingle •A webbing belt or strap passing over the saddle and around the horse's belly, to give greater security to the saddle. > flank cinch De Übergurt m ; Obergurt m Es sobrecincha Ca sobrecingla
surgery Fr chirurgie f De Operation f ; Chirurgie f
surra •Caused by Trypanosoma evansi. Fr surra m De Surra f •Infektion mit Trypanosoma evansi Es surra
suspended phase > suspension (moment of ~)
suspender > hanger
suspenders hr Fr bretelles ca De Hosenträger m pl •elastische Riemen, die über den Widerrist eines Trabers oder Pacers gelegt werden und Gamaschen zum Schutz der Innenseiten der Vorderfußwurzelgelenke halten
suspension ; set down n •Sanction against a jockey who will not be allowed to ride or drive for a certain period of time or definitively. Fr mise-à-pied f ; suspension f •Interdiction de monter ou de conduire, temporaire ou définitive, prononcée contre un jockey. De Lizenzentzug m ; Sperre f ; Reitverbot ne Es suspensión Ne rijverbod
suspension •Suspension phase over an obstacle. Fr planer m •Phase au-dessus d'un obstacle. De Sprungphase f Es suspensión Ca suspensió
suspension (moment of ~) ; suspended phase ; free flight (moment of ~)(1) •During a motion, when a foot or feet, is/are off the ground. 1) At the gallop, when all four feet are off the ground. Fr suspension (temps de ~) f (m) •Dans un déplacement, moment durant lequel un membre, un bipède, ou, dans le galop, les quatre membres (« free flight »), ne touche(nt) pas le sol. De Schwebephase im Schritt f ; Flugphase im Galoppsprung f (1) Es suspensión (tiempo de ~) Ca suspensió (temps de ~)
suspensory apparatus (of the fetlock) •Comprising the interosseus muscle, the proximal sesamoid bones and the distal sesamoidean ligaments, it is tensed under load and prevents the fetlock joint from overextension in the passive stay apparatus. It is reinforced by the action of the accessory ligament and the superficial and deep flexor tendons. The intersesamoidean ligament may be included in this list. Fr appareil suspenseur (du boulet) •Comprend le muscle interosseux, les os sésamoïdiens proximaux et les ligaments sésamoïdiens distaux. Il est renforcé par l'action du ligament accessoire et des tendons fléchisseurs (superficiel et profond). Certains auteurs y incluent aussi le ligament intersésamoïdien. De Aufhängeapparat des Fesselgelenks m
suspensory ligament ; interosseous m. Fr ligament suspenseur du boulet m ; m. interosseux (III) m •Entièrement fibreux chez l'adulte; pour le membre antérieur: il commence à l'arrière du genou et au haut du métacarpien principal, il se sépare en deux grosses branches se rattachant au sommet de l'os grand sésamoïde qui leur correspond. Ces bandes présentent aussi une bride fibreuse qui va se rattacher au tendon de l'extenseur dorsal du doigt. De Fesselträger m ; Hängeband ne Es ligamento suspensorio
suspensory ligament(s) of the lens > zonula ciliaris

sustentaculum of talus ; sustentaculum tali <u>Fr</u> sustentaculum tali *m* •Partie du calcanéus qui borde le talus et semble le supporter. <u>De</u> Sprungbeinstütze *f* •horizontal verlaufender, dachförmiger Knochenvorsprung auf der medialen Fläche des Fersenbeins <u>La</u> Sustentaculum tali

sustentaculum tali > sustentaculum of talus

suture <u>Fr</u> suture *f* <u>De</u> Naht *f* <u>Es</u> sutura <u>La</u> sutura

swamp cancer > bursattee / bursatti

swan neck > arched neck

sway-back ; bobby-back •When the downward curvature of a horse's back include the lumbar spine. <u>Fr</u> dos fortement ensellé •Quand la concavité du dos inclut la région lombaire. <u>De</u> Senkrücken *m*

sweat <u>Fr</u> sueur *f* ; transpiration *f* <u>De</u> Schweiß *m* <u>Es</u> sudor <u>La</u> Sudor

sweat flap (of a saddle) <u>Fr</u> faux-quartier (d'une selle) *m* <u>De</u> Schweißblatt (des Sattels) *ne* ; unteres Sattelblatt *ne* <u>Es</u> falso faldón ; hoja falsa <u>Ca</u> fals faldó

sweat glands <u>Fr</u> glandes sudoripares <u>De</u> Schweißdrüsen *f pl* <u>Es</u> glándulas sudoríparas <u>La</u> Glandulae suduriferae

sweat scraper <u>Fr</u> couteau de chaleur *m* ; écumoir(e) *m (f)* <u>De</u> Schweißmesser *ne* <u>Es</u> raspador para secar

sweating <u>Fr</u> sudation *f* <u>De</u> Schwitzen *ne* <u>Es</u> sudación

swedge / swedging > fuller(ing)

swedged shoe > fullered shoe

swedged-up heels > wedge heels

Swedish Ardennes Horse *breed* <u>Fr</u> ardennais suédois *race* <u>De</u> Schwedischer Ardenner *m*

Swedish oxer <u>Fr</u> oxer suédois ; oxer en ciseaux •Dont les barres (toutes ou seulement les supérieures) sont en angle par rapport à l'horizontale, inclinant sur un côté et sur l'autre, formant ainsi un x. <u>De</u> Scherenoxer *m* <u>Es</u> oxer sueco

Swedish Pony > Gotland Pony

Swedish Warm-Blooded Horse *breed* <u>Fr</u> trait suédois *race* <u>De</u> Schwedisches Warmblut *ne* <u>Es</u> caballo sueco de media sangre ; caballo sueco de sangre tibia

sweeney / sweeny > suprascapular paralysis

sweet itch ; allergic dermatitis ; Queensland itch *Australia* •A summer sore, intensively itchy dermatitis caused by hypersensitivity to the bites of insects, worst along the back. •Une des plaies d'été. <u>De</u> Sommerekzem *ne*

swelling <u>Fr</u> enflure *f* ; tuméfaction *f* <u>De</u> Schwellung *f* <u>Es</u> hinchazón

swells (of a saddle) *west.* <u>Fr</u> épaules (d'une selle) *west.* <u>De</u> Swells *m pl* ; Schwellgabel *f* •Teil des Baumes eines Westernsattels <u>Es</u> hombros (de una silla)

swerve *v hr* <u>Fr</u> zigzaguer *ca* <u>De</u> Zickzack gehen (im ~) <u>Es</u> zigzaguear

swerve *v* •Under saddle, this term is mostly used about such an action while approaching an obstacle. <u>Fr</u> dévier •Dévier de la trajectoire, du parcours, voire faire un écart, par rapport au tracé idéal ou prescrit, ou à l'approche d'un obstacle. <u>De</u> ausbrechen

swing phase (of a stride) ; flight (of the foot) •When the foot is off the ground and moving. <u>Fr</u> soutien *m* ; suspension *f* •Phase du mouvement d'un membre lors d'un déplacement du cheval, lorsque le membre est en l'air et que le pied est au soutien / en suspension. <u>De</u> Hangbeinphase (eines Schrittes) *f* ; Schwebephase (eines Beines) *f*

swinging rail <u>Fr</u> bat-flanc *m* •Panneau mobile qui sépare deux stalles. <u>De</u> Flankierbaum *m* ; Stallbaum *m* <u>Es</u> tranca / tranquera ; tabla de separación en las cuadras

swingle-tree ; bar *hd* <u>Fr</u> palonnier *m* ; bacul *m Can.* <u>De</u> Ortscheit *ne* ; Schwengel *m* <u>Es</u> volquete

Swiss Holstein Horse *breed* <u>Fr</u> holstein suisse *race*

switch the tail *v* <u>Fr</u> fouailler de la queue <u>De</u> Schweif wedeln (mit dem ~) <u>Es</u> menear la cola

sy > sloppy

symbiotic mange > chorioptic mange

sympathetic nervous system <u>Fr</u> système nerveux sympathique *m* ; sympathique *m* •Partie du système nerveux autonome, il a des effets contraires à ceux du parasympathique. <u>De</u> sympathisches Nervensystem *ne* •ein Teil des vegetativen Nervensystems <u>Es</u> sistema nervioso simpático <u>La</u> Pars sympathica

sympathetic trunk <u>Fr</u> tronc sympathique <u>De</u> Sympathikus ; Sympathicus *m* ; sympathischer Grenzstrang *m* <u>La</u> Truncus sympathicus

syndication <u>Fr</u> constitution d'un syndicat *f* <u>De</u> Syndikalisierung ; Syndikatsbildung *f ; f*

synovia > synovial fluid

synovial bursa <u>Fr</u> bourse synoviale •Poche synoviale placée entre un tendon et l'emplacement sur lequel il passe ou s'appuie. <u>De</u> Schleimbeutel *m* ; Synovialbeutel *m* <u>Es</u> bolsa sinovial <u>La</u> Bursa synovialis

synovial fluid ; synovia <u>Fr</u> synovie *f* •Liquide visqueux, limpide et jaune clair, servant à la lubrification des articulations ou des parties de tendons qui s'appuient sur d'autres structures. <u>De</u> Gelenkschmiere *f* ; Synovia *f* <u>Es</u> sinovia ; líquido sinovial ; fluido sinovial <u>It</u> liquido sinoviale ; fluido sinoviale <u>La</u> Synovia

synovial membrane <u>Fr</u> synoviale (membrane ~) <u>De</u> Synovialmembran *f* ; Innenschicht der Gelenkkapsel *f* <u>La</u> Membrana synovialis

synovial sheath <u>Fr</u> synoviale vaginale •Habituellement, une telle membrane accompagne un ou des tendon(s) pour en faciliter le glissement à l'intérieur d'une gaine tendineuse. <u>De</u> Sehnenscheide *f* <u>Es</u> vaina sinovial <u>La</u> Vagina synovialis tendinis

synovitis <u>Fr</u> synovite *f* •Inflammation synoviale. <u>De</u> Gelenkschleimhautentzündung *f* ; Synovitis *f* •Entzündung der Innenschicht der Gelenkkapsel <u>Es</u> sinovitis

syringe <u>Fr</u> seringue *f* <u>De</u> Spritze *f* <u>Es</u> jeringuilla ; jeringa

systole <u>Fr</u> systole *f* <u>De</u> Zusammenziehung des Herzmuskels *f* ; Systole *f* <u>Es</u> sístole

T (bar) shoe <u>Fr</u> fer en T <u>De</u> T-Eisen *ne* ; Pilzeisen *ne* •Der Stiel des Pilzes liegt auf dem Strahl auf und entlastet die Trachten an den Eckstreben

table *obstacle* <u>Fr</u> table *f obstacle* <u>De</u> Tisch *m* •Hindernis <u>Es</u> mesa <u>It</u> tavolo

table > face (of an anvil)

table surface > dental table

tack ; tackle ; gear ; harness •Equipment worn by a horse to be driven, including bridle, girth, collar etc. <u>Fr</u> harnachement *m* ; harnais *m (1)* •Équipement porté par le cheval pour la conduite, y incluant sangle, bride, rênes, collier etc. 1) Le mot harnais est souvent utilisé dans un sens qui semble exclure la bride. <u>De</u> Geschirr *ne* ; Schirrung *f* <u>Es</u> arreo ; arnés ; jaez <u>Ca</u> arreus *m pl*

tack ; tackle •Equipment worn by a horse to be ridden, including bridle, saddle, girth, etc. <u>Fr</u> harnachement *m* ; équipement *m* •Équipement porté par le cheval pour la selle, y incluant selle, sangle, bride, rênes, etc. <u>De</u> Sattelzeug *ne*

tack box <u>Fr</u> coffre d'écurie <u>De</u> Sattelkiste *f*

tack room > *saddle room* <u>Fr</u> sellerie (de l'écurie) <u>De</u> Sattelkammer *f* <u>Es</u> cuarto de equipo ; cuarto de arreos

taenia / tenia *anat* •A flat ribbon-like structure, especially the muscles of the colon. <u>Fr</u> ténia *m anat* <u>De</u> Bandstreifen *m pl* ; Tänie *f* •Verstärkungen der Längsmuskelschicht der Wand des Dickdarms <u>Es</u> tenia <u>La</u> Taenia ; Tenia

taenia / tenia > tapeworm

tail Fr queue f De Schweif m Es cola ; rabo Ca cua It coda Ne staart La Cauda ; Coccyx
tail carriage Fr port de (la) queue De Tragen des Schweifes ne
tail hairs Fr crins de la queue De Schweifhaare ne pl Es cerdas La Cirrus caudae
tail head Fr naissance de la queue f De Schweifansatz m ; Schwanzansatz m Es nacimiento de la cola
tail holder Fr porte-queue m De Schweifhalter m
tail mange ; chorioptic mange at the base of tail Fr gale du croupion De Steißräude f Rind ; Schwanzräude f
tail setting Fr attache de la queue f De Korrektur und Unterstützung der Haltung des Schweifes in einer aufgerichteten Stellung mit Hilfe eines Tail-Sets. Ein Tail-Set ist eine geschirrartige Vorrichtung, die um die Brust des Pferdes zum Schweifrücken verläuft und eine Führung für den Schweif hält Es inserción de la cola
tail to the wall > renvers
tail vertebrae > caudal vertebrae
tail wrap Fr protège-queue m ; fourreau de queue m De Schweifschoner m Es venda para la cola
tail-female lineage > female line
tailor Fr tailleur m De Schneider m Es sastre
taint > infection
take a big lead v r Fr distancer le peloton c De weit in Führung gehen
take a sample v ; collect a sample v Fr prélever un échantillon v ; recueillir un échantillon v De Dopingprobe entnehmen (eine ~)
take a wide turn > turn wide
take off v hj Fr enlever (s'~) cs De abspringen ; aufnehmen (sich ~)
take off (stride) Fr battue d'appel ; appel cs De Absprung m ; Anreitephase f Es batida (de llamada) Ca batuda f
take off impulsion •From the take-off point and before the suspension, pushing in the air over the obstacle. Fr élan m ; détente f •Action ou moment où le cheval se pousse dans les airs pour franchir l'obstacle. Il s'agit d'une phase entre la battue et le planer. De Absprung m Es lanzamiento Ca llançament
take off point Fr emplacement de la battue d'appel m De Absprungstelle f Es punto de picar / saltar
take off the halter v Fr enlever le licou De abhaltern Es descabestrar It scavezzare
take out > levy
take over another horse > overtake (another horse)
take the bit in the teeth v Fr prendre le mors aux dents •Le cheval prend son mors entre ses molaires et peut ainsi négliger toute sollicitation qui lui serait faite par l'intermédiaire du mors. On emploie aussi l'expression comme synonyme de s'emballer. De Gebiß greifen ne ; Stange greifen f
take the bridle off > unbridle
take to pasture > pasture
take-off element > appelé De Absprungelement ne
take-off pole ; guard-rail / guardrail Fr barre d'appel > appelé De Absprungstange f
take-off side (of an obstacle) Fr côté de la battue •Côté du départ, par lequel un obstacle est prévu pour être abordé. De Absprungseite (eines Hindernisses) f Es lado de partida ; lugar de batida ; costado de la batida Ca costat de batuda
taking of sample Fr prélèvement d'échantillon m De Entnahme einer Dopingprobe f
tall fescue (grass) ; reed fescue Fr fétuque élevée De Rohrschwingel m Es festuca arundinacea La Festuca arundinacea

; Festuca eliator var. arundinacea
talocrural sac ; tibiotarsal sac •This sac is the one chiefly involved in bog spavins, distention by excess of fluid. Fr synoviale tibio-talienne ; synoviale cruro-tarsienne •Ses distensions produisent les vessigons articulaires du jarret. De Gelenksack des Sprunggelenks m ; Talokruralgelenksbeutel m
talus ; astragalus old ; tibial tarsal bone old Fr talus m ; astragale m anc •Un des os du tarse. De Sprungbein ne ; Talus m Es tarsotibial ; taba ; astrágalo La Talus
tamper with a horse v Fr tripoter un cheval c De Pferd verderben (ein ~)
tan •Yellowish-brown colour. Fr tan m De gelbbraun adj
tandem •Two horse, one in front of the other. Fr tandem (attelage en ~) m (m) De Tandem ne
tap root / taproot mare ; foundation mare •The earliest known mare in a female line. Fr jument de base ; jument-base ; jument-souche ; jument originaire •La souche (maternelle) à laquelle une lignée femelle remonte. De Stammmutter f ; Stammstute f Es yegua original
tap root strain (of horses) Fr branche-maîtresse (de chevaux) •Lignée importante dans la généalogie d'une race. De Hauptstamm (der Pferde) m
tapeworm ; taenia / tenia •Internal parasite with elongated flat body, living in the intestines. Fr taenia m ; ténia m ; ver plat segmenté m •Parasite interne. De Bandwurm m ; Anoplocephala perfoliata Es tenia ; taenia ; lombriz solitaria La Taenia
Tarbenian (Horse) breed Fr tarbais •Race de chevaux de selle, originaire de la région de Tarbes en France. De Tarbes-Pferd ne
Tarpan •The wild horse of Tartary. Fr tarpan •Race de chevaux sauvages des steppes de l'Asie occidentale. De Tarpan m Es tarpán
tarsal bone 1 and 2 ; first (and second) tarsal bone ; middle cuneiform old for tarsal 2 ; cuneiform parvum old for tarsal 2 ; internal cuneiform old for tarsal 1 •The first and the second tarsal bones are usually fused. Fr os cunéiforme médial ; os petit cunéiforme •Cet os est susceptible d'être séparé (os tarsal 1 et 2). De erster und zweiter Hinterfußwurzelknochen m ; erster und zweiter Tarsalknochen m La Os tarsale I et II ; Os cuneiforme mediointermedium
tarsal bones Fr os du tarse (les ~) •Il y en a normalement six. De Hinterfußwurzelknochen m pl ; Tarsalknochen m pl Es huesos tarsianos La Ossa tarsi
tarsal gland > meibomian gland
tarsal sheath (synovial ~) ; deep flexor tendon sheath •Lying around the deep flexor tendon. Fr synoviale (de la gaine) tarsienne ; synoviale de la gaine plantaire du tarse •Dans laquelle passe le tendon du fléchisseur profond, à cette hauteur celui-ci est formé du tendon du muscle fléchisseur latéral auquel s'est déjà joint celui du muscle tibial caudal. De Sehnenscheide der tarsalen Hufbeinbeugesehne f
tarsocrural joint •The obliquity of the tibial and talus articular surfaces ensures that the lower part of the limb is carried outward as well as forward when the joint is flexed. Fr articulation cruro-tarsienne ; articulation tibio-talienne •Seule articulation du tarse qui soit mobile, le reste du tarse est solidement fixé au métatarse. De Unterschenkel-Hinterfußwurzelgelenk ne ; Tarsokruralgelenk ne Es articulación tibio-tarsiano La Articulatio tarsocruralis
tarsometatarsal sac Fr synoviale tarso-métatarsienne De Gelenksack des Hinterfußwurzel-Mittelfußgelenks m ; Gelenksack des Tarsometatarsalgelenks m
tarsus > hock

tattooing Fr tatouage m De Tätowierung f Es tatuaje
tawny bay > fawn bay
team classification Fr classement par équipes De Mannschaftswertung f Es clasificación por equipos Ca classificació per equips
team dressage (competition) Fr dressage par équipes (compétition de ~) De Mannschaftsdressur f Es doma por equipos Ca doma per equips
team jumping (competition) Fr saut par équipes (compétition de ~) De Mannschaftsspringen ne Es salto por equipos
team pen v Fr rassembler (le bétail) par équipes De Team-Penning ne •Disziplin des Westernreitens, bei der nach bestimmten Regeln in der Mannschaft Rinder getrieben werden Es acorralar (el ganado) por equipos
team-mate Fr coéquipier m De Mannschaftskamerad m
teaser (stallion) •Horse used to test whether or not a mare is in heat. Fr boute-en-train m ; souffleur (étalon ~) m ; étalon d'essai m •Cheval utilisé pour déterminer si les juments sont en chaleur. De Probierhengst m Es incitador ; recelador ; recela ; calentador
technical delegate Fr délégué technique m De technischer Delegierter m ; technischer Betreuer m Es delegado técnico Ca delagat tècnic
telescope blinds Fr côtés télescopiques De ineinanderschiebbare Scheuklappen f pl
telescope bridle Fr bride à oeillères télescopiques ; bride télescope De Trense mit ineinanderschiebbaren Scheuklappen f
teletimer > automatic timing device
temperament Fr tempérament m De Temperament ne Es temperamento
temperature Fr température f •La température rectale normale du cheval est de 37,5°C, elle peut atteindre 40,5°C durant un galop important. De Temperatur f Es temperatura
temple Fr tempe f •Région de la tête du cheval, située entre la joue, l'oeil, le front et l'oreille. De Schläfe f Es sien
temporal bone Fr os temporal •Base de la région de la tempe. De Schläfenbein ne Es hueso temporal La Os temporale
temporal m. Fr m. temporal ; m. crotaphite anc De Schläfenmuskel m La M. temporalis
temporary teeth > milk teeth
tender mouth > soft mouth
tendinitis •Inflammation of a tendon. > *peritendinitis and tendon bow* Fr tendinite f •Inflammation d'un tendon. > *chauffage et claquage de tendon* De Sehnenentzündung f ; Tendinitis f Es tendinitis
tendinous part of flexor metatarsi > peroneus tertius m.
tendon Fr tendon m •Cordon fibreux qui prolonge un muscle et le rattache à un os. Il porte habituellement le nom de ce muscle. De Sehne f pl: Sehnen Es tendón pl: tendones It tendine
tendon anastomosis Fr anastomose tendineuse De Sehnen-Gefäßverbindung f ; Sehnen-Anastomose f
tendon boot •Made to protect the tendons at the back of the cannon bone. Fr guêtre de tendon ; botte de tendon •Faite pour protéger les tendons qui passent en arrière de l'os du canon. De Sehnenschoner m
tendon bow •Usually presented as a chronic tendinitis (affecting both the tendon and its synovial sheath) of flexor tendons, usually of the forelimb. Fr claquage de tendon m •Inflammation d'un tendon (tendinite) dans laquelle il n'y a pas seulement la gaine d'affectée (ce qui serait un chauffage de tendon). De Sehnenbogen m Es distensión de un tendón ; curva en el tendón
tendon of common digital extensor > common (digital) extensor tendon
tendon support boot ; jumper tendon boot Fr guêtre de sauteur ; botte de tendon pour sauteur De Sehnenschoner m ; Gamasche f
Tennessee Walking Horse •A breed: the plantation (walking) horse. Special gaits, often being shod with excessive weight and length of foot, are the flat-foot walk and the running walk. Fr walking horse du Tennessee ; cheval du Tennessee •Race originaire des E.U.A. De Tennessee-Walking-Horse ne Es caballo de paso de Tennessee
tenosynovitis ; peritendinitis / peritenonitis ; tenovaginitis •Inflammation of the sheath of a tendon. Fr chauffage de tendon m ; péritendinite f •Inflammation de la gaine du tendon. De Sehnenscheidenentzündung f Es tenosinovitis
tenovaginitis > tenosynovitis
tensor fasciae antebrachii m. Fr m. tenseur du fascia antébrachial De Spanner der Unterarmfaszie m •ein Skelettmuskel des Ellbogengelenks La M. tensor fasciae antebrachii
tensor fasciae latae m. Fr m. tenseur du fascia lata De Oberschenkelbindenspanner m Es músculo tensor de la fascia lata La M. tensor fasciae latae
teres major m. Fr m. grand rond De großer Rundmuskel m It teres mayor La M. teres major
teres minor m. Fr m. petit rond De kleiner Rundmuskel m It teres minor La M. teres minor
terpineol Fr terpinéol m De Terpineol ne •natürlich vorkommender Monoterpenspiritus Es terpinol
test a horse v Fr soumettre un cheval à une analyse De Pferd prüfen (ein ~) Es hacer un análisis de caballo
testicle ; testis Fr testicule m De Hoden m ; Testikel ; Testis m Es testículo La Testis
tetanus ; lockjaw Fr tétanos m ; mal de cerf m •Causée par la contamination d'une plaie par Clostridium tetani, une bactérie qui est présente dans l'intestin et les excréments du cheval. La raideur musculaire est particulièrement visible au niveau des mâchoires. De Wundstarrkrampf m ; Tetanus m Es tétanos ; tétano ; trismo
tetanus immune serum > antitetanus serum
tetrahydropyrimidine Fr tétrahydropyrimide m •Groupe de produits antiparasitaires. De Tetrahydropyrimidin ne
tetrathlon •Riding, running, swimming and shooting. Fr tétrathlon m De Tetrathlon m •Vierkampf, bestehend aus Schwimmen, Laufen, Dressurreiten und Springreiten
therapeutic index •The margin of safety of a medication, the difference between the dose that cures and the dose that harms the patient. Fr indice thérapeutique •Rapport entre la dose minimale suffisante pour soigner et la dose maximale tolérée sans danger pour le patient. De therapeutische Breite f
therapeutic riding Fr équitation thérapeutique De therapeutisches Reiten ne ; Hippotherapie f
therapeutic shoe > corrective shoe
thiabendazole Fr thiabendazole m De Thiabendazol ne ; TBZ Abk •TBZ ist ein Wirkstoff aus der Gruppe der Benzimidazole
thick at the throat De wenig Ganaschenfreiheit aufweisen
thick-set > stocky
thickened heel (of a horseshoe) Fr éponge épaissie (d'un fer) De verstärktes Schenkelende ne
thigh Fr cuisse f •Partie du membre postérieur, dont le squelette est formé par le fémur. > *fesse* De Oberschenkel m Es muslo La Femur
thigh bone > femur
thimble hr Fr gobelet de timon ca •Dans lequel on in-

sère l'extrémité du timon. De Deckel, der über das Ende der Anze der Schere beim Einspänner gestülpt und am Geschirr befestigt wird. Er soll das Pferd zwingen, den Einspänner mit seinen Muskeln und nicht seinem Hinterteil nach hinten zu schieben
thin neck > narrow neck
thin the mane v ; pull the mane v Fr éclaircir la crinière De Mähne lichten f ; Mähne verziehen f Es entresacar la crin ; igualar la crin
thin the tail v ; pull the tail v Fr éclaircir la queue De Schweif verziehen (den ~) ; Schweif verlesen (den ~)
thinned heel (of a horseshoe) Fr éponge amincie (d'un fer) De abgeflachtes Schenkelende des Hufeisens ne
third carpal bone ; os magnum old Fr os carpal III ; os capitatum ; os cuboïde anc De Kopfbein ne ; dritter Karpalknochen m It terzo carpale La Os capitatum ; Os carpale III
third dam ; great-granddam Fr troisième mère f •Arrière grand-mère. De Urgroßmutter f ; dritte Mutter f
third eyelid > nictitating membrane
third phalanx > distal phalanx
third tarsal bone ; cuneiform medium old ; external cuneiform old Fr os tarsal III ; os cunéiforme latéral ; os grand cunéiforme De drittes Keilbein ne ; äußeres Keilbein ne ; dritter Tarsalknochen ne La Os tarsale III ; Os cuneiforme laterale
third trochanter Fr troisième trochanter m ; crête sous-trochantérienne f anc De dritter Umdreher m ; dritter Rollhügel m ; Knochenfortsatz des Oberschenkelknochens m La Trochanter tertius
thongs (hunt ~) De Peitschenschnur f Es traíl las
thoracic aorta Fr aorte thoracique De Brusthauptschlagader f ; Brustaorta f La Aorta thoracica
thoracic artery (internal // external ~) Fr artère thoracique (interne // externe) De Brustkorbarterie (innere // äußere ~) f La Arteria thoracica (interna // externa)
thoracic cavity ; chest cavity Fr cavité thoracique De Brusthöhle f Es cavidad torácica La Cavum thoracis
thoracic limb > forelimb ; foreleg
thoracic vertebrae Fr vertèbres thoraciques •Le cheval en a 18. De Brustwirbel m Es vértebras torácicas La Vertebrae thoracicae
thoracodorsal nerve Fr nerf thoraco-dorsal De Brust-Rücken-Nerv m La Nervus thoracodorsalis
thoracolumbar fascia ; lumbodorsal fascia old Fr fascia thoraco-lombaire ; fascia lombo-dorsal anc De Rückenlendenbinde f ; tiefe Rumpffaszie f It fascia toracolombare La Fascia thoracolumbalis
thorax > chest Fr thorax m > poitrine De Brustkasten ; Brustkorb m ; Thorax m Es tórax •Vedi petto La Thorax
Thoroughbred •English breed, bred chiefly for racing since the end of the 17th century. The word thoroughbred is the literal translation of the Arabic « Kehilan » meaning pure-bred all through. Fr thoroughbred m ; pur-sang anglais m •Race d'origine anglaise. De englisches Vollblut ne ; Vollblüter m ; Vollblutpferd ne Es pura sangre inglés It purosangue inglese
Thoroughbred race Fr course de thoroughbred De Rennen für englische Vollblüter ne ; Galopprennen ne
thoroughpin •Inflamed synovial sheath of the deep flexor tendon as it passes just above the hock. Fr vessigon tendineux de la gaine tarsienne m •Vessigon de la gaine du tendon du fléchisseur profond. De Kurbengalle f ; Sprunggelenksgalle f ; Kreuzgalle f ; Sehnenscheidengalle am Sprunggelenk f Es hinchazón tarsal

threadworm > nematode
three fold girth Fr sangle portefeuille ; sangle en cuir, trois plis De aus Leder gefertigter breiter (dreilagiger) Sattelgurt Es cincha de tres partes
three in one •A method of holding the reins, taught in the Spanish Riding School, the left hand holds three reins and the right hand one. Fr trois pour une •Une méthode de tenue des rênes, enseignée à l'École espagnole de Vienne, trois rênes dans la main gauche et une dans la main droite. De Zügelhaltung drei zu eins f (angefasste Trense)
three-day event Fr concours complet (de trois jours) De Vielseitigkeitsprüfung in 3 Tagen f Es prueba de tres días
three-gaited horse ; plain gaited horse •Three-gaited show horses, in USA, are mostly of American Saddlebred breeding. Fr cheval à trois allures De Pferd mit den drei Grundgangarten ne
three-point seat •Using legs and seat. Fr assiette à trois points de contact De Dreipunktsitz m
three-quarter-mile pole / post r Fr poteau aux trois quarts de mille c De Dreiviertelmeilenpfosten m
three-quarters brother // sister Fr trois-quarts frère // soeur De Dreiviertelbruder // Dreiviertelschwester m // f
throat Fr gorge f •Comprise entre l'encolure, l'auge et les ganaches, a pour base anatomique le larynx. De Kehle f Es garganta It gola La Jugulum
throatlash ; **throatlatch** Fr sous-gorge f ; gorgette f Can. ca De Kehlriemen m Es ahogadero ; fiador Ca sotagola
thrombosis Fr thrombose f De Thrombose f Es trombosis
thrombus •Blood clot in artery or vein, restricting blood flow. Fr thrombus m ; caillot m De Blutpfropf m ; Thrombus m Es trombo ; coágulo de sangre
throw a shoe Fr perdre un fer De Hufeisen verlieren (ein ~) Es perder una herradura
throw the head > bob the head
throw the rider v ; unseat v ; buck off v (1) •1) To throw the rider by mean of bucking. Fr désarçonner (le cavalier) De abwerfen (den Reiter ~) Es voltear (al jinete) ; derribar (el / al jinete) ; tirar el jinete Ca boleiar el genet v
thrown from the horse (to be ~) > unseated (to be ~)
thrush •Degeneration of the frog with a foul-smelling discharge. Fr pourriture de la fourchette f ; échauffement de la fourchette m •Habituellement la résultante d'une mauvaise hygiène des sabots et de l'action d'une bactérie. L'échauffement de la fourchette précède la pourriture de celle-ci. De Strahlfäule f Es podredumbre de la ranilla It sobbattiture
thymus Fr thymus m De Thymus m ; Bries m •Organ des Lymphsystems von Wirbeltieren Es timo La Thymus
thyroid (gland) Fr thyroïde (glande ~) f (f) De Schilddrüse f ; Thyreoidea f Es glándula tiroidea ; tiroides La Glandula thyroidea / thyreoidea
tibia Fr tibia m •Os principal de la jambe, de l'articulation du grasset à celle du jarret, cet os est très peu protégé sur sa face interne. La fibula lui est soudée. De Schienbein ne Es tibia La Tibia
tibial artery (cranial // caudal ~) Fr artère tibiale (crâniale // caudale) De Schienbeinarterie (vordere // hintere ~) f La Arteria tibialis (cranialis // caudalis)
tibial nerve Fr nerf tibial De Schienbeinnerv m La Nervus tibialis
tibial tarsal bone > talus
tibial tuberosity Fr tubérosité du tibia De Schienbeinbeule f •Knochenfortsatz am proximalen Ende der vorderen Schienbeinkante La Tuberositas tibiae
tibialis anterior / anticus m. > tibialis cranialis m.

tibialis caudalis m. •Only partially separable from the lateral head of the deep digital flexor. Fr m. tibial caudal •Très intimement lié au fléchisseur latéral du doigt. De hinterer Schienbeinmuskel m La M. tibialis caudalis

tibialis cranialis m. ; tibialis anterior / anticus m. old ; flexor metatarsi m. old Fr m. tibial crânial ; m. fléchisseur du métatarse anc ; m. tibial antérieur anc De vorderer Schienbeinmuskel m Es músculo tibial anterior La M. tibialis cranialis

tibialis cranialis tendon ; cunean tendon Fr tendon tibial crânial ; tendon cunéen De Spatsehne f •medialer Sehnenschenkel des vorderen Schienbeinmuskels

tibiotarsal sac > talocrural sac

tick fever > babesiasis ; babesiosis

ticket (issuing-reading) terminal Fr terminal (imprimeur-lecteur) de billets / tickets m De Ticketterminal ne

ticket rack Fr porte-billets m inv ; porte-tickets m De Ticketständer m Es billetero

ticks Fr tiques f pl De Zecken f pl Es garrapatas

tie strap > cinch strap

tie-down > standing martingale

tied in (at / below the) knees •Viewed from the side the canon is narrower just below and in back of the knee than elsewhere. Flexor tendons are too close to the cannon bone, or the cannon bone itself is smaller at this place than it is when we look lower. Fr poignets étranglés derrière m pl •Vu de côté, juste au dessous du genou, le diamètre du canon apparaît plus petit que lorsque l'on regarde plus bas. Les tendons fléchisseurs y sont trop serrés contre l'os du canon, ou l'os du canon lui-même est plus petit à cet endroit. De geschnürtes Karpalgelenk ne ; gedrosseltes Vorderfußwurzelgelenk ne

tied-in shoulder Fr épaule chevillée •Le cheval éprouve une gêne persistante, due à une mauvaise conformation, l'épaule semble rivée au corps. De gebundene Schulter f ; steife Schulter f ; unbewegliche Schulter f

tier(s) of horses r Fr rangée(s) de chevaux f (pl) c De Pferdereihe(n) f (pl)

tiercé Fr (1) ; triactor (2) ; trifecta (2) •Wager in which one selects the first three finishing horses in precise order, in a particular race. 1) The tiercé may be won in the finishing order chosen by the bettor or it may pay a certain amount anyway if the three chosen horses finish in the first three places without being in the order predicted by the bettor. 2) The finishing order must be correctly predicted to win. Fr tiercé m Fr (1) ; trifecta m ou f Can. (2) •Pari sur trois chevaux d'une même course, en précisant leur ordre à l'arrivée. 1) Le tiercé peut être gagné « dans l'ordre » choisi par le parieur, il peut quand même rapporter un certain montant si les trois chevaux choisis sont les trois premiers sans l'être dans l'ordre choisi par le parieur (gagner « dans le désordre »). 2) L'ordre d'arrivée doit être respecté pour que la mise soit gagnante. De Tiercé-Wette f (1) ; Dreierwette f (2) ; Trifecta-Wette f (2) •Die Wette gewinnt auch bei beliebiger Reihenfolge der ersten drei Pferde im Ziel (1); Wette auf die ersten drei Pferde im Ziel in der richtigen Reihenfolge (2)

tight finish r Fr fin de course serrée De enger Endkampf m ; enges Finish ne Es final de carrera muy reñido

tight mouth Fr lèvres serrées De enges Maul ne

tighten the circle v Fr réduire le cercle De Zirkel verkleinern (den ~)

tighten the girth > girth

time Fr temps m De Zeit f Es tiempo Ca temps

time allowance Fr concession de temps f ; allocation de temps f De Zeitnachlaß m ; Zeiterlaubnis f ; Zeitausgleich m

time allowed Fr temps accordé De Mindestzeit f ; erlaubte Zeit f Es tiempo concedido Ca temps concedit

time bars r Fr restrictions de vitesse f De Geschwindigkeitsbegrenzungen f pl

time bonus Fr bonification du temps f De Zeitgutschrift f Es bonificación de tiempo Ca bonificació de temps f

time handicap Fr handicap de temps De Zeit-Ausgleich m

time keeping ; timing Fr chronométrage m De Zeitmessung f ; Zeitnahme f Es cronometraje Ca cronometratge

time limit Fr temps limite De Höchstzeit f ; Frist f Es tiempo límite / máximo Ca temps límit

time of winner > winner's time

time penalty Fr pénalité de temps De Strafpunkt für Zeitüberschreiten m ; Zeitfehler m Es penalidad de tiempo ; falta por / de tiempo

time record r Fr record de vitesse c De Zeitaufzeichnung f ; Zeitniederschrift f

time standard r Fr norme de vitesse c De Zeitnorm f ; Zeitrichtlinie f

time steward hr Fr juge de chronométrage ca De Zeitrichter m ; Zeit-Steward m

time trial r ; performance against time r Fr épreuve chronométrée ; épreuve contre la montre •ca: Un autre cheval doit courir à côté de celui passant l'épreuve, mais sans le dépasser. De Zeit-Trial ne

timed Fr chronométré De zeitlich festgelegt ; zeitlich reguliert

timed work out r Fr essai chronométré m c De zeitlich reguliertes Training ne

timekeeper ; timer Fr chronométreur m ; préposé au chronomètre m De Zeitnehmer m Es cronometrador Ca cronometr ador

timer > timekeeper

timing > time keeping

timothy (grass) Fr fléole (des prés) f ; phléole f ; mil m De Wiesenlieschgras ne ; Timotheegras ne ; Lieschgras ne Es fleo La Phleum pratense

timothy pellets Fr mil en comprimés ne De Wiesenlieschgras-Pellets ne pl ; Timotheegras-Pellets ne pl ; Lieschgras-Pellets ne pl Es cubos de fleo

tinea > ringworm

tip sheet r Fr feuille de sélection c De Wettschein f

tip shoe Fr fer à branches tronquées ; fer à lunette De Zeheneisen ne •Schutz der Hufe von Koppelpferden, die nicht geritten werden

tobiano •Pinto coat in which the white areas usually have a distinct sharp edge, and generally cross the topline at some point. The head is usually coloured and patterned and the eyes, as a rule, are not blue. The general impression is usually a vertically arranged white pattern. De Tobiano m ; dominante Plattenscheckung f Es tobiano

toe (of a hoof) •The dorsal or anterior portion of the hoof wall. Fr pince (d'un sabot) f •Partie antérieure du sabot. De Zehe f ; Hufzehe f ; Zehenteil des Hufes m Es dedo ; pinza de casco ; punta de pie

toe (of a shoe) Fr pince (d'un fer) f De Vorderteil (des Hufeisens) ne ; Zehenteil (des Hufeisens) ne

toe calk > toe grab

toe clip •A clip on the toe of a horseshoe. Fr pinçon en pince De Zehenaufzug m ; Zehenkappe f Es pestaña / agarradera de punta It pareggio della punta

toe crack Fr seime en pince De Vorderwandhornspalte f Es fisura de la uña

toe grab ; toe calk •A rather narrow and long calk located at the toe of a horseshoe. Fr grappe (en pince) f ; crampon (linéaire) en pince m •Crampon plutôt étroit et allongé, situé en pince sur le fer. De Griff m ; Zehengriff m

toe-in conformation Fr cagnardise f De zehenenge Stellung der Gliedmaßen f

toed-in ; pin-toed ; toeing-in ; pigeon-toed ; in-toed •One or both feet (toes) pointing inwards, usually because the legs are turning inwards. > *base narrow* Fr cagneux du pied *adj* ; pied cagneux *m* •Quand un pied, ou les deux, reste(nt) tourné(s) en dedans, les pinces convergent l'une vers l'autre. De zeheneng ; zehenenge Stellung *adj* ; *f* Es estevado ; pie de paloma

toed-out ; splayed foot ; foot turned out ; toeing-out •The hoof points outwards, usually because the whole limb is rotated slightly. > *base wide* Fr panard du pied (cheval ~) *adj* ; pied panard *m* •Quand le pied reste tourné vers l'extérieur, c'est habituellement tout le membre qui est tourné vers l'extérieur. > *panard des membres et ouvert* De zehenweit ; zehenweite Stellung *adj* ; *f* ; Tanzmeisterstellung *f* Es izquierdo (caballo ~)

toeing knife > sole knife

toeing-in > toed-in

toeing-out > toed-out

tongs (blacksmith's / farrier's ~) ; hot tongs •There are different models, the tongs most frequently used in horseshoeing may also be called shoe tongs or flat-jawed tongs, they are intended to hold the horseshoe during its fabrication. > *pick-up tongs* Fr pinces à feu ; pinces de forge •Il en existe différents types, en maréchalerie on utilise le plus couramment celles qu'on pourrait aussi appeler « tenailles (à main) justes », bien adaptées pour tenir le fer chaud durant sa fabrication. > *tenailles à mettre au feu* De Hufeisenzange *f*

tongue Fr langue *f* De Zunge *f* Es lengua It lingua Ne tong La Lingua

tongue > billet (of a buckle)

tongue clicking > click (of the tongue)

tongue grid (snaffle with a ~) Fr palette (filet à ~) *f* (m) De Zungenstrecker (Trense mit einem ~) *m*

tongue over the bit (horse getting the ~) > *get the tongue over the bit* Fr langue sur l'embouchure (cheval qui passe ~) > *passer la langue sur l'embouchure* De Zunge über das Mundstück legen *f*

tongue strap / tie Fr courroie de langue *f* ; attache-langue *f* De Zungenriemen *m*

too high at withers Fr dos abaissé (vers l'arrière) ; fait en montant (cheval ~) ; bâti en montant (cheval ~) De vorn zu hoch stehendes Pferd

toolhole > hardy / hardie hole

tooth *pl: teeth* Fr dent *f pl: dents* •Dans l'ordre d'apparition: dents de lait et dents d'adulte ou de remplacement. > *table dentaire* De Zahn *m pl:* Zähne *m* Es diente *pl: dientes* La Dens *pl: Dentes*

tooth float blade ; tooth rasp Fr lime à dents *f* ; râpe dentaire *f* De Zahnraspel *f* Es raspadura de dientes ; escarpelo de dientes

tooth rasp > tooth float blade

tooth root Fr racine d'une dent *f* De Zahnwurzel *f* Es raíz La Radix dentis

top boot ; hunting boot •A boot with contrasting top, originated by riders turning down the tops of their boots to expose the coloured lining. Fr botte à revers ; botte de chasse / vénerie De Stulpenstiefel *m* ; Jagdstiefel *m*

top of the (home) stretch ; head of the home stretch Fr début du dernier droit *m* ; entrée du dernier droit *m* De Anfangs der Zielgeraden ; Eingangs der Zielgeraden

top winning barn / stable Fr écurie gagnante *f* De erfolgreichster Stall *m*

top-hat Fr haut-de-forme (chapeau ~) *m* De Zylinder *m* ; Reithut *m* Es sombrero de copa ; chistera Ca barret de copa *m*

topline (of a horse) Fr ligne du dessus (d'un cheval) De Oberlinie *f*

torsion (of a loop of intestine) > volvulus

torso > trunk

toss the head > bob the head

totalizator ; tote board •Board in the infield, giving details on the coming race, or on the one that just finished. Fr tableau central des cotes *m* ; totalisateur *m* •Tableau indicateur au centre de la piste qui donne les informations sur la course qui sera disputée dans les minutes qui suivent, ou sur celle qui vient tout juste de se dérouler. De Totalisatortafel im Innenraum *f* Ne totalizator*m*

tough Fr résistant De widerstandsfähig ; hart ; zäh Es resistente

tournament Fr tournoi *m* De Turnier *ne* ; Wettbewerb *m* Es torneo

trace hd Fr trait *m* att •Courroie de cuir allant du collier au palonnier, par laquelle un cheval tire une charge ou un véhicule. De Strang *m* ; Zuggurt ; Zugstrick ; Zugstrang *m* ; *m* ; *m* Es tirante

trace element Fr élément phospho-calcique *m* ; oligo-élément *m pl: oligo-éléments* De Spurenelement *ne*

trace tug Fr attache de trait De Tragauge *ne*

trachea ; windpipe •Air passage extending from the larynx to the main bronchi. Fr trachée *f* •Long tuyau formé d'anneaux cartilagineux. Il achemine l'air entre le larynx et les bronches. De Luftröhre *f* Es tráquea La Trachea

track (around a riding arena) ; outside track Fr piste extérieure (dans un manège) De Reitbahn (um einen Reitplatz) *f*

track (in a riding arena) Fr piste (dans un manège) *f* De Hufschlag *m* ; Spur in der Reitbahn *f* Es pista Ca pista

track (race ~) *course* > *race track* Fr piste (de course) > *hippodrome* De Bahn *f* ; Kurs *m* Es pista de carreras

track condition ; condition of track ; going (of the track) •In racing, may be rated and reported by abbreviations, in North America: ft: fast, gd: good, sy: sloppy, sl: slow, my: muddy, hy: heavy, f: frozen. Fr condition de la piste *f* ; état de la piste *m* •L'état de la piste de course peut être décrit par des abréviations, en Amérique du Nord: ft: rapide, gd: bonne, sy: détrempée, sl: lente, m: boueuse, hy: très boueuse, f: gelée. De Zustand der Bahn *m* ; Beschaffenheit des Geläufs *f* ; Bodenbeschaffenheit *f* Ne conditie van de baan

track percentage ; track take out ; track take / legal percentage Fr tantième de la piste *m* ; pourcentage / prélèvement de la piste *m* / *m* De Abzug vom Wettumsatz für die Rennbahn *m*

track qualifying standard *r* Fr norme de qualification d'une piste *c* De Zulassungsstandard für eine Rennbahn *m* ; Qualifikationsstandard für eine Rennbahn *m*

track record *r* Fr record de piste *c* De Bahnrekord *m*

track rules *r* Fr règlements de la piste *m c* De Rennbahnregeln *f pl* ; Rennbahnordnung *f*

track take out ; track take / legal percentage > track percentage

track to the right // left Fr piste à main droite // gauche De rechtshändige ~ // linkshändige Bahn *f* Es pista a mano derecha // izquierda Ca pista a mà dreta // esquerra

track variants *r* Fr variables de la piste *f pl c* De Bahnvarianten *f pl*

trail Fr sentier *m* De Wanderritt *m* Es sendero ; senda ; vereda

trail horse *west.* Fr cheval d'obstacles western De Trailpferd *ne* Es caballo hullero

trail riding Fr randonnée à cheval De Trailreiten *ne* Es paseo a caballo

trail the field *v* Fr être à l'arrière du peloton *c* ; tirer de l'arrière *c* De am Schluß des Feldes galoppieren

trailer *r* Fr partant de seconde ligne (cheval ~) *c*

trailer •Extended heel used to give lateral support to the foot as it lands, usually turned to around 45 degrees with the medial line of the foot. Fr branche américaine •Branche plus longue et déviée vers l'extérieur par rapport à la ligne médiane du pied. De verlängertes Schenkelende eines Hufeisens *ne* ; Hufeisen, bei dem ein Schenkelende über die Tracht hinausreicht *ne*

trailer (horse ~) Fr remorque (à chevaux) *f* De Pferdeanhänger *m* ; Pferdetransportwagen *m* ; Anhänger *m* Es remolque (para transporte de caballos) ; acoplado

train (a horse) *v* > *training* Fr entraîner (un cheval) > *entraînement ou dressage* De trainieren (ein Pferd ~) Es entrenar

trainer ; coach Fr entraîneur *m f: entraîneuse* De Trainer *m* Es entrenador Ca entrenador Ne trainer

trainer (horse ~) Fr dresseur (de chevaux) *m* ; entraîneur (de chevaux) *m* De Pferdetrainer *m*

training ; schooling ; dressage •The schooling and training of a horse for jumping or such disciplines may be considered being the same thing. For endurance performances however, the term training appears to be more adequate. Dressage stands especially for training in responsiveness, deportment and skills. Fr entraînement *m* ; dressage *m* •Entraînement d'un cheval en fonction d'une discipline. Une fois que le cheval est dressé ou entraîné à se comporter de la façon qu'on attend de lui, on à l'exécuter des mouvements particuliers, il pourra encore faire l'objet d'un autre genre d'entraînement. On dit plutôt, par exemple, qu'on entraîne un cheval, pour qu'il acquière la résistance nécessaire, à la course d'endurance. De Training *ne* ; Dressur *f* ; Zureiten *ne* Es adiestramiento ; amaestramiento ; entrenamiento Ca ensinistrament

training cart / bike *hr* ; jog cart / bike *hr* Fr voiture d'entraînement *f ca* De Trainingssulky *m* ; Trainingswagen *m*

training grounds Fr terrain d'entraînement De Trainingsanlagen *f pl* ; Trainingsgelände *ne*

training level > degree of training

training mile *r* Fr mille d'entraînement *c* De Trainingsmeile *f*

Trakehner ; **Trakehnen Horse** breed ; East Prussian (Horse) Fr trakehner •Race originaire du haras de Trakehnen en Prusse-Orientale. De Trakehner *m* Es trakehner

tranquillizer Fr tranquillisant *m* De Beruhigungsmittel *ne* Es tranquilizante

transfer of entries *r* Fr cession d'engagements *c* De Abtretung von Nennungen *f*

transition Fr transition *f* De Übergang *m* Es transición Ca transició

transition from pace to pace Fr transition entre des allures De Übergang in den Gangarten *m*

transition within a pace Fr transition dans une même allure De Tempoübergang innerhalb einer Gangart *m*

transverse abdominal m. ; transversus abdominis m. Fr m. transverse de l'abdomen De querverlaufender Bauchmuskel *m* It muscolo addominale trasversale La M. transversus abdominis

transverse colon Fr côlon transverse De querverlaufender Dickdarm *m* ; Querkolon *ne* ; querverlaufender Grimmdarm *m* La Colon transversum

transverse cubital artery Fr artère transverse du coude De querverlaufende Ellbogenarterie *f* La Arteria transversa cubiti

transverse pectoral m. Fr m. pectoral transverse De querverlaufender Brustmuskel *m* La M. pectoralis transversus

transverse process Fr processus transverse •Saillie osseuse de chaque côté d'une vertèbre, plus ou moins marquée selon la région de la colonne vertébrale. De Querfortsatz *m* Es apófisis transversa La Processus transversus

transversus abdominis m. > transverse abdominal m.

trapezium bone > first carpal bone

trapezius m. Fr m. trapèze De Trapezmuskel *m* ; Kapuzenmuskel *m* ; Kappenmuskel *m* Es músculo trapecio It trapezio La M. trapezius

trapezoid bone > second carpal bone

trappings (horse's ~) ; caparison Fr caparaçon *m* De Pferdedecke *f* Es caparazón

travel sickness ; equine pleuropneumonia

travers ; head to the wall Fr travers *m* ; tête au mur *f* ; croupe en dedans *f* De Travers *ne* ; Kruppeherein *ne* Es cabeza al muro ; cabeza afuera Ca cap al mur It groppa in dentro Po cabeça à parede, ladear coma garupa para Ne travers ; achterhand naar binnen

treacle > molasses

treble > triple (combination)

tree (boot ~) •A support inserted, when not being worn, to preserve the shape of leather boots. Fr embauchoir ; embouchoir *m* ; *m* •Support que l'on introduit dans les bottes de cuir pour les aider à maintenir leurs formes quand elles ne sont pas portées. De Stiefelblock *m* ; Stiefelleiste *f* Es horma de bota

tree (of a saddle) Fr arbre (d'une selle) *m* ; arçon *m* De Sattelbaum *ne* Es fuste Ca arço *m*

trematode •Any parasite belonging to the class Trematoda, including flukes. Fr trématode *m* •Ver appartenant à l'ordre des Trématodes, incluant les douves. De Saugwürmer *m pl* ; Trematoda *m pl* Es trematodo

triactor > tiercé

trial ; heat > *eliminating heat* Fr épreuve *f* De Ausscheidungsrennen *ne* ; Durchgang *m* ; Probegalopp *m* Es prueba

triceps m. Fr m. triceps (brachial) De dreiköpfiger Oberarmmuskel *m* Es músculo tríceps It tricipite La M. triceps brachii

trichophytosis > ringworm

tricorne •A three-cornered hat. Fr tricorne *f* De Dreispitz *m* ; Dreimaster *m* Es tricornio ; sombrero de tres picos

trifecta > tiercé

trigeminal nerve Fr nerf trijumeau *pl : nerfs trijumeaux* De Trigeminusnerv *m* ; Drillingsnerv *m* La Nervus trigeminus

trim > pare (a hoof)

trim gauge Fr tige américaine *f*

trimmed area •In the ground border of a hoof wall, to release pressure on the corresponding part of the wall. Fr suppression d'appui *m* ; sifflet *m* •Sur le bord inférieur de la muraille. De beschnittener Teil des Hufes *m* ; berundeter Teil des Hufes *m*

trimmed mane Fr crinière toilettée De gepflegte Mähne *f* ; frisierte Mähne *f*

trimmed tail Fr queue toilettée De gepflegter Schweif *m* ; frisierter Schweif *m*

trimmer / cutter (hoof ~) > nipper(s) (hoof ~)

trimming Fr toilette ; toilettage *f ; m* De Toilette *f* ; Frisur *f*

trimming (of the hoof) Fr parage (de la corne) *m* •On utilise aussi parfois l'expression parage des sabots. De Beschneiden (des Hufes) *ne* Es cuidado de los cascos

trio Fr trio *m* •Fr: Pari sur trois chevaux indépendamment de leur ordre d'arrivée respectif. De Drillingswette *f* ; Triowette *f* •Wette auf die ersten drei Pferde im Ziel in beliebiger Reihenfolge

triple (combination) ; treble Fr triple (obstacle ~) *m (m)* De dreifache Kombination *f* Es obstáculo triple ; combinación triple

triple bar(s) •An obstacle made of three bars, widely spread and of increasing height. Fr barres triples *f pl* ; spa *m (1)* ; barres de spa *f (1)* •Un obstacle dont la hauteur des barres est croissante. 1) Les barres ne sont pas nécessairement au nombre de trois. De Tripelbarre *f* Es triples de barras ; barra triple Ca triple de barres

Triple Crown •In Thoroughbred racing, winning in the same year, for United States: the Kentucky Derby, the Belmont Stakes and the Preakness; for Britain: the 2000 Guineas, the Derby and the St. Leger; for Canada: the Queen's Plate, the Prince of Wales Stakes and the Breeders' Stakes. Fr Triple couronne *f* De Dreifache Krone *f*

triple entry •Entry, in a given race, of three horses owned or trained by the same person(s), and that are considered as one for betting purposes. Fr inscription jumelée (de trois chevaux) •Participation à une même course de trois chevaux relevant du même propriétaire ou du même entraîneur, et qui sont considérés ensemble pour les paris. > *inscription jumelée (de deux chevaux)* De Stallwette mit 3 Pferden *f*

trochanteric bursa (of gluteus medius) Fr bourse trochantérique (du m. fessier moyen) De Rollhügelbeutel (des mittleren Kruppenmuskels) *m* ; Trochanterbeutel (des mittleren Glutäus) *m* La Bursa trochanterica m. glutei medii

trochlea of the femur > femoral trochlea

troika Fr troïka *f* •Attelage à trois chevaux de front, cette méthode est originaire de Russie. Le cheval du centre est entre les brancards et sous une arche (la douga) et les deux autres chevaux ont l'encolure tournée vers l'extérieur. De Troika (russische ~)

Trojan Horse (the ~) ; Wooden Horse of Troy (the ~) Fr cheval de Troie (le ~) De Trojanisches Pferd *ne*

trophy Fr trophée *m* De Trophäe *f* ; Ehrenpreis *m* Es trofeo

trot •At this gait, the horse moves his left front and right rear legs simultaneously or almost, then the right front and the left rear. Fr trot *m* •Au trot, le cheval déplace en alternance l'antérieur gauche avec le postérieur droit, puis l'antérieur droit avec le postérieur gauche. En course le trot pourra être à quatre temps, les deux membres déplacés ensemble n'étant pas alors déposés au sol simultanément. De Trab *m* ; Trott *m* Es trote Ca trot It trotto Po trote Ne draf

trot *v* Fr trotter ; aller au trot De Trab reiten ; traben Es trotar Ca trotar

trot race •1) Mounted trot races are seen in Europe. Fr course au trot •Les courses au trot peuvent être attelées ou (1) montées. De Trabrennen *ne* ; Trabreiten *ne (1)* Es carrera de trote / trotadores ; carrera de los trotones

trot rising *v* Fr trotter enlevé De leichttraben ; englischtraben Es trote levantado

trot sitting *v* Fr trotter assis De aussitzen (im Trab)

trotter ; trotting horse Fr trotteur *m* De Traber *m* ; Trabpferd *ne* Es trotador

trotting bit > Dr. Bristol snaffle bit

trotting hood with ears > head cap with ears

trotting horse > trotter

true canter / gallop > canter / gallop at / on the true lead

true to type Fr conforme au type de la race De typvoll Es tira al tipo / a la raza ; representa a su raza

trueness to breed Fr conformité au type de la race *f* De Idealtyp einer Pferderasse entsprechen (dem gewünschten ~) Es fiel a la raza *adj*

trunk ; torso ; barrel (of the horse) Fr tronc *m* De Rumpf *m* ; Stamm *m* ; Hauptteil *m* Es tronco ; torso It tronco •Costituito dal torace e dall' addome. La Truncus

trypanosomiasis > *dourine, mal de caderas and surra* Fr trypanosomiase *f* De Schlafkrankheit *f* ; Trypanosomiasis *f* Es tripanosomiasis

tuber calcis > calcanean tuber

tuber coxae > coxal tuber

tuber of scapula ; tuberosity of the scapular spine Fr tubérosité de l'épine scapulaire *f* ; tubérosité acromienne *anc* De Höcker der Schulterblattgräte *m* ; Grätenbeule *f* It tuberosità scapolare La Tuber spinae scapulae

tuberosity of the scapular spine > tuber of scapula

tug (French ~) > tug (open ~)

tug (open ~) *(1)* ; tug (French ~) *(2)* ; quick hitch coupler *hr (3)* ; shaft carrier *hr* ; shaft tugs *hr* •1) Strong oval shaped band through which the shaft passes, it is buckled to the backband which goes through the top of the saddle. 2) Laying outside the backband. 3) Metal attachment used in the quick hitch harness. Fr porte-brancard *m* ; bracelet de brancard *m* ; porte-timon *m ca* •1) Solide bracelet dans lequel passe le brancard, il est attaché du côté intérieur de la dossière. 2) Situé du côté extérieur de la dossière. De Ledertragöse *f (1)* ; eiserne Tragöse *f (2)*

tugstop *hd* Fr arrêtoir *m att* De Arretierung für Riemen *f*

tunica flava > abdominal tunic

turbinate (ventral // medial // dorsal ~) Fr cornet (ventral // moyen // dorsal) *m* De Nasenmuschel (untere // mittlere // obere ~) *f* La Concha nasalis (ventralis // media // dorsalis)

turbinate bone Fr volutes ethmoïdales *f pl* ; ethmoturbinaux *m* De Muschelbein *ne* ; Siebbeinmuscheln *f pl* La Ethmoturbinalia

turf > races (the ~)

turf course / track > grass course / track

turf horse ; race-horse (gallop ~) > *grass horse* Fr cheval de courses au galop ; galopeur De Galopprennpferd *ne*

turf horse > grass horse

turf race ; grass race Fr course sur piste de gazon / gazonnée De Rennen auf Gras *ne*

turf speed rating Fr cote de vitesse sur le gazon / turf De Speed-Rating auf Gras *ne*

Turkoman Horse *breed* Fr turkmène race ; turcoman ; turkoman De Turkmene *m*

turn *r* Fr virage *m c* ; tournant *m cc* De Bogen *m* ; Kurve *f* Es curva

turn (on the forehand // haunches) *n or v* > *pirouette* Fr tourner (sur les antérieurs // postérieurs) *m ou v* ; tourner de pied ferme *m ou v* ; conversion *f (1)* •Pivot sur les épaules / l'avant-main, ou bien sur les hanches / l'arrière-main. 1) Une conversion peut s'effectuer sur les antérieurs, sur les postérieurs ou encore par une combinaison des deux. > *pirouette* De Wendung (auf der Vorhand // Hinterhand) *f* Es vuelta (sobre el anterior // posterior)

turn on the centre Fr pivot sur le centre *m* De Wendung auf der Mittelhand *f* ; Mittelhandwendung *f*

turn on the forehand *n or v* > *reversed pirouette* Fr tourner sur les antérieurs *m ou v* ; pivot sur les antérieurs *m* > *pirouette renversée* De Wendung auf der Vorhand / Vorderhand *f* ; Vorhandwendung *f* Es vuelta sobre el anterior

turn on the haunches / quarters / hocks *n or v* Fr tourner sur les postérieurs *m ou v* ; pivot sur les postérieurs *m* De Wendung auf der Hinterhand *f* Es vuelta sobre el posterior / la grupa

turn short / sharply v Fr tourner court De kurz wenden ; scharf wenden Es volver corto

turn wide v ; take a wide turn v Fr tourner large v De wenden (in großem Bogen ~) Es volver ancho

turnback rider •In a cutting competition, there is two of them, riding to encourage the cow that is being worked, to not simply run off the far end, but to try to get back into the herd. De Turnback-Reiter m

turned-in elbow ; elbow inclined inwards Fr coude serré ; coude au corps De angedrückter Ellbogen m Es codo hacia adentro

turned-out elbow ; elbow inclined outwards Fr coude écarté •Un coude écarté correspond souvent à un membre cagneux. De abstehender Ellbogen m Es codo hacia afuera

turned-over neck > arched neck

turning hammer ; blacksmith hammer ; rounding hammer •The names for hand hammers are used in different and confusing ways, however, in North America the preferred horseshoe making hammer has one slightly convex face, so it won't mark the work and is useful for turning shoes and pulling clips. Fr marteau de forgeron •Marteau à main, pour tourner et former le fer. De Treibhammer m Es martillo de fragua It martello per tornire

turning out to grass Fr mise à l'herbe f De Weidegang m

turnip Fr navet m De Futterrübe f ; Wasserrübe Es nabo

turpentine Fr térébenthine f De Terpentin ne Es trementina ; terpentina amer

tush > canine (tooth)

tushes > canine teeth

twilight race Fr course en soirée De Abendrennen ne

twisted mouth snaffle bit Fr filet tordu / torsadé De gedrehtes Mundstück ne

twisting of the fetlocks •~ while the limb is supporting weight and moving. > rock out over his hocks Fr vacillement des jarrets m De Drehen ne

twitch (chain ~) Fr tord-nez (avec chaîne) m De Kettenbremse f •aus Griff und Seil bzw. Kette bestehende Nasenbremse

twitch (nutcracker action ~ / humane ~) Fr tord-nez (casse-noisettes) m ; mouchette f Can. •Serre-nez en forme de casse-noisettes. De Nasenbremse f •aus Metall bestehende und im Aussehen einem zangenartigen Nussknacker ähnliche Nasenbremse

two tracks (on ~) Fr deux pistes (sur ~) De zwei Hufschläge Es dos pistas (en / de ~)

two-degree shoe > wedge-heeled shoe

two-horse trailer Fr remorque (à) deux places ; remorque (pour) deux chevaux De Pferdeanhänger für zwei Pferde m Es acoplado para dos caballos m

two-point seat •Using legs only. Fr assiette à deux points de contact •Les jambes seules sont utilisées. De Spaltsitz m Es monta de rodilla

two-wheeled cart Fr charrette •Le mot charrette désigne habituellement un véhicule à deux roues. De zweirädriger Wagen m Es calesa ; carreta de dos ruedas

tying-up (syndrome) > azoturia

tympanic cavity Fr caisse du tympan f •Cavité de l'oreille moyenne. De Paukenhöhle f Es caja del tímpano La Cavum tympani

tympanic membrane Fr tympan m De Trommelfell ne Es tímpano La Membrana tympani

type of race •May be conditioned, open, free for all, claiming race etc. Fr classe de la course •Peut-être une course à réclamer, sur invitation etc. De Rennart f

udder (the ~) Fr mamelles (les ~) f pl De Euter ne Es ubre La Uber

ulcer Fr ulcère m De Geschwür ne Es úlcera It ulcera La ulcus

ulcerative lymphangitis of horses and cattle ; Corynebacterium pseudotuberculosis infection Fr lymphangite ulcéreuse du cheval et du bovin De ulzerative Lymphangitis (der Pferde und Rinder) f •Hauterkrankung an den Gliedmaßen

ulna ; cubitus old Fr ulna m ; cubitus m anc •Fusionné à la partie supérieure du radius, sa pointe supérieure (l'olécrâne) forme la pointe du coude. De Elle f ; Ulna f Es cúbito It ulna La Ulna

ulnar carpal bone ; cuneiform (carpal) bone old Fr os ulnaire ; os pyramidal De Dreiecksbein ne ; ulnarer Karpalknochen m It carpo ulnare La Os carpi ulnare ; Os triquetrum

ulnar nerve Fr nerf ulnaire De Ellennerv m ; Ulnaris m La Nervus ulnaris

ulnaris lateralis m. •This muscle is flexor to the carpus of the horse. Fr m. ulnaire latéral •Chez le cheval, ce muscle est fléchisseur du carpe. De äußerer Karpalstrecker m ; äußerer Ellbogenmuskel m It estensore ulnare del carpo ; ulnaris lateralis La M. ulnaris lateralis ; M. extensor carpi ulnaris

ultrasound scanning Fr échographie f De Ultraschalluntersuchung f Es ecografía

umbilical artery Fr artère ombilicale De Nabelarterie f ; Umbilikalarterie f La Arteria umbilicalis

umbilical hernia Fr hernie ombilicale •Descente d'un segment de l'intestin dans l'ouverture du nombril. De Nabelbruch m ; Umbilikalhernie f

umbilical scar ; **umbilicus** > navel

unbridle v ; take the bridle off v Fr débrider De abzäumen Es desembridar

uncharted race / meeting Fr course sans résultats statistiques De Rennen, von dem es kein Ergebnis und keine Formen gibt ne

unciform bone > fourth carpal bone

under lease (horse ~) Fr donné à bail (cheval ~) De geleastes Pferd ne

underrate a horse v Fr sous-évaluer un cheval De Pferd unterschätzen (ein ~)

undershot jaw •This is sometimes used for a short lower jaw (brachygnathism or parrot mouth) and sometimes for the opposite: a short maxilla with a protruding lower jaw (prognathism). De Unterbiss // Überbiss m •manchmal als Bezeichnung für Brachygnathie (Anomalie der Zahnstellung in Ober- und Unterkiefer) aber auch manchmal als Bezeichnung für Prognathie (Ober- und Unterkiefer ragen aus der Gesichtsfläche) verwendet.

underslung heels > penciled heels

understep v Fr déjuger (se ~) ; découvrir (se ~) •Se dit du cheval dont le pied postérieur se pose en arrière de l'empreinte de l'antérieur, au pas ou au trot. De untertreten v

unfolding of a race Fr déroulement d'une course De Entwicklung eines Rennens f

unfolding of a race card > progress of a race card

ungird v Fr dessangler De losgurten ; abgurten Es descinchar

ungulates (the ~) Fr ongulés (les ~) m pl De Huftiere ne pl ; Ungulata ne pl ; Hufträger m pl Es ungulados La Ungulata

unharness v ; put off the harness v Fr déharnacher De abschirren Es desaparejar

unhitch v Fr dételer De ausspannen ; losbinden Es desenganchar

unicorn •Two wheelers and one leader. Fr arbalète (attelage en ~) f (m) •Deux chevaux de timon et un cheval de volée. De Einhorn ne •eine Annspannungsart

unpaid claim r Fr plainte de non-paiement c De unbezahlte Forderung f

unproven Fr qui n'a pas fait ses preuves De unerprobt ; unerfahren
unruly horse ; difficult horse Fr cheval difficile De schwieriges Pferd ne ; ungebärdiges Pferd ne Es caballo difícil
unsaddle v Fr desseller De absatteln Es desensillar Ca desensellar It disselare ; togliere la sella
unseat > throw the rider
unseated (to be ~) ; thrown from the horse (to be ~) Fr désarçonné (être ~) De reiterlos ; abgeworfen Es tirado del caballo (ser ~)
unshod Fr déferré De unbeschlagen
unshoe v ; remove the shoe v ; pull off the shoe v Fr déferrer (un pied) De Hufeisen abnehmen ne ; Eisen abnehmen ne Es desherrar ; sacar una herradura
unsound •Qualifie le cheval qui n'est pas sain. De ungesund Es insaludable ; mal de salud
unwilling (horse) Fr peu généreux (cheval ~) De unwillig ; widerspenstig Es sin voluntad
upper jaw ; maxilla Fr mâchoire supérieure f ; maxillaire m •Au niveau des os, la mâchoire supérieure est composée de deux maxillaires et de l'os incisif. C'est donc par extension que l'on assimile maxillaire et mâchoire supérieure; certains auteurs donnent même parfois le nom de maxillaire inférieur à la mâchoire inférieure. De Oberkiefer m ; Maxilla f Es maxilar (superior) La Maxilla
upper lip Fr lèvre supérieure De Oberlippe f Es labio superior Ca llavi superior La Labium superius
upright obstacle > vertical
upright pastern / foot ; straight in front forelimb •The angle of the pastern is too close to the vertical (upright, straight). If it is in front of it, it is knuckled. > club foot Fr droit jointé ; droit-jointé adj ; bouleté adj ; droit sur ses boulets adj •Quand le boulet est, ou presque, à la verticale avec le paturon. > pied bot De steile Fessel f ; aufrechte Fessel f ; senkrechte Fesselung f ; Stelzfuß m ; steil gefesselt adj Es cuartilla erguida f
upright shoulder ; straight shoulder •The angle from the point of the shoulder to the withers is too close to the vertical, inhibiting desirable movement of the front legs. Fr épaule droite •L'angle de la pointe de l'épaule au garrot est trop à la verticale. De steile Schulter f Es hombro derecho
upset v •Upsetting the extremity of a stock bar, to make it thicker. Fr refouler •L'on refoule le bout d'une barre de fer chauffée pour l'épaissir. De stauchen
upside-down neck > ewe neck
upward fixation of the stifle / patella ; patellar subluxation Fr accrochement (supérieur) de la rotule m De Kniescheibenverrenkung f ; Patellaluxation f Es desviación de la patela
urachus Fr ouraque f De Urharngang m ; Urachus m
ureter Fr uretère m •Conduit de drainage du rein vers la vessie. De Harnleiter m Es uréter La Ureter
urethra Fr urètre m De Harnröhre f Es uretra La Urethra (feminina // masculina)
urine Fr urine f De Urin m ; Harn m Es orina La Urina
urine sample Fr prélèvement d'urine m ; échantillon d'urine m De Urinprobe f
urogenital system Fr appareil génito-urinaire m De Harn- und Geschlechtsapparat m ; Urogenitalsystem m
urticaria Fr urticaire m De Nesselausschlag m ; Quaddelausschlag m ; Quaddeln f pl ; Nesselfieber ne ; Urtikaria f Es urticaria It urticaria
uterine artery Fr artère utérine De Gebärmutterschlagader f ; Uterusarterie f La Arteria uterina
uterine horn Fr corne utérine / de l'utérus De Gebärmutterhorn ne ; Uterushorn ne Es cuerno uterino La Cornu uteri (sinistrum // dextrum)
uterine tube Fr trompe utérine f ; oviducte m ; trompe de Fallope f De Eileiter m ; Oviduckt m Es oviducto La Tuba uterina
uterus Fr utérus m De Gebärmutter f ; Uterus m Es útero ; matriz La Uterus
utility trot Fr trot de service / route De Gebrauchstrab m

vaccination Fr vaccination f De Impfung f ; Schutzimpfung f Es vacunación
vaccine Fr vaccin m De Impfstoff f Es vacuna
vagal trunk (ventral // dorsal ~) Fr tronc vagal (ventral // dorsal) De Stamm des zehnten Hirnnervs (bauchseitiger // rückenseitiger ~) m ; Vagusstamm (bauchseitiger // rückenseitiger ~) m La Truncus vagalis (ventralis // dorsalis)
vagina Fr vagin m De Scheide f ; Vagina f Es vagina La Vagina
vaginal artery Fr artère vaginale De Scheidenarterie f La Arteria vaginalis
vaginal fornix Fr fornix du vagin m ; cul-de-sac vaginal m De Scheidengewölbe ne La Fornix vaginae
vaginal ring Fr anneau vaginal De Scheidenhautring m •Eingang in den Scheidenhautfortsatz La Anulus vaginalis
vagosympathetic trunk Fr tronc vago-sympathique De vagosympathischer Nervenstamm m ; Halsgrenzstrang m ; Halssymphatikus m La Truncus vagosympathicus
vagus nerve Fr nerf pneumogastrique ; nerf vague De Vagus m ; zehnter Hirnnerv m La Nervus vagus
valet (jockey ~) •tr: A person who assists the jockey in caring for his and the horse's equipments, and the trainer in saddling the horse. Fr valet m De Jockeydiener m Es mozo (de jockey)
van horse > dray horse
varnish roan ; marble •Pattern of roan in which the head has white hairs, and the coloured hairs is concentrated over the bony prominences (facial bones, withers, shoulders, knees, stifles and pelvic bones). These darker areas are called varnish marks. Fr marbré adj •Les définitions rencontrées pour « marbré » et « marbrures » sont très inconsistantes. Le mot est pris ici dans le sens qu'il suggère: des marques rappelant les veines qu'on observe dans certains marbres. De Marmorscheck m Es atigrado Esp
vastus intermedius m. •Situated on the cranial face of the femur, it is entirely covered by the other heads of the quadriceps femoris. Fr m. vaste intermédiaire ; m. crural anc ; m. fémoral antérieur anc De mittlerer Schenkelmuskel m ; intermediärer Schenkelmuskel m La M. vastus intermedius
vastus lateralis m. Fr m. vaste latéral / externe •Chef latéral du muscle quadriceps fémoral. De äußerer Schenkelmuskel m ; lateraler Schenkelmuskel m La M. vastus lateralis
vastus medialis m. Fr m. vaste médial / interne De innerer Schenkelmuskel m ; medialer Schenkelmuskel m La M. vastus medialis
vaulting ; voltige Fr voltige f De Voltigieren ne Es volteo ; voltereta
VEE > Venezuelan equine encephalomyelitis
veer out v r Fr dévier (de sa course) De ausbrechen
vein Fr veine f •Les veines ramènent le sang depuis les tissus jusqu'au coeur, elles comportent souvent des valvules pour que le sang ne puisse y circuler que dans ce sens. De Vene f Es vena
vena cava (cranial // caudal ~) Fr veine cave (crâniale // caudale) De Körperhohlvene (vordere // hintere ~) f La Vena cava (cranialis // caudalis)
Venezuelan equine encephalomyelitis ; VEE abbr

Fr encéphalite / encéphalomyélite équine du Venezuela f **De** Venezolanische Pferdeenzephalomyelitis f **Es** encefalitis equina venezolana

ventral border of mandible > *jowl* **Fr** ganache f •Saillie formée par le bord inférieur de la mandibule. **De** Ganasche f **Es** fance

ventral colon (left // right ~) •Part of the ascending colon. **Fr** côlon ventral (gauche // droit) **De** unterer Grimmdarm (linker // rechter ~) m ; bauchseitiges Kolon (linkes // rechtes ~) ne ; unteres Kolon ne **La** Colon ventrale (sinistrum // dextrum)

ventral scalenus m. Fr m. scalène ventral **De** vorderer Rippenhalter m ; bauchseitiger Skalenusmuskel m **La** M. scalenus ventralis

ventral serrated m. of neck Fr m. dentelé (ventral) du cou ; m. angulaire de l'omoplate / l'épaule anc **De** Halsteil des gesägten Muskels m ; bauchseitiger Sägemuskel des Halses m ; bauchseitiger gezahnter Muskel des Halses m •Teil der Muskulatur des Schultergürtel **Es** músculo serrato cervical **La** M. serratus ventralis cervicis

ventral serrated m. of thorax Fr m. dentelé ventral du thorax **De** Brustteil des gesägten Muskels m ; bauchseitiger Sägemuskel des Thorax m ; bauchseitiger gezahnter Muskel des Thorax m •Teil der Muskulatur des Schultergürtel **La** M. serratus ventralis thoracis

ventricle of heart (right // left ~) Fr ventricule (droit // gauche) m **De** Herzkammer (rechte // linke ~) f **Es** ventrículo (derecha // izquierda) **La** Ventriculus (dexter // sinister)

vermicide > anthelmintic (drug)

verminous arteritis Fr artérite vermineuse f **De** Wurmarteritis f •durch den Pferdepalisadenwurm hervorgerufene Entzündung der Arterien.

verminous colic Fr colique vermineuse **De** Wurmkolik f **Es** cólico verminoso

vertebra pl: vertebrae **Fr** vertèbre f **De** Wirbel m **Es** vértebra

vertebral artery Fr artère vertébrale **De** Wirbelarterie f **Es** arteria vertebral **La** Arteria vertebralis

vertebral canal Fr canal vertébral m ; canal rachidien anc •La moelle épinière y est logée dans la colonne vertébrale. **De** Wirbelkanal m **Es** canal vertebral **La** Canalis vertebralis

vertebral column ; spinal column; spine **Fr** colonne vertébrale f ; rachis m anc **De** Wirbelsäule f **Es** columna vertebral **It** colonna vertebrale **Ne** wervelkolom ; ruggegrat **La** Columna vertebralis

vertebral vein Fr veine vertébrale **De** Wirbelsäulenvene f **La** Vena vertebralis

vertex of (the) bladder Fr vertex de la vessie m ; apex de la vessie m **De** Harnblasenspitze f ; Harnblasenscheitel m **La** Apex vesicae ; Vertex vesicae

vertical ; upright obstacle **Fr** vertical (obstacle ~) m ; droit (obstacle ~) m **De** steiles Hindernis ne **Es** obstáculo vertical ; vertical m **Ca** obstacle vertical

vesicant > blister ; blistering

vesicular gland ; seminal vesicle **Fr** glande vésiculaire f ; vésicule séminale f **De** Samenblase f ; Bläschendrüse f ; Vesikulardrüse f **Es** vesícula seminal **La** Glandula vesicularis

vestibule of ear Fr vestibule de l'oreille m **De** Ohrvorhof m **La** Vestibulum auris

vestibule of vagina Fr vestibule du vagin m **De** Scheidenvorhof m **Es** vestíbulo vaginal **La** Vestibulum vaginae

vesting of title to a claimed horse r **Fr** transfert des droits de propriété d'un cheval réclamé c **De** Übergang der Rechte an einem geforderten Pferd m

vet check v **Fr** faire un examen vétérinaire **De** tierärztlich untersuchen **Es** examinar por veterinario

vet check > veterinary examination

vet clean v •To be accepted as meeting the minimal results required for this particular veterinary examination. **Fr** passer l'examen vétérinaire •Pour le cheval, être accepté lors de l'examen vétérinaire comme rencontrant les normes minimales exigées pour cet examen. **De** die tierärztliche Untersuchung zu einem pferdesportlichen Ereignis bestehen **Es** pasar el examen del veterinario

veterinarian ; veterinary surgeon **Fr** vétérinaire m ou f **De** Tierarzt m ; Veterinär m **Es** veterinario ; albéitar **Ca** veterinari **It** veterinario

veterinarian's list Fr liste du vétérinaire **De** Tierarztliste f

veterinary Fr vétérinaire adj **De** tierärztlich adj **Es** veterinario

veterinary commission Fr commission vétérinaire **De** Tierarztkommission f ; Veterinärkommission f **Es** comisión veterinaria **Ca** comissió veterinària

veterinary examination ; vet check **Fr** examen vétérinaire **De** Verfassungsprüfung f ; tierärztliche Untersuchung / Ankaufsuntersuchung f **Es** reconocimiento veterinario ; examen (del) veterinario **Ca** reconeixement veterinari

veterinary medicine Fr médecine vétérinaire m **De** Tiermedizin f ; Veterinärmedizin f **Es** medicina veterinaria

veterinary surgeon > veterinarian

vice Fr vice m **De** Untugend f **Es** vicio

victory > win

vinyl electrical tape > electrical insulating tape

visceral m. > smooth m.

visceral nervous system > autonomic nervous system

visible white sclera Fr oeil cerclé (de blanc) **De** Mondauge ne

vital functions Fr fonctions vitales f pl **De** Vitalfunktionen f pl **Es** funciones vitales

vitamin Fr vitamine f **De** Vitamin ne **Es** vitamina **It** vitamina

vocal fold / cords Fr cordes vocales f pl •Deux plis de tissus élastiques verticaux à l'arrière du larynx. **De** Stimmfalte / ~lippe f **La** Plica vocalis

voice Fr voix f **De** Stimme f **Es** voz **Ca** veu

volte ; volt Fr volte f •acad: Cercle de 6 mètres de diamètre. **De** Volte f **Es** vuelta **Ca** volta **It** volte **Po** volta **Ne** volte

volte (to the left // right) Fr volte (à gauche // droite) **De** Volte (Links ~ // Rechts ~) f **Es** vuelta (a la izquierda // derecha)

volte at the walk Fr volte au pas f **De** Schrittvolte f **Es** vuel ta al paso

voltige > vaulting

voluntary m. > striated m.

volvulus ; torsion (of a loop of intestine) **Fr** volvulus m **De** Darmverschlingung f **Es** vólvulo intestinal **It** volvolo

vomer Fr vomer m **De** Pflugscharbein ne ; Vomer m **Es** vómer **La** Vomer

vulcanite Fr ébonite f **De** Hartgummi ne oder m ; Ebonit ne **Es** ebonita

vulva Fr vulve f **De** weibliche Scham f ; Vulva f **Es** vulva **La** Pudendum femininum ; Vulva

vulvar cleft Fr fente vulvaire f •Ouverture de la vulve sur l'extérieur. **De** Schamspalte f **La** Rima pudendi / vulvae

W-mouth snaffle > double snaffle

wager > bet

wagered > bet

ventral border of mandible 130

wagerer > bettor
wagering pool ; mutuel wagering pool Fr montant des paris De Wettpool m
wagering unit Fr unité de mise f De Wettbereich m ; Wetteinrichtung f
wagon •A rather heavy four-wheeled vehicle. Fr chariot De vierrädriges Fuhrwerk ne ; vierrädriger Stellwagen m ; vierrädriger Wagen m old
waist (of a saddle) •The narrowest part of the seat, just behind the front arch. De Sitztaille (eines Sattels) f Es cintura (de una silla) ; angostura
Waler (1) ; Australian Stock Horse (2) •1) Originating from New South Wales, Australia. The term was mostly used before World War II but is still in use today. 2) Sometimes regarded as the modern descendant of the Waler. A breed society was founded, but it is sometimes considered as a type rather than a breed. Fr waler •Cheval de selle australien, originellement de Nouvelle-Galles du Sud. De Waler m
walk n Fr pas m De Schritt m Es paso Ca pas It passo Po passo Ne stap
walk v Fr marcher (au pas) ; aller au pas De Schritt gehen (im ~) Es marchar al paso ; ir al paso
walk (over) the course v Fr marcher le parcours De abgehen v ; Parcoursbegehung f ; Parcours begehen (den ~) v Es pisar el recorrido ; caminar la cancha / el curso
walk a horse (hand ~) v Fr faire marcher un cheval De Pferd führen (ein ~) Es pasear un caballo a mano ; andar un caballo
walk on a line v ; walk on a single track v ; plait v Fr croiser (se ~) ; tricoter •Les sabots des antérieurs ou ceux des postérieurs se posent presque l'un devant l'autre lorsque le cheval se déplace. De Schritt auf einem Hufschlag m
walk on a long rein n Fr pas, les rênes longues De Schritt am langen Zügel m Es paso con riendas largas Ca pas amb regnes llargues
walk on a loose rein (free ~) n Fr pas (libre), les rênes abandonnées De Schritt am hingegebenen Zügel m
walk on a single track > walk on a line
walk with contact n Fr pas, sur la main ; pas, dans la mise en main De Schritt am Zügel m
walk-over •Where a horse is alone and need only to walk the distance to win, or there is no serious competition for him in the field. Fr course sans concurrence •Le cheval est seul en piste, ou il est très supérieur aux autres ce qui fait que la course ressemble, pour lui, à une promenade. De Walkover m •Rennen mit nur einem teilnehmenden Pferd
walker (automatic ~) Fr marcheur automatique m •Souvent situé dans un rond, on y attache les chevaux pour les faire marcher. De Führmaschine f Es mecánica para pasear
walking circle / ring •tr: Walking enclosure for horses and jockeys before the race. Fr cercle de parade m •ct: Pour les chevaux et les jockeys avant la course. De Führring m
walking ring ; round pen •An area where horses are walked, either for exercise or to cool off. A round pen may be used for different kind of exercises, including longeing. Fr rond m ; enclos circulaire m •Espace rond dans lequel on fait marcher les chevaux, que ce soit pour l'exercice ou pour les aider à refroidir adéquatement. Il peut aussi servir pour différentes autres activités, y incluant le travail à la longe. De Zirkel zum Führen oder Longieren m Es pista cerrada
wall •Vertical obstacle looking like a wall. Fr mur m •Obstacle vertical imitant un mur. De Mauer f ; Wand f Es muro ; pared Ca mur
wall (of the hoof) Fr paroi (du sabot) f ; muraille f De Hornwand f ; Hufwand f ; Hornplatte f Es tapa (del casco) ; pared del casco Ca tapa It parete La Paries corneus
wall hay rack Fr râtelier mural (pour le foin) De Wand-Heuraufe f
wall-eye ; walleye ; glass-eye ; china eye ; marble eye •Eye with a lack of pigment in the iris, and with a bluish-white or pinkish-white appearance. Some authors will mention eyes with a grey appearance and include them under these names. > silver eye and blue eye •Dont l'iris manque de pigmentation. > oeil vairon et oeil bleu De Glasauge ne ; Fischauge ne ; blaues Auge ne Es ojiblanco adj
war horse Fr cheval de guerre De Kriegspferd ne ; Schlachtroß ne Es caballo de guerra
warble ; warbles (1) ; ox warble rare ; cattle brus / grub rare •The lump housing the warble-fly (Hypoderma bovis or H. lineatum / lineata) maggot. 1) The lumps or the disease caused by Hypoderma. Fr varron ; hypodermose f (1) •Larve d'Hypoderma bovis (ou H. lineatum), la mouche du varron (ou hypoderme), laquelle est un oestre. 1) La maladie provoquée par ces larves. De Dassellarve f ; Dasselbeule f Es hipodermosis ; rezno
warbles > warble
warm-up (exercise) Fr réchauffement (exercice de ~) m De Aufwärmen ne ; Vorbereitung f ; Aufgalopp m Es calentamiento (ejercicio de ~)
warm-up (period) Fr période de réchauffement f De Aufwärmphase f
warm-up a horse v Fr réchauffer un cheval De aufwärmen (ein Pferd ~) Es calentar un caballo
warmblood ; warm-blooded horse •Type of horse with finer bones than the coldblood (the overlap being a matter of opinion), usually suitable for riding. In some countries the term may be used to distinguish horses containing a strain of Arab blood. Fr cheval à sang chaud ; cheval de sang (chaud) De Warmblut ne ; Warmblüter m ; Warmblutpferd ne ; warmblütiger Schlag m Es caballo de sangre (caliente) It cavallo di sangue Ne warmblood
wash rack Fr douche f ; aire de lavage f De Waschplatz m Es lavadero
washed out mane and tail •Used for a coat in which the mane and tail are lighter than the body colour. Fr crins lavés •Se rapporte à une robe dont les crins sont plus clairs que les poils du corps. De die Mähne und der Schweif sind heller als die Körperbehaarung
washed-out •Faded colour or coat. Fr lavé •Qualifie une robe ou une couleur décolorée. De verwaschen ; ausgewaschen
washer comb Fr étrille pour laver De Waschbürste f •Spezialstriegel zum Waschen des Pferdes
water n Fr eau f De Wasser ne Es agua f
water v Fr abreuver ; donner à boire De tränken ; sprengen (das Geläuf ~) Es abrevar ; dar de beber
water brush Fr brosse de lavage De Waschbürste f Es ce pillo de agua
water ditch > water jump (open ~)
water horsetail Fr prêle fluviale De Teichschachtelhalm m ; Schlamm-Schachtelhalm m La Equisetum fluvialis / fluviatale
water jump (open ~) ; brook ; water ditch Fr rivière f cs obstacle ; fossé d'eau m De Wassergraben (offener ~) m ; Bach m Es ría ; foso de agua ; salto de agua Ca fossat d'aigua
water(ing) trough ; waterer ; drinking trough Fr abreuvoir m De Tränke f ; Weidetränke f Es abrevadero
waterer > water(ing) trough
watery fluid (of the eye) ; aqueous humour Fr humeurs (de l'oeil) f pl De Kammerwasser (des Auges) ne La Humor aquosus
wavemouth •Tables of molar teeth are worn unevenly and

have a wavy appearance. De Wellengebiß *ne*
way behind the field *r* Fr loin derrière le peloton *c* De weit hinter dem Feld
weak back Fr dos mou De weicher Rücken *m* ; schwacher Rücken *m* Es lomo blando
weak pastern > *sloping pastern, and foot broken forward* De weich gefesselt *adj* ; weiche Fesselung *f*
weakness Fr faiblesse *f* De Schwäche *f* Es endeblez
wean *v* Fr sevrer De absetzen ; entwöhnen Es destetar
weaning Fr sevrage *m* De Absetzen *ne* Es destete It svezzamento
weanling ; grass foal •From the weaning to the following January first, the horse is then usually considered being a yearling. Fr poulain // pouliche sevré(e) ; poulain // pouliche d'herbe •Du sevrage jusqu'au premier janvier suivant, alors que le cheval est habituellement considéré avoir un an. De Absetzfohlen *ne* ; Absetzer *m* Es potro destetado // potra destetada ; potrillo destetado // potrilla destetada It puledro slattato *m* Ne gespeend / afgewend veulen*nz*
weaving •A vice, the horse rocks from side to side on his front legs. This prevents him from resting properly. Fr tic de l'ours •Tic du cheval qui se balance d'un antérieur à l'autre, ce qui empêche un repos adéquat. De Weben *ne* Es zigzagueo *f*
web > width (of a horseshoe)
wedge heels ; swedged-up heels Fr éponges nourries •Dont les branches sont progressivement épaissies vers l'arrière. De keilförmige Trachten *f pl*
wedge-heeled shoe ; two-degree shoe Fr fer à éponges nourries De Hufeisen mit angeschweißten Eisenkeilen oder Kunststoffkeilen als Unterlagen für keilförmige Trachten.
WEE > western equine encephalomyelitis
Weedon-lane > jumping-lane
weigh *v* Fr peser De wiegen ; abwiegen Es pesar Ne wegen
weigh in *v* Fr peser (après la course) *v ct* De zurückwiegen Es pesar
weigh-in ; **weighing-in** *n tr* Fr pesée / pesage (après la course) *f* / *m ct* De Zurückwiegen *ne*
weighing Fr pesage *m* De Wiegen *ne* ; Abwiegen *ne* Es pesaje Ca pesada
weighing room •tr: The place where the jockeys are weighed. Fr pesage (salle de ~) *m* (*f*) ; balances (salle / enceinte des ~) *f pl* (*f*) •ct: Lieu ou l'on pèse les jockeys. De Waage *f* ; Waageraum *m*
weighing-out *n tr* Fr pesage / pesée (avant la course) *ct* De abwiegen (vor dem Rennen) ; auswiegen (vor dem Rennen)
weight (toe-~ // side-~) Fr pesée (de sabot) *f* De Gewicht (Zehengewicht // Seitengewicht) *ne*
weight aid > action of the seat
weight allowance Fr concession (de poids) *f* ; allocation de poids *f* De Gewichtserlaubnis *f* Es autorización de peso *f*
weight cloth Fr fontes *f pl* De Bleidecke *f* Es mantilla de peso / plomo ; faldón de pesas ; fundas Ca manteta de llast
weight for age race *tr* •The weight that has to be carried by horses depends on their age. Fr course à poids pour âge *ct* •Les poids que doivent y transporter les chevaux varient en fonction de leur âge. De Altersgewichtsrennen *ne*
weight handicap •Weight that is to be carried by each horse to give each one a chance as equal as possible in the race. Fr handicap de poids De Gewichts-Ausgleich *m* ; Gewichts-Handicap *ne*
weight scale > scale
well let down ; well to the ground ; close to the ground ; near to the ground •Applied to hocks or knees which are set low, resulting in short cannon bones. Fr bien descendus ; près de terre •S'applique aux genoux ou jarrets placés bas, ce qui résulte en un canon court, caractéristique très souhaitable. De tief am Boden Es cerca de la tierra
well set (on) •Describing a favourable angle of meeting: one part of the body well set on another. Fr bien attaché De gut aufgesetzt
well set head De gut aufgesetzter Kopf *m*
well shaped croup Fr bien croupé (cheval ~) ; croupe bien conformée De gut geformte Kruppe *f*
well to the ground > well let down
well-defined hock Fr jarret bien sculpté De ausgeprägtes Sprunggelenk *ne* ; kantiges Sprunggelenk *ne* Es corvejón bien definido
well-defined knee Fr genou bien sculpté De ausgeprägtes Vorderfußwurzelgelenk *ne* ; starkes Karpalgelenk *ne* Es rodilla bien definida
well-framed (horse) Fr armé ; bien armé •Se dit d'un cheval dont le squelette est bien développé. De großrahmiges Pferd *ne* ; rahmiges Pferd *ne*
well-muscled thigh (horse having a ~) Fr bien gigoté / gigotté ; bien culotté •Cheval dont la musculature des cuisses est bien développée. De gut bemuskelter Oberschenkel (eines Pferdes) *m*
well-ribbed-up > well-sprung ribs
well-schooled (horse) ; made Fr dressé (cheval bien ~) ; confirmé De gut zugerittenes Pferd *ne* Es caballo bien hecho / domado / riendado ; caballo enseñado
well-sprung ribs ; well-ribbed-up *adj* •The floating ribs are « sprung » or rounded outwards, providing plenty of room for the organs. Fr coffre *m* •Avoir du coffre ou être bien coffré, lorsque la cage thoracique est bien développée. De gewölbte Rippen *f pl*
well-topped •Horse with a good conformation above the legs. De Pferd mit einem guten Exterieur oberhalb der Extremitäten
Welsh Fr welsh •Le poney du pays de Galles. Le livre généalogique se divise en quatre sections dans lesquelles les sujets sont inscrits selon leur taille, du plus petit au plus grand: welsh mountain, poney, poney (type cob) et welsh cob. De Welsh Mountain Pony *ne*
Welsh Cob Fr cob gallois De Cob aus Wales *m* ; Welsh Cob *m*
Welsh pony Fr poney welsh De Walespony *ne* ; Welsh Pony *ne* Es póney galés / galense It pony gallese
western equine encephalomyelitis ; WEE *abbr* Fr encéphalite / encéphalomyélite équine de l'ouest des États-Unis *f* De westliche Pferdeenzephalomyelitis *f*
western saddle ; stock saddle > *Australian stock saddle* Fr selle western De Westernsattel *m* ; Cowboysattel *m* Es montura vaquera
western trail class Fr classe d'obstacles western *f* De Trail *m* •Disziplin des Westernreitens.
Westphalian (Warm-Blooded Horse) •The breed or an individual in that breed. Fr westphalien ; sang chaud de Westphalie •La race ou un individu de cette race. De Westfale *m pl: Westfalen*
wet hoof •Containing too much moisture. Fr pied gras De feuchter Huf *m*
Weymouth (curb bit) > curb bit
Weymouth bridle > double bridle
wheat Fr blé *m* ; froment *m* De Weizen *m* Es trigo
wheat bran Fr son de blé De Weizenkleie *f* Es salvado de trigo

wheel *r* •Wagering on one or more of the horses who must finish a race in a predetermined order, while being coupled along with all the other horses in the field that finish the race in the money. Fr roulette *f c* •Pari sur un ou des chevaux devant terminer une course dans un ordre précis tout en étant couplé(s) à tous les chevaux dans les positions de rapport. De Kombinationswette, bei der ein oder mehrere Pferde in festgelegter Reihenfolge gewettet werden und mit allen oder ausgewählten Pferden des Rennens kombiniert werden

wheel disc Fr enjoliveur de roue *m* De Radkappe *f*

wheelbarrow Fr brouette *f* De Schubkarre *f* Es carretilla

wheeler *hd* Fr cheval de timon *att* ; timonier *m* De Hinterpferd *ne*

wheeler's centre terret *hd* Fr clef centrale de mantelet *att*

whinny ; whinney > neigh

whinny / whinney > neigh

whip *v* ; horsewhip *v* Fr cravacher De mit der Reitpeitsche schlagen ; mit der Gerte strafen Es fustigar Ca fuetejar

whip Fr fouet *m* De Peitsche *f* ; Gerte *f* ; Stock *m* Es látigo

whiplash Fr coup de fouet De Peitschenhieb *m* ; Peitschenschmitz *m* Es latigazo

whipper-in •A huntsman's assistant. Fr valet-de-chiens *m* •Il soigne les chiens et les accompagne à la chasse, sous les ordres du piqueux. Le terme allemand « Pikör » recoupe aussi différentes autres rôles au sein de l'équipage de chasse. De Pikör *m* Es mozo de perros

white •Sometimes used to designate a grey horse whose hairs have turned white with age. > *albino* Fr blanc *m ou adj f: blanche* •Parfois utilisé pour désigner un cheval gris dont le poil a blanchi avec l'âge. > *albinos et autres entrées pour blanc* De weiß *adj* Es blanco Ca blanc *adj*

white (left // right) heel ; heel marking (left // right ~) Fr trace de balzane en talon (gauche // droit) De weißer Ballen (linker // rechter ~) *m*

white (true ~) > albino

white above knee // hock, reaching the forearm // leg Fr balzane très haut chaussée *f* •Très grande balzane s'étendant au delà du genou ou du jarret et envahissant l'avant- ou la jambe. Pour être plus précis, on pourra l'appeler, par exemple, très grande balzane mi-avant-bras (comme dans "reaching the forearm"). De hoch weißes Bein *ne* ; hoch weiß gestiefeltes Bein *ne* •bis über das Vorderfußwurzelgelenk / Sprunggelenk und bis zum Unterarm / Unterschenkel weiß

white blanket over croup •The area covered by a blanket should be specified, since it may cover much larger than the croup. Fr croupe blanche •Le terme anglais « blanket » peut désigner une surface beaucoup plus grande que la croupe. De weiße Kruppe *f* Es chubarí

white coronet Fr principe de balzane *m* •Balzane limitée à la hauteur de la couronne et en faisant le tour en totalité. De weißer Kronrand *m* ; weiß bekrönt *adj* Es corona blanca

white face ; bald face ; calf face Fr belle-face *f* De Laterne *f* Es careto *n* Ca cara blanca

white faced ; bald faced ; calf faced •The white marking covers the forehead and front of the face, extending laterally. Fr belle-face *adj* •Se dit du cheval dont la liste est très large et couvre tout le chanfrein et descend même sur les côtés. De Laterne (mit ~) ; Leuchte (mit ~) Es careto *adj* ; pampa *amer* Ca carabinat ; carabonica

white foaled Fr blanc de naissance De Albino *m* ; weiß geborenes Pferd *ne* Es blanco (desde el nacimiento)

white fore-leg Fr balzane antérieure De hoch weißes Vorderbein *ne* ; hoch weiß gestiefeltes Vorderbein *ne*

white heels Fr trace de balzane aux deux talons De weiße Ballen *m pl* Es talones blancos

white hind-leg Fr balzane postérieure De hoch weißes Hinterbein *ne* ; hoch weiß gestiefeltes Hinterbein *ne*

white inside // outside heel De weißer Innen ~ // Außenballen *m* Es talón blanco adentro // afuera

white left (-side) fore (-leg) Fr balzane antérieure gauche De hoch weißes linkes Vorderbein *ne* ; hoch weiß gestiefeltes linkes Vorderbein *ne*

white left (-side) hind (-leg) Fr balzane postérieure gauche De hoch weißes linkes Hinterbein *ne* ; linkes hoch weiß gestiefeltes Hinterbein *ne*

white line (of the hoof) ; white zone Fr ligne blanche (du sabot) De weiße Linie (des Hufes) *f* Es línea blanca It linea bianca La Zona alba

white marking at front of coronet Fr trace de balzane en pince De vorn weiß gesäumte Krone *f* •weißes Abzeichen an einer Gliedmaße / einem Bein

white marking on a limb / leg ; leg marking Fr balzane *f* •Marque blanche habituellement limitée aux extrémités des membres. De weißes Abzeichen an einer Gliedmaße // einem Bein *ne* ; Beinabzeichen *ne* Es calzado ; mancha blanca Ca calçat

white markings underneath the body Fr taches blanches sous le ventre *f pl* De weiße Bauchflecken *m pl*

white muzzle De Milchmaul *ne* Es bociblanco

white muzzle (to have a ~) •The white marking is covering both lips. Fr boire dans son blanc •Lorsqu'un ladre ou une marque blanche occupe les deux lèvres. De Milchmaul haben (ein ~) Es beber con los dos

white muzzled Fr boit dans son blanc (cheval qui ~) De Milchmaul (mit ~) Es bebe con los dos (caballo que ~) Ca bocat de blanc

white right (-side) fore (-leg) Fr balzane antérieure droite De hoch weißes rechtes Vorderbein *ne* ; hoch weiß gestiefeltes rechtes Vorderbein *ne*

white right (-side) hind (-leg) Fr balzane postérieure droite De hoch weißes rechtes Hinterbein *ne* ; hoch weiß gestiefeltes rechtes Hinterbein *ne*

white spots > *snowflake* Fr neigeures *f pl* ; flocons de neige *m pl* > *neigé* De weiße Flecken *m pl*

white to above knee // hock ; stocking ; full stocking Fr balzane au-dessus du genou // jarret ; balzane haut-chaussée De hoch weiß bis über die Vorderfußwurzel / das Sprunggelenk ; hochgestiefelt bis über die Vorderfußwurzel / das Sprunggelenk Es calzado alto

white to below the fetlock Fr balzane au-dessous du boulet De halb weiße Fessel *f* •bis unterhalb des Fesselkopfes weiß

white to fetlock Fr balzane boulet *f* De weiße Fessel *f* ; weiß gefesselt *adj*

white to half-cannon ; sock Fr balzane mi-canon ; grande balzane (mi-chaussée) De halb weißer Fuß *m* ; halb weiß gestiefelt •bis zur Hälfte des Vorder-//Hintermittelfußes weiß. Es medio calzado blanco

white to half-pastern Fr balzane mi-paturon De halb weiße Fessel *f* •bis zur Hälfte der Vorder-//Hinterfessel weiß. Es pinta de media cuartilla

white up to hock Fr balzane jarret ; balzane chaussée De hoch weißer Hinterfuß *m* ; hoch weiß gestiefelter Hinterfuß •bis zum Sprunggelenk weiß.

white up to knee Fr balzane genou ; balzane chaussée De hoch weißer Vorderfuß *m* ; weiß hochgestiefelter Vorderfuß *m* •bis zum Vorderfußwurzelgelenk weiß.

white zone > white line (of the hoof)
whiteworm ; large roundworm of horses Fr gros ver rond *m* De Pferdespulwurm *m* La Parascaris equorum ; Ascaris equorum ; Ascaris megalocephala
whole colour(ed) •Body, legs, mane, tail and head of the same colour, with no hairs of any other colour. Fr zain *adj* •Formée de poils et de crins d'une seule couleur, sans poils ou marques d'une autre couleur. De ohne jegliche Abzeichen ; ganzfarbig ; einfarbig Es zaino
whorl ; cowlick •A circle or other irregular setting of coat hair. > *simple whorl, linear w. and sinuous w.* Fr épi *m* •Zone où les poils, changeant de direction, ressemblent à un petit tourbillon ou prennent une autre forme irrégulière. De Haarwirbel *m* ; Wirbel *m* Es remolino
wide at the chest Fr large de poitrine De brustweit Es abierto de delante
wide at the knees > knee-wide
wide chest Fr poitrine large De breite Brust *f*
wide-fitted shoe Fr fer à forte garniture De Hufeisen mit viel Garnitur *ne*
width (of a horseshoe) ; cover ; web *(1)* •1) May represent the whole structure of the horseshoe (thickness and breadth of the metal bar), usually applied to the width of the actual shoe. Fr couverture (d'un fer) •Largeur d'une rive à l'autre. De Schenkelbreite *f*
width of chest Fr largeur de la poitrine *f* De Brustbreite *f* Es anchura del pecho
width of hips Fr largeur aux hanches *f* De Hüftbreite *f* ; Hüftweite *f* Es anchura de las ancas / la grupa
Wielkopolski Horse breed Fr wielkopolski ; cheval de Wielkopolski •Race polonaise. De Wielkopolski *m* ; Wielkopolski-Pferd *ne* ; Wielkopolska-Rasse *f*
wild horse Fr cheval sauvage De wildes Pferd *ne* Es caballo salvaje
willing (horse) Fr généreux (cheval ~) De leistungsbereit ; willig Es voluntario
Wilson snaffle (four-ring ~) ; four-ring(ed) snaffle ; driving snaffle Fr filet Wilson *m* ; filet Esterhazy ; filet (papillon) à quatre anneaux ; à doubles anneaux ; mors-papillon *m* ; filet d'attelage à quatre anneaux De Doppelringtrense *f* ; Fahrtrense mit vier Ringen *f*
win *n r* •Type of bet and position in the order of finish (first place). Fr gagnant *m c* •Type de pari et de positionnement à l'arrivée (première position). De Siegwette *f*
win *n* ; victory Fr victoire *f* De Sieg *m* Es victoria
win by a neck *v* Fr gagner par une encolure *c* De gewinnen (mit einen Hals ~) Es ganar por un cuello
win percentage *r* Fr pourcentage de victoires *c* De Gewinnanteil *m*
win pool *r* Fr poule de première place *c* ; poule gagnante *c* De Siegpool *m* •Die Gesamtsumme der Wetteinsatz für Sieg nach den Abzügen.
win position Fr première position ; première place De erster Platz *m*
win record Fr actif De Gewinnstatistik *f*
wind gall / puff (articular ~) Fr mollette articulaire *f* ; vessigon articulaire *m* De Gelenkgalle (weiche ~) *f* ; Fesselgalle *f* •durch Erweiterung der Gelenkkapseln entstanden Es vejiga articular blanda
wind gall / puff (tendinous ~) •Wind gall of a synovial sheath. Fr mollette tendineuse *f* ; vessigon tendineux *m* De Sehnenscheidengalle (weiche ~) *f* Es vejiga tendinosa blanda
wind gall / windgall > wind puff / windpuff
wind puff / windpuff ; wind gall / windgall •Protrusion due to excessive fluid in tendon synovial sheaths or joint capsules. Fr mollette ; molette *f* ; vessigon *m* •Dilatation exagérée des membranes synoviales, due à un excès de synovie. On parle habituellement de mollette dans la région du boulet et du paturon, et de vessigon dans la région du carpe et du jarret. De Galle (weiche ~) *f* •Benennung je nach Lage Es distensión sinovial
wind-sucker De Kopper *m* ; Luftkopper ; Luftschlucker *m* ; *m*
wind-sucking •1) Gulping and swallowing of air, can be accompanied by crib-biting. 2) This term may also be applied to drawing of air and expelling it from the reproductive tract by the vulva with each change of intra-abdominal pressure. This can result from a laceration of the vulva or by a closure that is not effective enough. Fr tic aérophagique (sans appui) ; tic à l'air •Tic du cheval qui avale de l'air sans prendre appui avec ses dents sur quelque chose. De Koppen *ne* ; Luftkoppen *ne* Es aerofagia *m* ; tiro
windpipe > trachea
wing (standard) •An extension at the side of an obstacle. Fr oreille •Extension, ajoutant de la largeur ou de l'encadrement au chandelier, sur le côté d'un obstacle. De Fang *m*
wing of (the) ilium ; iliac wing Fr aile de l'ilium De Darmbeinflügel *m* La Ala ossis ilii
wing of atlas Fr aile de l'atlas *f* De Atlasflügel *m* Es ala del atlas *f* La Ala atlantis
wing of the sacrum Fr aile de l'os sacrum De Kreuzbeinflügel *m* La Ala ossis sacri
wing out > paddle
winging in •While walking, the foot makes an inward curve (wings-in), coming near (and possibly hitting) the opposite leg. Fr coup de manchette (donner un ~) ; panard en marche (être ~) •Le membre au soutien suit une trajectoire courbe, il se rapproche du membre à l'appui et risque de le frapper. De billardieren (gegen die stützende Gliedmaße) ; paddeln (gegen die stützende Gliedmaße) •der Huf bewegt sich bogenförmig beim Vorschwingen nach innen
wings of the starting gate Fr ailes de la barrière de départ De Fänge der Startmaschine *m pl*
wink > blink
winker > blinker
winker stay ; blinker stay Fr support d'oeillère ; lanière d'oeillère *f* De Blendriemen *m* ; Blendenträger *m*
winner Fr vainqueur *m* ; gagnant *m* De Sieger *m* ; Gewinner *m* Es vencedor ; ganador
winner's circle / enclosure Fr cercle du vainqueur De Absattelring / Absattelplatz für den Sieger *m* / *m* Es círculo de ganadores
winner's time ; time of winner Fr temps du gagnant De Siegzeit *f* ; Siegerzeit *f*
winning combination Fr combinaison gagnante *f* De Siegkombination *f*
winning ticket Fr billet gagnant *m* De Siegticket *ne* ; Siegwettschein *m*
winter coat Fr poil d'hiver *m* ; pelage hivernal *m* De Winterhaar *ne* ; Winterfell *ne* Es pelo del invierno
wire (finish ~) > finish(ing) line
wire cut •A cut caused by a wire. De Schnittverletzung durch Stacheldraht *f* Es corte de alambre
wire mesh driving goggles Fr lunettes contre la boue *f pl* De Schutzbrille aus Drahtgeflecht *f*
wisp •A grooming pad made of rope, hay or straw. Nowadays, a wisp is more likely a brush made of horse hair. Fr bouchon *m* De Wisch aus Stroh, Heu oder ähnlichem *f*
wisp Fr brosse en crin de cheval De Kardätsche mit Roßhaar *f*
withdraw *v* Fr retirer De zurückziehen Es retirar
withers Fr garrot *m* •Éminence comprise entre l'encolure, les épaules et le dos du cheval. De Widerrist *m* Es cruz Ca creu Ne schoft

white zone 134

withers stripe ·A dark stripe over the shoulders of the horse. Fr bande cruciale ·Bande foncée, rejoignant les épaules en passant par le garrot. De Schulterkreuz ne

wobbler syndrome ; wobbles ; wobblers ; incoordination (enzootic equine ~) ·A series of diseases (chronic incoordination or ataxia), affecting mainly foals and young horses. Fr syndrome de wobbler m ; wobbler (syndrome de ~) m (m) De spinale Ataxie f ; Mißbildungsstenose des Spinalkanals f ·Störung der Bewegungskoordination Es tambaleo

wobbles ; wobblers > wobbler syndrome

wolf tooth ·The first premolar, usually to be removed. Fr dent de loup m ·La première prémolaire, elle n'est que rudimentaire quand elle apparaît et est considérée comme une nuisance. De Wolfszahn m Es diente de lobo La Dens lupinus

woman jockey Fr femme-jockey f De weiblicher Jockey m

wonder horse Fr cheval cendrillon De Wunderpferd ne

wood shavings Fr copeaux de bois m pl De Sägespäne m pl Es virutas

Wooden Horse of Troy (the ~) > Trojan Horse (the ~)

work between the pillars n Fr travail entre (les) piliers De Arbeit in den Pilaren f Es trabajo en los pilares

work in hand n ; ground work Fr travail à la main m De Arbeit an der Hand f ; Lektionen an der Hand f pl Es trabajo a la mano

work in long reins n Fr travail sur / aux longues rênes De Arbeit am langen Zügel f ; Lektionen am langen Zügel f pl Es trabajo en riendas largas

work on two tracks n Fr travail sur deux pistes De Arbeit auf zwei Hufschlägen f Es trabajo de dos pistas Ca treball de dues pistes

work under saddle n Fr travail monté De Arbeit unter dem Reiter f

working canter Fr galop de travail De Arbeitsgalopp m Es galope de trabajo Ca galop de treball

working hunter > hunter (over fences)

working ration Fr ration de travail De Arbeitsration f Es ración para trabajo

working trot Fr trot de travail De Arbeitstrab m Es trote de trabajo Ca trot de treball

working trot rising Fr trot de travail, enlevé De Arbeitstrab im Leichttraben m ; Arbeitstrab im Englischtraben m

working trot sitting Fr trot de travail, assis De ausgesessener Arbeitstrab m ; Arbeitstrab im Deutschtraben m

World Championship Fr championnat du monde De Weltmeisterschaft f

World Cup Fr Coupe du monde f De Weltpokal m

World Cup Qualifier Fr épreuve de qualification pour la Coupe du monde De Weltpokalqualifikation f

World Equestrian Games Fr Jeux équestres mondiaux m pl De Weltreiterspiele f

worm pl: worms Fr ver m pl: vers De Wurm m pl: Würmer Es verme pl: vermes ; lombriz pl: lombrices

worm burden Fr charge parasitaire f De Befallsintensität f

worm test Fr test de vers m De Wurmprobe f

wormer > anthelmintic (drug)

worming > deworming

worthless horse r Fr tocard c ; toquard De schlechtes Pferd ne Es caballo de carrera malo

wound ; sore Fr plaie f De Wunde f ; Verletzung f Es herida

wrap > bandage

Württemberg Horse breed Fr wurtemberg ; württemberg ·Race d'origine allemande. De Württemberger m ; Württemberger Warmblut ne Es wurtembergués

X-ray examination Fr examen radiographique De Röntgenuntersuchung f Es radiografía It esame radiografico

xiphoid cartilage Fr cartilage xiphoïde De Brustbeinknorpel m ; Schaufelknorpel m La Cartilago xiphoidea

Y-mouth snaffle > double snaffle

yard ·Unit of measure equal to 0.9144 metre. Fr verge f ·Unité de mesure équivalente à 0,9144 mètre. De Yard ne ·angelsächsisches Längenmaß, das 0,9144 Metern entspricht.

year of foaling Fr année de naissance (d'un poulain) De Geburtsjahr ne

yearling (colt // filly) ·Usually and for administrative purposes, the horse is considered as being one year old, hence a yearling, on January first following his birth, until January first the following year. Fr poulain // pouliche d'un an ; yearling m ·Pour les fins administratives et de façon habituelle, le poulain ou la pouliche est considéré(e) comme ayant un an le premier janvier qui suit sa naissance. De Jährling (Hengst // Stute) m // f Es potrillo // potrilla de un año ; potro // potra de un año ; yearling Ne jaarling

yellow body ; corpus luteum Fr corps jaune De Gelbkörper m Es cuerpo lúteo It corpo luteo Ne geelichaam La Corpus luteum

yellow-dun ·Yellow body colour with brown points; however it can be considered as a group including palominos (having light points, red or brown points do not occur on palominos) and claybank dun (having these browner or redder manes ans tails), which is a shade between apricot dun and palomino. > red dun Fr café-au-lait à crins et extrémités foncés (alezan ~) De gelbfalb ; wolfsfarben ·Fuchs mit Falbgen, aber mit gelblichem Ton

yielding Fr cession m De Weichen f ; Nachgeben ne Es cesión

yolk-sac > choriovitelline placenta

young stock Fr jeunes (produits de l'élevage) m pl De Nachzucht f

Yugoslav mountain pony ·Bosnian and Macedonian ponies. Fr poney des montagnes yougoslaves ·Poney bosnien et poney macédonien. De Bosniak(e) m

Yugoslavian Draught Horse breed Fr trait yougoslave race De Jugoslawisches Kaltblut ne

zebra Fr zèbre m De Zebra ne Es cebra La Equus zebra

zebra stripes / marking(s) ·Dark, horizontal zebra-like stripes on the knees, hocks and above. Fr zébrures f pl ·Lignes foncées et transversales apparaissant sur les membres, autour des genoux, des jarrets et plus haut. Elles ressemblent à celles que l'on observe chez le zèbre. De Querstriche an den Gliedmaßen m pl

zebra-dun > buckskin

zero-grazing Fr zéro-pâturage De Sommerstallfütterung f Es pastoreo en reclusión

zig-zag half pass ; counter changes of hand in / at half pass ·A series of counter-changes of hand on a broken line down the arena. Fr contre-changements de main en appuyant m pl m pl ; zigzag m ·Doubler dans la longueur, en appuyant (ou en performant des épaules-en-dedans) sur une main puis sur l'autre main, donc en traversant plusieurs fois la ligne du centre. De Zick-Zack Traversale f Es zig-zag Ca ziga-zaga

zonula ciliaris ; suspensory ligament(s) of the lens Fr zonula f ; ligament(s) suspenseur(s) du cristallin m pl ; zonule (ciliaire / de Zinn) f De Strahlenbändchen ne pl ; Linsenaufhängungsapperat m ; Zonulaapperat m La Zonula ciliaris

Zweibrücken Horse breed Fr zweibrücker ; cheval de Zweibrücken •Race d'origine allemande. De Zweibrücker *m* ; Zweibrücker Pferd *ne*

zygomatic arch Fr arcade zygomatique De Jochbeinbogen *m* Es filo cigomático La Arcus zygomaticus

zygomatic bone ; cheekbone Fr os zygomatique De Jochbein *ne* Es hueso cigomático La Os zygomaticum

zygomaticus m. Fr m. zygomatique De Jochbeinmuskel *m* La M. zygomaticus

Français

à cheval > monté

à volonté En free choice ; ad-lib De ad-libitum ; nach Belieben Es ad líbitum ; a discreción La ad libitum

abasie f En abasia De Abasie f ; Laufunfähigkeit f

abattoir m En slaughterhouse ; abattoir De Schlachthaus ; Schlachthof ne ; m Es matadero

abattre un cheval ; euthanasier En destroy a horse v ; put a horse to sleep v De Pferd töten (ein ~) ; Pferd schlachten (ein ~) ; Pferd euthanasieren (ein ~) ; Pferd einschläfern (ein ~) Es eutanasiar un caballo It abbattere un cavallo

abcès (dans un pied) m En abscess (in a hoof) ; pus pocket ; gravel •We may think of an abscess formed by a (single grain of) gravel entering the hoof and causing a pus pocket. De Hufgeschwür ne ; Hufabszeß m Es absceso en el casco ; arenilla

abdomen m •Sa partie avant (ou crâniale) correspond à la région du passage des sangles. Il comprend aussi le rein, le ventre, le flanc et la région prépubienne (base du prépuce ou des mamelles). En abdomen •Portion of the horse's body between the diaphragm and the pelvis. De Abdomen ne Es abdomen m It addome La Abdomen

abducteur adj ou n En abductor n De Abduktor m ; Abzieher m ; Auswärtszieher m ; Abduktionsmuskel m Es abductor adj & n m

abduction f En abduction De Abduktion f ; Abspreizung f ; Auswärtsbewegung f ; Abziehen ne Es abducción f

aborder un obstacle En approach an obstacle v De Hindernis anreiten (ein ~) ; Sprung anreiten (einen ~) Es abordar un obstáculo ; aproximarse un obstáculo ; acercarse un obstáculo Ca abordar un obstacle

abot > entraves

abracie f •Absence des membres antérieurs. En abrachia •Congenital absence of the forelegs. De Abrachie f •angeborenes Fehlen der Vorderextremitäten.

abrasion f En abrasion De Abschürfung f ; Hautabschürfung f ; Abnutzung f

abreuver ; donner à boire En water v De tränken ; sprengen (das Geläuf ~) Es abrevar ; dar de beber

abreuvoir m En water(ing) trough ; waterer ; drinking trough De Tränke f ; Weidetränke f Es abrevadero

abreuvoir automatique En automatic waterer (floater ~) De Selbsttränke f Es abrevadero automático

abri des juges m ; mirador des juges En judges' box De Richterhäuschen ne Es caseta del jurado

absence de chaleurs > anoestrus

abstention de dernière heure > retrait de dernière heure

abus de la cravache m En abuse of the whip De Peitschenmißbrauch m

acarien psorique m ; sarcoptide ; sarcoptoïdé m ; mange mite De Räudemilbe f Es arador de (la) sarna

accentuer le rythme c En press the pace v De Tempo drücken (auf das ~)

accord des aides m •Complémentarité et équilibre entre les différentes aides pour obtenir le mouvement recherché. Les aides ne doivent surtout pas avoir des effets antagonistes les unes par rapport aux autres, ce qui ne peut que créer de la confusion. En harmonious use of aids De Zusammenwirken der Hilfen (harmonisches ~) ne ; harmonische Hilfegebung f Es acuerdo de ayudas Ca

acord d'ajuts

accouplement m En breeding ; coupling ; mating De Paarung f ; Begattung f Es apareamiento

accouplement consanguin En inbreeding ; close breeding •The mating of closely related animals. De Inzucht f ; Verwandtschaftszucht f Es endogamia ; procreación en consanguinidad

accouplement éloigné / régulier •Accouplement de reproducteurs non-apparentés ou apparentés de loin. En outbreeding ; outcrossing •The mating of unrelated or distantly related individuals. De Fremdzucht f Es cruzamiento abierto

accouplement incestueux En incestuous breeding De Inzestzucht f Es procreación incestuosa

accoupler (des chevaux) En mate (horses) v De paaren Es aparear ; acoplar

accrochement (supérieur) de la rotule m En upward fixation of the stifle / patella ; patellar subluxation De Kniescheibenverrenkung f ; Patellaluxation f Es desviación de la patela

accrochement néphrosplénique En nephrosplenic entrapment De Milznierenbandaufhängung f •Verlagerung des Colon ascendens in den Milznierenraum

accul (être à l'~) chasse à courre •Lorsque, acculée, la bête se défend aux extrémités d'un terrier. En bay (to be / stand at ~) hunting •Where the hunted turns to face and challenge the hounds. De gestellt sein ; in die Enge getrieben sein Es tierra (a la ~)

acculement m •Déséquilibre du cheval qui met trop de poids sur ses postérieurs.

acculoire > avaloire

acépromazine En acepromazin ; acetylpromazine De Acepromazin ne •ein Beruhigungsmittel Es promazin

acétabulum m ; cavité cotyloïde f anc En acetabulum ; hip socket De Hüftpfanne f ; Gelenkpfanne des Hüftgelenks f ; Azetabulum ne ; Beckenpfanne f Es acétabulo m It acetabolo La Acetabulum

acheteur m En buyer De Käufer m Es comprador

acide gamma-aminobutirique m En gamma-amino-butyric acid ; GABA abbr De Gamma-Aminobuttersäure f ; GABA Abk

acide méclofénamique En meclofenamic acid De Meclofenaminsäure f

acier doux m En mild steel De Flußstahl m ; Flußeisenstahl m Es acero dulce / blando

acné m En acne •Small bald circles on the skin. De Akne f

actif En win record De Gewinnstatistik f

action f •Effet de la force qui préside aux mouvements du cheval, par extension, façon dont se manifeste cette force. Le mot est parfois utilisé pour ne désigner que les mouvements des membres. En action •Descriptive of the movement of the horse's leg. > knee action De Aktion f Es acción f

action de l'assiette > aide du poids du corps En action of the seat De Druckwirkung des Beckens f Es acción del asiento

action de résistance de la jambe •Lorsque la jambe du cavalier s'oppose ou contient un mouvement du cheval, par exemples lorsqu'elle ralentit et régularise un mouvement latéral ou sert de pivot. En opposing action of the leg De verwahrender Schenkel m

action des jambes En aid of the legs De Schenkelhilfen f pl ; Andruck der Schenkel m Es acción de piernas ; ayuda de piernas Ca ajut de cames

action du genou En knee action De Knieaktion f Es acción de la rodilla

action du rein En action of the loin De Kreuzeinwirkung f

action simultanée des jambes En simultaneous action of the legs De gleichzeitige Schenkeleinwirkung f ; beidseitiger und gleichzeitiger Schenkeldruck m

activités d'élevage f pl En breeding activities De Zuchtaktivitäten f

adducteur m ou adj > m. (grand // court) adducteur En adductor f En Einwärtszieher m ; Anzieher m Es aductor

adduction f En adduction De Adduktion f ; Gliederanführung f ; Anziehung f Es aducción f

admission > entrée

aérophagie f ; déglutition d'air f En aerophagia ; air swallowing De Luftschlucken ; Luftschnappen ne ; ne Es aerofagia m

affilure (d'un clou) f En bevel of point (of a nail) De Schräge zwischen Spitze und Zwinge eines Hufnagels f

affûter un cheval c En prepare a horse v De Pferd vorbereiten (ein ~)

agalactie ; agalaxie f En galactia De Milchmangel m ; Agalaktie f •Ausbleiben der Milch nach der Geburt. Es agalactia f

âge •Le cheval commence à être qualifié d'âgé à partir de 7 à 12 ans ou plus, selon les milieux et les disciplines. En old De alt

âge administratif m ; âge conventionnel •Age du cheval à qui on attribue un an d'âge à tous les premiers janvier.

âge conventionnel > âge administratif

âge marqué •Age du cheval selon l'examen de sa dentition.

âge réel •Age du cheval selon sa date de naissance.

agent autorisé ; mandataire En authorized agent De autorisierter Agent m

agrafe f ; broche f ; épingle ; épinglette f En pin ; brooch De Agraffe f ; Fibel f •als Schmuckstück dienende Spange

agrandissement d'une photo de fin de course m En blow up of a photo finish r De Zielfotovergrößerung f / Vergrößerung des Zielfotos f

aide f En aid ; riding aid De Hilfe f Es ayuda Ca ajut m ; ajuda f

aide artificielle •Une des suivantes: la cravache, la chambrière, les éperons, les innombrables mors, les diverses martingales et les divers enrênements. En artificial aid De künstliche Hilfe f Es ayuda artificial Ca ajut artificial

aide diagonale •Aide qui est appliquée simultanément des deux côtés du cheval, par exemple: jambe gauche en même temps que main droite. En diagonal aid De diagonale Hilfe f Es ayuda diagonal Ca ajut diagonal

aide du poids du corps En action of the seat ; weight aid De Gewichtshilfe f ; Gewichtseinwirkung f Es ayuda de peso del cuerpo Ca acció del pes del cos

aide latérale •Aide qui n'agit que d'un côté du cheval, l'expression pourra aussi désigner l'action simultanée de deux aides (ce sont habituellement la main et la jambe qui sont citées) du même côté du cheval, on parle ainsi souvent d'aides latérales. En lateral aid De einseitige Hilfe f Es ayuda lateral Ca ajut lateral •Ajut basat en l'acció simultània de la mà i la cama del mateix costat del genet.

aide naturelle •Une des suivantes: les jambes, les mains, l'assiette et la voix. En natural aid De natürliche Hilfe f Es ayuda natural Ca ajut natural

aides f pl •Moyens employés pour communiquer ou imposer la volonté de l'homme au cheval. En aids ; riding aids De Hilfen f pl Es ayudas It aiuti Po ajudas Ne hulpen

aiguille f > barrette et branche (d'un mors) En cheek (of a bit) > spoon cheek and branch (of a bit) De Knebel (eines Gebisses) m ; Schenkel (eines Gebisses) m Es pata (de una embocadura)

aiguilles (embouchure avec ~) En full-cheek (mouthpiece) De Trense mit Knebel f Es patas (embocadura con ~)

aile de l'atlas f En wing of atlas De Atlasflügel m Es ala del atlas f La Ala atlantis

aile de l'ilium En wing of (the) ilium ; iliac wing De Darmbeinflügel m La Ala ossis ilii

aile de l'os sacrum En wing of the sacrum De Kreuzbeinflügel m La Ala ossis sacri

ailes de la barrière de départ En wings of the starting gate De Fänge der Startmaschine m pl

air d'école m En school air / pace De Schulgangart f Es aire de escuela Ca aire d'escola

aire de lavage > douche

airs bas m pl En airs on the ground De Schulen auf der Erde f pl

airs relevés m pl > haute école En airs above the ground De Schulen über der Erde f pl Es aires sobre el piso ; aires arriba de la tierra

aisselle f > ars En axilla pl: axillae •The equivalent to the armpit, the area between shoulder and chest through which nerves and arteries travel. De Achselhöhle f ; Armhöhle f Es axila f It ascella La Axilla

ajonc m En gorse ; furze De Stechginster m ; Ginster m Es aulaga

ajuster le fer (à froid // à chaud) En fit a shoe (cold // hot ~) v De Hufeisen anpassen (kalt // heiß) (ein ~)

ajuster les rênes En adjust the reins v De Zügel verpassen / anpassen m pl Es ajustar las riendas

ajusture (d'un fer) •Concavité de la face supérieure, allant des contre-percures à la rive interne, ce qui évite la compression de la sole par le fer. En seating (out) •~ of foot surface on a shoe, to avoid pressure on the sole. De Anpassen des Hufeisens an die Hufsohle

akhal teke ; akhal-teké •Race originaire de Russie, ancienne, résistante et descendante du cheval turkmène. Sa crinière et sa queue sont courtes et ses robes ont souvent des reflets dorés ou argentés. En Akhal-teké breed De Achal-Tekkiner m

albinos adj ou n •Très blanc dès sa naissance, sa peau est plutôt rose et dépourvue de pigmentation, elle est très sensible à la lumière solaire. Ses yeux sont bleu pâle, presque translucide, ou roses, et présentent souvent une défectuosité de la vue. > mélados En albino ; white (true ~) •True white, with no pigmentation of the skin (which is pink) or hairs. Eyes are also devoid of pigment and pink or bluish. De Rosenschimmel m ; Albino m Es albino

albumine f En albumin De Eiweißstoff m Es albúmina f

aldéhyde formique > formol

alezan adj ou n •Robe allant du jaune au roux et comportant des tons fauves, rougeâtres, cuivrés, dorés etc., les crins et les extrémités sont de la même couleur mais peuvent être plus ou moins foncés. En chestnut (1) ; sorrel (2) •Coat ranging from a yellowish / reddish to a brownish shade. 1) Medium and darker shades: lower limbs, mane and tail are usually the same or darker than the body. 2) Lighter shades: lower limbs, mane and tail are usually the same or lighter than the body. De Fuchs m (1) ; Hellfuchs m (2) Es alazán Ca alatzà adj Ne voskleurig

alezan à crins blonds En chestnut / sorrel with blond / flaxen mane and tail De Lichtfuchs mit sehr

heller Mähne und sehr hellem Schweif *m*
alezan bronzé •Robe alezane à reflets bronzés.
alezan brûlé •La plus foncée des robes alezanes, d'une couleur brun-roux qui rappelle celle du café torréfié. En liver chestnut •Darkest chestnut coat, deep brown and reddish colour. De Dunkelfuchs *m* ; Brandfuchs *m* Es alazán tostado
alezan brûlé à crins lavés •Les crins peuvent être de couleur crème ou presque blancs. En dark chestnut with washed-out / flaxen mane and tail ; liver chestnut with washed-out / flaxen mane and tail ; silver dapple *(1)* •Mane and tail may be almost white. 1) Sepia brown body coat with light dapples, mane and tail may be flaxen or nearly white, occasionally the dapples are lacking or subdued. De Dunkelfuchs, mit hellem Schutzhaar, gespiegelt *m* ; Brandfuchs mit hellem Schutzhaar, gespiegelt *m* ; Schweißfuchs, mit hellem Schutzhaar, gespiegelt *m*
alezan café-au-lait ; café-au-lait •Un peu plus foncé que l'alezan soupe-au-lait. > *palomino* En sorrel *(1)* •1) Lighter shades of sorrel. De Hell-Fuchs *m*
alezan châtain •Robe alezan foncé, brun plutôt clair, comme la châtaigne à maturité.
alezan clair •Robe pâle, proche de café au lait. En light chestnut ; sorrel *(1)* •1) Darkest shades of sorrel. De Lichtfuchs *m* Es alazán claro
alezan cuivré En coppery chestnut De Kupferfuchs *m*
alezan doré En golden chestnut De Goldfuchs *m* Es alazán oro / dorado
alezan foncé •Robe tirant sur le brun. > *alezan brûlé* En dark chestnut ; mahogany chestnut USA De Dunkelfuchs *m* Es alazán obscuro / oscuro
alezan marron •Robe alezan foncé, comparée au marron d'Inde ou au marron ordinaire, donc plus foncée que l'alezan châtain.
alezan ordinaire •De la couleur de la cannelle. En ordinary chestnut •Medium shade of red. De Rotfuchs *m* ; Rechtfuchs *m*
alezan poil de vache •Alezan habituellement pâle, dont les poils de la queue et de la crinière sont blanchâtres, comme lavés. > *palomino*
alezan rubican •Se rapproche de l'aubère, la robe est semée çà et là de poils blancs. En rubican chestnut old •White hairs scattered here and there upon the coat. De stichelhaariger Fuchs *m* ; Zobelfuchs *m*
alezan saure ; saure •Robe alezan foncé.
alezan soupe-au-lait ; soupe-au-lait •Café-au-lait très clair, les poils sont blanc jaunâtre. > *blanc sale* En cream ; cremello *(1)* ; perlino *(2)* •Cream coloured coat, nearly white, and blue eyes. 1) With slightly red or blue lower limbs, mane and tail. 2) With cream coloured lower limbs, mane and tail. > *creamy white* De Weißisabell *m (1)* ; Perlino *m (2)* •Aufhellung beim Fuchs (1); Aufhellung beim Braunen (2)
allaitement *m* En suckling De Säugen *ne* Es lactancia
allantochorion > chorioallantoïde
allèle *m* En allele De Genpaar *ne* ; Allel(le) *ne (pl)* Es alelo
aller au pas > marcher (au pas)
aller au trot > trotter
alliance *f* ; martingale irlandaise •Bande de cuir qui relie les rênes, entre la bouche et l'encolure. En Irish martingale ; Irish rings / spectacles •A loop through which the reins pass, it is carried under the neck and preventing the reins being thrown over the horse's head. De irisches Martingal *ne*
allocation de poids > concession (de poids)
allocation de réclamation > droit de réclamation

allocation de temps > concession de temps
allongement (d'allure) *m* •Accroissement de l'amplitude de la foulée, sans accélération de celle-ci. En lengthening (of strides) De Strecken *ne* ; Galoppsprünge verlängern *m pl* ; zulegen *v* Es alargamiento
allonger En extend *v* ; lengthen *v* De zulegen *v* ; verlängern *v* Es alargar
allonger les rênes En lengthen the reins *v* De Zügel verlängern *f* ; Leinen verlängern *f att/hd* Es soltar las riendas
allotriophagie > pica
allure *f* •N'importe laquelle parmi les façons qu'utilise le cheval pour se déplacer. Peut aussi désigner la rapidité des mouvements du cheval qui se déplace. En gait ; pace *n* De Gangart *f* ; Gang *m* Es aire *m* ; marcha Ca aire *m*
allure > rythme
allure artificielle En artificial pace De falsches Tempo *ne* ; unechtes Tempo *ne* Es aire artificial Ca aire artificial
allure basse *f* ; allure rasante •1° Quand le déplacement vertical du centre de gravité du cheval est peu important. 2° Dans laquelle les pieds se déplacent au ras du sol. En shuffling gait De schleppende Bewegung *f* ; flacher Gang *m* Es acción baja
allure diagonale •Dans laquelle les membres se meuvent par paires diagonales (bipède diagonal). En diagonal gait •In which the limbs move in diagonal pairs. De diagonale Gangart *f* Es aire diagonal Ca aire diagonal
allure énergique En good action De viel Gang ; gute Aktion *f* Es buena acción
allure enlevée > allure haute
allure haute *f* ; allure enlevée •Quand le déplacement vertical du centre de gravité du cheval est accentué.
allure latérale •Dans laquelle les membres se meuvent par paires du même côté. En lateral gait •In which the front and hind feet of the same side move or work together. De Paßgang *m* Es aire lateral Ca aire lateral
allure marchée •Dans laquelle le corps ne quitte jamais complètement le sol: pas, pas relevé, aubin. En marching pace De Marschgeschwindigkeit *f* Es aire marchado Ca aire marxat
allure naturelle En natural pace De natürliche Gangart *f* Es aire natural Ca aire natural
allure rasante > allure basse
allure régulière •Quand la vitesse est uniforme et les foulées égales.
allure relevée •Dans laquelle les membres se fléchissent beaucoup. En high stepping gait ; high prancing gait •A gait with high action of the legs, prancing refers to high flexion of both the hocks and the knees. De hohe Aktion *f*
allure sautée •Dans laquelle le corps n'est pas en contact avec le sol pendant une certaine période, c'est, par exemple, toujours le cas pour le trot. •A pace with a period of suspension during which the horse is completely off the ground. Es aire saltado Ca aire saltat
allures *f pl* En gaits ; paces De Gangarten *f pl* Es aires It andature Po andamentos *pl* gangen
allures allongées En extended paces De starke Gangarten *f pl*
allures de base En basic gaits De Grundgangarten *f pl*
allures rassemblées En collected paces De versammelte Tempi *ne pl* ; verkürzte Gangarten *f pl*
alter-réal •Race d'origine portugaise et de souche andalouse. En Alter-Real breed De Älter-Real *m* Es alter
alvéole pulmonaire *m* •Minuscule terminaison à l'extrémité des voies aériennes dans les poumons. En pulmonary alveolus •The tiny space where oxygen is presented to the

blood in the lungs. De Lungen-Alveole f ; Lungenbläschen ne pl Es alveolo pulmonar La Alveoli pulmonis
amateur adj ou m f: amatrice En amateur De Amateur m Es aficionado
amateur de courses m ; turfiste m ou f En racegoer •Patrons and fans frequenting horse races. De Rennbahnbesucher m Es aficionado a las carreras de caballos Ne koersbezoeker
amble m •Allure du cheval qui déplace, en alternance, ses deux membres de gauche puis ses deux de droite. En course, en Amérique du Nord surtout, l'amble devient une allure à quatre temps (appelée parfois amble volant), autrement c'est une allure rapide et confortable pour le cavalier qui doit parcourir de longues distances. En Angleterre et en Europe continentale, on dressa donc des ambleurs pour les dames, pour les médecins et les voyageurs, aussi bien pour la selle que pour la voiture. Le dressage à l'amble se pratique aussi dans le nord de l'Afrique et au Pérou. En amble n ; pace n hr •Gait in which the horse moves both legs of one side together, then the legs of the other side. De Paß m Es portante ; andadura (paso de ~) ; ambladura (paso de ~)
ambler En amble v ; pace v De Paß gehen Es marchar de andadura ; amblar
ambleur m f: ambleuse En ambler ; pacer hr De Paßgänger ; Passgänger m Es amblador ; caballo de ambladura Ne telganger
ambleur entravé ca En hobbled / hoppled pacer hr De Mit Hobbel ausgestatteter Pacer (Passgänger)
ambleur non entravé > ambleur sans entraves
ambleur péruvien •Race péruvienne, la taille standard est de 1,45 à 1,55 mètres au garrot. L'association nationale de l'ambleur péruvien a été formée un peu après la deuxième guerre mondiale. En Peruvian paso / ambler breed ; Caballo de Paso Peruano De Caballo de Paso (Peruano) m ; Paso Peruano m Es paso peruano (caballo de ~) ; caballo aguililla
ambleur sans entraves m ca ; ambleur non entravé ca En free-legged pacer hr De Pacer, der ohne Hobbel läuft m
ambre foncé En dark amber De dunkel bernsteinfarben
amélioration de la race chevaline En horse improvement De Verbesserung der Pferde f Es mejora de caballos
amende f En fine n De Geldstrafe ; Vertragsstrafe f ; Geldbuße f Es multa
amidon m En starch De Stärke f Es almidón m
amnios m En amnion De Schafhaut f ; Amnion ne ; Wasserhaut f ; Embryonalhülle f ; Fruchthülle f Es amnios m
amplitude (au-dessus de l'obstacle) f •Élévation et dégagement du cheval par rapport à l'obstacle. En scope (over an obstacle) De Sprunglänge f
ampoule f ; bulle f ; vésicule f En blister •Lesion of the skin: a vesicle, especially a bulla. De Blase f ; Bläschen ne •auf der Haut Es ampolla
analgésique adj ou m En analgesic De schmerzstillendes Mittel ne ; Analgetikum ne ; Schmerzausschaltung f Es analgésico
analyse de sang f En blood examination De Blutuntersuchung f Es análisis sanguíneo
anasarque f •Affection vasculaire non contagieuse, caractérisée par l'apparition d'oedèmes. En anasarca ; generalized edema / oedema De Unterhautödem ne ; Hautödem ne ; Hautwassersucht f ; Anasarka f Es anasarca
anastomose tendineuse f En tendon anastomosis De Sehnen-Gefäßverbindung f ; Sehnen-Anastomose f

andalou ; cheval ibérique •Race issue de chevaux orientaux introduits en Espagne durant l'occupation maure. En Andalusian •Spanish horse breed. De Andalusier m Es andaluz It andaluso
âne (en général) m ; baudet m En donkey ; ass De Esel m ; Hausesel m Es asno It asino Ne ezel La Equus asinus
âne (mâle) ; baudet m En donkey stallion ; jack ; he-ass De Eselhengst m Es burro ; garañón It asino riproduttore Ne ezelhengst
anémie f En anaemia Brit ; anemia USA De Blutarmut f ; Anämie f Es anemia
anémie ferriprive En iron-deficiency anaemia De Eisenmangelanämie f
anémie infectieuse équine / des équidés •Maladie due à un virus, si l'animal survit il reste quand même porteur de ce virus. Le test de Coggins vise à repérer les animaux porteurs. En equine infectious anaemia / anemia ; EIA abbr De ansteckende Blutarmut der Pferde f ; infektiöse Anämie der Pferde / Einhufer f Es anemia infecciosa equina / del caballo
ânesse f En jenny-ass ; jenny ; she-ass De Eselin f ; Eselstute f Es burra ; asna It asina Ne ezelin ; ezelmerrie
anesthésie d'un nerf f En nerve-blocking De Nervenblockade f ; Schmerzausschaltung am Nerv f ; Regionalanästhesie f Es bloqueo nervioso It anestesia diagnostica
anesthésier un nerf En nerve block v De Anästhesieren eines Nerves ne Es obstruir un nervio
anesthésique adj ou m En anesthetic ; anaesthetic De Betäubungsmittel ne ; Narkotikum ne Es anestésico
anévrisme m En aneurysm De Aneurysma ne •lokalisierte, permanente Erweiterung des Querschnitts eines Blutgefäßes.
anfractueux En anfractuous De gewunden
angle de l'approche m En angle of the approach De Annäherungswinkel m Es ángulo del aproche ; enfoque
angle de l'épaule En shoulder angle De Schulterwinkel m Es ángulo de la espalda
angle de la croupe > tuber sacrale
angle de la hanche > tuber coxae
angle du bassin En pelvis angle De Beckenwinkel m Es ángulo de la pelvis
angle scapulo-huméral •Angle entre l'épaule et l'humérus du cheval. En scapulohumeral angle De Schulterblatt-Oberarm-Winkel m
anglo-arabe •Croisement de thoroughbred et d'arabe. La taille varie de 1,45 à 1,60 mètres. Un livre généalogique a été établi en France en 1942. En Anglo-Arab(ian) (horse) De Anglo-Araber m Es anglo-árabe It anglo-arabo
anglo-arabe hongrois race ; gidran En Gidran breed ; Hungarian Anglo-Arab horse De Gidran m Es gidranés
anglo-arabe sarde ; sarde •Race italienne. En Sardinian (Anglo-Arab(ian)) Horse breed De Sardisches Pferd ne ; Sardischer Anglo-Araber m ; Sardo m
anglo-normand > selle français
animal > gibier
animal de bât / somme m En pack animal De Tragtier ne ; Lasttier ne ; Saumtier ne Es animal de carga
anneau d'attelle m ; anneau pour guides ; clef d'attelle f En hame dee / terret De Leinenauge am Kumtbügel ne ; Leinenring am Kumtbügel m
anneau de branche > oeil de perdrix
anneau de sellette > clef de sellette
anneau du (tendon) perforé > manica flexoria

anneau inguinal (superficiel // profond) En inguinal ring (superficial // deep ~) De Leistenring (oberflächlicher // tiefer ~) m La Anulus inguinalis (superficialis // profundus)

anneau pour guides > anneau d'attelle

anneau vaginal En vaginal ring De Scheidenhautring m •Eingang in den Scheidenhautfortsatz La Anulus vaginalis

anneaux (du mors) •Ils peuvent être plats ou arrondis, fixes sur les branches ou mobiles. En rings (of a bit) •They can be flat or wire, fixed to the cheeks or loose. De Trensenringe m pl ; Zügelringe m pl ; Zügelbrille f Es anillos ; argollas

anneaux mobiles (embouchure avec ~) En loose-ring (mouthpiece) De Wassertrense (Mundstück) f Es anillos sueltos (embocadura con ~)

année de naissance (d'un poulain) En year of foaling De Geburtsjahr ne

annonceur (officiel) m En announcer (house / track ~) De Ansager m ; Rennbahnsprecher m r Es anunciador ; locutor

annulation f En cancellation De Absage f ; Aufhebung f ; Annulierung f

annulé ; contremandé En cancelled De abgesagt ; gelöscht ; aufgehoben ; rückgängig gemacht ; ungültig erklärt

annuler En cancel v De absagen v ; streichen ; rückgängig machen ; ungültig erklären

anoestrus m ; absence de chaleurs f En anestrus ; anoestrus De Brunstlosigkeit f ; Anöstrus m ; Zyklusstillstand m Es anestro

ânon m En donkey foal ; ass's foal De Eselfüllen / Eselfohlen ne Es asno joven ; buche

anorchide adj En anorchid adj De ohne Hoden (Pferd ~) ne

anorchidie ; anorchie f ; f •Absence de testicules chez un mâle, congénitale dans le sens strict. En anorchidism ; anorchism •Being without testes for an uncastrated male horse. Might be said of a castrated horse or with the testis not in the scrotum. May be said to be unilateral when one testis is missing. De Anorchie f ; Anorchismus m ; angeborenes Fehlen der Hoden ne

antérieur > membre antérieur / de devant

antérieur droit m En right foreleg ; off foreleg old De rechtes Vorderbein ne Es mano derecha

antérieur gauche En left foreleg ; near foreleg old De linkes Vorderbein ne Es mano izquierda

anthelmintique > vermifuge

anti-inflammatoire adj ou m En anti-inflammatory n or adj De entzündungshemmend adj ; antiphlogistisch Es antiinflamatorio adj

antibiotique adj ou m En antibiotic De Antibiotikum ne Es antibiótico

anticorps m En antibody De Antikörper m

antidopage (contrôle ~) m (m) En antidoping (control) De Dopingkontrolle f Ne dopingcontrole

antiparasitaire adj ou m En antiparasitic product De Antiparasitikaprodukt ne

anus m En anus De After m ; Anus m Es ano La Anus

aorte f En aorta De Hauptschlagader f ; Aorta f La Aorta

aorte abdominale f En abdominal aorta De Bauchaorta / Baucharterie f / f ; abdominale Arterie f La Aorta abdominalis

aorte ascendante En ascending aorta De aufsteigende Aorta f La Aorta ascendens

aorte descendante En descending aorta De absteigende Aorta f ; absteigende Hauptschlagader f La Aorta descendens

aorte thoracique En thoracic aorta De Brusthauptschlagader f ; Brustaorta f La Aorta thoracica

apex de la vessie > vertex de la vessie

apex du rocher m De Felsenteilspitze f La Apex partis petrosae

aplomb (bon ~) m En stand (straight / good ~) De Stand (gerader / guter ~) m

aplomb (d'~) ; équilibre (en ~) En balanced (well ~) De ausbalanciert

aplomb latéral du pied •Un pied est d'aplomb sur ce plan lorsque les parois interne (médiale) et externe (latérale) sont de la même longueur. En foot level •The medial and lateral walls are of the same length, the foot is not broken in nor out. De regelmäßiger Huf m

aplomb(s) m •Axe et position des membres sous le tronc du cheval. En stand(s) ; stance De Stellung (der Gliedmaßen) f ; Beinstellung f Es aplomo(s) Ca aplom m

aplombs en marche m pl •Lorsque le cheval marche, en le regardant de devant ou de derrière, on peut juger si le membre le plus près de soi masque bien celui qui est derrière.

aponévrose f •Membrane conjonctive qui enveloppe un muscle et dont les prolongements forment les tendons qui le fixent aux os. En aponeurose •A sheet of connective tissue covering a muscle and attaching it to the bones. De Sehnenhaut f ; Aponeurosis f Es aponeurosis f La Aponeurosis

apophyses f > les différentes inscriptions sous "processus"

appaloosa •L'on utilise parfois ce mot avec une certaine confusion entre un type de robe, comportant des taches blanches pouvant aller jusqu'à constituer le fond de la robe, et la race appaloosa. Ces types de robes apparaissent dans différents endroits du monde, présentement et à différents moments de l'histoire, sur des chevaux de différentes tailles. > autre inscription En appaloosa •The symmetric patterns of white are often thought of in connection with the Appaloosa or the Pony of the Americas (both breed registry originating in USA), but they appear in a variety of breeds worldwide, from ponies to draught horses. De Appaloosa-Farbfleckenmuster

appaloosa race •L'Appaloosa Horse Club (formé en 1938 aux E.U.A.) reconnaît six types de robes: givrée, léopard, marbrée, neigée (flocon de neige), croupe tachetée et croupe blanche. En Appaloosa •The Appaloosa Horse Club (USA established in 1938) recognizes six varieties of patterns: frost, leopard, varnish roan (marble), snowflake, spotted blanket and white blanket. De Appaloosa-Pferd ne Es appaloosa

appareil de soutien / station En stay apparatus (passive ~) De Halteapparat (passiver~) m

appareil génito-urinaire m En urogenital system De Harn- und Geschlechtsapparat m ; Urogenitalsystem ne

appareil hyoïdien ; os hyoïde En hyoid apparatus / bone De Zungenbein ne Es hueso hioides La Os hyoideum ; Apparatus hyoideus

appareil réciproque En reciprocal apparatus •Provided by two tendinous cords, the peroneus tertius and the superficial digital flexor. De reziproker Apparat der Hintergliedmaße m

appareil respiratoire En respiratory system De Atmungssystem ne ; Respirationssystem ne Es aparato respiratorio

appareil suspenseur (du boulet) •Comprend le muscle interosseux, les os sésamoïdiens proximaux et les ligaments sésamoïdiens distaux. Il est renforcé par l'action du ligament accessoire et des tendons fléchisseurs (superficiel et profond). Certains auteurs y incluent aussi le ligament intersésamoïdien. En suspensory apparatus (of the fetlock) •Comprising the interosseus muscle, the proximal sesamoid bones and the distal sesamoideal ligaments, it is tensed under load and prevents the fetlock joint from overextension in the passive stay apparatus. It is reinforced by the action of the accessory ligament and the superficial and deep flexor tendons. The intersesamoidean ligament may be included in this list. De Aufhängeapperat des Fesselgelenks m

appel > battue d'appel

appel > pourvoi

appel de contact m •Frémissement sourd et modulé, ce salut ou cet appel amical est toujours émis lorsque le destinataire (soigneur, poulain, autre cheval ~) est à courte distance. En nicker n or v •Friendly, low-pitched and vibrating sound, addressed by mother to foal, to another nearby horse, or as the feeding hand approaches. De Wiehern ne ; wiehern v

appel de langue > claquement de langue

appelant m En appellant De Berufungsführer m

appelé adj •Se dit d'un obstacle devant lequel on a placé une barre, une haie ou un autre élément (dits d'appel) pour guider l'appel au moment du saut. En obstacle with a take-off element De abwerfbares Hindernis ne

application de froid f ; traitement au froid En cold treatment / application ; cryoapplication De Kältebehandlung f ; Anwendung von Kälte f ; Kühlung f

apprenti m En apprentice De Lehrling m ; Auszubildender m Es aprendiz m , f: aprendiza It apprendista Ne leerling

apprentissage m En apprenticeship De Ausbildung f ; Lehre f

approche d'un obstacle f En approach of an obstacle De Anreiten des Sprungs ne

approuvé étalon En approved stallion De gekört Hengst

appui m •Action du cheval qui prend contact, par sa bouche, avec le mors. En contact with the bit (horse moving into a ~) De Anlehnung f Es apoyo de la boca

appui m •Phase du mouvement d'un membre lors d'un déplacement du cheval, lorsqu'il s'appuie sur ce membre. En stance phase •Phase of a stride, when the foot is on the ground and bearing weight. De Stützbeinphase f

appui incertain •Lorsque le contact du cheval avec le mors est variable.

appui lourd > pesant sur / à la main

appuyer m •Exercice dans lequel le cheval se déplace latéralement, les antérieurs et les postérieurs sur deux pistes distinctes. En half-pass n •The horse travels sideways and forwards, head slightly turned in the direction of the movement, shoulders preceding the haunches. De Traversale f Es apoyo Ca diagonal de costat It appoggiare Po ladear Ne appuyeren

appuyer v En half-pass v De seitwärts treten Es apoyar

appuyer (lourdement) sur la main / le mors > tirer En lean (heavily) on the hand / bit v ; bore v > pull De sich auf den Zügel legen ; sich auf die Hand legen ; sich auf das Gebiß lehnen Es apoyar en el freno

appuyer au galop m En half-pass in canter n De Galopptraversale f Es apoyo al galope

appuyer sur la diagonale (du manège) m En half-pass on the diagonal (of the arena) n De Traversalverschiebung f

aptitude f ; disposition f En disposition ; aptitude De Eignung f

arabe race •Sa taille varie de 1,40 à 1,55 mètres. Race très ancienne dont les origines se perdent dans le temps. En Arab ; Arabian breed De Araber m ; arabisches Vollblut ne Es árabe Ca àrab adj It arabo

arbalète (attelage en ~) f (m) •Deux chevaux de timon et un cheval de volée. En unicorn •Two wheelers and one leader. De Einhorn ne •eine Annspannungsart

arbre (d'une selle) m ; arçon m En tree (of a saddle) De Sattelbaum ne Es fuste Ca arço m

arbre à ressort (d'une selle) En spring tree (of a saddle) De Spring-Tree-Sattel m ; Stahlfeder-Sattelbaum m

arc costal En costal arch De Rippenbogen m Es arco costal It arco del costato La Arcus costalis

arc de l'aorte > crosse de l'aorte

arc-boutant m En buttress (of heel) De Hornwandeckstreben f pl Es vértice de talón ; apex de talón

arcade f •Rigide et correspondant à chacune des parties relevées de la selle: le pommeau et le troussequin. En arch n •The front arch of the saddle tree is usually formed by a gullet plate and a head plate riveted together. > pommel and cantle Es Zwiesel m Es puente Ca pont

arcade ischiatique En ischial arch De Sitzbeinausschnitt m La Arcus ischiadicus

arcade sourcilière f En superciliary arch ; orbital arch De Augenbogen m ; Augenbrauenwölbung f Es arco superciliar Ca arcada orbitària f La Arcus superciliaris

arcade zygomatique En zygomatic arch De Jochbeinbogen m Es filo cigomático La Arcus zygomaticus

arçon > arbre (d'une selle)

ardennais race En Ardennais ; Ardennes (horse) breed De Ardenner m Es ardenés ; ardenas

ardennais belge race En Belgian Ardennes (Horse) breed De Ardenne m ; Ardenner Großpferd ne

ardennais de l'Auxois race ; auxois En Auxois breed De Auxois m

ardennais du nord race ; trait du nord •Race française. En North Ardennes Horse breed De Ardenner m

ardennais suédois race En Swedish Ardennes Horse breed De Schwedischer Ardenner m

ardillon m En billet (of a buckle) ; tongue De Dorn m ; Schnallendorn m Es hebijón

ardoise •Teinte bleu foncé dans une robe. En slate-coloured •On a horse's coat: dark bluish grey colour. De schieferfarben ; schiefergrau

are m En are •Measuring one hundred square metres. De Ar m

arête de la fourchette f ; arrête-fourchette f anc En spine of frog ; frog-stay De Hahnenkamm des Hufes m La Spinea cunei

ariégeois (de Mérens) > merens ; mérens

armé ; bien armé •Se dit d'un cheval dont le squelette est bien développé. En well-framed (horse) De großrahmiges Pferd ne ; rahmiges Pferd ne

armé dans ses dessous •Se dit d'un cheval bien développé dans les parties inférieures de son corps.

arpent m Québec •Un arpent linéaire vaut 191.835 pieds et un arpent carré (191.8 pi. X 191.8 pi.) vaut 0,342 hectare.

arqué (genou ~) > brassicourt (genou / cheval ~)

arquer En arch v De wölben v ; krümmen v

arrachement > avulsion

arrêt m > parade En halt n De Halten ne ; Stehen ne Es parada ; alto It arresto Ne halth ouden

arrêt (sur la main) En collected halt De Stillstehen (am Zügel)

arrêt en glissade west. En sliding stop west. De Sliding Stop m •Teil des Reining, bei dem das Pferd auf den Hinterhufen rutscht, während es mit den Vorderbeinen bis zum Stillstand weiterläuft Es sentada enalgada

arrêt libre En halt on a loose rein De Stehen am hingegebenen Zügel ne

arrête-fourchette > arête de la fourchette

arrêter En halt *v* ; stop *v* De anhalten Es parar ; pararse

arrêter (ferme et en équilibre) > *parade* En halt (on the bit and in good balance) *v* De anhalten (am Gebiss und gut ausbalanciert ~) Es parar en firme

arrêtoir *m att* En tugstop *hd* De Arretierung für Riemen *f*

arrière-main *f* ; arrière-train *m* •Croupe, fesse, membres postérieurs et queue. Arrière-main est une expression plus adéquate pour un cheval monté et arrière-train pour un cheval attelé. En rear end De Hinterhand *f* ; Hinterteil *ne* ; Nachhand *f* Es tercio posterior / trasero ; cuartos traseros Ca terç de darrere

arrière-train > arrière-main

arrivée *f* En finish De Ziel *ne* Es llegada ; final

arrivée dans un mouchoir *c* •Arrivée très serrée, pouvant même exiger plusieurs agrandissements de la photo à l'arrivée.

arrondi •Frontière, muserolle ou martingale arrondies, l'expression s'utilise même si elles ne sont pas complètement rondes. Leurs sections, ou coupes, sont le plus souvent demi-rondes. En raised •Applies to browbands, nosebands and martingales with « half-round » sections. De bombiert ; rundlich ; abgerundet

arrondir l'encolure > incurver l'encolure

arrondir la nuque ; fléchir la nuque En flex the poll *v* ; bend at the poll *v* De Genick biegen / beugen *ne* ; Genick stellen *ne* Es ceder en la nuca

ars (région de l'~) •Chacun des deux renflements musculaires à la base du poitrail, entre le membre antérieur et la cage thoracique; y incluant le pli de jonction avec l'avant-bras. L'aisselle (en anglais « axilla ») se trouve donc au creux de cette région. > *axilla*

art *m* En art De Kunst *f* Es arte *m*

art équestre *m équitation* En art of equestrian riding De Reitkunst *f* Es arte ecuestre

artère *f* En artery De Arterie / Arteria *f* ; Schlagader *f* Es arteria

artère axillaire En axillary artery De Achselhöhlenarterie *f* La Arteria axillaris

artère brachiale En brachial artery De Oberarmarterie *f* ; Armarterie *f* ; Brachialarterie *f* La Arteria brachialis

artère carotide (interne // externe) En carotid artery (internal // external ~) •Main artery running along the horse's windpipe at the underside of the neck, it furnishes blood supply to the head. De Halsschlagader (innere // äußere ~) *f* ; Karotis (innere // äußere ~) *f* La Arteria carotis (interna // externa)

artère carotide commune En common carotid artery De gemeinsame Karotis ; gemeinsame Halsschlagader / Kopfschlagader *f* La Arteria carotis communis

artère cervicale (superficielle // profonde) En cervical artery (superficial // deep ~) De Halsarterie *f* La Arteria cervicalis (superficialis // profunda)

artère circonflexe humérale (crâniale // caudale) En circumflex humeral artery (cranial // caudal ~) De Oberarmknochen umgreifende Schlagader (vordere // hintere) *f (den ~)* La Arteria circumflexa (cranialis // caudalis)

artère circonflexe iliaque profonde En deep circumflex iliac artery De tiefe Darmbeinarterie *f* La Arteria circumflexa ilium profunda

artère coeliaque En celiac artery ; coeliac artery De Bauchschlagader *f* ; zöliakale Arterie *f* •Abzweigung der Bauchaorta La Arteria coeliaca / celiaca

artère collatérale ulnaire En collateral ulnar artery De Ellenarterie *f* La Arteria collateralis ulnaris

artère coronaire •Approvisionne en sang le muscle cardiaque. En coronary artery De Herzkranzarterie *f* La Arteria coronaria

artère digitale commune palmaire II En medial palmar artery •The largest artery of the front lower limb. De oberflächliche palmare Arterie II *f* •kräftigste der drei Endarterien der Arteria mediana La Arteria digitalis palmaris communis II

artère digitale palmaire propre (médiale // latérale) En palmar proper digital artery (medial // lateral ~) De Zehenarterie (innere // äußere ~) *f* La Arteria digitalis (palmaris propria III) medialis // lateralis

artère digitale plantaire propre médiale ; artères collatérales du doigt *anc* En plantar proper digital artery (medial // lateral ~) De eigentliche plantare Zehenarterie (innere // äußere ~) *f* La Arteria digitalis (plantaris propria III)

artère dorsale du pied En dorsal pedal artery De Arterie des Fußrückens *f* La Arteria dorsalis pedis

artère faciale En facial artery De Gesichtsarterie *f* La Arteria facialis

artère fémorale En femoral artery De Oberschenkelarterie *f* La Arteria femoralis

artère hépatique En hepatic artery De Leberarterie *f* La Arteria hepatica

artère honteuse (interne // externe) En pudendal artery (internal // external ~) De Schamarterie (innere // äußere ~) *f* La Arteria pudenda (interna // externa)

artère iliaque (interne // externe) En iliac artery (internal // external ~) De Darmbeinarterie (innere // äußere ~) *f* La Arteria iliaca (interna // externa)

artère liénale En splenic artery De Milzarterie *f* La Arteria lienalis

artère médiane En median artery De mittlere Schlagader *f* La Arteria mediana

artère mésentérique (crâniale // caudale) *f* En mesenteric artery (cranial // caudal ~) De Eingeweidearterie (schädelwärts gelegene // hintere ~) *f* La Arteria mesenterica (cranialis // caudalis)

artère métacarpienne palmaire (médiale // latérale) En palmar metacarpal artery (medial // lateral ~) De Mittelhandarterie (innere // äußere tiefe ~) *f* ; Metakarpalarterie (innere // äußere palmar gewandte ~) *f* La Arteriae metacarpeae palmares II et III

artère métatarsienne dorsale II // III En dorsal metatarsal artery II // III •When named without precision, it is the « III » (Arteria metatarsea dorsalis III NAV), the largest artery of the hind limb; at the lower end, it forms the medial and lateral (plantar proper) digital arteries. De rückenseitige Metatarsalarterie II // III *f*

artère métatarsienne plantaire (médiale // latérale) En plantar metatarsal artery (medial // lateral ~) De fußsohlenseitige Hintermittelfußarterie (innere // äußere ~) *f* ; plantar gewandte Metatarsalarterie (innere // äußere ~) *f* La Arteriae metatarseae plantares II et III

artère obturatrice En obturator artery De Hüftbeinlocharterie *f* La Arteria obturatoria

artère ombilicale En umbilical artery De Nabelarterie *f* ; Umbilikalarterie *f* La Arteria umbilicalis

artère plantaire (médiale // latérale) En plantar artery (medial // lateral ~) De Fußsohlenarterie (innere // äußere ~) *f* La Arteria plantaris (medialis // lateralis)

artère poplitée En popliteal artery De Kniekehlenarterie *f* ; Kniekehlenschlagader *f* La Arteria poplitea

artère prostatique En prostatic artery De Prostata-Arterie *f* La Arteria prostatica

artère pulmonaire (droite // gauche) En pulmonary artery (right // left ~) De Lungenschlagader (rechte // linke ~) *f* La Arteria pulmonalis (dextra // sinistra)

artère radiale En radial artery De Speichenschlagader *f* ; Speichenarterie *f* La Arteria radialis

artère rénale En renal artery De Nierenschlagader *f* ; Nierenarterie Es arteria renal La Arteria renalis

artère saphène En saphenous artery De Rosenarterie *f* La Arteria saphena

artère subclavière En subclavian artery De Unterschlüsselbeinarterie *f* La Arteria subclavia

artère subscapulaire En subscapular artery De Unterschulterblattarterie *f* La Arteria subscapularis

artère suprascapulaire En suprascapular artery De Oberschulterblattarterie *f* ; supraskapuläre Arterie *f* La Arteria suprascapularis

artère tarsienne perforante En perforating tarsal artery De perforierende Sprunggelenkarterie *f* La Arteria tarsea perforans

artère thoracique (interne // externe) En thoracic artery (internal // external ~) De Brustkorbarterie (innere // äußere ~) *f* La Arteria thoracica (interna // externa)

artère tibiale (crâniale // caudale) En tibial artery (cranial // caudal ~) De Schienbeinarterie (vordere // hintere ~) *f* La Arteria tibialis (cranialis // caudalis)

artère transverse du coude En transverse cubital artery De querverlaufende Ellbogenarterie *f* La Arteria transversa cubiti

artère utérine En uterine artery De Gebärmutterschlagader *f* ; Uterusarterie *f* La Arteria uterina

artère vaginale En vaginal artery De Scheidenarterie *f* La Arteria vaginalis

artère vertébrale En vertebral artery De Wirbelarterie *f* Es arteria vertebral La Arteria vertebralis

artère(s) glutéale(s) (crâniale(s) // caudale(s)) En gluteal artery / arteries (cranial // caudal ~) *sg / pl* De Kruppenarterie(n) (kraniale // kaudale ~) *f (pl)* ; Gesäßarterie(n) (kraniale // kaudale ~) *f (pl)* La Arteria glutea / glutaea (cranialis // caudalis)

artères caudales *f pl* ; artères coccygiennes En caudal arteries ; coccygeal arteries De Schwanzarterien *f pl* La arteriae caudales / coccygeae

artères coccygiennes > artères caudales

artères collatérales du doigt > artère digitale plantaire propre médiale

artérite vermineuse *f* En verminous arteritis De Wurmarteritis *f* • durch den Pferdepalisadenwurm hervorgerufene Entzündung der Arterien.

artérite virale du cheval En equine viral arteritis ; EVA *abbr* De Pferdestaupe *f* ; infektiöse Arteritis / Arteriitis des Pferdes *f* ; Arterivirus-Infektion *f* Es arteritis viral equina

arthrite traumatique *f* > osselet

arthropode *m* En arthropod De Gliederfüßer *m* ; Arthropode *m*

articulation *f* En joint De Gelenk *ne* Es articulación *f* It articulazione Ne gewricht ; lid La Articulatio *pl*: Articulationes

articulation antébrachio-carpienne En antebrachiocarpal joint De Unterarm-Karpal-Gelenk *ne* La Articulatio antebrachiocarpea

articulation atlanto-axiale En atlanto-axial articulation De Atlas-Axis-Gelenk *ne* ; zweites Kopfgelenk *ne* ; Atlantoaxialgelenk *ne* Es articulación atlantoaxial La Articulatio atlantoaxialis

articulation coxo-fémorale > articulation de la hanche

articulation cruro-tarsienne ; articulation tibio-talienne • Seule articulation du tarse qui soit mobile, le reste du tarse est solidement fixé au métatarse. En tarsocrural joint • The obliquity of the tibial and talus articular surfaces ensures that the lower part of the limb is carried outward as well as forward when the joint is flexed. De Unterschenkel-Hinterfußwurzelgelenk *ne* ; Tarsokruralgelenk *ne* Es articulación tibio-tarsiano La Articulatio tarsocruralis

articulation de l'épaule ; articulation scapulo-humérale En shoulder joint De Schultergelenk *ne* ; Buggelenk *ne* Es articulación de la espalda / del hombro La Articulatio humeri

articulation de la hanche ; articulation coxo-fémorale En hip joint De Hüftgelenk *ne* Es articulación coxofemoral / del anca La Articulatio coxae

articulation du boulet ; articulation métacarpo-phalangienne // métatarso-phalangienne • Implique l'os métacarpien // métatarsien principal, les grands sésamoïdes et la première phalange. 1) Parfois utilisé pour l'articulation du paturon (première art. interphalangienne). En fetlock joint ; metacarpophalangeal // metatarsophalangeal joint • 1) Sometimes used for the pastern joint (prox. interphalangeal joint). De vorderes // hinteres Fesselgelenk *ne* ; metakarpophalangeales / metatarsophalangeales Fesselgelenk *ne* ; Krongelenk *ne (1)* Es articulación metacarpofalangiana // metatarsofalangiana La Articulationes metacarpophalangeae // metatarsophalangeae *pl*

articulation du coude ; articulation huméro-antébrachiale • Implique l'humérus, le radius et l'ulna. En elbow joint De Ellbogengelenk / Ellenbogengelenk *ne* Es articulación cubital / del codo It articolazione del gomito La Articulatio cubiti

articulation du genou > articulation du grasset

articulation du grasset ; articulation du genou *anat* • Implique le fémur, la rotule et le tibia, elle peut ainsi être désignée « fémoro-tibio-patellaire ». En stifle joint De Kniegelenk *ne* Es articulación femoro-tibia-rotuliana ; articulación de la babilla La Articulatio genus

articulation du paturon ; première articulation interphalangienne ; articulation interphalangienne proximale • Implique les deux premières phalanges. En pastern joint ; proximal interphalangeal joint De Krongelenk *ne* ; zweites Zehengelenk *ne* Es primera articulación interfalangiana ; articulación de la cuarta

articulation du pied ; deuxième articulation interphalangienne ; articulation interphalangienne distale • Implique la deuxième phalange, la troisième et le petit sésamoïde. En coffin joint ; pedal joint ; distal interphalangeal joint De Hufgelenk *ne* ; drittes Zehengelenk *ne* Es segunda articulación interfalangiana ; articulación interfalangiana distal It articolazione del piede

articulation fémoro-patellaire En femoropatellar articulation De Kniescheibengelenk *ne* ; Femoropatellargelenk *ne* • Gelenk zwischen Oberschenkelknochen und Kniescheibe. La Articulatio femoropatellaris

articulation fémoro-tibiale En femorotibial articulation De Kniekehlengelenk *ne* La Articulatio femorotibialis

articulation huméro-antébrachiale > articulation du coude

articulation interphalangienne distale > articulation du pied

articulation interphalangienne proximale > articulation du paturon

articulation lombo-sacrale La Articulatio lumbosacralis

articulation métacarpo-phalangienne // métatarso-phalangienne > articulation du boulet
articulation sacro-coccygienne La Articulatio sacrococcygea
articulation sacro-iliaque En sacroiliac joint De Kreuzdarmbeingelenk *ne* ; Kreuzbein-Darmbein-Gelenk *ne* ; Sakroiliakalgelenk *ne* Es articulación sacroilíaca La Articulatio sacroiliaca
articulation scapulo-humérale > articulation de l'épaule
articulation temporo-mandibulaire De Kiefergelenk *ne*
articulation tibio-talienne > articulation cruro-tarsienne
articulation(s) du carpe *f* En carpal joint(s) De Vorderfußwurzelgelenk(e) *ne* ; Karpalgelenk(e) *ne* Es articulación(/ones) del carpo La Articulatio(nes) carpi
articulation(s) du jarret / tarse •Implique le tibia, les os du tarse et les trois métatarsiens. En hock joint(s) De Sprunggelenk(e) *ne pl* ; Hinterfußwurzelgelenk(e) *ne pl* ; Tarsalgelenk(e) *ne pl* La Articulatio(nes) tarsi
articulations costo-chondrales •Unissent les os costaux à leurs cartilages de prolongement. En costochondral articulations De Rippenknorpelgelenke *ne pl* La Articulationes costochondrales
articulations sterno-costales / sterno-chondrales En sternocostal articulations De Brustbein-Rippen-Gelenke *ne pl* Es articulaciones esternocostales La Articulationes sternocostales
articulé > brisé
ascaride *m* ; ascaris *m* En ascarid De Spulwurm *m* Familie Ascarididae ; Askaride *m* ; Askaris *f* Es ascáride *f*
ascaris > ascaride
ascendance *f* > pedigree En ancestry > pedigree De Abstammung *f* ; Ahnen *m pl* ; Vorfahren *m pl* Es ascendencia
aspirant *m* En challenger ; contender De Herausforderer *m* ; Angreifer *m*
aspirant logique En legitimate contender De legitimer Anwärter *m* ; rechtmäßiger Kandidat *m*
assateague ; chincoteague •Nom des poneys qui vivent dans les îles portant ces noms sur la côte des E.U.A. En Assateague *breed* ; Chincoteague De Assateague-Pony *ne*
asseoir (un cheval) •Amener le cheval à engager davantage ses postérieurs sous lui pour alléger le poids porté par les antérieurs. De Hanken setzen (auf die ~)
assiette (du cavalier) *f* •Manière d'être « assis » à cheval, de préférence de façon stable, une assiette liante qui suit les mouvements du cheval. En seat (of a rider) De Sitz (eines Reiters) *m* Es asiento It assetto Po assento de sela Ne zit
assiette à deux points de contact •Les jambes seules sont utilisées. En two-point seat •Using legs only. De Spaltsitz *m* Es monta de rodilla
assiette à trois points de contact En three-point seat •Using legs and seat. De Dreipunktsitz *m*
assiette souple et élastique En good and easy seat ; supple seat De geschmeidiger Sitz *m* Es asiento elástico / flexible
assis sur l'enfourchure *adj* ; position sur l'enfourchure *f* •S'applique à un cavalier assis trop en avant de la selle. En riding on the fork De Gabelsitz reiten (im ~)
assis sur la queue > position sur le troussequin
assis sur les poignets •Se dit d'un cheval qui a les paturons longs et affaissés. En coon-footed > *« foot broken forward »* for *« coon foot »*

assistance *f* •Personnes rassemblées à un évènement. En attendance De Teilnehmerzahl *f*
assistant-instructeur *m* En assistant instructor De Hilfsreitlehrer *m*
association d'éleveurs *f* En breeder's association De Züchterverband *m* ; Züchtervereinigung *f* Es asociación de ganaderos / criadores *f*
assouplissement (exercice d'~) *m* •Exercice visant le développement de l'élasticité du corps du cheval et/ou du cavalier. En supplying exercise De Elastizitätsübung *f* Es ejercicio de calentamiento
assurance *f* En insurance De Versicherung *f*
assurer la bouche d'un cheval > faire la bouche d'un cheval
asthme *m* ; maladie obstructive respiratoire chronique •Rétrécissement du calibre des voies respiratoires. En asthma ; chronic obstructive pulmonary disease ; COPD *abbr* •Contraction of bronchi and bronchioles, trapping air in alveoli that eventually rupture and fuse (this being irreversible). This is often accompanied by bronchitis. Breathing problems are the most evident signs. > *broken wind and emphysema* De Bronchiolitis (chronische obstruktive ~) *f* Es asma ; enfermedad pulmonar obstructiva crónica ; bronquitis obstructiva crónica *f*
astragale > talus
asturçon *race* ; poney asturçon En Asturian Pony *breed* De Asturisches Pony *ne* ; Asturcón *m*
ataxie *f* •Problème de coordination. > *wobbler (syndrome de ~)* En ataxia > *wobbler syndrome* De Ataxie *f* •Störungen der Bewegungskoordination Es ataxia *f*
ataxie du poulain > *wobbler (syndrome de ~)* En foal ataxia > *wobbler syndrome* De Fohlenataxie *f* •Störung der normalen Bewegungsabläufe und Körperhaltung Es ataxia
athlète *m ou f* En athlete De Athlet *m*
atlas *m* •La première vertèbre cervicale, sa face articulaire avec la tête ne permet que des mouvements d'extension et de flexion. En atlas ; first (cervical) vertebra De erster Halswirbel *m* ; Atlas *m* Es atlas *m* ; primera vértebra cervical La Atlas
atrésie *f* En atresia De Atresie *f* •Verschluss oder Nichtanlage von Hohlorganen bzw. natürlichen Körperöffnungen
attache de la queue *f* En tail setting De Korrektur und Unterstützung der Haltung des Schweifes in einer aufgerichteten Stellung mit Hilfe eines Tail-Sets. Ein Tail-Set ist eine geschirrartige Vorrichtung, die um die Brust des Pferdes zum Schweifrücken verläuft und eine Führung für den Schweif hält Es inserción de la cola
attache de la sangle de flanc > courroie de la sangle de flanc
attache de trait En trace tug De Tragauge *ne*
attache-langue > courroie de langue
attaches (chaînes / cordes d'~) *f pl* (*f pl* / *f pl*) ; chaînes *En* cross-ties •Two short straps or chains that are fixed on posts or walls on each side of the horse. Their other end is attached to the cheek rings of the horse's halter. De Stallanbinder *m pl* •Zwei Anbinder, mit denen das Pferd an beiden Seiten angebunden wird. Es amarras cruzadas *f pl*
atteindre (s'~) > *les autres inscriptions pour atteindre* En interfere *v* •Sometimes presented as a general term for the various ways in which a horse can injure himself; and sometimes as a striking of a limb by the opposite foot which is in motion, this may occur in the front or in the rear pairs of limbs. > *brush (v), forging, overreach (v) or speedy* De sich selbst greifen ; sich selbst schlagen Es alcanzarse Ca esgarronar-se
atteindre (s'~) ; **attraper (s'~)** ; couper (se ~) ; entrecouper (s'~) ; tailler (se ~) ; entretailler (s'~) ; toucher (se ~) ; raser (se ~) •Se dit du cheval dont un

membre en heurte ou en blesse un autre lorsqu'il se déplace. Bien qu'il n'y ait pas toujours de distinctions de faites entre tous ces termes, la logique donne à penser qu'un cheval qui se touche, s'attrape ou s'atteint, ne se coupe ou se taille pas nécessairement. On dit parfois spécifiquement qu'un cheval s'entretaille lorsque deux de ses membres se coupent mutuellement. > *autre inscription* En brush *v* •Definitions found for brushing can be classified in two groups: 1) a general term for light striking between limbs, this would not include translations like « se couper, s'entrecouper, se tailler, s'entretailler »; 2) the striking of a hoof against the inside of the opposite leg, which might be the most common case of light striking. De streichen (sich ~) ; streifen (sich ~) Es rozar

atteindre (s'~) ; attraper (s'~) *en talons* ; couper (se ~) ; tailler (se ~) ; toucher (se ~) •Lorsque la pince du membre postérieur atteint le pied antérieur du même côté. Bien que les auteurs ne soient pas unanimes, l'expression s'atteindre (en talons) semble la plus adéquate. On dit aussi qu'un cheval s'atteint au coude (« elbow hitting ») ou au genou (« knee hitting »). > *autre inscription* En overreach *v* •The striking of a hind toe on the back of a front leg (usually on the heel of the same side). De greifen (sich ~) ; angaloppieren (sich ~) ; klopfen (sich ~) Es sobrepasar

atteinte *f* •Blessure à une jambe du cheval provoquée par le fait que ses membres se touchent. > *atteindre (s'~)* En self-injury •Self-injury by brushing, forging, overreaching or speedy cutting. De Einhauen *ne* Es alcance *m* Ca esparró

atteinte à la couronne En injury to the coronet (overreach / self ~) De Krontritt *m* Es grietas

atteinte au coude En elbow hitting •Striking the elbow with the foot of the same limb. De Greifen des Ellbogens *ne* •Das Pferd schlägt sich mit dem Huf des gleichseitigen Hinterbeines den Ellenbogen.

atteinte au genou En knee hitting De Ein Vorderfuß greift die Vorderfußwurzel des anderen Beines

atteinte au(x) glome(s) En injury to the bulb(s) (overreach / self ~) De Ballentritt *m*

attelage *m* •Ensemble des chevaux attelés à une voiture. En harnessed team De Gespann *ne* Es arueses ; jaeces ; enganche ; tiro

attelage *m* •Action ou manière d'atteler. En harnessing •The actions performed or ways used to harness horses. De Anspannung des Wagenpferdes *f* Es atalaje

attelage (conduite d'un ~) *m (f)* ; menage *m* En harness driving De Fahren (mit Gespannpferden) *ne*

attelage (sport de l'~) De Fahrsport *m*

attelage à cinq (chevaux attelés à la hongroise) •Three leaders and two wheelers. De Fünfergespann *ne* ; ungarischer Juckerzug *m*

attelage à deux chevaux (de front) En horse team, two abreast De Zweigespann *ne* ; Zweispänner *ne* ; Zweispänner *m* Es tronco (de dos) caballos It pariglia Ne span paarden

attelage à quatre En four-in-hand *hd* •Two wheelers and two leaders. De Vierergespann ; Viererzug *m* ; Vierspänner *m*

attelage à trois chevaux (de front) En horse team, three abreast De Dreigespann *ne* ; Dreiergespann *ne* Es tiro de tres caballos It attaco a tre cavalli Ne driespan

attelage à un cheval En one-horse draught De Einergespann *ne* ; Einspänner *m* Es tiro de un caballo It attaco a un cavallo

attelage de six En six horse hitch ; six-in-hand De Sechsergespann *ne* ; Sechsspänner *m* ; Sechserzug *m* Es enganche de seis caballos

attelage fin En fine harness De fein ausgeführtes Geschirr *ne*

attelage pour quatre chevaux ; harnais pour quatre chevaux En four-in-hand harness De Geschirr für einen Viererzug *ne*

atteler En hitch *v* De anspannen Es enganchar It attacare

attelle *f* En hame De Kumtbügel *m* ; Kumtfeder *f* Es horcate

attirail > équipement

attraction spéciale *f* En feature race ; special attraction De Hauptrennen *ne*

au-dessus de la main En above the bit ; over the bit De über dem Zügel ; über der Hand Es delante de la mano ; sobre la brida / el freno Ca davant la mà

aubère *adj ou n* •Poils blancs et rouges, en proportions diverses, les crins et les extrémités sont similaires, habituellement principalement de la couleur foncée. En chestnut roan ; strawberry roan •Chestnut or sorrel, and white hairs; mane, tail and limbs are mainly of the dark colour. > *roan and bay roan* De Fuchsschimmel *m* ; Stichelfuchs *m*

aubère (1) ; rouan (2) •Mélange de poils de différentes couleurs. 1) Lorsqu'il y a deux couleurs de poils dans la robe (le blanc et une autre couleur sauf le noir et le gris), la couleur foncée prédominant habituellement dans les crins et sur le bas des membres. 2) Lorsqu'il y a trois couleurs de poils en présence, habituellement blanc, rouge et noir, le noir prédominant dans les crins et sur le bas des membres. > *gris fer* En roan •Permanent colour with an admixture of white hairs and one or two other colours of hairs in the coat. This includes some colours that would be called « gris » in French. > *blue roan and other entry* De stichelhaariges Pferd *ne*

aubère clair •Robe composée de poils alezan clair et de poils blancs. En honey roan •Light sorrel, especially blond, and white hairs. De Lichtfuchs oder Isabell mit Stichelhaaren

aubère fleur de pêcher *adj inv* •Poils blancs ou similaires mélangés à des poils cerises, ces derniers pouvant former des plaques. En peach-coloured chestnut roan •Of the colour of a peach-flower or blossom. De Fuchsschimmel in zartem rosa- oder rotgelb *m* ; pfirsichblütenfarbiger Fuchsschimmel *m*

aubère foncé •Robe dont les poils blancs sont disséminés à travers de nombreux poils rouge foncé. En lilac roan ; lavender roan •Coat resulting from dark or liver chestnut, and white hairs. De stichelhaariger Dunkelfuchs *m*

aubère mille-fleurs *adj inv* •Robe tachetée de petits bouquets de poils plutôt blancs sur fond plutôt rouge (alezan), ou l'inverse. > *aubère fleur de pêcher* En flea-bitten chestnut / strawberry roan De rötlich gesprenkelter / stichelhaariger Fuchs *m*

aubérisé *adj ou n* •Robe dans laquelle des poils blancs assez nombreux sont présents en différents endroits. En flecked •Coat in which small collections of white hairs are distributed irregularly. De mit weißen Fliegenflecken

aubin *m* •Allure dans laquelle l'avant ou l'arrière trotte alors que l'autre partie galope. De Dreischlag *m*

auge *f* ; région intermandibulaire •Espace compris entre les deux branches de la mâchoire inférieure (i.e. les deux mandibules). En intermandibular region / space > *jowl* De Kehlgangsgegend *f* ; Kehlkopfhöhle *f* Es garganta ; fauces La Regio intermandibularis

auge > mangeoire

auricule > oreille (pavillon de l'~)

autre droit (l'~) *m* ; ligne d'en face *f* •Ligne arrière de la piste de course, la plus éloignée de l'estrade principale. En back stretch ; backstretch ; back straight ; backside USA •The straightaway opposite to the finishing line on the racetrack. De Gegengerade ; Gegenseite *f* ; *f* Es estero de atrás

auxois > ardennais de l'Auxois

avaloire *f* ; acculoire *m ou f Can.* ; harnais de recul ;

reculement m (1) •Courroie autour de l'arrière-train du cheval qui se termine par des chaînes à fixer aux brancards, elle permet de reculer. 1) Parfois présenté comme étant l'ensemble qui permet au cheval de reculer et retenir ce à quoi il est attelé lors des arrêts et des descentes. Il comprend dans ce sens l'avaloire, la barre et les crampons de reculement. En breeching De Hinterseschirr ne Es ataharre m ; retranca

avalure f ; pousse f •Croissance de la muraille du sabot. En growth of the hoof wall De Nachwachsen ne des Hufes ; Wachsen ne ; Wachstum ne

avant-bras m •Formé par le radius et l'ulna, entre le coude et le genou. En forearm De Vorarm m ; Unterarm m Es antebrazo ; brazuelo Ca avantbraç m It avambraccio La Antebrachium

avant-main f ; avant-train m •Partie avant du cheval, comprend la tête, l'encolure, les épaules, le poitrail et les membres antérieurs. Avant-main est une expression plus adéquate pour un cheval monté et avant-train pour un cheval attelé. En forehand ; front end •The front part of the horse: head, neck, shoulders, breast and forelegs. De Vorhand f ; Vorderhand f ; Vorderteil m oder ne Es tercio anterior ; antemano Ca terç de davant

avant-train > avant-main

avelignais •Race d'origine italienne. En Avelignese (Horse) breed De Aveligneser m

avermectin En avermectin •A group of antiparasitic agents produced by fermenting Streptomyces avermitilis. De Avermectine ne pl •Gruppe von Neurotoxinen

avis de pourvoi en appel m c En notice of intent r De Absichtserklärung f

avis de réclamation En notification of claim De Anzeige einer Erlaubnis f ; Meldung einer Erlaubnis f

avoine f En oats De Hafer m Es avena f La Avena sativa

avoir pris une fausse allure c En be off stride v De Gang verlieren (den ~) ; Beine verlieren (die ~)

avortement viral de la jument m •Se manifeste habituellement durant la deuxième moitié de la gestation et est habituellement causé par l'herpèsvirus équin de type 1 (EHV-1). En equine viral abortion •Equine herpesvirus 1 (EHV-1) is the commonest cause of equine viral abortion. De Virusabort der Stuten m

avulsion f ; arrachement En avulsion De Absprengung f ; Ausreißung f ; Abriß m Es avulsión f La avulsio

axe du paturon m En pastern axis •Viewed from the front or side, an imaginary line through the long axis of the pastern dividing it in equal parts. De Fesselachse f

axe du pied En foot axis •Viewed from the front, an imaginary line passing through the centre of the coronet and the centre of the toe, dividing the foot into equal parts. Viewed from the side, an imaginary line parallel to the front line of the wall from the coronet to the toe. De Zehenachse f ; Zehenlinie f

axe du pied et du paturon ; axe pied-paturon En digit axis ; foot and pastern axis De Zehen- und Fessellinie f It asse pastoro-triangolare

axe pied-paturon > axe du pied et du paturon

axis m •Deuxième vertèbre cervicale, sa face articulaire avec l'atlas permet les mouvements de la tête perpendiculairement à l'encolure. En axis •Second cervical vertebra. De zweiter Halswirbel m Es axis m La Axis

azote m En nitrogen De Stickstoff m

babésiose f ; piroplasmose f •Affection due au babésia et transmise par des tiques. En babesiasis ; babesiosis ; biliary fever ; tick fever ; piroplasmosis ; redwater fever •Due to a parasite (Babesia spp.), transmitted by blood-sucking ticks. De Piroplasmose des Pferdes f ;

Babesiose f •Infektion mit Babesia. Es babesiosis ; piroplasmosis

bacille m En bacillus pl: bacilli De Bazillus m ; Bacillus m

bactérie f En bacterium pl: bacteria De Bakterium ne pl: Bakterien

bacul > palonnier

baguette de tête > perche de tête

bai adj ou n •Sur une peau à pigmentation foncée, la robe baie présente une grande variété de nuances, les crins sont cependant toujours noirs, et le bas des membres l'est presque toujours. Dans les teintes foncées, il y a présence de poils rougeâtres ou bruns sur le bout du nez et en d'autres endroits du corps. En bay •Even with a large variety for this coat; mane and tail are always black and lower legs almost always are. In the darker coats, reddish or brown hairs are present on the muzzle and on other parts of the body. De braun adj ; Brauner m •braunes Pferd mit schwarzem Schweif und schwarzer Mähne. Es bayo Ca bai adj ; baia adj f Ne roodbruin

bai (ordinaire) En red bay ; standard bay •Coat of a clear shade of red (bay or reddish-brown), with little variation in intensity. De rotbraun

bai acajou > bai cerise

bai bronzé •Robe baie à reflets bronzés.

bai cerise ; bai acajou •D'un rouge vif. En cherry bay ; bright bay •Bright reddish coat. De kirschbraun adj Es bayo cereza

bai châtain •Robe brun clair, de la couleur de la châtaigne arrivée à maturité. Es castaño Ca castany

bai clair •Robe baie dont la teinte principale est jaunâtre ou d'un rouge pâle. > isabelle En light bay ; mealy bay ; sandy bay ; honey bay •Bay of a light red / yellow body colour. > buckskin De hellbraun adj ; lichtbraun adj Es bayo pálido ; doradillo Arg ; castaño claro Esp

bai cuivré En coppery bay De kupferbraun adj

bai de Cleveland •Race d'origine anglaise. En Cleveland Bay breed De Cleveland Bay m

bai doré •Robe baie avec des reflets dorés. En golden bay •Golden yellowish-brown bay coat. De goldbraun adj Es bayo dorado

bai fauve En fawn bay ; tawny bay De rehbraun adj Es bayo leonado

bai foncé •Robe baie dont les poils du corps sont presque bruns, des marques baies apparaissent en différents endroits. > bai-brun En dark bay ; mahogany bay USA •Brownish overall appearance, it is sometimes said that mahogany bay is not as dark as dark bay. Bay markings appear in some parts of the coat. > bay-brown De dunkles Kastanienbraun ne Es castaño oscuro Esp ; zaino parejo Arg

bai marron •Couleur du marron d'Inde, le dessus du corps est presque noir.

bai miroité •Dont la robe présente des taches rondes de teinte plus claire.

bai sanguin En blood bay De rotbraun adj Es castaño encendido Esp ; colorado Arg

bai-brun •Robe dont les poils bruns sont presque noirs. Les ouvrages francophones ne présentent habituellement pas de robe brune qui ne soit pas baie. Le terme s'emploierait donc ainsi souvent pour décrire des chevaux qualifiés autrement en d'autres langues. > noir mal teint, bai foncé et bai sanguin En brown (1) ; bay-brown (2) ; seal brown (3) •Hairs are brown, almost black. 1) With no true bay cast in any part of the coat and lacking the red shade and brilliance of bay. Brown and « marrón » horses will often be called « bai-brun » in French. 2) With some true bay cast in parts of the coat, and black mane, tail and lower limbs. 3) Close to black but with lighter areas over the eyes, on the muzzle and the flanks and the inside of the legs. > black brown, dark bay and blood bay De schwarzbraun adj (1)

; dunkelbraun *adj (1)* ; rotbraun *adj (2)* ; rechtbraun *adj (3)* Es bayo obscuro / oscuro *(2)* ; marrón *USA (1)* ; bocifuego *Esp (3)* ; zaino fuego pangaré *Arg (3)*

baillet *adj ou n anc* •Se dit d'un cheval qui a le poil roux tirant vers le blanc. En red dun •Washed-out or yellowish red coat; brown, red or flaxen lower limbs, mane and tail; usually with primitive marks; ranging from a light red shade tending to yellow (apricot dun) to a light brownish red shade with chocolate brown points (muddy dun). De rotfalb

balance *f* En scale ; weight scale De Gewichtsabstufung *f* ; Gewichtsskala *f* ; Gewichtstabelle *f* Ne weegschaal

balances (salle / enceinte des ~) > pesage (salle de ~)

balle > chaff

balle de foin *f* En hay bale De Heubündel *ne* ; Heuballen *m* Es paca de heno

ballotade ; ballottade *f* •Un des airs relevés. En ballotade De Ballotade *f* •Übung der klassischen Reitkunst Es balotada

balzane *f* •Marque blanche habituellement limitée aux extrémités des membres. En white marking on a limb / leg ; leg marking De weißes Abzeichen an einer Gliedmaße // einem Bein *ne* ; Beinabzeichen *ne* Es calzado ; mancha blanca Ca calçat

balzane antérieure En white fore-leg De hoch weißes Vorderbein *ne* ; hoch weiß gestiefeltes Vorderbein *ne*

balzane antérieure droite En white right (-side) fore (-leg) De hoch weißes rechtes Vorderbein *ne* ; hoch weiß gestiefeltes rechtes Vorderbein *ne*

balzane antérieure gauche En white left (-side) fore (-leg) De hoch weißes linkes Vorderbein *ne* ; hoch weiß gestiefeltes linkes Vorderbein *ne*

balzane au-dessous du boulet En white to below the fetlock De halb weiße Fessel *f* •bis unterhalb des Fesselkopfes weiß.

balzane au-dessus du genou // jarret ; balzane haut-chaussée *f* En white to above knee // hock ; stocking ; full stocking De hoch weiß bis über die Vorderfußwurzel / das Sprunggelenk ; hochgestiefelt bis über die Vorderfußwurzel / das Sprunggelenk Es calzado alto

balzane bordée •Dont la ligne de séparation avec l'autre couleur est en dégradé. En bordered white (marking on a limb) De gerändertes weißes Abzeichen an einer Gliedmaße *ne*

balzane boulet *f* En white to fetlock De weiße Fessel *f* ; weiß gefesselt *adj*

balzane chaussée > balzane genou

balzane chaussée > balzane jarret

balzane genou ; balzane chaussée En white up to knee De hoch weißer Vorderfuß *m* ; weiß hochgestiefelter Vorderfuß *m* •bis zum Vorderfußwurzelgelenk weiß.

balzane haut-chaussée > balzane au-dessus du genou // jarret

balzane herminée •Dont le blanc comporte des taches. En ermined white (marking on a limb) De weiße Abzeichen an den Gliedmaßen mit schwarzen Flecken.

balzane incomplète •Ne circonscrivant pas entièrement le membre. En partly (white marking on a limb) •That is not going completely around the leg. De teilweise (Abzeichen an einer Gliedmaße)

balzane irrégulière •Dont la hauteur n'est pas la même tout le tour de la jambe. En irregularly (white marking on a limb) De unregelmäßiges Abzeichen an den Gliedmaßen *ne*

balzane jarret ; balzane chaussée En white up to hock De hoch weißer Hinterfuß *m* ; hoch weiß gestiefelter Hinterfuß •bis zum Sprunggelenk weiß.

balzane mi-canon ; grande balzane (mi-chaussée) En white to half-cannon ; sock De halb weißer Fuß *m* ; halb weiß gestiefelt •bis zur Hälfte des Vorder-//Hintermittelfußes weiß. Es medio calzado blanco

balzane mi-paturon En white to half-pastern De halb weiße Fessel *f* •bis zur Hälfte der Vorder-//Hinterfessel weiß. Es pinta de media cuartilla

balzane postérieure En white hind-leg De hoch weißes Hinterbein *ne* ; hoch weiß gestiefeltes Hinterbein *ne*

balzane postérieure droite En white right (-side) hind (-leg) De hoch weißes rechtes Hinterbein *ne* ; hoch weiß gestiefeltes rechtes Hinterbein *ne*

balzane postérieure gauche En white left (-side) hind (-leg) De hoch weißes linkes Hinterbein *ne* ; linkes hoch weiß gestiefeltes Hinterbein *ne*

balzane très haut chaussée *f* •Très grande balzane s'étendant au delà du genou ou du jarret et envahissant l'avant-bras ou la jambe. Pour être plus précis, on pourra l'appeler, par exemple, très grande balzane mi-avant-bras (comme dans "reaching the forearm"). En white above knee // hock, reaching the forearm // leg De hoch weißes Bein *ne* ; hoch weiß gestiefeltes Bein *ne* •bis über das Vorderfußwurzelgelenk / Sprunggelenk und bis zum Unterarm / Unterschenkel weiß

bandage ; bande *m ; f* •Morceau de matériel beaucoup plus long que large que l'on entoure autour des membres du cheval. En bandage ; wrap De Bandage *f* training and racing ; Binde *f* Es venda ; vendaje Ca embenat

bandage de support En support bandage De Stützbandage *f* Es venda de soporte

bandage de transport En shipping bandage De Transportbandage *f* Es venda de transporte / embarque

bandage élastique En brace bandage ; elastic bandage De Elastikbandage / elastische Bandage *f*

bandages de repos En stable bandages ; standing wraps / bandages De Stallbandagen *f pl* Es vendas de descanso

bande *f* ; rayé *adj* •c: Un des motifs pouvant faire partie d'un dispositif de couleurs. En stripe *n* ; striped *adj* •r: One of the markings that may be part of a racing colour scheme. De Streifen *f* ; gestreift *adj*

bande cruciale •Bande foncée, rejoignant les épaules en passant par le garrot. En withers stripe •A dark stripe over the shoulders of the horse. De Schulterkreuz *ne*

bande d'arçon De Vorderzwiesel *m* Es borrén Ca borrena *f*

bandeau de transpiration (pour la nuque et la gorge) *m* En jowl sweat De Schweißband (für den Bereich der Kehle) *ne*

banquette *f* ; talus *m* En bank De Wall *m* ; Erdwall *m* ; Billard *ne* ; banqueta ; talud Ca banqueta *f*

banquette irlandaise En Irish bank De irische Bank *f* Es banqueta irlandesa

barbe race En Barb breed De Berber *m* Es beréber

barbe *f* ; passage de la gourmette •Région située en arrière du menton. En chin groove ; curb groove De Kinngrube *f* ; Kinnkettengrube *f* Es barba Ca barba *f* It barbozza

barbelé(e) *adj et n (f)* ; fil barbelé *m* En barbed wire De Stacheldraht *m*

bardeau > bardot

bardigien •Race d'origine italienne. En Bardi Horse breed De Bardigiano *m*

bardot *m* ; bardeau *m* •Engendré d'un cheval et d'une ânesse. > *mulet et autres inscriptions* En hinny ; bardot ;

baillet 148

jennet *(1)* ; **genet** *(1)* •Offspring of a horse or pony stallion and a female donkey. 1) Also a small Spanish horse and a type of horse (an ambling hack) known in the twelfth century. > *mullet* De **Maulesel** *m* Es **mulo** It **bardotto** Ne **muilezel** La **hinnus**

bardot (mâle) *f* > *autres inscriptions* En **hinny (horse ~)** > *other entries* De **Maulesel (männlicher ~)** *m* Es **burdégano** ; **macho romo** ; **mulo (romo)**

bardot femelle ; **bardote** *f* > *autres inscriptions* En **hinny (female ~)** > *other entries* De **Mauleselin** *f* Es **mula (roma)** ; **burdégana**

bardote > bardot femelle

barème (de notation) *m* En **scheme of marking** ; **marking system** De **Beurteilungsverfahren** *ne* ; **Richtverfahren** *ne* Es **baremo de nota** Ca **barem de puntuació** *m*

barème des pénalités *m* En **penalty table** De **Richtverfahren (nach Fehlerpunkten)** *ne* Es **baremo de penalizaciones** Ca **barem de penalitzacions** *m*

barrage *m* En **jump off / jump-off** De **Stechen (mit Zeitwertung)** *ne* Es **desempate** Ca **desempat**

barre *f* •Prolongement de la paroi du sabot, sous le talon et encadrant la fourchette. En **bar (hoof ~)** •The reflection of the hoof wall at the heel, there is one bar on each side of the frog. De **Eckstrebe** *f* ; **Eckstrebenplatte** *f* La **Pars inflexa (medialis // lateralis)**

barre *f* ; **perche** *f* •Longue pièce de bois servant à édifier des obstacles, ou simplement déposée sur le sol. En **rail** ; **bar** ; **pole** De **Stange** *f* ; **Begrenzung des Geläufs** *f* ; **Viereckbegrenzung** *f* Es **barra** Ca **barra** *f*

barre > espace inter-dentaire

barre (de la bouche) •Espace édenté et sensible, entre les molaires et le crochet, ou les incisives, sur lequel repose le canon du mors. > *espace inter-dentaire* En **bar (of the mouth)** •The space on the jaw, between the incisors, or the canine, and the molars. > *interdental space* De **Lade** *f* ; **Zahnlücke** *f* Es **barra**

barre (déposée sur le sol) En **ground rail** De **Bodenstange** *f* •Stange, die vor dem Hindernis beim Absprung auf dem Boden liegt Es **riel de tierra**

barre d'appel > *appelé* En **take-off pole** ; **guard-rail / guardrail** De **Absprungstange** *f*

barre d'attache En **hitching rack** De **Stange zum Anbinden von Pferden** *f* Es **amarradero** ; **palenque**

barre de fer > lopin

barre de fesse(s) *att* En **loin strap** *hd* De **Schlagriemen** *m*

barre de ruade > courroie de ruade

barrer un cheval •Pratique généralement interdite qui consiste à frapper les membres d'un cheval au moment où il passe sur un obstacle, habituellement en soulevant une barre supérieure de cet obstacle. En **rap a horse** *v* •Hitting, stricto sensu with a pole called a rapping pole, the legs of a horse while passing over an obstacle. This practice is usually prohibited. Es **barren** Es **barrear un caballo** ; **rozar** Ca **barrar un cavall** *v*

barres de spa > barres triples

barres parallèles *f pl* •Oxer composé seulement de deux barres parallèles entre elles. En **parallel poles** De **parallele Stangen** *f pl* Es **barras paralelas** Ca **barres paral°leles** *f pl*

barres triples *f pl* ; **spa** *m (1)* ; **barres de spa** *f (1)* •Un obstacle dont la hauteur des barres est croissante. 1) Les barres ne sont pas nécessairement au nombre de trois. En **triple bar(s)** •An obstacle made of three bars, widely spread and of increasing height. De **Tripelbarre** *f* Es **triples de barras** ; **barra triple** Ca **triple de barres**

barrette *f* ; **spatule** *f* •Tige latérale, aplatie, qui empêche les anneaux du filet de pénétrer dans la bouche du cheval.

Une demi spatule n'occupe qu'un côté du mors (pointant vers le bas) alors qu'une double spatule s'étend des deux côtés (en haut et en bas) du mors. En **spoon cheek** •A flattened and short cheek to a snaffle bit. A full spoon cheek is extending above and below the mouthpiece; a half spoon cheek is extending only on one side (below) of the mouthpiece. De **Knebel (flacher, löffelförmiger ~)** *m* ; **Schenkel (flacher, löffelförmiger ~)** *m* •Ein beidseitiger Knebel besteht aus einer oberen und unteren Hälfte, ein Knebel mit lediglich einer Hälfte unterhalb des Mundstücks wird auch als Fahrtrense bezeichnet.

barrière *f* > *autre inscription* En **gate** •A gate that is to be opened in some westernriding competitions. > *other entry* De **Tor** *ne* •Hindernis beim Trail (Westernreiten) Es **puerta**

barrière *f* •Le mot barrière désigne ici un obstacle vertical composé de barres ou de planches disposées horizontalement ou verticalement et rappelant une clôture autour d'un champ ou d'un parc. > *autre inscription* En **gate** ; **fence (vertical ~)** •An upright jumping obstacle looking like a fence around a field, paddock or park. > *other entry* De **Tor** *ne* ; **Gatter** *ne* ; **Barriere** *f* Es **barrera** Ca **barrera** *f*

barrière de départ En **starting gate** De **Startbox** *f* Es **gatera**

barrière de départ mobile En **mobile starting gate** De **bewegliche Startbox** *f* ; **bewegliche Startstände** *m pl*

barrière de stalle En **stall guard** De **Boxensperre** *f* Es **guarda de la puerta**

barrière des hommes de chevaux *c* En **horsemen's gate** *r* De **Aktiveneingang** *m*

barrière fixe En **stationary starting gate** De **stationäre Startmaschine** *f*

barthais ; **poney des Barthes** ; **poney landais** •Race française. En **Landes Pony** *breed* De **Landais-Pony** *ne*

bas-jointé (paturon ~) •Quand le paturon est trop incliné vers le sol. Les définitions rencontrées varient et manquent de précision. L'axe du paturon bas-jointé n'est donc pas nécessairement plus à l'horizontale que l'axe du pied correspondant. En **sloping pastern / foot** •Pastern / foot with a low angle. If the pastern angle is lower than the hoof angle, the foot is broken forward. De **schräggestellte, weiche Fessel** *f* Es **cuartilla angulada**

basco-navarrais *race* En **Pottock** *breed* ; **Basque-Navarre horse** De **Pottock** *ne*

bascule (du pied) *f* En **breakover (of the foot)** De **Abrollen des Fußes** *ne*

base de la queue *f* ; **coire** *m* En **dock** *n* ; **base of the tail** •The solid bony part of the horse's tail. De **Schweifrübe** *f* ; **Schwanzwurzel** *f* ; **Schweifwurzel** *f* Es **maslo** Ca **mascle** ; **tronc de la cua**

bashkir •Race d'origine russe. En **Bashkir Pony** *breed* De **Baschkire** *m*

Bashkir bouclé •Serait lié au Bashkir originaire de Russie. La race est parfois présentée comme originaire des E.U.A. En **Bashkir Curly Horse** •Probably related to the Bashkir from Russia. Sometimes called American Bashkir Curly. De **American Bashkir Curly Horse** *ne* ; **Curly Horse** *ne*

basse école *f* •Travail « de base » : sur une et deux pistes, aux trois allures, jusqu'au changement de pied au galop. En **low school** De **Kampagneschule** *f* ; **niedere Schule** *f*

bassin > pelvis

bassinet (du rein) *m* •Organe en forme d'entonnoir s'ouvrant dans le rein, dont il collecte l'urine, en se continuant par l'uretère. En **renal pelvis** De **Nierenbecken** *ne* La **Pelvis renalis**

bât *m* En **pack saddle** De **Tragsattel** *m* ; **Saumsattel** *m* Es **albarda** *f*

bat-flanc *m* •Panneau mobile qui sépare deux stalles. En **swinging rail** De **Flankierbaum** *m* ; **Stallbaum** *m* Es tranca ; tranquera ; tabla de separación en las cuadras

bâter *En* put on the pack saddle *v* *De* basten ; Packsattel anlegen (den ~) ; satteln *Es* enalbardar

bâti en girafe •Cheval bâti en montant, dont le dos s'abaisse fortement vers l'arrière.

bâti en montant (cheval ~) > dos abaissé (vers l'arrière)

battre à la main ; encenser (1) ; bégayer •Lorsque le cheval donne des coups de tête en haut et en bas, notamment en guise de défense contre la main du cavalier. 1) Terme appliqué plus particulièrement au cheval qui donne de tels coups de tête lorsqu'il n'a pas de bride. *En* bob the head *v* ; toss the head *v* ; throw the head *v* ; shake the head (up and down) *v* •Moving the head up and down to fight against the contact of the bit. *De* Kopf schlagen (mit dem ~) *Es* cabecear ; subir y bajar la cabeza

battue *f* •Moment où le(s) sabot(s) se dépose(nt) sur le sol, et bruit que fait / font le(s) sabot(s) en se déposant sur le sol. Se posant simultanément, les pieds ne produisent qu'une battue. *En* beat (hoof...) *De* Hufschlag *m* •Geräusch *Es* batida

battue d'appel ; appel *cs* *En* take off (stride) *De* Absprung *m* ; Anreitephase *f* *Es* batida (de llamada) *Ca* batuda *f*

baudet > âne (en général)

baudet > âne (mâle)

bavarois ; rottal •Race d'origine allemande. *En* Rottal breed *De* Rottaler Pferd *ne*

bave > écume

baver > écumer

bavette *f* •*cs*: Attaché ou incorporé à la sangle pour protéger le dessous du cheval, derrière le passage des sangles, contre les contacts des fers et des crampons durant les sauts. *En* bib *De* Springschutz *m* *Es* babero

bavette •Pour prévenir le tic aérophagique à l'appui. *En* bib (halter ~) *De* Deckenfresserschutz *m*

bec de perroquet ; brachygnathie (mandibulaire / inférieure)

bec de perroquet inversé > prognathie / prognathisme (mandibulaire)

bégayer > battre à la main

bégu *adj* •Cheval dont le cornet dentaire persiste au-delà de l'âge normal. *Es* dentivano

belge (trait lourd ~) *race* ; brabançon ; brabant *En* Belgian (draft / heavy draught horse) *breed* ; Brabancon (horse) *De* Belgisches Kaltblut *ne* *Es* caballo de tiro belga ; brabanzón *It* belga da tiro

belge à sang chaud *race* *En* Belgian warm-blooded (horse) *breed* *De* Belgisches Warmbluptpferd *ne*

belle-face *f* *En* white face ; bald face ; calf face *De* Laterne *f* *Es* careto *n* *Ca* cara blanca

belle-face *adj* •Se dit du cheval dont la liste est très large et couvre tout le chanfrein et descend même sur les côtés. *En* white faced ; bald faced ; calf faced •The white marking covers the forehead and front of the face, extending laterally. *De* Laterne (mit ~) ; Laterne (mit ~) *Es* careto *adj* ; pampa *amer* *Ca* carablanc ; carabonica

benzimidazole *m* *En* benzimidazole *De* Benzimidazol *ne* *Es* benzimidazole

bercement *m* •On dit d'un cheval qu'il se berce lorsqu'il se balance latéralement en se déplaçant. *De* Weben *ne*

bétail *m* *En* cattle *De* Rindvieh *ne* ; Vieh *ne*

betterave *f* *En* beet *De* Rübe *f* ; Bete *f* *Es* remolacha

bicorne *f* *En* bicorne •A two-cornered hat. *De* Zweispitz *m* ; Zweimaster *m* *Es* bicorne *adj* ; sombrero de dos picos

bidet (obstacle sur ~) > liverpool (obstacle comprenant un ~)

bien armé > armé

bien attaché *En* well set (on) •Describing a favourable angle of meeting: one part of the body well set on another. *De* gut aufgesetzt

bien croupé (cheval ~) ; croupe bien conformée *En* well shaped croup *De* gut geformte Kruppe *f*

bien culotté > bien gigoté / gigotté

bien descendus ; près de terre •S'applique aux genoux ou jarrets placés bas, ce qui résulte en un canon court, caractéristique très souhaitable. *En* well let down ; well to the ground ; close to the ground ; near to the ground •Applied to hocks or knees which are set low, resulting in short cannon bones. *De* tief am Boden *Es* cerca de la tierra

bien en selle (cavalier ~) > bonne assiette (cavalier ayant une ~)

bien encadré ; entre mains et jambes *En* on the aids ; between legs and hands *De* an den Hilfen ; zwischen Hand und Schenkel *Es* entre las manos y las piernas

bien gigoté / gigotté ; bien culotté •Cheval dont la musculature des cuisses est bien développée. *En* well-muscled thigh (horse having a ~) *De* gut bemuskelter Oberschenkel (eines Pferdes) *m*

bien proportionné (cheval ~) •On dit aussi que le cheval est bien fait ou qu'il présente un ensemble harmonieux. *De* Pferd mit Ideallinien *ne*

bigorne *f* •Enclume portative. *En* anvil (portable ~) *De* Sperrhorn *ne* *Es* bigornia ; yunque de espiga / cola

bigorne (d'une enclume) *f* *En* horn (of an anvil) ; beak ; bick *De* rundes Horn *ne* *Es* cuerno (del yunque)

bile *f* *En* bile *De* Galle *f* ; Gallenflüssigkeit *f*

billarder ; cagneux en marche (être ~) ; faucher •Lorsque le cheval se déplace vers l'avant, le pied au soutien décrit un demi-cercle vers l'extérieur. *En* paddle *v* ; wing out *v* ; dish *v* •When moving forwards, the foot of one or both of the forelegs is throw outwards while in the air, and then taken back inwards to its landing position. *De* bügeln (um den stehenden Huf ~) ; paddeln (um den stehenden Huf ~) ; fuchteln (um den stehenden Huf ~) ; billardieren (um den stehenden Huf ~) •der Huf bewegt sich bogenförmig beim Vorschwingen nach außen *Es* bracear

billet gagnant *m* *En* winning ticket *De* Siegticket *ne* ; Siegwettschein *m*

billet remboursé *c* *En* cashed ticket *r* *De* eingelöster Wettschein *m*

biotine *f* *En* biotin *De* Biotin *ne* ; Biotinum *ne* ; Vitamin H *ne* *Es* biotina

bipède *m* *En* pair (of legs) *De* Beinpaar *ne*

bipède antérieur > membres antérieurs

bipède diagonal •Paire de membres formée par l'antérieur d'un côté et le postérieur de l'autre. *En* diagonal pair •The front foot moving or working with the hind foot from the opposite side. *De* diagonales Beinpaar *ne* *Es* bípedo diagonal *Ca* parell diagonal

bipède latéral •Paire de membres formée par les deux membres d'un même côté. *En* lateral pair *De* gleichseitiges Beinpaar *ne* *Es* bípedo lateral *Ca* parell lateral

bipède postérieur > membres postérieurs

biseau métallique *m* ; tranche(t) (d'enclume) droit(e) *f(m)* *En* straight (cut off) hardy ; metal bevel *De* gerader Setzhammer *m* ; Amboßschröter *m*

biseau métallique courbé ; tranche(t) coupe-éponge / à éponges *En* half round hardy ; curved metal bevel ; heel cutter hardy *De* halbrunder Abschröter *m*

bistouri de castration / à castrer *m* *En* castrating /

castration knife De Kastriermesser ne

blanc m ou adj f: blanche •Parfois utilisé pour désigner un cheval gris dont le poil a blanchi avec l'âge. > albinos et autres entrées pour blanc En white •Sometimes used to designate a grey horse whose hairs have turned white with age. > albino De weiß adj Es blanco Ca blanc adj

blanc argenté •Robe offrant des reflets brillants et nacrés. En silver white (coat) De silbergrau

blanc de naissance En white foaled De Albino m ; weiß geborenes Pferd ne Es blanco (desde el nacimiento)

blanc de pigeon > blanc mat

blanc laiteux / de lait > blanc mat

blanc mat ; blanc laiteux / de lait ; blanc de pigeon (1) •Robe qui ne présente aucun reflet brillant. 1) Expression utilisée en été lorsque les poils ont pris toute leur blancheur. En milky white De Milch-Schimmel m

blanc porcelaine •Robe qui a une teinte bleuâtre due à la coloration de la peau que l'on devine sous les poils. En porcelain white De Porzellan-Schimmel m Es blanco porcelana

blanc rosé •Robe qui présente, par plaques plus ou moins larges, une teinte rosée due au manque de coloration de la peau que l'on devine sous les poils. Es blanco piel-rosa Esp

blanc sale •Robe qui peut-être due à des poils soupe-au-lait très clairs ou y ressembler à cause d'une certaine malpropreté. > alezan soupe-au-lait En creamy white (1) ; dirty white (2) •The difference between these two coats may be difficult to make or not made at all. 1) Due to very pale coloured hairs. 2) Due to dirt in the hairs. > cream De Weißisabell m (1) ; verschmutzter Weißisabell m (2)

blanchi c •Parieur se présentant trop tard au guichet pour pouvoir parier sur une course. En shut out r •Bettor who presents himself to bet after wagering has closed for that particular race. De ausgeschlossener Wetter m

blé m ; froment m En wheat De Weizen m Es trigo

bleime f > contusion de la sole En corn > bruise (of the sole) Es callo

bleime humide / hémorragique f En moist corn De feuchter Mais m

bleime sèche / simple •Dans laquelle la corne est simplement teintée ou pointillée de sang. En dry corn •Due to haemorrhage between the underlying dermis and horn, it may have had time to heal before it is observed. De trockenes Hühnerauge ne

bleime suppurative / suppurée •Dans laquelle il y a infection. En suppurating corn •Due to infection of corn. De eiternde Steingalle f ; eiternder Nageltritt m ; infektiöse Huflederhautentzündung f •mit Eiter gefüllter Hohlraum in der Hufsohle

blessure f En injury De Verletzung f Es herida It ferita

bleu de méthylène m En methylene blue De Methylenblau ne

bloc à lécher m ; pierre à lécher f En salt lick ; mineral lick ; licking block De Salzleckstein m ; Leckstein m Es piedra de sal ; bloque de sal ; lamedura ; salegar It pietra di leccare ; sale pastorizio pressato

bloc à river En clinch / clench block De Unterhauer m It ceppo per ribattere

boghei m ; buggy m En buggy •A light two-wheeled carriage drawn by one horse. De leichter gefederter Pferdewagen m •vierrädrig in den USA, zweirädrig in England

boire dans son blanc •Lorsqu'un ladre ou une marque blanche occupe les deux lèvres. En white muzzle (to have a ~) •The white marking is covering both lips. De Milchmaul haben (ein ~) Es beber con los dos

boit dans son blanc (cheval qui ~) En white muz-

zled De Milchmaul (mit ~) Es bebe con los dos (caballo que ~) Ca bocat de blanc

boîte f pari •Pari désignant deux ou plusieurs chevaux devant terminer une course dans une des positions de rapport. Peut s'appliquer à l'exacta, à la quiniela et à la trifecta. En box wagering De Kombinationswette f •Wette, in der alle ausgewählten Pferde kombiniert werden

boîte à ferrer En shoeing box De Beschlagkiste f

boîte cornée •Composée de la sole, des glomes, de la fourchette et de la paroi du sabot. En horny box De Hornkapsel (des Hufes) f ; Hornschuh m La Capsula ungulae

boiter En limp v De lahmen ; lahm gehen ; hinken Es cojear ; renguear

boiterie f En lameness De Lahmheit f Es cojera ; renguera ; claudicación

boiterie de l'épaule En shoulder lameness De Schulterlahmheit f

boiterie intermittente En intermittent limping De zeitweiliges Hinken ne ; intermittierendes Hinken ne Es cojera intermitente

boiteux En lame ; limping De lahm Es cojo ; rengo ; manco It azzoppato

boiteux de l'antérieur gauche // droit En lame, left // right fore De vorne links // rechts lahm Es cojo en la pierna izquierda // derecha

boiteux de l'épaule De schulterlahm Es manco de la espalda

bol alimentaire m •Nom donné aux aliments façonnés par la langue qui le repousse alors dans le pharynx. De Futterbissen m ; Bissen m

bombe (de chasse) > casque protecteur

bon cavalier ; fine cravache f En fine rider De Kunstreiter m

bon départ En good start ; fair start De guter Start m ; fairer Start m

bon état •Bon état de santé et bonne conformation: Le cheval ne souffre d'aucune maladie ou d'aucun défaut qui puisse handicaper ses performances ou son avenir. En soundness De Gesundheit f Es salud

bon sens (gros ~) En horse-sense De Pferdeverständnis ne ; gesunder Menschenverstand m

bonification du temps f En time bonus De Zeitgutschrift f Es bonificación de tiempo Ca bonificació de temps f

bonne f •c: État de la surface de la piste à un moment donné. En good ; gd r abbr •r: The physical condition of the track at a given time. De gut

bonne assiette f En good seat De guter Sitz m Es asiento correcto

bonne assiette (cavalier ayant une ~) ; bien en selle (cavalier ~) En good seat (rider with a ~) De gut sitzender Reiter m Es bien sentado (jinete ~)

bonne bouche •Se dit d'un cheval qui obéit bien au mors. En good mouth De gutes Maul ne Es buena boca

bonne foulée c •Lors d'une arrivée dans un mouchoir, la bonne foulée, correspondant à l'extension des membres de l'encolure vers l'avant, peut donner la victoire.

bonne ossature En good bone ; plenty of bone (1) •Good density of bone. 1) Usually (but not necessarily) applied to the legs. De viel Knochen

bonnet > capuchon

bonnet anti-mouches m En fly-mask De Fliegenschutzkappe f

bonnet avec cache-oreilles m ; bonnet d'âne m En head cap with ears ; trotting hood with ears hr De Haube mit Ohrenkappen f

bonnet avec oeillères m ; cagoule avec oeillères f

En blinker hood ; blinkers r De Scheuklappen f pl ; Blinkers m pl Es mascarilla

bonnet d'âne > bonnet avec cache-oreilles

bord coronaire (de la muraille du sabot) m En coronary border (of the hoof wall) De Kronrand m La Margo coronalis

bord inférieur / porteur > surface portante (de la paroi du sabot)

bord solaire (de la phalange distale) m En solar border (of the distal phalanx) De solarer Rand (des Hufbeines) m ; Tragrand (des Hufbeines) m ; Sohlenrand (des Hufbeines) m La Margo solearis

bordé •Pour une marque blanche, la bordure sera formée de poils blancs et de poils de couleur mélangés. En bordered •A bordered white marking has a mixed white and coloured hair border. De begrenzt ; gerändert ; umrandet

bordereau d'inscription m En entry form De Nennungsformular ne

bordereau du montant des rapports m c En pay-out price slip r De Auszahlungsschein m

bordereau rectificatif c En correction slip r De Korrekturzettel m

bore m En boron De Bor ne •chemisches Element Es boro

bosal m •Grosse museroll de cuir tressée faisant partie du hackamore. Ce mot sert aussi parfois à désigner le véritable hackamore. En bosal •The rawhide noseband of the true hackamore. De Bosal ne Es bozal

bosse f En hump ; bump ; lump De Buckel m ; Beule f ; Unebenheit f

botte > guêtre

botte (à revers) de jockey f En jockey boot ; racing boot De Rennstiefel m ; Jockeystiefel m Es bota para jockey

botte à cataplasme f ; botte pour le traitement des pieds ; soulier médical m En poultice boot De Krankenschuh m ; Hufverbandschutz m Es bota de medicación

botte à revers ; botte de chasse / vénerie En top boot ; hunting boot •A boot with contrasting top, originated by riders turning down the tops of their boots to expose the coloured lining. De Stulpenstiefel m ; Jagdstiefel m

botte antidérapage En skid boot De Fesselgelenkschutz m •stabile und feste Stützgamasche für den Fesselkopf

botte d'écurie f ; bottine f En paddock boot ; ankle boot De Schuh m ; Schnürstiefel m Es botín

botte d'équitation En riding boot De Reitstiefel m ; hoher Stiefel m Es bota para montar

botte d'équitation (~ avec lacets / ~ de campagne) En riding boot (laced ~) ; field boot De Feldstiefel m ; geschnürter Reitstiefel m Es bota campera / de campo

botte de boulet > protège-boulet

botte de boulet et tendon > guêtre / protecteur de tendon et boulet

botte de bras > guêtre d'avant-bras

botte de canon > guêtre d'avant-jambe

botte de canon et boulet > guêtre complète

botte de chasse / vénerie > botte à revers

botte de coude > protecteur de coude

botte de couronne > protège-couronne

botte de devant de genou > genouillère

botte de genou > protecteur de genou

botte de genou et bras > guêtre de genou et avant-bras

botte de jarret > protège-jarret

botte de polo En polo boot De Polostiefel m Es bota para polo

botte de talon > protège-talon

botte de tendon > guêtre de tendon

botte de tendon pour sauteur > guêtre de sauteur

botte de transport > guêtre de transport

botte de trempage en feutre En soaking swab boot

botte pour jarret, canon et boulet > guêtre de jarret, canon et boulet

botte pour le traitement des pieds > botte à cataplasme

bottes f pl En boots De Stiefel m pl Es botas

bottier m En bootmaker De Stiefelmacher m Es zapatero (a la medida) m ; botero

bottillon m ; bottine Jodhpur f •Chaussure montant à la hauteur de la cheville et ne comportant pas de lacets. En Jodhpur boot •Raising to the ankle level, with elastic sides or a buckle-over front. De Stiefeletten f pl ; Jodhpurstiefel m Es botín

bottine > botte d'écurie

bottine de conducteur f En reinsman boot De Fahrerstiefel m

bottine Jodhpur > bottillon

botulisme m En botulism De Botulismus m ; Futtermittelvergiftung f Es botulismo

bouche f En mouth De Maul ne Es boca Ca boca f La Os

bouche (extérieur / ouverture de la ~) En oral cleft / aperture ; mouth (entrance to the ~) De Mundspalte f ; Maulspalte f La Rima oris

bouche abîmée En spoiled mouth De verdorbenes Maul ne

bouche dure ; fort en bouche adj •S'applique au cheval peu sensible à l'action du mors. En hard mouth ; poor mouth •A mouth more or less insensible to the bit. De hartes Maul ne Es boca dura

bouche faite f ; dentition complète f •Quand, vers l'âge de cinq ans, les coins d'adulte sont en contact et que les dents d'adultes sont toutes très visibles, y compris les crochets chez le mâle. En full mouth •When all the milk teeth have been replaced by the permanent teeth. De Vollgebiß ne Es dentadura completa ; boca cerrada It dentadura completa Ne volwassen gebit

bouche fine / légère / chatouilleuse / tendre / sensible •Bouche particulièrement sensible à l'action du mors. En soft mouth ; tender mouth ; sensible / sensitive mouth ; fine mouth ; light mouth •Mouth which is delicate to the action of the bit. De weiches Maul ne ; empfindliches Maul ne ; durchlässiges Maul ne ; nachgiebiges Maul ne Es boca sensitiva

boucherie chevaline f En horse(meat) butcher's shop De Pferdefleischerladen m Es expendeduría de carne de caballo

bouchon m En wisp •A grooming pad made of rope, hay or straw. Nowadays, a wisp is more likely a brush made of horse hair. De Wisch aus Stroh, Heu oder ähnlichem f

boucle f En buckle De Schnalle f Es bucle ; hebilla Ca bucle m

boucle (de la sous-ventrière) att En belly band buckle hd De Sprengriemen m

boucle (en chape) de support d'oeillères En blinker stay buckle De Scheuklappenschnalle f ; Blendriemenschnalle f

boucle à mancelles att En hame tug buckle De Strangstutzenschnalle f

boucleteau de mancelle m •Destiné à être bouclé au contre-sanglon du mantelet. De Oberblattstössel m

boucleteau de trait En hame tug De Strangstutzen m

bouclier d'étalon > support d'étalon

boueuse f •Décrit la condition d'une piste de course à un moment donné. En muddy ; m r abbr •Describing the condition of a race track at a particular moment. De schwer Es lodosa ; fangosa

boulet m ; région métacarpo-phalangienne // métatarso-phalangienne •Région de la jambe du cheval, entre le canon et le paturon. En fetlock De Fesselkopf m ; Fesselgelenk ne ; Köte f Es menudillo Ca garreta It nodello La Regio metacarpophalangea // metatarsophalangea

bouleté > droit jointé ; droit-jointé

boulonnais •Race de chevaux de trait lourd d'origine française. En Boulonnais (Horse) breed De Boulonnais ; Boulonaise m ; m Es bullones

bourgeon charnu > tissu cicatriciel (excédentaire)

bourrelet m •Bande semi-circulaire clouée entre le fer et le pied, à la manière d'un coussinet, le bourrelet lui-même suit la rive interne du fer et agit ainsi comme amortisseur tout en pouvant prévenir l'accumulation de neige sous le sabot. En inner tube rim ; snow pad (1) ; anti-snowball pad (1) •It lines the shoe's inner rim and acts as a shock absorber. 1) It is also presented as preventing snowball buildup under the foot. De Huf-Grip m

bourrelet à rondelle En sausage boot ; shoe-boil boot •A stuffed ring strapped around the coronet as a protection against a capped elbow. De Hufring m •aus starkem Gummi gefertigter Ring zum Schutz der Kronen Es bota para bursitis del codo

bourrelet générateur de la corne m ; bourrelet principal m •Formation de chair dont la couche kératogène (le chorion coronaire) nourrit la corne du sabot. Le bourrelet se situe dans le sillon coronaire, au bord supérieur du sabot et se termine au niveau des glomes. Il possède une couche interne de fibres élastiques (le coussinet coronaire). En coronary band •The French word « bourrelet » is usually used to designate both the coronary corium and the coronary cushion at once, we might think that these two are forming the coronary band, a term that is sometimes used to include the external coronet as well. > coronary corium De Fleischkrone f Es banda coronaria

bourrelet glénoïdal > scutum moyen

bourrelet périoplique m ; derme périoplique m ; chorion périoplique m •Bande située tout contre le bourrelet principal et qui nourrit la couche germinative du périople. En perioplic ring ; perioplic dermis / corium •Lies in the perioplic groove, just above the coronary border of the wall. De Saumlederhaut f La Dermis / Corium limbi

bourrelet principal > bourrelet générateur de la corne

bourrelier m ; harnacheur m •Fabricant de harnais. Le mot harnacheur peut aussi s'utiliser pour celui qui harnache les chevaux. En harness-maker De Riemer m ; Geschirrmacher m Es talabartero ; guarnicionero Ca guarnimenter

bourse f En purse De Geldpreis m

bourse annoncée En advertised purse De veröffentlichter Rennpreis m

bourse podo-trochléaire m ; synoviale podotrochléaire f ; synoviale du petit sésamoïdien f anc ; synoviale petite sésamoïdienne anc En podotrochlear bursa ; navicular bursa De Hufrollenschleimbeutel m It borsa navicolare La bursa podotrochlearis

bourse synoviale •Poche synoviale placée entre un tendon et l'emplacement sur lequel il passe ou s'appuie. En synovial bursa De Schleimbeutel m ; Synovialbeutel m Es bolsa sinovial La Bursa synovialis

bourse synoviale sous-cutanée En subcutaneous synovial bursa De Hautschleimbeutel m La Bursa synovialis subcutaneus

bourse trochantérique (du m. fessier moyen) En trochanteric bursa (of gluteus medius) De Rollhügelbeutel (des mittleren Kruppenmuskels) m ; Trochanterbeutel (des mittleren Glutäus) m La Bursa trochanterica m. glutei medii

bourse trochantérique (du m. glutéobiceps) •No particular name is associated with this synovial bursa in English, it is not always present in the horse. La bursa trochanterica m. gluteobicipitis

bousculer un autre cheval c En jostle another horse v De Pferd behindern (ein ~)

bout de timon m ca En shaft tip hr De Scherbaumspitze f

bout du nez > museau

boute-en-train m ; souffleur (étalon ~) m ; étalon d'essai m •Cheval utilisé pour déterminer si les juments sont en chaleur. En teaser (stallion) •Horse used to test whether or not a mare is in heat. De Probierhengst m Es incitador ; recelador ; recela ; calentador

box m •Loge d'écurie, individuelle et fermée. En box (stall) ; loose box De Box f ; Pferdebox f ; Kastenstand m Es box ; cubículo Ca box m

brabançon > belge (trait lourd ~)

brabant > belge (trait lourd ~)

bracelet de brancard > porte-brancard

brachygnathie (mandibulaire / inférieure) f ; bec de perroquet m •Lorsque la mâchoire inférieure est plus courte que la mâchoire supérieure. Les défauts de jonction entre les incisives des deux mâchoires se définissent normalement en fonction de la mâchoire inférieure: (brachygna...) plus courte, (progna...) plus longue que la mâchoire supérieure. En brachygnathia ; brachygnathism ; parrot mouth / jaw ; overshot jaw •Abnormal shortness of the mandible (lower jaw) and protrusion of the maxilla. Sometimes called inferior brachygnathia. One might encounter a brachygnathia that is thought to be or called "superior" and in such a case one must investigate to find out what is shorter and what is longer. > prognathia De Karpfengebiss ne ; Überbiß m ; verkürzter Unterkiefer m ; Kieferverkürzung f ; Brachygnathie f Es boca de loro

braire En bray v De Esel schreien (wie ein ~) v ; i-ahen v ; kreischen v Es rebuznar

brancard m ; limon m ; montant m Can. ; ménoire m Can. ; timon m (1) •Chacune des pièces entre lesquelles on attelle un cheval à une voiture. 1) En courses attelées le terme timon est parfois utilisé pour désigner les brancards. En shaft •Either of the two pieces between which a horse is hitched to a vehicle. De Scherbaum m ; Anzen f pl ; Seitenstange f •Stange der Schere beim Einspänner m Es varal

branche (d'un fer) f •Chacune des moitiés du fer, il y a donc une branche interne et une externe. En branch (of a shoe) De Hufeisenschenkel m ; Arm des Hufeisens m Es rama

branche (d'un mors) •Chacune des barres latérales du mors. Celles-ci demeurent donc à l'extérieur de la bouche du cheval et c'est sur elles que s'attachent les autres accessoires (rênes, gourmette etc.), au moyen d'anneaux ou de crochets. Cette désignation ne comprend pas, contrairement à la désignation anglophone « branch », les aiguilles et les autres tiges des filets, comme celles du filet Verdun par exemple. > barrette En branch (of a bit) (1) ; shank west. (1) ; cheek (of a snaffle bit) (2) •1) Any of the lateral shanks or legs of varying length, fixed or sliding, including 2) cheeks of the snaffle bits, e.g. dee and eggbutt cheeks. The French term « branches » does not include the cheeks of the snaffle bits. > spoon cheek De Baum (eines Gebisses) m ; Anzug (eines Gebisses) m Es cama Ca cama

branche américaine •Branche plus longue et déviée vers l'extérieur par rapport à la ligne médiane du pied. En trailer •Extended heel used to give lateral support to the foot as it lands, usually turned to around 45 degrees with the medial line of the foot. De verlängertes Schenkelende eines Hufeisens ne ; Hufeisen, bei dem ein Schenkelende über die Tracht hinausreicht ne

branche de la fourchette En branch of frog De Strahlrand m ; Hornstrahlrand m

branche-maîtresse (de chevaux) •Lignée importante dans la généalogie d'une race. En tap root strain (of horses) De Hauptstamm (der Pferde) m

bras m •Correspondant à la région de l'humérus, entre la pointe de l'épaule, l'avant-bras, le poitrail et les côtes. En arm (upper / true ~) De Oberarm m Es brazo Ca braç m It braccio La Brachium

brassicourt (genou / cheval ~) ; arqué (genou ~) •Déviation de l'articulation du genou vers l'avant: vu de côté, le genou est trop en avant, par rapport à l'axe du membre. > genou brassicourt En over at / in the knees ; buck-kneed ; knee sprung •Anterior deviation of the carpal joint. De vorbiegig Es bracic orto ; corvo

bréchet m ; région sternale En brisket •Area of body covering the sternum. De Brustkern m ; Unterbrust f ; Herzgegend f Es costillar It punta del petto ; regione sternale La Regio sternalis

bréhaigne adj ; stérile adj •La jument bréhaigne est parfois présentée comme ayant des crochets dentaires (1) et étant supposée stérile, et parfois comme étant simplement stérile (2). Cette dernière définition correspond au mot anglais « barren » qui apparaît avoir la même origine que le mot bréhaigne. En barren •A mare that is incapable of conceiving and producing a foal. De Hakenstute f (1) ; unfruchtbar adj (2) ; güst adj (3) ; nichttragend adj (4) Es machorra n ; infecunda

bretelles f pl •c: Un des motifs pouvant faire partie d'un dispositif de couleurs. En braces •r: One of the markings that may be part of a racing colour scheme. De zwei vertikale Streifen

bretelles ca En suspenders hr De Hosenträger m pl •elastische Riemen, die über den Widerrist eines Trabers oder Pacers gelegt werden und Gamaschen zum Schutz der Innenseiten der Vorderfußwurzelgelenke halten

bretelles d'entraves > supports d'entraves

bretelles pour / de protecteurs de genoux En knee boots suspenders De Halter des Vorderfußwurzelschutzes m pl

breton de trait léger ; postier breton ; Norfolk-breton •Race d'origine française. En Breton Draught Post Horse breed De Postier-Bretone m

bricole f att En breast collar hd De Brustblatt ne •Fahrsport Es petral

bricole f ; collier de poitrine m En breast collar / plate ; breastband De Vorderzeug ne Es pe tral (pecho-~) ; pechera Ca pitral

bricole de chasse > collier de chasse

bride f En bridle ; headstall west. (1) 1) > halter De Zaum m ; Zaumzeug ne Es brida Ca brida f

bride à filet > bridon

bride à oeillères télescopiques ; bride télescope En telescope bridle De Trense mit ineinanderschiebbaren Scheuklappen f

bride à oreille En ear bridle De Ohrentrense f Es brida de oreja partida

bride carpienne > ligament accessoire du fléchisseur profond

bride complète > bride double

bride d'attelage En driving bridle De Fahrzaum m

bride double ; bride complète •Munie de, ou destinée à recevoir, deux embouchures: mors de filet et mors de bride. En double bridle ; Weymouth bridle •With, or designed for, a bridoon bit and a curb bit. De Kandarenzaum m ; Stangenzaum m Es brida completa ; brida doble Ca brida doble ; brida completa

bride du m. interosseux En extensor branch of interosseus ; extensor branch of suspensory ligament De Streckmuskelzweig des Aufhängebandes m

bride faite sur mesure En custom-made bridle De maßgeschneidertes Zaumzeug ne

bride fermée •Bride avec des oeillères. En blind bridle De Kopfstück mit Scheuklappen m

bride ouverte En open bridle De offenes Zaumzeug ne •Zaumzeug ohne Scheuklappen im Trabrennsport

bride radiale > ligament accessoire du fléchisseur superficiel du doigt

bride régulière En custom bridle De korrektes Zaumzeug ne

bride sans mors En bitless bridle ; nose bridle •Any bridle which is used without a mouthpiece. De gebißlose Zäumung f

bride seule (sur la ~) •C'est-à-dire « sur le mors de bride seulement ». En curb only (on the ~) De Kandare (auf blanker ~)

bride tarsienne > ligament accessoire plantaire

bride télescope > bride à oeillères télescopiques

brider (un cheval) En bridle (a horse) v De aufzäumen ; zäumen ; auftrensen Es embridar Ca embridar

bridon m ; bride à filet f •Bride légère comprenant un filet simple, ou destinée à en recevoir un. En snaffle (bridle) •A bridle with any snaffle bit attached, or designed to receive such a mouthpiece. De Trensenzaum m ; Trensenzäumung f Es brida de filete ; bridón

bris d'allure m ; manque •Perte de l'allure qui devait être maintenue durant la course. En breaking of stride ; break •When the horse changes from the gait of the race. De Gangart verlieren (die ~) ; Galopp verlieren (den ~)

brisé ; articulé •Mors ou filet brisé ou articulé: L'embouchure est formée de deux canons articulés nsemble dans le centre. > double brisure En jointed ; broken •Jointed or broken mouth(piece) / bit / snaffle. > double jointed De gebrochenes Mundstück ne ; geteiltes Mundstück ne Es accionada (embocadura ~)

briser son allure > perdre son allure

broche > agrafe

brocher un clou •Un clou est broché dans un sabot, pour fixer un fer. En drive a nail v •Driving a nail in the hoof wall, to secure the shoe on the foot. De Nagel einschlagen (einen ~)

brocher un fer En nail a shoe (on a hoof) v De Huf beschlagen (einen ~) ; Eisen aufnageln (ein ~)

brochoir m ; marteau de maréchal-ferrant m ; mailloche f (1) •Pour enfoncer les clous. 1) Parfois présentée comme n'ayant pas d'échancrure (nommée « oreilles » ou « panne ») servant à arracher ou à couper les clous en les tordant. En hammer (shoeing / driving / nailing ~) De Hufbeschlaghammer m Es martillo de herrador ; clavor It martello de ferrare

bronche f •Conduit cartilagineux faisant suite à la trachée, deux bronches-souches se dirigent chacune vers un poumon et s'y subdivisent davantage. En bronchus pl: bronchi ; bronchial tube •Airway connecting the trachea with the smaller airways in the lungs. De Luftröhrenast m ; Hauptast der Luftröhre m ; Bronchus m Es bronquio La Bronchus pl: Bronchi

bronche principale En principal bronchus De Luftröhrenhauptast m ; Stammbronchus m La Bronchus principalis

bronchiole f En bronchiole De Bronchiole f ; Bronchiolus m Es bronquiolo

bronchite f •Inflammation des bronches. En bronchitis •Inflammation of the bronchi. De Bronchitis f ; Bronchi-

alkatarrh *m* ; Bronchienentzündung *f* Es bronquitis
bronco *m* En bronco ; bronc / bronk •Usually designing an unbroken or difficult to break horse. De wildes Pferd *ne*
brosse (à panser) *f* •Spécifiquement destinée aux soins des chevaux, habituellement de forme ovale et avec une poignée dans laquelle on glisse la main. En brush *n* ; body-brush De Kardätsche *f* Es cepillo de cuerpo
brosse (de) chiendent > brosse rigide
brosse de lavage En water brush De Waschbürste *f* Es ce pillo de agua
brosse douce En soft bristles brush De Kopfbürste *f* ; Schmusebürste *f*
brosse en crin de cheval En wisp De Kardätsche mit Roßhaar *f*
brosse métallique En scale brush De Drahtbürste *f*
brosse rigide *f* ; brosse (de) chiendent En dandy brush •With long stiff bristles, used to remove caked mud and surface dirt. De Wurzelbürste *f* ; Mähnenbürste *f*
broue > écume
brouette *f* En wheelbarrow De Schubkarre *f* Es carretilla
brouter ; pâturer ; paître En graze *v* ; pasture *v* De grasen Es pastar ; pacer
brucellose *f* En brucellosis De Brucellose *f* ; Brucella-Infektion *f* Es brucelosis
bruit de grenouille *m* •Bruit que fait l'air en entrant dans le fourreau lors du retrait de la verge. De Schlauchgeräusch *ne*
buggy > boghei
buis *m* En box •An ornemental shrub that causes severe pain and death from asphyxia in horses. De Buchsbaum *m* La Buxus sempervirens
bulgare oriental En East Bulgarian (horse) De Ostbulgare *m*
bull-finch *m* En bull-finch / bullfinch De Bullfinch *m* ; hohe Hecke *f* Es bull-finch Ca bull finch *m*
bulle > ampoule
bulletin de réclamation *m* En claiming form De Forderungsformular *ne*
burguete •Race de trait espagnole. En Burguete (Horse) breed De Burguete *m*
bursite brucellique du garrot > fistule du garrot
bursite du tarse > capelet
busqué(e) (cheval / tête ~) ; chanfrein convexe *m* En roman nose ; convex face De Rammskopf *m* Es cabeza acarnerada ; nariz acarnerada / romana
buter En stumble *v* De stolpern ; straucheln Es tropezar
cabine de prises de photos d'arrivée *f c* En photo finish booth *r* De Zielfotostand *m* •Ort, an dem die Zielfotos ausgehangen werden
cabrade > cabrer
cabrer *m* ; cabrade *f* En rearing De Steigen *ne* ; Aufbäumen *m* Es encabritamiento
cabrer (se ~) En rear *v* •For a horse, to raise himself on his hind legs. De steigen ; bäumen (sich ~) ; aufbäumen (sich ~) Es encabritarse ; empinar Ca encabritar-se
cabriole *f* ; capriole *f* •Saut d'école, après s'être élevé au-dessus du sol, le cheval dégage une ruade au moment où il est à l'horizontale. En capriole De Kapriole *f* Es cabriola
caché > couvert
cache-oeil > oeillère
cache-ombrages *m* ; cache-vue *m* En shadow roll ; shadow blind De Bodenblender *m* Es rollo de sombra
cache-vue > cache-ombrages

cacolet *m* En mule chair ; horse litter De Tragkorb *m* ; Tragkorb *m* Es asiento para caballería
caecum *m* •Premier compartiment du gros intestin, il renferme habituellement une grande quantité de liquide. En cecum / caecum ; blindgut De Blinddarm *m* ; Zäkum / Zaekum *ne* Es ciego (intestino ~) It intestino cieco Ne blinde darm La Cecum ; Caecum
café-au-lait > alezan café-au-lait
café-au-lait à crins et extrémités foncés (alezan ~) En yellow-dun •Yellow body colour with brown points; however it can be considered as a group including palominos (having light points, red or brown points do not occur on palominos) and claybank dun (having these browner or redder manes ans tails), which is a shade between apricot dun and palomino. > *red dun* De gelbfalb ; wolfsfarben •Fuchs mit Falbgen, aber mit gelblichem Ton
cage thoracique *f* En rib cage / ribcage De Brustkorb *m* It cassa toracica
cagnardise *f* En toe-in conformation De zehenenge Stellung der Gliedmaßen *f*
cagneux des membres > serré (du devant // du derrière)
cagneux du pied *adj* ; pied cagneux *m* •Quand un pied, ou les deux, reste(nt) tourné(s) en dedans, les pinces convergent l'une vers l'autre. En toed-in ; pin-toed ; toeing-in ; pigeon-toed ; in-toed •One or both feet (toes) pointing inwards, usually because the legs are turning inwards. > *base narrow* De zeheneng ; zehenenge Stellung *adj* ; *f* Es estevado ; pie de paloma
cagneux en marche (être ~) > billarder
cagnotte > poule
cagnotte de chevaux placés > poule de chevaux de deuxième place
cagnotte déficitaire *f* En minus pool •For which the race track has to pay off more on bets, than the total amount of bets. De Fond für die Auszahlung der Wettgewinne, wenn diese größer sind als die Einnahmen nach den Abzügen
cagoule > capuchon
cagoule à gorge *f* •Cagoule couvrant la gorge, la nuque et le sommet de la tête. En jowl hood •Schutz für den Bereich um die Kehle
cagoule avec oeillères > bonnet avec oeillères
caillot > thrombus
caisse du tympan *f* •Cavité de l'oreille moyenne. En tympanic cavity De Paukenhöhle *f* Es caja del tímpano La Cavum tympani
caissier > guichetier
calabrais •Race italienne de chevaux de selle. En Calabrese breed De Kalabrese *m*
calcanéum ; **calcaneum** > calcaneus ; calcanéus
calcaneus ; **calcanéus** *m* ; calcanéum ; calcaneum *m anc* •Sert de bras de levier aux muscles extenseurs du pied et forme la pointe du jarret. En calcaneus ; fibular tarsal bone *old* ; os calcis *old* De Fersenbein *ne* ; Calcaneus *m* ; Kalkaneus *m* Es calcáneo La Calcaneus
calcification *f* En calcification De Verkalkung *f* ; Kalkeinlagerung *f*
calcifié En calcified De verkalkt
calcifier En calcify *v* De verkalken
calcium *m* En calcium De Kalzium *ne* Es calcio
calcutta *m* En auction pools ; calcuttas USA •r: Used instead of pari-mutuel to bet on horses. De Calcutta-Auktion *f* Es calcuta
calèche *f* En open carriage De offene Kutsche *f*
calme En quiet De ruhig ; fromm Es calmo ; quieto
calmer un cheval En steady a horse *v* ; calm a horse *v* De Pferd beruhigen (ein ~) Es calmar un caballo ; sosegar un caballo

camail *m* ; couvre tête et cou *m* En full hood De Kapuze *f*

camarguais •Race de chevaux à demi sauvage, de la Camargue en France. En Camarguais ; Camargue Horse / Pony *breed* De Camarguepferd *m*

cambendazole *m* En cambendazole •A benzimidazole anthelmintic. De Cambendazol *ne*

cambré des genoux •L'adjectif « cambré » qualifie habituellement plutôt les genoux que le cheval. En knee-wide ; bandy-legged (in the forelimb) ; wide at the knees ; bowlegged / bow-legged (in the forelimb) De knieweit ; vorne faßbeinig Es abierto de rodillas

cambré des jarrets •L'adjectif « cambré » qualifie habituellement plutôt les jarrets que le cheval. En bandy-legged (in the hindlimb) ; out at the hocks ; bowlegged / bow-legged (in the hindlimb) De hinten faßbeinig Es estevado

campdrafting *m* •Sport équestre australien, dérivé des activités des gardiens de troupeaux. En campdrafting ; camp drafting De Eine Disziplin des australischen Rodeo in welcher ein Reiter ein Rind von der Herde trennt und es im Galopp um eine ausgesteckte Bahn treibt.

campé •Quand, vus de côté, les membres sont déportés à l'extérieur, les antérieurs étant trop en avant (campé du devant), ou les postérieurs trop en arrière (c. du derrière), par rapport à leurs articulations supérieures. En camped (out) ; standing stretched •Front limbs sloping toward the front (camped in front) of the horse or hind feet standing too far back, the entire limb deviating back behind the plumb line (c. behind). De gestreckt Es plantado adelante // de atrás

campé du derrière En camped behind De rückständig *Hinterglieder*

canadien *race* •Un premier livre généalogique a été ouvert en 1886, mais le livre actuel n'a été bien établi qu'en 1909. L'actuelle société d'éleveurs a été fondée en 1895. En Canadian Horse ; French-Canadian Horse *old* •Breed, a first stud-book was attempted in 1886, but the actual book was established in 1909. The actual breeding society was founded in 1895. De Canadian Horse *ne* •Pferderasse

canal anal *m* En anal canal De Analkanal *m* La Canalis analis

canal biliaire En bile duct De Gallengang *m*

canal carpien ; gaine carpienne *f anc* En carpal canal De Karpalkanal *m* ; Karpaltunnel *m* It canale carpale La Canalis carpi

canal inguinal En inguinal canal De Leistenkanal *m* La Canalis inguinalis

canal rachidien > canal vertébral

canal sacral •Partie du canal vertébral. En sacral canal De Kreuzbeinkanal *m* ; Sakralkanal *m* La Canalis sacralis

canal vertébral *m* ; canal rachidien *anc* •La moelle épinière y est logée dans la colonne vertébrale. En vertebral canal De Wirbelkanal *m* ; canal vertebral La Canalis vertebralis

canaux semi-circulaires (de l'oreille) En semicircular canals De Bogengänge *m pl* Es conductos semicirculares La Canales semicirculares

canine *f* ; crochet *m* En canine (tooth) ; tush De Hakenzahn *m* ; Kaninus *m* ; Fangzahn *m* ; Hengstzahn *m* Es canino

canines *f pl* ; crochets *m pl* •Au nombre de deux par mâchoire, petites dents habituelles chez le mâle et rares chez la jument. En canine teeth ; tushes De Hakenzähne *m pl* ; Fangzähne *m pl* Es caninos (dientes ~) La Dentes canini

canne hippométrique *f* ; toise à potence *f* En measuring stick De Meßstock *m* ; Stockmaß *ne* Es metro

cannelure > rainure (d'un fer)

canon *m* En cannon De Röhre *f* Es caña Ca canya ; canyella

canon (antérieur) •Partie des membres antérieurs, comprise entre le genou et le boulet. En forecannon De Vorderröhre *f* Es caña anterior

canon (du mors) •Il peut être rigide et d'une seule pièce, ou encore deux canons peuvent former une embouchure articulée (que l'on appelle aussi parfois canon articulé). L'embouchure peut comporter des pièces (pendentifs etc.) qui ne font pas partie du canon. En canon (bit ~) •The difference is not always made between the canon and the mouthpiece. The mouthpiece may have pieces (keys, spatula, roller etc.), which are not part of the canon itself, which is the side of the mouthpiece resting on the bar. De Mundstück *ne* •Gebißstück der Trense.

canon (postérieur) •Partie des membres postérieurs comprise entre le jarret et le boulet. En hind-cannon ; shannon De Hinterröhre *f* ; Hintermittelfußknochen *m*

canon d'une seule pièce En plain mouthpiece De einteiliges Mundstück *ne*

cantharide *f* ; mouche d'Espagne / de Milan *f* En blister beetle / fly ; Spanish fly De spanische Fliege *f* ; Kantharide *m* •Weichkäfer; Käfer mit weichen Flügeldecken Es cantárida La Lytta vesicatoria

caoutchouc *m* En rubber De Gummi *ne oder m*

cap de maure / more *adj* En black-faced De schwarzgesichtig Es carinegro Ca caranegre

cap de maure / more *m ou f* ; tête de maure •Tête très foncée et différente du reste de la robe. En dark head > blue roan De Mohrenkopf *m* Es cabeza de moro Ca cap de moro

capacité de transformation des aliments *f* ; efficience alimentaire *f* En feed (conversion) efficiency •The efficiency with which a horse is able to use ingested nutrients. De Futterverwertung *f* Es capacidad de transformación de alimentos

caparaçon *m* En trappings (horse's ~) ; caparison De Pferdedecke *f* Es caparazón

capelet *m* ; hygroma du tarse ; bursite du tarse *f* •Hygroma situé à la pointe du jarret. En capped hock ; hock hygroma ; bursitis of the hock •Swelling over the point of the hock. A capped hock is a hock with such a problem. De Piephacke *f* Es talón de pollo ; bursitis del corvejón ; alifafe ; higroma del corvejón

capillaire (vaisseau ~) *m* •Minuscule vaisseau sanguin à parois minces. En capillary (vessel) •Tiny blood vessel. De Kapillare *f* ; Haargefäß *ne* ; Blutkapillare *f* ; Kapillargefäß *ne* ; feinstes Blutgefäß *ne* Es capilar (vaso ~) La Vas capillare

capriole > cabriole

capsule articulaire *f* •Membrane fibreuse doublée à l'intérieur par une membrane synoviale. En joint capsule De Gelenkkapsel *f* Es cápsula articular La Capsula articularis

capuchon *m* (1) ; cagoule *f* (1) ; bonnet *m* (2) •1) Protège, en tout ou en partie, la tête et l'encolure. 2) Couvre la tête seulement. > *camail* En hood (1) ; head cap (2) •1) A cloth covering for the head only or for the head and neck. 2) A cloth covering for the head only. > *full hood* De Kopfschutz *m* ; Kopfkappe *f* Es capucha

caractère *m* En character De Charakter *m* ; Merkmal *ne Genetik* Es carácter

carcan (pour le cou) *m* ; collier à chapelet *m* En cradle (neck ~) De Halsgestell *ne* •zur Verhütung des Benagens von Wunden. Es collar de la cuna

carcinome *m* ; épithélioma / épithéliome malin *m* En carcinoma •A malignant new growth of epithelial cells, a form of cancer. De Karzinom *ne* ; Krebs *m* ; Krebsgeschwulst f ; bösartige Geschwulst f Es carcinoma

cardia m •Partie de l'estomac. En cardia •Part of the stomach. De Mageneingang m ; Kardia f ; Eingangsbereich des Magens m Es cardias La Pars cardiaca

caresse f En caress n De Streicheln ne ; Liebkosung f

caresser En caress v De streicheln ; loben ; liebkosen

carotte f En carrot De Mohrrübe f ; Karotte f Es zanahoria f La Daucus carota

carpe > genou

carpite f •Inflammation du carpe, impliquant les os, et/ou la capsule articulaire, et/ou les ligaments. En carpitis ; arthritis of the knee ; knee spavin De Vorderfußwurzelgelenkentzündung f ; Carpitis f ; Entzündung des Karpus f Es carpitis

carrière > manège extérieur

carrosse f En coach De Kutsche f Es coche

carrousel m En carousel ; carrousel •A musical ride performed by a group of riders. De Reiter-Karussell ne

cartilage m En cartilage De Knorpel m Es cartílago It cartilagine Ne kraakbeen

cartilage articulaire •Couvre une surface qui fait face aux os voisins dans les articulations synoviales. En articular cartilage De Gelenkknorpel m Es cartílago articular It cartilagine articolare La Cartilago articularis pl: Cartilagines articulares

cartilage complémentaire / latéral de la troisième phalange > fibrocartilage (complémentaire) de la troisième phalange

cartilage costal •Relie un os costal (os d'une côte vraie ou sternale) au sternum. En costal cartilage De Rippenknorpel m Es cartílagos de las costillas La Cartilago costalis

cartilage de prolongement > cartilage scapulaire

cartilage épiphysaire m ; plaque de croissance (des os) f En epiphyseal cartilage De Epiphysenknorpel m ; Epiphysenfugenknorpel m

cartilage manubrial En cartilage of manubrium ; cariniform cartilage De Knorpel des Manubrium sterni m It cartilagine cariniforme La Cartilago manubrii

cartilage scapulaire ; cartilage de prolongement •Au sommet de l'omoplate, au niveau du garrot, les trapèzes s'y attachent. En scapula(r) cartilage ; cartilage of prolongation De Schulterblattknorpel m Es cartílago de la escápula It cartilagine di prolungazione La Cartilago scapulae

cartilage ungulaire > fibrocartilage (complémentaire) de la troisième phalange

cartilage xiphoïde En xiphoid cartilage De Brustbeinknorpel m ; Schaufelknorpel m La Cartilago xiphoidea

casaque f •Veste en soie aux couleurs vives que porte un jockey pour la course. En jacket ; silks (racing ~) ; coat •With colours and patterns, worn by a jockey during a race. De Renndreß f ; Rennjacke f Es colores Ne buis

casque de jockey > toque de course

casque de polo m En polo helmet De Polohelm m Es casco

casque protecteur m ; bombe (de chasse) f class. ; toque f c & class. En cap (hunting / skull / jockey's ~) ; helmet (safety / riding ~) (r & class. / class.) ; hard hat class. De Reitkappe f ; Sturzkappe f ; Springkappe f Es casco protector ; gorra (de montar) Ca casc

casser > débourrer (un cheval)

castration f En castration De Kastration f Es castración ; capadura It castrazione Ne kastratie ; snijden

castration à l'aide d'un anneau en caoutchouc En castration by elastrator / rubber ring De Kastration mittels Gummiring f

castrer ; châtrer ; hongrer En geld v ; castrate v De kastrieren ; legen Es castrar ; capar ; émascular

cataplasme m En poultice De Breiumschlag m ; Heilpflaster ne Es emplasto

cataracte f En cataract De grauer Star m ; Katarakt m ; Linsentrübung f Es catarata

catégorie f ; classe f En class De Klasse f ; Kategorie f

cathéter m ; sonde f En catheter De Einführungssonde f ; Katheter m Es catéter

catria ; cheval du Catria •Race italienne. En Catria (Horse) breed De Cavallo del Catria ne ; Catria-Pferd ne

cautère > feu

cautérisation f En cauterization De Verschorfung f ; Verätzung f ; Kauterisation f

cautérisation par le froid En cryocautery ; cold cautery De Kältekauterisierung f

cautériser En cauterize v De brennen ; kauterisieren

cavalcade > chevauchée

cavalerie f En cavalry De Kavallerie f ; berittene Truppen f pl ; Reiterei f Es caballería

cavaletti m inv •Petit obstacle dans lequel les supports ne sont pas fixés ensemble à angle droit, la barre est fixée entre ces supports, dans un des petits angles. La construction ainsi obtenue présente deux possibilités de hauteur comme obstacle. En cavaletti inv •Low, moveable jump(s), the supporting arms are not crossed at right angles and the bar is attached in one of the closer angles between the two arms, thus offering two possibilities of height as an obstacle. De Cavaletti ne ; Bodenrick ne Es caballete It cavaletto pl: cavaletti

cavalier m c En outrider r ; marshal (parade ~) r •One of the employees of a track who assist and supervise jockeys and horses during the post parade from the paddock to the starting gate. They are responsible for catching runaways and horses which have lost their riders. De "Ausreiter", Angestellter des Rennvereins, der Jockeys und Pferde vom Führring zum Start begleitet Es jinete para ayudar

cavalier m f: cavalière En rider ; equestrian n m f: equestrienne De Reiter m Es jinete ; caballista Ca genet It cavaliere ; cavallerizo

cavalier d'obstacles En show jumper (rider) De Springreiter m Es jinete de salto

cavalier de concours complet En event rider ; eventer De Reiter von Vielseitigkeitsprüfungen m ; Vielseitigkeitsreiter m Es jinete de concurso completo ; jinete de prueba completa / militar

cavalier de dressage En dressage rider De Dressurreiter m Es jinete de doma

cavalière f En lady rider De Reiterin f ; Amazone f Es amazona

caveçon m •Licol renforcé à l'avant, sur le dessus duquel on attache la longe. En cavesson (lungeing / longeing / breaking ~) De Kappzaum m Es cabezón (de trabajo a cuerda)

cavité abdominale f En abdominal cavity De Bauchhöhle / Bauchraum f / m Es cavidad abdominal La Cavum abdominis

cavité articulaire •Partie concave des articulations. En articular cavity De Gelenkhöhle f

cavité buccale En buccal cavity De Maulhöhle f ; Mundhöhle f Es cavidad bucal La Cavum oris

cavité cotyloïde > acétabulum

cavité du crâne En cranial cavity De Schädelhöhle f La Cavum cranii

cavité nasale / du nez En nasal cavity De Nasenhöhle f La Cavum nasi

cavité pelvienne En pelvic cavity De Beckenhöhle f La Cavum pelvis
cavité pleurale En pleural cavity De Brustfellhöhle f ; Pleurahöhle f La Cavum pleurae
cavité thoracique En thoracic cavity ; chest cavity De Brusthöhle f Es cavidad torácica La Cavum thoracis
céder •Le cheval cède à une pression (de la jambe, par exemple). Il cède aussi lorsqu'il répond positivement à toute autre sollicitation en laissant tomber une défense, une résistance ou une simple raideur. Le cavalier ou le meneur cède lorsqu'il relâche cette contrainte, cette pression ou cette sollicitation. Naturellement, on peut aussi dire que l'un ou l'autre cède lorsqu'il abandonne et ne fait plus d'efforts positifs, mais ce n'est pas le sens dans lequel le verbe céder est normalement utilisé. En give v De nachgeben ; sich am Gebiss abstoßen •Reaktion des Reitpferdes
céder à la jambe En give way to the leg v De Schenkel weichen
ceinture f •c: Un des motifs pouvant faire partie d'un dispositif de couleurs. En hoop •r: One of the markings that may be part of a racing colour scheme. De Gürtel m
ceinture pelvienne En pelvic girdle De Beckengürtel m It cintura pelvica La Cingulum membri pelvini
cément (d'une dent) m En cement (of a tooth) De Zahnzement m Es cemento La Cementum
centimètre m •Unité de mesure équivalente à 0,3937 pouces. En centimetre Brit ; centimeter USA De Zentimeter m Es centímetro
centre de gravité m En centre of gravity De Schwerpunkt m Es centro de gravedad
centre de la piste m c ; champ intérieur m En infield r ; centre of the track De Innenraum m Es medio de la pista
centre équestre En equestrian centre / center De Reitanlage f ; Reitsportzentrum ne Es centro ecuestre
cercaire m •Forme larvaire mobile des douves, elle peut infecter un cheval. En cercaria •A free living larval fluke that can infect a horse. De Zerkarie f ; Schwanzlarve f Unterklasse Digenea
cercle > grande volte
cerclé •c: Un des motifs pouvant faire partie d'un dispositif de couleurs. En hooped ; hoops n •r: One of the markings that may be part of a racing colour scheme. De geringelt ; quergestreift
cercle de parade m •ct: Pour les chevaux et les jockeys avant la course. En walking circle / ring •tr: Walking enclosure for horses and jockeys before the race. De Führring m
cercle du vainqueur En winner's circle / enclosure De Absattelring / Absattelplatz für den Sieger m / m Es círculo de ganadores
cercle exécuté avec // sans précision En precisely // inaccurately ridden circle De genau // ungenau gerittener Zirkel m
cercles de corne / sur le sabot En hoof rings ; rings of horn •They may be fever, growth or grass rings (associated with changes in the life and environment of the horse), or founder rings. De Hufringe m pl
certificat m En certificate De Befähigungsnachweis m ; Attest ne ; Zertifikat ne
certificat d'origine > pedigree En certificate of origin > pedigree De Ursprungszeugnis m ; Abstammungsnachweis m Es certificado de raza pura
certificat d'enregistrement En certificate of registration De Registrationspapier ne ; Eintragungspapier ; Eintragungsbescheinigung ne ; f
certificat de saillie En covering certificate ; breeder's certificate De Deckschein m

cerveau m ; encéphale m •Pèse environ 420 g chez le cheval. En brain De Gehirn ne Es encéfalo
cervelet m •Coordonne l'activité des muscles et le maintien de l'équilibre. En cerebellum De Kleinhirn ne ; Zerebellum ne Es cerebelo La Cerebellum
cession m En yielding De Weichen ne ; Nachgeben ne Es cesión
cession à la jambe En leg-yielding De Schenkelweichen m Es cesión a la pierna Ca cessió de la cama
cession d'engagements c En transfer of entries r De Abtretung von Nennungen f
cestodes m pl •Groupe de parasites qui inclut les vers plats. En cestodes •Group of parasites that includes tapeworms. De Zestoden f pl Es cestodos La Cestoda
chaff m (1) ; balle f (2) •1) Mélange de grains et de paille ou de foin, hachés. 2) Mélange de fourrage et de paille hachée. En chaff •Chopped hay or straw that is used to add bulk to food and encourage the horse to chew. De Häcksel ne oder m ; Spreu f ; Kaff ne Es cascabillo
chaîne f En chain De Kette f Es cadena
chaînes > attaches (chaînes / cordes d'~)
chaînette f att •Reliée au bout du timon (le crapaud) pour arrêter / ralentir la voiture. Elle peut être en cuir et être appelée chaînette en cuir (ce qui équivaut au mot anglais « pole strap » et à l'allemand « Aufhalter »). En pole strap // chain hd De Aufhalter m ; Aufhaltekette f
chaînette > gourmette
chair feuilletée > chorion de la paroi (du sabot)
chair refoulée / veloutée (partie centrale de la ~) > derme de la fourchette
chair refoulée / veloutée (partie périphérique de la ~) > derme de la sole
chaleur de poulinage f En foal heat •About two weeks after giving birth, if covered, the mares will often conceive. De Fohlenrosse f
chaleur(s) f (pl) ; oestrus m En heat ; estrus USA ; oestrus Brit De Brunst f ; Rosse f Es estro ; celo ; calores It estro ; calore Ne bronst ; tochtigheid
chaleurs discrètes En silent heat De stille Brunst f Es celo silencioso
chambon m En chambons De Chambon ne •Hilfszügel zum Longieren Es chambón
chambrière f En lunge(ing) whip ; longe whip De Bahnpeitsche f ; Longierpeitsche f Es látigo largo ; huasca larga ; látigo de picadero
chamois (couleur ~) En buff •Yellowish-beige colour. De Braungelb ne ; lederfarben adj
champ m En field De Koppel f Es campo
champ (de pari) mutuel En mutuel field De Eine Gruppe von Nennungen wird zu einer Wetteinheit zusammengefasst. Eine Wette auf eines dieser Pferde entspricht einer Wette auf alle Pferde dieser Gruppe
champ de courses > hippodrome
champ intérieur > centre de la piste
champion en titre m En defending champion De Titelverteidiger m
championnat m En championship De Meisterschaft f ; Championat ne
championnat des conducteurs ca En driving championship hr De Fahrmeisterschaft f ; Fahrerchampionat ne
championnat du monde En World Championship De Weltmeisterschaft f
chandelier m ; support (d'un obstacle) m En stand (of an obstacle) ; post De Ständer (eines Hindernisses) m Es poste
chanfrein m ; dos du nez m ; nez (dos du ~) m •Correspondant aux deux os nasaux. En bridge of the nose ;

nose (bridge of the ~) •Corresponding to the flat anterior surface of the nasal bones. De Nasenrücken m ; Untergesicht ne Es testuz ; puente de la nariz Ca testera La Dorsum nasi

chanfrein convexe > busqué(e) (cheval / tête ~)

changement d'allure m En change of gait / pace De Wechsel der Gangart m Es cambio de aire Ca canvi d'aire

changement de diagonal(e) m ; changer de diagonal(e) v •Au trot enlevé, le cavalier s'enlève ou s'assoit pendant deux temps successifs. Il change ainsi de bipède diagonal étant à l'appui au moment où il s'assoit et qu'il fatigue donc le plus. Ceci est une action du cavalier et non du cheval. En change (of) diagonal(s) n or v •At the posting trot, changing the diagonal pair of legs of the horse with which the rider is posting, this is something the rider does, not the horse. De Wechsel in der Fußfolge beim Leichttraben m Es cambiar (de) diagonal v ; cambio de diagonal n

changement de direction •Dans un manège sera souvent confondu avec le changement de main. En change of direction •In a ring the expression will often be used as an equivalent to the change of rein. De Richtungsänderung f ; Richtungswechsel m Es cambio de dirección Ca canvi de direcció It cambiamento di direzione Po mundança de direcçao Ne van richting veranderen

changement de galop de ferme à ferme > changement de pied simple

changement de ligne c En crossing (on the track) r ; changing of course r De Kreuzen ne r

changement de main •Changement de sens de déplacement dans un manège. En change of rein De Handwechsel m Es cambio de mano Ca canvi de mà It cambiamento di mano Po passagem de mâo mudança Ne van hand veranderen

changement de main (par la diagonale) •Se fait en quittant un côté un peu après le coin, prenant la diagonale et reprenant la piste un peu avant le coin de l'autre côté. En diagonal change of hand De durch die ganze Bahn wechseln ; Diagonalwechsel m

changement de pied •Action effectué par le cheval, cette notion n'a vraiment de sens qu'au galop. En change of lead / leg De Hand wechseln f Es cambio de pie It cambiamento di galoppo Po passagem de mâo de direcça Ne van galop veranderen

changement de pied (en l'air) aux X temps •X peut ne pas être mentionné, ce qui signifie à chaque temps et est désigné chang. de pied au temps. En flying change (of leg) every X strides •X may be absent (being every stride) or expressed as « two » or « second » etc. De fliegender Galoppwechsel zu X Sprüngen m

changement de pied au temps ; changement de pied du tact au tact En change (of leg) at every stride (flying ~) De fliegender Galoppwechsel von Sprung zu Sprung m

changement de pied du tact au tact > changement de pied au temps

changement de pied en l'air En flying change of lead / leg ; change of leg in the air n De fliegender Galoppwechsel / Wechsel m Es cambio de pie / galope en el aire Ca canvi de galop •~ executat al galop It cambiamento di galoppo in aria Ne van galop wisselen

changement de pied simple ; changement de galop de ferme à ferme En simple change of lead / leg (through the trot) De einfacher Galoppwechsel m Es cambio simple de pie ; cambio de galope simple ; cambio de galope con pasos intermedios Ca canvi de galop / peu simple It cambiamento di galoppo prece duto da uno a due Po passagem de mâo no mesmo Ne van galop veranderen

changer (de main) dans le cercle •acad: Changement de main par deux demi-cercles dans le diamètre du cercle, c'est-à-dire la largeur, ou la demie de la longueur du manège. En change of hand in / through the circle De durch den Zirkel wechseln Es cambio de rienda dentro del círculo

Changer / modifier la longeur des rênes En change the lengths of the reins v De Zügelmaß verändern ne

changer de diagonal(e) > changement de diagonal(e)

changer de main En change rein v De Hand wechseln f Es cambiar de mano Ca canviar de mà

changer de main (sur la diagonale) dans le demi-manège En change of hand on a short diagonal (in half of arena) De durch die halbe Bahn wechseln

changer de main de cercle à cercle En change of rein from circle to circle De Zirkel wechseln (aus dem ~)

changer de pied En change of leg v De Fuß wechseln (den ~) Es cambiar de pie Ca canviar de peu

changer de pied en l'air En change (of lead) in the air v De Fuß fliegend wechseln (den ~) ; fliegender Handwechsel m Es cambiar de pie en el aire

chape de croupière f att En crupper dee on pad hd De Fallring m

charbon m •Maladie infecticuse. En anthrax De Milzbrand m ; Anthrax m Es ántrax m

charbonné adj ou m ; tisonné adj ou m ; charbonnure f ; tisonnure f •Taches noires, appelées charbonnures ou tisonnures, et dont les définitions varient; la charbonnure pouvant être comprise comme étant plus grande et plus ronde que la tisonnure. Les adjectifs tisonné et charbonné peuvent désigner la robe. En black mark n •Area of black hairs in the coat. De schwarzes Abzeichen ne ; schwarzes Merkmal ne

charbonnure > charbonné

charge parasitaire f En worm burden De Befallsintensität f

chariot m En wagon •A rather heavy four-wheeled vehicle. De vierrädriges Fuhrwerk ne ; vierrädriger Stellwagen m ; vierrädriger Wagen m old

charolais •Race originaire du centre de la France. En Charolais breed De Charollais-Pferd ne Es charollais

charreria •Version mexicaine de rodéo.

charrette f En cart De Karren m Es carreta

charrette •Le mot charrette désigne habituellement un véhicule à deux roues. En two-wheeled cart De zweirädriger Wagen m Es calesa ; carreta de dos ruedas

charro •Type de cheval mexicain.

charrue f En plough Brit ; plow USA De Pflug m Es arado

chartreux ; cheval des Chartreux •Race espagnole. En Carthusian Horse breed De Carthusian m

chasse à courre En hunt n De Jagdreiten ne ; Reitjagd f ; Reiten zu Hunden ne

chasse au cerf En stag-hunting De Reiten zu Hirschhunden Es caza de ciervo

chasse au renard En fox-hunting De Fuchsjagd f Es caza de zorros

chasse au renardeau En cubbing ; cub-hunting De Jungfuchsjagd f Es caza de cachorro / zorrillo

chasse sur une piste artificielle / odorante En drag-hunting De Schleppjagd f Es caza de arrastre

chasse-souche > hache à sabots En point (of a clinch cutter) De Spitze (einer Nietklinge) f

chasser à courre En ride to hounds v De zu Hunden

reiten ; zur Jagd reiten Es cazar con jauría
chasseur (sur obstacles) En hunter (over fences) ; working hunter De Working-Hunter *m*
châtaigne *f* ; torus carpien // tarsien *m* •Corne irrégulière présente sur la face interne des jambes du cheval. En chestnut De Kastanie *f* ; Karpalballen *m* ; Hornwarze *f* Es espejuelo Ca call Ne vos La Torus carpeus // tarseus
châtain •Couleur brun clair rappelant celle de la châtaigne. En chestnut •Reddish-brown colour. De kastanienbrauner heller Farbton *m* La castanea
châtrer > castrer
chatterton (ruban de ~) > ruban adhésif en vinyle
chaude *f* •Chacune des périodes de chauffage et de façonnage du fer lors de sa fabrication, lorsque celui-ci est trop froid pour être travaillé efficacement il faut une nouvelle chaude. En heat De Lauf *m* ; Einzelrennen *ne* ; Durchgang *m*
chauffage de tendon *m* ; péritendinite *f* •Inflammation de la gaine du tendon. En tenosynovitis ; peritendinitis / peritenonitis ; tenovaginitis •Inflammation of the sheath of a tendon. De Sehnenscheidenentzündung *f* Es tenosinovitis
chauffé •Cheval qui a un chauffage de tendon.
chef d'écurie *m* En head groom / lad De Stallmeister *m* ; Futtermeister *m*
chef d'équipe *m* En Chef d'équipe De Equipenchef *m* ; Chef d'Équipe *m* Es jefe de equipo Ca cap d'equip
chef de piste *cs* Es jefe de pista Ca cap de pista
chef latéral du triceps (brachial) En lateral head of triceps De seitlicher Kopf des dreiköpfigen Oberarmmuskels *m* It testa laterale del tricipite
chef long du triceps (brachial) En long head of triceps De langer Muskelkopf des Trizeps *m* ; langer Kopf des dreiköpfigen Armmuskels *m* It testa longa del tricipite
chef médial du triceps (brachial) En medial head of triceps De medialer Kopf des dreiköpfigen Armmuskels *m* It testa mediale del tricipite
chemin muletier *m* En mule track De Saumpfad *m* ; Eselbahn *f* Es camino carretero
chemise anti-mouches > couverture à mailles
chenil *m* En kennel De Zwinger *m* Es perrera
cheptel reproducteur > reproducteurs (sujets ~)
cheval *m pl: chevaux* •Le cheval domestique, de l'ordre des ongulés, famille des équidés. Il est apparu il y a environ un million d'années. En horse •Species « Equus caballus » include all modern domesticated horses and some closely related feral and wild counterparts. De Pferd *ne* Es caballo Ca cavall It cavallo Ne paard La Equus caballus
cheval (accompagnateur) de parade *c* En pony (lead ~) *r* ; parade horse *r* De Begleitpony ; Begleitpferd *ne* ; *ne*
cheval (de saut) d'obstacle(s) ; sauteur En jumper ; show jumper (horse) De Springpferd *ne* ; Springer *m* Es caballo de salto Ca cavall de salt
cheval (mis) à l'écurie En stabled horse De aufgestalltes Pferd *ne*
cheval à bascule > cheval berçant
cheval à cinq allures En five-gaited horse ; gaited saddler •Among American Saddlebreds exclusively; gaits are walk, trot, slow-gait, rack and canter. De Fünfgänger *m*
cheval à sang chaud ; cheval de sang (chaud) En warmblood ; warm-blooded horse •Type of horse with finer bones than the coldblood (the overlap being a matter of opinion), usually suitable for riding. In some countries the term may be used to distinguish horses containing a strain of Arab blood. De Warmblut *ne* ; Warmblüter *m* ; Warmblutpferd *ne* ; warmblütiger Schlag *m* Es caballo de sangre (caliente) It cavallo di sangue Ne warmbloed
cheval à sang froid En coldblood ; cold-blooded (horse) •Rather heavy horse, strong and with a calm temperament. De Kaltblut ; Kaltblüter *ne* ; *m* ; kaltblütiger Schlag *m* Es caballo linfático ; caballo de raza de temperamento frío It cavallo a sangre fredo Ne koudbloed
cheval à trois allures En three-gaited horse ; plain gaited horse •Three-gaited show horses, in USA, are mostly of American Saddlebred breeding. De Pferd mit den drei Grundgangarten *ne*
cheval allemand du sud à sang froid *race* En South German Cold-Blooded Horse *breed* De Süddeutsches Kaltblutpferd *ne*
cheval bâti en descendant •Ce qualificatif peut aussi s'appliquer au dos et on peut utiliser pour le cheval les qualificatifs utilisés pour ce dos. *v.a . dos (fait en) plongeant* De überbautes Pferd *ne*
cheval berçant ; cheval à bascule En rocking horse De Schaukelpferd *ne* Es caballo de balancín
cheval castré / châtré > hongre
cheval cendrillon En wonder horse De Wunderpferd *ne*
cheval d'amazone > cheval de dame
cheval d'arçons En pommel horse De Pauschenpferd *ne* ; Seitpferd *ne* •Turngerät Es potro (con arzón)
cheval d'attelage •Il s'agit plutôt ici d'une utilisation d'un cheval que d'un type, lequel pourra naturellement varier en fonction du travail demandé (lourd, rapide, élégant ...), ce pourra être un cheval d'attelage léger, moyen ou lourd, un postier, un carrossier etc. En cart-horse ; carriage horse ; coach horse •The size and type of these horses must vary to fit the work that is required. De Wagenpferd *ne* ; Kutschpferd *ne* ; Schrittpferd *ne* ; Fahrpferd *ne* ; Zugpferd Es caballo de carro / coche ; caballo de tiro
cheval d'attelage léger > cheval de trait léger
cheval d'extérieur > cheval de cross-country
cheval d'obstacles western En trail horse *west.* De Trailpferd *ne* Es caballo hullero
cheval d'attelage léger En light carriage horse De leichtes Wagenpferd *ne*
cheval de bât ; cheval de somme En pack horse ; packhorse De Packpferd *ne* ; Tragpferd *ne* ; Saumpferd *ne* Es caballo de carga / albarda It cavallo de soma Ne lastpaard
cheval de bataille En battle horse ; charger De Chargenpferd *ne* ; Schlachtroß *ne*
cheval de bataille 1) *sens figuré* En hobby-horse •1) A preoccupation or favorite topic of conversation. 2) A model, a toy, or a horse on a merry-go-round. De Steckenpferd *ne* •Schlachtross, Streitross, Lieblingsthema Es caballo de batalla
cheval de boucherie En slaughter horse De Schlachtpferd *ne* Es caballo para sacrificio It cavallo da carne / macello Ne schlachtpaard
cheval de camionnage ; cheval de roulage En dray horse ; lorry / lorrie horse ; van horse ; carrier's horse •The horses used for trotting work were lighter than those used for walking. De Industriepferd *ne* Es caballo de tiro industrial
cheval de cavalerie En cavalry horse De Kavalleriepferd *ne* Es caballo de ejército
cheval de chasse En hunter *horse* De Hunter *m*
cheval de chasse (à courre) En hunter (field ~) De Jagdpferd *ne* ; Geländepferd *ne* Es caballo de caza

/ cacería
cheval de classe ouverte En open horse De Pferd der offenen Klasse ne
cheval de concours En competition horse De Turnierpferd ne
cheval de concours complet En event horse De Vielseitigkeitspferd ne Es caballo de concurso completo ; caballo de prueba completa / militar Ca cavall de concurs complet
cheval de course(s) En race horse ; racehorse De Rennpferd ne Es caballo de carrera(s) Ne renpaard
cheval de courses au galop ; galopeur En turf horse ; race-horse (gallop ~) > *grass horse* De Galopprennpferd ne
cheval de courses au galop sur gazon En grass horse *tr* ; turf horse De Pferd, das auf Gras geht ne Es caballo de carrera en la pista de pasto
cheval de cross-country ; cheval d'extérieur *class.* En cross-country horse De Geländepferd ne Es caballo campero
cheval de dame ; cheval d'amazone En lady's mount De Damenpferd ne Es caballo de damas
cheval de dressage En dressage horse De Dressurpferd ne Es caballo de doma clásica Ca cavall de doma clàssica
cheval de dressage western ; cheval de reining En reining horse De Reining-Pferd ne Es caballo arrendado
cheval de fond ; cheval de tenue En stayer De Steher *m* Es caballo de larga distancia
cheval de Frederiksborg > frederiksborg
cheval de frise En cheval de frise De spanischer Reiter *m* Es caballo de frisa
cheval de Groningue > groningue
cheval de guerre En war horse De Kriegspferd ne ; Schlachtroß ne Es caballo de guerra
cheval de haute école En high school horse De Pferd für die hohe Schule ne Es caballo de alta escuela
cheval de l'Oberland > oberland
cheval de la classe invitation *c* En invitational horse *r* De Pferd für Einladungsrennen ne
cheval de labour En plough horse De Ackerpferd ne Es caballo de labor
cheval de Losa > losa
cheval de louage De Mietpferd ne Es caballo de alquiler
cheval de Maremme > maremme
cheval de moyenne distance •Un cheval qui performe bien dans des courses de plus d'un mille sera parfois considéré comme un "cheval de longue distance" dans le monde des courses attelées ou montées. On est cependant encore loin des véritables courses de longue distance. En router •*r*: A horse thta runs it's best in a race that is over a mile in distance. De Mitteldistanzpferd ne
cheval de Pleven > pleven
cheval de poste / relais > postier
cheval de Prjevalski En Prjevalski Horse ; Przewalski's Horse ; Mongolian Wild Horse De Przewalski-Pferd ne La Equus przewalskii
cheval de promenade En hack •*class.*: Type of refined riding horse with good conformation, manners and action. De Promenadenpferd ne ; Hack *m* Es caballo de paseo
cheval de race légère En light horse De leichtes Reitpferd ne ; leichter Schlag *m*
cheval de rechange / relais *chasse à courre* En second horse *hunting* De Ersatzpferd ne Es segundo caballo

cheval de reining > cheval de dressage western
cheval de roulage > cheval de camionnage
cheval de San Fratello > san fratello
cheval de sang (chaud) > cheval à sang chaud
cheval de selle •Cheval que l'on monte, ou qui est d'une taille permettant normalement de l'utiliser pour la selle. En saddle horse ; riding horse De Reitpferd ne ; Sattelpferd ne Es caballo de silla Ca cavall de sella It cavallo per sella
cheval de selle américain •Race originaire des E.U.A., les chevaux sont souvent présentés en position campée, la queue artificiellement relevée. En American Saddlebred ; Kentucky Saddler / Saddlebred •Breed originating from USA. De American Saddlebred Horse *m* Es caballo de silla americano It americano da sella
cheval de somme > cheval de bât
cheval de tenue > cheval de fond
cheval de tête (du peloton) *c* ; meneur (du peloton) En field leader *r* ; front runner ; front running horse ; puller De Pferd, das im Rennen von vorn geht ne
cheval de timon *att* ; timonier *m* En wheeler *hd* De Hinterpferd ne
cheval de trait •Les chevaux de trait lourd sont conformés pour travailler surtout en puissance à des allures lentes. Les chevaux de trait léger sont destinés à tirer des charges moins lourdes à des allures plus vives. En draught horse *Brit* ; draft horse *USA* De Zugpferd ne ; Wirtschaftspferd ne ; Arbeitspferd ne Es caballo de tiro It cavallo da tiro Ne trekpaard
cheval de trait léger ; cheval d'attelage léger En light draught horse De leichtes Zugpferd ne Es caballo de tiro ligero
cheval de tri / cutting En cutting horse De Cutting-Pferd ne Es caballo de aparta ; caballo para cortar
cheval de Troie (le ~) En Trojan Horse (the ~) ; Wooden Horse of Troy (the ~) De Trojanisches Pferd ne
cheval de trompette •Cheval aguerri, qui n'a pas peur du bruit. L'expression s'applique aussi aux hommes et aux femmes.
cheval de troupe ; troupier *m* En charger De Truppenpferd ne ; Dienstpferd ne Es corcel
cheval de vacher / cow-boy •Type de cheval utilisé pour travailler (rassembler, conduire etc.) avec le bétail. En stock horse •A type of horse for the working cowboys: relatively short head with a neck long enough to act as a balance arm, short coupling, well muscled hip and gaskin, not too heavy on the forehand, 14,2 - 15 hh. De Stockhorse ne Es caballo vaquero
cheval de volée *att* En leader *hd* De Führpferd ne ; Vorderpferd ne
cheval de Wielkopolski > wielkopolski
cheval de Zweibrücken > zweibrücker
cheval débutant En green horse •*r*: A horse that has not raced or has raced only a few times. De grünes Pferd ne ; rohes Pferd ne Es caballo crudo / redomón
cheval demi-sauvage > cheval semi-sauvage
cheval des Chartreux > chartreux
cheval des Murgies •Race d'origine italienne. En Murge / Murgese Horse *breed* De Murgese *m*
cheval difficile En unruly horse ; difficult horse De schwieriges Pferd ne ; ungebärdiges Pferd ne Es caballo difícil
cheval du Catria > catria
cheval du Don > don
cheval du Gelderland > gelderland
cheval du Jura > franches-montagnes (cheval des ~)

cheval du Jutland > jutland
cheval du Tennessee > walking horse du Tennessee
cheval emballé En bolting horse ; bolter ; runaway horse •A bolter may be a horse having a tendency to bolt (i.e. to be bolting) quite easily. De durchgehendes Pferd ne ; stätisches Pferd ne Es caballo desbocado
cheval engagé > cheval inscrit
cheval excellent En crack •An excellent horse. De Crack m •sehr gutes Pferd
cheval ibérique > andalou
cheval inscrit ; cheval engagé Fr c En entry ; entrant De Teilnehmer m
cheval lourd En heavy horse De schweres Pferd ne ; schwerer kaltblütiger Schlag m Es caballo pesado
cheval mazurien > mazure
cheval miniature En miniature horse De Zwergpferd ne Es caballo enano
cheval monté En ridden horse De gerittenes Pferd ne
cheval novice de trois ans •c: Cheval de trois ans n'ayant jamais gagné une course dotée d'une bourse. En maiden three •r: Horse that is three years old and has never won a race with a purse. De siegloser Dreijähriger m
cheval partant En starter De Starter m •am Rennen oder Wettbewerb teilnehmendes Pferd
cheval qui a fait ses preuves En proven horse De geprüftes Pferd ne
cheval qui a participé à beaucoup de courses En heavily raced horse De oft gelaufenes Pferd ne
cheval qui se rapproche (de la tête / du meneur) c En horse that is closing up (on the leader) r De Pferd, das zu den Führenden aufschließt ne
cheval qui tire de l'arrière c En horse trailing the field r De Pferd, das dem Feld hinterherläuft ne
cheval réclamé En claimed horse De angefordertes Pferd ne
cheval sauvage En wild horse De wildes Pferd ne Es caballo salvaje
cheval semi-sauvage ; cheval demi-sauvage En semiwild horse De halbwildes Pferd ne Es caballo semi-salvaje
cheval vapeur m pl: chevaux vapeur En horsepower pl: same De Pferdestärke f Es caballo de vapor
cheval venu de l'extérieur c En ship-in horse r De Pferd, das von außerhalb zum Rennen anreist
chevalerie f En chivalry ; knighthood De Rittertum ne ; Ritterlichkeit f ; ritterliches Benehmen ne Es caballería
chevalet (avec pieds en croix) m •Petit obstacle formé d'une barre fixée au point de jonction de deux supports d'égales longueurs et à angle droit. > *cavaletti* En crossed rail •With supporting arms short and at right angles, the bar being attached to their centre. > *cavaletti* De Bodenrick ne
chevalier m En knight De Ritter m
chevalin > équin
chevauchée f ; cavalcade f •La cavalcade peut toutefois désigner une activité beaucoup plus animée qu'une chevauchée, alors que cette dernière peut avoir l'aspect d'une promenade. En Ride (long ~) De Reiteraufzug m Es cabalgada Ca cavalcada It cavalcata
chevauchement m •c: Entre deux chevaux, à l'arrivée d'une course, lorsqu'un cheval ne détient pas une longueur complète d'avance sur l'autre. En overlapping ; lapped on adj •r: A horse is lapped on another at the wire when his nose is at least up to the hindquarters of this other horse. De überlappend ; teilweise überdeckend
chevaucher > monter (à / un cheval)
cheville f En ankle De Knöchel m ; Fußknöchel m Es tobillo
chevron m •c: Un des motifs pouvant faire partie d'un dispositif de couleurs. En chevron •r: One of the markings that may be part of a racing colour scheme. De Chevron m ; V ne •"V" auf Brust und Rücken
chevron inversé •Pointe en haut. En inverted chevron De Winkel m
chevronné > chevrons
chevrons m pl ; chevronné adj •c: Un des motifs pouvant faire partie d'un dispositif de couleurs. En chevrons •r: One of the markings that may be part of a racing colour scheme. De gewinkelt (quergestreift) adj
chickasan race En Chickasan breed De Chickasaw-Pony ne
chien de meute m En hound De Hund m Es perro de caza ; mastín
chiffre d'une amende m Fr ; montant d'une amende m Can. En amount of a fine De Höhe einer Strafe f
chifnez > mors anti-cabreur
chincoteague > assateague
chirurgie f En surgery De Operation f ; Chirurgie f
chlore m En chlorine De Chlor ne Es cloro
chlorure m En chloride De Chlorid m ; Chlorverbindung f
chlorure de sodium m En sodium chloride De Kochsalz ne ; Natriumchlorid ne
choix des chroniqueurs de courses m En newspaper picks De Pressetipps m pl
chorégraphie f En choreography De Choreographie f ; Tanzgestaltung f
chorioallantoïde f ; allantochorion m En chorioallantois De Chorioallantois f ; Chorioallantoismembran f
chorion m de l'embryon En chorion of the fetal membranes De Chorion ne ; Zottenhaut f •äußere Fruchthülle um den Embryo bzw. Foetus bei Wirbeltieren.
chorion > derme
chorion coronaire m ; derme du bourrelet m > *bourrelet générateur de la corne* En coronary corium / dermis ; sensitive coronary band > *coronary band* De Kronenlederhaut f ; Kronlederhaut f La Dermis / Corium coroneae
chorion de la fourchette > derme de la fourchette
chorion de la paroi (du sabot) m ; derme lamellaire m ; tissu feuilleté / podophylleux m ; chair feuilletée f •Tissu vivant et sensible qui est en rapport direct avec la paroi de la troisième phalange. Les lamelles podophylleuses en font partie et constituent sa surface externe qui est en rapport direct avec les lamelles kéraphylleuses de la paroi du pied. En laminar corium / dermis •Attached to the dorsal surface of the distal phalanx, it bears the primary dermal laminae (about 600), each one bearing 100 or more secondary laminae that interdigitate with these of the horny laminae. De Wandlederhaut f ; Huflederhaut f It strato laminare La Dermis / Corium parietis
chorion de la sole > derme de la sole
chorion périoplique > bourrelet périoplique
choroïde En choroid De Aderhaut f ; Chorioidea f La Choroidea ; Chorioidea
chromosome m En chromosome De Chromosom ne Es cromosoma
chronométrage m En time keeping ; timing De Zeitmessung f ; Zeitnahme f Es cronometraje Ca cronometratge
chronométré En timed De zeitlich festgelegt ; zeitlich reguliert
chronomètre (à main) m En stopwatch

De Stoppuhr f Es cronómetro a mano

chronomètre à déclenchement automatique > chronomètre électronique

chronomètre électronique m ; système de chronométrage électronique m ; chronomètre à déclenchement automatique m ; chronomètre à déclenchement automatique m En automatic timing device ; teletimer De elektrische Zeitmeßanlage f Es cronómetro (de detención) automático Ca cronòmetre automàtic

chronométreur m ; préposé au chronomètre m En timekeeper ; timer De Zeitnehmer m Es cronometrador Ca cronometr ador

chute f •1) c: Prolongement destiné à rendre possibles des courses de distances variables. 2) west.: Dans les épreuves de vitesse, prolongement destiné à permettre au cavalier de préparer son départ avant de passer devant le chronomètre, et à ralentir après le parcours. 3) rodéo: Espace restreint dans lequel les chevaux ou autres animaux sont placés et où les cavaliers se mettent en selle et se préparent tout juste avant leur participation. En chute •1) r: A prolongation which makes racing over different distances possible. 2) west.: In speed classes, a restricted area where horse and rider can prepare their start, and in which they can slow down after passing the timing device. 3) rodeo: The narrow box where rodeo horses and cattle are held and where the rider prepares himself just before the performance. De Rennsport: Verlängerung eines geraden Abschnittes des Geläufs zu einer Startstelle hin (1); Westernreiten: in "Speed Classes" ein abgegrenzter Bereich, in dem sich Pferd und Reiter auf den Start vorbereiten können und nach dem Wettbewerb ausreiten können (2); Rodeo: Startbox, in der der Reiter sich auf den Start vorbereitet und mit seinem Pferd oder Bullen startet (3) Es cajón

chute f En fall De Sturz m Es caída Ca caiguda

cicatrice f En scar ; cicatrix De Narbe f

cicatrisation > guérison

cil m pl : cils En eyelash De Augenwimper f

cimarrones •Chevaux à demi sauvages de la pampa argentine.

cintré (mors / canon / filet ~) ; incurvé (mors / canon / filet ~) En mullen mouth(piece) ; mullen-mouth(ed) bit ; half-moon mouthpiece •Bent in a slight curve. De gebogene Trense f ; gewölbtes Mundstück ne

circuit m En circuit •A number of race tracks or events in a certain area that cooperate by agreeing on dates and so on. This might also be used sometimes to designate a specific course. De kooperierende Rennbahnen f pl Es circuito Ca circuit

cisailles > pince coupante / à parer

ciseau (à chaud) > ciseau (à froid)

ciseau (à froid) m (1) ; ciseau (à chaud) (2) En chisel (cold ~) (1) ; chisel (hot ~) (2) De Meißel m ; Kaltmeißel m (1) ; Hartmeißel m (1) ; Abschrotmeißel m (2) ; Setzeisen ne (2)

ciseau à sabots En hoof chisel De Hufmeißel m

ciseau-enclumeau > hache à sabots

ciseaux m pl En shears ; scissors De Schere f Es tijeras

ciseaux à fanons m pl En fetlock shears De Fesselgelenkschere f

clabaud > oreillard

claquage de tendon m •Inflammation d'un tendon (tendinite) dans laquelle il n'y a pas seulement la gaine d'affectée (ce qui serait un chauffage de tendon). En tendon bow •Usually presented as a chronic tendinitis (affecting both the tendon and its synovial sheath) of flexor tendons, usually of the forelimb. De Sehnenbogen m Es distensión de un tendón ; curva en el tendón

claqué •Cheval qui a un claquage de tendon.

claquement de langue m ; appel de langue m En click (of the tongue) ; clucking ; tongue clicking De Zungenschlag m Es chasquido (de la lengua)

classe > catégorie

classé (1) ; placé (2) ; triplé (3) •1) Au Canada: position à l'arrivée de la course: cheval qui termine une course en troisième place; position à l'arrivée et type de pari: cheval qui termine premier, deuxième ou troisième. 2) En Europe francophone, position à l'arrivée: cheval qui termine premier, deuxième ou troisième s'il y a huit partants ou plus. 3) Fr: Type de pari: Dans une course comportant plus de huit partants, pari sur les trois premiers chevaux à l'arrivée sans tenir compte de leur ordre relatif. > *autre inscription pour « placé »* En show (1) ; place(d) (2) •1) In Canada: position at the finish line of the race: horse finishing third; type of bet and position at the finish line: horse finishing first, second or third. In other countries might be applied to the horse finishing second. 2) In England any horse finishing first, second or third is a placed horse. In other English speaking countries the term might be applied to the first and second horses only. > *other entry for « place(d) »* De drittplatziertes Pferd ne Can., USA (1) ; platziertes Pferd ne Europe (2)

classe d'obstacles western f En western trail class De Trail m •Disziplin des Westernreitens.

classe de (présentation au) licou En halter class De Halter-Prüfung f ; Halter-Klasse f ; Schauklasse f •Bestandteil von Westernprüfungen Es pose

classe de costume ; concours déguisé En costume class ; fancy dress competition De Kostüm-Reiten ne

classe de la course •Peut-être une course à réclamer, sur invitation etc. En type of race •May be conditioned, open, free for all, claiming race etc. De Rennart f

classement m En placing De Platzierung f

classement des chevaux (au fil d'arrivée) > ordre d'arrivée

classement des conducteurs ca En drivers' standings hr De Fahrerstatistik f

classement individuel En individual classification De individuelle Klassifizierung f Es clasificac ión individual Ca classificació individual

classement par équipes En team classification De Mannschaftswertung f Es clasificación por equipos Ca classificació per equips

classification f En classification De Klassifikation f

classique f •Une compétition importante. En classic •A major competition. De klassisches Rennen ne r Es clásico Ne klassiek

clé m c •Forme de pari pouvant s'appliquer à l'exacta, à la quiniela et à la trifecta.

clef centrale de mantelet att En wheeler's centre terret hd

clef d'attelle > anneau d'attelle

clef de sellette att ; anneau de sellette att En saddle terret hd ; pad terret hd De Leinenauge am Kammdeckel ne ; Leinenring am Kammdeckel

clef de surcou att En breast collar terret hd De Zügelring am Brustblatt m

clignoter v •Terme familier pour décrire l'action d'une jument qui contracte les lèvres de la vulve, exposant ainsi son clitoris, lorsqu'elle est en chaleurs ou qu'elle vient d'uriner. En blink v ; wink v •Colloquial for the contracting of the lips of vulva, exposing clitoris, when a mare is in oestrus and after urinating. De blitzen

clinique f En clinic De Klinik f

clitoris m En clitoris De Kitzler m ; Klitoris f La Clitoris

cloche f En bell De Glocke f •Klingel Es campana ; timbre

cloche *protège-couronne* •Le mot désigne habituellement une forme particulière de protecteur au niveau de la couronne: un bracelet qui passe autour du paturon et descend comme une jupe autour du pied. > *guêtre* En bell boot ; overreach boot •A circular boot pulled up over the front foot and resting loosely on it, usually to protect coronet agains injury. De Glocke f ; Springglocke f ; Gummiglocke f ; Sprungglocke f Es campana de hule ; bota de goma cubrecasco ; alcanzadora

cloison nasale f •Essentiellement formée de cartilage, elle sépare les deux cavités nasales. En nasal septum De Nasenscheidewand f La Septum nasi

clôture f En fence De Zaun m ; Umzäunung f Es cerca ; alambrado

clôture f ; rampe f •c: Lorsque cela n'est pas précisé il s'agit habituellement de la rampe intérieure. En fence ; hub rail hr ; rail •r: Usually the interior one when not specified. De Rails ne pl ; Einzäunung f ; Hecke f

clôture des engagements c En closing of declarations r De Ende der Starterangabe ne

clou (à ferrer) m En nail (horseshoe ~) De Hufnagel m Es clavo (de herrar) It chiodo

clou de rue •La sole est traversée par un clou ou par tout autre corps étranger produisant une blessure similaire. En nail prick / tread ; puncture wound (sole // frog ~) •Penetration of the sole by a sharp object to the depth of the sensitive laminae. De Nageltritt m Es clavos ; herida podal por pinchazo

clou serré •Trop près des parties vivantes du pied. En close nail ; binding nail •Too close to the living tissues in the hoof. De Nageldruck m ; Nagelbrennen m •indirekte oder unblutige Vernagelung; durch die eingeschlagenen Hufnägel wird Druck auf die Huflederhaut ausgeübt Es clavo arrimo

club d'équitation m En riding club De Reitverein m

club des jockeys En jockey club De Jockey-Club m •Britische Rennsportbehörde

club-house m c ; pavillon (1) •1) Fr: Une des enceintes des grands champs de courses. En clubhouse r •Can. & USA: A section of a racetrack pavilion reserved for special ticket holders. De VIP-Bereich m

clydesdale •Race de trait, d'origine écossaise. En Clydesdale (Horse) breed De Clydesdale ne Es clydesdale

coagulation f En coagulation ; clotting De Gerinnung ; Gerinnen f ; ne Es coagulación

cob En cob •Type of horse or pony with a big body and short legs. De Cob ; Cobtyp m ; m

cob gallois En Welsh Cob De Cob aus Wales m ; Welsh Cob m

cob normand •Race de trait française. En Norman Cob breed De Cob-Normand m ; Anglo-Normanne ; Anglo-Normänner m ; m

cocarde f att ; fleuron m En rosette hd De Rosette f
cocher m En coachman De Kutscher m Es cochero
cochlée f ; limaçon (de l'oreille) anc En cochlea De Schnecke f ; Chochlea f •Teil des Ohrlabyrinths. Es caracol La Cochlea

cochlée du tibia En cochlea of the tibia De Gelenkschraube des Schienbeins f ; Schraubenkamm m La Cochlae tibiae

coefficient de consanguinité m En coefficient of relationship De Verwandtschaftskoeffizient m Es coeficiente de parentesco

coefficient poids-vitesse c En speed-weight r De Rating für das Speedvermögen eines Pferdes

coéquipier m En team-mate De Mannschaftskamerad m

coeur m •Son poids varie généralement autour de quatre kilos et demi, chez certains chevaux de course il peut atteindre sept kilos. En heart De Herz ne Es corazón La Cor

coffre m •Avoir du coffre ou être bien coffré, lorsque la cage thoracique est bien développée. En well-sprung ribs ; well-ribbed-up adj •The floating ribs are « sprung » or rounded outwards, providing plenty of room for the organs. De gewölbte Rippen f pl

coffre d'écurie En tack box De Sattelkiste f

coin m •Coin d'une piste ou d'un manège. En corner •Corner of a riding ring. De Ecke f Es rincón Ca racó

coin •Une des incisives, il y en a deux par mâchoire. En corner incisor •One of the incisors, there is two of them on each jaw. De Eckzahn m ; Eckschneidezahn m Es incisivo del borde

coin du sabot > fourchette

coins •Font partie des incisives, il y en a deux par mâchoire. En corner incisors De Eckzähne m pl

coire > base de la queue

col utérin m En cervix of uterus ; neck of uterus De Gebärmutterhals m ; Cervix (uteri) f ; Zervix f Es cuello uterino La Cervix uteri

colique f •n: Douleur abdominale dont l'origine est le plus souvent le tractus digestif. adj: Qui se rapporte au côlon. En colic De Kolik f Es cólico

colique vermineuse En verminous colic De Wurmkolik f Es cólico verminoso

colite f En colitis •Inflammation of the colon. De Dickdarmkatarrh m ; Kolitis f ; Dickdarmentzündung f Es colitis

collet (d'un clou) m En neck (of a nail) De Nagelhals m
collier m att En collar hd De Kumt ; Kummt ; Kummet ne Es collera ; collerón ; collar It collare

collier à chapelet > carcan (pour le cou)
collier anti-tiqueur > collier contre le rot
collier avec pointes contre le rot m En spike cribbing strap De Koppriemen m

collier contre le rot m ; collier anti-tiqueur En cribbing strap De Kopp(er)riemen m Es collar para el chupador

collier de chasse m ; bricole de chasse f En hunting breast plate De Jagdzeug ne

collier de poitrine > bricole

collier pince-gorge contre le rot En nutcracker action cribbing strap De Koppriemen m

côlon m •Partie du gros intestin, entre le caecum et le rectum. En colon •Portion of the large intestine, includes ascending, transverse and descending parts. De Grimmdarm m ; Kolon ne Es colon La Colon

côlon ascendant m En ascending colon De aufsteigender Dickdarm m La Colon ascendens

côlon descendant ; côlon flottant anc •Partie du gros intestin entre le gros côlon et le rectum. En descending colon ; small colon ; floating colon De absteigendes Kolon ne ; absteigender Dickdarm m La Colon descendens ; Colon tenue

côlon dorsal (gauche // droit) •Partie du côlon ascendant. En dorsal colon (left // right ~) •Part of the ascending colon. De rückenseitiger Dickdarm (linke // rechte obere Kolon) m ; rückenseitiges Kolon (linkes // rechtes ~) ne La Colon dorsale (sinistrum // dextrum)

côlon flottant > côlon descendant

côlon transverse En transverse colon De querlaufender Dickdarm ; Querkolon ne ; querverlaufender Grimmdarm m La Colon transversum

côlon ventral (gauche // droit) En ventral colon (left // right ~) •Part of the ascending colon. De unterer Grimmdarm (linker // rechter ~) m ; bauchseitiges Kolon (linkes // rechtes ~) ne ; unteres Kolon ne La Colon ventrale (sinistrum // dextrum)

colonne vertébrale f ; rachis m anc En vertebral column ; spinal column; spine De Wirbelsäule f Es columna vertebral It colonna vertebrale Ne wervelkolom ; ruggegrat La Columna vertebralis

colostrum m •Premier lait de la jument, il est laxatif et très nutritif, et a une fonction immunitaire pour le poulain. En colostrum •The first milk, secreted at the end of pregnancy. De Kolostralmilch f ; Kolostrum ne ; Biestmilch f ; Vormilch f Es colostro ; calostro It colostro • [kolostrum, biest

combat à cheval m tauromachie En mounted bullfight De berittener Stierkampf m Es rej oneo

combinaison (d'obstacles) f En combination (of obstacles) De Kombination (Hindernis-) f Es combinación (de obstáculos) Ca combinació (d'obstacles)

combinaison gagnante f En winning combination De Siegkombination f

commande de portillons de la barrière de départ En starting gate door controls De Startboxtürensteuerung f

commanditaire m ou f En sponsor De Sponsor m ; Stifter m Es comanditario

commerçant de chevaux m ; maquignon m En horse dealer / trader De Pferdehändler m Es comerciante de caballos

commerce de chevaux m ; maquignonnage m En horse-trading De mit Pferden handeln

commissaire (d'un concours) m En steward De Mitglied der Rennleitung ne ; Aufsichtsperson f Es comisario Ca comissari Ne commissaris

commissaire au pesage cc Es comisario de peso Ca comissari de pes

commissaire préposé aux balances > juge (responsable) de (la) pesée

commissaire-priseur > encanteur

commission d'appel f En appeal committee De Schiedsgericht ne ; Berufungsgericht ne ; Renngericht ne ; Berufungskommission f Es comité de apelación Ca comité d'apellació

commission vétérinaire En veterinary commission De Tierarztkommission f ; Veterinärkommission f Es comisión veterinaria Ca comissió veterinària

commissure f •Point de jonction de certaines parties du corps comme les lèvres et les paupières. En commissure De Kommissur f •eine Verbindung zwischen zwei ansonsten getrennten Strukturen in der Anatomie. It commessura La commissura

commissure des lèvres En corner of the lips De Maulwinkel m Es comisura de los labios La Commissura labiorum

compact ; short-coupled ; close-coupled ; compact ; cobby De geschlossen Es compacto ; apretado

compas à mesurer m En divider ; measuring-compass De Teiler m ; Verteiler m

compas d'angularité (pour sabots) m ; rapporteur à sabots m En hoof gauge ; protractor (foot ~) ; hoof leveller / leveler De Hufstellungs-Winkelmesser m

compensation f c En offset r De Kompensation f ; Verrechnung f

compenser c En offset v De kompensieren ; ausgleichen

compétiteur m f: compétitrice ; concurrent m f: concurrente En competitor De Konkurrent m ; Wettbewerber m ; Mitbewerber m Es concursante Ca concursant

compétition (de saut) d'obstacles (la ~) f En show jumping De Springreiten ne

compétition de dressage > concours de dressage

compétition de saut en hauteur En high-jump competition De Hochsprungkonkurrenz f

compétition de saut en largeur En broad-jump competition De Weitsprungkonkurrenz f

compétitionner En compete v De konkurrieren

comportement m ; conduite f En behaviour Brit ; behavior USA De Verhalten ne Es conducta Ca conducta

comportement m ; conduite f En conduct De Benehmen ne

composé organophosphoré •Poison utilisé comme insecticide et anthelmintique. En organophosphorus compound ; organophosphorous adj •Poison used as insecticide and anthelmintic. De Phosphorsäureester ne ; Alkylphosphate ne pl Es compuesto orgánico del fósforo

comprimé m ou adj Can. ; granulé m ou adj Fr En pellet De Pellet ne ; Futterwürfel m ; Preßfutter ne Es granulado n & adj ; gránulo n

comprimés / cubes de luzerne > luzerne en comprimés / cubes

comtois •Cheval français de trait léger. En Comtois De Comtois m •Kaltblutrasse, die hauptsächlich in Frankreich und im Schweizer Jura zu finden ist

concave adj •Profil du chanfrein, habituel chez le cheval arabe. En dished (face) ; dish-face(d) ; stag face ; dish n (1) •Markedly concave (depressed) lateral profile of the head, usual on Arab horses. 1) The dish being the indentation itself. De Hechtkopf m ; konkaver Kopf m Es cara cóncava

concession (de poids) f ; allocation de poids f En weight allowance De Gewichtserlaubnis f Es autorización de peso f

concession de temps f ; allocation de temps f En time allowance De Zeitnachlaß m ; Zeiterlaubnis f ; Zeitausgleich m

concours chasseur-sauteur > concours de saut d'obstacle

concours combiné m En combined competition De kombinierte Prüfung f

concours complet m •Peut être d'un, deux ou trois jours. Comporte, dans l'ordre habituel: une épreuve de dressage, une épreuve de fond et une épreuve d'obstacles. L'épreuve de fond comporte quatre phases: un parcours routier, un parcours de type steeple, un deuxième parcours routier et un parcours de type cross-country, plus serré que le steeple. En horse trial ; event •May be one, two or three-day event. The three tests are, in their usual order: dressage, speed and endurance, and jumping. The speed and endurance is divided into four phases: roads and tracks, steeplechase, a further section of roads and tracks, and cross-country. De Vielseitigkeitsprüfung f Es concurso completo ; prueba completa / militar Ca concurs complet

concours complet (de trois jours) En three-day event De Vielseitigkeitsprüfung in 3 Tagen f Es prueba de tres días

concours complet d'attelage En combined driving event De Vielseitigkeits-Fahrprüfung f

concours d'attelage ; concours hippique att (1) •1) L'expression n'est pas précise et peut être utilisée pour de nombreux types de compétitions impliquant des chevaux. Elle n'est cependant pas utilisée pour les compétitions de selle western. En horse show hd (1) De Fahrturnier ne Es concurso hípico (1) Ca concurs hípic

concours de dressage m ; compétition de dressage f > épreuve de dressage En dressage competition > dressage test De Dressurwettbewerb m Es concurso de doma clásica Ca concurs de doma clàssica

concours de dressage ; concours hippique équitation (1) •1) L'expression n'est pas précise et peut être utilisée pour de nombreux types de compétitions équestres. Elle n'est cependant pas utilisée pour les compétitions de selle western. En dressage show ; horse show *class. (1)* De Reitturnier *ne* Es concurso de equitación ; concurso hípico *(1)* Ca concurs hípic

concours de saut d'obstacle ; concours chasseur-sauteur ; concours hippique *cs (1)* •1) L'expression n'est pas précise et peut être utilisée pour de nombreux types de compétitions équestres, Elle est souvent utilisée cependant pour désigner spécifiquement les concours de sauts d'obstacles. Elle n'est pas utilisée pour les compétitions de selle western. En hunter jumper show ; horse show *hj (1)* •1) Horse show is not specific to only one type of competition. This expression is quite often used for humter jumper competitions and it is also used for western riding competitions. De Springturnier *ne* Es concurso de saltos ; concurso hípico *(1)* Ca concurs hípic

concours de sauts d'obstacles En jumping competition ; show jumper / jumping competition De Springturnier *ne* ; Springprüfung *f* Es concurso de saltos de obstáculos Ca concurs de salt d'obstacles

concours déguisé > classe de costume
concours hippique > concours de saut d'obstacle
concours hippique > concours d'attelage
concours hippique > concours de dressage
concours printanier En spring show De Frühjahrsturnier *ne*
concours reconnu En recognized competition / show De anerkannter Wettkampf *m*
concurrent > compétiteur
condition de la piste *f* ; état de la piste *m* •L'état de la piste de course peut être décrit par des abréviations, en Amérique du Nord: ft: rapide, gd: bonne, sy: détrempée, sl: lente, m: boueuse, hy: très boueuse, f: gelée. En track condition ; condition of track ; going (of the track) •In racing, may be rated and reported by abbreviations, in North America: ft: fast, gd: good, sy: sloppy, sl: slow, my: muddy, hy: heavy, f: frozen. De Zustand der Bahn *m* ; Beschaffenheit des Geläufs *f* ; Bodenbeschaffenheit *f* Ne conditie van de baan
conditions (de participation à une course) •Elles fixent la catégorie des chevaux (selon l'âge, le sexe, l'origine etc.) qui peuvent y prendre part. En conditions (race ~) De Ausschreibung *f*
conducteur > jockey
conducteur (d'un attelage) *m* ; meneur *m* En driver *hd* De Fahrer *m* ; Gespannführer *m* Es conductor (de carruaje)
conducteur de relève ca En catch driver / jockey *hr* De Fahrer, der für ein Rennen verpflichtet wird, ohne am Stall angestellter Fahrer zu sein.
conducteur féminin En lady driver De Fahrerin *f*
conducteur recrue ca En provisional driver *hr* De vorläufiger Fahrer *m* ; einstweiliger Fahrer *m*
conducteur-entraîneur En driver-trainer De Fahrer/Trainer *m* •Der Trainer ist gleichzeitg der Fahrer.
conduire (un cheval) ; mener En drive (a horse) *v* De fahren
conduire de manière imprudente ca En do a careless drive *v* ; race recklessly *v hr* De fahrlässig fahren ; rücksichtslos fahren
conduire un cheval sur le bridon En snaffle a horse *v* De Trense anlegen *f* ; auftrensen ; Zaum halten (im~)
conduit auditif externe > méat acoustique externe
conduit auditif interne > méat acoustique interne
conduit déférent *m* En deferent duct ; ductus deferens De Samenleiter *m* Es conducto deferente La Ductus deferens

conduit éjaculateur En ejaculatory duct De Ausspritzungsgang des Samenleiters *m* La Ductus ejaculatorius
conduit naso-lacrymal En nasolacrimal duct De Tränennasengang *m* La Ductus nasolacrimalis
conduite > comportement
conduite > comportement
conduite à deux mains *f* En reins in both hands De beidhändige Führung *f*
condyle (médial // latéral) du fémur *f* En condyle of the femur (medial // lateral ~) De Oberschenkelgelenkknorren (innerer // äußerer ~) *m* La Condylus (medialis // lateralis)
condyle (médial // latéral) du tibia En condyle of the tibia (medial // lateral ~) De Schienbeingelenkknorren (innerer // äußerer ~) *m* La Condylus (medialis // lateralis)
condyle occipital En occipital condyle De Gelenkfortsatz des Hinterhauptbeins *m* La Condylus occipitalis
confiance *f* En confidence De Vertrauen *ne* ; Zuversicht *f* Es confianza Ca confiança
confirmé > dressé (cheval bien ~)
conformation *f* ; morphologie *f* •Manière dont est organisé ou assemblé le corps du cheval. En conformation •The build of a horse. De Körperbau *m* Es conformación It conformazione
conforme au type de la race En true to type De typvoll Es tira al tipo / a la raza ; representa a su raza
conformité au type de la race *f* En trueness to breed De Idealtyp einer Pferderasse entsprechen (dem gewünschten ~) Es fiel a la raza *adj*
congénital En congenital De angeboren ; kongenital Es congénito
conjonctive *f* •Membrane conjonctive de l'oeil. En conjunctiva De Bindehaut des Auges *f* Es conjuntiva La Tunica conjunctiva
conjonctivite *f* En conjunctivitis De Lidbindehautentzündung *f* ; Bindehautentzündung *f* Es conjuntivitis
connaisseur *m en matière de chevaux, f: connausseuse* ; expert *m* > *homme de cheval* En expert *about horses* > *horseman* De Pferdekenner *m* ; Experte *m* Es experto
connemara •Race d'origine irlandaise. En Connemara (Pony) *breed* ; Hobbie De Connemara-Pony *ne* Es connemara
consanguinité *f* En consanguinity De Blutgemeinschaft *f* Es consanguinidad
consignataire (aux enchères) *m* En consignor De Verkaufskommissionär bei einer Auktion *m* ; Anbieter *m*
consignation *pour vente aux enchères* En consignment *for an auction sale* De Lieferung *f* ; Überstellung *f*
constitution d'un syndicat *f* En syndication De Syndikalisierung ; Syndikatsbildung *f* ; *f*
contact *m* En contact De Kontakt *m* Es contacto Ca contacte
contact direct •Se dit d'une selle, habituellement pour le saut, dont l'arbre et la matelassure permettent au cavalier un contact très rapproché avec le cheval. En close contact (saddle) •Usually for a jumping saddle, with a tree and panels allowing a close contact between the rider and the horse. De enger Kontakt *m*
contagieux En contagious De ansteckend
contestation > objection
contrat de location *m* En leasing contract De Pachtvertrag *m*
contrat de vente En sale contract De Kaufvertrag *m*

contre changement de main (en appuyant) *m* •Quittant la piste au début d'un long côté, arrivé au centre on prend l'autre diagonale (en changeant d'appuyer ou d'épaule-en-dedans) pour reprendre la piste juste avant l'autre coin du côté que l'on vient de quitter. En counter change of hand (in half pass) De doppelte halbe Traversale *f* ; Konter-Wechsel *m* Es contracambio de mano Ca contracanvi de mà It contro-cambiamento di mano Po contra-passagem de mão Ne gebroken lijn

contre-changements de main en appuyant *m pl m pl* ; zigzag *m* •Doubler dans la longueur, en appuyant (ou en performant des épaules-en-dedans) sur une main puis sur l'autre main, donc en traversant plusieurs fois la ligne du centre. En zig-zag half pass ; counter changes of hand in / at half pass •A series of counter-changes of hand on a broken line down the arena. De Zick-Zack Traversale *f* Es zig-zag Ca ziga-zaga

contre-galop > galop à faux

contre-indication *f* En contraindication De Gegenanzeige *f* ; Kontraindikation *f*

contre-percer •L'on contre-perce le trou d'un clou à partir de la face supérieure du fer. En back punch *v* •Back-punching a nail hole is done from the foot surface of a shoe. This flattens this surface. De das Einschlagen eines Hufnagels von der Hufseite eines Hufeisens aus um die Oberfläche zu glätten.

contre-perçure *f* ; étampure contre-percée •Trou percé dans un fer pour recevoir un clou. En nail hole De Nagelloch *ne*

contre-sanglon *m class.* •Courroie trouée fixée à la selle et sur laquelle vient s'attacher la boucle de métal de la sangle. > *courroie de sangle* En girth strap *class.* •To which the girth is buckled on the saddle. > *off-billet* De Gurtschnalle *f* Es latiguillo Ca cinglador

contre-sanglon de mancelle *att* •Destiné à être bouclé à la sous-ventrière. En point strap (on hame tug buckle) *hd* •To be buckled with the belly band buckle. De Bauchgurtstrupfe *f*

contre-sanglon de mantelet *att* •À être bouclé au boucleteau de mancelle. Dans les attelages à 2 ou plus il est l'équivalent de la dossière. En pad point strap *hd* De Oberblattstrupfe *f*

contremandé > annulé

contrôle de l'impulsion *m* En impulsion control De Kontrolle des Schwungs *f* Es control de la impulsión

contrôle du cheval En control of the horse De Pferd in der Gewalt haben *m* Es control del caballo Ca control del cavall

contrôle filmé *m* ; film du contrôle de la course *m* De Rennfilm *m*

contrôle photographique *c* En photo patrol *r*

contusion *f* En bruise ; contusion De Prellung *f* ; Quetschung *f* Es contusión

contusion de la sole •Un corps étranger (roche ou autre) a blessé la sole et peut même y être resté incrusté. De petites hémorragies sont produites dans le tissu velouté. On identifie parfois la bleime comme étant spécifiquement située en talon. En bruise (of the sole) ; contusion of the sole ; sole ulcer ; stone bruise •A blood-soaked fleck, resulting from trauma to the underlying dermis. A corn is often presented as being a bruise specifically occurring within the angles of the sole, also called seat of corn. > *dry, moist and suppurating corn* De Steingalle *f* Es contusión de la suela / de piedra La pododermatitis circumscripta

conversion > tourner (sur les antérieurs // postérieurs)

copeaux *m pl* En shavings De Späne *m pl* ; Holzschnitzel *ne oder m pl* Es aserrín *m*

copeaux de bois *m pl* En wood shavings De Sägespäne *m pl* Es virutas

coprologie *f* •Étude physique et chimique des crottins. En coprology De Koprologie *f* •Lehre von den Exkrementen.

coquille *f* •Sur l'éponge d'un fer, elle remonte en suivant la forme du talon et peut limiter les problèmes d'arrachage de fer lorsque le cheval s'atteint en talons. En spoon •On a heel of a shoe, it extends upward and cover the heel, fitted closely it might prevent the horse from pulling the shoe while overreaching. De Hufeisen mit lang gelegten und nach oben gebogenen Schenkelenden

cor anglais *m* ; cornette à l'anglaise *f* En hunting-horn (English type) ; English hunt horn De kurzes (englisches) Jagdhorn *ne*

cor de chasse *m* ; trompe *f* En hunting-horn (French type) De Jagdhorn (französisches ~) *ne*

corde à balles *f* En baling twine De Pressengarn *ne*

corde du jarret > tendon calcanéen commun

corde fémoro-métatarsienne ; *m.* troisième péronier •Chez les équidés ce « muscle » est presqu'exclusivement fibreux. En peroneus tertius *m.* ; tendinous part of flexor metatarsi *old* •It is almost exclusively tendinous. De dritter Wadenbeinmuskel *m* La M. peroneus tertius

cordelette *f* ; forcet *m* ; mèche *f* •Ficelle terminant la lanière d'un fouet ou d'une cravache. En snapper •The snapping cord on the end of a whip. De Peitschenriemen *m*

cordes vocales *f pl* •Deux plis de tissus élastiques verticaux à l'arrière du larynx. En vocal fold / cords De Stimmfalte / ~lippe *f* La Plica vocalis

cordon spermatique *m* En spermatic cord De Samenstrang *m* La Funiculus spermaticus

cordonnier *m* En shoemaker De Schuhmacher *m* ; Schuster *m* Es zapatero *m*

cornage *m* •Bruit lié à une paralysie des muscles qui agissent sur une ou les deux corde(s) vocale(s), n'étant plus tendue(s) la(les) corde(s) vocale(s) vibre(nt) avec le passage de l'air de la respiration. En laryngeal hemiplegia / paralysis ; roaring ; idiopathic laryngeal hemiplegia ; ILH *abbr* •The roaring is the abnormal noise made during the respiration, due to laryngeal hemiplegie (commonest cause) or bilateral paralysis. De Kehlkopfpfeifen *ne* ; Pfeifen *ne* ; Rohren *ne* Es hemiplejía laríngea ; roncador *adj & n*

corne *f anat* En horn *anat* De Horn *ne* Es cuerno It corno Ne hoorn

corne (de la selle) *west.* •La différence entre la corne et le pommeau (lui-même désigné aussi parfois comme étant le gosier) n'a pas toujours été faite en français. > *pommeau et liberté de garrot* En horn (of a saddle) *west.* •The prominent projection on the pommel of western saddles and some Australian stock saddles. De Sattelhorn *ne* Es cacho ; cuerno

corne utérine / de l'utérus En uterine horn De Gebärmutterhorn *ne* ; Uterushorn *ne* Es cuerno uterino La Cornu uteri (sinistrum // dextrum)

cornée *f* En cornea De Kornea *f* ; Hornhaut des Auges *f* Es córnea La Cornea

cornet (ventral // moyen // dorsal) *m* En turbinate (ventral // medial // dorsal ~) De Nasenmuschel (untere // mittlere // obere ~) *f* La Concha nasalis (ventralis // media // dorsalis)

cornet dentaire externe (d'une dent) *m* En cup (of a tooth) De Kunde *f* ; Bohne *f*

cornet dentaire interne (d'une dent) En pulp cavity (of a tooth) De Zahnhöhle *f* ; Pulpahöhle *f*

cornets nasaux En nasal conchae De Nasenmuschel *f* La Conchae nasales

cornette à l'anglaise > cor anglais

coronarite *f* En coronitis •A dermatitis of the skin at the coronet. De Entzündung des Kronsaumes *f*

corps caverneux du pénis *m* En corpus

cavernosum of the penis De Penisschwellkörper m La Corpus cavernosum penis
corps clignotant > membrane nictitante
corps jaune En yellow body ; corpus luteum De Gelbkörper m Es cuerpo lúteo It corpo luteo Ne geelichaam La Corpus luteum
correction f En correction De Korrektur f ; Verbesserung f Es corrección Ca correctió
corrida f En bullfight De Stierkampf m Es corrida
corse ; poney de Corse •Petit cheval à demi-sauvage. En Corsica Pony De Corsica-Pony ne ; Korsika-Pony ne
cortex rénal m En renal cortex De Nierenrinde f
cosaques m pl En Cossacks De Kosaken m pl
costaud En sturdy De stark ; robust ; derb
cote f En odds ; rating •1) A horse's chances of winning a particular race. 2) Number indicating the amount of profit per dollar to be paid to holders of winning pari-mutuel ticket. De Totoquote ; Quote Ne cote
côte f En rib De Rippe f Es costilla It costola Ne rib La Costa
côte (os d'une ~) ; os costal En rib (bone) De Rippenbein m Es hueso costal La Os costale
cote à l'ouverture (des paris) f En opening odds De Totoquoten mit denen der Toto öffnet f pl ; Anfangsquoten f pl
cote approximative au départ En approximate odds / rating at post time De ungefähre Quote zum Start des Rennens f
cote au pari mutuel En mutuel odds De Totoquoten f pl
cote d'allure c En pace rating r De Temporating ne
cote de classe En class rating De Rating ne ; Marke f
cote de fermeture (au départ) En closing odds (at post time) De Eventualquoten beim Start f pl
côté de la battue •Côté du départ, par lequel un obstacle est prévu pour être abordé. En take-off side (of an obstacle) De Absprungseite (eines Hindernisses) f Es lado de partida ; lugar de batida ; costado de la batida Ca costat de batuda
côté de la réception •Côté opposé au côté de la battue. En landing side (of an obstacle) De Aufsprung m ; Landeseite (eines Hindernisses) f Es lado de recepción ; lugar de contacto ; costado de la recepción Ca costat de recepció
cote de vitesse sur le gazon / turf En turf speed rating De Speed-Rating auf Gras ne
cote de vitesse sur piste de terre battue En dirt speed rating De Speed-Rating auf Dirttrack ne
côté droit m du cheval ; côté hors-montoir équitation En right side of a horse ; off side / offside old •Sometimes used to describe the canter on the right lead: "offside leading canter". De rechte Seite f
côté gauche du cheval •C'est le côté appelé parfois « montoir », c'est-à-dire celui par lequel l'on monte habituellement à cheval. En left side of a horse ; near-side old De linke Seite f
côté hors-montoir > côté droit
cote matinale f •Évaluation des chances d'un cheval de remporter une course selon un handicapeur, et qui se fait généralement quelques jours avant la course. En morning line (odds) •Odds on each horse in a race, according to an handicapper before the day of the race. De Eventualwettquoten vom Morgen des Renntags f pl •Wettquoten, die ein Ausgleicher, bis zum Vortag des Rennens festgelegt hat
côtes f pl •Le cheval en a 18 paires. En ribs De Rippen f pl ; Brustwand f ; Seitenbrust f Es costillas La Costae
côtes asternales ; fausses côtes •Dont les cartilages n'atteignent pas directement le sternum. En asternal ribs De falsche Rippen f pl ; unechte Rippen f pl Es costillas asternales It costole asternali / false La Costae asternales / spuriae
cotes exorbitantes En prohibitive odds De unattraktive Quoten f pl ; schlechte Quoten f pl
côtes sternales f pl ; côtes vraies •Dont les cartilages s'articulent directement sur le sternum. En sternal ribs De wahre Rippen f pl ; Tragrippen f pl Es costillas esternales It costole sternali / vere La Costae verae
côtés télescopiques En telescope blinds De ineinanderschiebbare Scheuklappen f pl
côtes vraies > côtes sternales
cou > encolure
cou de taureau m ; encolure épaisse f •Lourde, souvent chargée de graisse. En bull neck ; heavy neck De Speckhals m ; dicker Hals m ; schwerer Hals m Es cuello grueso / de toro
couche basale de l'épiderme > couche germinative
couche externe du sabot f En stratum externum of the wall ; external layer of the hoof De Glasurschicht f La Stratum externum
couche génératrice du corps muqueux de Malpighi > couche germinative
couche germinative f ; stratum germinativum m ; couche génératrice du corps muqueux de Malpighi ; couche basale de l'épiderme •Elle repose directement sur la membrane du derme / chorion. Les cellule épithéliales non- kératinisées y prolifèrent, remplaçant les cellules plus anciennes et plus ou moins kératinisées, lesquelles s'éloignent ainsi de plus en plus de la partie vivante, dans le pied ceci résulte en l'accroissement (la poussée) de la corne du sabot. En stratum germinativum (epidermidis Malpighii) •A layer of epithelial cells, directly on the membrane of the dermis / corium, here these cells are not cornified and, in the hoof, their proliferation maintains the growth of the wall. De Keimzellenschicht f ; Regenerationsschicht f Es estr ato germinativo
coucher les oreilles De Ohren anlegen ne pl
coude m •Il unit le bras à l'avant-bras. En elbow De Ellbogen / Ellenbogen m Es codo Ca colze La Cubitus
coude au corps > coude serré
coudé des jarrets •L'adjectif « coudé » qualifie habituellement plutôt les jarrets que le cheval. En sickle-hocked ; saber-legged ne sǎbelbeinig ; fassbeinig Es acodado de corvejones
coude écarté •Un coude écarté correspond souvent à un membre cagneux. En turned-out elbow ; elbow inclined outwards De abstehender Ellbogen m Es codo hacia afuera
coude serré ; coude au corps En turned-in elbow ; elbow inclined inwards De angedrückter Ellbogen m Es codo hacia adentro
couinement m ; couiner v •Son aigu et bref, essentiellement lié à l'agressivité, il son commence la bouche fermée mais les commissures se retroussent et la bouche peut finir par s'ouvrir. En squeal n or v •Short and high-pitched sound, used in aggressive situations. De schriller Schrei m ; quieken
couiner > couinement
coulant d'attelles m En kidney link ; kidney-shaped linking hd •The kidney link ring is put on to the lower part of the kidney link. De Langring m
couleur de fond f ; fond de la robe (couleur du ~) En foundation colour / color ; basic colour / color De angeborene Farbe f
couleurs (d'une écurie) > dispositif de couleurs En colours (racing ~) > racing colour scheme De Rennfarben f pl Es colores
couloir d'obstacles m En jumping-lane ;

Weedon-lane De Sprungreihe f
coup d'éperon m En prod with a spur De mit einem Sporn treiben ; mit Sporen treiben Es espolada
coup de balai •Il arrive qu'on dise d'un cheval éhanché qu'il a reçu un coup de balai.
coup de chaleur En heat exhaustion De Hitzekollaps m Es agotamiento por calor
coup de cravache En stroke of the whip De Peitschenhieb m ; Stockhieb m Es fus tazo Ca fuetada
coup de fouet En whiplash De Peitschenhieb m ; Peitschenschmitz m Es latigazo
coup de hache •Dépression en avant du garrot. En dip in front of the withers ; camel neck De Axthieb m Es golpe de hacha
coup de lance •Légère dépression musculaire, comme une fossette, sur le côté de l'encolure et en d'autres endroits.
coup de manchette (donner un ~) ; panard en marche (être ~) •Le cheval au soutien suit une trajectoire courbe, il se rapproche du membre à l'appui et risque de le frapper. En winging in •While walking, the foot makes an inward curve (wings-in), coming near (and possibly hitting) the opposite leg. De billardieren (gegen die stützende Gliedmaße) ; paddeln (gegen die stützende Gliedmaße) •der Huf bewegt sich bogenförmig beim Vorschwingen nach innen
coup de soleil En sunburn •May designate the fading of colour caused by sweat and pressure in the regions of saddles and other man-made contraptions. De Sonnenbrand m Es quemadura de sol
coupé dans son action Bel c •Cheval bousculé par le changement de ligne d'un concurrent.
Coupe des éleveurs f En Breeders' Cup De Züchterpokal m Es Copa de Criadores
Coupe du monde f En World Cup De Weltpokal m
coupe-clous > tenaille(s) à clous
couper (se ~) > atteindre (s'~) ; attraper (s'~)
couper (se ~) ; entrecouper (s'~) > atteindre (s'~) ; attraper (s'~)
couper à haute vitesse (se ~) En speedy cutting •There is no clear definition, this term is most often used in racing but could include any damage to a limb by another one at a fast gait. De Streichen ne ; Greifen ne ; Anschlagen an den Gliedmaßen ne
couplé gagnant > jumelé
couplé placé m ou adj Fr c •Pari sur deux chevaux devant figurer parmi les trois premiers à l'arrivée, indépendamment de leur position exacte.
courbe f > jarret(s) coudé(s)
courbette •Le cheval se dresse sur ses postérieurs, les antérieurs pliés et joints, et fait quelques petits sauts ainsi. En courbette
courbure f En curvature De Verkrümmung f ; Abrundung f ; Wölbung f
courir à bon train En bowl along v De frei galoppieren ; locker galoppieren ; dahinrollen
courir à l'extérieur (du peloton) ; faire les extérieurs En run (on the) outside •There is usually one or more horses nearer the inside rail. De außen gehen Es correr hacia afuera
courir à pleine vitesse ; courir à toute allure En race on the engine v De mit voller Geschwindigkeit laufen
courir à toute allure > courir à pleine vitesse
couronne f •Relief aux trois-quarts circulaire où le sabot commence au bas du paturon. En coronet •Area where hair stops and hoof growth begins at the bottom of the pastern. De Krone f Es corona (del casco) Ca corona It corona La Corona

courroie d'allure f ca En gaiting strap hr De Gurt, der von der Spitze des Scherbaums bis neben den Sitz des Sulky verläuft und eine seitliche Bewegung der Hinterhand des Pferdes verhindert
courroie d'arrêt > fausse rêne
courroie d'attelles f En hame strap De Kumtgürtel m
courroie de la sangle de flanc f west. ; attache de la sangle de flanc f west. •Fixée à la selle, elle sert à boucler la sangle de flanc. En rear cinch strap west. ; flank strap west. De Flankengurt m
courroie de langue f ; attache-langue f En tongue strap / tie De Zungenriemen m
courroie de mors En bit jaw strap •A chin strap that's attached to the rings of the snaffle bit. The rings are, hopefully, leather covered. De Kinnriemen m
courroie de reculement En breeching strap De Scherenriemen m Es correa de retranca
courroie de ruade f att ; barre de ruade f att En kicking strap hd De Schlagriemen m ; Langriemen m
courroie de sangle (côté droit) west. •Équivalent du contre-sanglon sur une selle anglaise, il n'y a en toutefois qu'une, autour de l'anneau droit avant de la selle. En off-billet west. •Secured to the right front rigging dee of the saddle. It resembles a short belt with series of holes on each end; it makes a loop around the ring of the rigging dee and the cinch is attached to it by its metal buckle, like in an English saddle girth strap. De Off-Billet ne •Riemen für die Befestigung des Gurtes auf der rechten Seite eines Westernsattels Es latiguillo Ca cingl ador
courroie de sangle (côté gauche) west. •Attachée par une extrémité à l'anneau avant gauche de la selle, le cavalier la passe dans l'anneau de la sangle et l'anneau de la selle. Normalement cette opération est répétée une fois et le sanglage se termine par un noeud autour de l'anneau de la selle. En cinch strap ; tie strap ; latigo strap •On a western saddle: secured to the left front rigging dee, it passes through the rings of the cinch and the saddle to be buckled up on this last one, normally after more than a single loop. De Tie Strap ne ; Latigo Tie Strap ne •Ein weicher Lederriemen, der auf der linken Seite des Westernsattels durch den Ring am Sattelgurt zum Angurten des Sattels fest angezogen wird Es latiguillo Ca cinglador
course f En race De Rennen ne Ne ren
course à / avec conditions •Pour laquelle l'admissibilité des chevaux est établie selon des critères tels que: âge, sexe, nombre de départs etc. En condition(ed) race ; conditional race •A race that is subject to special conditions of eligibility; such as age, sex, number of starts etc. De Aufgewichtsrennen ne
course à essai En dash race De Sprintrennen ne •ursprünglich Rennen in einem Durchgang
course à mises en nomination hâtives •Pour laquelle la fermeture des inscriptions se fait au moins six semaines avant la date fixée pour la course. En early closing race ; early closer •Nominations closing at least six weeks before the scheduled date of the race. De Rennen mit frühem Nennungsschluß ne
course à mises en nomination tardives •Pour laquelle la fermeture des inscriptions se fait moins de six semaines avant la date fixée pour la course. En late closer ; late closing race •For which the nominations are closing less than six weeks before the scheduled date of the race. De Rennen mit spätem Nennungsschluss ne
course à obstacles ; course d'obstacles •Terme général pour toutes les courses comportant des obstacles devant être sautés. En race over jumps De Hindernisrennen ne Es carrera de obstáculos
course à poids pour âge ct •Les poids que doivent y transporter les chevaux varient en fonction de leur âge. En weight for age race tr •The weight that has to be carried

by horses depends on their age. De Altersgewichtsrennen ne
course à réclamer •Tous les chevaux qui y sont engagés peuvent être achetés (« réclamés ») selon des modalités qui varient selon les endroits. En claiming race •Any horse in the field may be purchased (« claimed »), the rules governing this practice are not the same everywhere. De Verkaufsrennen m Es carrera de reclamación
course attelée En harness race De Trabrennen ne ; Trabfahren ne Ne drafkoers
course au / de galop ; course montée (au galop) En mounted horse race (at the gallop) De Galopprennen ne
course au clocher f ; steeple ; steeple-chase m ; m En steeplechase •Steeplechasing takes place over tracks with rather high obstacles or in the open country. De Jagdrennen ne Es steeple chase Ca steeple chase
course au trot •Les courses au trot peuvent être attelées ou (1) montées. En trot race •1) Mounted trot races are seen in Europe. De Trabrennen ne ; Trabreiten ne (1) Es carrera de trote / trotadores ; carrera de los trotones
course avec handicap En handicap race De Ausgleichsrennen ne ; Handicap ne ; Ausgleich m
course classifiée •La sélection des participants se fait seulement sur le rendement. En classified race •Entries are selected on the basis of performance alone. De klassifiziertes Rennen ne •Nennungen werden allein auf Grund der Rennleistungen ausgewählt
course d'endurance En endurance race ; distance race ; competitive trail ride Can. De Distanzreiten ne
course de barils Can. > course de tonneaux Fr •Trois barils / tonneaux placés en triangle et dont il faut faire le tour de chacun en un minimum de temps. En barrel race De Tonnenrennen ne ; Barrel-Race ne Es carrera de barril
course de chevaux En horse race De Pferderennen ne
course de courte distance En sprint race De Sprintrennen ne ; Fliegerrennen ne
course de haies •Course sur des haies de dimensions réduites. En hurdle(s) race •The hurdles are smaller in size than in steeplechasing. De Hürdenrennen ne Es carrera de salto
course de plat > course sur le plat
course de qualification •Le cheval doit y faire la preuve de ses capacités selon les normes établies pour la classe visée. En qualifying race •In which a horse must meet the standards of the concerned class. De Zulassungsrennen ne
course de thoroughbred En Thoroughbred race De Rennen für englische Vollblüter ne ; Galopprennen ne
course de tonneaux > course de barils
course déclarée hors programme En race declared no contest De ungültiges Rennen ne
course dédoublée •Lorsque le nombre d'inscrits est trop important, il y a deux ou plusieurs départs, sans que les enjeux soient changés. En divided race •When there are too many entries in a particular race, it is divided in two or more starts. De geteiltes Rennen ne Ne gesplitste koers
course en soirée En twilight race De Abendrennen ne
course futurité •Les chevaux y sont mis en nomination soit pendant la gestation ou dans l'année de leur naissance. En futurity race •Participants are nominated during the gestation or during their birth year. De Futurity-Rennen ne •Rennen für Zweijährige, deren Besitzer Nenngelder zahlten um die Nennung aufrecht zu halten, bevor das Pferd geboren wurde Es carrera del futuro
course handicap pour chevaux de deux ans En nursery handicap race De Zweijährigen-Ausgleich m ; Ausgleich für Zweijährige m
course matinée •Pour laquelle il peut y avoir des droits d'inscription, et dont l'enjeu peut être autre que de l'argent.

En matinee race •An entrance fee may be charged, and the premiums, if any, may be other than money. De Matinee f
course montée (au galop) > course au / de galop
course nocturne En after dusk race De Abendrennen ne
course non-équilibrée En non competitive race De nicht aussagekräftiges Rennen ne
course ordinaire En overnight event De Rennen mit kurzem Nennungsschluss und geringerem Rennpreis hauptsächlich für die vor Ort trainierten Pferde
course ouverte En open race De offenes Rennen ne
course parfaite f c ; parcours parfait m En perfect trip De perfekte Renndistanz f
course promotionnelle sans paris En not-betting promotional race De Rennen ohne Wetten ne ; Reklamerennen ohne Wetten ne
course réouverte / rouverte En reopened race De wiederaufgemachtes Rennen ne
course sans concurrence •Le cheval est seul en piste, ou il est très supérieur aux autres ce qui fait que la course ressemble, pour lui, à une promenade. En walk-over •Where a horse is alone and need only to walk the distance to win, or there is no serious competition for him in the field. De Walkover m •Rennen mit nur einem teilnehmenden Pferd
course sans résultats statistiques En uncharted race / meeting De Rennen, von dem es kein Ergebnis und keine Formen gibt ne
course substituée En substituted race De ausgetauschtes Rennen ne ; ersetztes Rennen ne
course sur invitation En invitational race De Einladungsrennen ne
course sur le plat ; course de plat En flat race De Flachrennen ne Es carrera lisa / plana
course sur piste de gazon / gazonnée En turf race ; grass race De Rennen auf Gras ne
course toutes catégories En free-for-all race De Rennen ohne Zulassungsbeschränkungen ne
course-école En schooling race De Proberennen ne
course(s) d'ambleurs / à l'amble En pacer race(s) / racing De Rennen für Paßgang-Traber ne ; Rennen für Traber im Paßgang ne Es carrera(s) de caballos de paso
courses (les ~) En races (the ~) ; turf (1) •1) Turf is sometimes used as a general term for Thoroughbred horse-racing at gallop, and sometimes as a specific term for such racing on a grass track. De Rennsport m (1) Es carreras (las ~)
courses attelées ; courses sous harnais En harness racing •In North America, harness races are held both at trot and at pace. In other parts of the world, races at trot are not always held harnessed. 1) In Germany, harness racing is held only at trot and named accordingly « Trabrennen », but a colloquial « Pacer-Rennen » is also used. De Trabrennen ne (1)
courses sous harnais > courses attelées
court et droit jointé (paturon / cheval) En short upright pastern De kurze steile Fessel f
court jointé adj •Quand le paturon est trop court. En short pastern De kurze Fessel f Es cuartilla corta ; corta de cuartilla adj
courtaud > courte queue
courtaudé > courte queue
courtauder ; tronçonner ; écourter ; écouer •Raccourcir ou couper la queue d'un cheval. Hormis les cas de nécessité, ce procédé est limité aux chevaux d'attelage dans certains pays alors qu'il est très mal vu, voire illégal, dans d'autres. En dock v •To cut short the tail of the horse. De kupieren Schweif ; stutzen Es truncar (la cola) ; troncar ; descolar

courte échelle (faire la ~) En leg up (to give a ~) De Reiter raufwerfen (den ~) Es mano para montar (dar una ~) ; estribo con las manos (hacer ~)
courte foulée En short stride De kurze Galoppade f ; kurze Schrittlänge f
courte queue n ou adj ; courtaudé adj ; courtaud m ou adj •Dont la queue a été amputée (écourtée). En docked tail(ed) ; docked ; bob tailed •A section of the tail bones has been removed. De Stummelschweif m ; Schwanzstumpf ; Schwanzstummel m ; gestutzte Schweifrübe f Es cola cortada ; rabón adj
coussin de selle m west. En saddle pad west. De Sattelpad ne •Westernreiten Es sudadero vaquero
coussin de sellette att En saddle pad hd ; back pad hd De Sattelpad ne ; Rückenprotektor m
coussin plantaire > coussinet digital / plantaire
coussinet (de pieds) m ; plaque f •Destiné(e) à loger entre le fer et le pied du cheval. En pad (shoe ~) De Hufeisenpad ne Es protector de planta
coussinet (de pieds) à degrés En graded (shoe) pad ; degree pad De abgestufte Hufeisenunterlage f
coussinet coronaire > bourrelet générateur de la corne En coronary cushion > coronary band Es cojinete coronario
coussinet d'étrier En stirrup pad / tread ; foot pad De Steigbügeleinlage f Es colchoneta de un estribo
coussinet digital / plantaire m ; coussin plantaire m •Doté d'une grande élasticité, il occupe une partie importante de la moitié postérieure du pied. En digital cushion ; plantar cushion De Strahlkissen ne ; Strahlpolster ne Es cojinete digital / plantar It cuscinetto / cuscino digitale La Pulvinus digitalis
couteau (pour les oeufs de mouches) m En bot (egg) knife De Dasselmesser ne
couteau anglais > rénette ; reinette
couteau de chaleur m ; écumoir(e) m (f) En sweat scraper De Schweißmesser ne Es raspador para secar
couteau de maréchal-ferrant > rénette ; reinette
coutures f pl •c: Un des motifs pouvant faire partie d'un dispositif de couleurs. En seams •r: One of the markings that may be part of a racing colour scheme. De Nähte f pl •Begriff zur Beschreibung der Rennfarbe
couvert ; caché •Se dit du cheval qui court derrière un autre (ou d'autres) qui lui coupe(nt) le vent. En covered up •Said of a horse racing behind another one (or others) which is (are) protecting him from the wind. De geschützt
couverture f En blanket (horse ~) ; horse cloth ; rug De Decke f Es manta (para caballos) ; camisa Mexico
couverture (d'un fer) •Largeur d'une rive à l'autre. En width (of a horseshoe) ; cover ; web (1) •1) May represent the whole structure of the horseshoe (thickness and breadth of the metal bar), usually applied to the width of the actual shoe. De Schenkelbreite f
couverture à mailles ; chemise anti-mouches •Prévue pour protéger le cheval contre les insectes. En fly sheet (scrim ~) De Fliegendecke (aus Baumwolle) f Es manta para proteger de moscas
couverture d'écurie •Couverture que le cheval porte à l'écurie. En stable sheet De Stalldecke f ; Abschwitzdecke f
couverture d'épaule En shoulder sweat De Schulterdecke f
couverture de refroidissement En cooler (horse ~) De Abschwitzdecke f ; Coller m Es manta para enfriar
couvre tête et cou > camail
couvre-cou m •Il sert pour faire transpirer et amincir l'encolure. En neck sweat De Schweiß am Hals m Es sudador del pescuezo
couvre-sangle m ; gaine de sangle f En girth cover ; cinch cover west. De Sattelgurtüberzug m Es cubierta de la cincha
couvre-selle m En saddle cover De Sattelbezug m ; Sattelschutz m Es cubierta de la silla
couvrir > saillir (une jument)
cow-boy > vacher
coxite f •Inflammation de l'articulation coxofémorale. En coxitis •Inflammation of the hip joint. De Hüftgelenkentzündung f ; Coxitis f Es coxitis
crampon m •Crampon formé directement avec le matériel du fer, ou soudé sur celui-ci. En calk ; caulk ; calkin ; caulkin •Part of the horseshoe being turned down or added for raising, or for traction to prevent slipping. De Stollen m Es ramplón (de herradura)
crampon •Crampon enfoncé dans un trou percé à cet effet dans le fer. En calk (drive-in ~) De Steckstollen m
crampon (linéaire) en pince > grappe (en pince)
crampon à vis / vissé En calk (screw-in ~) ; stud (horseshoe / screw-in ~) De Schraubstollen m Es remache atornillado
crampon d'éponge En heel calk / cork De Vorsprung am Ende des Schenkels des Hufeisens
crampon de reculement En breeching dee De D-förmige Halterung, die an der Unterseite des Scherenbaums befestigt ist.
crampons / croupons de bride En bridle backs / butts De Sattelleder ne ; Crouponleder ne •Croupon zur Herstellung von Zaumzeug
crâne m •1° Partie de la tête qui renferme le cerveau. 2° Squelette de la tête. En skull ; cranium De Schädel m Es cráneo It cranio Ne schedel La Cranium
crapaud m En canker ; hoof cancer •Severe disease similar to thrush. De Strahlkrebs m ; Hufkrebs m Es galápago It cancro del fettone ; dermite ungulea papillomatosa
crapaud m att > trompe (d'attelage ~) En pole head hd > crab
crapaud (de timon) En cross head > crab De Deichselkopf (für Zweispänner) m
cravache f Es crop ; cutting whip ; riding whip De Reitgerte f ; Reitpeitsche f Es fusta (de montar) ; fuete Ca fuet
cravache de dressage En dressage whip De Dressurgerte f ; Dressurpeitsche f Es fuete de adiestramiento / dressage ; fusta de dressage
cravache de saut En jumping whip / crop De Springstock / Springgerte m / f
cravache de saut •Terminée par une petite claquette plate au lieu d'une cordelette. De Springgerte f
cravacher En whip v ; horsewhip v De mit der Reitpeitsche schlagen ; mit der Gerte strafen Es fustigar Ca fuetejar
cravate bolo f En bolo tie De Cowboy-Krawatte f ; Schnürsenkel-Krawatte f
créole adj ou n ; criollo •Terme générique pour les races de chevaux développées en Amérique du Sud. Ce sont des descendants des chevaux amenés par Colomb, Cortés, Mendoza et Pizarro. En Criollo De Criollo ; Crioller m ; m Es criollo It criollo
crête (de l'encolure) f En crest De Mähnenkamm f •Anatomie Es pescuezo ; cresta (del cuello) Ca bescoll m
crête du rocher En petrosal crest De Felsenbeinkamm m ; Felsenbeinleiste f La Crista partis petrosae
crête faciale f ; crête zygomatique anc •Crête qui par-

court la face latérale de l'os zygomatique, elle est presque rectiligne, se prolonge sur le maxillaire, et est visible sur le côté de la face du cheval. Elle aboutit au tubercule facial. En facial crest De Gesichtsleiste f La Crista facialis

crête semi-lunaire > ligne semi-lunaire

crête sous-trochantérienne > troisième trochanter

crête zygomatique > crête faciale

creux du flanc m En hollow of the flank De Hungergrube f Es plan icie del ijar La Fossa paralumbalis

creux du jarret •Dépression allongée, au-devant du calcaneus et de la corde du jarret. De Fersenhöhle f

crevasse > fissure

crevasses f pl •Gerçures dans le pli du paturon. En scratches •Chapped skin in the hollow of the heel. > *cracked heels* De schuppiges Ekzem in der Fesselbeuge ne Es rasguños ; raspadur as

crin (un ~) m •Chacun des longs poils de la crinière et de la queue. > *crins (les ~)* En horsehair (a ~) De Roßhaar ne Es crin Ca crin

crinière f En mane De Mähne f Es crin ; crinera ; melena Ca crina ; crinera La Juba

crinière double •Crinière qui tombe des deux côtés de l'encolure. De Doppelmähne f

crinière rase En hogged mane ; roached mane De verkürzte Mähne f ; getrimmte Mähne f

crinière toilettée En trimmed mane De gepflegte Mähne f ; frisierte Mähne f

crinière tressée En plaited mane ; braided mane De geflochtene Mähne f Es crinera trenzada

crins (les ~) m pl •Incluent les poils de la crinière et de la queue. Bien qu'ils ne soient généralement pas inclus quand on parle des crins, il y en a aussi qui constituent les fanons. En mane and tail (hairs) De Langhaar ne ; Behang m Es cabos

crins blonds En flaxen mane and tail ; cream coloured mane and tail De flachsfarbene Mähne und flachsfarbener Schweif f ; heller Behang m Es rubio crin y cola

crins de la queue En tail hairs De Schweifhaare ne pl Es cerdas La Cirrus caudae

crins lavés •Se rapporte à une robe dont les crins sont plus clairs que les poils du corps. En washed out mane and tail •Used for a coat in which the mane and tail are lighter than the body colour. De die Mähne und der Schweif sind heller als die Körperbehaarung

criollo > créole

cristallin m ; lentille f En lens De Linse f Es cristalino La Lens

crochet > canine

crochet d'enrênement m att ; crochet de sellette En bearing (rein) hook hd De Kammdeckelschlüssel m

crochet de sellette > crochet d'enrênement

crochets m pl •Sur les branches du mors de bride, ils servent normalement à attacher la gourmette. En hooks •Located on the branches of a curb bit. De Kinnkettenhaken m pl Es ganchos

crochets > canines

croisement m •Accouplement de deux reproducteurs de races différentes. En cross-breeding ; crossbreeding ; interbreeding ; crossing •The mating of two individuals of different breeds. De Kreuzung f ; Kreuzungszucht f Es cruzamiento (método de crianza por ~)

croisement entre lignées En line crossing De Zuchtlinienkreuzung f Es cruzamiento entre líneas

croiser (se ~) ; tricoter •Les sabots des antérieurs ou ceux des postérieurs se posent presque l'un devant l'autre lorsque le cheval se déplace. En walk on a line v ; walk on a single track v ; plait v De Schritt auf einem Hufschlag m

croix de Lorraine f •c: Un des motifs pouvant faire partie d'un dispositif de couleurs. En cross of Lorraine •r: One of the markings that may be part of a racing colour scheme. De Lothringer Kreuz ne

croix de Saint-André •c: Un des motifs pouvant faire partie d'un dispositif de couleurs. En cross belts •r: One of the markings that may be part of a racing colour scheme. De Schärpen überkreuz f pl ; Andreaskreuz ne •Rennfarbe

cross ; cross-country m En cross-country De Cross-Country f ; Prüfungen im Gelände f pl Es campo a través ; cros ; campo abierto Ca camp a través ; cros

cross (course de ~) m (f) En cross-country (race) De Querfeldeinrennen ne

crosse de l'aorte f ; arc de l'aorte m En aortic arch De Arterienarkade f ; Arterienbogen m La Arcus aortae

crottin m comptable ou non ; crottins m pl ; fèces f pl ; selle f En droppings ; dung ; faeces Brit ; feces USA ; bowel movement De Pferdeäpfel m pl ; Stuhlgang m Es cagajón / cagajones ; heces

crottins > crottin

croupade f •Air dans lequel, arc-bouté sur ses antérieurs, le cheval rue énergiquement en déployant ses postérieurs aussi haut que possible. En croupade De Croupade f ; Kruppade f

croupe f •Partie limitée par la queue, le rein, la cuisse et la partie supérieure de la fesse. En croup ; rump De Kruppe f Es grupa Ca gropa

croupe abattue > croupe en pupitre

croupe au mur > renvers

croupe avalée > croupe en pupitre

croupe bien conformée > bien croupé (cheval ~)

croupe blanche •Le terme anglais « blanket » peut désigner une surface beaucoup plus grande que la croupe. En white blanket over croup •The area covered by a blanket should be specified, since it may cover much larger than the croup. De weiße Kruppe f Es chubarí

croupe coupée ; croupe double •Ayant un sillon longitudinal en son milieu. •Very muscular rump with a longitudinal dip. De gespaltene Kruppe f

croupe de mulet ; croupe tranchante •Dont les plans latéraux sont obliques. En sharp croup De abgedachte Kruppe f ; Eselskruppe f

croupe double > croupe coupée

croupe en dedans > travers

croupe en dehors > renvers

croupe en pupitre ; croupe avalée ; croupe abattue •Trop oblique. > *croupe inclinée* En goose rump ; jumping rump •The rump inclines sharply downwards, the slope of the pelvis being significantly greater than 30 degrees with the horizon. > *sloping croup* De abschüssige Kruppe f Es grupa de ganso / pollo

croupe horizontale ; croupe plate En flat croup ; horizontal croup De horizontale Kruppe f ; waagerechte Kruppe f Es grupa plana

croupe inclinée •L'angle souhaité dépend naturellement des disciplines et des perceptions, mais il devrait être environ d'une trentaine de degrés avec l'horizon. > *croupe en pupitre* sloping croup > *goose rump* De abfallende Kruppe f Es grupa caída

croupe mal conformée En badly shaped croup De schlecht geformte Kruppe f

croupe oblique > *croupe inclinée et croupe en pupitre* De abgeschlagene Kruppe f

croupe plate > croupe horizontale

croupe pointue •Pointue et étroite dans sa partie supé-

rieure.
croupe tachetée En spotted blanket over croup •The area covered by a blanket should be specified, since it may cover much larger than the croup. De Schabrackentigerschecke m •Tigerung nur an der Kruppe oder Lende Es chubarí Esp ; pintado Arg
croupe tranchante > croupe de mulet
croupière f En crupper •Consists of the back strap going from the dee at back of the pad, and the crupper dock going under the tail. De Schweifriemen ; Schweifschnur und Schweifmetze m ; f ; Schwanzriemen und Schweifmetze m Es grupera ; baticola
cruauté f En cruelty De Grausamkeit f Es crueldad
cryptorchide adj ; vert adj ; pif adj ou n •Cheval dont l'un ou, rarement, les deux testicule(s) demeure(nt) inapparent(s), En cryptorchid adj ; ridgling ; ridgeling n ; rig adj ; risling •Male horse with one or, rarely, both testicle(s) retained in the abdomen. De Kryptorchide m Es criptórquido ; cryptorchidio
cryptorchidie f ; cryptorchidisme m En cryptorchidism ; cryptorchism De Kryptorchismus m Es criptorquidia ; cryptorchidismo
cryptorchidisme > cryptorchidie
cubitus > ulna
cuillère ; **cuiller** f ; f •Dans un obstacle, pièce portée par le chandelier et dont la partie plus ou moins courbe supporte une extrémité d'une barre. En cup •As a part on an obstacle, a shaped holder for one end of a pole. De Auflage f Es soporte
cuillère / cuiller (sur le canon d'un mors) En spoon (on a mouthpiece) De Löffel (an einem Mundstück) m
cuir m En leather De Unterlage f Es cuero
cuir de cheval En horsehide De Pferdehaut f ; Pferdeleder f
cuir de couleur pâle > peau de couleur pâle
cuir foncé > peau foncée
cuisse f •Partie du membre postérieur, dont le squelette est formé par le fémur. > fesse En thigh De Oberschenkel m Es muslo La Femur
cuisse de grenouille > mal gigoté / gigotté
cuisse plate / maigre > mal gigoté / gigotté
cuivre m En copper De Kupfer ne Es cobre
cuivré •Reflet dans une robe. En coppery •Highlight or shade of a coat. De kupferig ; kupferartig
çukurova •Race d'origine turque. En Çukurova Horse breed De Çukurova m ; Çukurova Áti m
cul-de-sac vaginal > fornix du vagin
culeron m att En crupper dock De Schweifmetze f Es baticola
culottes > pantalons d'équitation
culottes de chasse f pl En beige breeches De Jagdhose f Es panta lón de caza
culottes Jodhpurs En Jodhpurs ; jodhpurs ; Jodhpur breeches •The leg is unbuttoned, unlaced and extended down to the ankle, wearing of high boots is thus unnecessary. De lange Reithose f Es jodhpurs
culottier m En breeches-maker De Reithosenschneider m Es pantalonero
cunéal adj •Qui se rapporte à la fourchette. En cuneal adj De keilförmig
cure-pieds m En hoof pick De Hufkratzer m ; Hufreiniger m Es piquete para el casco It incassino
curée f En curée •The part of the quarry which is given to the hounds. De Küree ne
curer un pied / sabot En pick out a foot v De Huf auskratzen (einen ~) ; Huf ausräumen (einen ~) Es limpiar un casco

cuticule m •Membrane externe des insectes, des parasites etc. En cuticle •Outer layer of a parasite, insect etc. De Kuticula f
cutting > tri (du bétail)
cuvette f En basin De Becken ne •Behälter für Wasser
cycle direct m •Cycle évolutif d'un parasite qui se déroule sans hôte intermédiaire. En direct life cycle •Life cycle of parasites requiring no intermediate host. De direkter Lebenszyklus m
cycle indirect •Cycle évolutif d'un parasite nécessitant obligatoirement un ou plusieurs hôte(s) intermédiaire(s). En indirect life cycle •Life cycle of parasites requiring one or more intermediate host(s). De indirekter Lebenszyklus m
cysticercoïde m •Forme larvaire des taenias, au moment où le cheval les absorbe. En bladder worm ; cysticercoid •Infective stage of tapeworms when the horse swallows them with their intermediate host. De Bandwurmfinnenstadium ne ; Zystizerkoid ne
cysticercose > ladrerie
cystite f En cystitis De Blasenentzündung f Es cistitis
cytomégalovirus équin > herpèsvirus équin de type 2
dales •Race originaire du nord de l'Angleterre. En Dales (Pony) ; Dale pony breed De Dales-Pony ne
damier m •c: Un des motifs pouvant faire partie d'un dispositif de couleurs. En check ; squares •r: One of the markings that may be part of a racing colour scheme. De kariert adj •Rennfarbe
dans l'ordre (au fil d'arrivée) En from top to bottom (at the wire) De vom Ersten bis zum Letzten im Ziel
dans le droit c ; droit (dans le ~) En in the stretch r ; stretch (in the ~) De in der Geraden
danubien •Race hongroise. De Danubian Horse •Hungarian breed. De Danubier ; Danubisches Warmblutpferd m ; ne
dartmoor •Race d'origine britannique. En Dartmoor Pony breed De Dartmoorpony ne
date (limite) des engagements > date de tombée
date d'accouplement / de monte / de saillie f En breeding date De Datum der Bedeckung ne
date de naissance En foaling date De Abfohldatum ne ; Abfohltermin m
date de tombée f ; date (limite) des engagements En closing date De Nennungsschluß m ; Nennungstermin m
débâter En put off the pack saddle v De Packsattel abnehmen (den ~) Es desalbardar
déboulé m •Course ou partie de course particulièrement rapide ou lorsque les évènements se précipitent.
débourrage > domptage
débourré (cheval ~) De eingeritten
débourrer (un cheval) ; dompter ; casser En break (a horse) v De anreiten v ; zureiten v ; einfahren v att/hd Es domar (un caballo) ; amansar (un caballo) ; aparejar (un caballo) Ca domar (un cavall) •Fer dòcil un cavall salvatge.
débrider En unbridle v ; take the bridle off v De abzäumen Es desembridar
début du dernier droit m ; entrée du dernier droit m En top of the (home) stretch ; head of the home stretch De Anfangs der Zielgeraden ; Eingangs der Zielgeraden
déchausser les étriers En drop the stirrups v De Steigbügel loslassen m pl
déchets azotés m pl •Sous-produits toxiques du métabolisme qui se trouvent dans le sang. En nitrogenous wastes De stickstoffhaltige Stoffwechselabbauprodukte ne pl
déclaration des partants c En runners list r ; list of

runners *r* De Starterliste *f*
déclencher la barrière de départ En spring open the starting gate *v* De Aufspringen der Startboxtür *ne*
décontraction de la mâchoire En relaxation of the jaws De Lösen des Unterkiefers *ne* ; Entspannung des Unterkiefers *f*
découvrir (se ~) > déjuger (se ~)
défaut *m* ; tare *f (1)* •1) Défaut physique. On parle aussi de tare molle (d'origine synoviale) et de tare dure (d'origine osseuse). En defect ; blemish *(1)* •1) Defect that does not interfere with the horse's action and function. De Mangel *m* ; Schönheitsfehler *m (1)* Es tara ; defecto
défaut de conformation En conformation fault De Exterieurfehler *m*
défauts des membres En limb faults De Gliedmaßenfehler *m* Es defectos de los miembros
défense > résistance
déferré En unshod De unbeschlagen
déferrer (un pied) En unshoe *v* ; remove the shoe *v* ; pull off the shoe *v* De Hufeisen abnehmen *ne* ; Eisen abnehmen *ne* Es desherrar ; sacar una herradura
défilé > parade
dégagement de langue > liberté de langue
déglutition d'air > aérophagie
degré de dressage *m* En schooling level De Dressurgrad *m* Es grado de doma
déharnacher En unharness *v* ; put off the harness *v* De abschirren Es desaparejar
déjuger (se ~) ; découvrir (se ~) •Se dit du cheval dont le pied postérieur se pose en arrière de l'empreinte de l'antérieur, au pas ou au trot. En understep *v* De untertreten *v*
délégué technique *m* En technical delegate De technischer Delegierter *m* ; technischer Betreuer *m* Es delegado técnico Ca delegat tècnic
démangeaison *f* ; prurit *m* En itching ; pruritus De Hautjucken *ne* ; Juckreiz *m* ; Pruritus *m* Es prurito La pruritus
demeurer près des meneurs *c* En stay in contention *v* De im Rennen bleiben
demi-arrêt *m* ; demi-parade *f* anc •Suite à l'action de tout le corps du cavalier pour provoquer un bref instant de rassemblement, de « suspension » ou « d'arrêt (parade) », pour augmenter / reprendre l'attention et l'équilibre du cheval. En half-halt De halbe Parade *f* Es media parada ; semi parada Ca mitja parada ; semiparada It mezzo arresto Ne halve parade
demi-assiette *f* En half-seat De leichter Sitz *m* ; Entlastungssitz *m*
demi-cercle *m* En half-circle De halber Zirkel *m* Es semicírculo Ca semicercle
demi-cercle (d'une serpentine) *m* En loop (of a serpentine) De Schleife *f* ; Windung *f* Es círculo (de una serpentina)
demi-courbette > mésair ; mézair
demi-fer *m* En half-shoe •The half-shoe protects the toe of the hoof and leaves the heels bare. De Halbmondeisen *ne* •wird nur unter der Zehe aufgenagelt, es fehlen die hinteren Schenkel
demi-frère *m (1)* ; frère utérin *m* •1) Se dit habituellement uniquement pour des chevaux qui ont la même mère. En half-brother *(1)* •1) Usually applied only for horses having the same dam. De Halbbruder *m* Es medio hermano ; hermanastro
demi-gobelet (d'oeillère) *m* En half (blinker) cup De Halbschalen-Scheuklappe *f*
demi-jambières *f* En half-chaps ; leggings De Half-Chaps *m pl* ; Mini-Chaps *m pl* Es chaparreras a la mitad

demi-manège *m* En half of arena De halbe Bahn *f*
demi-parade > demi-arrêt
demi-pirouette *f* •Pivot de 180 degrés, autour d'un postérieur qui doit demeurer le plus immobile possible. > *demi-tour sur les hanches* En half-pirouette •Executed through 180 degrees, around the inside hindleg. > *half-turn on the hocks* De Kurzkehrtwendung *f* ; halbe Pirouette *f* Es media pirueta Ca mitja pirueta It mezza piroeta Po meia pirueta Ne halve pirouette
demi-pirouette renversée *f* •Pivot, au pas, de 180 degrés autour d'un des antérieurs. En half pirouette renversée •Rotation, at the walk, through 180 degrees around a foreleg serving as a pivot. De Kurzkehrtwendung auf der Vorhand *f* Es media pirueta inversa
demi-sang *m* En half-bred •A horse with only one parent being considered as purebred. Also applies to a thoroughbred horse that is not eligible for entry in the « General Stud Book ». De Halbblut *ne* ; Halbblüter *m* Es media sangre ; cruzado ; mestizo Ca mitja sang It mezzo sangue Ne halfbloed
demi-soeur *f (1)* ; soeur utérine *f* •1) Se dit habituellement uniquement pour des chevaux qui ont la même mère. En half-sister *(1)* •1) Usually applied only to horses having the same dam. De Halbschwester *f* Es media hermana ; hermanastra
demi-tour *m* En half-turn De Kehrtwendung *f* It deitro front Ne keertwending
demi-tour sur les hanches *m* •Pivot de 180 degrés. > *demi-pirouette* En half-turn on the hocks / haunches / quarters ; rollback *west.* •Executed through 180 degrees. > *half-pirouette* De Hinterhandwendung *f*
demi-volte *f* •La moitié d'une volte, on revient reprendre la piste, à main opposée. En half-volt ; half volte De Kehrtvolte *f* ; halbe Volte *f* Es media vuelta Ca mitja volta
demi-volte renversée *f* •On quitte la piste en prenant une oblique, puis on fait la moitié d'une volte pour venir la reprendre à l'autre main. En half volte reversed De Kehrtvolte in die Ecke hinein, statt aus der Ecke heraus geritten Es media vuelta inversa / reversa Ca mitja volta inversa
démonter ; descendre de cheval ; mettre pied à terre En dismount *v* De absitzen ; absteigen ; runterspringen Es desmontar ; descabalgar Ca descavalcar
dent *f pl:* dents •Dans l'ordre d'apparition: dents de lait et dents d'adulte ou de remplacement. > *table dentaire* En tooth *pl:* teeth De Zahn *m pl:* Zähne Es diente *pl: dientes* La Dens *pl: Dentes*
dent de loup *m* •La première prémolaire, elle n'est que rudimentaire quand elle apparaît et est considérée comme une nuisance. En wolf tooth •The first premolar, usually to be removed. De Wolfszahn *m* Es diente de lobo La Dens lupinus
dent-de-lion > pissenlit
dentine > ivoire (d'une dent)
dentition *f* En dentition De Gebiß *ne* ; Zahnwechsel *m* •Durchbruch von Zähnen aus dem Kiefer in das Maul Es dentición
dentition complète > bouche faite
dentition d'adulte En permanent (set of) teeth De Dauergebiß *ne* Es segunda dentición It dentatura permanente Ne blijvendgebit
dentition de lait > première dentition
dents d'adulte > dents de remplacement
dents de lait *f pl* En milk teeth ; deciduous teeth ; temporary teeth De Milchzähne *m pl* ; Fohlenzähne *m pl* Es dientes de leche La Dentes decidui
dents de remplacement ; dents d'adulte En perma-

nent teeth De Ersatzzähne *m pl* ; bleibende Zähne *m pl* ; Dauerzähne *m pl* Es dientes permanentes La Dentes permanentes

départ *m* En start De Start *m* Es salida ; partida Ca sortida Ne start

départ (à partir de l'arrêt) En move off (from the halt) ; strike off (from the halt) De Anreiten (aus dem Halten) *ne* ; Antreten (aus dem Halten) *ne*

départ au galop Es salida al galope Ca sortida al galop

départ prévu En scheduled start De geplanter Start *m*

dépasser (un autre cheval) ; doubler (un autre cheval) En overtake (another horse) *v* ; take over another horse *v* De überholen (ein anderes Pferd ~)

dépilation *f* •Enlèvement ou absence temporaire de poils. > *nu* En depilation •Removal or temporary loss of hairs. > *bare* De Enthaarung *f* Es depilación

dépistage *m* En detection De Entdeckung *f* ; Feststellung *f*

déposer une réclamation *c* En lodge an objection *v* De Protest hinterlegen (einen ~)

dépôt d'étalons *m* •Un centre où des étalons sont rassemblés. En stud farm De Hengstdepot *ne* Es depósito de padrillos / sementales

derby *m c* •Course annuelle, habituellement pour les chevaux de trois ans. En derby *r* •Race held annually, usually restricted to three-year-old horses. De Derby *ne*

derby *m* •Parcours long, comportant plus d'obstacles et des galops plus longs que les parcours de grand prix. En derby (jumping ~) •Long course with more jumps and with longer gallops than a Grand Prix course. De Springderby *ne* Es derby de salto

derby d'Epsom *f* En Epsom Derby De Epsom-Derby *ne* •englisches Derby, gelaufen in Epsom.

derby de vitesse *cs* En speed derby *hj* De Speed-Derby *ne* •Springprüfung im schnellen Galopp, bei der Schnelligkeit, Wendigkeit und Galoppiervermögen der Pferde sowie Nerven und Geschicklichkeit der Reiter geprüft werden Es derby de velocidad

derby du Kentucky *ct* •Tenu le premier samedi de mai depuis 1875, à la piste Churchill Downs, Louisville Kentucky E.U.A. En Kentucky Derby *tr* •Held on the first Saturday in may since 1875, at the Churchill Downs track, Louisville Kentucky USA. De Kentucky-Derby *ne*

dérivoir *m* > *hache à sabots* En blade (of a clinch cutter) De Klinge einer Nietklinge *f*

dermatite *f* •Inflammation de la peau. En dermatitis •Inflammation of the skin. De Dermatitis *f* ; Hautentzündung *f* Es dermatitis ; dermitis

dermatose *f* En dermatosis De Hautkrankheit *f* Es dermatosis

derme *m* ; chorion *m* •Disposé sous l'épiderme, c'est la partie sensible qui nourrit et entretient la partie insensible de la surface. Dans le pied il s'agit du bourrelet principal, du bourrelet périoplique, des lamelles podophylleuses et du tissu velouté. En dermis ; corium De Lederhaut *f* ; Korium *ne* Es dermis La Dermis ; Corium

derme de la fourchette *m* ; tissu velouté (partie centrale du ~) *m* ; chair refoulée / veloutée (partie centrale de la ~) *f* ; chorion de la fourchette •Surface plantaire de la partie vivante du pied qui nourrit la couche germinative de la corne de la fourchette. En dermis of the frog ; sensitive frog ; cuneal corium ; frog dermis ; corium of the frog •It lies between the frog and the digital cushion. De Strahllederhaut *f* ; Hufstrahllederhaut *f* La Dermis / Corium cunei

derme de la sole *m* ; tissu velouté (partie périphérique du ~) *m* ; chair refoulée / veloutée (partie périphérique de la ~) *f* ; chorion de la sole •Surface plantaire de la partie vivante du pied qui nourrit la couche germinative de la corne de la sole. En dermis of the sole ; sensitive sole ; solear corium ; sole dermis ; corium of the sole De Sohlenlederhaut *f* La Dermis / Corium soleae

derme du bourrelet > *chorion coronaire*

derme lamellaire > *chorion de la paroi (du sabot)*

derme périoplique > *bourrelet périoplique*

dermite photosensible au visage *f* En bluenose De photosensitive Dermatitis im Gesicht *f*

dernier droit > *droit*

dernier quart de mille *m c* En last quarter (mile) *r* De letzte Viertelmeile *f*

dernier tournant / virage *m c* En last turn *r* De letzter Bogen *m*

dernière poussée (dans une course) *f* En stretch drive (in a race) De Endkampf (in einem Rennen) *m* ; Finish (in einem Rennen) *ne*

dérobade *f* En run-out *n* De Ausbrechen *ne* Es escapada

dérober (se ~) •Lorsqu'un cheval détourne par la gauche ou la droite, l'obstacle qu'il devrait normalement sauter. En run out *v* •Avoiding an obstacle to be jumped, by passing to either side of it. De vorbeilaufen Es zafarse

déroulement d'un programme de courses *m* En progress of a race card ; unfolding of a race card De Verlauf eines Renntages *m*

déroulement d'une course En unfolding of a race De Entwicklung eines Rennens *f*

désarçonné (être ~) En unseated (to be ~) ; thrown from the horse (to be ~) De reiterlos ; abgeworfen Es tirado del caballo (ser ~)

désarçonner (le cavalier) En throw the rider *v* ; unseat *v* ; buck off *v (1)* •1) To throw the rider by mean of bucking. De abwerfen (den Reiter ~) Es voltear (al jinete) ; derribar (el / al jinete) ; tirar el jinete Ca boleiar el genet *v*

descendance (la ~) *f* ; descendants (les ~) *m pl* > *pedigree* En descendants (the ~) > *pedigree* De Nachkommenschaft *f* ; Nachkommen *m pl* Es descendencia

descendant femelle *m* ; descendante *f* En female descendant De weiblicher Nachkomme *m* Es descendente femenino

descendante > *descendant femelle*

descendants (les ~) > *descendance (la ~)*

descendre de cheval > *démonter*

descente de l'encolure *f* En full extension of the neck De Pferd am hingegebenen Zügel *ne* ; vollkommene Halsfreiheit *f*

déshydratation *f* En dehydration De Dehydrierung *f* ; Austrocknung *f* Es deshidratación

déshydraté En dehydrated De dehydriert ; entwässert ; ausgetrocknet

desmite *f* ; inflammation ligamentaire *f* En desmitis De Entzündung des Sehnen- und Bindegewebes *f*

desmotomie patellaire / rotulienne •Opération parfois nécessaire suite à un accrochement de la rotule. En patellar desmotomy •The cutting of a patellar ligament. De Durchtrennung des Kniescheibenbandes *f* ; Patellardesmotomie *f*

désobéissance *f* En disobedience De Ungehorsam *m* Es desobediencia Ca desobediència

dessangler En ungird *v* De losgurten ; abgurten Es descinchar

desseller En unsaddle *v* De absatteln Es desensillar Ca desensellar It disselare ; togliere la sella

dessinateur de parcours *m* En course designer De

175   Français

Parcourschef *m* ; Parcoursbauer *m* Es diseñador (del curso)

désuni En disunited ; crossed up *USA* De entzweit ; sich kreuzend Es desunido Ca desunit

dételer En unhitch *v* De ausspannen ; losbinden Es desenganchar

détente > élan

détenteur d'une licence *m* En licensee De Lizenznehmer *m* ; Konzessionsinhaber *m*

détérioration de l'état général *f* En loss of condition De Konditionsverlust *m*

détrempée *f* •Décrit la condition d'une piste de course à un moment donné. En sloppy ; sy *r abbr* •Describing the condition of a race track at a particular moment. De Der Zustand eines Geläufs, das an der Oberfläche noch hart ist, auf dem aber Wasser in Pfützen oder Lachen steht Es resbalosa

deux pistes (sur ~) En two tracks (on ~) De zwei Hufschläge Es dos pistas (en / de ~)

deuxième / seconde phalange > phalange intermédiaire

deuxième articulation interphalangienne > articulation du pied

deuxième mère *f* ; grand-mère *f* En second dam ; granddam De Großmutter *f*

deuxième père *m* ; grand-père *m* En grandsire De Großvater *m* Es abuelo

devancer le mouvement (du cheval) En sit too far forward *v* De vor der Bewegung sitzen Es sentarse delante del movimiento

développement d'un cheval *m* En seasoning of a horse De Entwicklung eines Pferdes *f* ; Reife eines Pferdes *f*

développer un (cheval) gagnant En produce a winning horse *v* ; produce a winner *v* De Sieger hervorbringen (einen ~)

dévers *m* •Inclinaison d'une piste vers l'intérieur. En banking (of a track) ; spirally graded surface ; slope De Überhöhung eines Bogens *f*

dévier •Dévier de la trajectoire, du parcours, voire faire un écart, par rapport au tracé idéal ou prescrit, ou à l'approche d'un obstacle. En swerve *v* •Under saddle, this term is mostly used about such an action while approaching an obstacle. De ausbrechen

dévier (de sa course) En veer out *v r* De ausbrechen

diagonale *f* •On parle, entre autres, de la diagonale du manège, ligne imaginaire qui la traverse obliquement de coin en coin. En diagonal De diagonal Es diagonal Ca diagonal

diagonale (sur la ~) •Déplacement ~ du manège. En diagonal (on the ~) •Movement ~ of the arena. De sich durch die ganze Bahn bewegen ; sich auf der Diagonalen bewegen Es diagonal (sobre la ~) Ca diagonal (sobre la ~)

diaphragme *m* En diaphragm De Diaphragma *ne* ; Zwerchfell *ne* Es diafragma La Diaphragma

diaphragme pelvien En pelvic diaphragm De Beckenboden *m* La Diaphragma pelvis

diaphyse *f* En diaphysis De Knochenschaft *m* ; Diaphyse *f* La Diaphysis

diarrhée *f* En diarrhoea *Brit* ; diarrhea *USA* ; scour(s) ; scouring La Durchfall *m* ; Diarrhö(e) *f* Es diarrea

dilatation du gland *f* En caping *n* ; rose •Colloquials for enlarged state of glans penis.

diméthyl sulfoxyde *m* ; DMSO *abr* En dimethyl sulphoxide / sulfoxide ; DMSO *abbr* De Dimethylsulfoxid *ne* dimetisulfoxide

dioestrus *m* En dioestrus / diestrus De Zwischenrosse *f* ; Diöstrus *m*

directeur de haras *m* En stud (farm) manager De Gestütsleiter ; Gestütsmeister ; Gestütsverwalter *m* ; *m* ; *m*

directeur des programmes *c* En program(me) director *r* De Programmleiter *m*

directeur du pari mutuel En pari-mutuel director De Totalisatorleiter *m* ; Totoleiter *m*

dislocation > luxation

dislocation de la hanche *f* En dislocation of hip joint *n* ; hipshot *adj* De Dislokation des Hüftgelenks *f* Es dislocación de la anca

dispositif de couleurs *m c* •Les couleurs sont portées par le jockey, elles répondent au dispositif de couleurs qui identifie l'écurie propriétaire du cheval. En racing colour scheme *r* •The pattern and colours of the owner of the horse, they are used for the confection of the silks. De Rennfarbe *f*

disposition > aptitude

disqualification *f* En disqualification De Disqualifikation *f* Es descalificación Ca desqualificació

disqualifié •Can. c: cheval rétrogradé par les juges suite à une infraction reliée à la course. Fr c: cheval exclu de toute course. En disqualified De disqualifiziert Es descalificado

disque *m* •c: Un des motifs pouvant faire partie d'un dispositif de couleurs. En disk •r: One of the markings that may be part of a racing colour scheme. De Punkt *m* •Rennfarbe

disque de sécurité (pour une roue de sulky) En safety disk (for a sulky wheel) De Sicherheitsscheibe *f*

disque intervertébral En intervertebral disc De Bandscheibe *f* ; Zwischenwirbelscheibe *f* La Discus intervebralis

distance *f* En distance De Rennstrecke *f* ; Distanz *f* Es distancia

distancé *adj c* •Can.: cheval qui termine une course à plus de vingt-cinq longueurs du gagnant. Fr: cheval qui perd la place qu'il avait à l'arrivée et est exclu du classement.

distance de 220 mètres du poteau d'arrivée En distance of 240 yards from the post •At the time when races where run in heats a horse was distanced when it was beaten by that margin, which means it was disqualified from taking part in further heats. The aim of the rule was to make it impossible for a jockey not to try seriously and keep his horse fresh. De Distanz (in der ~) *220m vor dem Ziel* •Als die Rennen in mehreren Heats gelaufen wurden, wurde ein Pferd disqualifiziert, wenn es mit solch einem Abstand geschlagen wurde. Es durfte an den weiteren Heats nicht teilnehmen. Damit sollte verhindert werden, dass ein Jockey sein Pferd schont.

distancer le peloton *c* En take a big lead *v r* De weit in Führung gehen

diverticule nasal *m* ; fausse narine *f* •Repli de la peau au bord de chaque narine externe. En nasal diverticulum De Nasentrompete *f* La Diverticulum nasi

diviser une course En split a race *v* De Rennen teilen (ein ~)

djiguite (jeu de ~) *m* •Jeu équestre acrobatique des cosaques. En Jiggit •Equestrian acrobatics performed by Cossacks. De Dschigitowka *f* •akrobatisches Schaureiten der Kossaken

DMSO > diméthyl sulfoxyde

docile •Se dit du cheval qui a bon caractère. En docile De gehorsam ; folgsam Es dócil Ca dòcil

docilité *f* En docility De Folgsamkeit *f* ; Gelehrigkeit *f* ; Willigkeit *f* Es docilidad

doigt *m* •Chez le cheval, seul le doigt III est développé, le doigt inclut les trois phalanges, et correspond ainsi au paturon, à la couronne et au sabot. La NAV désigne différemment les doigts des antérieurs (Digiti manus) et ceux des postérieurs (Digiti pedis). En digit De Zehe f ; Finger m La Digitus

Döle Gud Brandsal •Race nordique à sang froid. En Dole Horse breed De Doelepferd ne

dominant En dominant De beherrschend Es dominante

domptage m ; débourrage m En breaking of a horse De Einreiten ne ; Anreiten ne ; Zureiten ne Es doma ; domadura Ca doma ; domadura

dompter > débourrer (un cheval)

dompteur de chevaux En horsebreaker De Zureiter m

don ; cheval du Don •Chevaux de selle d'origine russe. En Don (Horse) breed De Donpferd / Don-Pferd ne Es don

donné à bail (cheval ~) En under lease (horse ~) De geleastes Pferd ne

donner à boire > abreuver

donner le départ En give the signal to start v De Startzeichen geben ne Es dar la salida Ca donar la sortida

dopage m En doping De Doping ne Es drogado

doré En golden De goldfarbig ; golden

dos m ; > rein(s) pour le bas du dos En back > loin(s) for the lower back De Rücken m Es dorso ; espalda (upper back) ; lomo (lower back) Ca esquena La Dorsum

dos (fait en) plongeant ; dos (fait) en brouette •Dos incliné vers l'avant. En croup-high (horse being ~)
•When the line of the back is sloping exaggeratedly upward the croup. De überbaut

dos (fait) en brouette > dos (fait en) plongeant

dos abaissé (vers l'arrière) ; fait en montant (cheval ~) ; bâti en montant (cheval ~) En too high at withers De vorn zu hoch stehendes Pferd

dos concave > dos ensellé

dos convexe ; dos de carpe ; dos de mulet En arch-back ; roach-back ; hog-back •Convex spinal column. De gewölbter Rücken m ; Karpfenrücken m Es dorso de carpa ; espalda corvada / curcuncha USA / Chile, Argentina

dos creux > dos ensellé

dos d'âne •Obstacle présentant une arête médiane et deux versants. En hog's back •Where the first and third part of the jump are lower than the middle one. De Hogsback m •dachförmiger Hochweitsprung, der aus 3 Stangen besteht. Die mittlere Stange ist am höchsten. Es salto de lomo de chancho

dos de carpe > dos convexe

dos de mulet > dos convexe

dos droit En straight back De gerader Rücken m

dos du nez > chanfrein

dos ensellé ; dos négligé ; dos concave ; dos creux
•Plus ou moins concave, le dos négligé est peu concave. La dépression de la colonne vertébrale se limite à l'arrière du garrot dans les cas légers. > dos fortement ensellé. En saddle-back ; hollow-back ; dipped back •Depressed vertebral column, behind the withers only in light cases. > sway-back. De Senkrücken m ; Sattelrücken m Es dorso ensillado ; espalda hueca / hundida

dos fortement ensellé •Quand la concavité du dos inclut la région lombaire. En sway-back ; bobby-back •When the downward curvature of a horse's back include the lumbar spine. De Senkrücken m

dos mou En weak back De weicher Rücken m ; schwacher Rücken m Es lomo blando

dos négligé > dos ensellé

dosanko •Race d'origine japonaise.

dossière f att •On parle de dossière quand elle passe sous ou sur une sellette. > contre-sanglon En backband hd
•Goes over or through the pad, and carries the weight of shafts or traces. De Tragriemen m Es sufra

double (obstacle / combinaison ~) m ou adj (m / f) En double (obstacle) De zweifache Kombination f Es obstáculo doble ; combinación doble Ca combinació doble / senzilla

double à une foulée (obstacle ~) m ; saut de puce mEn in-and-out (obstacle / combination) De In-Out Kombination f •Sprünge zwischen denen kein Galoppsprung liegt Es dentro y fuera (obstáculo)

double brisure (embouchure à ~) f ; trois pièces (embouchure à ~) •Dont les deux canons sont réunis par une pièce centrale. En double jointed mouthpiece ; link (mouthpiece with ~) ; spatula (mouthpiece with ~)
•« Link snaffle » or any mouthpiece « with (centre) link / spatula ». De doppelgliedrige Trense f Es doble articulación (embocadura con ~)

double filet m En double snaffle ; W-mouth snaffle ; Y-mouth snaffle De Doppeltrense f

doubler m ou v •acad: Quitter la piste par un quart de volte, pour la reprendre de l'autre côté du manège. En doubler n De halbe Reitschule f ; halbe Reitbahn f Es doblar Ca doblar

doubler (un autre cheval) > dépasser (un autre cheval)

doubler avec changement de main •class.: Doubler en reprenant la piste dans le sens inverse.

doubler dans la largeur Es doblar a lo ancho Ca doblar per l'amplada

doubler individuel •Chaque cavalier double à l'endroit où il se trouve dans le manège.

doubler successif •Le premier cavalier amorce le mouvement et les autres le continuent au même endroit.

doubler sur la longueur m ou v •acad: Doubler en utilisant toute la longueur du manège. En down centre line (to go ~) •acad: In a ring, using the long side. A « doubler » may be not on the centre line. De durch die Länge der Bahn wechseln Es doblar a lo largo Ca doblar per la llargada

doubler sur la longueur avec changement de main v En down centre line with change of rein (to go ~) ; down centre line and change hand (to go ~)
> down centre line (to go ~) De mit Handwechsel durch die Länge der Bahn wechseln

doubler sur la longueur avec changement de main m De Wechsel durch die Länge der Bahn m

douche f ; aire de lavage f En wash rack De Waschplatz m Es lavadero

dourine f ; mal du coït m ; syphilis du cheval f En dourine ; covering disease •Sexually transmitted disease caused by Trypanosoma equiperdum. De Beschälseuche f Es durina ; mal del coito

douve (grande ~ du foie) f En fluke (common liver ~) De großer Leberegel m Es distoma hepático ; duela del hígado ; fasciola hepática La Fasciola hepatica

drêche (de brasserie) f En brewer's draff / grains De Biertreber m pl ; Schlempe f ; Trockentreber m ; Trester m Es bagazo de cervecería It trebbie di birra ; malto esaurito

dressage > entraînement

dressage (classique) m En dressage (classical ~) De Dressur (klassische ~) f Es doma clásica Ca doma clàssica

dressage individuel (compétition de ~) m En individual dressage (competition) De Dressurturnier mit Einzelprüfung ne ; Einzeldressur f Es doma individual Ca doma individual

dressage par équipes (compétition de ~) En team dressage (competition) De Mannschaftsdressur f Es doma por equipos Ca doma per equips

dressage western m ; reining m En reining De Reining ne •die Dressur des Westernreitens

dressé (cheval bien ~) ; confirmé En well-schooled (horse) ; made De gut zugerittenes Pferd ne Es caballo bien hecho / domado / riendado ; caballo enseñado

dresser un cheval En school a horse v De einreiten ; einfahren att/hd Es adiestrar ; amaestrar ; domar Ca ensinistrar

dresseur (de chevaux) m ; entraîneur (de chevaux) mEn trainer (horse ~) De Pferdetrainer m

drogue f En drug prohibited substance De Dopingmittel ne Es droga

droit m ; dernier droit m •Le dernier droit sur la piste de course mène au fil d'arrivée. C'est par ailleurs le droit le plus près des estrades, et où se situent normalement le départ et l'arrivée, qui présente le plus d'intérêt. C'est pour cette raison qu'il est souvent appelé simplement le droit. > *autre droit (l'~)* En homestretch ; home stretch ; straight / stretch (front ~) ; straight (home ~) •The term « stretch » may be applied to any straight section of a racecourse or especially to the concluding stretch. The term « straight » applies especially to this concluding stretch. The « front straight / stretch » is the straight section on which are usually the starting and the finishing lines, and which is nearest to the main grandstand. The term « homestretch » applies more clearly and exclusively to the straight section where the competitors « run-in » to the winning post, from the last curve of the course. De Zielgerade f derecho de atrás ; recta inicial

droit (dans le ~) > dans le droit

droit (obstacle ~) > vertical (obstacle ~)

droit d'inscription m En entry fee De Nennungsgeld ne ; Einsatz m ; Nenngeld ; Nenngebühr ne ; f Es derecho de inscripción

droit d'inscription moyennant rétribution c En hitching fee r De Startbeihilfe f ; Startzuschuß m

droit de réclamation ; allocation de réclamation f En claiming allowance De Erlaubnis f

droit jointé ; droit-jointé adj ; bouleté adj ; droit sur ses boulets adj •Quand le boulet est, ou presque, à la verticale avec le paturon. > *pied bot* En upright pastern / foot ; straight in front forelimb •The angle of the pastern is too close to the vertical (upright, straight). If it is in front of it, it is knuckled. > *club foot* De steile Fessel ne ; aufrechte Fessel f ; senkrechte Fesselung f ; Stelzfuß m , steil gefesselt adj Es cuartilla erguida f

droit sur ses boulets ; droit jointé ; droit-jointé

dülmen •Race d'origine allemande. En Dülmen Pony breed De Dülmener Wildpferd ne

duodénum m •Première partie de l'intestin grêle, il est directement relié à l'estomac et sa forme empêche les aliments d'y retourner. En duodenum De Zwölffingerdarm m Es duodeno La Duodenum

dysenterie f En dysentery De Ruhr f Es disentería

dysphagie f En dysphagia De Schluckstörung f Es disfagia

dysplasie de l'articulation de la hanche f En hip dysplasia •Abnormally shallow development of the hip socket (acetabular dysplasia), and small femoral head; affecting hip joint size, shape and movement. De Hüftdysplasie f ; Hüftgelenkdysplasie f

dysurie f En dysuria De schmerzhafter Harndrang m Es disuria

eau f En water n De Wasser ne Es agua f

eau noire > myoglobinurie

ébène (noir d'~) En ebony De tiefschwarz Es ébano

ébonite f En vulcanite De Hartgummi ne oder m ; Ebonit ne Es ebonita

ébrouement m ; ébrouer (s'~) v •Sorte d'éternuement, pour dégager les naseaux, lorsque le cheval se détend ou est content, on entend alors la vibration des narines. Si le son est fort et tendu, et marque la surprise et/ou l'inquiétude, on devrait plutôt dire que le cheval renâcle. En snort n & v •Strong and tense snorts can be warning ones; relaxed and vibrating snorts can be signs of a contented horse or, may be, simply the sound of nose clearing. > *blow* De schnaufen f ; schnauben Es resoplido ; bufido

ébrouer (s'~) > ébrouement

écaille (de l'os temporal) f ; partie écailleuse (de l'os temporal) f En squamous (part of) temporal (bone) De Schuppenbein des Schläfenbeins ne Es escama del temporal La Pars squamosa

écartelé •c: Un des motifs pouvant faire partie d'un dispositif de couleurs. En quartered •r: One of the markings that may be part of a racing colour scheme. De geviertelt

échantillon m En sample De Probe f ; Tupferprobe f ; Abstrich m Es muestra Ne monster

échantillon d'urine > prélèvement d'urine

échantillon de sang > prélèvement de sang

échauboulure f ; feu d'herbe m •Forme d'urticaire légère, des plaques de dimensions variables apparaissent sur une partie ou sur tout le corps, le poil s'y hérisse sans que le cheval paraisse en souffrir tellement. Es barro

échauffement de la fourchette > pourriture de la fourchette

échelle des vitesses (d'un cheval) f En speed range (of a horse) De Bereich, in dem ein Pferd seinen Speed einsetzen kann

échographie f En ultrasound scanning De Ultraschalluntersuchung f Es ecografía

éclaircir la crinière En thin the mane v ; pull the mane v De Mähne lichten f ; Mähne verziehen f Es entresacar la crin ; igualar la crin

éclaircir la queue En thin the tail v ; pull the tail v De Schweif verziehen (den ~) ; Schweif verlesen (den ~)

école d'équitation f En riding school De Reitschule f Es picadero ; escuela de equitación Ca picador

École espagnole de Vienne En Spanish Riding School in Vienna De Spanische Reitschule in Wien f

écoulement m En discharge De Ausfluß m ; Auswurf m Es secreción It jetage

écoulement nasal > jetage

écourter ; écouer > courtauder

écouteux m ou adj •Dont les oreilles sont en mouvement constant et tendu, caractéristique de l'inquiétude ou d'une mauvaise vue. •Horse with a « listening » style, a restless and tense motion of the ears that may be due to a defective sight.

ectoparasite m •Parasite qui vit à la surface du corps de son hôte. En ectoparasite •External parasite. De Ektoparasit m ; Hautparasit m ; Außenschmarotzer mEs ectoparásito

écume m ; bave f •Salive mousseuse du cheval, lorsqu'il mâche son mors par exemple. En foam •Foam in the mouth of a horse, like when chewing his bit. De Schaum m Es baba ; babaza f ; f

écume ; savon m ; broue f •Mélange de graisse et de sueur, d'apparence blanchâtre, qui ne devrait guère apparaître sur un cheval suffisamment entraîné pour le travail qu'on lui demande. En foam •A mixture of fat and sweat on a horse working hard, probably even too hard for his current level of training. De Schweiß m ; Schaum m

écumer ; baver En drool v De speicheln Es babear

écumoir(e) > couteau de chaleur
écureur (automatique) > nettoyeur (d'étable, automatique)
écurie f (1) ; étable f (2) ; grange f (3) •1) pour les chevaux 2) pour le bétail 3) pour le grain et le foin. En barn (4) ; stable (1) •1) for horses; 2) for cattle; 3) for hay, grain or straw; 4) In North America, a barn is often a place for livestock, be it horses or other. In British English, it is rather for grain and hay. De Pferdestall m (1) ; Stall m (2) ; Scheune f (3) ; Viehstall m (4) Es cuadra ; caballeriza Ca quadra ; cavallerissa Ne stal
écurie de course En stable r De Rennstall m
écurie (de chevaux) de location En rental stable De gepachteter Stall m ; Mietstall m Es caballeriza para alquiler
écurie couplée c •Deux chevaux appartenant au(x) même(s) propriétaire(s) et engagés pour prendre part à une même course.
écurie d'attente c En receiving barn r De Gaststall m •Stall für Gastpferde im Rennsport in den USA
écurie gagnante En top winning barn / stable De erfolgreichster Stall m
écurie publique En public barn De öffentlicher Stall m
écuyer m En riding master ; écuyer (1) •1) Particularly associated with the Cadre Noir. De Reitmeister m (1) ; Ecuyer m Es caballerizo ; maestro de equitación
écuyer de cirque En circus rider De Zirkusreiter m Es jinete de circo
eczéma m •Affection cutanée caractérisée par des rougeurs. En eczema •A general term for any inflammation of the skin, marked early by redness. De Ekzem ne ; Ausschlag m Es eczema
effet de rênes m En effect of reins De Wirkung der Zügelarbeit f Es efecto de las riendas
efficience alimentaire > capacité de transformation des aliments
efflanqué En lean-flanked De hager adj
effrayé En frightened ; afraid De erschrocken Es asustado
effrayer (s'~) En shy v De erschrecken ; scheuen ; scheu werden Es asustarse ; espantarse Ca espantar-se
égaler un record ; rééditer un record En equal a record v De Rekord einstellen (einen ~)
égalité (course à ~) f ; ex aequo (course avec ~) En dead heat (race) •A race in which two or more horses finish exactly level. The prizes for the positions involved are divided equally between them. De totes Rennen ne Es empate
égratignure f ; éraflure f En scratch De Kratzer m Es rasguño
éhanché > épointé
einsiedler •Race d'origine suisse, parfois appelé le normand suisse. En Einsiedler ; Einsiedeln Horse breed •Sometimes known as the Swiss Anglo-Norman. De Einsiedler m Es einsiedler
élan m ; détente f •Action ou moment où le cheval se pousse dans les airs pour franchir l'obstacle. Il s'agit d'une phase entre la battue et le planer. En take off impulsion •From the take-off point and before the suspension, pushing in the air over the obstacle. De Absprung m Es lanzamiento Ca llançament
élargir le cercle En enlarge the circle v De Zirkel vergrößern (den ~)
électrolytes m pl En electrolytes De Elektrolyte m pl Es elect rólitos
élément phospho-calcique m ; oligo-élément m pl: oligo-éléments En trace element De Spurenelement ne

élevage m En breeding De Zucht f Es cría It allavamento Ne fokkerij
élevage chevalin / de chevaux En horse-breeding De Pferdezucht f Es cría caballar It allavamento equina Ne paardfokkerij
élevage de juments En mare keeping De Stutenhaltung f Es yeguada f
élevage de race pure De Reinzucht f
élevage en lignée ; sélection en lignée En line breeding ; linebreeding •The mating of individuals in the same family but not closely related. De Linienzucht f Es cría en líneas
élévation f •Déplacement vertical du cheval ou d'une partie de son corps, dans l'exécution d'un mouvement. En elevation ; heightening •Said of a horse or a part of his body while performing a movement. De Aufrichtung f •in verschiedenen Bewegungen des Pferdes in der Hohen Schule werden die Unterarme fast bis zur Waagerechten aufgerichtet. Es elevación Ca elevació
éleveur m En breeder (up) ; rearer •Raising and caring for horses. De Aufzüchter m Es criador
éleveur (-naisseur) m En breeder •Mating horses and getting the mares to foal. De Züchter m Es seleccionador y criador Ne fokker
éleveur (de bétail) En cattleman •A person who rears cattle. > other entry De Viehzüchter m ; Rinderzüchter m
élimination f En elimination De Ausschluß m ; Ausscheidung f Es eliminación Ca eliminació
éliminer > sélectionner (pour élimination)
émail (d'une dent) m En enamel (of a tooth) De Zahnschmelz m ; Zahnemaille f Es esmalte La Enamelum
émail central / interne (d'une dent) En inner enamel ring (of a tooth) De innerer Abschluss des Zahnschmelzes m
émail externe / périphérique (d'une dent) En outer enamel ring (of a tooth) De äußerer Ring des Zahnschmelzes m
emballement m En bolting De durchgehend ; durchbrennend Es desbocamiento
emballer (s'~) En bolt v ; run away v De durchgehen v ; durchbrennen v Es desbocarse ; embalarse ; escaparse ; huir
embauchoir ; embouchoir m ; m •Support que l'on introduit dans les bottes de cuir pour les aider à maintenir leurs formes quand elles ne sont pas portées. En tree (boot ~) •A support inserted, when not being worn, to preserve the shape of leather boots. De Stiefelblock m ; Stiefelleiste f Es horma de bota
embolie f En embolism De Embolie f •plötzlicher Verschluss eines Blutgefäßes. Es embolia
embouchure f •Au sens strict, la partie du mors qui entre dans la bouche du cheval, en pratique ce mot désigne souvent le mors. > canon (du mors) En mouth(piece) •Stricto sensu, the part of the bit which goes in the mouth. > canon (bit ~) De Mundstück ne Es embocadura Ca embo cadura
embrocation f En embrocation De Einreibung f ne Es embrocación
éminence pyramidale > processus extensorius
emphysème (pulmonaire) m •Déchirement des parois des alvéoles pulmonaires, lesquelles se confondent ainsi les unes avec les autres, ce qui rend la respiration et le passage de l'oxygène dans le sang difficiles. > souffle En emphysema (pulmonary ~) •Due to destruction of the walls of alveoli, interfering with respiration and with the uptaking of oxygen by the blood. > broken wind De Lungenemphysem ne ; Lungenaufblähung f Es enfisema
empilade > empilage

empilage *m ca* ; **empilade** *f Can.* •Empilage des participants lors d'accidents, de plaquages, d'arrêts de jeu etc. En pile-up ; pileup *hr* De Stau *m* ; Massenkarambolage *f*
emplacement de la battue d'appel *m* En take off point De Absprungstelle *f* Es punto de picar / saltar
emplacement de la selle En saddle site ; natural place for the saddle to sit De Sattellage *f* Es colocación de la montura
empreinte > trace
empyème *m* En empyema De Eiteransammlung *f* ; Empyem *ne* Es empiema
en arrière de la main > en dedans de la main
en dedans de la main ; en arrière de la main •Cheval en dedans ou en arrière de la main, qui ne prend pas contact avec le mors. En behind the bit •A horse is behind the bit when avoiding the contact with the mouthpiece. De hinter dem Zügel ; hinter der Hand Es detrás de la mano Ca darrere la mà
en main (cheval ~) •On peut aussi dire que le cheval est bien mis, qu'il est dans la main, etc. En on the bit (horse ~) De on das Gebiß gestellt (Pferd~) ; am Gebiß sein (Pferd~) Es en la mano / rienda (caballo ~) Ca a la mà (cavall ~) It alla mano (cavallo ~) Po na mão (cavalo ~) Ne in hand gesteld (paard ~)
en pleine foulée (cheval ~) En in full stride (horse ~) De vollem Galopp (in ~)
en tête ; en-tête *f* ; *f* •Marque blanche localisée sur le front du cheval, on la qualifiera selon sa forme et sa grosseur, par exemples: étoile ou pelote. En star •A white mark on the forehead of the horse, it may have any shape (like star, Stern and estrella) or no shape at all. De Stern *m* ; Blume *f* •Abzeichen Es lucero ; estrella ; estrellado Ca estel ; estrella
en tête à gauche // droite •Se rapprochant de l'arcade sourcilière gauche // droite. En star inclined to left // right De Stern (nach links // rechts geneigter) *m*
en tête bordé En bordered star De geränderter Stern *m*
en tête du peloton *c* En leading the field *r* De Spitze des Feldes (an der ~)
en tête en croissant •En tête en forme de demi-cercle. En crescent-shaped star De halbmondförmiger Stern *m*
en tête herminé En ermined star De Stern mit darin enthaltenen schwarzen Flecken *m*
en tête interrompu •Coupé en deux par des poils autres que blancs. En interrupted star De unterbrochener Stern *m*
en tête irrégulier En irregular star De unregelmäßiger Stern *m*
en tête mélangé En mixed star De mischfarbiger Stern *m*
en tête prolongé •En tête qui se prolonge dans, est reliée à, la liste. En connected star ; continuous star •A star connected with a stripe. De Stern mit Strich *m*
en tête prolongé par une liste En star and stripe conjoined De Stern und Blesse miteinander verbunden *m* Es estrella y cordón
encadrer (le cheval entre les aides) En keep the horse on the aids *v* De zwischen Schenkel und Zügel stellen Es encuadrarlo entre pantorrilla y rienda
encan *m* ; vente aux enchères *f* En auction (sale) De Auktion *f* Es remate ; subasta Ne verkoop bij opbod
encanteur *m* ; commissaire-priseur *m* En auctioneer De Auktionator *m* ; Versteigerer *m*
encapuchonné En over-bent •The lower head is approaching the chest, behind the vertical dropping from the upper part of the head to the ground. De überzäumt ; hinter der Hand ; verhalten Es encapotado
encapuchonnement *m* ; hyperflexion (de la nuque) *f* En over-bending (of the head) ; hyperflexion De Stirnlinie hinter der Senkrechten *f* ; falscher Knick *m*
encapuchonner (s'~) En ball-up *v* •For a horse, to curl the neck until the nose is pressing against the chest. De einrollen •das Pferd "beißt" sich in die Brust Es encapotar ; encapotarse Ca acotar-se *v*
encastelure *f* •Resserrement des talons du sabot. En contraction of a hoof ; hoof bound / hoof-bound •Drawing together of the buttresses, it may affect one or both heels. Hoof-bound is sometimes presented as being the lameness resulting from chronic contracted heels, in which the hoof wall presses tightly enough, against the distal phalanx, to cause pain. De Verkürzung eines Hufes *f* ; Kontraktion eines Hufes *f* Es escarza It incastellatura
enceinte d'un hippodrome *f* En grounds of a race track / course De die abgeschlossenen Bereiche einer Rennbahn
encenser > battre à la main
encéphale > cerveau
encéphalite / encéphalomyélite équine de l'est des États-Unis *f* En eastern equine encephalomyelitis ; EEE *abbr* De Ostamerikanische Pferdeenzephalomyelitis *f* ; Östliche Pferdeenzephalomyelitis *f* •Viruserkrankung, die das Gehirn und Rückenmark schädigt
encéphalite / encéphalomyélite équine de l'ouest des États-Unis *f* En western equine encephalomyelitis ; WEE *abbr* De westliche Pferdeenzephalomyelitis *f*
encéphalite / encéphalomyélite équine du Venezuela *f* En Venezuelan equine encephalomyelitis ; VEE *abbr* De Venezolanische Pferdeenzephalomyelitis *f* Es encefalitis equina venezolana
encéphalite japonaise B *f* En Japanese B encephalitis De Japanische Enzephalitis *f* Es encefalitis japonesa
encéphalomyélite (équine) *f* ; maladie du sommeil *f* •Infection virale aiguë transmise surtout par les insectes piqueurs, la maladie affecte les humains, les oiseaux et d'autres mammifères. En encephalomyelitis (equine viral ~) ; E and W (1) ; sleeping sickness •There are three strains: eastern (EEE), western (WEE) and Venezuelan (VEE). 1) USA, stands for eastern and western (strains of the) equine encephalomyelitis. De Enzephalomyelitis der Pferde (seuchenhafte ~) *f* ; Pferdeenzephalomyelitis *f* Es encefalomielitis equina
enchère *f* ; mise *f* En bid De Gebot (auf einer Auktion) *ne* Es puja
enchérir ; surenchérir •Miser une somme supérieure à l'offre courante lors d'une vente aux enchères. En make a higher bid *v* De hinauftreiben (den Preis ~) ; verteuern ; höheres Gebot abgeben (ein ~) Es pujar ; sobrepujar
enchérisseur *m* En bidder De Bieter *m*
enclos *m* ; paddock *m* •Surface clôturée, souvent dans une prairie, dans laquelle les chevaux sont laissés en semi-liberté. > *autre inscription pour paddock* En paddock •An enclosed area, generally of grassland where the horses are kept relatively free. > *other entry* De Koppel *f* ; Paddock *m* ; Auslauf *m*
enclos *c* En retention area *r* De Koppel *f*
enclos circulaire > rond
enclume *f* En anvil De Amboß *m* Es yunque *m* It inducine
enclume (de l'oreille) *f* ; incus *m* En anvil (of the ear) De Amboß *m* •Knochen des Ohres Es yunque *m* La Incus
encolure *f* ; cou *m* •S'étend de la tête jusqu'aux épaules et au poitrail. Le terme encolure est le plus approprié. En neck De Hals *m* Es cuello Ca coll La Collum

encolure bien sortie •Sans transition brusque avec soit le garrot, les épaules ou le poitrail. De guter Halsansatz *m*
encolure de cerf > encolure renversée
encolure de cygne •Encolure concave à la base et rouée (convexe) dans sa partie supérieure. En arched neck ; peacock-neck ; swan neck *(1)* ; turned-over neck •1) This type of shape is sometimes described as tending to become ewe-necked at its lower end, sometimes as looking thin and underdeveloped below the throat, and sometimes as having a downward arch on both the lower and upper sides. De Schwanenhals *m* Es cuello de cisne
encolure droite En straight neck De gerade verlaufender Hals *m*
encolure épaisse > cou de taureau
encolure grêle En narrow neck ; thin neck De Bretthals *m* ; schmaler Hals *m* ; dünner Hals *m*
encolure mal sortie / greffée / attachée De schlechter Halsansatz *m*
encolure renversée *f* ; encolure de cerf •Dont le bord supérieur est concave. En ewe neck ; upside-down neck •A conformation fault, the neck makes a concave line from ears to withers. De Hirschhals *m* ; verkehrter Hals *m* Es cuello de ciervo ; cuello invertido ; cuello hundido
encolure rouée •Dont le bord supérieur est courbé (convexe) sur toute la longueur. En high-crest De gebogener Hals *m*
endocarde *m* •Membrane interne du coeur. En endocardium De Endokard *ne* •die innerste Schicht der Herzwand. Es endocardio La Endocardium
endomètre *m* En endometrium De Gebärmutterschleimhaut *f* ; Endometrium *ne* Es endometrio
endoparasite > parasite interne
endurance *f* En endurance De Ausdauer *f* Es resistencia
enflure *f* ; tuméfaction *f* En swelling De Schwellung *f* Es hinchazón
engagement > inscription
engagement (de l'arrière-main) *m* En engagement (of the hindquarters) De Heranstellen *ne* ; Hinterhand aktivieren *f* ; Engagement der Hinterhand *ne* Es remetimiento (del tercio posterior)
engager (l'arrière-main) En engage (the haunches) *v* ; hock *v* De heranstellen (die Hinterhand ~) Es entrar / emplear el posterior ; reunir el posterior ; emplear las ancas
engager un cheval (dans une course) En declare a horse *v r* De nennen (ein Pferd ~)
engendrer En sire *v* De zeugen ; hervorbringen Es engendrar
engrais *m* En fertilizer De Düngemittel *ne*
enjambée > foulée
enjeu (à gagner) *m* •Montant offert en bourse dans une course. Le mot enjeu peut aussi être utilisé pour désigner le montant des paris. En stake •Money offered as a prize in a race. De Geldpreis *m* ; Rennpreis *m*
enjoliveur de roue *m* En wheel disc De Radkappe *f*
enlever (s'~ au trot) En post (to the trot) *v* De sich beim Trab erheben Es levantar (al trote
enlever (s'~) *cs* En take off *v hj* De abspringen ; aufnehmen (sich ~)
enlever le licou En take off the halter *v* De abhalftern Es descabestrar It scavezzare
enlever les crottins En remove the droppings *v* ; muck out *v* De ausmisten
enquête (d'office) *f* •c: Menée sur l'initiative des commissaires des courses. En inquiry ; enquiry •r: An investigation ordered by the stewards of the meeting. De Überprüfung *f* ; Untersuchung *f* Es averigua

enregistrement *m* En registration De Registrierung *f* ; Anmeldung *f* ; Eintragung *f*
enregistrement des paris En placing of bets / wagers De Platzieren der Wetten *ne*
enregistrer les engagements *c* En list declarations *v* De Nennungen erfassen / registrieren *f pl*
enrênement > fausse rêne
enrênement(s) *m (pl)* •Ensemble des rênes, fausses rênes, rênes fixes, chambon, gogue etc., qui servent à guider le cheval ou à lui imposer un port de tête. En reins De Zügel und Hilfszügel *m pl* Es riendas
ensellement *m* •Courbe du dos du cheval qui est ensellé. En hollow ; dip •Hollow of the back of a saddle-backed or sway-backed horse. De Hohlrückenbildung *f* ; Lordose *f* Es ensilladura ; sillar Ca ensenadura
ensilage > fourrage ensilé
entérite *f* •Inflammation de la muqueuse intestinale. En enteritis •Inflammation of the intestinal mucosa. De Darmentzündung *f* ; Darmkatarrh *m* ; Enteritis *f* •Entzündung der Darmwand. Es enteritis
entérolithe *m* En enterolith •A calculus in the intestine. De Darmstein *m* ; Darmkonkrement *ne*
entier (cheval mâle ~) > étalon
entités de paris distinctes *f pl* En separate betting entities De getrennte Wetteinrichtungen *f pl*
entorse *f (1 & 2)* ; foulure *f (1)* •Le mot « strain » peut désigner un simple étirement d'un muscle ou d'un tendon. 1) L'entorse légère, ou foulure, est celle dans laquelle les ligaments d'une articulation ne sont qu'étirés ou détendus (« strain ») ; 2) l'entorse est plus grave lorsqu'il y a rupture, à différents degrés, de ligaments (« sprain »). En strain *(1)* ; sprain *(2)* •Strain and sprain are occasionally presented as equivalents. 1) Overstretching of a muscle or other non-tearing distension of a tendon or a ligament. The ligament is the structure involved in the « entorse ». 2) Wrenching or twisting of a joint with rupture of fibres of ligaments, and possibly of other associated structures. De Zerrung *f (1)* ; Verstauchung *f (2)* Es esfuerzo *(1)* ; torced ura *(2)*
entraînement *m* ; dressage *m* •Entraînement d'un cheval en fonction d'une discipline. Une fois que le cheval est dressé ou entraîné à se comporter de la façon qu'on attend de lui, ou à exécuter des mouvements particuliers, il pourra encore faire l'objet d'un autre genre d'entraînement. On dit plutôt, par exemple, qu'on entraîne un cheval, pour qu'il acquière la résistance nécessaire, à la course d'endurance. En training ; schooling ; dressage •The schooling and training of a horse for jumping or such disciplines may be considered being the same thing. For endurance performances however, the term training appears to be more adequate. Dressage stands especially for training in responsiveness, deportment and skills. De Training *ne* ; Dressur *f* ; Zureiten *ne* Es adiestramiento ; amaestramiento ; entrenamiento Ca ensinistrament
entraîner (un cheval) > *entraînement ou dressage* En train (a horse) *v* > *training* De trainieren (ein Pferd ~) Es entrenar
entraîner à l'obstacle En school a jumper *v* De einspringen
entraîner un autre cheval à l'extérieur (du peloton) *c* En carry another horse out *v r* De mit nach außen nehmen (ein anderes Pferd ~)
entraîneur *m f: entraîneuse* En trainer ; coach De Trainer *m* Es entrenador Ca entrenador Ne trainer
entraîneur (de chevaux) > dresseur (de chevaux)
entraver (la marche d'un autre cheval) *c* En crowd (another horse) *v* De abdrängen (ein anderes Pferd ~) Es empujar
entraves *f pl* ; abot *m* •Entrave est un terme générique pour les pièces d'harnachement servant à limiter les mouvements ou les allures d'un cheval. Un abot est une entrave au

niveau des paturons. En hobbles (harness ~) ; hopples •Hobbles are for tying a horse's forelegs at pastern height to restrain movement (Spanish: maneas, ataduras, French: abot). Hopples (harness hopples) are hanging around the legs of trotters or pacers mainly to prevent them from breaking into another gait. In harness racing in North America, no difference is made between hobbles and hopples. There are also serving or mating hobbles. De **Fußfesseln** *f pl* ; **Hobbel** *m pl* ; **Hobbles** *m pl* •Hobbles werden für Pacer verwendet, um zu verhindern, dass sie in den Trab wechseln Es **maneas** ; **trabas** ; **ataduras**

entraves d'accouplement En breeding hopples / hobbles ; service / serving hobbles De **Spannstricke** *m pl* Es **maneas** ; **trabas**

entravon *m* •Entrave formée de deux pièces adaptées aux deux antérieurs ou aux deux postérieurs du cheval. En hobbles •Hind hobbles or front leg hobbles; the front leg hobbles are fastening the forelegs together to prevent the horse from straying. De **Fußfesseln** *f pl* ; **Wurfzeug** *ne* Es **maneas** ; **trabas**

entre mains et jambes > bien encadré

entre-deux > stalle (d'écurie)

entrée *f* ; admission *f* •Entrée en piste, pour une reprise de dressage, ou sur le parcours de compétition. En entry ; entrance •Entry on the competition ground, on the course etc. De **Eintritt** *m* ; **Einzug** *m* Es **entrada** Ca **entrada**

entrée du dernier droit > début du dernier droit

entrepas > trot décousu / désuni

entropion *m* En entropion ; inverted eyelids De **Lideinstülpung** *f* ; **Entropium** *ne* •Einwärtskehrung des Augenlides. Es **entropión**

enzyme *f* En enzyme De **Enzym** *ne* ; **Ferment** *ne*

enzyme protéolytique En proteolytic enzyme De **proteolytisches Enzym** *ne* •eiweißspaltendes Enzym

Eohippus ; Hyracotherium •Le cheval des tourbières, mesurant de 25 à 30 centimètres au garrot. Cet ancêtre du cheval vivait il y a environ cinquante à soixante millions d'années (éocène supérieur) en Asie et en Amérique, puis il disparut complètement de ce dernier continent. En Eohippus •The oldest known ancestor of the horse, it had four toes on each forefoot and three on each hind. De **Eohippus** *m* ; **Hyracotherium** *ne* •ausgestorbene Gattung der Unpaarhufer. Einer der frühesten bekannten Verwandten des Pferdes.

éparvin *m* En spavin > *bog, bone, high, jack and occult spavins* De **Spat** *m* Es **esparaván**

éparvin aveugle •Qui ne présente pas de déformation extérieure. En occult spavin ; blind spavin •A bone spavin in which there is no external enlargement. De **unsichtbarer Spat** *m* Es **esparaván oculto**

éparvin calleux *m* ; éparvin de l'os / osseux •Ostéite ou ostéo-arthrite au sommet interne du canon et à la face inférieure interne du jarret. En bone spavin •Osteitis or osteo-arthritis of upper end of canon and inner side of hock. A large spavin is called a jack, and a small is a blind or occult spavin. The latter may present no palpable or radiographic sign. De **Knochenspat** / **Knochen-Spat** *m* Es **esparaván óseo**

éparvin de l'os / osseux > éparvin calleux

éparvin mou *m* ; vessigon articulaire tarsien / du jarret *m* •Distension de la synoviale tibio-talienne du jarret. Il peut prendre trois formes qui communiquent largement entre elles: vessigon du pli du jarret et vessigon médial // latéral du creux du jarret. En bog spavin •Distension of the talocrural synovial sac of the hock. De **Kreuzgalle** *f* ; **weicher Spat** *m* ; **Weichteilspat** *m* ; **Sprunggelenkgalle** *f* Es **esparaván falso**

éparvin sec •Affection que l'on suppose faire harper le cheval.

éparviner > harper

épaule *f* •Comprise entre le garrot et le bras ou l'avant-bras selon les interprétations, comprend donc la scapula (Regio scapularis NAV), plus l'humérus si on y inclut le bras. En shoulder •Corresponding to the scapula area, some interpretations include the humerus. De **Schulter** *f* Es **espalda** ; **hombro** Ca **espatlla** It **spalla** Ne **schouder**

épaule chargée > épaule noyée

épaule chevillée •Le cheval éprouve une gêne persistante, due à une mauvaise conformation, l'épaule semble rivée au corps. En tied-in shoulder De **gebundene Schulter** *f* ; **steife Schulter** *f* ; **unbewegliche Schulter** *f*

épaule décharnée > épaule plaquée

épaule droite •L'angle de la pointe de l'épaule au garrot est trop à la verticale. En upright shoulder ; straight shoulder •The angle from the point of the shoulder to the withers is too close to the vertical, inhibiting desirable movement of the front legs. De **steile Schulter** *f* Es **hombro derecho**

épaule froide •La gêne éprouvée par le cheval disparaît pendant le travail.

épaule inclinée / oblique En sloping shoulder De **schräge Schulter** *f* Es **espalda inclinada** ; **hombro angulado**

épaule noyée ; épaule chargée •Trop charnue. En loaded shoulder De **überladene Schulter** *f* ; **stark bemuskelte Schulter** *f*

épaule plaquée ; épaule décharnée •Épaule dont la musculature est insuffisante ou atrophiée. De **schwache und steile Schulter** *f*

épaule-en-dedans En shoulder-in De **Schulterherein** *ne* Es **espalda adentro** Ca **espatlla endins** It **spalla in dentro** Po **espaduãs a dentro** Ne **schouder binnenwaarts**

épaules (d'une selle) *west.* En swells (of a saddle) *west.* De **Swells** *m pl* ; **Schwellgabel** *f* •Teil des Baumes eines Westernsattels Es **hombros (de una silla)**

épaulettes •c: Un des motifs pouvant faire partie d'un dispositif de couleurs. En epaulettes •r: One of the markings that may be part of a racing colour scheme. De **Schultern** *f pl*

épée romaine *f* •Épi sur les faces latérales de l'encolure.

éperon *m* En spur *n* De **Sporn** *m pl: Sporen* Es **espuela** Ca **esperó**

éperon à boîte •Enfoncé dans le talon. En box-spur •Fitting into a hole at the back of the heel of the rider's boot. De **Kastensporn** *m*

éperonner En spur *v* De **Sporen geben** *m pl* Es **espolear**

éperonnier •Fabricant ou vendeur d'éperons. En spurrier •Spur maker. De **Sporer** *m* ; **Sporenmacher** *m*

épi *m* •Zone où les poils, changeant de direction, ressemblent à un petit tourbillon ou prennent une autre forme irrégulière. En whorl ; cowlick •A circle or other irregular setting of coat hair. > *simple whorl, linear w. and sinuous w.* De **Haarwirbel** *m* ; **Wirbel** *m* Es **remolino**

épi centré convergent ; épi concentrique En simple whorl •Into which hairs converge from various directions. De **einfacher Haarwirbel** *m*

épi concentrique > épi centré convergent

épi divergent / excentrique •Épi dont les poils irradient ou tourbillonnent à partir d'un point ou d'une ligne centrale.

épi penné •Épi dont les poils convergent ou divergent le long d'une ligne. En linear whorl •Arrangement of hairs, meeting from, or taking different directions, along a line. De **Haarkamm** *m* ; **Haarscheide** *f* La **Linea pilorum convergens // divergens**

épi penné convergent sinueux •Épi dont les poils, venant de deux directions, se rencontrent le long d'une ligne sinueuse. En sinuous whorl •Into which hairs from two directions meet along an irregular curving line. De gekrümmter Wirbel *m* ; wellenförmiger Wirbel *m* ; geschlängelter Wirbel *m*

épicondyle latéral *m* En lateral epicondyle De seitlicher Aufsatz des Gelenkknorrens *m* ; lateraler Streckknorren *m* ; lateraler Epikondylus *m* It epicondile laterale La Epicondylus lateralis

épicondyle médial En medial epicondyle De medialer Beugeknorren *m* ; medialer Epikondylus *m* It epicondile mediale La Epicondylus medialis

épiderme *m* En epidermis De Oberhaut *f* ; Epidermis *f* Es epidermis La Epidermis

épiglotte *f* En epiglottis De Kehldeckel *m* ; Epiglottis *f* Es epiglottis La Epiglottis

épilepsie *f* En epilepsy De Epilepsie *f* ; Fallsucht *f* ; Krampfleiden *ne* Es epilepsia

épine acromienne > épine scapulaire

épine dorsale *f* En spine De Rückgrat *ne* Es espina dorsal ; espinazo It spina dorsale

épine scapulaire ; épine acromienne *anc* En spine of the scapula ; scapular spine De Schulterblattgräte *f* ; Schultergräte *f* Es espina de la escápula It spina scapolare La Spina scapulae

épingle ; **épinglette** > agrafe

épiphyse (d'un os) *f* En epiphysis De Epiphyse *f* •Gelenkende des Röhrenknochens. Es epífisis La Epiphysis

épiphysite *f* En epiphysitis De Epiphysitis *f* •Knöcherne Wachstumsstörung des jungen Pferdes. Es epífisitis

épistaxis *f (1)* ; hémorragie pulmonaire provoquée par l'exercice *f (2)* •1) Saignement par les voies aériennes supérieures, qui apparaît sans cause apparente. 2) Un tel saignement survenant durant ou après un exercice violent. En epistaxis (1) ; bleeding (1) ; exercise-induced pulmonary haemorrhage (2) ; EIPH *abbr* (2) •1) Horse's bleeding from the nostrils. This may occur for different reasons and without apparent causes. 2) Such a bleeding occuring during or after hard exercise. De Nasenbluten *ne (1)* ; Epistaxis *f (1)* ; Lungenbluten (belastungsinduziertes ~) *(2)* Es epistaxis ; hemorragia pulmonar inducida por esfuerzo *(1)*

épithélioma / épithéliome malin > carcinome

épithélium *m* En epithelium De Epithel *ne* ; Epithelium *ne* •oberste Zellschicht der Haut. Es epitelio

épizootie *f* En epizooty De Tierseuche *f* ; Viehseuche *f* Es epizootia

épointé ; éhanché ; serré du train de derrière •Cheval dont une des hanches, est moins saillante ou paraît plus basse que l'autre.

éponge *f* ; hygroma du coude *m* En capped elbow ; shoe boil ; elbow hygroma ; bursitis of the point of elbow De Ellbogenbeule *f* ; Stollbeule / Stollenbeule *f* Es codillera ; bursitis del codo ; higroma del codo

éponge *f* En sponge De Schwamm *m* Es esponja

éponge (d'un fer) *f* •Extrémité de la branche qui va sous les talons. En heel (of a horseshoe) De Trachtenende (des Hufeisens) *ne pl* ; Schenkelende (des Hufeisens) *ne* Es callo

éponge amincie (d'un fer) En thinned heel (of a horseshoe) De abgeflachtes Schenkelende des Hufeisens *ne*

éponge épaissie (d'un fer) En thickened heel (of a horseshoe) De verstärktes Schenkelende *ne*

éponge tronquée (d'un fer) En cut heel (of a horseshoe) De gestutztes Schenkelende *ne*

éponges biseautées En penciled heels ; underslung heels ; racing heels ; jumping heels •The heels of the shoe are shaped in the line continuing directly the buttresses as viewed from the side. They are also sometimes called beveled heels, but this term is confusing. De abgeschrägte Schenkelenden des Hufeisens *ne pl* •die Schenkelenden des Hufeisens sind in der Seitenansicht abgeschrägt

éponges nourries •Dont les branches sont progressivement épaissies vers l'arrière. En wedge heels ; swedged-up heels De keilförmige Trachten *f pl*

époussette > torchon

épreuve *f* En trial ; heat > *eliminating heat* De Ausscheidungsrennen *ne* ; Durchgang *m* ; Probegalopp *m* Es prueba

épreuve (de saut) d'obstacles *cc* En jumping phase / test *ht* ; stadium jumping USA *ht* De Jagdspringen *ne* ; Springreiten *ne* Es prueba de saltos en pista ; fase (concurso de) salto Ca prova de salt d'obstacles

épreuve au chronomètre *cs* ; épreuve contre la montre *cs* En scurry jumping (with time factor) ; competition against the clock *hj* De Zeitspringen *ne* Es prueba contra el reloj

épreuve avec barrage > épreuve de précision

épreuve chronométrée ; épreuve contre la montre •ca: Un autre cheval doit courir à côté de celui passant l'épreuve, mais sans le dépasser. En time trial *r* ; performance against time *r* De Zeit-Trial *ne*

épreuve contre la montre > épreuve au chronomètre

épreuve contre la montre > épreuve chronométrée

épreuve d'aptitude De Eignungsprüfung *f* Es prueba de aptitud

épreuve d'effort En stress test De Stresstest *ne*

épreuve de dressage *cc* En dressage phase *ht* De Dressurdisziplin beim Vielseitigkeitsreiten *f* Es fase de adiestramiento

épreuve de dressage •Dans un concours complet on parle d'épreuve de dressage, de la même façon que d'épreuve de fond et d'épreuve de saut. > *reprise et concours de dressage* En dressage test De Dressurprüfung *f* Es prueba de doma (clásica) Ca prova de doma (clàssica)

épreuve de dressage élémentaire En basic dressage test De Anfänger-Dressurprüfung *f* Es prueba de adiestramiento para principiantes

épreuve de fond *cc* En endurance test / phase (speed and ~) *ht* De Geschwindigkeits- und Geländeprüfung *f* Es prueba de fondo ; fase de velocidad y resistencia Ca prova de fons

épreuve de fond > phase de cross-country

épreuve de maniabilité *att* En obstacle driving test *hd* De Hindernisfahren *ne*

épreuve de parenté En parentage test(ing) •Test usually based on red cells antigens, the offspring's antigens make it possible to exclude some possible sires. De Elterntest *m* ; Vaterschaftstest *m* ; Abstammungsüberprüfung *f*

épreuve de précision *f cs* ; épreuve avec barrage *cs* En competition with jump-off De Prüfung mit Stechen *f* Es prueba con desempate

épreuve de puissance *cs* En puissance jumping De Mächtigkeitsspringprüfung *f* ; Kanonenspringen *ne* Es prueba de potencia ; salto de potencia

épreuve de qualification En qualifier De Qualifikationswettkampf *m* ; Qualifikationsprüfung ; Qualifikationsrunde *f* ; *f*

épreuve de qualification pour la Coupe du monde En World Cup Qualifier De Weltpokalqualifikation *f*

épreuve éliminatoire En eliminating heat De Ausscheidungsrennen *ne* ; Heatrennen *ne* ; Stechen *ne*

Es prueba eliminatoria

épreuve finale En final heat De letzter Heat *m* ; letzter Durchgang *m*

épreuve sur / de la descendance •Appréciation des qualités d'un reproducteur à la lumière de celles de ses descendants. > *épreuve de parenté* En progeny test(ing) •Testing the potential on an animal by assessing the qualities of his progeny. > *parentage test(ing)* De Nachkommenprüfung *f* Es análisis de progenie *m* ; prueba de (la) descendencia

équarrissage *m* •Récupération et dépeçage des cadavres d'animaux. En knackery De Abdecker *m* ; Roßschlächter *m* ; Pferdeschlächter *m* Es descuartizamiento ; des olladura

équestre *adj* En equestrian *adj* De Reit... ; Reiter... •Pferde od. Reiter oder die Reitkunst betreffend. Es ecuestre Ca eqüestre

équidés (les ~) *m pl* En equines (the ~) ; horse family De Equiden *m pl* ; Einhufer *m pl* Es équidos ; equinos La Equidae

équilibre (en ~) > aplomb (d'~)

équin *m ou adj* ; chevalin En equine De Pferde... ; pferdeartig Es equino ; caballar

équipement *m* ; attirail *m* En equipment De Ausrüstung *f* ; Gerät *ne* equipo

équipement > harnachement

équipement d'écurie En stable equipment De Stallgerät *ne*

équitation *f* En horseback riding ; equitation De Reiten *ne* Es equitación Ca equitació

équitation à main droite // gauche En riding to the right // left De reiten (auf der rechten // linken Hand ~) Es equitación a mano derecha // izquierda

équitation académique / savante En academic riding De akademische Reitkunst *f* Es equitación académica

équitation centrée •Le fait d'être « centré » réfère à l'utilisation correcte, par le cavalier, de la région de son centre de gravité, correspondant à la notion de « hara » dans les arts martiaux japonais. En centered riding •Being « centered » refers to one using properly the region of his centre of gravity, corresponding to the notion of « hara » in the Japanese martial arts. « Centered Riding » is a term that is presented as being trademarked in USA. De Reiten aus der Körpermitte *ne*

équitation classique En classical equitation / riding De klassische Reitkunst *f*

équitation d'extérieur En cross country riding De Geländereiten *m* Es equitación de exterior

équitation de cirque En circus riding De Zirkus-Reiterei *f*

équitation thérapeutique En therapeutic riding De therapeutisches Reiten *ne* ; Hippothérapie *f*

éraflure > égratignure

ergot *m* •Corne située au bas et à l'arrière du boulet. En ergot ; dew claw *rare* De Sporn *m* ; Köte *f* Es garra ; ergot

erreur de parcours *f* En error in the course De Verreiten *ne* Es error de recorrido Ca error de recorregut

espace inter-dentaire *m* ; barre *f* ostéologie •Part des incisives, ou des canines, jusqu'aux prémolaires. Correspond au bord interalvéolaire (Margo interalveolaris NAV) présent sur chacune des mandibules et chacun des maxillaires. En interdental space De Gebißlücke *f* ; zahnfreier Rand *m*

essai chronométré *m c* En timed work out *r* De zeitlich reguliertes Training *ne*

estive > pâturage d'été

estomac *m* •Relativement petit pour la taille du cheval. Ses deux orifices sont relativement proches et permettent un transit relativement rapide de l'eau vers l'intestin. En stomach De Magen *m* ; Gaster *m* Es estómago It stomaco Ne maag La Ventriculus ; Gaster

estrade des spectateurs *f* ; grande estrade ; tribune principale *f* En grandstand De Haupttribüne *f* Ne tribune

estrade publique En public stands De öffentliche Tribünen *f pl*

estrapade *f* (1) ; saut de mouton (2) •1) Suite de sauts de moutons et de ruades. 2) Bond dans lequel le cheval se soulève du devant puis, une fois retombé, du derrière. En buck(ing) (1) ; pig-jump(ing) (2) •1) A jump upwards with back arched and feet drawn together. 2) According to interpretations, jumping from all four legs or leaping and kicking. This second interpretation being very close to the « saut de mouton ». De Bocken *ne* (1) ; Buckeln *ne* (1) ; Bockspringen *ne* (2) •mit allen vieren in die Höhe springen

étable > écurie

étalon *m* ; entier (cheval mâle ~) *m ou adj* En stallion ; entire (male horse) •An uncastrated male horse. De Beschäler *m* ; Deckhengst *m* ; Zuchthengst *m* Es caballo entero ; semental (caballo ~) ; padrillo *amer* ; garañón *amer* Ca cavall enter It stallone *m* Ne hengst

étalon cryptorchide En cryptorchid stallion De Klopphengst *m* ; Spitzhengst *m*

étalon d'essai > boute-en-train

étalon de base (d'une race) En foundation sire De Stammvater ; Stammgründer *m* ; Stempelhengst *m* ; Linienbegründer *m*

étalon de grande classe En leading stallion De führender Hengst *m*

étalon de renforcement •Étalon introduit dans une lignée, un élevage etc. En outside sire •Introduced into a breed, line etc. De Verstärkerhengst *m*

étalon infertile En infertile stallion De unfruchtbarer Deckhengst *m* Es semental vano

étalon qui a fait ses preuves ; père testé *m* En proven stallion / sire De geprüfter Beschäler *m* ; geprüfter Deckhengst *m*

étalon reproducteur > reproducteur (mâle)

étalonnier En stallion man ; stud farmer De Hengstwärter *m*

étampe *f* •Outil de maréchal-ferrant, servant à former l'emplacement de la tête de chacun des clous, lors de la fabrication des fers. En stamp ; fore-punch De Stempelhammer *m*

étampé à maigre // à gras (fer ~) En punched fine // coarse •Said of a nail hole, this refers to the distance between the nail hole and the rim of the shoe. De ausgestanzt (grob // fein ~)

étampure *f* En countersunk •Formed with the stamp to receive the head of the nail. De Senkkopf *m*

étampure contre-percée > contre-perçure

état de la piste > condition de la piste

état général *m* En general condition De Allgemeinzustand *m*

ethmoturbinaux > volutes ethmoïdales

étoile radicale (d'une dent) *f* En dental star De Zahnsternchen *ne*

étoile(s) •c: Un des motifs pouvant faire partie d'un dispositif de couleurs. En star(s) •r: One of the markings that may be part of a racing colour scheme. De Stern(e) *m (pl)* •Rennfarbe

étouffement *m* En choking (up / down) •While racing often due to tongue swallowing. De würgen (heraus- / herunter-)

étouffement m En plugged up gullet De Schlundverstopfung f

étoupade > paquetage (pour les pieds des chevaux)

être à l'arrière du peloton c ; tirer de l'arrière c En trail the field v De am Schluß des Feldes galoppieren

étrier m En stirrup west. & class. ; iron (stirrup-~) class. De Steigbügel m ; Bügel m Es estribo Ca estrep

étrier (de l'oreille) m ; stapes m En stirrup (of the ear) De Steigbügel (des Ohres) m Es estribo La Stapes

étrier à passant décentré En off-set stirrup De Steigbügel mit ungleichen Schenkeln m

étrier de sécurité En safety stirrup De Sicherheitssteigbügel m

étrille f En currycomb De Striegel m Es almohaza ; rasqueta

étrille circulaire (en métal) •Comporte un manche et généralement quatre lames de métal recourbées, il est réversible. En circular metal curry comb De Metallstriegel (runder ~) m

étrille écossaise En curling comb (scotch ~) De Lockenkamm m

étrille en caoutchouc En rubber curry comb De Gummistriegel m Es almohaza de hule / goma

étrille en métal En metal curry comb De Stahlstriegel m Es almohaza (de metal) ; rasqueta amer.

étrille pour laver En washer comb De Waschbürste f •Spezialstriegel zum Waschen des Pferdes

étriller En curry v De striegeln Es almohazar ; rasquetear It strigliare

étrivière f En stirrup leather / strap De Steigriemen m ; Steigbügelriemen m Es estribera ; ación ; arción amer Ca gambal

étui à carabine m En rifle case (1) ; rifle scabbard (2) •1) With a hand-hold. 2) With straps to suspend it to the saddle. De Gewehrscheide ; Gewehrhalter f ; m •Gewehrtasche mit Griff (1); Gewehr-Lederholster zum Befestigen am Sattel (2) Es funda

étui à selle m ; sac à selle m En saddle carrying bag De Satteltragetasche f

euthanasier > abattre un cheval

évènement / événement spécial m c En special event meet r De Sonderrenntag m

ex aequo (course avec ~) > égalité (course à ~)

exacta Can. ; perfecta •Pari sur les deux premiers arrivants de la course, dans leur ordre d'arrivée. Le mot peut aussi être associé à la course sujette à ce pari. En exacta ; exactor Can. ; perfecta USA ; straight forecast Brit •Wager, in their finishing order, on the first and second horse in a given race. De kleine Einlaufwette f ; Zweierwette f Es exactamente ; perfectamente

examen d'achat m En prepurchase exam De tierärztliche Untersuchung vor dem Kauf eines Pferdes f Es examen antes de compra

examen médical En physical check-up / examination De ärztliche Untersuchung f ; Vorsorgeuntersuchungf Es reconocimiento médico

examen radiographique En X-ray examination De Röntgenuntersuchung f Es radiografía It esame radiografico

examen vétérinaire En veterinary examination ; vet check De Verfassungsprüfung f ; tierärztliche Untersuchung / Ankaufsuntersuchung f Es reconocimiento veterinario ; examen (del) veterinario Ca reconeixement veterinari

examinateur m En examiner De Prüfer m ; Untersucher m

exanthème coïtal équin m En equine coital exanthema •Caused by equine herpesvirus 3. De Bläschenausschlag des Pferdes m ; Koitalexanthem der Pferde ne •durch das equine Herpesvirus 3 (EHV-3) verursacht

exercice à la longe m En schooling on the lunge line De Longenarbeit f

exmoor •Race de poneys rustiques d'origine britannique. En Exmoor breed De Exmoor-Pony ne Es exmoor

exostose f •Excroissance de la surface d'un os. En exostosis •Bony growth projecting from the surface of a bone. De Überbein ne ; Exostose f ; Knochenauftreibung f Es exóstosis

expérimenté En seasoned De erfahren

expert > connaisseur

exploitant d'un hippodrome m En race course / track operator De Rennbahnbetreiber m ; Rennverein m

exsudat m •Par extension, liquide suintant à la surface ou dans les tissus blessés. En exudate •A fluid that has been deposited on or in tissues, as a result of an inflammation. De Flüssigkeitsabsonderung f ; Exsudation f Es exudado

extérieur (du cheval) m En external conformation De Exterieur ne ; Gebäude ne Es exterior Ne exterieur

extrémités f pl •Le sens dans lequel le mot « extrémités » est utilisé seul n'est pas toujours très clair mais désigne habituellement le bas des quatre membres. L'expression « crins et extrémités » inclut nécessairement la crinière, la queue et le bas des membres. En points •Sometimes used to include mane, tail and bottom of the legs; and sometimes to designate only the lower limbs. De Extremitäten f pl ; Exterieur ne ; äußere Form f •manchmal werden damit Mähne, Schweif und die Basis der Beine bezeichnet; manchmal nur die unteren Extremitäten Es puntos

F.E.I. > Fédération équestre internationale

face f •Région antérieure inférieure de la tête. Son squelette comprend la partie antérieure des cavités nasales et les os maxillaires. En face De Gesicht ne Es cara It muso La Facies

face dorsale > face pariétale (de la phalange distale)

face inférieure (d'un fer) En ground surface (of a shoe) De Bodenseite des Hufeisens f

face pariétale (de la phalange distale) f ; face dorsale En parietal surface (of the distal phalanx) ; dorsal surface De Parietalfläche (des Hufbeins) f ; Wandfläche (des Hufbeins) f La Facies parietalis

face solaire (de la phalange distale) •Surface plantaire (inférieure) de la phalange distale. En solar surface (of the distal phalanx) De konkave Sohlenfläche f ; Sohlenfläche f La Facies solearis

face supérieure (d'un fer) En foot surface (of a shoe) De hufseitige Oberfläche (des Hufeisens) f

faiblesse f En weakness De Schwäche f Es endeblez

faire la bouche d'un cheval ; assurer la bouche d'un cheval ; travailler la bouche d'un cheval •Développer la sensibilité de la bouche d'un cheval à l'action du mors. En mouthing (process) •Usually said for the initial training of a horse to the bit. De Pferd an das Gebiss gewöhnen (ein ~) ne

faire les extérieurs > courir à l'extérieur (du peloton)

faire marcher un cheval En walk a horse (hand ~) v De Pferd führen (ein ~) Es pasear un caballo a mano ; andar un caballo

faire paître En pasture v ; take to pasture v De weiden Es apacentar ; pastar

faire saillir (une jument) ; mener à la monte De decken lassen

faire ses preuves En prove oneself v De sich selbst beweisen ; sich selbst bestätigen

faire tomber une barre cs En knock down a rail v De Rail umwerfen (ein ~)

faire un // quelques pas de côté En step aside v De zur Seite treten

faire un examen vétérinaire En vet check v De tierärztlich untersuchen Es examinar por veterinario

fait en montant (cheval ~) > dos abaissé (vers l'arrière)

fait sur mesure En custom made De maßgeschneidert

falabella race En Falabella breed De Falabella-Pony ne •argentinische Miniaturpferderasse.

famille (d'un cheval) f En family ; bottom / tail line (of a horse) De Familie f

famille maternelle > lignée femelle

fanon m •Touffe de crins derrière le boulet, les crins peuvent être plus ou moins abondants et même occuper une bonne partie de la face arrière des canons. En fetlock (tuft) (1) ; feather(ing) (2) •1) Tuft of hair behind the fetlock joint. 2) When these hairs are long and abundant, sometimes continuing up the back of the limb almost to the knee or hock. De Kötenbehang m ; Fesselhaare ne pl ; Kötenschopf m ; Fesselbehang m Es cerneja Ca pèl de la garreta La Cirrus metacarpeus // metatarseus

fanons m pl •Poils du fanon. En feathers •Hairs of the feather. De Kötenhaare ne pl ; Fesselhaare ne pl

fantasia f •Jeu équestre arabe. En fantasia De Fantasia f ; Phantasia f •Reiterspiele der Araber.

farcin m •Morve cutanée, lorsque la maladie n'a que des manifestations cutanées, les fosses nasales n'étant pas atteintes. Attention de ne pas l'assimiler au terme anglais « farcy ». En glanders (cutaneous ~) De kutaner Rotz m

fascia m En fascia •Fibrous membrane (aponeurose like) serving to support a muscle or group of muscles. De Muskelbinde f ; Faszie f •Weichteil-Komponenten des Bindegewebes Es fascia

fascia fémoral En femoral fascia De Oberschenkelfaszie f La Lamina femoralis

fascia glutéal En gluteal fascia De Kruppenfaszie f La Fascia glutea

fascia lata En fascia lata De Oberschenkelfaszie (äußere ~) f La Fascia lata

fascia lombo-dorsal > fascia thoraco-lombaire

fascia thoraco-lombaire ; fascia lombo-dorsal anc En thoracolumbar fascia ; lumbodorsal fascia old De Rückenlendenbinde f ; tiefe Rumpffaszie f It fascia toracolombare La Fascia thoracolumbalis

faucher > billardier

fausse gourmette f En lipstrap De Scherriemen m Es falsa barbada ; correa labial Ca falsa barbada

fausse martingale f En false martingale •A strap in horse harness passing from the collar, through the horse's legs to the girth. De Sprungriemen m Es media gamarra

fausse narine > diverticule nasal

fausse rêne f att ca ; courroie d'arrêt f ca ; rétenteur m ca ; enrênement m att En overcheck (rein) hd hr ; bearing rein hd ; check rein hr •Runs from the horse's back, over the head and to the bit. De Aufsatzzügel m ; Overcheck ne Es rienda engalladura

fausse sangle > sangle de flanc

fausser une course En fix a race v De Rennen verschieben (ein ~) ; Rennen auf unfaire Weise beeinflussen (ein ~)

fausses côtes > côtes asternales

faute f En fault ; foul (1) •1) r: An unfair or invalid action. De Mangel m ; Fehler m ; Faul ne (1) Es falta Ca falta

fautif En offending De verletzend ; beleidigend ; schuldhaft Es culpable

faux départ m En false / foul start De Fehlstart m

faux quartier ; faux-quartier m •Faiblesse de la paroi du sabot, en quartier, suite à un accident à la couronne. En false quarter •Indentation of the hoof wall, resulting from an accident to the coronary band. De Hornkluft f ; Hornspalt m

faux-quartier (d'une selle) m En sweat flap (of a saddle) De Schweißblatt (des Sattels) ne ; unteres Sattelblatt ne Es falso faldón ; hoja falsa Ca fals faldó

favori m ou adj •c: Le cheval favori est celui sur lequel les parieurs ont misé le plus. En favourite / favorite n or adj ; chalk n (1) ; preferred adj •1) USA r: The favourite horse, as determined by the bettors, in a given race. De Favorit m ; favorisiert adj Es favorito Ne favoriet

fébantel m En febantel De Febantel ne •ein Probenzimidazol.

fèces > crottin

Fédération équestre internationale f ; F.E.I. abr •L'appellation 'Fédération Équestre Internationale' (la plupart du temps sans accent sur le E), et l'acronyme FEI sont utilisés en différentes langues. En International Equestrian Federation De Internationale Reiterliche Vereinigung f ; Internationaler Reitverband m Es Federación Ecuestre Internacional Ca Federació Eqüestre Internacional

Fédération équestre nationale d'Autriche f ; FENA abr De Nationale Reiterliche Vereinigung Österreichs f

fell •Race de poneys rustiques du nord de l'Angleterre. En Fell (Pony) breed De Fellpony ne Es fell poney

femelle f En female De Weibchen ne ; weibliches Tier ne ; weiblich adj Es hembra

femme-jockey f En woman jockey De weiblicher Jockey m

fémur m •Très gros os qui constitue l'armature de la cuisse, de l'articulation de la hanche à celle du grasset. En femur ; thigh bone De Oberschenkelbein ne ; Oberschenkelknochen m ; Femur ne Es fémur La Os femoris

FENA > Fédération équestre nationale d'Autriche

fenbendazole m En fenbendazole De Fenbendazol ne •Mittel gegen Endoparasiten.

fente vulvaire f •Ouverture de la vulve sur l'extérieur. En vulvar cleft De Schamspalte f La Rima pudendi / vulvae

fer m En iron De Eisen ne Es hierro

fer (à cheval) En horseshoe ; shoe De Hufeisen ne Es herradura (de caballo) ; herraje amer Ca ferradura It ferro da cavallo Ne hoefijzer

fer (à la) mécanique ; fer de compagnie ; fer industriel •Fer fabriqué en industrie, qu'il faut ajuster au pied du cheval. En machine-made shoe ; keg shoe ; factory shoe De maschinell gefertigtes Hufeisen ne Es herradura hecha / de fábrica

fer à branches tronquées ; fer à lunette En tip shoe De Zeheneisen ne •Schutz der Hufe von Koppelpferden, die nicht geritten werden

fer à demi-traverse En half-bar shoe •A bar extends from one of the branches of the shoe. A full bar shoe has a bar across both heels of the shoe. De Halb-Herz-Hufeisen ne •Hufeisen bei dem ein Schenkelende verlängert und zur Unterstützung über den Strahl geborgen ist

fer à éponges nourries En wedge-heeled shoe ; two-degree shoe De Hufeisen mit angeschweißten Eisenkeilen oder Kunststoffkeilen als Unterlagen für keilförmige

Trachten.

fer à éponges obliques > fer à pantoufle

fer à forte garniture En wide-fitted shoe De Hufeisen mit viel Garnitur ne

fer à la florentine •Dont la pince est prolongée, épaisse et recourbée vers le haut, il est aussi souvent souhaitable d'en enrouler le devant afin d'éviter les blessures qu'il pourrait infliger. Ce fer est parfois décrit de façon très similaire au fer pinçard. En beaked shoe •An extra long toe extension shoe, to prevent the horse from walking on the front of the hoof wall. The metal may be bent back to prevent injury. De Spezialhufeisen mit extralanger Zehenerweiterung.

fer à lunette > fer à branches tronquées

fer à marquer En branding iron De Brandeisen ne Es hierro de marcar

fer à pantoufle ; fer à éponges obliques ; fer Porret anc •Dont la rive interne des éponges est plus haute que la rive externe. En slipper (heeled) shoe ; contraction shoe ; bevel heeled shoe De Pantoffeleisen ne

fer à pantoufle et à oreilles En slipper and bar clip shoe De geschlossenes Pantoffeleisen mit Steg ne

fer à pince tronquée En square toe (shoe) De Hufeisen mit geradem Vorderteil ne ; Hufeisen mit geradem Zehenteil ne

fer à planche (1) ; fer à traverse (2) •La distinction n'est pas toujours faite entre ces deux termes. 1) Dont les éponges sont prolongées et soudées ensemble. 2) Avec une lame (appelée le plus souvent traverse mais aussi barre) rivée ou soudée pour relier les éponges. En bar shoe •A shoe with a bar connecting the heels. De Stegeisen ne ; geschlossenes Hufeisen ne ; Ringeisen ne Es herradura de barra

fer à poids en dedans // en dehors •Dont une branche est plus lourde que l'autre. En side weight shoe ; side-weighted shoe De Seitengewichtshufeisen ne

fer à rainure complète ; fer entièrement rainé > *rainure (d'un fer)* En full swedge(d) horseshoe > *fuller(ing)* De vollständig gefalztes Hufeisen ne

fer à rainure sur une seule branche > fer demi-rainure

fer à ressort •Un ressort en forme de V, à l'intérieur du fer, exerce une pression sur l'intérieur des barres du pied. En shoe with springs •A V-shaped piece of steel creates outwards pressure on the heels of the horse. De Federhufeisen ne

fer à revêtement d'acier En steel-plated shoe De stahlbeschichtetes Hufeisen ne

fer à traverse > fer à planche

fer correcteur ; fer pathologique ; fer thérapeutique En corrective shoe ; therapeutic shoe De therapeutisches Hufeisen ne Es herradura correctiva

fer de compagnie > fer (à la) mécanique

fer de course (en aluminium // en acier) En racing plate (aluminium // steel ~) De Renneisen (Aluminium- // Stahl-) ne ; Rennhufeisen ne Es herradura de carrera

fer de mulet En mule shoe De Hufeisen für Esel ne

fer de polo En polo shoe De Polohufeisen ne ; Poloeisen ne

fer demi-rainure ; fer à rainure sur une seule branche > *rainure (d'un fer)* En half-swedge shoe > *fuller(ing)*

fer demi-rond •Habituellement un fer dont la face inférieure est arrondie et la face supérieurs plate. Il peut toutefois n'y avoir qu'une seule des rives de la face inférieure qui soit arrrondie. > *rainure (d'un fer)* En half-round horseshoe > *fuller(ing)* De Hufeisen mit halbrunder Bodenfläche

fer demi-rond demi-rainure •Fer demi-rond dont la rainure n'occupe qu'une branche de la face (inférieure) arrondie. > *rainure (d'un fer)* En half-round half-swedge horseshoe > *fuller(ing)* De Half-Swedge-Hufeisen ne •Hufeisen mit halbrunder Bodenfläche an einem Schenkel und Falz am anderen Schenkel

fer en aluminium En aluminium shoe / plate De Aluminium-Hufeisen ne Es herradura de aluminio

fer en coeur •Fer à planche prolongée sur la fourchette. En heart bar shoe De Herzhufeisen ne •geschlossener, herzförmiger Hufbeschlag

fer en matière plastique En plastic shoe De Kunststoffhufeisen ne

fer en oeuf > fer ovale

fer en T En T (bar) shoe De T-Eisen ne ; Pilzeisen ne •Der Stiel des Pilzes liegt auf dem Strahl auf und entlastet die Trachten an den Eckstreben

fer entièrement rainé > fer à rainure complète

fer industriel > fer (à la) mécanique

fer ovale ; fer en oeuf En egg-bar shoe De Eiereisen ne ; Ovaleisen ne

fer pathologique > fer correcteur

fer pinçard •Parfois présenté comme ayant une pointe qui prolonge sa pince vers l'avant, parfois comme étant plus couvert et plus épais en pince. Il porte des crampons plus ou moins hauts en éponge. En extended-toe shoe De Hufeisen mit verlängertem Zehenteil ne

fer plat ; fer plate En flat shoe De flaches Hufeisen ne

fer Porret > fer à pantoufle

fer rainé En fullered shoe ; swedged shoe ; creased shoe •The fullering in the swedged shoe is sometimes (mainly in North American harness racing) presented as being a wide and deep one. De Falzeisen ne ; gefalztes Hufeisen ne •Hufeisen mit mittigen Rillen.

fer relevé en pince En rocker-toed shoe De Hufeisen mit gerundetem und angehobenem Zehenteil, das das Abrollen des Fußes erleichtert

fer thérapeutique > fer correcteur

fer tronqué •Fer dont une portion de la rive externe de la branche interne est droite. On parle parfois de fer à mamelle tronquée, à branche interne tronquée (dans la région du quartier) ou de fer à branche droite. > *fer à pince tronquée et fer à branches* En interfering shoe ; speedy-cutting shoe ; feather-edged shoe ; dropped crease shoe ; knocked down shoe •A square-quartered shoe: the inner branch is straight from toe to far enough to be away from the point of interference. De Streichhufeisen ne ; Greifhufeisen ne

ferme d'élevage > haras

fermoir m ; mousqueton m En snap De Karabinerhaken m Es cierre

ferrage > ferrure

ferrage (à chaud // à froid) m En shoeing (hot // cold ~) De beschlagen (heiß // kalt ~) Es herraje (caliente // en frío)

ferré En shod De beschlagen adj Es herrado

ferrer En shoe v De beschlagen (den Huf ~) Es herrar Ca ferrar It ferrare Ne beslaan

ferrure f ; ferrage m En horseshoeing ; shoeing De Hufbeschlag m Es herraje

ferrure orthopédique En corrective shoeing De orthopädischer Beschlag m

fesse f •Région située de chaque côté de la queue et correspondant aux muscles fessiers. Attention cependant puisqu'on y inclut souvent une partie que certains considéreront comme appartenant à la cuisse (région fémorale caudale ou Regio femoris caudalis (NAV)) et qui s'étend entre deux points dont les noms sont révélateurs: de la pointe de la fesse au pli de la fesse. En buttock •Fleshy prominence formed by the gluteal muscles on either side of the tail. De Hinterbacke f ; Hose

f Es nalga Ca natja It natica
fétuque des prés *f* En meadow fescue De Wiesenschwingel *m* Es festuca pratensis La Festuca pratensis
fétuque élevée En tall fescue (grass) ; reed fescue De Rohrschwingel *m* Es festuca arundinacea La Festuca arundinacea ; Festuca eliator var. arundinacea
feu *m* ; cautère *m* •Traitement thérapeutique au fer rouge. En firing ; cautery •Treatment of an injury with a hot iron. De Brennapparat ; Brennmittel *m* ; *ne* ; Ätzmittel *ne* Es fuego ; cauterio
feu d'herbe > échauboulure
feu de boue •Éruption cutanée sans gravité, suite au contact avec certaines boues.
feu liquide > vésicatoire
feuille de juge *f* En judge's sheet De Bewertungsschein des Richters *m* Es hoja de puntuación ; planilla Ca full de puntuació
feuille de saillie En breeding sheet De Zuchtblatt *ne*
feuille de sélection *c* En tip sheet *r* De Wettschein *m*
feuille des engagements *c* En nomination slip *r* De Nennungsschein *m*
feuillet de condition *c* En condition book *r* De Ausschreibungsbuch *ne* ; Ausschreibungen *f pl*
feuillets de chair > lamelles podophylleuses
feuillets de corne > lamelles kéraphylleuses
feuillets du kéraphylle > lamelles kéraphylleuses
feuillets du podophylle > lamelles podophylleuses
feutre *m* En felt De Filz *m* Es fieltro
féverole *f* En horse bean ; fava bean De Pferdebohne *f* La Vicia faba
fibrillation auriculaire *f* En atrial fibrillation ; auricular fibrillation De Vorhofflimmern *ne*
fibro-cartilage parapatellaire (médial // latéral) *m* En parapatellar fibrocartilage (medial // lateral ~) De Ansatzknorpel der Kniescheibe (innerer // äußerer ~) *m* •seitliche Verbreiterung der Kniescheibe durch Faserknorpel La Fibrocartilagi nes parapatellares
fibrocartilage (complémentaire) de la troisième phalange *m* ; cartilage ungulaire *m* ; cartilage complémentaire / latéral de la troisième phalange En fibrocartilage of the third phalanx ; cartilage of the third phalanx (flat ~) ; lateral cartilage of the foot ; lateral cartilage of the third phalanx De Faserknorpel des Hufbeines *m* ; Bindegewebsknorpel des Hufbeines *m* Es cartílago del hueso del casco It cartilagine alare La Cartilago ungularis (medialis // lateralis)
fibrose *f* •Prolifération de tissus fibreux, souvent en réaction à un dommage. En fibrosis •The formation of fibrous tissue, often as a response to a damage. De Fibrose *f* •eine krankhafte Vermehrung des Bindegewebes.
fibula *f* ; péroné *m anc* •Os soudé au tibia, il s'étend environ sur la moitié supérieure de celui-ci. En fibula De Wadenbein *ne* ; Fibula *f* Es peroné La Fibula
fiche des gains *f* En earnings record De Gewinnsummenstatistik *f*
fiche signalétique En bertillon card *USA r* •Identifying marks, scars, and other signs are recorded on it and used in making positive identification of a horse. De Identitätskarte *f*
fièvre *f* En fever De Fieber *ne* Es fiebre
fièvre de cheval En raging fever De hohes Fieber *ne* ; starkes Fieber *ne*
fièvre du Potomac En Potomac horse fever •Caused by Ehrlichia risticii. De equine monozytäre Ehrlichiose *f* ; EME *Abk* ; PHF *Abk* Es fiebre equina del Potomac

fétuque des prés

figure de huit > huit (de chiffre)
figures de manège *f* En school figures ; manège figures De Hufschlagfiguren *f pl* Es figuras escuelas
fil barbelé > barbelé(e)
fil d'arrivée > ligne d'arrivée
filaire > ver filiforme
filer à toute vitesse *c* En streak *v* De mit vollem Tempo gehen
filet > mors de filet
filet (brisé) Chantilly *m* En loose-ring jointed snaffle De Wassertrense *f* •Gebiss
filet (mince / de bride) En bridoon ; bradoon •A small snaffle bit, like the one usual in double bridles. De Unterlegtrense *f* Es bridón
filet (papillon) à quatre anneaux / à doubles anneaux > filet Wilson
filet à aiguilles En full-cheek snaffle De Knebeltrense mit zylinderförmigen, beidseitigen Knebeln *f* ; Schenkeltrense mit zylinderförmigen, beidseitigen Schenkeln *f*
filet à chaînette En chain snaffle De Kettentrense *f*
filet à cuillère(s) •Filet avec un / des pendentifs rappelant une / des cuillère(s). En spoon mouth snaffle bit De Löffeltrense *f*
filet à double spatule En full spoon cheek De Knebel (flacher, löffelförmiger, beidseitiger ~) *m* ; Schenkel (flacher, löffelförmiger, beidseitiger ~) *m* •Die Knebel drücken bei Seitwärtsbewegung gegen das Maul und verhindern das Durchziehen des Gebisses.
filet à foin En hay bag / net De Heunetz *ne* Es red para heno
filet à jouet(s) > filet avec pendentifs
filet à olives •Avec une charnière bombée à chaque bout de l'embouchure, dans laquelle s'insère l'anneau. En egg-butt / eggbutt snaffle ; barrel-mouth bit *hr* •The eggbutt itself is the oval hinge where the rings are attached. De Olivenkopftrense *f* ; Renntrense *f* Es bridón ovalado ; filete ovalado
filet américain En elevator bit •With very long flat cheeks of equal length to each side of the mouthpiece and ended by rings to each end. De Elevator-Bit *ne* ; amerikanische Trense *f*
filet avec pendentifs ; filet à jouet(s) En mouthing bit ; bit with keys / players ; breaking bit •May be a straight or jointed bit. De Gebiß zum Eingewöhnen *ne*
filet brisé à aiguilles (et anneaux En loose-ring cheek snaffle ; Fulmer snaffle ; Australian loose-ring (cheek) snaffle •With full and long cheeks, a rather broad jointed mouthpiece and loose rings attached outside the cheeks. De Knebeltrense mit losen Trensenringen *f* ; Fulmer-Snaffle *f*
filet creux En hollow (-mouth snaffle) bit De Hohltrense *f*
filet d'attelage à quatre anneaux > filet Wilson
filet d'enrênement > mors d'arrêt / de rétention
filet de broche tordue double •L'embouchure est constituée de deux pièces faites de broche tordue avec des articulations décalées l'une par rapport à l'autre. En double (twisted) wire (snaffle) bit De Double Twisted-Wire *ne* Es filete doble de alambre torcido
filet de broche tordue simple En simple (twisted) wire (snaffle) bit De Twisted-Wire-Snaffle-Bit *ne* •Snaffle Bit mit einfach gebrochenem, dünnem, gedrehtem Mundstück
filet de rétenteur > mors d'arrêt / de rétention
filet demi-spatule En half spoon cheek De Trabertrense *f* ; Fahrtrense *f* ; Halbknebeltrense *f* •Bei der Fahrtrense gibt es nur einen unteren Knebel.

filet Dick Christian •Ses canons sont reliés par un anneau. En Dick Christian snaffle bit De Dick-Christian-Scharniertrense f
filet Dr. Bristol En Dr. Bristol snaffle bit ; trotting bit •A dee-cheek, double jointed with a flat centre piece, snaffle bit. De Trabertrense f ; Dr.-Bristol-Gebiss ne ; Scharniertrense f Es freno Bristol
filet Esterhazy > filet Wilson
filet releveur m ; gag m En gag bit •Any bit with rounded cheekpieces passing through holes in the bit rings, or rollers, pulleys etc., its primary purpose being to raise the head. De Durchziehtrense f ; Aufziehtrense f ; Zugtrense f Es ahogador (filete para ~)
filet serpentin En snake bit De Schlangengebiß ne •Gebiß aus einem Lederriemen, der um den unteren Laden gelegt und mit den Zügeln verbunden wird
filet tordu / torsadé En twisted mouth snaffle bit De gedrehtes Mundstück ne
filet verdun En D-shaped snaffle bit ; Dee snaffle bit ; D-ring bit / snaffle ; racing snaffle (Dee-cheek ~) De D-Trense f ; Renntrense f
filet Wilson m ; filet Esterhazy ; filet (papillon) à quatre anneaux / à doubles anneaux ; mors-papillon m ; filet d'attelage à quatre anneaux En Wilson snaffle (four-ring ~) ; four-ring(ed) snaffle ; driving snaffle De Doppelringtrense f ; Fahrtrense mit vier Ringen f
fille f En daughter De Tochter f Es hija
film d'une / de la course m ; film-contrôle Fr c En patrol film (camera ~) r De Rennverfilmung f
film du contrôle de la course > contrôle filmé
film-contrôle > film d'une / de la course
fils m En son De Sohn m Es hijo
filum terminale m •Extrémité de la moelle épinière. En filum terminale De Endfaden des Rückenmarkes m La Filum terminale
fin de course f •La lutte finale lors de la fin de la course. En finish •The final moments of a race. De Endkampf m ; Finish ne
fin de course en trombe En strong finish r De starker Endkampf m ; starkes Finish ne
fin de course serrée En tight finish r De enger Endkampf m ; enges Finish ne Es final de carrera muy reñido
finaliste m ou f En finalist De Finalist m ; Finalteilnehmer m Es finalista
fine cravache > bon cavalier
finlandais de trait lourd race ; trait finlandais En Finnish Draught Horse breed De Työhevonen m ; Finnisches Zugpferd ne
finlandais universel race En Finnish Universal Horse breed De Finnpferd ne ; Finnisches Universal ne
fissure f ; crevasse f En crack De Spalte f Es fisura
fissure d'un os En bone fissure De Knochenriß m ; Knochenfissur f
fistule du garrot f ; bursite brucellique du garrot f En fistulous withers •Results from an infection in the supraspinous bursa. De Widerristfistel f Es fístula de la cruz ; mal de cruz Argentina It mal del garrese
fjord ; fjoring ; fjordhest •Race originaire du nord de l'Europe. En Fjord Pony breed De Fjordpony ne Es caballo de los fiordos
flanc m •Région comprise entre les côtes, le ventre, les reins et les hanches. En flank De Flanke f ; Weiche f Es flanco ; ijada ; ijar Ca illada ; flanc It fianco Ne flank La Latus
flèche (d'attelage) f •Longue pièce de bois servant à atteler les animaux de trait à un véhicule ou à un instrument de culture. En boom De Langbaum m Es lanza de enganche
fléchir la nuque > arrondir la nuque
flehmen m En flehmen De Flehmen ne ; flehmen v
fléole (des prés) f ; phléole f ; mil m En timothy (grass) De Wiesenlieschgras ne ; Timotheegras ne ; Lieschgras ne Es fleo La Phleum pratense
fleuron > cocarde
flexion de la nuque f En bend at the poll n De Genickwölbung f ; seitwärtige Biegung im Genick f Es flexión en la nuca
flexion des hanches f De Hankenbiegung f
flocons de neige > neigeures
foetus m En fetus De Fötus m Es feto
foie m En liver De Leber f Es hígado La Hepar
foin m En hay De Heu ne Es heno
foin chauffé / échauffé En heated hay De erhitztes Heu ne Es heno atabacado / recalentado
follicule ovarien m En ovarian follicle De Eibläschen ne ; Ovarialfollikel ne
follicule pileux •Les follicules pileux assurent la régénération des poils du cheval. En hair follicle De Haarfollikel ne ; Haardrüsengrübchen ne Es folículo piloso
fonctions vitales f pl En vital functions De Vitalfunktionen f pl Es funciones vitales
fond de l'estomac m En fundus of (the) stomach ; saccus cecus De Magengrund m ; Magenfundus m La Fundus ventriculi
fond de la robe (couleur du ~) > couleur de fond
fontaine du jarret f •Surface molle, dans le pli du tarse, occupée par une partie de la synoviale tibio- talienne.
fontes f pl En weight cloth De Bleidecke f Es mantilla de peso / plomo ; faldón de pesas ; fundas Ca manteta de llast
foramen magnum m ; trou occipital m anc •Dans le squelette de la tête, par où passe la moelle épinière. En foramen magnum ; occipital foramen old De Hinterhauptloch (großes ~) ne •Öffnung im Bereich der hinteren Schädelgrube. Es cavidad occipital La Foramen magnum
forcer l'allure ; mener à grande allure En force the pace v De Tempo forcieren ne ; Pace beschleunigen f
forcet > cordelette
forfait m c •Can.: Cheval engagé dans une course mais retiré avant le départ. Fr: Indemnité que doit payer le propriétaire d'un cheval engagé dans une course mais retiré avant le départ. En forfeit r •A fine that the owner of a horse scheduled to race must pay to scratch him. De Reugeld ne Ne rouwgeld
forge > maréchalerie
forger En forge v De schmieden Es forjar
forger m ou v •Se dit du cheval chez qui, lorsqu'il se déplace, il y a contact entre le fer ou la pince d'un postérieur et le fer ou la sole de l'antérieur du même côté. En forging ; clicking •When, at any gait, a toe or a shoe of a hind hoof comes in contact with the shoe or the hoof (usually the sole) of the same side forefoot. If the horse is shod there is usually a contact between the shoes that is causing a distinct noise (clicking). > cross-firing and overreach De Hintereisen greift den Vorderhuf oder das Vorderbein (ein ~)
forger en diagonale En cross-firing •Forging taking place between a diagonal pair of front and hind limbs. This is most frequent among racing pacers and the contact is usually on the inner wall of the hoof or the inner branch of the shoe. De Streifen eines diagonalen Beinpaares
forgeron m •Personne qui forge le métal. En blacksmith De Schmied m Es herrero ; forgador amer It fabbro

forme *f* En ringbone ; ring bone ; ring-bone ; phalangeal exostosis De Schale *f* ; Ringbein *ne* Es sobrepie // sobremano It formelle

forme basse > forme coronaire

forme cartilagineuse •Ossification d'un cartilage complémentaire de la troisième phalange. En side bone ; sidebone •Ossification of a fibrocartilage of the third phalanx. De Hufknorpelverknöcherung *f* Es fibrocartílago lateral ; endurecimiento de los cartílagos de las patas

forme coronaire ; forme basse •Implique l'articulation entre la 2ième et la 3ième phalange. On distingue parfois une forme de l'éminence pyramidale (du processus extenseur). En low ringbone •At the coffin joint. May be due to a fractured extensor process of the coffin bone. De Hufgelenkschale *f* Es sobrehueso de la corona

forme de l'éminence pyramidale En pyramidal disease ; buttress foot ; pyramiditis •Low ringbone or fracture affecting the extensor process of the third phalanx (the pyramiditis) that may result in malformation of the foot (the buttress foot) and lameness. De abnormes Knochenwachstum an der oberen Vorderseite des Hufbeins *ne* Es enfermedad piramidal

forme du paturon ; forme haute •Implique l'articulation entre les deux premières phalanges. En high ringbone •Occurring around the pastern joint. De Krongelenkschale *f* Es sobrehueso de la cuartilla

forme fausse •Qui n'implique pas d'articulation. En false ringbone ; nonarticular ringbone •Phalangeal exostosis between the joints. De Leist *ne* •Knochenzubildungen am Fesselbein

forme haute > forme du paturon

forme vraie •Elle implique une articulation. En articular ringbone ; periarticular ringbone De artikuläre Gelenkschale *f (1)* ; periartikuläre, gelenknahe Schale *f (2)* •1) Zubildung auf Grund von Arthrose direkt am Gelenk. 2) Zubildung auf Grund von Arthrose etwas weiter vom Gelenk entfernt

formol *m* ; aldéhyde formique *m* En formalin De Formaldehyd ; Formalin *ne* ; *ne* Es formol

fornix du vagin *m* ; cul-de-sac vaginal *m* En vaginal fornix De Scheidengewölbe *ne* La Fornix vaginae

fort en bouche > bouche dure

fortement en tête •Large marque blanche sur le front. En large star De großer Stern *m* Es lucero

fossé *m* En ditch De Graben *m* Es foso ; zanja Ca fossat

fossé barré *m* ; trakehnen *m obstacle* En ditch with rail(s) De Trakehner (Graben) *m* ; Graben mit Stange / Bodenrick *m* Es foso con barrera ; vertical sobre zanja Ca fossat amb barrera

fossé d'eau > rivière

fossé ouvert •Fossé comportant une haie devant et une barrière du côté de la réception. En open ditch De offener Graben *m* Es foso abierto ; zanja abierta Ca fossat obert

fossé sec En dry ditch De trockener Graben *m* Es zanja seca *f*

fosse supra-orbitaire > salière

fouailler de la queue En switch the tail *v* De Schweif wedeln (mit dem ~) Es menear la cola

fouet *m* En whip De Peitsche *f* ; Gerte *f* ; Stock *m* Es látigo

fouet (d'attelage) En driving whip De Fahrpeitsche *f* Es látigo de coche ; fuete de tiro

fouet de chasse En hunting whip ; hunt crop De Hetzpeitsche *f* ; Jagdpeitsche *f* Es fuete de caza ; látigo de caza

foulée *f* ; enjambée *f* En stride De Schritt *m* ; Schrittweite *f* Es zancada *f* ; tranco ; pisada Ca gambada ; tranc

foulée de galop En gallop(ing) stride De Galoppsprung *m*

foulure > entorse

fourbure aiguë *f* ; laminite *f* •Inflammation du tissu podophylleux du sabot. En laminitis (acute ~) •Inflammation of the sensitive laminae of the hoof. > *founder* De Hufrehe (akute ~) *f* Es laminitis ; dermatitis aguda del casco It laminite La pododermatitis acuta diffusa aseptica

fourbure chronique •Au début il s'agit d'une inflammation du tissu sensible (laminite) à l'intérieur du sabot, dans les cas extrêmes la troisième phalange peut en venir à passer à travers la sole. > *fourbure aiguë* En founder ; chronic laminitis •The normal attachment of the coffin bone to the hoof wall is loosened, the bone rotates away from the wall and the space is filling with irregular horn produced by a new set of sensitive laminae that forms near the surface of the bone. > *laminitis (acute ~)* De Hufrehe (chronische ~) *f* ; Hufentzündung *f* ; Hufbeinsenkung *f* ; Hufverschlag *m* Es aguadura *f* ; infosura ; dermatitis crónica del casco It sprofondare ; naufragare La pododermatitis chronica diffusa aseptica

fourche à foin En pitchfork De Heugabel *f* ; Forke *f* Es horca

fourchette *f* ; coin du sabot *m rare* En frog De Strahl *m* ; Hufstrahl *m* ; Hornstrahl *m* ; Klauenstrahl *m* Es ranilla It fettone La Cuneus ungulae

fourmilière *f* •Cavité qui s'est formée entre la corne et la partie vivante du pied, elle est le plus souvent sous la paroi mais peut aussi être sous la sole. En hollow wall De lose Wand *f* ; hohle Wand *f* Es hormiguillo

fourmilière (en pince) •Cavité formée sous la paroi du sabot, entre la corne et la chair. En seedy-toe •The hoof wall is separated from the sensitive tissue near the toe. De lose Hufwand *f* ; Hohlwand *f* ; Zersetzung der weißen Linie *f* Es separación de la uña / de la punta del casco

fourrage *m* En fodder ; forage De Futter *ne* ; Futtermittel *ne pl* Es forraje ; pienso

fourrage ensilé *m* ; ensilage *m* En silage De Silage *f*

fourrage grossier En roughage De Rauhfutter / Raufutter *ne* ; Grundfutter *ne* Es forraje grosero

fourrage sec / desséché En desiccated fodders ; dry fodder De Trockenfutter *ne* Es forraje seco

fourrage vert ; vert En green fodder De Grünfutter *ne* Es forraje verde

fourreau *m* ; prépuce *m* En sheath ; fleece ; prepuce De Schlauch *m* ; Vorhaut *f* ; Präputium *ne* Es prepucio ; vaina La Praeputium ; Preputium

fourreau de queue > protège-queue

fox trotteur *race* En Fox Trotter (Missouri ~) *breed* De Missouri-Foxtrotter *m* Es caballo trote-zorro de Misuri

fracture d'un os *f* En bone fracture De Knochenbruch *m* Es fract ura

frais de saillie *m Can., pl : f. de saillies* ; prix de saillie *m Eur* En stud fee(s) De Decktaxe *f* ; Deckgeld *ne* ; Deckgebühr *f* Es precio del servicio ; maquila Ne dekgeld

franches-montagnes (cheval des ~) ; cheval du Jura ; freiberger •Race suisse. En Freiberg Horse *breed* De Freiberger *m*

franchir un obstacle En clear an obstacle *v* De Hindernis überwinden (ein ~) Es franquear un obstáculo Ca franquejar un obstacle

frederiksborg *race danoise* ; cheval de Frederiksborg En Frederiksborg Horse *breed* De Fredriksbor-

ger ; Frederiksborger *m* ; *m*
freiberger > franches-montagnes (cheval des ~)
frein *m att* ; mécaniques (les freins ...) *m pl att* En brake *hd* De Bremse *f* •Vorrichtung zum Verlangsamen oder Anhalten einer Bewegung Es freno ; retranca *amer*
frère propre *m* En full brother De rechter Bruder *m* ; Vollbruder *m* Es doble hermano
frère utérin > demi-frère
frison (occidental) •Race d'origine hollandaise. En Friesian (West ~) *breed* ; Harddraver De Friese *m* ; Westfriese *m*
frison de l'est / oriental •Race allemande, proche parente de l'oldenburg. En East Friesian *breed* •The East Friesian and the Oldenburg were one and the same until the end of World War II. De Ostfriese *m*
froid aux jambes *adj* •Se dit du cheval qui réagit insuffisamment à l'action des jambes. En cold to the legs ; insensitive to the legs ; behind the legs De hinter den Schenkeln ; schenkelfaul
froment > blé
front *m* •Compris entre la nuque, les oreilles, les tempes, les salières, les yeux et le chanfrein. En forehead De Stirn *f* Es frente Ca front La Frons
frontal *m* ; frontière *f Can. ca* En browband De Stirnband *ne* ; Stirnriemen *m* Es frontalera Ca frontalera ; frontal
frontière > frontal
fuite *f* En flight De Flucht *f* Es huida
fumier *m* En manure De Mist *m* ; Dung *m* Es estiércol
furioso •Race d'origine hongroise. En Furioso ; Furioso-North Star (Horse) *breed* De Furioso-Northstar *m* •aus Ungarn stammende Pferderasse Es furioso
furlong *m* ; stade *m* •ct: Mesure anglaise longue de 220 verges (1/8 de mille ou 660 pieds) ou 201,2 mètres. En furlong •tr: Equals to 1/8 statute mile, 40 rods, 220 yards or 201.2 metres. De Furlong *m* •ein nichtmetrisches, anglo-amerikanisches Längenmaß, "Furchenlänge", entspricht 201.168 m. Es estadio
furosémide *m* ; lasix *m* En furosemide ; frusemide De Furosemid *ne* •Handelsname u. a. Lasix.
futurité *f west.* En futurity *west.* De Futurity-Prüfung *f* •Prüfung für junge Pferde
gag > filet releveur
gager > parier
gageure > pari
gagnant *m c* En win *n r* •Type de pari et de positionnement à l'arrivée (première position). En win *n r* •Type of bet and position in the order of finish (first place). De Siegwette *f*
gagnant > vainqueur
gagner par une encolure *c* En win by a neck *v* De gewinnen (mit einen Hals ~) Es ganar por un cuello
gain(s) *m (pl)* En earning(s) De Gewinnsumme(n) *f (pl)*
gaine carpienne > canal carpien
gaine de sangle > couvre-sangle
gaine digitale *f* ; gaine métacarpo-phalangienne En digital sheath
gaine métacarpo-phalangienne > gaine digitale
gaine tendineuse En fibrous sheath De Faserscheide *f* La Vagina fibrosa tendinis
gains à vie *m pl* En lifetime earnings / winnings De Gesamtgewinnsumme *f*
gale (des équidés) *f* •Dermatose d'origine parasitaire. En mange (horse ~) •Skin disease caused by mites. De Räude *f* Es sarna ; roña
gale chorioptique •Gale des paturons, due à Chorioptes bovis. En chorioptic mange ; foot mange ; leg mange

; symbiotic mange •Severe dermatitis behind the pastern with severe itching followed by soreness. De Chorioptose ; Chorioptesräude *f* ; *f*
gale d'été (du cheval) *f* En summer mange (of horses) ; onchocercosis •Severe dermatitis occurring during summer and associated with Onchocerca microfiliariae. De Sommerräude (der Pferde) *f* •Befall von Mikrofilarien der Onchocerca
gale du corps > gale sarcoptique / sarcoptinique
gale du croupion En tail mange ; chorioptic mange at the base of tail De Steißräude *f Rind* ; Schwanzräude *f*
gale psoroptique *f* ; prurit des oreilles *m (2)* En psoroptic mange ; body mange *(1)* ; ear mange *(2)* •1) Due to Psoroptes equi. 2) Due to P. cuniculi. De Körperräude *f (1)* ; Psoroptesräude *f (1)* ; Ohrräude *f (2)*
gale sarcoptique / sarcoptinique ; gale du corps En sarcoptic mange ; red mange De Kopfräude *f* ; Sarcoptes-Räude *f* Es sarna sarcóptica
galicio-asturien •Race d'origine espagnole. En Galician-Asturian Horse *breed* De Asturisches Pony *ne*
galop *m* En gallop > *canter* De Galopp *m* Es galope Ca galop It galoppo Po galope Ne galop
galop (petit ~) En canter *n* ; lope *west.* •An easy, rather collected, gallop. Canter is a contraction of « cantering gallop » or « Canterbury pace »; supposedly used by the medieval pilgrims on their way to the shrine at Canterbury. De Kanter *m* ; kurzer Galopp *m* ; Canter *m* Es galope (corto) Ne handgalop
galop à droite ; galop sur le pied droit En canter (on the) right (lead) *n* ; off fore leading canter De Rechtsgalopp *m* Es galope a la derecha
galop à faux *m* ; contre-galop *m* •Galop sur le pied extérieur, demandé par le cavalier. En canter counter-lead *n* ; counter-canter •Canter on the outside lead, performed purposely. De Außengalopp *m* ; Kontergalopp *m* ; Kreuzgalopp *m* Es galope (en) falso ; galope en trocado ; contra galope Ca contragalop It galoppo rovescio Po galope invertido Ne contra-galop ; galop op verkeerde voet ;
galop à faux •Galop sur le pied extérieur, se produisant par erreur. En canter on / at the wrong lead *n* ; false canter •Canter on the outside lead, performed unpurposely. De falscher Galopp *m* Es galope falso Ca galop fals It galoppo rovescio Po galope invertido Ne contra-galop ; galop op verkeerde voet ;
galop à gauche ; galop sur le pied gauche En canter (on the) left (lead) *n* ; near fore leading canter De Linksgalopp *m* Es galope a la izquierda
galop à quatre temps En four-beat canter De Viertaktgalopp *m*
galop allongé En extended canter De starker Galopp *m* Es galope largo Ca galop llarg It galoppo allungato Po galope largo Ne uitgestrekte of verlengde galop
galop allongé, demi-assiette En extended canter, half-seat De starker Galopp im leichten Sitz *m* Es galope largo elevado It galoppo allungato e rilevato Po galope largo ardiante Ne uitgestrekte galop in verlichte zit
galop d'essai (avant la course) En preliminary canter (to the starting post) De Aufgalopp *m*
galop de course En racing gallop ; run *n USA* •A diagonal four-beat gait. De Renngalopp *m* Es galope de carrera
galop de travail En working canter De Arbeitsgalopp *m* Es galope de trabajo Ca galop de treball
galop désuni En disunited canter ; cross canter / gallop ; broken canter De Kreuzgalopp *m* Es galope

desunido ; galope cruzado Ca galop desunit
galop juste ; galop sur le bon pied En canter / gallop at / on the true lead *n* ; true canter / gallop De Innengalopp *m* ; richtiger Galopp *m* Es galope en firme Ca galop just
galop moyen En medium canter De Mittelgalopp *m* Es galope medio Ca galop mitjà
galop ordinaire En ordinary canter De Arbeitsgalopp *m* Es galope ordinario It galoppo ordinario Po galope ordinario Ne gewone galop
galop rapide En fast gallop De schneller Galopp *m* ; Karriere (in der Campagneschule) *f*
galop rassemblé En collected canter / gallop De versammelter Galopp *m* Es galope reunido Ca galop recollit It galoppo riunito Po galope concentrado Ne verzamelde galop
galop sur le bon pied > galop juste
galop sur le pied droit > galop à droite
galop sur le pied gauche > galop à gauche
galoper *v* En gallop *v* De Galopp reiten (im ~) ; galoppieren *v* Es galopar Ca galopar
galoper (au petit galop) En canter *v* De kantern Es galopar (corto)
galoper à faux > *galop à faux* En canter at the counterlead *v* > *canter on / at the wrong lead, and canter* De Außengalopp galoppieren (im ~) ; Kreuzgalopp galoppieren (im ~)
galoper sur le pied droit // gauche En canter left // right (lead) *v* De kantern (auf der linken // rechten Hand ~) ; galoppieren (auf der linken // rechten Hand ~) Es galopar a la derecha // izquierda Ca galopar a la dreta // l'esquerra
galoper un cheval (faire ~) En canter a horse *v* ; gallop a horse *v* De Pferd galoppieren (ein ~) Es galopar un caballo
galopeur > cheval de courses au galop
ganache *f* •Saillie formée par le bord inférieur de la mandibule. En ventral border of mandible > *jowl* De Ganasche *f* Es fance
ganglion *m* •Centre nerveux secondaire, ils sont pour la plupart dans le voisinage de la moelle épinière. En ganglion De Nervenknoten *m* ; Ganglion *ne* Es ganglio La Ganglion
ganglion lymphatique *m* ; noeud lymphatique *m* •Les ganglions lymphatiques filtrent la lymphe et en détruisent les germes et corpuscules nocifs. En lymph node •Any of the lymphoid organs along the course of lymphatic vessel, they are the main of lymphocytes, removing noxious agent and critical in antibody formation. De Lymphknoten *m* Es ganglio linfático La Lymphonodus *pl: Lymphonodi*
gant *m* En glove De Handschuh *m* Es guante
gant de massage En grooming glove De Putzhandschuh *m*
garçon d'écurie *m* > palefrenier et garde d'écurie En stable boy / man > *groom and stable fatigue* De Stallbursche *m* ; Gestütswärter *m* Es mozo de cuadra Ca mosso de quadra / d'estable Ne stalknecht ; rijknecht
garde à cheval En horse guard De berittener Posten *m* Es guardia montada
Garde à cheval (le régiment de ~) En Horse Guards (the ~) De berittene Garde *f* ; Gardekavelleriebrigade *f*
garde d'écurie *m* ; surveillant d'écurie *m* > *garçon d'écurie* En stable fatigue > *stable boy* De Stallwache *f* ; Stalldienst *m* Es guardia en la caballeriza
garde-botte *m* ; pare-botte *m* En parapet ; sloping wall •To protect the rider's leg, along the wall in an indoor arena. De Bande *f*

garde-boue *m* En mud guard ; fender *hr* De Kotflügel *m* Es guardabarros
gardian *m* mot provençal En Gardian ; Gardien De Gardian *m* •Berittener Rinderhirt in Südfrankreich
gardien de troupeau *m* > *vacher* En cattleman •A person who tends cattle. > *other entry* De Viehhirt *m* ; Viehknecht *m* old
garniture *f* •Portion du fer qui excède le bord de la muraille, que ce soit simplement pour permettre l'expansion naturelle du sabot ou pour aider à corriger un défaut d'aplomb. En fullness (of a horseshoe) ; area of expansion (1) ; projection (2) •The width of a shoe that is exceeding the bottom of the hoof wall. 1) To allow natural expansion of the foot, as it is going on and off the ground. 2) The area of the shoe where the hoof would stand if it were well shaped, this is done to shift the centre of weight bearing on the leg. De Beschlagsweite *f*
garrano •Race d'origine portugaise. En Garrano breed De Garrano-Pony *ne* ; Garrano *m*
garrot *m* •Éminence comprise entre l'encolure, les épaules et le dos du cheval. En withers De Widerrist *m* Es cruz Ca creu Ne schoft
garrot coupé •Garrot bien sorti mais insuffisamment prolongé vers l'arrière. En camel withers •Withers that are high, and dropping quite abruptly to the rear. De kurzer Widerrist *m* Es cruz corta
garrot effacé / empâté / enfoncé ; garrot noyé ; garrot plat En poorly marked withers ; muttony withers De verschwommener Widerrist *m*
garrot maigre / décharné En bony withers De magerer Widerrist *m* Es cruz delgada
garrot noyé > garrot effacé / empâté / enfoncé
garrot plat > garrot effacé / empâté / enfoncé
garrot saillant En high withers De hoher Widerrist *m* Es cruz alta
gastrite *f* •Inflammation de la muqueuse de l'estomac. En gastritis •Inflammation of the lining of the stomach. De Magenkatarrh *m* ; Gastritis *f* ; Magenentzündung *f* Es gastritis
gastrophile ; gastérophile *m* ; oestre *m* •Mouches (il y en a six espèces) qui pondent leurs oeufs (pour la plupart d'entre elles) sur les poils des chevaux et dont les larves se développent à l'intérieur du tube digestif. En bot fly (horse ~) ; nose fly (1) ; Gasterophilus •A genus of six flies, the larvae of which develop in the gastro-intestinal tract. 1) Two of the bot flies lay their eggs around the mouth and on the cheeks. De Magenbremse *f* ; Pferdebremse *f* ; Magenfliege ; Magendasselfliege ; Biesfliege *f* Es gastrophilus ; gastrófilo ; estro It estro La Gasterophilus
Gastrophilus equi / intestinalis En Gasterophilus equi / intestinalis De Pferdemagenbiesfliege *f*
gastroscopie *f* En gastroscopy De Magenspiegelung *f* ; Gastroskopie *f* •Untersuchung des Mageninneren mit einem Endoskop
gaz carbonique *m* En carbon dioxide De Kohlenstoffdioxid *ne* ; Kohlendioxid *ne*
gaze *f* En gauze De Gaze *f* ; Flor *m* Es gasa
gelderland ; cheval du Gelderland •D'origine hollandaise. En Gelderland Horse breed De Gelderländer *m*
gelée *adj* •Peut être utilisé pour décrire la condition d'une piste de course à un moment donné. En frozen ; *f r abbr* •Might be used to describe the condition of a race track at a particular moment. De gefroren
gencive *f* En gingiva ; gum De Zahnfleisch *ne* La Gingiva
gène *m* En gene De Gen *ne* Es gen(e)
généalogie *f* > pedigree En genealogy > *pedigree* De Genealogie *f* Es genealogía

génération libre de consanguinité f En free generation De inzuchtfreie Ahnenreihe f ; inzuchtfreie Generation f

généreux (cheval ~) En willing (horse) De leistungsbereit ; willig Es voluntario

genet m •Cheval de petite taille, originaire d'Espagne. En jennet •A small Spanish horse. The name genet or jennet might be given to a hinny or bardot. De Jennetpferd ne

génétique f ou adj En genetic adj ; genetics n pl (treated as sing.) De Entwicklungslehre f ; Genetik f Es genético

géniteur > père

génotype m En genotype De Genotyp m ; Erbtypus m Es genotipo

genou m pl: genoux ; carpe m •Compris entre l'avant-bras et le canon. Nous lui donnons sans doute le nom de genou par analogie avec le nôtre, mais en fait il correspondrait plutôt à notre poignet. Son articulation implique le radius, les os du carpe et les trois métacarpiens. Les mouvements de l'articulation se font pour la plus grande part entre la rangée supérieure des os du carpe et le radius (l'articulation antébrachio-carpienne). En knee ; carpus > stifle De Vorderfußwurzel f ; Vorderknie ne ; Handwurzel f Es rodilla ; carpo Ca genoll La Carpus

genou > grasset

genou arqué > genou brassicourt

genou bien sculpté En well-defined knee De ausgeprägtes Vorderfußwurzelgelenk ne ; starkes Karpalgelenk ne Es rodilla bien definida

genou brassicourt ; genou arqué En goat knee ; buck(ed) knee •Knee inclines forward, in front of a plumb line, when viewed from the side. De vorbiegig adj

genou couronné •Tuméfaction ou plaie à la face antérieure du genou. De aufgeschlagenes Knie ne Es coronado It coronatura

genou creux pl: genoux ; genou renvoyé ; genou de mouton ; genou effacé •Déviation de l'articulation du genou vers l'arrière; quand, vu de côté, le genou est trop en arrière par rapport à l'axe du membre. En calf-knee / calf knee ; sheep knee •Posterior deviation of the carpal joint. De Kalbsknie ne ; Rückbiegigkeit f Es rodilla de carnero ; rodilla hueca

genou de mouton > genou creux

genou effacé > genou creux

genou renvoyé > genou creux

genouillère f ; botte de devant de genou f > protecteur de genou En knee cap (boot) ; knee cup / boot > knee boot / guard De Kniekappe f Es rodillera

genoux // jarrets cambrés •Déviation des articulations par en dehors; les genoux // jarrets sont trop écartés l'un de l'autre, par rapport aux verticales abaissées des articulations supérieures des membres. En bowlegs / bow legs De Fassbeinigkeit •fassbeinige Stellung der Hinterbeine Es rodillas arqueadas anteriores ; piernas arqueadas de atrás posteriores ; corvejones arqueados posteriores

genoux de boeuf •Déviation des articulations vers l'intérieur; les genoux étant plus proches l'un de l'autre que le reste du membre. En knock-knees ; genu valgum ; carpus varus •Inward angulation of the knees, standing closer to each other than the rest of the limb. De Ochsenknie ne ; X-Beinstellung f Es patizambo adj

genoux déformés de profil > genoux non-fermés

genoux en pieds de bancs •Vu de face, le canon est déporté vers l'extérieur, par rapport à l'articulation du genou, et n'est pas directement dans l'axe du radius. En bench knees ; offset knees ; bench-kneed ; bench-legged adj •The metacarpal bones are offset laterally under the carpal joint. De knieweite Stellung f ; auswärtsgebogenes Knie // auswärtsgedrehtes Knie ne ; fassbeinige Stellung f

genoux non-fermés m pl ; genoux déformés de profil •Irrégularité du contour du genou, vu de profil, donnant l'impression que les diverses articulations du carpe ne sont pas encore complètement fermées. En open knees De Noch nicht "geschlossenes" Vorderfußwurzelgelenk des Pferdes im Wachstum. Es erscheint im Profil geriffelt

gestante > gravide (jument ~)

gestation f En gestation De Trächtigkeit f Es gestación

gibier m ; animal m En quarry De Wild ne ; jagdbares Tier ne ; Beute f Es presa

gidran > anglo-arabe hongrois

givré adj En frost ; frosty •A coat with white hairs at the base of the tail and in the mane. They can also occur down the back, over the pelvic bones and other bony prominences of the body. De beschneit •weißes Stichelhaar in größeren Flocken

gland du pénis m En glans penis De Eichel f Es glande La Glans penis

glande bulbo-urétrale f En bulbo-urethral gland De Harnröhrenzwiebeldrüse f ; Cowpersche Drüse f ; Bulbourethraldrüse f La Glandula bulbourethralis

glande de Meibomius En meibomian gland ; tarsal gland De Meibomsche Drüse f ; Tarsaldrüse f La Glandulae tarsales pl

glande lacrymale En lacrimal gland De Tränendrüse f Es glándula lacrimal La Glandula lacrimalis

glande mandibulaire En mandibular gland De Unterkieferdrüse f La Glandula mandibularis

glande pituitaire > hypophyse

glande salivaire En salivary gland •Parotid, mandibular, sublingual and buccal glands. De Speicheldrüse f Es glándula salivar La Glandula salivaria

glande sublinguale En sublingual gland •A salivary gland. De Unterzungenspeicheldrüse f

glande surrénale En adrenal gland De Nebenniere f pl: Nebennieren Es cápsula suprarrenal La Glandula suprarenalis

glande vésiculaire f ; vésicule séminale f En vesicular gland ; seminal vesicle De Samenblase f ; Bläschendrüse f ; Vesikulardrüse f Es vesícula seminal La Glandula vesicularis

glandes buccales ; glandes de la joue En buccal glands De Backendrüsen f pl ; Wangendrüsen f pl La Glandulae buccales

glandes de la joue > glandes buccales

glandes sébacées •Sécrètent le sébum, une huile de protection pour la peau. En sebaceous glands ; oil glands •Secrete the necessary oils to keep the hide pliable and resistant. De Haarbalgdrüsen f pl ; Talgdrüsen f pl Es glándulas sebáceas La Glandulae sebacea

glandes sudoripares En sweat glands De Schweißdrüsen f pl Es glándulas sudoríparas La Glandulae suduriferae

glome m En bulb (of a heel) De Ballen m ; Hufballen m Es punta del talón La Torus corneus

glycérine f En glycerin De Glycerin ne Es glicerina La glycerinum

gobelet (d'oeillère) entier m En full (blinker) cup De Scheuklappe ohne Schlitz f

gobelet de timon ca •Dans lequel on insère l'extrémité du timon. En thimble hr De Deckel, der über das Ende der Anze der Schere beim Einspänner gestülpt und am Geschirr befestigt wird. Er soll das Pferd zwingen, den Einspänner mit seinen Muskeln und nicht seinem Hinterteil nach hinten zu schieben

gobelets d'oeillères En blinker cups De Schalen der

Français

Scheuklappen *f pl*
gogue *m* •Variété de chambon. En gogue De Gogue *ne* •Hilfszügel, die nicht nur am Sattelgurt befestigt sind und an bzw. durch die Trensenringe geführt werden, sondern einen zusätzlichen Haltepunkt am Genickstück des Trensenzaums haben.

goitre *m* En goitre *Brit* ; goiter *USA* De Kropf *m* ; Schilddrüsenwucherung *f* Es bocio

gonadotrophine chorionique équine *f* ; gonadotrophine de sérum de jument gravide *anc* En equine chorionic gonadotropin *abbr: eCG* ; pregnant mare serum gonadotropin *old abbr: PMSG* ; eCG *abbr* ; PMSG *abbr* De equines Choriongonadotropin *ne* ; Gonadotropin trächtiger Stuten *ne* ; eCG *Abk* •Sexualhormon, welches die Keimdrüsen stimuliert

gonadotrophine de sérum de jument gravide > gonadotrophine chorionique équine

gonite *f* En gonitis ; goneitis •Inflammation or arthritis of the knee, stricto sensu the femorotibial (stifle) joint, but seems to be also applied to the forelimb. De Kniegelenkentzündung *f* Es gonitis

gorge *f* •Comprise entre l'encolure, l'auge et les ganaches, a pour base anatomique le larynx. En throat De Kehle *f* Es garganta It gola La Jugulum

gorgette > sous-gorge

gosier (d'une selle) > liberté de garrot

gourme *f* •Infection bactérienne contagieuse des voies respiratoires supérieures. Les complications sont nombreuses et elle peut causer la mort. Les symptômes sont: fièvre, augmentation de la fréquence respiratoire, écoulement nasal, agitation et perte d'appétit. En strangles ; distemper (equine ~) •Highly contagious infection, caused by Streptococcus equi, characterized by fever, nasal discharge becoming thick pus, lack of appetite and moist cough. The abscesses in lymph glands (retropharyngeal nodes) around throat may become so large as to obstruct the airway (hence the name strangles). De Druse *f* Es gurma ; papera / papo (del caballo)

gourmette *f cuir ou autre courroie* ; mentonnière *f c* En chin strap ; curb strap De Kinnriemen *m*

gourmette *f* ; chaînette *f* En curb chain De Kinnkette *f* Es barbada ; cadenilla / cadena (para la brida) Ca barbada *f*

gouttière cutigérale *f* ; sillon coronal *m* •Partie de la corne du sabot directement adjacente au bourrelet générateur de la corne. En coronary groove De Hufsaum *m* ; Kronsaum *m* La Sulcus coronalis

gouttière jugulaire > sillon jugulaire

gouttière périoplique En perioplic groove De Saumrinne *f*

gradins *m pl* En stands De Zuschauertribüne *f*

graine de lin *f* En linseed ; flax seed ; flax-seed De Leinsamen *m* Es linaza

grains *m pl* En grains De Hartfutter *ne* Es granos

grains aplatis En rolled grains De gequetschtes Getreide *ne* Es granos laminados / aplastados

graisse à sabots *f* En hoof grease ; grease for hoofs De Huffett *ne* Es grasa para cascos ; crema para el casco It grasso per zoccoli Ne klauwenvet

graisser les sabots En grease the hooves *v* De Hufe fetten *m pl*

graminées *f pl* En grass family De Süßgräser *ne pl* La Gramineae

grand galop (au ~) En full gallop (at ~) De Renngalopp (im ~) ; Jagdgalopp (im ~) Es galope tendido (a ~) Ca galop tirat (a ~)

grand pied •Pied trop volumineux, qui rend les mouvements pénibles et laborieux. En broad foot •A foot that is too large in proportion to the size and weight of the horse. De großer Huf *m*

Grand Prix *m* En Grand Prix De Großer Preis *m* Es Gran Premio Ca Gran Premi

Grand prix de dressage En Grand Prix de Dressage De Große Olympische Dressurprüfung *f* Es Gran Premio Olímpico de Doma

Grand prix de sauts d'obstacles En Grand Prix Jumping (Event) De Grand-Prix-Springen *ne* Es Gran Premio de Saltos de Obstáculos

Grand prix modifié En Modified Grand Prix De modifizierter Grand Prix *m*

Grand prix spécial En Grand Prix Special De Grand-Prix-Special *ne* Es Gran Premio Especial Ca Gran Premi Especial

grand strongle *m* •Strongylus vulgaris, S. edentatus et S. equinus, Triodontophorus brevicauda, T. serratus et T. tenuicollis. En large strongyle De Pferdepalisadenwurm *m* Es estróngilo grande

grand trochanter *m* En greater trochanter (of the femur) De großer Rollhügel *m* ; großer Umdreher *m* Es trochanter mayor La Trochanter major

grand-mère > deuxième mère

grand-père > deuxième père

grande balzane (mi-chaussée) > balzane mi-canon

grande estrade > estrade des spectateurs

grande volte *f* ; cercle *m acad* •Cercle de plus de six mètres de diamètre, habituellement dans toute la largeur du manège. En circle *acad* De Zirkel *m* Es círculo cercle

grands sésamoïdes (os ~) > os grands sésamoïdes

grange > écurie

granulation (tissu de ~ excédentaire) > tissu cicatriciel (excédentaire)

granulation fongueuse > tissu cicatriciel (excédentaire)

granulé > comprimé

grappe (en pince) *f* ; crampon (linéaire) en pince *m* •Crampon plutôt étroit et allongé, situé en pince sur le fer. En toe grab ; toe calk •A rather narrow and long calk located at the toe of a horseshoe. De Griff *m* ; Zehengriff *m*

grasset *m* ; genou *m anat* •Région entre la cuisse et la jambe. > genou et articulation du grasset En stifle > knee De Knie *ne* ; Hinterknie *ne* Es babilla Ca greixet La Genu

gravide (jument ~) ; gestante ; pleine En pregnant De trächtig

grille (d'un étrier) *f* En bottom of a stirrup De Steigbügeltritt *m* Es largo de lo estribo

grincer des dents En grind the teeth *v* De knirschen (mit den Zähnen ~) Es rechinar las dientes

grippe équine *f* ; influenza *f* •Infection virale contagieuse localisée surtout dans les bronches et les poumons, surveillance et repos sont nécessaires, la guérison peut prendre jusqu'à six mois. En influenza (equine ~) ; flu (equine ~) ; El *abbr* De seuchenhafter Husten *m* ; Influenza (des Pferdes) *f* ; Hoppegartener Husten *m* Es gripe (caballar / equina) ; influenza (equina)

gris •Poils noirs (ou presque) et blancs (ou presque), mélangés sur une peau foncée. Le qualificatif de gris peut s'appliquer aussi bien aux chevaux dont la couleur de la robe n'est pas permanente et devient de gris en plus pâle avec l'âge, qu'à ceux dont la robe est permanente, ce qui n'est pas le cas pour « grey ». En grey *Brit* ; gray *USA* •Varying mosaic of white and coloured hairs growing from a dark hide. With the age, the coat becomes lighter and changes from patterns and shades, as the percentage of white hairs increases. If the colour is permanent it will rather be described as roan. De Schimmel *m veränderlich, dunkel geboren* ; schimmelfarbig *adj* Es tordo Ca tord

gris (de) fer ; gris-bleu ; pinchard *adj ou n Fr (1)*
•Robe grise à reflets bleuâtres. 1) Qualifie ou désigne le cheval ou la robe de cette couleur. <u>En</u> blue roan *(1)* ; iron grey *(2)* •1) Coat having a blue tinge, usually resulting from a mixture of black and white hairs. Lower limbs, mane and tail are mainly black (or of the dark colour) and the colour is permanent. 2) Grey coat having a blue tinge, the colour is not permanent. <u>De</u> stichelhaariger Rappe *m (1)* ; Stichelrappe *m (1)* ; Eisenschimmel *m (2)* <u>Es</u> tordo *(2)* ; cabeza de moro *Esp (2)* ; moro *Arg* <u>Ca</u> tord *(2)*

gris ardoisé •Robe foncée (plus foncée que le gris fer), d'aspect bleuâtre, réfléchissant la couleur de l'ardoise. <u>En</u> slaty blue grey ; slate-colour(ed) grey <u>De</u> Grauschimmel *m* ; Blauschimmel *m* ; Eisenschimmel *m*

gris argenté •Robe d'un gris vif, brillant et reluisant. <u>En</u> silver grey (coat) <u>De</u> Silberschimmel *m* <u>Es</u> tordillo plateado

gris clair •Robe grise où les poils blancs prédominent largement, la robe grise très claire est ainsi souvent appelée, par erreur, blanche. <u>En</u> light grey •Mainly white coat on black skin, very light grey thus often but wrongly called white. <u>De</u> Lichtschimmel *m* ; progressiver Schimmel *m*

gris foncé •Robe grise à forte prédominance des poils foncés. <u>En</u> dark grey ; sad grey *old* ; powdered grey *old* •A grey coat with mainly dark hairs. <u>De</u> Rappschimmel *m* ; Grauschimmel *m* ; Eisenschimmel *m* <u>Es</u> tordo obscuro

gris moucheté •Robe parsemée de petites taches foncées sur un fond plus clair. <u>En</u> flea-bitten grey ; nutmeg *rare* •Small flecks of coloured hairs are distributed through the coat. <u>De</u> Fliegenschimmel *m* <u>Es</u> tordillo mosqueado

gris pommelé •Avec des taches rondes ou zones foncées, sur un fond plus clair. <u>En</u> dapple(d) grey ; gray •Two shades of grey resulting in darker circles or mottling on a lighter ground. <u>De</u> Apfelschimmel *m* <u>Es</u> tordo / tordillo rodado

gris-bleu > gris (de) fer

grisonné *adj ou n* •Zone ou robe dans laquelle les poils blancs sont assez nombreux pour donner une apparence grisâtre. <u>En</u> greyish area •Area with enough white hairs to give a greyish appearance. <u>De</u> schimmelige Stelle *f*

groningue ; cheval de Groningue •Race hollandaise. <u>En</u> Groningen Horse *breed* <u>De</u> Groninger *m* <u>Es</u> caballo de Groninga

gros breton *race* <u>En</u> Breton Heavy Draught horse *breed* <u>De</u> Bretone *m*

gros côlon *m* •Commence au caecum et se joint au côlon descendant. <u>En</u> large colon •The ascending and transverse parts of the colon. <u>De</u> aufsteigender und querverlaufender Grimmdarm *m* ; aufsteigendes und querverlaufendes Kolon *ne*

gros intestin *m* •Comprend le caecum, le gros côlon, le côlon descendant et le rectum. <u>En</u> large intestine <u>De</u> Dickdarm *m* <u>Es</u> intestino grueso <u>It</u> intestino crasso <u>Ne</u> endeldarm <u>La</u> Intestinum crassum

gros parieur *m* <u>En</u> big bettor ; big wagerer <u>De</u> Großwetter *m*

gros rire *m* <u>En</u> horse-laugh <u>De</u> wieherndes Lachen *ne*

gros ver rond *m* <u>En</u> whiteworm ; large roundworm of horses <u>De</u> Pferdespulwurm *m* <u>La</u> Parascaris equorum ; Ascaris equorum ; Ascaris megalocephala

guérison *f* ; cicatrisation *f* •On parle de guérison d'une maladie et de guérison ou de cicatrisation d'une plaie. <u>En</u> healing <u>De</u> Abheilung *f* ; Heilung *f* <u>Es</u> curación ; sanando

guêtre *f (1)* ; protecteur *m* ; protège-~ ; botte *f protection des membres (2)* •Servent de protection des membres du cheval contre les blessures. On utilise souvent ces termes en précisant la partie des membres qu'ils protègent. 1) Le terme guêtre s'utilise habituellement plus spécifiquement pour désigner une protection à la hauteur des canons (et incluant habituellement le boulet), et plus haut. 2) Peut aussi désigner une véritable botte dans laquelle on met le pied ou même une partie de la jambe du cheval pour les soigner. Pour désigner une guêtre, ce mot semble être une traduction littérale de l'anglais. > *hipposandale et cloche* <u>En</u> boot (for horses) •To protect legs against self-injuries, and for foot and/or leg therapy, which is sometimes called slip-on boot or (rubber) poultice boot. > *barrier boot* <u>De</u> Streichkappe *f* ; Gamasche *f* ; Sehnenschoner *m* <u>Es</u> protector ; bota ; zapatilla <u>Ca</u> protector

guêtre / protecteur de tendon et boulet ; botte de boulet et tendon •Fournissant principalement une protection pour l'arrière du membre. <u>En</u> ankle and tendon boot <u>De</u> Fesselkopf- und Sehnengamasche / Sehnenkappe *f / f*

guêtre complète ; botte de canon et boulet •Fournissant principalement une protection pour l'intérieur du membre. > *guêtre de tendon et boulet* <u>En</u> shin and ankle boot <u>De</u> Gamasche, die die Innenseite des Röhrbeins und des Fesselgelenk schützt

guêtre d'avant-bras *f* ; botte de bras *f* •Elle protège une partie de l'intérieur de l'avant-bras. <u>En</u> arm boot •Protecting an inside part of the forearm. <u>De</u> Vorarm-Gamasche *f*

guêtre d'avant-jambe *(1)* ; botte de canon *(2)* •1) Faite pour protéger le devant du canon. 2) Guêtre qui sert à protéger le canon, lequel a le plus souvent besoin de protection à la face interne. <u>En</u> shin boot ; brushing boot *(3)* •1) Stricto sensu, and corresponding to the « guêtre d'avant-jambe », this boot is designed to protect the front part on the cannon bone. However the term « shin » is currently used for boots protecting the cannon bone, which most frequently needs protection on the inside (2), usually against brushing (3) or speedy-cutting and such harder striking in racing. <u>De</u> Gamasche, die die Vorderseite (1) // Innenseite (2) des Röhrbeins schützt <u>Es</u> bota de hueso ; rozadora *(2)*

guêtre de boulet arrière <u>En</u> hind ankle boot <u>De</u> Streifkappe für das Fesselgelenk des Hinterbeines *f*

guêtre de canon arrière et demi-jarret <u>En</u> hind shin and half hock boot <u>De</u> Schutz für die Hinterröhre und das halbe Sprunggelenk

guêtre de canon, boulet et tendon <u>En</u> shin, ankle and tendon boot <u>De</u> Gamasche, die die Innenseite des Röhrbeins, des Fesselgelenks und die Sehnen schützt

guêtre de coude > protecteur de coude

guêtre de genou et avant-bras ; botte de genou et bras <u>En</u> knee and arm boot <u>De</u> Vorderfußwurzel- und Fesselbeinschutz *m*

guêtre de jarret, canon et boulet ; botte pour jarret, canon et boulet <u>En</u> hock, shin and ankle boot <u>De</u> Hinterbeingamasche zum Schutz des Sprunggelenks, der Hinterröhre und des Fesselgelenks

guêtre de sauteur ; botte de tendon pour sauteur <u>En</u> tendon support boot ; jumper tendon boot <u>De</u> Sehnenschoner *m* ; Gamasche *f*

guêtre de tendon ; botte de tendon •Faite pour protéger les tendons qui passent en arrière de l'os du canon. <u>En</u> tendon boot •Made to protect the tendons at the back of the cannon bone. <u>De</u> Sehnenschoner *m*

guêtre de tendon et de canon antérieur <u>En</u> front shin and tendon boot <u>De</u> Fesselkopfgamasche für das Vorderbein *f* •Gamasche, die das Röhrbein und die Sehnen des Vorderbeines schützt

guêtre de transport ; botte de transport <u>En</u> shipping boot <u>De</u> Transportgamasche *f* <u>Es</u> cañera de viaje ; bota de embarque / transporte

guêtre haute <u>En</u> speedy cut boot •Made specially high, to prevent speedy cutting, which, in racing, is most likely to be a high interference. <u>De</u> Hohe Gamasche, die das Streichen verhindern soll

guêtre ouverte •Guêtre pour la protection des tendons des sauteurs, ouverte à l'avant. En open-front boot •A jumper tendon support boot. De Gamasche f Es bota frente abierto

guêtre pour suros En splint boot De Halbgamasche f •schützt das Röhr- bzw. Sprungbein sowie die Innenseite des Fesselgelenks Es bota contra sobrehueso ; cañera

gueule de singe > prognathie / prognathisme (mandibulaire)

guichet de pari (mutuel) m ; guichet P.M.U. Fr (1) •1) P.M.U.: Pari mutuel urbain. En mutuel wicket / window ; betting wicket / window De Wettschalter m ; Schalter m Es ventana de apuestas ; taquilla

guichet P.M.U. > guichet de pari (mutuel)

guichetier ; payeur m c ; caissier m En cashier De Kassierer m

guide > rêne

guide arrondie f att En beaded line hd •Part of a rein, in a harness, that is rounded instead of being flat. De abgerundeter Zügel m ; gebördelter Zügel m

guides > rênes

gymkhana m En gymkhana De Gymkhana ne •ein Reiterspiel Es gymkhana

habit d'équitation m En riding dress De Reitanzug m ; Reitfrack m

habitude f En habit De Angewohnheit f ; Gewohnheit f Es habito

habronémose f En habronemiasis •A disease caused by the nematodes Habronema muscae, H. majus (also called H. microstoma) or Draschia megastoma (also called Habronema megastoma). > cutaneous habronemiasis De kutane Habronemose f ; Sommerwunde f Es habronemiasis

habronémose cutanée •Plaies d'été, infestation par des parasites du genre Habronema. En cutaneous habronemiasis •Summer sores, caused by Habronema species larvae. De Habronematosis f •Befall durch Habronema (Fadenwurmgattung)

hache à sabots f ; ciseau-enclumeau m •Une de ses extrémités est appelée dérivoir (pour couper ou relever la partie rivée des clous sur le sabot) et l'autre chasse-souche (qui peut servir, entre autres, pour chasser les clous du sabot). En clinch / clench cutter ; buffer (hoof ~) •One of its parts is the blade (to cut or raise clinches) and the other the point (to punch nails out of the hoof etc.). De Nietklinge f It fresa

hacienda f En hacienda De Hazienda f ; Landgut ne Es hacienda

hackamore m ; jaquima f •Le véritable hackamore comporte un bosal. On désigne parfois sous le nom de hackamore mécanique une bride sans mors qui agit sur le chanfrein le plus souvent par l'intermédiaire de branches agissant comme levier. En hackamore •The true hackamore consists of a bosal, along with a mecate as reins, a fiador as throat latch which also prevents the bosal from bumping against the lower jaw, and a lightweight latigo headstall that may be slit to be passed over an ear. It may also be made more secure by a cavesada as a browband. De Hackamore / Hackemore ne Es jáquima

hackney •Race d'origine britannique. En Hackney (Horse) breed De Hackney m Es hackney

hackney (poney) •Race d'origine britannique. En Hackney (Pony) breed De Hackney-Pony ne

haflinger •Race originaire du Tyrol. En Haflinger (Pony) breed De Haflinger m

haie f En hedge ; brush (jump) ; hurdle De Hürde f ; Buschhürde f Es seto Ca bardissa f

haie barrée f En brush and rails De Bürste mit Stangen f Es valla con barras

haie d'appel Es seto de llamada Ca bardissa de referència f

halte en passant par le pas f En halt through walk n De durch den Schritt zum Stehen durchparieren

hanche f •Correspondant, dans l'usage courant, à la région de la bordure antérieure et de la bordure externe de l'os coxal (Regio tuberis coxae). Peut aussi être considérée comme la région comprise entre le sommet de la croupe, la fesse et le flanc. En hip (1) ; haunch (2) •1) Corresponding to the front and side area of the pelvis. 2) The area around the hip, including the upper thigh, this is the term used when describing the movements of the horse (haunches-in etc.). De Hüfte f Es anca Ca anca f It anca La Coxa

hanche coulée •Déformation résultant d'une fracture. En hip down ; dropped hip •The permanent result of a fracture of the hip. De Hüftsenkung f •asymmetrische Kruppe nach Bruch des Hüfthöckers

hanches en dedans En haunches-in ; quarters-in De Hanken-herein Es grupa adentro Ca gropa endins

handicap m •Peut être un handicap de poids ou de temps qui sert à niveler les chances entre les concurrents. Peut désigner la position d'un cheval à la barrière de départ d'une course. En handicap n •May be a weight or time handicap, or design the race for which a weight handicap has been fixed. De Ausgleich m Es handicap Ne handicap

handicap d'une seule entrée En one-factor handicapping De Erstellen eines Handicaps aus nur einem Blickwinkel heraus, z. B. Boden- oder Bahnvorlieben

handicap de catégorie En handicap according to rating De Ausgleich gemäß Rating m

handicap de poids En weight handicap •Weight that is to be carried by each horse to give each one a chance as equal as possible in the race. De Gewichts-Ausgleich m ; Gewichts-Handicap ne

handicap de temps En time handicap De Zeit-Ausgleich m

handicap dédoublé En divided handicap De geteilter Ausgleich m

handicap libre En free handicap De freies Handicap ne •Ausgleich, bei dem der Einsatz erst nach der Gewichtsveröffentlichung fällig wird.

handicap limité En limited handicap De begrenzter Ausgleich m

handicaper •1) Assigner un désavantage (un handicap) selon la formule applicable dans la situation. 2) Estimer les chances de gain entre plusieurs participants à une course. En handicap v •1) Assigning a given horse some sort of disadvantage (a handicap) according to the pertaining formula. 2) Estimating the odds, through comparative data, that each horse has to win something in a given race. De ausgleichen •Festsetzen des zu tragenden Gewichts im Rennen

handicapeur m ; sélectionneur m •Personne qui fait des choix entre les participants à une course en leur attribuant une cote, cette personne peut être embauchée officiellement pour ce faire. En handicapper •Person, possibly an official, rating the horses according to their chances of winning something in a given race. De Ausgleicher m ; Handicapper m Ne handicapper

handicapeur public ; sélectionneur public En public handicapper De nichtoffizieller Ausgleicher m

hanovrien •Race d'origine allemande. En Hanover Horse; Hanoverian (Horse) breed De Hannoveraner m Es hannoveriano

haras m inv ; ferme d'élevage f •Établissement destiné à la reproduction de chevaux, dans un haras on fait de la sélection et on vise l'amélioration de la race. En stud farm ; breeding farm (horse-~) De Gestüt ne ; Zuchtbetrieb m Es acaballadero ; criadero (rancho de ~) ; yegüada Ne stoeterij

haras national *m sg* En national stud De Nationalgestüt *ne* ; Hauptgestüt *ne* Es parada de sementales del Estado It deposito nazionale (di allevamento) stalloni

haras privé *m* En private stud De Privatgestüt *ne*

harde *f* En herd De Herde *f* Es manada ; caballada

harnachement *m* ; harnais *m (1)* •Équipement porté par le cheval pour la conduite, y incluant sangle, bride, rênes, collier etc. 1) Le mot harnais est souvent utilisé dans un sens qui semble exclure la bride. En tack ; tackle ; gear ; harness •Equipment worn by a horse to be driven, including bridle, girth, collar etc. De Geschirr *ne* ; Schirrung *f* Es arreo ; arnés ; jaez Ca arreus *m pl*

harnachement *m* ; équipement *m* •Équipement porté par le cheval pour la selle, y incluant selle, sangle, bride, rênes, etc. En tack ; tackle •Equipment worn by a horse to be ridden, including bridle, saddle, girth, etc. De Sattelzeug *ne*

harnacher En harness (up) *v* ; put the reins on a horse *v* ; put on the harness *v* De aufschirren ; anschirren ; anspannen Es aparejar It bardare ; mettere i finimenti

harnacheur > bourrelier

harnais > harnachement

harnais à bricole *m* En breast-harness De Sielengeschirr *ne* ; Brustgeschirr *ne*

harnais à collier En collar-harness De Kumtgeschirr ; Kummetgeschirr *ne*

harnais de course En racing harness De Renngeschirr *ne* Es arnés de carrera *m*

harnais de recul > avaloire

harnais pour quatre chevaux > attelage pour quatre chevaux

harper *m ou v* ; éparviner *v* ; pas de coq *m* •Flexion brusque, répétitive et exagérée du jarret, sans cause bien identifiée, mais que l'on attribue parfois à un éparvin, quelquefois nommé « éparvin sec ». En stringhalt ; springhalt •Sporadic disease due to unknown cause, characterized by involuntary repetitive exaggerated flexion of a hock. De Hahnentritt *m* ; Zuckfuß *m* Es paso de gallo ; arpeo ; arpeado ; mioclonia de las patas traseras

haut-de-forme (chapeau ~) *m* En top-hat De Zylinder *m* ; Reithut *m* Es sombrero de copa ; chistera Ca barret de copa *m*

haute école *f* •Travail des allures relevées: passage, piaffé, pirouette, levade etc. En haute école De hohe Schule *f* Es alta escuela Ca alta escola

hauteur à la croupe *f* En height of rump De Kreuzbeinhöhe *f* Es alzada a la grupa

helminthe *m* •Tout ver parasite, incluant les nématodes, les cestodes et les trématodes. En helminth •Any parasitic worm, including nematodes, cestodes and trematodes. De Eingeweidewurm *m* ; Helminthen *pl* Es helminto

helminthose ; **helminthiase** *f* En helminthiasis ; helminthinfestation De Wurmerkrankung *f* ; Helminthose *f* Es helmintiasis

hématome *m* •Hémorragie qui reste sous la peau. En haematoma *Brit* ; hematoma *USA* De Bluterguß *m* ; Hämatom *ne* Es hematoma

hématurie *f* •Présence de sang dans les urines. En haematuria *Brit* ; hematuria *USA* De Harnblutung *f* ; Hämaturie *f* Es hematuria

hémoglobinurie > myoglobinurie

hémorragie *f* En haemorrhage *Brit* ; hemorrhage *USA* De Blutung *f* ; Hämorrhagie *f* Es hemorragia

hémorragie pulmonaire provoquée par l'exercice > épistaxis

hennir > *hennissement* En neigh *v* ; whinny / whinney *v* > *neigh (n)* De wiehern Es relinchar La hinnire

hennissement *m* •Le hennissement proprement dit est un appel qui est produit la bouche ouverte et qui porte loin, correspondant en général à une situation de séparation. > *couinement, appel de contact, renâclage et ébrouement* En neigh *n (1)* ; whinny ; whinney *n (2)* •1) Loud and sometimes prolonged, the common call between horses that are not near. 2) A gentle neigh, denoting pleasure or expectancy. The word whinny is sometimes used for the common call in a situation of separation. > *squeal, nicker, snort (warning ~) and snort* De Wiehern *ne* Es relincho

herbe *f* En grass De Gras *ne* ; Rasen *m* Es hierba ; yerba

herbe (à l'~) > pré (au ~)

hérédité *f* En heredity De Erblichkeit *f* ; Vererbung *f* Es herencia

herminé *adj ou n* En ermined *adj* •Marking having dark patches of hairs (ermine marks) within. De Abzeichen mit darin enthaltenen dunklen Flecken *ne*

herminures *f pl* •Taches foncées, en général dans une marque, donnant l'aspect du manteau d'hermine. En ermine marks •Black marks on a white marking, most often seen on leg markings just above the hoof. De schwarze Flecke (auf einem weißem Abzeichen) *m pl*

hernie inguinale *f* En inguinal hernia De Leistenbruch *m*

hernie ombilicale •Descente d'un segment de l'intestin dans l'ouverture du nombril. En umbilical hernia De Nabelbruch *m* ; Umbilikalhernie *f*

hernie scrotale En scrotal hernia De Hodenbruch *m* ; Hodensackbruch *m* La hernia scrotalis

herpèsvirus équin de type 1 *m* ; virus de l'avortement de la jument *m* En equine herpesvirus (type) 1 ; equine abortion (herpes)virus ; EHV-1 *abbr* De equines Herpesvirus Typ 1 *ne* ; EHV-1 *ne Abk* ; Stutenabortvirus *m*

herpèsvirus équin de type 2 *m* ; cytomégalovirus équin *m* En equine herpesvirus (type) 2 ; EHV-2 *abbr* De equines Herpesvirus Typ 2 *ne* ; equines Zytomegalovirus *ne* ; EHV-2 *ne Abk*

herpèsvirus équin de type 3 *m* ; virus de l'exanthème coïtal équin En equine herpesvirus (type) 3 ; equine coital exanthema herpesvirus ; EHV-3 *abbr* De equines Herpesvirus Typ 3 *ne* ; EHV-3 *ne Abk* •löst eine gutartige Genitalinfektion aus, die auch als Koitalexanthem oder Bläschenausschlag bezeichnet wird.

herpèsvirus équin de type 4 ; virus de la rhinopneumonie équine En equine herpesvirus (type) 4 ; EHV-4 ; rhinpneumonitis (herpes)virus (equine ~) *abbr* De equines Herpesvirus Typ 4 *ne* ; EHV-4 *ne Abk* ; Rhinopneumonitis-Virus *m* •kann eine Entzündung der Atemwege verursachen.

heure de / du départ (d'une course) *f* En post time *r* De Startzeit *f*

heure de fermeture des engagements *c* En closing time for declarations *r* De Ende der Starterangabe *ne*

highland •Race originaire d'Écosse. En Highland Pony *breed* De Highland-Pony *ne*

hippique •Relatif aux chevaux. Es hípico Ca hípic

hippisme *m* •L'ensemble des sports pratiqués à cheval ou avec un cheval. En equestrianism De Pferdesport *m* Es hípica ; hipismo Ca hípica ; hipisme

hippobosque du cheval > mouche araignée

hippodrome *m* ; piste de course *f* ; champ de courses *m* •Bien que ces termes soient souvent utilisés indifféremment, il faut faire attention de ne pas toujours confondre la piste elle-même avec l'ensemble de l'hippodrome. De plus, un champ de courses peut véritablement être un champ aménagé. > *autre entrée pour piste (de course)* En race track ; racetrack *facility* ; race course > *other entry for track (race ~)* De Rennbahn *f* ; Pferderennbahn *f* Es hi

pódromo Ca hipòdrom Ne hippodroom
hippodrome hôte En host race track De gastgebende Rennbahn f
hippodrome satellite En satellite race track De Satellitenrennbahn f ; untergeordnete Rennbahn f
hippologie f En hippology De Pferdekunde f ; Hippologie f Es hipología
hippomobile ; tiré par des chevaux En horse-drawn De von Pferden gezogen Es hipomóvil ; tirado por caballos
hipposandale f •Sorte de sandale ou de botte dans laquelle on glisse le sabot et qui a son propre système d'attache. > *guêtre* En barrier boot ; easy-boot De Hufschuh m •Überschuh als Schutz zur Ausheilung oder im Winter. Es zapatilla para casco f
hippotechnie f Es hipotecnia
hollandais à sang chaud En Dutch warm-blooded (horse) De niederländisches Warmblut ne Es caballo holandés de media sangre
hollandais de trait ; trait hollandais •Race de trait des Pays-Bas. En Dutch Draught Horse *breed* De niederländisches Zugpferd ne ; niederländisches Kaltblut ne
holstein •Race d'origine allemande. En Holsteiner; Holstein (Horse) *breed* De Holsteiner m Es caballo de Holstein
holstein suisse *race* En Swiss Holstein Horse *breed*
homme de cheval *pl: hommes de chevaux* > *connaisseur* En horse person ; horseman > *expert* De Pferdemann m Es persona a caballo ; hombre del caballo
hongre m ; cheval castré / châtré •Cheval mâle n'ayant plus de testicules, ou ayant des testicules atrophiés et non fonctionnels. En gelding ; gelded horse ; castrated horse •A male horse, at any age, that has no testicles left, or whose testicles are atrophied and not functioning. De Wallach m Es caballo castrado / capón Ca cavall castrat ; capó It cavallo castrato Ne ruin ; gecastreerd maennelijk paard
hongrer > *castrer*
hongreur m •Personne qui castre les chevaux. En gelder De Kastrierer m Es capador
hormone lutéinisante f ; lutropine f En luteinizing hormone ; LH *abbr* De Luteinisierungshormon ne ; gelbfärbendes Hormon ne
hors concours En excluded from competition De außer Konkurrenz Es fuera de concurso ; fuera de la carrera
hôte intermédiaire m •Hôte temporaire chez qui une partie du développement d'un parasite doit se faire. En intermediate host •A host that is necessary for part of the development of a parasite. De Zwischenwirt m
huçul •Race d'origine polonaise. En Hutsul / Huzul Horse *breed* De Huzule m
huile de feuilles de cèdre f En cedar leaves oil De Zedernöl n
huile de lin En linseed oil De Leinöl ne Es aceite de linaza / lino m La oleum lini
huile de pied de boeuf En neat's-foot oil ; neatsfoot oil •Made from boiled cow heel and used to dress leather. De Klauenfett ne
huile de ricin En castor oil De Rizinusöl ne ; Kastoröl ne Es aceite de ricino
huit (de chiffre) m ; figure de huit f •Correspondant à deux voltes tangentes. En figure (of) eight ; eight De Acht f Es figura de ocho ; ocho (de cifra) Ca vuit It otto Po figura em oito Ne acht
humérus m •L'os du bras, situé entre la scapula et le radius, il est attaché au thorax par des muscles. En humerus •The arm bone. De Oberarmknochen m ; Humerus m Es húmero It omero La Humerus

humeurs (de l'oeil) f pl En watery fluid (of the eye) ; aqueous humour De Kammerwasser (des Auges) ne La Humor aquosus
hygroma m En hygroma De Schleimgeschwulst f ; Hygrom ne Es higroma
hygroma du coude > éponge
hygroma du genou •Tuméfaction fluctuante située sur la face antérieure du genou et provenant généralement d'un coup. En carpal hygroma ; popped knee ; capped knee De Knieschwamm m ; Kniebeule f ; Karpalbeule f Es higroma carpiano
hygroma du tarse > capelet
hyperflexion (de la nuque) > encapuchonnement
hypertrichose f •Pilosité excessive. En hypertrichosis •Excessive hairiness. De Überbehaarung f ; Hypertrichose f
hyphomycose du cheval f •Plaies d'été, infection fongique causée par Hyphomyces destruens. En hyphomycosis (equine ~) •Summer sores, caused by the fungus Hyphomyces destruens. De Hyphomycosis f ; Hyphomykose f
hypoderme > toile sous-cutanée
hypodermose > varron
hypophyse f ; glande pituitaire f En hypophysis ; pituitary gland De Hypophyse f •eine Hormondrüse Es hipófisis ; glándula pituitaria La Hypophysis ; Glandula pituitaria
hypoplasie cérébelleuse f En cerebellar degeneration / hypoplasia De unzureichende Zellbildung f ; Hypoplasie f
Hyracotherium > Eohippus
I.A. > insémination artificielle
ichtammol m ; ichtyolammonium m En ichthammol De Ichthammol ne ; Ammoniumbituminosulfonat ne
ichtyolammonium > ichtammol
ictère > jaunisse
ileum ; **iléon** m •Partie de l'intestin grêle. En ileum De Krummdarm m ; Hüftdarm m ; Ileum ne Es íleon La Ileum
immobilité f ; vertigo m (1) •Symptôme de maladies nerveuses. Passive: le cheval est comme frappé de stupeur et est incapable de faire certains mouvements élémentaires. Active: Le cheval est comme frappé de délire et pose des gestes désordonnés, il pourra, par exemples, sembler frappé d'épilepsie ou pousser aveuglément contre un mur. 1) Méningo-encéphalite qui provoque des mouvements désordonnés. En immobility •When the horse is standing still and disinclined to move, as if suddenly blinded, responding to other stimuli unless there is another problem as with « immobilité active » and « vertigo ». De Koller m ; Dummkoller m ; Morosis f ; Gehirnwassersucht f
immobilité •Immobilité temporaire commandée lors d'une épreuve. En immobility •Standing still for a certain time, as part of a test. De Stillstehen n ; Unbeweglichkeit im Halten f Es inmovilidad
immunité f •Ensemble de facteurs protégeant l'organisme contre une infection ou une intoxication. En immunity •Resistance of an organism against an infection. De Ansteckungsfestigkeit f ; Immunität f Es inmunidad
immunodéficience combinée f •Incapacité du poulain nouveau-né à fabriquer des anticorps. En combined immuno-deficiency ; C.I.D. *abbr* De kombiniertes Immundefizit ne
imposée (amende ~) Can. ; infligée Fr En imposed (fine) Can. ; inflicted Brit De auferlegt ; belegt
imposer une amende En assess a fine v De Strafe festsetzen (eine ~) ; Ordnungsmittel festsetzen (ein ~)

mpulsion f En impulsion •The overall impetus and energy that the horse is putting in forward / upward movements, coming from the hindquarters through the pelvis and back of the horse. De Schwung m Es impulsión It impulso Po impulsao Ne impuls ; schot naar voren

inattentif En inattentive De unaufmerksam ; nachlässig Es desatento

ncisives f pl •Leur ordre de croissance correspond à leur disposition à partir du milieu de la mâchoire: les pinces, les mitoyennes et les coins. En incisors •In the growth order and from the midline outward: centrals, laterals and corners. De Schneidezähne m pl Es incisivos La Dentes incisivi

nclinaison f En slope De Neigung f ; Abhang m ; Böschung f Es inclinación ; cuesta

ncurvation f ; inflexion f En flexion ; bend ; curve De Beugung f ; Biegung f ; Krümmung f Es flexión ; curva ; curvatura

ncurvé (mors / canon / filet ~) > cintré (mors / canon / filet ~)

ncurver l'encolure ; plier l'encolure ; arrondir l'encolure En flex the neck v ; bend the neck v De Hals biegen / beugen (den ~) ; Hals seitwärts biegen (den ~) ; Hals stellen (den ~) Es encorvar el pescuezo

ncurver le corps En bend the body v De biegen (das Pferd ~)

ncus > enclume (de l'oreille)

ndépendance des aides f •Les aides doivent s'exercer indépendamment les unes des autres, sans entraîner tout le corps dans leur mouvement, ou produire d'autres mouvements indésirables que le cheval interpréterait quand même comme des signaux, ou qui le contraindraient quand même de quelque façon. > accord des aides En independence of the aids De Unabhängigkeit von Hilfen f Es independencia de las ayudas

indice m En indicator ; rating ; index De Rating ne ; Leistungsbeurteilung f Es índice

indice thérapeutique •Rapport entre la dose minimale suffisante pour soigner et la dose maximale tolérée sans danger pour le patient. En therapeutic index •The margin of safety of a medication, the difference between the dose that cures and the dose that harms the patient. De therapeutische Breite f

ndustrie de l'élevage (de chevaux) f En breeding industry (horse ~) De Pferdezuchtindustrie f

ndustrie des courses de chevaux En horse racing industry De Pferderennsportindustrie f Ne koerswezen

infectieux En infectious De ansteckend ; infektiös Es infeccioso

infection f En infection ; taint De Ansteckung f ; Infektion f Es infección

nflammation f En inflammation De Entzündung f Es inflamación

nflammation aiguë de l'appareil En inflammatory airway disease ; IAD abbr De entzündliche Atemwegserkrankung f

nflammation ligamentaire > desmite

nflexion > incurvation

nfligée > imposée (amende ~)

nfluenza > grippe équine

nfraction commise en course f ca En driving violation hr De Fahrverstoß m

njection de rappel (d'un vaccin) f En booster injection (of a vaccination) De Wiederholungsimpfung f ; Auffrischungsdosis ; Auffrischungsimpfung f ; f

nnocuité f En safety margin De Unbedenklichkeit f Es innocuidad

inscription m ; engagement m (1) •1) Engagement d'un cheval dans une course: L'inscription d'un cheval sur la liste des partants pour une course donnée. En entry ; declaration (1) •1) Declaration of a horse for a given race: The naming of a particular horse to be a starter in a given race. De Nennung f ; Engagement ne ; Meldung f Es inscripción ; entrada ; apunte

inscription jumelée (de deux chevaux) f •Participation à une même course de deux chevaux relevant du même propriétaire ou du même entraîneur, ils portent le même numéro (par exemple 1 et 1a) et ils sont considérés comme un seul cheval pour fins de paris. > inscription jumelée (de trois chevaux) En double entry •Entry, in a given race, of two horses owned or trained by the same person(s), have the same number (e.g. 1 and 1a) and are considered as one for betting purposes. De Doppelnennung eines Stalles f

inscription jumelée (de trois chevaux) •Participation à une même course de trois chevaux relevant du même propriétaire ou du même entraîneur, ils sont considérés ensemble pour fins de paris. > inscription jumelée (de deux chevaux) En triple entry •Entry, in a given race, of three horses owned or trained by the same person(s), and that are considered as one for betting purposes. De Stallwette mit 3 Pferden f

inscrire des courses au calendrier En schedule races v De Rennen ausschreiben ne pl

insecte nuisible m En pest (insect) De Schädling m Es in secto dañino

insecticide m ou adj En insecticide n ; insecticidal adj De Insektenvernichtungsmittel ; insektenvernichtend ne ; adj Es insecticida n & adj

insectifuge m En insect repellent De insektenabweisend Es insectífugo

inséminateur m En inseminator De Besamer m Es inseminador

insémination artificielle f ; I.A. abr En artificial insemination ; A.I. abbr De künstliche Besamung f ; KB Abk Es inseminación artificial ; I.A. abr Ne kunstmatige inseminatie

inséminer En inseminate v De besamen Es inseminar

insertion en acier f ; renfort de pince en acier m •Dans un fer à cheval en aluminium, pièce en acier pour en retarder l'usure. En steel wear insert •Into an aluminium shoe, to postpone its wearing out. De Stahleinsatz im Zehenteil eines Aluminiumhufeisens m

insertion pour le genou •Bourrelet (matelassure du quartier de la selle) permettant de caler et de supporter le genou du cavalier. En knee roll ; knee insert ; knee pad •Packing or pad forming part of the front of the flap of the saddle and used for greater security. De Kniewulst f ; Pausche f ; Kniepolster ne Es rollo

instinct m En instinct De Unterbewußtsein ne ; Instinkt m Es instinto

instinct grégaire En herding instinct De Herdentrieb m Es instinto gregario

instructeur d'équitation m En riding instructor De Reitlehrer m ; Pferdewirtschaftsmeister m Es instructor de equitación ; profesor de equitación

instructeur en chef (d'équitation) m En chief riding instructor De Ober-Reitlehrer m

inter-ars m •Zone déprimée qui fait suite au poitrail, entre les ars. De mittlere Brustfurche f

intérieur des arc-boutants m En seat of corn ; angles of the sole •The angle of the wall, at the heel, the area between the wall and bar. De Sohlenwinkel m

interjeter appel En appeal a ruling v De Berufung einlegen

interrompre une course En disrupt a race v De Ren-

nen zerreißen (ein ~)
intervention d'office *f c* En automatic claim *r* De automatischer Anspruch *m*
intestin *m* En intestine ; gut De Darm *m* Es intestino
intestin grêle •Formé du duodénum, du jéjunum et de l'iléum. En small intestine De Dünndarm *m* Es intestino delgado It intestino tenue Ne dunne darm La Intestinum tenue
intubation nasogastrique *f* En nasogastric intubation De nasogastrische Sondierung ; Intubation *f* ; Nasenschlundsonde *f*
iode *m* En iodine De Jod *ne* Es yodo *m*
iomud •Race originaire d'Asie centrale. En Iomud *breed* De Iomud *m* ; Jomud *m* ; Jamud *m*
iris *m* En iris De Regenbogenhaut *f* ; Iris *f* Es iris La Iris
iritis *f* •Inflammation de l'iris. En iritis De Regenbogenhautentzündung *f* ; Iritis *f* Es iritis
irlandais *race* En Irish Hunter *breed* De irischer Hunter *m* Es media sangre irlandés ; hunter irlandés It hunter irlandese
irritation *f* En chafing De Wundreibung *f* Es irritación
isabelle •Robe baie très claire dont les poils sont jaunes ou jaunâtres, et les crins et extrémités sont noirs. Elle peut comporter une raie de mulet et des zébrures. En buckskin *(1)* ; zebra-dun *(2)* •A very light bay coat with yellow shades (tanned deerhide) on the body. Lower limbs, mane and tail are black. 1) Without primitive marks. 2) With primitive marks: dorsal, withers and zebra stripes. De erdfarben *adj* *(1)* ; Braunfalb / Braunfalbe *m (2)* •genetisch bedingte Aufhellung des Braunen; auch genetisch falsch als Falbe bezeichnet (1); mit Aalstrich, Schulterkreuz, Zebrastreifen (2) Es isabela ; perla isabela Ca isabela
ischion > os ischium
ischium > os ischium
islandais •Robuste race de poneys de l'Islande. En Iceland Pony *breed* De Islandpony *ne*
isoérythrolyse néo-natale > maladie hémolytique du nouveau-né
ivermectine *f* En ivermectin De Ivermectin *ne* •ein makrozyklisches Makrolid aus der Gruppe der Avermectine
ivoire (d'une dent) *m* ; dentine *f* En dentine > *secondary dentine* De Zahnbein *ne* ; Dentin *ne* ; Elfenbein *ne* Es marfil La Dentinum
ivoire central (d'une dent) En secondary dentine •It is darker than the primary dentine, prevents the pulp of being exposed as the tooth wears out, and forms the dental star. De Sekundärzahnbein *ne* ; Sekundärdentin *ne*
jabot oesophagien *m* •Poche anormale au niveau de l'oesophage dans laquelle stagnent les aliments. En crop De Kropf (der Vögel) *m* Es dilatación del esófago
jaca navarra •Race d'origine espagnole. En Jacca Navarra Horse *breed* De Jaca Navarra *m*
jalonnement du parcours *m* En marking of the course De Markierung der Reitbahn / des Parcours *f* Es jalonamiento del recorrido Ca jalonament del recorregut
jambe *f* •Au sens strict: partie du membre postérieur correspondant au tibia et comprise entre le grasset et le jarret du cheval. En gaskin ; second thigh ; leg *(1)* ; lower thigh •1) Stricto sensu, part of the horse's hind limb, between the stifle and the hock. De Unterschenkel *m* •Muskel des Hinterbeins, direkt über dem Sprunggelenk Es pierna Ca cama La Crus
jambe > membre
jambe active En active leg De aktiver / treibender Schenkel *m* Es pierna activa
jambe avant > membre antérieur / de devant

jambe extérieure En outside leg De äußerer Schenkel *m* Es pierna externa / de afuera
jambe intérieure En inside leg De innerer Fuß *m* ; neres Bein *ne* Es pierna interior / interna ; pierna de adentro
jambe isolée (action d'une ~) •Jambe qui travaille seule, c'est-à-dire sans que l'autre intervienne positivement pour guider le cheval. En action of one leg only De einseitiger Schenkeldruck *m*
jambe passive En inactive leg ; passive leg De passiver Schenkel *m* Es pierna pasiva
jambe postérieure / de derrière > membre postérieur
jambières *f pl* ; pantalon de cuir *m* En chaps De Chaps *m pl* Es chaparreras ; zahones *España*
jaquette *f* •Longue veste noire portée dans les concours de dressage classique. En frock coat De Gehrock *m* Es levita Ca levita
jaquima > hackamore
jarde *f* •Inflammation du ligament plantaire long du jarret au point d'attache avec l'os métatarsien principal et l'os rudimentaire externe. > *jarret(s) coudé(s)* En curb •Thickening of the plantar tarsal ligament in the hock of the horse. It is obvious a few inches below the point of the hock. De Hasenhacke *f* Es corva ; corvaza
jardon *m* •Développement excessif de la tête du métatarsien rudimentaire externe. De Rehbein *ne*
jarret *m* ; tarse *m* •Région de la jambe postérieure, entre la jambe et le canon. Dans le sens strict le mot jarret désigne la région du tarse (Regio tarsi NAV) et le mot tarse (Tarsus NAV) le premier segment du squelette du pied. En hock ; tarsus De Sprunggelenk *ne* ; Hinterfußwurzel *f* ; Ferse *f* Es corvejón ; tarso ; jarrete ; garrón Ca garró La Tarsus
jarret bien sculpté En well-defined hock De ausgeprägtes Sprunggelenk *ne* ; kantiges Sprunggelenk *ne* Es corvejón bien definido
jarret droit En straight hock > *straight hind legs* De steiles Sprunggelenk *ne*
jarret(s) à courbe > jarret(s) coudé(s)
jarret(s) coudé(s) ; jarret(s) à courbe *(1)* •Vu de côté, angularité excessive de l'articulation du jarret: le cheval devient sous- lui du derrière à partir du jarret. 1) Cette expression signifie que le jarret est prédisposé à souffrir d'une courbe. Bien qu'une tare du nom de courbe ait été mentionnée en français, on la présente, dans les documents plus récents, plutôt comme étant une tare dure de la tubérosité inférieure interne du tibia. Le mot courbe semble utilisé ici comme traduction de « curb ». > *jarde* En sickle hock(s) ; curby conformation •When seen from the side, hocks are bent too strongly at the joint, the lower leg is then angled forwards instead of vertical. De stark gewinkeltes Sprunggelenk *ne* ; Säbelbein *ne* Es corvejón(/ones) acodado(s) ; pata(s) de sable
jarretière > protège-jarret
jarrets cambrés •Quand les jarrets divergent par leurs pointes; jarrets exagérément écartés l'un par rapport à l'autre. > *genoux // jarrets cambrés* De zu weite Sprunggelenke
jarrets clos / crochus ; jarrets de vache •Quand les pointes des jarrets convergent l'une vers l'autre, les membres serrent de la fesse au jarret et ouvrent en-dessous de ceux-ci. En cow-hocks / cow hocks •The hocks, viewed from behind, angle in towards each other, as in a cow. De Kuhhessigkeit *f* Es corvas de vaca
jarrets de vache > jarrets clos / crochus
jarrets droits En straight hind legs ; post-legged *adj* ; straight behind *adj* De gerade Hinterbeine *ne pl* Es corvejones derechos / erguidos
jaunisse *f* ; ictère *m* En jaundice ; icterus De Gelb-

intervention d'office

sucht f ; Ikterus m Es ictericia

javart cartilagineux m •Plaie, à l'arrière de la couronne, dans laquelle un (les) cartilage(s) complémentaire(s) de la troisième phalange est (sont) attaqué(s). En quittor (of horses) ; necrosis of the lateral cartilages(s) •Infection of the fibrocartilage(s) of the third phalanx. De Hufknorpelfistel f Es gabarro cartilaginoso It giarda

jayet > moreau

jejunum ; jéjunum m •Partie de l'intestin grêle. En jejunum De Leerdarm m ; Jejunum ne Es yeyuno m La Jejunum

jetage m ; écoulement nasal m En nasal discharge ; snuffles De Nasenausfluß m It scolo nasale

jeu de la bague m •Datant de l'époque de la chevalerie. Les cavaliers doivent décrocher, au moyen d'une longue lance, un anneau suspendu à chacun des trois poteaux.

jeune taureau m En bull calf De Bullenkalb ne Es ternero

jeunes (produits de l'élevage) m pl En young stock De Nachzucht f

jeux équestres m pl En equestrian games De Reiterspiele ne pl

Jeux équestres mondiaux m pl En World Equestrian Games De Weltreiterspiele f

Jeux olympiques m pl En Olympic Games De Olympische Spiele f Es Juegos Olímpicos

jockey m c ; conducteur m ca En jockey r ; driver hr ; rider tr ; reinsman hr De Jockey / Jockei m ; Rennreiter m Es jockey ; conductor hr ; vaquerillo Mexico

jockey de relève ct En catch jockey / rider tr De Reiter, der für einen Ritt verpflichtet wird, ohne Stalljockey zu sein.

joue f •Spécifiquement, la joue s'étend de la commissure des lèvres, au chanfrein, à l'oeil, à la région parotidienne et à la ganache. Elle comprend donc la poche de la joue et le plat de la joue. En cheek > jowl De Backe f ; Wange f Es carrillo ; mejilla Ca galta It guancia La Bucca ; Mala

joue (plat de la ~) f (m) De Llano It piatto della guancia La Regio masseterica

joue (poche de la ~) f (f) De Backengegend f It tasca della guancia La Regio buccalis

joueur m •Personne qui s'adonne à des jeux d'argent. En gambler •Somebody playing games of chance for money. De Spieler m ; Glücksspieler m ; Zocker m Ne gokker ; speler

jour de relâche m ca •Jour où il n'y a pas de courses. En dark day hr •A day without races. De rennfreier Tag m

jour franc ca En clear day hr De rennfreier Tag m

juge m En judge De Richter m Es juez Ca jutge

juge (responsable) de (la) pesée m ; commissaire préposé aux balances m En clerk of the scales De Abwieger m ; Auswieger m Ne weger

juge à l'arrivée ; juge d'arrivée En placing judge hr De Zielrichter m •Trabrennen Es juez de raya ; juez de llegada Ca jutge d'arribada

juge associé En associate judge De beisitzender Richter m

juge au / de départ •Responsable du signal de départ, et, en course, de l'alignement des participants. En starting judge ; starter hr •An official supervising the start of a / the participant(s). De Starter m •Funktionär, der die Rennen startet Es juez de salida Ca jutge de sortida

juge aux obstacles En obstacle judge De Hindernisrichter m Es juez de obstáculos Ca jutge d'obstacles

juge auxiliaire En assistant judge De Hilfszielrichter m Es juez auxiliar Ca jutge auxiliar

juge d'appel En appeal judge De Vorsitzender des Renngerichts / der Berufungskommission m

juge d'arrivée > juge à l'arrivée

juge d'équipement ca En equipment judge hr De Person, die Ausrüstung der Reiter bzw. Fahrer und Pferde überprüft.

juge de chronométrage ca En time steward hr De Zeitrichter m ; Zeit-Steward m

juge de courses En race judge De Zielrichter m

juge de paddock ca En paddock judge hr De Ringsteward m

juge de parcours ca ; juge de patrouille ca En patrol judge hr •Any of a number of judges around the track and watching for infractions durin a race. De Beauftragter der Rennleitung, der am Geläuf postiert ist und den Rennverlauf beobachtet

juge de patrouille > juge de parcours

juge en chef En presiding judge De vorsitzender Richter m

jugement m En judging De Bewertung f Es juicio

jugement de (la) conformation En judgment of (external) conformation ; conformation judging De Beurteilung des Exterieurs f Es juzgamiento por conformación

jugement de la production En production assessment De Leistungsbewertung f Es apreciación de la producción f

juger (se ~) •Se dit du cheval dont l'empreinte du postérieur couvre celle de l'antérieur lorsqu'il marche ou trotte. En cover the track of the front foot v ; cap the track of the front foot v De Spur des Vorderfußes treffen (die ~) Es andar en las huellas

jumelé m ou adj ; quiniela m Can. ; couplé gagnant m Fr •Pari sur les deux premiers chevaux à l'arrivée, indépendamment de leur ordre respectif à l'arrivée. En quinella Can. & USA •Wager on the horses that will finish first and second in a given race, without considering their respective finishing order. De Zwillingswette f •Vorhersage der ersten beiden Pferde im Ziel in beliebiger Reihenfolge

jument f •Femelle de quatre ou cinq ans (selon les disciplines et les interprétations) et plus. En mare •Female horse aged four or five (according to disciplines and interpretations) and over. De Stute f ; Mähre f ; yegua f Ca euga ; egua It cavalla Ne merrie

jument châtrée En spayed mare De Stute, der die Eierstöcke operativ entfernt wurden (Hysterektomie)

jument de base ; jument-base ; jument-souche ; jument originaire •La souche (maternelle) à laquelle une lignée femelle remonte. En tap root / taproot mare ; foundation mare •The earliest known mare in a female line. De Stammmutter f ; Stammstute f Es yegua original

jument gestante ; jument pleine En mare in foal ; in-foal mare De tragende Stute f ; trächtige Stute f Es yegua llena ; yegua en gestación ; yegua preñada

jument originaire > jument de base ; jument-base

jument pleine > jument gestante

jument poulinière > poulinière

jument saillie En served mare De gedeckte Stute f

jument suitée •Se dit d'une jument qui allaite. En lactating mare ; mare with foal at foot De Mutterstute mit Saugfohlen f ; Stute mit Fohlen bei Fuß f Es yegua lactante ; yegua madre con potro lactante ; yegua con su potro ; yegua con rastra It cavalla madre con puledro lattante Ne merrie met (zuig)-veulen

jument vide En empty mare De güste Stute f ; leere Stute f ; unträchtige Stute f Es yegua vacía

jument-souche > jument de base ; jument-base

jumenterie f En broodmare station De Stuterei f ; Stutendepot ne ; Stutenstation f Es depósito de yeguas

jupe d'amazone *f* En lady's riding skirt De Damenreitkleid *ne*
jury *m* En jury De Preisrichter *m pl* ; Jury *f* Es jurado Ca jurat
jutland ; cheval du Jutland •Race danoise de trait de taille moyenne. En Jutland *breed* De Jütländer *m*
karacebey •Race d'origine turque. En Karacebey Horse *breed* De Karacabey *m*
kéfir •Boisson d'origine caucasienne obtenue par fermentation du lait de jument, de chèvre ou de vache. En kefir De Kefir *m* Es kéfir
kéraphyllocèle *m* En keratoma ; keraphyllocele De Hornsäule *f* ; Hauthornbildung *f* ; Keratom *ne* Es queratoma
kératine *f* En keratin De Keratin *ne* ; Hornstoff *m* Es queratina
kirghis(e) ; **kirghiz(e)** ; novokirghize •Race originaire de Russie, de taille moyenne. En Kirghis ; Kirghiz *breed* De Kirgise *m*
kiso •Race d'origine japonaise.
kladruber •Race d'origine tchécoslovaque. En Kladrub Horse *breed* De Kladruber *m*
knabstrup •Race d'origine danoise. En Knabstrup *breed* De Knabstrupper *m*
konik •Race d'origine polonaise et balkanique. En Konik *breed* De Konik *m*
kur *m* ; présentation à volonté *f* En kur ; freestyle dressage De Kür *f* Es reprise libre Ca represa lliure
kyste *m* •1° Membrane sécrétée pour isoler un corps étranger qui s'est introduit dans un organisme. 2° Forme dans laquelle se conservent, dans le sol, les femelles de certains nématodes et leur ponte. En cyst De Zyste *f* Es quiste
kyste ovarien *m* ovarian cyst De Eierstockzyste *f* Es quiste ovárico It cisti ovarica Ne eierstockcyste
labyrinthe ethmoïdal / olfactif *m* En ethmoid(al) labyrinth De Siebbeinlabyrinth *ne* La Labyrinthus ethmoidalis
lacé En laced De geschnürt
lacertus fibrosus *m* En lacertus fibrosus De Bizepsaponeurose *f* It lacertus fibrosus La Lacertus fibrosus ; aponeurosis m. bicipitis brachii
lâcher son mors > passer la langue sur l'embouchure
lacune latérale de la fourchette *f* ; sillon collatéral de la fourchette *m* En lateral cleft / groove / furrow of the frog ; paracuneal groove ; collateral groove of the frog De seitliche Strahlfurche *f* La Sulcus paracunealis (medialis // lateralis)
lacune médiane (de la fourchette) ; sillon médian de la fourchette ; sillon cunéal central En median furrow of frog ; cleft of frog (central ~) ; central sulcus / groove of (the) frog ; central cuneal sulcus ; median groove De mittlere Strahlfurche *f* La Sulcus cunealis centralis
ladre *m* ; tache de ladre *f* •Surface rose fade où il y a absence de pigment et où la peau n'est recouverte que d'un léger duvet. On les retrouve en général autour des yeux, du nez, de la bouche, de l'anus et des parties génitales. En flesh mark ; bare patch •Patches where the pigment of the skin is absent. De fleischfarbener Fleck *m* ; fleischfarbenes Abzeichen *ne*
ladre au bout du nez •Le ladre peut aussi être désigné encore plus précisément selon sa position, par exemples: dans, entre ou entre et dans les naseaux. En snip flesh mark •A flesh mark situated between or in the region of the nostrils. De Schnippe *f*
ladre aux lèvres En flesh mark on a lip De fleischfarbenes Abzeichen auf der Lippe *ne* Es marca en el labio

ladre bordé •Qui se prolonge un peu sous les poils de sa périphérie. En bordered flesh mark De gerändertes fleischfarbenes Abzeichen *ne*
ladre mélangé •Ladre dont la peau est pourvue de ses poils.
ladre mélangé près des naseaux ; marque / tache (blanche) près des naseaux •Le ladre ou la marque dans cette région peut aussi être désigné selon d'autres positions, par exemples: dans, entre ou entre et dans les naseaux. En snip •White marking between, near or extending into the nostrils. De Schnippe *f*
ladrerie *f* ; cysticercose *f* • Infestation de certains muscles par des formes larvaires de certaines variétés de taenia. En cysticercosis ; measles De Finnenbefall *m* ; Zystizerkose *f* Es cisticercosis muscular ; ladrería
laisse *f avec une chaînette* En leash ; lead (chain / line / strap / shank) De Führleine mit Kette *f*
laisse (en fibre tressée) *f* En lead rope De Führstrick *m* Es cuerda
laisse / guide en coton *tressé* En cotton lead (rope) De Baumwollstrick *m*
laisse / guide en nylon *tressé* En nylon lead (rope) De Anbindestrick *m* •aus Perlon geflochten
laisse / guide en polypropylène *tressée* En poly lead (rope) De Anbindestrick *m* •aus Polypropylen
laisser distancer (se ~) *c* En drop far out of the race *v* De weit aus dem Rennen fallen
laisser une ouverture (dans le peloton) *c* En leave a hole (in the field) *v* De Abstand lassen (einen ~) ; Kontakt abreißen lassen (den ~)
lame (d'un clou) *f* En blade (of a nail) ; shank (of a nail) De Nagelschaft *m*
lame d'acier ; lame dépouillante En shedding blade ; shedder De Metallstriegel *m* ; Felltrimmer *m*
lame dépouillante > lame d'acier
lamelles kéraphylleuses *f pl* ; feuillets de corne *f pl* ; feuillets du kéraphylle *m pl* •Lamelles de corne de l'intérieur de la paroi du sabot. Elles sont intimement insérées dans celles du podophylle. > *chorion de la paroi (du sabot)* En horny laminae / lamellae ; epidermal lamellae / laminae > *laminar corium* De Lederhautwand *f* La Lamellae epidermales
lamelles podophylleuses *f pl* ; feuillets du podophylle *m pl* ; feuillets de chair > *chorion de la paroi (du sabot)* En dermal laminae ; sensitive laminae > *laminar corium* De sensible Schichten *f pl* •Lamina ist eine Proteinschicht, die Oberflächenepithelien gegenüber dem Bindegewebe abgrenzt. It lamine sensitive La Lamellae dermales / coriales
laminite > fourbure aiguë
lampas *m* •Oedème du palais, voisin des incisives. En lampas De Frosch *m* ; Schwellung des Gaumens *f* Es lamparón
landau *m* •Véhicule à 4 roues. En landau De Landauer *m* Es landó
langue *f* En tongue De Zunge *f* Es lengua It lingua Ne tong La Lingua
langue sur l'embouchure (cheval qui passe ~) > passer la langue sur l'embouchure En tongue over the bit (horse getting the ~) > *get the tongue over the bit* De Zunge über das Mundstück legen *f*
lanière d'oeillère > support d'oeillère
lanière de queue *f* En back strap (of crupper) *hd* •Goes from the dee at back of the pad, and to the crupper dock which goes under the tail. De Schweifriemen *m*
lanterne *f* En carriage lamp De Kutschlampe *f* ; Laterne *f*
large base de sustentation *f* •Cheval ayant une ~ En

plenty of ground ; much ground •Horse that is standing over ~ De über viel Boden stehend ; viel Boden deckend

large de poitrine En wide at the chest De brustweit Es abierto de delante

largeur aux hanches f En width of hips De Hüftbreite f ; Hüftweite f Es anchura de las ancas / la grupa

largeur de la poitrine f En width of chest De Brustbreite f Es anchura del pecho

largeur du front En breadth of the forehead De Stirnbreite f Es anchura de la frente

larvaire adj En larval De larval adj ; Larven... Es larval

larve f En larva De Larve f Es larva

larve d'oestre f ; larve gastrophile du cheval En bot (horse stomach ~) •Bot fly larva. De Magendassel f ; Gasterophilus-Drittlarve f

larve gastrophile du cheval > larve d'oestre

laryngite f En laryngitis De Kehlkopfentzündung f ; Laryngitis f Es laringitis

larynx m •Ensemble complexe formant un bref conduit qui fait communiquer le pharynx avec la trachée. Entre autres, il agit sur le débit de l'air et est l'instrument principal de la phonation. En larynx De Kehlkopf m ; Larynx f Es larynge La Larynx

lasix > furosémide

lasso m En lasso ; rope De Lasso ne oder m Es lazo

lavallière f En stock tie De Künstlerschleife f ; Plastron ne Es chalina ; corbata

lavé •Qualifie une robe ou une couleur décolorée. En washed-out •Faded colour or coat. De verwaschen ; ausgewaschen

lavement m En lavage •Therapeutic rinsing, with large volumes of fluid. De Spülung f ; Waschung f

léger à la jambe En sensitive to the legs De leicht an dem Schenkel stehen ; schenkelgehorsam ; fein gestimmt

léger sur l'avant-main En light in / on the forehand De leicht in / auf der Vorhand Es liviano de anteriores

légèrement en tête En small star De Blümchen ne ; kleiner Stern m Es estrellita

légèreté f En lightness •High degree of responsiveness to the aids. De Losgelassenheit f ; Leichtigkeit f •vollkommenes Eingehen des Pferdes auf die Hilfen Es ligereza

lente f •Oeuf de pou. En louse egg ; nit De Kopflausei ne ; Nisse f Es liendre

lente •Décrit la condition d'une piste de course à un moment donné. En slow ; sl r abbr •Describing the condition of a race track at a particular moment. De Der Zustand eines ziemlich nassen und "langsamen" Geläufs, das noch nicht "gut", aber auch nicht mehr "tief" ist Es despacio

lentille > cristallin

léopard robe En leopard coat •Horse that is mainly white with coloured spots in his coat. If the background colour is not white, that colour should be specified in the description (e.g. sorrel leopard). A « patterned leopard » shows spots that seem to flow out of the flank (sometimes called raindrops). De Tigerschecke m Es leopardo USA ; atigrado Esp ; pintado Arg

lettre > point de repère

levade f •Assis sur ses postérieurs, le cheval élève son avant-main, les antérieurs étant pliés. En levade De Levade f •Übung der klassischen Reitkunst, bei der das Pferd sein Gewicht auf die gebeugten Hinterbeine verlagert Es lanzada

lèvre f En lip De Lippe f La labium pl: labia

lèvre inférieure En lower lip De Unterlippe f Es labio inferior Ca llavi inferior It labbro inferiore La Labium inferius

lèvre supérieure En upper lip De Oberlippe f Es labio superior Ca llavi superior La Labium superius

lèvres (de la bouche) f pl En lips (of the mouth) De Lippen f pl Es labios La Labia oris

lèvres serrées En tight mouth De enges Maul ne

levretté (ventre / cheval ~) > ventre de levrette

liberté de garrot f ; gosier (d'une selle) m west. En gullet (of a saddle) De Sattelknopf m ; Kissenkanal m ; Kammer f

liberté de langue h ; dégagement de langue m ; passage de langue m •Forme donnée au canon du mors, pour accommoder la langue du cheval. En port •The raised section in the middle of a mouthpiece. De Zungenfreiheit f Es portalón ; libertad de la lengua

licence f En licence Brit ; license USA De Lizenz f Ne vergunning

licol ; licou m En halter ; head halter / collar / stall De Halfter ne Es ronzal ; cabestro ; almartigón Ca ronsal

licol / licou d'écurie m / m •Comporte un anneau permettant d'y attacher une chaîne. En stable head collar / stall ; stable (head) halter De Stallhalfter ne

ligament m En ligament De Band ne pl: Bänder Es ligamento

lig. accessoire m En accessory ligament De Unterstützungsband ne La Lig. accessorium

lig. accessoire du fémur En accessory lig. of the femur De Verstärkungsband im Hüftgelenkbereich ne La Lig. accessorium ossis femoris

lig. accessoire du fléchisseur profond ; bride carpienne f •Prolongement du ligament commun palmaire du carpe, il se termine sur le tendon fléchisseur profond du doigt. En accessory lig. of the deep digital flexor (tendon) frontlimb ; check lig. (inferior / subcarpal ~) old De Unterstützungsband der tiefen Beugesehne der Vordergliedmaße ne La Lig. accessorium

lig. accessoire du fléchisseur superficiel du doigt ; bride radiale f ; lig. accessoire du perforé En accessory lig. of the superficial digital flexor ; radial (check) lig. old ; superior check lig. old ; check lig. of the superficial digital flexor old De Unterstützungsband des oberflächlichen Zehenbeugers ne

lig. accessoire du perforé > lig. accessoire du fléchisseur superficiel du doigt

lig. accessoire plantaire ; bride tarsienne f •Provenant du ligament plantaire distal du tarse, plus faible que la bride carpienne et pouvant même être absent(e). En accessory lig. of the deep digital flexor (tendon) hindlimb ; check lig. of the deep digital flexor hindlimb, old ; subtarsal (check) lig. old •It is weak and occasionally absent. De Unterstützungsband der tiefen Beugesehne der Hintergliedmaße ne La Lig. accessorium

lig. annulaire (palmaire // plantaire) En annular lig. (palmar // plantar ~) De Ringband (handflächenseitiges // fußsohlenseitiges ~) ne •ringförmiges Band zur Verbindung beweglicher Knochenanordnungen; (an den Vordergliedmaßen ab dem Karpalgelenk // ab den Beckengliedmaßen ab dem Tarsalgelenk) La Lig. anulare (palmare // plantare)

lig. annulaire digital (proximal // distal) En digital annular lig. (proximal // distal ~) De Zehenringband (zum Körperzentrum hin // vom Körperzentrum weg verlaufend) ne ; Ringband des Fesselbeins (zum Körperzentrum hin // vom Körperzentrum weg verlaufend) ne ; Sohlenbinde (zum Körperzentrum hin // vom Körperzentrum weg verlaufend) f La ligamenta anularia digiti

lig. calcanéo-métatarsien > ligament plantaire long

lig. cervical > ligament nuchal

lig. collatéral En collateral ligament De Seitenband *ne* ; Kollateralband *ne*

lig. collatéral (médial // latéral) du carpe > ligaments métacarpo-phalangiens collatéraux

lig. collatéral de l'articulation interphalangienne distale ; lig. collatéral interphalangien distal En collateral lig. of coffin joint De Seitenband des Hufgelenks *ne* ; Kollateralband des Hufgelenks *ne*

lig. collatéral du petit sésamoïde > ligament sésamoïdien collatéral

lig. collatéral interphalangien distal > ligament collatéral de l'articulation interphalangienne distale

lig. collatéral latéral / fibulaire En lateral collateral lig. of the stifle joint De seitliches Kollateralband des Kniegelenks *ne* La Lig. collaterale laterale

lig. collatéral médial / tibial du grasset En medial collateral lig. of the stifle joint De Innenband des Kniegelenks *ne* ; inneres Kollateralband des Kniegelenks *ne* La Lig. collaterale mediale

lig. collatéral radial / médial du En medial collateral lig. of carpus De Innenband des Vorderfußwurzelgelenks *ne* ; inneres Kollateralband des Karpalgelenks *ne* La Lig. collaterale carpi mediale

lig. collatéral ulnaire / latéral (du carpe) En lateral collateral lig. (of carpus) De seitliches Kollateralband (des Vorderfusswurzelgelenks) *ne* La Lig. collaterale carpi laterale

lig. commun dorsal > ligament radio-carpien dorsal

lig. commun palmaire •Formé par l'union du ligament radio-carpien palmaire (L. radiocarpium palmare NAV), du ligament ulno-carpien palmaire (L. ulnocarpeum palmare NAV) et du ligament rayonné du carpe (L. carpi radiatum NAV). En palmar carpal ligament De Karpalband (palmares ~) *ne* •auf der Beugeseite befindliches Vorderfußwurzelband

lig. croisé crânial // caudal •Font partie de l'articulation du grasset. En cruciate lig. (cranial // caudal ~) •Part of the articulation of the stifle. De Kreuzband des Knies (zum Schädel hin // zum Schweif hin) *ne* La Lig. cruciatum craniale // caudale ; Ligamenta cruciata genus

lig. de l'ergot En lig. of ergot De Sporn-Griffelbeinband *ne*

lig. de la nuque > lig. nuchal

lig. de la tête fémorale En lig. of the femoral head De Oberschenkelkopfband *ne* La Lig. capitis femoris

lig. dorso-scapulaire En dorsoscapular lig. De verstärkter Anteil der tiefen Rumpffaszie (Fascia thoracolumbalis) La Lig. dorsoscapulare

lig. fémoro-patellaire (médial // latéral) En femoropatellar lig. (medial // lateral ~) De femoropatellares Band (inneres // äußeres ~) *ne* •Halteband der Kniescheibe. La Lig. femoropatellare (mediale // laterale)

lig. inguinal En inguinal ligament De Leistenband *ne* ; Poupartsches Band *ne* La Lig. inguinale

lig. interosseux du pied > ligament sésamoïdien distal (impair)

lig. intersésamoïdien •Masse fibreuse entre les deux os sésamoïdes. En intersesamoidean lig. •Fibrous tissue between, and largely embedding, the two proximal sesamoid bones. De Skodaband *ne* •Eines der drei verschiedenen Gleichbeinbänder des Pferdes. Es verbindet beide Gleichbeine.

lig. ménisco-fémoral En meniscofemoral ligament De meniskofemorales Band *ne* •an der Hinterseite befindliches Band des Meniskus zum inneren Oberschenkelknorren La Lig. meniscofemorale

lig. nuchal ; lig. de la nuque ; lig. cervical *anc* En nuchal ligament ; ligamentum nuchae De Nackenband *ne* ; Nackenstrang *m* Es ligamento de la nuca It ligamentum nuchae La Lig. nuchae

lig. patellaire (médial // intermédiaire // latéral) En patellar lig. (medial // middle // lateral ~) De Kniescheibenband (zur Mitte hin gelegenes // mittleres // seitliches ~) *ne* La Lig. patellae (mediale // intermedium // laterale)

lig. pisi-ulnaire En accessorioulnar ligament De eines der vier Bänder des Erbsenbeins La Lig. pisoulnare

lig. plantaire du jarret > lig. plantaire long

lig. plantaire long ; lig. plantaire du jarret ; lig. calcanéo-métatarsien •Bande ligamenteuse située contre la face postérieure de l'os du tarse, de la pointe du jarret jusqu'à la partie supérieure des métatarses. En long plantar lig. ; plantar tarsal lig. De langes Sohlenband *ne* ; langes Plantarband *ne* La Lig. plantare longum

lig. radio-carpien dorsal ; lig. commun dorsal *anc* ; membrane (commune) dorsale En radiocarpal dorsal liga. De rückenseitiges Radiokarpalband *ne* ; rückenseitiges Band der Speichenvorderfußwurzel *f* La Lig. radiocarpeum dorsale

lig. sacro-iliaque dorsal En dorsal sacroiliac lig. De rückenseitiges Gelenkband des Kreuzdarmbeingelenks *ne* La Ligamenta sacroiliaca dorsalia *pl*

lig. sacro-sciatique ; lig. sacro-spino-tubéral En sacrosciatic lig. De breites Beckenband *ne* La Lig. sacrotuberale latum ; Lig. sacrospinotuberale NAV 1968

lig. sacro-spino-tubéral > lig. sacro-sciatique

lig. sésamoïdien collatéral ; lig. collatéral du petit sésamoïde > *le pluriel* En collateral lig. of distal sesamoid bone ; collateral sesamoidean lig. > *plural* De Strahlbein-Fesselbeinband *ne* ; seitliches Gleichbeinband *ne* ; Seitenband des Strahlbeins *ne*

lig. sésamoïdien distal (impair) ; ligament interosseux du pied En distal sesamoid (impair) ligament De Strahlbein-Hufbeinband (unpaariges ~) *ne* La Lig. sesamoideum distale impar

lig. sésamoïdien distal moyen / ; lig. sésamoïdien inférieur moyen *anc* •Peut être considéré comme un ensemble de trois ligaments et être désigné au pluriel. En sesamoidean lig.(s) (oblique / middle ~) De Sehnenbeinband (queres / mittleres ~) *ne* ; Sesambeinband (queres / mittleres ~) *ne* La Ligamenta sesamoidea distalia obliqua *pl*

lig. sésamoïdien distal superficiel / droit ; lig. sésamoïdien droit ; lig. sésamoïdien inférieur superficiel *anc* En straight sesamoidean lig. ; superficial sesamoidean lig. De gerades Gleichbeinband *ne* La Lig. sesamoideum distale rectum

lig. sésamoïdien droit > ligament sésamoïdien distal superficiel / droit

lig. sésamoïdien inférieur moyen > ligament sésamoïdien distal moyen /

lig. sésamoïdien inférieur superficiel > ligament sésamoïdien distal superficiel / droit

lig. supra-épineux En supraspinous lig. De Obergräten-Rückenband *ne* La Lig. supraspinale

lig. suspenseur du boulet *m* ; muscle interosseux (III) *m* •Entièrement fibreux chez l'adulte; pour le membre antérieur: il commence à l'arrière du genou et au haut du métacarpien principal, il se sépare en deux grosses branches se rattachant au sommet de l'os grand sésamoïde qui leur correspond. Ces bandes présentent aussi une bride fibreuse qui va se rattacher au tendon de l'extenseur dorsal du doigt. En suspensory ligament ; interosseus muscle De Fesselträger *m* ; Hängeband *ne* Es ligamento suspensorio

igament(s) suspenseur(s) du cristallin > zonula
igaments collatéraux médiaux // latéraux ·Font partie du jarret. En collateral ligaments (medial // lateral ~) ·They are parts of a hock. De Seitenbänder der Fußwurzel des Sprunggelenks (innere // äußere ~) ne pl ; Kollateralbänder der Fußwurzel des Sprunggelenks (innere // äußere ~) ne pl
igaments croisés m pl En cruciate ligaments De Kreuzbänder ne pl
igaments métacarpo-phalangiens collatéraux ; ligament collatéral (médial // latéral) du carpe ·Chacun comportant un faisceau profond et un faisceau superficiel. En collateral carpal lig. (medial // lateral ~) De Seitenband des Karpalgelenks (inneres // äußeres_~) ne ; Kollateralband des Karpalgelenks (inneres // äußeres ~) ne
igaments sésamoïdiens collatéraux > le singulier En collateral sesamoidean ligaments > singular De Strahlbein-Fesselbeinbänder ne pl ; Fesselbein-Strahlbein-Hufbeinbänder ne pl La Ligamenta sesamoidea collateralia
igaments sésamoïdiens courts ·Au nombre de deux, dans le plan profond. En short sesamoidean ligaments De kurzes Schienbeinband ne La Ligamenta sesamoidea brevia
igaments sésamoïdiens croisés ·Au nombre de deux, dans le plan profond. En cruciate sesamoidean ligaments De gerade Kreuzbänder ne pl La Ligamenta sesamoidea cruciata
igaments sésamoïdiens distaux ·Disposés en trois plans: le ligament distal superficiel, le ligament distal moyen, et les ligaments croisés et courts. En distal sesamoidean ligaments De Strahlbein-Hufbeinbänder ne pl
igaments sternaux En sternal ligaments De Brustbeinbänder ne pl La Ligamenta sterni
igne blanche f ·Cordon fibreux très solide, formé principalement de fibres aponévrotiques, qui s'étend du sternum au pubis, où il se confond avec le tendon prépubien. En linea alba ·The tendinous median white line on the ventral abdominal wall, mainly formed from aponeuroses. De weiße Linie des Bauches f La Linea alba
igne blanche (du sabot) En white line (of the hoof) ; white zone De weiße Linie (des Hufes) f Es línea blanca It linea bianca La Zona alba
igne d'arrivée f ; fil d'arrivée m En finish(ing) line ; wire (finish ~) De Ziellinie f Es línea de llegada ; línea de final Ca línia d'arribada Ne aankomst
igne d'en face > autre droit (l'~)
igne de départ En starting line De Startlinie f Es línea de salida Ca línia de sortida
igne droite ·~ sur une piste de course. En straight ; straightaway ·A long straight section of a racecourse. De Gerade f ; Zielgerade f
igne du dessus (d'un cheval) En topline (of a horse) De Oberlinie f
igne du milieu ·Ligne imaginaire qui divise un manège en deux parties égales. En centre / center line ·An imaginary line dividing a ring in two equal parts. De Mittellinie f Es línea central / del centro Ca línia central
igne du milieu (sur la ~) ·Déplacement ~ du manège. En centre line (on / down the ~) ·Movement ~ of the arena. De Auf- und Abbewegung an der Länge der Bahn f Es línea central (sobre la ~) Ca línia central (sobre la ~)
igne semi-lunaire f ; crête semi-lunaire f anc En semilunar line ; semilunar crest old De Spiegehl-Linie f La Linea semilunaris
ignée f > pedigree En lineage ; strain ; bloodline > pedigree De Blutlinie f ; Blutstrom m Es línea de sangre ; línea de procedencia

lignée femelle ; famille maternelle f ·Lignée des ascendants femelles en ligne directe (de mère en grand-mère maternelle en arrière-grand-mère maternelle etc.) d'un individu. L'expression famille maternelle est habituellement utilisée pour désigner une lignée femelle qu'on remonte ainsi jusqu'à une jument-souche dont le nom identifie cette famille, par exemple, la famille maternelle de Jessie Pepper. > pedigree En female line ; maternal family / line ; tail-female lineage ·Line of female ancestors of a horse (from dam to dam on a direct genealogical line from female to female only). The maternal family is usually to be traced to a single tap root mare which is the maternal line source identifying this line, e.g. the Jessie Pepper (maternal) family, Jessie Pepper being the name of the tap root mare. > pedigree De mütterliche Linie f ; weibliche Linie f Es línea femenina / materna
lignée mâle ·Lignée des ascendants mâles (de père en grand-père paternel en arrière-grand-père paternel etc.) d'un individu. > pedigree En male line ; sire family ·Line of male ancestors of a horse (from sire to sire on a direct genealogical line from male to male only). > pedigree De väterliche Linie f ; männliche Linie f Es línea masculina / paterna
limaçon (de l'oreille) > cochlée
lime (de finition) f En file (finishing ~) De Feile zur Endbearbeitung f Es lima
lime à dents f ; râpe dentaire f En tooth float blade ; tooth rasp De Zahnraspel f Es raspadura de dientes ; escarpelo de dientes
lime à feu f ·Utilisée sur le métal chaud. En hot-rasp ·Used on hot metal. De Metallraspel f
limon > brancard
limousin ·Race française de chevaux de selle relativement lourds. En Limousin (Horse) breed De Limousin-Pferd ne Es limosino
liniment m En liniment ; brace De Einreibemittel ne ; Liniment ; Linimentum ne ; ne Es linimento
lipizzan ·Race de chevaux qui descend des andalous, fortement associée avec l'École espagnole de Vienne. Le nom vient de Lipica (prononcé lipizza) près de Trieste en Italie. En Lipizzaner breed ; Lipitsa / Lipizza horse De Lipizzaner m Es lipizano It lipizzano
liste f ·Marque blanche étroite localisée sur le chanfrein et pouvant se prolonger jusqu'à la bouche. En stripe ·Narrow white marking down the face, not wider than the flat anterior portion of the nasal bones. De Blesse f ; Strichblesse f ; Blässe f Es cordón ; lista Ca llista
liste (fine / petite) f En stripe (narrow ~) De Schnurblesse f ; Strich m Es cordoncillo
liste bordée En bordered stripe De geränderte Blesse f
liste de qualification En qualifying list De Qualifikationsliste f ; Zulassungsliste f
liste des commissaires En stewards' list De Liste der Rennleitungsmitglieder f
liste des retraits En scratch list De Nichtstarterliste f ; Streichungsliste f
liste déviée à gauche // droite En stripe inclined to left // right De Schnurblesse (nach links // rechts geneigte ~) f
liste du vétérinaire En veterinarian's list De Tierarztliste f
liste large En broad stripe ; blaze (1) ·1) Extensive white covering most of the forehead between the eyes, but not including them, and the entire width of the nasal bones, usually down to muzzle. The full blaze reaches down to the upper lip. De breite Blesse f Es lucero ; cordón corrido
liste mélangée ·Lorsque des poils de la couleur principale

de la robe apparaissent dans la liste. En mixed stripe De mischfarbiger Streifen m

liste officielle des partants En official starters list De offizielle Starterliste f

litière f En litter ; bed ; bedding De Streu f ; Strohbett ne ; Einstreu f Es litera ; cama Ca llitera

liverpool m ·Mors utilisé très souvent en attelage. Bien qu'il soit parfois désigné par le nom de « filet » il ne répond pas à cette définition. Il est conçu pour attacher les rênes à ses branches (qui sont droites), ces dernières étant aussi prévues pour recevoir une gourmette. En Liverpool bit De Liverpoolkandare / Liverpool-Kandare f

liverpool (obstacle comprenant un ~) m ; bidet (obstacle sur ~) m En liverpool De überbauter Wassergraben m Es liverpool

livre de(s) haras m ; livre généalogique m En stud-book ; stud book De Gestütsbuch ne ; Stutbuch ne ; Pferdestammbuch ne Es libro genealógico / registro It libro genealogico ; registro di allevamento

livre généalogique > livre de(s) haras

livre généalogique > registre (général)

locataire m ou f En lessee De Pächter m

locateur m En lessor De Verpächter m

locus m pl: loci locus pl: loci ·Specific place of a gene on a chromosome. De Genort m ·Platz eines Gens im Chromosom Es locus

loge-caméra f c En camera room r De Rennleitungszimmer m

loin derrière le peloton c En way behind the field r De weit hinter dem Feld

long et bas jointé (paturon / cheval ~) En long sloping pastern De lang und weich gefesselt adj ; durchgetretene Fessel f

long et droit jointé (paturon / cheval ~) En long upright pastern De lange, steile Fessel f

long jointé adj ·Quand le paturon est trop long. En long pastern De lang gefesselt adj ; lange Fessel f Es cuartilla larga f ; larga de cuartilla adj

longe f En longeing line ; longe / lunge (line) De Longe f ; Laufleine f Es cuerda (larga)

longe d'attache En head-rope De Anbinderiemen m ; Anlegeriemen m

longer En lunge / longe v De longieren Es trabajar a la cuerda ; darle cuerda Ne longeren

longue randonnée f ; raid m (1) ·1) Fr: Randonnée de plusieurs semaines. En long-distance ride ; raid De Distanz-Ritt / Distanzritt m ; Dauerritt m Es raid

longue rêne En long rein De langer Zügel m Es rienda larga

longueur (de cheval) En length De Pferdelänge f Es cuerpo ; echada

longueur battue f En beaten length ; length of stride De Raumgriff m

longueur d'une piste c En size of a course / track r De Größe einer Rennbahn f

longueur de foulée En length of stride De Schrittlänge f

longueur de la tête En length of the head De Kopflänge f Es longitud de la cabeza

longueur du corps En body length ·From point of shoulder to point ob buttock. De Körperlänge f ·vom Buggelenk bis zum Sitzbeinhöcker Es longitud corporal It lunghezza del corpo

longueur du manège De Länge der Bahn f

lopin m ; barre de fer f ·A partir duquel / de laquelle on fabrique un fer. En bar stock ·With which one shoe is made. De Stangenstahl m

lopinières > tenailles à mettre au feu

losa ; cheval de Losa ·Race d'origine espagnole. En Losa Horse breed De Losino ; Losino-Pferd m ; ne

losange m pl: losanges ·c: Un des motifs pouvant faire partie d'un dispositif de couleurs. En diamond pl: diamonds ·r: One of the markings that may be part of a racing colour scheme. De Raute f ; Rauten f pl ·Rennfarbe

louvet ; poil de cerf anc ·Robe d'aspect brun jaunâtre, mélange de poils alezans (habituellement jaunâtres) et de poils noirs; ou encore une robe dont les poils sont plus ou moins clairs à la base et noirs aux extrémités. Les crins et les extrémités sont ordinairement foncés. En dark buckskin (1) ; coyote dun (2) ·1) Yellow coat with black hairs mixed into it, and black points. 2) Dark buckskin with primitive marks. De 1) erdfarbenes Fell mit schwarzen Stichelhaaren und schwarzen Schutzhaar; 2) mit Smutty-Gen

lowicz ·Race d'origine polonaise. En Lowicz Horse breed De Lowicz-Pferd ne ·schweres polnisches Kaltblutpferd

lublinois ·Race d'origine polonaise. En Lublin Horse breed De Lubliner Pferd ne

lunettes contre la boue f pl En wire mesh driving goggles De Schutzbrille aus Drahtgeflecht f

lunettes protectrices En goggles De Schutzbrille f

lusitano race En Lusitanian Horse breed ; Portuguese horse De Lusitano m Es lusitano

lustre m En sheen De Glanz m ; Schimmer m

lutropine > hormone lutéinisante

lutte ou fuite En fight-or-flight De Fight-or-flight-Reaktion f ·beschreibt die körperliche und seelische Anpassung von Lebewesen in Gefahrensituationen als Stressreaktion.

luxation f ; dislocation f En dislocation De Dislokation f ·Verschiebung bzw. Verdrehung von Knochen oder -teilen gegeneinander. Es luxación

luzerne f En alfalfa ; lucerne De Luzerne f ; Schneckenklee m Es alfalfa f La Medicago sativa

luzerne déshydratée En dehydrated alfalfa / lucerne De getrocknete Alfalfa / Luzerne f Es alfalfa deshidratada

luzerne en comprimés / cubes f ; comprimés / cubes de luzerne m pl / m pl En alfalfa pellets / cubes De Luzerne-Pellets ne pl Es cubos de alfalfa ; bolitas de alfalfa

lymphangite f ·Infection microbienne dans le système lymphatique. En pratique elle ne frappe la plupart du temps que les membres postérieurs qui peuvent devenir énormément gonflés. En lymphangitis ·Inflammation in the lymphatic system. De Lymphgefäßentzündung f ; Lymphangitis f Es linfangitis

lymphangite épizootique (à Histoplasma En epizootic lymphangitis ·Caused by Histoplasma farciminosum. De seuchenhafte Lymphangitis der Einhufer f Es linfangitis epizootica

lymphangite ulcéreuse du cheval et du bovin En ulcerative lymphangitis of horses and cattle ; Corynebacterium pseudotuberculosis infection De ulzerative Lymphangitis (der Pferde und Rinder) f ·Hauterkrankung an den Gliedmaßen

lymphe f ·Son apparence varie selon la partie de l'organisme où elle est élaborée. Elle collecte les substances nutritives absorbées par la muqueuse intestinale et les déchets de diverses cellules de l'organisme. En lymph ·A liquid collected from tissues in all parts of the body and returned to the blood via the lymphatic system. De Lymphe f Es linfa It Lympha

mâcher le mors En champ (the bit) v ; chew (the bit) v De Gebiß kauen (auf dem ~) ; abkauen (am Gebiß) Es masticar la embocadura Ca rosegar el mos

machine à billets / tickets (de pari En mutuel machine De Ticketmaschine f

mâchoire *f* En jaw De Kiefer *m* Es quijada
mâchoire inférieure *f* ; mandibule *f* •En fait et dans le sens strict, la mâchoire inférieure est formée de deux mandibules. En mandible ; lower jaw De Unterkiefer *m* ; Mandibula *f* ; Kinnbacke *f* ; Kinnlade *f* Es mandíbula La Mandibula
mâchoire supérieure *f* ; maxillaire *m* •Au niveau des os, la mâchoire supérieure est composée de deux maxillaires et de l'os incisif. C'est donc par extension que l'on assimile maxillaire et mâchoire supérieure; certains auteurs donnent même parfois le nom de maxillaire inférieur à la mâchoire inférieure. En upper jaw ; maxilla De Oberkiefer *m* ; Maxilla *f* Es maxilar (superior) La Maxilla
maillet de polo *m* En polo mallet De Poloschläger *m* Es martillo para polo
mailloche > brochoir
main *m* Can. •Mesure (valant 4 pouces ou 10,16 cm) de la taille d'un cheval. En hand •A 4-inch (10.16 cm) unit measuring the height of a horse. De Hand *f* •Längenmaßeinheit Es mano
main *m anat* •Partie distale du membre thoracique, formée du carpe, du métacarpe et des doigts (eux-mêmes formés des phalanges). En manus De Hand *f* •Anatomie Es mano Ca mà It manus La Manus
main (à ~ droite // gauche) •L'on manœuvre « à main droite » lorsque l'antérieur droit du cheval est le plus en avant dans la foulée de galop, ou lorsque le déplacement ou le changement de direction se fait dans le sens du mouvement des aiguilles d'une montre. En lead (on / at the right // left ~) De Hand (auf der rechten // linken ~) Es mano (a ~ derecha // izquierda) Ca mà (a ~ dreta // esquerra)
mains *f pl Can.* •Taille d'un cheval, du sol au sommet de son garrot. En hands (high) ; hh *abbr* •Height of a horse from top of withers to the ground. De Stockmaß in Händen *ne* •Die Höhe des Pferdes vom Widerrist zum Boden
mains (action des ~) *f pl (f)* •Une des aides naturelles pour solliciter un cheval. En hands (action of the ~) •One of the natural aids for riding or driving a horse. De Zügelhilfen *f pl* Es riendas (ayuda de ~) ; manos (acción de ~) Ca mans (ajut / acció de ~)
maintenir les devants En be still on top *v* ; keep the lead *v* De Führung behalten (die ~)
maïs *m* En corn ; maize De Mais *m* Es maíz La Zea mays
maître (en équitation) *m* En master rider De Meister im Sattel *m*
maître d'équipage •Personne qui assume la direction et la responsabilité d'une chasse à courre. En master of the hunt ; master of hounds / foxhounds ; MFH *abbr* •The master of the hunt, should he hunt the hounds himself, may also be the huntsman. > *huntsman* De Jagdherr *m* Es maestro de la caza
maître de l'arrière-main (être ~) En control the hindquarters *v* De Hinterhand beherrschen *f* Es dominar el posterior
majorquin *race* En Mallorcan Saddle Horse *breed* De Balearen-Pony *ne* ; Mallorca-Pferd *ne*
mal attaché En badly set (on) •Describing a poor angle of meeting: one part of the body badly set on another. De schlecht aufgesetzt
mal coiffé > oreillard
mal culotté > mal gigoté / gigotté
mal d'été > plaies d'été
mal de Caderas *m* En mal de caderas ; caderas •Caused by Trypanosoma equinum. De Hüftlähme *f*
mal de cerf > tétanos
mal des transports En motion sickness De Reisekrankheit *f* ; Bewegungskrankheit *f* ; Kinetose *f* Es enfermedad de movimiento / moción
mal du coït > dourine
mal gigoté / gigotté *adj* ; mal culotté *adj* ; cuisse plate / maigre *f* ; cuisse de grenouille *f* •Musculature des cuisses mal développée. En poorly-muscled thigh De schwach bemuskelter Oberschenkel *m*
maladie *f* En disease ; illness De Krankheit *f* Es enfermedad
maladie de Borna ; méningoencéphalomyélite enzootique *f* ; méningoencéphalite infectieuse du cheval *f* En Borna disease ; Near Eastern equine encephalomyelitis De Bornasche Krankheit *f* ; infektiöse Meningoenzephalitis der Pferde *f* ; Gehirnentzündung *f* Es Borna
maladie du lundi > myoglobinurie
maladie du sommeil > encéphalomyélite (équine)
maladie hémolytique du nouveau-né ; isoérythrolyse néo-natale *f* •Faiblesse et anémie du poulain causée par l'absorption, dans le colostrum, d'anticorps qui lui sont défavorables. Ceci est le résultat du fait que la mère s'est allo-immunisée contre le sang du foetus qui est passé dans le sien au cours de la gestation. En alloimmune haemolytic anaemia of the newborn ; isoerythrolysis of the newborn *old* ; neonatal isoerythrolysis *old* De fetale Erythroblastose *f* •Auflösung der kindlichen roten Blutkörperchen und einer folgenden krankhaft gesteigerten Neubildung
maladie obstructive respiratoire chronique > asthme
maladie(s) des chevaux En disease(s) (horse / equine ~) De Pferdekrankheit(en) *f (pl)* Es enfermedad(es) del ganado caballar
malakan •Race d'origine turque. En Malakan Horse *breed* De Malakan *m*
malandre *f* > *solandre* En mallenders •The word mallenders is quite often used as a translation for the German 'Mauke'. > *sallenders* De Raspe *f* •schuppiges Ekzem an der Vorderfußwurzel
malléole (médiale // latérale) *f* En malleolus (medial // lateral ~) De Knöchel (innerer // äußerer ~) *m* ; Innenknöchel *m* ; Außenknöchel *m* La Malleolus (medialis // lateralis)
malleus > marteau (de l'oreille)
malopolski •Race d'origine polonaise. En Malopolski Horse *breed* De Malopolski *m*
mamelles (les ~) *f pl* En udder (the ~) De Euter *ne* Es ubre La Uber
manche *f* ; ronde *f* En round De Runde *f* ; Umlauf *m* Es manga
manche de râpe En handle (file / rasp ~) De Stiel (Feilen / Raspel ~) *m* ; Heft (Feilen / Raspel ~) *ne* ; Griff (Feilen / Raspel ~) *m*
mandataire > agent autorisé
mandibule > mâchoire inférieure
manège *m* En arena ; ring De Reitplatz *m* Es arena
manège couvert > manège intérieur
manège extérieur *m* ; carrière *f* En outdoor arena ; manège (1) •1) An enclosure for the teaching of equitation or the schooling of horses; more likely to mean an outdoor enclosure. De Reitplatz (offener ~) *m*
manège intérieur *m* ; manège couvert En indoor arena De Reithalle *f* Es pista cubierta ; arena cubierta ; picadero Ca pista coberta
mangeoire *f* ; auge *f* En feed tub ; feeding trough / tub ; manger De Futterkrippe *f* ; Krippe *f* Es comedero ; cubeta de comida
mangeoire en coin En corner feeder •A feeding trough which is fixed into a corner of a horsebox. De Eckfuttertrog *m*

maniabilité du cheval *f* En handiness of the horse De Durchlässigkeit des Pferdes *f* Es manejabilidad del caballo Ca manejabilitat del cavall

manica flexoria *f* ; anneau du (tendon) perforé *m* En manica flexoria De Manschette der tiefen Beugesehne *f* La Manica flexoria

manque > bris d'allure

manteau (d'une selle) *m west.* En skirt *west.* De Skirt *ne* ; Skirtings *ne pl*

manubrium *m* En manubrium De Griff des Brustbeins *m* ; Manubrium *ne* ; Handgriff *m* It manubrio La Manubrium sterni

maquignon > commerçant de chevaux

maquignonnage > commerce de chevaux

marathon (épreuve de ~) *m att* En marathon *hd* De Marathon *m*

marbré *adj* •Les définitions rencontrées pour « marbré » et « marbrures » sont très inconsistantes. Le mot est pris ici dans le sens qu'il suggère: des marques rappellent les veines qu'on observe dans certains marbres. En varnish roan ; marble •Pattern of roan in which the head has white hairs, and the coloured hairs are concentrated over the bony prominences (facial bones, withers, shoulders, knees, stifles and pelvic bones). These darker areas are called varnish marks. De Marmorscheck *m* Es atigrado *Esp*

marché noir de billets / tickets *m* En scalping De Ticketschwarzmarkt *m*

marcher (au pas) ; aller au pas En walk *v* De Schritt gehen (im ~) Es marchar al paso ; ir al paso

marcher le parcours En walk (over) the course *v* De abgehen *v* ; Parcoursbegehung *f* ; Parcours begehen (den ~) *v* Es pisar el recorrido ; caminar la cancha / el curso

marcheur automatique *m* •Souvent situé dans un rond, on y attache les chevaux pour les faire marcher. En walker (automatic ~) De Führmaschine *f* Es mecánica para pasear

maréchal-ferrant *m pl: maréchaux-ferrants* En horseshoer ; farrier ; plater ; smith De Hufschmied *m* ; Hufbeschlagschmied *m* ; Beschlagschmied *m* Es herrador ; ferrador ; herrero *amer* Ca ferrador It maniscalco Ne hoefsmid

maréchalerie *f* (1) ; forge *f* (2) En farriery (1) ; forge (2) ; smithy (3) •1) A farrier's workshop. 2) A workshop or the furnace / hearth for heating the metal. 3) A blacksmith's workshop. De Hufschmiede *f* (1) ; Schmiedestelle *f* (2) ; Schmiedeherd *m* (2) ; Schmiede *f* (3) Es herrería ; fragua ; forja Ca ferreria It forgia

maréchalerie *f* •Le travail et l'art du maréchal-ferrant. En farriery •The farrier's work and art. De Hufschmiedehandwerk *ne* It mascalcia ; maniscalcia

maremme ; cheval de Maremme ; toscan •Race italienne. En Maremma / Maremmana Horse *breed* De Maremmenpferd *ne* ; Maremmano *m* Es maremmano ; toscano It maremmano

marquage à froid *m* En freeze branding De Gefrierbrand *m* Es marcación en frío

marquage au fer (rouge / chaud) *m* En branding (hot ~) De Brandmarken *m* Es marcación a fuego

marque *f* •Tache, habituellement blanche, (balzane, liste etc.) apparaissant dans la robe d'un cheval. En marking •Spot, area etc., usually white, in the coat of a horse. De Abzeichen *ne* Es marca Ca marca blanca

marque (au fer rouge / au feu) En branding (hot ~ mark) ; brand-mark (hot ~) ; brand (hot ~) *n* De Gestütsbrand *m* ; Brandzeichen *ne* ; heißer Brand *m* Es marca de / a fuego ; marca (a hierro) candente ; hierro

marque / tache (blanche) près des naseaux > ladre mélangé près des naseaux

marque à froid En cold brand *n* De Kaltbrand *m* Es marca fría

marque de feu •Coloration rouge des poils autour des naseaux, des yeux, des grassets etc., chez un cheval alezan foncé ou bai foncé. En cast (bay / chestnut ~) •Red shade in part of a dark coat, around the muzzle, on the flanks etc. De Feuermal *ne* •Rote Flecken, die sich vom Deckhaar auffallend unterscheiden

marquer à froid En freeze brand *v* De Gefrierbrand anbringen (einen ~) Es marcar a congelación ; marcar al frío

marquer au fer (rouge) En hot brand *v* De heiß brennen Es marcar a fuego

marron (cheval ~) •Cheval échappé ou abandonné et retourné à la vie sauvage, de même que ses descendants. En feral (horse) •A horse having domestic ancestry but living in the wild state. De wild ; verwildert •Ein Pferd, das domestizierte Vorfahren hat, aber wild lebt. Es feral (caballo ~)

marron d'Inde *m* En horse chestnut De gemeine Roßkastanie *f* La Aesculus hippocastanus

marronnier *m* En horse chestnut tree De Roßkastanienbaum *m*

marteau (de l'oreille) *m* ; malleus *m* En hammer (of the ear) De Hammer (des Ohres) *m* Es martillo La Malleus

marteau à frapper devant •Lourd marteau de forgeron, manipulé à deux mains. En sledge hammer •A heavy blacksmithing hammer, weighting 6 pounds or more it may require both hands. De Vorschlaghammer *m* ; Vorhammer *m* ; Zuschlaghammer *m* Es martillo de dos manos ; macho de fragua ; combo *amer*

marteau de forgeron •Marteau à main, pour tourner et former le fer. En turning hammer ; blacksmith hammer ; rounding hammer •The names for hand hammers are used in different and confusing ways, however, in North America the preferred horseshoe making hammer has one slightly convex face, so it won't mark the work and is useful for turning shoes and pulling clips. De Treibhammer *m* Es martillo de fragua It martello per tornire

marteau de maréchal-ferrant > brochoir

martingale *f* En martingale De Martingal *ne* ; martingala ; gamarra Ca martingala

martingale à anneaux •Divisée en deux devant le poitrail, elle se termine par des anneaux dans lesquels passent les rênes. En running martingale ; ring martingale De Jagdmartingal *ne* ; Ringmartingal *ne* ; durchlaufendes Martingal *ne* Es martingala de anillas / anillos ; tijerilla Ca martingala d'anelles

martingale fixe / droite En standing martingale ; fixed martingale ; tie-down *west.* De starres Martingal *ne* ; stehendes Martingal *ne* Es bajador (martingala de ~)

martingale irlandaise > alliance

martingale-bavette En bib martingale De Martingal mit Lederdreieck *ne*

mash *m* •Mélange d'avoine, d'orge et de graines de lin, le tout concassé, salé et cuit et mélangé de son. En mash De Mash *m oder ne* •Pferdekraftfutter

mastite *f* En mastitis De Euterentzündung *f* ; Mastitis *f* Es mastitis

masuren > mazure

match •Course organisée par les participants, qui ont aussi décidé entre eux des conditions de celle-ci. En match race •Arranged and conditions agreed upon, between the contestants. De Match-Race *ne* ; Vergleichsrennen *ne* •Rennen mit 2 Teilnehmern oder in welchem nur 2 Teilnehmer für den Sieg in Frage kommen Es carrera al pelo

matelassure *f* •Partie rembourrée de la selle qui repose sur le dos du cheval. En panel (saddle ~) •The cushion between the tree and the horse's back. De Kissen *ne* ; unteres Sattelblatt *ne* ; Schweißblatt *ne* ; Polsterung *f* Es almohadilla *f* Ca encoixinada
matricule d'élevage *m* En breeding tattoo De Zuchttätowierung *f*
mauvaise assiette En incorrect seat De falscher Sitz *m* Es asiento falso
maxillaire > mâchoire supérieure
mazure ; cheval mazurien ; masuren •Race: le « trakehner polonais ». En Masuren *breed* ; Mazury Horse De masurisches Warmblut *ne*
méat acoustique externe *m* ; conduit auditif externe *m* anc En external acoustic / auditory meatus De äußerer Gehörgang *m* Es conducto auditivo externo La Meatus acusticus externus
méat acoustique interne ; conduit auditif interne *anc* En internal acoustic meatus De innerer Gehörgang *m* Es conducto auditivo interno La Meatus acusticus internus
méats ethmoïdaux En ethmoidal meatus De Siebbeingang *m*
mébendazole *m* En mebendazole •A benzimidazole anthelmintic. De Mebendazol *ne*
mécaniques (les freins ...) > frein
mécates *f pl* •Corde tressée reliée au bosal et qui sert de rênes dans le hackamore. En mecate •Rope that is attached to the bosal and act as reins. De Mecate *f* •Seil zwischen Reiterhand und Bosal
mèche > cordelette
mecklembourg(eois) •Race, d'origine allemande, de chevaux de selle relativement lourds. En Mecklemburg (Horse) *breed* De Mecklenburger Warmblut *ne*
méconium *m* •Ensemble des débris accumulés dans l'intestin du poulain au cours de la gestation. En meconium De Kindspech *ne* ; Darmpech *ne* ; Mekonium *n* Es meconio
mécouvrir (se ~) > méjuger (se ~)
médecine vétérinaire *m* En veterinary medicine De Tiermedizin *f* ; Veterinärmedizin *f* Es medicina veterinaria
médiastin *m* En mediastinum De Mittelfell *ne* Es mediastino
médicament *m* ; remède *m* En medicine ; medication ; drug *medicinal* De Medikament *n* ; Arznei *f* ; Heilmittel *ne* Es medicamento ; medicina ; remedio
médicaments (coffre / boîte à ~) > trousse de médicaments
médication *f* •Emploi de médicaments. En medicinal treatment ; medication De medikamentöse Behandlung *f* ; Verabreichen von Medikamenten *ne* Es medicación
méjuger (se ~) ; mécouvrir (se ~) •Se dit du cheval dont le pied postérieur se pose devant l'empreinte de l'antérieur au pas ou au trot. En overstep *v* De übereilter Schritt *m*
mélados *m* •Cheval albinos aux yeux bleus, il a une mauvaise vue, est entièrement blanc et sa peau est dartreuse.
mélangé •Généralement, qualifie une marque ou une surface de la robe dans laquelle des poils de différentes couleurs sont mélangés. En mixed •Usually describing a marking or an area in which hairs of different colours are mixed. De mischfarbig
mélanine *f* En melanin De Melanin *ne* Es melanina
mélanome *m* •Tumeur développée aux dépens des cellules du système pigmentaire. En melanoma •Tumour most common in the skin, eye and oral cavity of aged grey horses. De schwarzer Hautkrebs *m* ; malignes Melanom *ne*
mélanos *m* •Animal atteint de mélanose.
mélanose *f* •Accumulation anormale de pigments dans le derme. En melanosis •Disorder of pigment metabolism and pigmentary deposits. De Dunkelfärbung der Haut *f* ; Melanose *f* Es melanosis
mélasse *f* En molasses *USA* ; treacle *Brit* De Melasse *f* Es melaza
mélioïdose *f* En melioidosis •Caused by Pseudomonas pseudomallei. De Pseudo-Rotz *m* ; Melioidose *f* Es melioidosis
melon (chapeau ~) *m* En bowler (hat) ; derby (hunt ~) *USA* De Melone *f* Es bombín ; hongo (sombrero ~) Ca barret fort *m*
membrane (commune) dorsale > ligament radio-carpien dorsal
membrane nictitante *f* ; troisième paupière *f* ; corps clignotant *m* En nictitating membrane ; haw ; third eyelid De drittes Augenlid *ne* ; Blinzhaut *f* ; Nickhaut *f* Es párpado interno ; membrana nictitante ; tercer párpado La Palpebra III *(tertia)* ; Plica semilunaris conjunctivae
membre *m* ; jambe *f* ; patte *f* •Au sens large le mot jambe désigne chacun des quatre membres du cheval. En limb ; leg De Bein *ne* ; Glied *ne* ; Gliedmaße *f* Es remo ; extremidad ; pata ; pierna Ca rem ; extremitat It zampa
membre (d'un club) En clubber De Klubmitglied *ne*
membre (qui est) à l'appui En leg on the ground ; supporting limb De Standbein *ne*
membre antérieur / de devant *m* ; antérieur *m* ; membre thoracique *m* ; jambe avant *f* En forelimb ; foreleg ; thoracic limb ; front leg De Vorderbein *ne* ; Vorderglied(maße) *f* ; Brustgliedmaße *f* Es remo delantero ; miembro anterior
membre au soutien En leg in the air De Spielbein *ne*
membre cagneux De einwärtsgebogenes Bein *ne*
membre panard De auswärtsgebogenes Bein *ne*
membre pelvien > membre postérieur
membre postérieur *m* ; jambe postérieure / de derrière *f* ; postérieur *m* ; membre pelvien *m* En hind leg / limb ; pelvic limb De Hinterbein *ne* ; Hintergliedmaße *f* ; Beckengliedmaße *f* Es remo trasero ; miembro posterior ; pierna posterior / trasera Ca rem de darrere It membro posteriore Ne achterledematen La Membrum pelvinum
membre thoracique > membre antérieur / de devant
membres (les ~) *m pl* En limbs (the ~) De Beine *ne pl* ; Gliedmaßen *f pl* Es miembros La Membra
membres antérieurs *m pl* ; bipède antérieur *m sg* En forelegs De Vorderbeine *ne pl* Es manos (del caballo)
membres postérieurs ; bipède postérieur En hind-legs De Hinterbeine *ne pl* Es patas traseras It posteriori
menage > attelage (conduite d'un ~)
mener > conduire (un cheval)
mener (le peloton) *c* En lead the field *v* ; set the pace *v* De Feld anführen *ne* ; Pace setzen ; an der Spitze gehen
mener à grande allure > forcer l'allure
mener à la monte > faire saillir (une jument)
meneur > conducteur (d'un attelage)
meneur (du peloton) > cheval de tête (du peloton)
méningoencéphalite infectieuse du cheval > maladie de Borna
méningoencéphalomyélite enzootique > maladie

de Borna

ménisque (médial // latéral) *m* En menisci (medial // lateral ~) De Meniskus (innerer // äußerer ~) *m* La Meniscus (medialis // lateralis)

ménoire > brancard

mention des dernières performances *f* •Elles figurent, pour chaque cheval, sur les programmes de courses. En chart lines (race ~) ; past performance lines •They are printed on the racing programmes for every horse involved. De Formen *f pl* ; Rennberichte *m pl*

menton (houppe du ~) *m (f)* •Région comprise entre la lèvre inférieure et la barbe. En chin (swelling) De Kinn *ne* Es mentón ; barba ; barbilla It mento La Mentum

mentonnière > gourmette

mercurochrome *m* En Mercurochrome ; merbromin De Mercurochrom *ne* •fluoreszierender Farbstoff

mère *f* En dam •A mother of horse(s). De Mutter *f* ; Muttertier *ne* Es madre (yegua ~) Ne moeder

merens ; mérens ; ariégeois (de Mérens) ; poney ariégeois •D'origine française, race rustique des Pyrénées, leur taille est d'environ 1,40 mètres. En Merens Pony breed De Ariège-Pferd *ne* ; Mérens-Pony *ne*

Mérychippus *m* •Il est venu après les Eohippus, Mésohippus et Miohippus. Ses pieds comportaient encore trois doigts. En Merychippus •Lived during the Miocene era. De Merychippus *m*

mésair ; mézair *m* ; demi-courbette *f* •Petit saut dans lequel le cheval avance les antérieurs ensemble, puis les postérieurs dans un deuxième temps. En curvet •A light leap, the horse raises the forelegs together, this is followed by a spring with the hindlegs. De Courbette *f* ; Kurbette *f* ; Bogensprung *m* •kurze, hocherhobener Schaukelgalopp im Zweitakt

mésentère *m* •Membrane qui suspend une grande partie de l'intestin grêle à la voûte de l'abdomen. En mesentery ; mesenterium De Gekröse *ne* ; Mesenterium *ne* Es mesenterio ; redaño La Mesenterium

mésocôlon *m* En mesocolon De Dickdarmgekröse *ne* ; Grimmdarmgekröse *ne* ; Mesokolon *ne*

Mésohippus *m* •N'est peut-être pas un des ancêtres directs du cheval moderne. En Mesohippus •Three-toed, it might not be in the direct line of ancestors of the modern horse. De Mesohippus *m*

mesure de hauteur *f* En height measurement De Höhenmaß *ne* Es medidas de alzada

métabolite *m* En metabolite De Stoffwechselendprodukt *ne* ; Metabolit *m*

métacarpe *m* •Segment du squelette du membre antérieur, formé des métacarpiens. En metacarpus De Vordermittelfuß *m* ; Metakarpus *m* ; Mittelhand *f* Es metacarpo La Metacarpus

métacarpe (troisième os du ~) > os métacarpien principal

métacarpes (les ~) > os du métacarpe (les ~)

métacarpes rudimentaire (os ~) > os métacarpien rudimentaire

métacarpiens (les os ~) > os du métacarpe (les ~)

métacarpiens II et IV (os ~) > os métacarpiens rudimentaires

métacercaire *f* •Forme larvaire enkystée des douves, capable d'infecter un nouvel hôte. En metacercaria •Stage of development of a fluke, enclosed in a protective cyst and infective for a new host. De Metazerkarie *f* •Larve von Saugwürmern

métaphyse *f* En metaphysis De Knochenwachstumszone *f* ; Metaphyse *f* •Knochenabschnitt zwischen Knochenschaft und Knochenende La Metaphysis

métatarse *m* •Deuxième segment du squelette du pied, formé par les os métatarsiens. En metatarsus De Hintermittelfuß *m* ; Metatarsus *m* Es metatarso La Metatarsus

métatarse (troisième os du ~) > os métatarsien principal

métatarses (les ~) > os du métatarse (les ~)

métatarsiens (les os ~) > os du métatarse (les ~)

métatarsiens II et IV (os ~) > os métatarsiens rudimentaires

métis *m* •Rejeton de deux géniteurs de races différentes. En crossbred (animal) De Mischling *m* ; Mischblut *ne* ; Mischrasse *f* ; Hybride *m* Es producto de cruza

métissage *m* •Accouplement d'animaux d'origine métisse, c'est-à-dire de chevaux eux-mêmes issus de croisement. En hybridization De Bastardierung *f* ; Hybridation *f* ; Kreuzung *f* Es mestizaje

mètre *m* •Unité de mesure équivalente à 3,2808 pieds anglo-saxons. En metre / meter •Unit of linear measure equal to 3.2808 feet. De Meter *m oder ne* Es metro

métrite équine contagieuse *f* En contagious equine metritis ; CEM *abbr* De ansteckende Gebährmutterentzündung *f* ; kontagiöse equine Metritis *f* Es metritis contagiosa equina

mettre à l'encan •Présenter un animal ou quelque chose pour qu'il soit soit vendu à l'encan. En auction *v* De Auktion anbieten (auf einer ~)

mettre bas > pouliner

mettre en selle (se ~) > monter (en selle)

mettre la charrue avant / devant les boeufs En put the cart before the horse *v* De Pferd vom Schwanz her aufzäumen *ne*

mettre pied à terre > démonter

mettre un licou En halter *v* De Halfter anlegen *ne* ; halftern Es encabestrar

meute (la ~) *f* En hounds (the ~) ; pack De Meute *f* ; Hundemeute *f* Es jauría ; perra da ; perrería

microfilaire *f* •Embryon de filaire. En microfilaria •The larva of a filaria. De Filarienlarve *f* ; Mikrofilarie *f*

mil > fléole (des prés)

mil en comprimés *m* En timothy pellets De Wiesenlieschgras-Pellets *ne pl* ; Timotheegras-Pellets *ne pl* ; Lieschgras-Pellets *ne pl* Es cubos de fleo

milieu (du cheval) *m* •On dira par exemple, dans ce sens-ci, que le cheval pivote sur son milieu. En barrel (of the horse) •The middle of the body, between the forehand and the rear end. De Mittelhand *f* ; Mittelleib *m* ; Mittelstück *ne* Es tercio medio Ca terç del mig

mille *m* •Unité de mesure équivalente à 8 furlongs, 5280 pieds ou 1,6093 kilomètres. En Meile *f* •Britische Landmeile (statute mile) = 1609,344 m Es milla

mille d'entraînement *c* En training mile *r* De Trainingsmeile *f*

millet *m céréale* En millet De Hirse *f* Es mijo

minorquin *race* En Minorcan Saddle Horse breed De Menorquiner *m*

Miohippus *m* En Miohippus •Lived during the Oligocene period. De Miohippus *m*

miracidium *m* •Premier stade de développement de la larve des douves. En miracidium •The first developmental stage of the larva of a fluke. De Wimperlarve *f* ; Mirazidium *ne* •Lebensstadium der parasitischen Saugwürmer (Trematoda)

mirador des juges > abri des juges

miroité > pommelé

mise > enchère

mise > pari

misé bet ; wagered De gewettet

mise à l'herbe *f* En turning out to grass De Weidegang *m*

mise anticipée > pari anticipé

mise bas > poulinage
mise combinée / en combinaison > pari combiné / en combinaison
mise double > pari double
mise en main f •Placer du cheval en état de soumission et d'attention à la main du cavalier, la bouche étant plus décontractée et le cheval étant plus léger en main à mesure que le degré de dressage s'élève. On peut dire que c'est l'étape finale de la mise en impulsion et du rassembler du cheval et qu'elle peut conduire à une bonne position du ramener avec un cheval léger en main. En bringing in hand De An-die-Hand-Stellen ne Es puesta en mano
mise en train f ; sortie préliminaire f En preliminary warm-up De vorbereitendes Aufwärmen ne
mise exécutée > pari exécuté
mise hors-piste > pari hors-piste
mise inter-hippodrome > pari inter-hippodrome
mise progressive > pari progressif
mise simple > pari simple
mise spéciale > pari spécial
mise spéculative > pari spéculatif
mise uniforme > pari uniforme
mise-à-pied f ; suspension f •Interdiction de monter ou de conduire, temporaire ou définitive, prononcée contre un jockey. En suspension ; set down n •Sanction against a jockey who will not be allowed to ride or drive for a certain period of time or definitively. De Lizenzentzug m ; Sperre f ; Reitverbot ne Es suspensión Ne rijverbod
miser > parier
miser sur le mauvais cheval En back the wrong horse v De falsches Pferd wetten ne
mitoyenne f En lateral incisor De seitlicher Schneidezahn m ; zweiter Schneidezahn m Es incisivo lateral
mitoyennes f pl •Font partie des incisives, entre les pinces et les coins, il y en a donc quatre par mâchoire. En lateral incisors •Between the central and the corner incisors, there is two of them on each jaw. De seitliche Schneidezähne m pl ; zweite Schneidezähne m pl
moelle épinière f En spinal cord De Rückenmark ne Es médula espinal La Medulla spinalis
moelle osseuse En bone marrow De Knochenmark m Es médula ósea It midollo osseo Ne beenmerg La Medulla ossium
moisissure f En mildew ; mold USA ; mould Brit De Schimmel m ; Moder m •Fäulnis Es moho
molaire f En molar ; grinder De Backenzahn (hinterer ~) m ; Molar m
molaires f pl •Le cheval en possède vingt-quatre. En molars ; molar teeth ; grinders De Backenzähne (hintere ~) m pl Es molares La Dentes molares
molette (d'un éperon) f En rowel De Sporenrad / Spornrad m ; Spornrädchen ne
molette (d'un mors) > mors à molette En roller (of a bit) > roller bit
mollette ; molette f ; vessigon m •Dilatation exagérée des membranes synoviales, due à un excès de synovie. On parle habituellement de mollette dans la région du boulet et du paturon, et de vessigon dans la région du carpe et du jarret. En wind puff / windpuff ; wind gall / windgall •Protrusion due to excessive fluid in tendon synovial sheaths or joint capsules. De Galle (weiche ~) f •Benennung je nach Lage Es distensión sinovial
mollette articulaire f ; vessigon articulaire m En wind gall / puff (articular ~) De Gelenkgalle (weiche ~) f ; Fesselgalle f •durch Erweiterung der Gelenkkapseln entstanden Es vejiga articular blanda
mollette tendineuse f ; vessigon tendineux m En wind gall / puff (tendinous ~) •Wind gall of a synovial sheath. De Sehnenscheidengalle (weiche ~) f Es vejiga tendinosa blanda
monorchide En monorchid De Monorchide m
monorchidie f •Absence d'un testicule, congénitale dans le sens strict. En monorchidism ; monorchism •Condition of having only one testis or one descended testis. De Monorchismus m
montant > brancard
montant (de bride // muserolle) m En cheekpiece De Backenriemen ; Backenstück m ; ne Es carrillera ; quijera ; mejillera ; pieza para mejilla Ca galtera
montant brut distribué en prix m En gross prize money De Bruttopreisgeld ne
montant d'une amende > chiffre d'une amende
montant de rapport En pay-out price De Auszahlungsgewinn m
montant des paris En wagering pool ; mutuel wagering pool De Wettpool m
montant non versé c En money accruing r
monte f •Façon de monter à cheval. En mount n De Ritt m Es monta ; manera de montar a caballo
monte > saillie
monté adj ; à cheval (1) •1) S'utilise aussi dans être à cheval sur (les principes, son opinion), écrire à quelqu'un une lettre à cheval etc. Action ou état manifestés en des termes solides et nets. L'expression s'explique par analogie avec le cavalier bien établi sur sa monture. En mounted adj ; horseback De beritten Es montado adj ; caballero ad j ; a caballo (montado ~)
monte à cru de chevaux sauvages f En bare-back bronc riding De Mustang reiten ohne Sattel (einen ~)
monte du taureau En bull riding De Bullenreiten ne
monte en amazone De Damensitz m ; Seitsitz m
monte en avant f ; position de saut f ; position en avant f En forward seat De Springsitz m ; Vorwärtssitz m Es posición de salto ; asiento para saltar
monte en main > saillie assistée
monte en selle de chevaux sauvages En saddle bronc riding De Saddle-Bronc-Riding ne •Reiten eines ungerittenen Pferdes mit Sattel als Rodeodisziplin
monte naturelle > saillie naturelle
monter > saillir (une jument)
monter (à / un cheval) ; chevaucher En mount (a horse) v ; ride (a horse) v De bereiten ; reiten ; aufsitzen Es montar (a caballo) ; cabalgar Ca cavalcar ; muntar (a cavall)
monter (en selle) ; mettre en selle (se ~) En get in the saddle De aufsitzen Es subir a la silla
monter à califourchon En ride astride v De rittlings aufsitzen Es montar a horcajadas
monter à cru / à poil En ride bareback v De ohne Sattel reiten Es montar a pelo
monter à travers champs En ride cross-country v De Querfeldeinreiten ne Es montar a campo traviesa / libre / abierto
monter au pas En ride at the walk v De Schritt reiten (im ~) Es montar al paso
monter en amazone •La cavalière assise les deux jambes sur le côté gauche du cheval. En ride side-saddle v De Damensitz ; Damensattel reiten (im ~) ; Seitsitz reiten (im ~) Es montar a la amazona ; montar a mujeriegas
monter sur ses grands chevaux •Grande colère ou réaction similaire. Au Moyen-Âge, âge auquel on impute toutes sortes de choses, les seigneurs passent pour avoir mis leurs palefrois de côté pour monter sur leurs grands chevaux s'il y avait bataille. > palefroi En get on one's high horse v De sich aufs hohe Roß setzen Es subirse a

la parra

montoir *m* •Bloc ou piédestal servant à monter sur le cheval plus aisément. En mounting step ; block (horse ~) De Aufsteigblock *m* Es apeadero

montoir *m* •Dispositif facilitant l'accouplement. En service crate De Deckstand *m* Es montador

montrer le chemin de St-Jacques > pointer

monture *f* •Cheval que l'on monte. En mount De Reitpferd *ne* Es montura ; cabalgadura Ca cavalcadura ; muntura

mordre En bite *v* De beißen Es morder

moreau *f: morelle* ; noir de jais ; jayet •Robe noire, foncée et luisante, comme le jais. En jet-black ; raven black •A shining black horse, as black as jet. Body and points should be the same, even in strong sunlight. De pechschwarz

morgan •Chevaux de taille moyenne, race originaire des E.U.A. En Morgan *breed* De Morgan *m* Es morgan

morphologie > conformation

mors *m* •Partie de la bride qui comprend l'embouchure / le(s) canon(s), les anneaux, les aiguilles et les branches. Le mors et l'embouchure étaient autrefois appelés « frein ». bit •Part of the bridle which includes the mouthpiece, the rings and the cheeks. De Gebiß *ne* Es freno Ca fre Ne bit

mors *m* En bits •The basic groups of bits are: snaffles, Weymouth or curb bits, pelhams, gag bits and bitless or nose bridles. > *bit* De Gebisse *ne pl*

mors (de bride) à pompe •Les branches coulissent sur le canon. En slide-cheek Weymouth (curb) bit •The mouthpiece is sliding within the cheeks. De Stange mit Pumpgebiß *f*

mors à levier > mors de bride

mors à molette En roller bit •There can be a single roller as centre piece or attached as a player on the bit (mainly among the western curb bits), or a few rollers set round the mouthpiece itself (mainly in the classical riding snaffles, called « roller mouth » or « cherries »). The « Magenis snaffle » has slits in the mouthpiece into which are set the rollers. De Kandare mit Walzen *f* ; Rollengebiß *ne* Es freno con rodadura

mors à pompe •Les branches coulissent sur le canon, ceci peut se présenter dans différents types de mors. > *mors (de bride) à pompe* En slide-cheek (bit) •The mouthpiece is sliding within the cheeks, this can be found in different types of bits. > *slide-cheek Weymouth (curb) bit* De Pumpgebiß *ne*

mors anglais •Mors dont les parties inférieures des branches sont placées postérieurement par rapport à l'embouchure, ce qui évite que le cheval ne puisse les prendre entre ses lèvres. elbow bit •A curb bit with the lower cheeks set back from the mouthpiece, in order to prevent the horse from catching them with the lips. De Ellbogenkandare *f*

mors anti-cabreur ; chifnez *m* En Chifney ; lead bit (1) ; anti-rearing bit (2) •A circular bit, there are two types: 1) with a plain mouthpiece used as a lead bit, and 2) with a reversed half-circle mouthpiece. De Gebiß zum Führen *ne* (1) ; Steiggebiß / Steigergebiß *ne* (2)

mors Buxton En Buxton bit De Buxtonkandare *f*

mors d'arrêt / de rétention ; filet de rétenteur ; filet d'enrênement En check bit ; overcheck bit •Little bit held in place by the check rein. It prevents the horse from lowering his head beyond a predetermined point. De Oberscheck(trense) *f*

mors de bride ; mors à levier *west.* •Dans la bride complète, le mors de bride repose devant le filet et, ayant une branche supérieure et une inférieure, agit sur les barres et sur la nuque. En curb bit ; Weymouth (curb bit) *class.* (1) •1) May be fixed-cheek or slide-cheek, used in the double bridle. De Kandare *f* ; Kandarenmundstück *ne* ; Kandarengebiß *ne* Es bocado

; freno de palanca / curva Ca mos

mors de filet ; filet •Avec une embouchure, rigide ou articulée, aux extrémités de laquelle sont fixés des anneaux. En snaffle bit •A bit consisting of a single mouthpiece, jointed or not. De Trense *f* ; Trensegebiß *ne* Es filete Ca filet

mors espagnol ; mors kimblewick En kimblewick bit ; Spanish snaffle ; Spanish jumping bit •This bit is considered as a member of the pelham group. De Springkandare *f* Es freno de palanca corta

mors kimblewick > mors espagnol

mors pelham *m* ; pelham *m* •Son embouchure peut-être articulée ou non, il comporte des branches et deux paires d'anneaux porte-rênes, une au niveau du canon et une au bas de la branche inférieure. Il comporte aussi des anneaux pour la gourmette et la fausse-gourmette. En pelham bit De Pelham ; Pelhamgebiß ; Pelhamkandare *ne ; ne ; f* Es freno para dos riendas ; pelham ; pollero

mors Scamperdale En Scamperdale pelham bit •The mouthpiece is turned so that the cheeks are set back and cannot chafe the lips. De Pelham mit gerader Stange und gewinkelten Stangenenden

mors-papillon > filet Wilson

morsure *f* En bite *n* De Biß *m*

morsure de serpent venimeux •La morsure de vipère est presque toujours mortelle pour le cheval, s'il n'y a pas de soins appropriés. En poisonous snake bite De Bissverletzung durch eine Giftschlange *f* Es mordedura de serpiente venenosa

mortaise > oeil porte-outils

morve *f* •Maladie d'origine microbienne très grave et très contagieuse. Des foyers de suppuration apparaissent dans la cloison médiane du nez et ailleurs sur le corps. > *farcin* En glanders (equine ~) •Caused by Pseudomonas mallei. > *farcy* De Rotz *m* ; Rotzkrankheit *f* ; Mürde *f* Es muermo La malleus

mouche à viande > mouche bleue

mouche araignée *f* ; hippobosque du cheval *m* En louse-fly (horse ~) De Pferdelausfliege *f* La Hippobosca equina

mouche bleue *f* (1) ; mouche à viande (1) •Mouche provoquant une myiase (ou myase) (3). Plusieurs de ces termes ne sont pas tellement spécifiques (1) et sont ainsi parfois utilisés seulement au pluriel. En blowfly (3) ; strike-fly (3) ; calliphorid (2) ; blue bottle / bluebottle fly (1) •Family Calliphoridae (including Calliphora spp. (2)) includes most of the important blowflies (causing an infestation of skin called cutaneous blowfly myiasis, calliphorine myiasis, blowfly strike, blow fly infestation or strike (3)). De Myiasisfliege *f* (3) ; blaue Schmeißfliegen *f pl* (1) ; Calliphora *pl* (2)

mouche charbonneuse > mouche de l'étable

mouche commune / domestique En house fly ; housefly De Stubenfliege *f* Es mosca La Musca domestica

mouche d'Espagne / de Milan > cantharide

mouche de l'étable ; mouche charbonneuse ; mouche piqueuse des étables En stable fly De Stallfliege *f* ; Wadenstecher *m* ; Gemeine Stechfliege *f* Es mosca de establo La Stomoxys calcitrans

mouche du cerf / daim *Eur* ; mouche du chevreuil *Can.* •Taon, de la famille des tabanidés (Tabanidae). En deer fly •Blood-sucking fly of the family Tabanidae. De Goldaugenbremse *f* Es mosca de ciervo La Chrysops discalis

mouche du chevreuil > mouche du cerf / daim

mouche noire En black fly •May be applied to a number of different flies. De Kriebelmücke *f* •Familie Simuliidae Es mosca negra

mouche piqueuse des étables > mouche de l'é-

table
mouches des chevaux > taons
moucheté *adj ou n (1)* ; **truité** *adj ou n (2)* •Robe dans laquelle de nombreuses petites taches 1) noires (mouchetures) ou 2) rougeâtres (truitures), sont disséminées. En flea-bitten •Small flecks of coloured hairs (reddish in « truité », dark in « moucheté ») are distributed through the coat. De rötlich gesprenkelt ; Fliegen-
mouchette > tord-nez (casse-noisettes)
mousqueton > fermoir
mousqueton de sécurité *m* En panic snap De Panikhaken *m*
mousse (caoutchouc ~) *f (m)* En foam (rubber) De Schaumgummi *m* Es espuma de goma
mouton *m matériel* En fleece material De Vlies *ne* Es vellón
mouvement *m* En movement De Bewegung *f* Es movimiento
moyenne cumulative *m* En overall average De Gesamtdurchschnitt *m*
mue *f* En shedding ; moult ; moulting ; molt *USA* ; changing of coat De Haarwechsel *m* Es muda
mulassier > muletier
mule *f* •Femelle du mulet, engendrée d'un âne et d'une jument. En mule (female ~) ; she-mule •Female offspring of a donkey stallion and a horse or pony mare. De Maultier (weibliches ~) *ne* Es mula La mula
mulet *m* •Mâle engendré d'un âne et d'une jument. > *bardot* En mullet ; mule (male ~) ; he-mule •Male offspring of a donkey stallion and a horse or pony mare. > *hinny* De Maultier (männliches ~) *ne* Es mulo It mulo Ne muildier La mulus
muletier *m* •Personne qui conduit des mulets. En muleteer ; mule driver De Maultiertreiber *m* Es mulero ; muletero
muletier *adj* ; **mulassier** •Qui se rapporte aux mulets ou à la production ou l'élevage de ceux-ci. De maultierartig *adj* Es mulatero
muqueuse *f* •Membrane interne de différents organes et cavités du corps. En mucosa •Inner layer of different organs and body cavities. De Schleimhaut *f* Es mucosa
muqueuse intestinale En gut lining ; intestinal mucosa De Darmschleimhaut *f*
mur *m* •Obstacle vertical imitant un mur. En wall •Vertical obstacle looking like a wall. De Mauer *f* ; Wand *f* Es muro ; pared Ca mur
mur de briques En brick-wall De rote Mauer *f* ; Backsteinmauer *f*
mur de pierres En stone wall De Feldsteinmauer *f* ; Naturmauer *f* ; Steinmauer *f* Es muro de piedra
muraille > paroi (du sabot)
muscle (à contraction) volontaire *m* ; muscle strié •Muscle qui obéit directement au cerveau. En striated muscle ; voluntary muscle De quergestreifter Muskel *m* ; Skelettmuskel *m* Es músculo estriado ; músculo voluntario It muscolo striato / volontario Ne dwarsgestreepte of willekeurige spier
m. (grand // court) adducteur (de la cuisse) En adductor (magnus // brevis) m. (of the thigh) De Einwärtszieher (großer // kleiner ~) *m* ; Anziehmuskel (großer // kleiner ~) *m* La M. adductor magnus // brevis
m. à contraction involontaire > m. lisse
m. abaisseur de la lèvre inférieure En depressor m. of lower lip De Niederzieher der Unterlippe *m* ; Unterlippensenker *m* ; Unterlippenherabzieher *m* La M. depressor labii inferioris
m. anconé En anconeus m. De Ellbogenhöckermuskel *m* Es músculo ancóneo It anconeus La M. anconeus
m. angulaire de l'omoplate / l'épaule > m. dentelé (ventral) du cou
m. biceps brachial En biceps brachii m. ; biceps m. of arm ; flexor brachii m. *old* De zweiköpfiger Armmuskel *m* ; Zweikopfmuskel *m* Es músculo bíceps del brazo It biceps brachii La M. biceps brachii
m. biceps fémoral ; m. glutéobiceps *(1)* ; m. long vaste *anc* •1) Dénomination qui suggère une partie crâniale (m. glutéofémoral) et une partie caudale (m. biceps fémoral) intimement liées pour constituer le muscle dont il est question ici. En biceps femoris m. ; biceps (m.) of (the) thigh De zweiköpfiger Oberschenkelmuskel *m* Es músculo bíceps femoral La M. biceps femoris
m. brachial En brachialis m. De Armbeugemuskel *m* Es músculo braquial It brachiale La M. brachialis
m. brachio-céphalique ; m. mastoïdo-huméral *anc* En brachiocephalic(us) m. De Arm-Kopfmuskel *m* Es músculo braquiocefálico It brachiocefalico La M. brachiocephalicus
m. buccinateur En buccinator m. De Trompetermuskel *m* ; Wangenmuskel *m* La M. buccinator
m. canin En caninus m. ; dilatator nasis lateralis *old* De Mundwinkelheber *m* La M. caninus
m. cardiaque *m* ; myocarde *m* •Muscle à contraction involontaire, d'un type qui lui est propre. En cardiac m. ; heart m. ; myocardium De Herzmuskel *m* ; Myokard *m* Es músculo cardiaco ; miocardio It muscolo cardiaco Ne hartspier La Myocardium
m. carré fémoral En quadratus femoris m. De viereckiger Schenkelmuskel *m* La M. quadratus femoris
m. cervico-auriculaire (superficiel // moyen // profond) En cervicoauricularis (superficialis // medius // profundus) m. De zervikoaurikulärer Muskel *m* ; Hals-Ohr-Muskel *m* La M. cervicoauricularis (superficialis // medius // profundus)
m. ciliaire En ciliary m. De Ziliarmuskel *m* • Teil des Zilliarkörpers des Auges
m. cléïdo-brachial En cleidobrachialis m. De Schlüsselbein-Oberarm-Muskel *m* ; kleidobrachialer Muskel *m* It cleidobrachiale La M. cleidobrachialis
m. cléïdo-céphalique En cleidocephalicus m. De Schlüsselbein-Kopf-Muskel *m* ; kleidozephaler Muskel *m* It cleidocefalico La M. cleidocephalicus
m. coccygien En coccygeus m. De Steißbeinmuskel *m* La M. coccygeus
m. complexus En complexus m. De Schlupfmuskel *m* •ein Nackenrückenmuskel. La M. complexus
m. coraco-brachial En coracobrachialis m. De Rabenschnabeloberarmmuskel *m* ; Hakenarmmuskel *m* It coracobrachiale La M. coracobrachialis
m. couturier > m. sartorius
m. crémaster En cremaster m. De Hodenheber *m* ; Kremastermuskel *m* La M. cremaster
m. crotaphite > m. temporal
m. crural > m. vaste intermédiaire
m. cutané du cou En cutaneus colli m. De Halshautmuskel *m* La M. cutaneus colli
m. cutané du tronc En cutaneus trunci m. De Rumpfhautmuskel *m* Es músculo cutáneo abdominal La M. cutaneus trunci
m. deltoïde En deltoid(eus) m. De Deltamuskel *m* Es músculo deltoides It deltoide La M. deltoideus
m. demi-tendineux > m. semi-tendineus
m. dentelé (ventral) du cou ; m. angulaire de l'omoplate / l'épaule *anc* En ventral serrated m. of neck De Halsteil des gesägten Muskels *m* ; bauchseitiger

Sägemuskel des Halses *m* ; bauchseitiger gezahnter Muskel des Halses *m* •Teil der Muskulatur des Schultergürtel Es músculo serrato cervical La M. serratus ventralis cervicis

m. dentelé ventral du thorax En ventral serrated m. of thorax De Brustteil des gesägten Muskels *m* ; bauchseitiger Sägemuskel des Thorax *m* ; bauchseitiger gezahnter Muskel des Thorax *m* •Teil der Muskulatur des Schultergürtel La M. serratus ventralis thoracis

m. dilatateur des narines En dilatator nasis apicalis m. De Nasenmuskel, der die Nüstern erweitert. La M. dilatator nasis apicalis

m. droit de l'abdomen En rectus abdominis m. De gerader Bauchmuskel *m* La M. rectus abdominis

m. droit de la cuisse En rectus femoris m. De gerader Oberschenkelmuskel *m* La M. rectus femoris

m. droit interne > m. gracile

m. droit latéral de la tête En rectus capitis lateralis m. De seitlicher gerader Kopfmuskel *m* La M. rectus capitis lateralis

m. droit médial de la cuisse > m. gracile

m. élévateur / rétracteur de l'anus En levator ani m. De Hebemuskel des Afters *m* ; Heber des Afters *m* La M. levator ani

m. épineux du thorax ; m. long épineux *anc* En spinalis thoracis m. De Brustteil des Dornfortsatzmuskels *ne* La M. spinalis thoracis

m. erector spinae En erector spinae m. De Wirbelsäulenerektor *m* La M. erector spinae

m. extenseur •Muscle dont la contraction ouvre une ou plusieurs articulations. En extensor m. De Streckmuskel ; Strecker *m* Es músculo extensor

m. extenseur antérieur des phalanges > m. extenseur dorsal du doigt

m. extenseur antérieur du métacarpe > m. extenseur radial du carpe

m. extenseur commun des doigts > m. extenseur dorsal du doigt

m. extenseur dorsal du doigt ; m. extenseur commun des doigts ; m. extenseur antérieur des phalanges *anc* •Le cheval n'ayant qu'un doigt complet, le terme m. ext. commun des doigts (s'appliquant de façon générale aux ongulés) implique quelques subtilités.. Ce muscle comporte une partie principale (m. ext. dorsal du doigt); une branche accessoire située latéralement que l'on appelle parfois « m. de Philips » correspond au véritable muscle extenseur commun des doigts des ruminants Une autre branche mineure peut exister, elle est appelée « m. de Thiernesse », et est un vestige d'un autre extenseur de doigts disparus. En common digital extensor m. ; long digital extensor m. ; anterior digital extensor m. *old* ; extensor pedis m. *old* •This muscle includes a major head (the specific French term « m. ext. dorsal du doigt ») and two vestiges of the proper extensors of the digits, sometimes called « m. of Phillips » and « m. of Thiernesse ». De gemeinsamer Zehenstrecker *m* Es músculo extensor común digital / de las falanges It estensore digitale comune La M. extensor digitorum communis

m. extenseur latéral des phalanges > m. extenseur latéral du doigt

m. extenseur latéral du doigt ; m. extenseur latéral des phalanges *anc* En lateral digital extensor m. De seitlicher Zehenstrecker *m* Es músculo extensor digital lateral It estensore digitale laterale La M. extensor digitorum lateralis

m. extenseur oblique du carpe En extensor carpi obliquus m. De schräger Strecker des Vorderfußwurzelgelenks *m* Es músculo extensor oblicuo del carpo It estensore obliquo del carpo La M. extensor carpi obliquus

m. extenseur radial du carpe ; m. extenseur antérieur du métacarpe *anc* En extensor carpi radialis m. ; extensor carpi magnus m. *old* De innerer Karpalstrecker *m* ; äußerer Speichenmuskel *m* Es músculo extensor carporadial It estensore radiale del carpo ; estensore del ginocchio La M. extensor carpi radialis

m. fémoral antérieur > m. vaste intermédiaire

m. fessier accessoire En gluteus accessorius m. De zusätzlicher Kruppenmuskel *m* La M. gluteus accessorius

m. fessier moyen ; m. gluteus medius En gluteus medius m. De mittlerer Kruppenmuskel *m* ; mittlerer Gesäßmuskel *m* La M. gluteus medius

m. fessier profond En gluteus profundus m. ; deep gluteal m. De tiefer Kruppenmuskel *m* La M. gluteus profundus

m. fessier superficiel ; m. grand fessier *anc* En superficial gluteal m. ; gluteus superficialis m. ; gluteus maximus m. *old* De oberflächlicher Kruppenmuskel *m* Es músculo glúteo superficial La M. gluteus superficialis

m. fléchisseur •Muscle dont la contraction ferme une ou plusieurs articulations. Un muscle peut être fléchisseur au niveau d'une articulation et extenseur au niveau d'une autre. En flexor m. De Beugemuskel *m* ; Beuger *m* Es músculo flexor

m. fléchisseur du métatarse > m. tibial crânial

m. fléchisseur externe / péronéal des phalanges *anc* ; m. perforant *anc* •Muscle d'un membre postérieur qui était considéré comme ayant un faisceau interne petit et aplati (M. tibialis caudalis) et un faisceau externe (M. flexor digitalis lateralis). > *autres inscriptions*

m. fléchisseur externe / péronéal des phalanges > m. fléchisseur profond du doigt / des phalanges

m. fléchisseur interne > m. fléchisseur radial du carpe

m. fléchisseur interne / tibial / oblique des phalanges > m. fléchisseur médial du doigt

m. fléchisseur latéral du doigt *membre postérieur* En lateral head of the deep digital flexor m. *hindlimb* De seitlicher Kopf des tiefen Zehenbeugers *m* •einer der drei Köpfe des tiefen Zehenbeugers La M. flexor digitorum / digitalis lateralis

m. fléchisseur médial du doigt *membre postérieur* ; m. fléchisseur interne / tibial / oblique des phalanges *anc* En medial head of the deep digital flexor m. *hindlimb* De schiefer Zehenbeuger *m* ; medialer Kopf des langen Zehenbeugers *m* Es músculo flexor oblicuo de las falanges La M. flexor digitorum / digitalis medialis

m. fléchisseur profond du doigt / des phalanges *membre antérieur* ; m. perforant *anc* ; m. fléchisseur externe / péronéal des phalanges *anc* •Le plus puissant des deux fléchisseurs du doigt. > *autres inscriptions* En deep digital flexor m. *forelimb* ; flexor perforans m. *old* De tiefer Fingerbeuger *m* •Vordergliedmaße Es músculo flexor digital profundo It flessore digitale profondo La M. flexor digitorum profundus

m. fléchisseur profond du doigt / des phalanges *membre postérieur* ; m. perforant *anc* •Comprenant, tel que présenté ici (dans le sens de la NAV de 1983), les fléchisseurs latéral et médial du doigt et le m. tibial caudal. > *autres inscriptions* En deep digital flexor m. *hindlimb* ; flexor perforans m. *old* •Presented as having three heads: lateral, medial and the tibialis caudalis. De tiefer Zehenbeuger *m* •Hintergliedmaße Es músculo flexor digital profundo La Musculi flexores digitorum profundi *pl*

m. fléchisseur radial du carpe ; m. grand palmaire

214

anc ; m. fléchisseur interne anc En flexor carpi radialis De innerer Karpalbeuger m ; innerer Speichenmuskel m It flessore radiale del carpo La M. flexor carpi radialis

m. **fléchisseur superficiel des phalanges** > m. fléchisseur superficiel du doigt

m. **fléchisseur superficiel du doigt** ; m. perforé anc ; m. fléchisseur superficiel des phalanges anc •Fortement mêlé de tissu fibreux. En superficial digital flexor m. ; flexor perforatus m. old De oberflächlicher Zehenbeuger m La M. flexor digitorum superficialis

m. **fléchisseur ulnaire du carpe** En flexor carpi ulnaris m. De äußerer Karpalbeuger m ; innerer Ellbogenmuskel m La M. flexor carpi ulnaris

m. **gastrocnémien** m ; muscles jumeaux de la jambe m pl anc •Il possède deux corps charnus et forme, avec le muscle soléaire, le muscle triceps sural dont le tendon terminal entre dans la constitution du tendon calcanéen. En gastrocnemius m. De zweiköpfiger Wadenmuskel m La M. gastrocnemius

m. **glutéobiceps** > m. biceps fémoral

m. **gluteus medius** > m. fessier moyen

m. **gracile** ; m. droit médial de la cuisse anc ; m. droit interne anc En gracilis m. De schlanker Schenkelmuskel m ; oberflächlicher Einwärtszieher des Schenkels m La M. gracilis

m. **grand dorsal** En latissimus dorsi m. De breiter Rückenmuskel m Es músculo gran dorsal La M. latissimus dorsi

m. **grand droit antérieur de la tête** > m. long de la tête

m. **grand fessier** > m. fessier superficiel

m. **grand palmaire** > m. fléchisseur radial du carpe

m. **grand psoas** En psoas major m. De großer Lendenmuskel m La M. psoas major

m. **grand rond** En teres major m. De großer Rundmuskel m It teres mayor La M. teres major

m. **iliaque** En iliacus m. De Darmbeinmuskel m La M. iliacus

m. **ilio-costal** En iliocostalis m. De iliokostaler Muskel m •Rückenmuskel, der als Aufrichter und Stabilisator der Wirbelsäule dient La M. iliocostalis

m. **ilio-psoas** En iliopsoas m. De Lenden-Darmbeinmuskel m La M. iliopsoas

m. **ilio-spinal** anc , pl: iléo-spinaux •Nom qui était parfois donné à un muscle comportant deux branches: le m. épineux du thorax et le m. longissimus du thorax.

m. **infra-épineux** En infraspinatus m. De Infraspinatusmuskel m •einer der Schultermuskeln des Oberarms It muscolo infraspinato La M. infraspinatus

m. **interosseux (III)** > ligament suspenseur du boulet

m. **lisse** ; m. viscéral ; m. à contraction involontaire •Muscle remplissant une fonction interne ne nécessitant pas d'intervention directe volontaire du cerveau. > m. cardiaque En smooth m. ; non-striated m. ; visceral m. De glatter Muskel m Es músculo liso ; músculo involuntario It músculo liscio Ne gladde spier

m. **long de la tête** ; m. grand droit antérieur de la tête anc En longus capitis m. ; rectus capitis ventralis major old De langer Kopfmuskel m La M. longus capitis

m. **long dorsal** > m. longissimus du thorax

m. **long épineux** > m. épineux du thorax

m. **long vaste** > m. biceps fémoral

m. **longissimus de l'atlas** En longissimus atlantis m. De längster Muskel des Atlas La M. longissimus atlantis

m. **longissimus de la tête** En longissimus capitis m. De längster Muskel des Kopfes m La M. longissimus capitis

m. **longissimus dorsi** •Inclut Musculus longissimus capitis, l. atlantis, l. cervicis, l. thoracis et l. lumborum. En longissimus (dorsi) m. •Includes Musculus longissimus capitis, l. atlantis, l. cervicis, l. thoracis and l. lumborum. De langer Rückenmuskel m ; längster Muskel m Es músculo largo dorsal ; músculo longissimus dorsi La M. longissimus

m. **longissimus du thorax** ; m. long dorsal anc En longissimus thoracis m. De längster Muskel des Brustkorbs m La M. longissimus thoracis

m. **masséter** En masseter m. De äußerer / großer Kaumuskel m Es músculo masetero It massetere (muscolo ~) La M. masseter

m. **mastoïdo-huméral** > m. brachio-céphalique

m. **oblique externe de l'abdomen** En external abdominal oblique m. ; obliquus externus abdominis m. ; external oblique (abdominal) m. De äußerer schräger Bauchmuskel m Es músculo oblicuo abdominal externo It muscolo addominale oblique esterno La M. obliquus externus abdominis

m. **oblique interne de l'abdomen** En internal oblique (abdominal) m. De innerer schiefer Bauchmuskel m It muscolo addominale oblique interno La M. obliquus internus abdominis

m. **obturateur (interne // externe)** En obturator (internus // externus) m. De Hüftlochmuskel (innerer // äußerer ~) m ; Verstopfermuskel (innerer // äußerer ~) m La M. obturatorius (internus // externus)

m. **omo-hyoïdien** En omohyoideus m. De Schulter-Zungenbein-Muskel m Es músculo omohioideo La M. omohyoideus

m. **omo-transversaire** En omotransversarius m. De Schulter-Halsmuskel m ; Schulter-Querfortsatzmuskel m It omotrasversarius La M. omotransversarius

m. **orbiculaire de la bouche** En orbicularis oris m. De Ringmuskel des Mundes m La M. orbicularis oris

m. **parotido-auriculaire** En parotidoauricularis m. De Niederzieher der Ohrmuschel m La M. parotidoauricularis

m. **pectiné** En pectineus m. De Kammuskel m •Muskel an der Innenseite des Oberschenkels La M. pectineus

m. **pectoral ascendant** En ascending pectoral m. ; pectoralis ascendens / profundus m. De Brustmuskel (aufsteigender // tiefer ~) m Es músculo pectoral profundo La M. pectoralis ascendens / profundus

m. **pectoral descendant** En descending pectoral m. ; pectoralis descendens m. De absteigender Brustmuskel m La M. pectoralis descendens

m. **pectoral scapulaire** > m. subclavier

m. **pectoral transverse** En transverse pectoral m. De querverlaufender Brustmuskel m La M. pectoralis transversus

m. **perforant** > m. fléchisseur externe / péronéal des phalanges

m. **perforant** > m. fléchisseur profond du doigt / des phalanges

m. **perforant** > m. fléchisseur profond du doigt / des phalanges

m. **perforé** > m. fléchisseur superficiel du doigt

m. **petit complexus** > muscles longissimus de l'atlas et de la tête

m. **petit psoas** En psoas minor m. De kleiner Lendenmuskel m La M. psoas minor

m. **petit rond** En teres minor m. De kleiner Rundmuskel m It teres minor La M. teres minor

m. poplité En popliteus m. De Kniekehlenmuskel *m* La M. popliteus

m. quadriceps fémoral En quadriceps femoris m. De vierköpfiger Oberschenkelmuskel *m* La M. quadriceps femoris

m. recto-coccygien En rectococcygeus / rectococcygeal m. De After-Schwanzband *ne* ; rektokokzygealer Muskel *m* La M. rectococcygeus

m. releveur commun de la lèvre et du nez > m. releveur naso-labial

m. releveur de la lèvre supérieure En levator m. of upper lip De Heber der Oberlippe *m* Es elevador del labio superior La M. levator labii superioris

m. releveur naso-labial ; m. releveur commun de la lèvre et du nez *anc* En levator nasolabialis m. De Nasen-Lippen-Heber *m* La M. levator nasolabialis

m. rétracteur du pénis En retractor m. of penis ; retractor penis m. De Zurückzieher des Penis *m* La M. retractor penis

m. rhomboïde En rhomboid(eus) m. De rautenförmiger Muskel *m* Es músculo romboides La M. rhomboideus

m. rhomboïde cervical En cervical rhomboid m. ; rhomboideus cervicis m. De Halsrautenmuskel *m* La M. rhomboideus cervicis

m. rhomboïde thoracique En rhomboideus thoracis m. De großer rautenförmiger Muskel *m* La M. rhomboideus thoracis

m. rond pronateur En pronator teres m. De runder Einwärtsdreher *m* It pronator teres La M. pronator teres

m. sartorius ; m. couturier *anc* En sartorius m. De Schneidermuskel *m* ; Sartoriusmuskel *m* ; dünner Darmbein-Schenkelmuskel *m* La M. sartorius

m. scalène moyen En middle scalenus m. De mittlerer Rippenhaltermuskel *m* La M. scalenus medius

m. scalène ventral En ventral scalenus m. De vorderer Rippenhalter *m* ; bauchseitiger Skalenusmuskel *m* La M. scalenus ventralis

m. semi-membraneux En semimembranous / semimembranosus m. De halbhäutiger Muskel *m* ; halbmembranöser Muskel *m* La M. semimembranosus

m. semi-tendineux ; m. demi-tendineux En semitendinous / semitendinosus m. De Halbsehnenmuskel *m* Es músculo semitendinoso La M. semitendinosus

m. soléaire En soleus m. De Schollenmuskel *m* La M. soleus

m. splénius En splenius m. De Riemenmuskel *m* Es músculo esplenio La M. splenius

m. sterno-céphalique En sternocephalicus m. De Brustkiefermuskel *m* ; Brustbein-Kopf-Muskel *m* Es músculo esternofalico La M. sternocephalicus

m. strié > m. (à contraction) volontaire

m. subclavier ; m. pectoral scapulaire *anc* En subclavian pectoral m. ; subclavius m. ; anterior pectoral m. *old* De Unterschlüsselbeinmuskel *m* La M. subclavius

m. subscapulaire En subscapular(is) m. De Unterschulterblattmuskel *m* It muscolo subscapolare La M. subscapularis

m. supra-épineux ; m. sus-épineux *anc* En supraspinatus m. De oberer Grätenmuskel *m* ; Obergrätenmuskel *m* It muscolo suspraspinato La M. supraspinatus

m. sus-épineux > m. supra-épineux

m. temporal ; m. crotaphite *anc* En temporal m. De Schläfenmuskel *m* La M. temporalis

m. tenseur du fascia antébrachial En tensor fasciae antebrachii m. De Spanner der Unterarmfaszie *m* •ein Skelettmuskel des Ellbogengelenks La M. tensor fasciae antebrachii

m. tenseur du fascia lata En tensor fasciae latae m. De Oberschenkelbindenspanner *m* Es músculo tensor de la fascia lata La M. tensor fasciae latae

m. tibial antérieur > m. tibial crânial

m. tibial caudal •Très intimement lié au fléchisseur latéral du doigt. En tibialis caudalis m. •Only partially separable from the lateral head of the deep digital flexor. De hinterer Schienbeinmuskel *m* La M. tibialis caudalis

m. tibial crânial ; m. fléchisseur du métatarse *anc* ; m. tibial antérieur *anc* En tibialis cranialis m. ; tibialis anterior / anticus m. *old* ; flexor metatarsi m. *old* De vorderer Schienbeinmuskel *m* Es músculo tibial anterior La M. tibialis cranialis

m. transverse de l'abdomen En transverse abdominal m. ; transversus abdominis m. De querverlaufender Bauchmuskel *m* It muscolo addominale trasversale La M. transversus abdominis

m. trapèze En trapezius m. De Trapezmuskel *m* ; Kapuzenmuskel *m* ; Kappenmuskel *m* Es músculo trapecio It trapezio La M. trapezius

m. triceps (brachial) En triceps m. De dreiköpfiger Oberarmmuskel *m* Es músculo tríceps It tricipite La M. triceps brachii

m. troisième péronier > corde fémoro-métatarsienne

m. ulnaire latéral •Chez le cheval, ce m. est fléchisseur du carpe. En ulnaris lateralis m. •This muscle is flexor to the carpus of the horse. De äußerer Karpalstrecker *m* ; äußerer Ellbogenmuskel *m* It estensore ulnare del carpo ; ulnaris lateralis La M. ulnaris lateralis ; M. extensor carpi ulnaris

m. vaste intermédiaire ; m. crural *anc* ; m. fémoral antérieur *anc* En vastus intermedius m. •Situated on the cranial face of the femur, it is entirely covered by the other heads of the quadriceps femoris. De mittlerer Schenkelmuskel *m* ; intermediärer Schenkelmuskel *m* La M. vastus intermedius

m. vaste latéral / externe •Chef latéral du muscle quadriceps fémoral. En vastus lateralis m. De äußerer Schenkelmuskel *m* ; lateraler Schenkelmuskel *m* La M. vastus lateralis

m. vaste médial / interne En vastus medialis m. De innerer Schenkelmuskel *m* ; medialer Schenkelmuskel *m* La M. vastus medialis

m. viscéral > m. lisse

m. zygomatique En zygomaticus m. De Jochbeinmuskel *m* La M. zygomaticus

muscles cutanés ; muscles peauciers *anc* •Éventail de fibres musculaires adhérant à la face interne de la peau. En cutaneus muscles De Hautmuskeln *m pl* La Musculi cutanei

muscles de l'oreille externe •Très petits, ils produisent les mouvements du pavillon de l'oreille. En muscles of external ear De Muskeln des äußeren Ohres *m pl*

muscles dentelés ventraux ; muscles grands dentelés *anc* •Muscle dentelé du cou et m. dentelé ventral du thorax. En serratus ventralis muscle De vorderer Sägezahnmuskel *m*

muscles extenseurs de l'avant-bras En extensor muscles of forearm De Streckmuskel des Unterarms *m pl* ; Streckmuskel des Antebrachium *m pl*

muscles fléchisseurs de l'avant-bras En flexor muscles of forearm De Beugemuskeln des Unterarms *m pl*

muscles grands dentelés > muscles dentelés ventraux

muscles intercostaux internes // externes En intercostales interni // externi muscles De Zwischenrippenmuskeln (innere // äußere ~) m pl La Musculi intercostales interni // externi

muscles ischio-tibiaux •Semi-membraneux, semi-tendineux et biceps fémoral. En hamstring muscles •Caudal thigh muscles: semimembranous, semitendinous and biceps femoris. De lange Sitzbeinmuskeln m pl •hintere Skelettmuskeln des Oberschenkels : Plattsehnenmuskel, Halbsehnenmuskel und zweiköpfiger Oberschenkelmuskel

muscles jumeaux ; muscles jumeaux du bassin anc En gemelli muscles De Zwillingsmuskeln m pl La Musculi gemelli

muscles jumeaux de la jambe > muscle gastrocnémien

muscles jumeaux du bassin > muscles jumeaux

muscles longissimus de l'atlas et de la tête ; muscle petit complexus anc •Muscle longissimus de l'atlas et muscle longissimus de la tête. En longissimus capitis et atlantis muscles •Longissimus atlantis and longissimus capitis. De längster Muskel des Kopfes und längster Muskel des Atlas m

muscles longs épineux m pl En spinalis muscle De Dornfortsatzmuskel m ; Dornmuskel m La M. spinalis

muscles peauciers > muscles cutanés

museau m ; bout du nez m •Au-dessus de la lèvre supérieure et entre les naseaux. En muzzle ; apex of the nose De Nasenspitze f ; Nüsterngegend f Es morro ; hocico Ca morro ; musell La Apex nasi

muselière f En muzzle •Protective, bucket-like, covering for the nose of the horse. De Maulkorb m Es bozal

muserolle f •Bande, en une ou deux pièce(s), passant sur le chanfrein et se bouclant sous l'auge. Elle empêche le cheval d'ouvrir trop largement la bouche, elle peut aussi servir à mettre de la pression sur le chanfrein du cheval. En noseband De Nasenriemen m Es muserola Ca muserola It museruola

muserolle allemande •Formée de deux pièces de cuir reliées entre elles et avec les montants par des anneaux, ce qui fait que la pièce d'en bas (ou d'en arrière selon les interprétations) peut passer de l'un ou l'autre côté du mors. En drop noseband •The backstrap (lower band) is to be fastened below the bit to be described as a drop noseband. De hannoversches Reithalfter / Halfter ne

muserolle croisée > muserolle en forme de 8

muserolle éclair / combinée En flash noseband •Ordinary cavesson with an additional band (« Sperriemen ») (or possibly two straps sewn diagonally) fixed to it and fastening below the bit, acting as a drop noseband, this is intended to be used with a standing martingale attached to the cavesson. De kombiniertes Reithalfter ne ; englisches Reithalfter mit Pullerriemen / Sperriemen ne Es muserola doble

muserolle en forme de 8 ; muserolle croisée •Formée de deux bandes, une passant de chaque côté du mors, et se croisant sur le chanfrein du cheval. En cross-over noseband ; Grackle noseband ; figure 8 noseband •Made of two straps, one above and one below the bit, crossing at angles on the horse's nose. The original Grackle was an elaborate cross-over noseband. De mexikanisches Reithalfter ne ; Kreuzreithalfter ne Es muserola de ocho

muserolle française •Faite d'une seule pièce, on ne peut donc en ajuster que la hauteur au moyen de ses montants. En cavesson (noseband) ; plain cavesson (noseband) ; ordinary noseband De englisches Reithalfter ne

musette f En feed bag De Futtersack m

; Hafersack m Es morral (cebadera ~)

mustang •Appellation générale pour les chevaux d'Amérique mi-sauvages, mi-domestiqués, tenant des chevaux apportés par les colons et des descendants de ceux apportés par Colomb aux Antilles et par Cortés au Mexique en 1519, c'est ce dernier qui a réintroduit les chevaux sur le continent américain. En mustang ; Mustang De Mustang m Es mesteño ; mestengo ; mustango ; mustang

myase / myiase cutanée f En cutaneous blowfly myiasis ; calliphorine myiasis ; blowfly strike •Caused by Calliphoridae. De Hautmyiasis f Es miasis del gusano barrenado

myocarde > m. cardiaque

myoclonie congénitale f En congenital myoclonus / tremor De angeborene Myoklonie f ; angeborene Zitterkrankheit f ; angeborener Schüttelkrampf m

myoclonie(s) f pl ; tremblement(s) m En myoclonia ; myoclonus De Myoklonie f •rasche unwillkürliche Muskelzuckung

myoglobinurie f ; eau noire f pl: eaux noires ; maladie du lundi f ; rhabdomyolyse d'effort / induite à l'exercice f ; hémoglobinurie f •Douleurs dans les masses musculaires (donc une myopathie) du dos et de la croupe et couleur foncée de l'urine, à la reprise du travail après un ou quelques jour(s) de repos, alors que le cheval a été maintenu à une ration très riche. Aussi parfois appelée coup de sang. En azoturia ; Monday morning sickness / disease ; myoglobinuria (paralytic ~) ; exertional myopathy / rhabdomyolisis abbr: ER for (chronic) exertional rhabdo... ; tying-up (syndrome) (1) •Disease characterized by red-brown urine and muscle weakness. It occurs after exercise following one or several days of inaction while still being fed a high-energy ration. Also known as setfast, myositis, cording up, weed and weedy leg. 1) Tying-up is a milder form affecting the muscles, in which the urine may not be dark-coloured. De Feiertagskrankheit f ; Kreuzverschlag m ; schwarze Harnwinde f ; Azoturie f ; Nierenverschlag / Nierenschlag m Es azoturia ; mioglobinuria ; envardura (1)

myorelaxant m En muscle-relaxant drug De muskelrelaxierendes Medikament ne Es miorelajante

naissance de la queue f En tail head De Schweifansatz m ; Schwanzansatz m Es nacimiento de la cola

narine > naseau

naseau m pl: naseaux ; narine f En nostril De Nüster f pl: Nüstern Es ollar pl: ollares ; nariz pl: narices Ca nariu ; badiu La Nares pl

navet m En turnip De Futterrübe f ; Wasserrübe f Es nabo

naviculaire (maladie ~) (f) ; syndrome podotrochléaire f ; ulcère corrosif de l'os naviculaire f •Affection os à l'endroit où le tendon du fléchisseur profond des phalanges coulisse sur lui. Les termes commençant par podotroch... réfèrent aussi aux effets sur les autres structures affectées. En navicular disease / lameness / bursitis ; podotrochleitis •Navicular disease could suggest only a corrosive ulcer on the "navicular" bone. Podotroch... points also to the inflammation of the podotrochlear bursa and the other structures that are implied. De chronische Hufrollenentzündung f ; Podotrochlose f ; Rehe f ; Strahlbeinlahmheit f Es enfermedad (del) navicular It malattia navicolare ; navicolite

négligé adj ou n ; surcoté •Cheval négligé par les parieurs / sélectionneurs. En long shot •Horse that is considered, by the bettors / handicappers as having few if any chances of finishing a given race in the money. De Außenseiter m

neigé adj ou n •Se dit du cheval ou de la robe présentant de petites taches blanches arrondies (neigeures ou flocons de neige) sur un fond foncé. Elles peuvent être regroupées et/ou localisées. En snowflake (pattern / marking / coat)

•Small collections of white spots distributed in a horse's coat. This pattern varies with the age of the horse. De Schneeflockenscheck *m*

neigeures *f pl* ; flocons de neige *m pl* > *neigé* En white spots > *snowflake* De weiße Flecken *m pl*

nématicide > nématocide

nématocide *m* ; nématicide *m* En nematocide De Nematizid ; Nematozid *ne* •Pesticid zur Abtötung von Fadenwürmern Es nematicida ; nematocida

nématode *m* ; ver rond *m* •Ver parasite, cylindrique, appartenant à la classe des Némathelminthes. En nematode ; roundworm ; threadworm •Any individual organism of the class Nematoda. De Fadenwurm *m* ; Nematod *m* ; Rundwurm *m* Es nematodo

néphrite *f* •Inflammation du reins. En nephritis De Nierenentzündung *f* ; Nephritis *f* Es nefritis

nerf *m pl: nerfs* En nerve *pl: nerves* De Nerv *m pl: Nerven* Es nervio

nerf accessoire En accessory nerve De Anhangsnerv *m* ; akzessorischer Nerv *m* ; zusätzlicher Nerv *m* La Nervus accessorius

nerf axillaire ; nerf circonflexe En axillary nerve De Achselnervschlinge *f* La Nervus axillaris

nerf brachial cutané (crânial // médial // caudal) En cutaneous antebrachial nerve (cranial // medial // caudal ~) De Hautnerv des Unterarms (zum Schädel hin // zur Mitte hin // zum Schweif hin gelegener ~) *m* La Nervus cutaneus antebrachii (cranialis // medialis // caudalis)

nerf circonflexe > nerf axillaire

nerf cutané fémoral (latéral // caudal) En cutaneous femoral nerve (lateral // caudal ~) ; cutaneous nerve of (the) thigh (lateral // caudal ~) De Hautnerv des Oberschenkels (zur Seite hin gelegener // zum Schweif hin gelegener ~) *m* La Nervus cutaneus femoris (lateralis // caudalis)

nerf digital *m pl: nerfs digitaux* En digital nerve(s) *sg (pl)* De Zehennerv(~en) *m (pl)* La Nervi digitales *pl*

nerf facial *pl : nerfs faciaux* En facial nerve De Gesichtsnerv *m* ; Fazialis *m* La Nervus facialis

nerf fémoral *pl : nerfs fémoraux* En femoral nerve De Oberschenkelnerv *m* La Nervus femoralis

nerf fessier (antérieur // postérieur) > nerf glutéal (crânial // caudal)

nerf génito-fémoral En genitofemoral nerve De Oberschenkelgeschlechtsnerv *m* ; Scham-Schenkel-Nerv *m* La Nervus genitofemoralis

nerf glutéal (crânial // caudal) ; nerf fessier (antérieur // postérieur) En gluteal nerve (cranial // caudal ~) De Gesäßnerv (vorderer // hinterer ~) *m* La Nervus gluteus / glutaeus (cranialis // caudalis)

nerf honteux En pudendal nerve De Schamnerv *m* La Nervus pudendus

nerf long thoracique En long thoracic nerve De langer Brustkorbnerv *m* La Nervus thoracicus longus

nerf mandibulaire En mandibular nerve De Unterkiefernerv *m* La Nervus mandibularis

nerf maxillaire En maxillary nerve De Oberkiefernerv *m* La Nervus maxillaris

nerf médian En median nerve De Mittelarmnerv *m* La Nervus medianus

nerf métacarpien palmaire (médial // latéral) En metacarpal nerve (medial // lateral palmar ~) De Metakarpalnerv (innerer // äußerer palmarer ~) *m* •auf der Beugeseite befindlicher Nerv des Röhrbeines (zur Mitte hin gelegener // zur Seite hin gelegener) La Nervi metacarpei palmares *pl*

nerf métatarsien plantaire (médial // latéral) En plantar metatarsal nerve (medial // lateral ~) De fußsohlenseitiger Hintermittelfußnerv (innerer // äußerer ~) *m* ; plantarer Metatarsalnerv (innerer // äußerer ~) *m* La Nervi metatarsei plantares

nerf musculo-cutané En musculocutaneous nerve De Muskel-Haut-Nerv *m* La Nervus musculocutaneus

nerf obturateur En obturator nerve De Hüftlochnerv *m* ; Obturatornerv *m* La Nervus obturatorius

nerf ophtalmique En ophthalmic nerve De Augennerv *m* La Nervus ophtalmicus

nerf optique En optic nerve De Sehnerv *m* ; Optikus *m* Es nervio óptico La Nervus opticus

nerf palmaire (médial // latéral) En palmar nerve (medial // lateral ~) De Palmarnerv (innerer // äußerer ~) *m* La Nervus digitalis palmaris (medialis // lateralis) ; Nervus digitalis palmaris communis (II // III)

nerf périnéal (superficiel // profond) En perineal nerve (superficial // deep ~) De Dammnerv (oberflächlicher // tiefliegender ~) *m* La Nervus perinealis (superficialis // profundus)

nerf péronier (commun // superficiel // profond) En peroneal nerve (common // superficial // deep ~) De Wadenbeinnerv (gemeinsamer // oberflächlicher // tiefer ~) *m* ; Peronäusnerv (gemeinsamer // oberflächlicher // tiefer ~) *m* La Nervus fibularis / peronaeus/peroneus (communis // superficialis // profundus)

nerf phrénique En phrenic nerve De Zwerchfellsnerv *m* ; Phrenikus *m* La Nervus phrenicus

nerf plantaire (médial // latéral) En plantar nerve (medial // lateral ~) De Fußsohlennerv (innerer // äußerer ~) *m* ; Plantarnerv (innerer // äußerer ~) *m* La Nervus plantaris (medialis // lateralis)

nerf pneumogastrique ; nerf vague En vagus nerve De Vagus *m* ; zehnter Hirnnerv *m* La Nervus vagus

nerf radial En radial nerve De Speichennerv *m* ; Radialis *m* La Nervus radialis

nerf saphène externe En caudal cutaneous sural nerve ; saphenous nerve (lateral / external ~) *old* De kaudaler Hautnerv der Wade *m* La Nervus cutaneus surae caudalis

nerf saphène interne En saphenous nerve De Saphenusnerv *m* La Nervus saphenus

nerf sciatique En sciatic nerve De Hüftnerv *m* ; Ischiasnerv *m* ; Ischiadikus *m* La Nervus ischiadicus

nerf spinaux En spinal nerves De Rückgratnerven *m* ; Spinalnerven *m*

nerf splanchnique En splanchnic nerve De Eingeweidenerv *m* La Nervus splanchnicus

nerf subscapulaire En subscapular nerve De Unterschulterblattnerv *m* La Nervus subscapularis

nerf thoraco-dorsal En thoracodorsal nerve De Brust-Rücken-Nerv *m* La Nervus thoracodorsalis

nerf tibial En tibial nerve De Schienbeinnerv *m* La Nervus tibialis

nerf trijumeau *pl : nerfs trijumeaux* En trigeminal nerve De Trigeminusnerv *m* ; Drillingsnerv *m* La Nervus trigeminus

nerf ulnaire En ulnar nerve De Ellernerv *m* ; Ulnaris *m* La Nervus ulnaris

nerf vague > nerf pneumogastrique

nerfs cervicaux En cervical nerves De Halsnerven *m pl* La Nervi cervicales

nerfs crâniens En cranial nerves De Hirnnerven *m pl*

nerfs métatarsiens dorsaux En dorsal metatarsal nerves De rückenseitige Nerven der Metatarsalgegend *m pl* La Nervi metatarsei dorsales

nerfs pectoraux En pectoral nerves De Brustnerven

(vordere // hintere ~) *m pl* La Nervi pectorales
nerfs pelviens En pelvic nerves De Beckennervengeflecht *ne* La Nervi pelvini
nerfs rectaux caudaux En caudal rectal nerves De hintere Mastdarmnerven *m pl* La Nervi rectales caudales
nerfs sacraux / sacrés En sacral nerves De Kreuzbeinnerven *m pl* ; Sakralnerven *m pl* La Nervi sacrales
nerveux En nervous De nervös Es nervioso
nervosité *f* En nervousness De Nervosität *f* ; Schreckhaftigkeit *f* Es nerviosidad Ca nerviositat
nettoyeur (d'étable, automatique) *m* ; écureur (automatique) *m* En barn cleaner (automatic ~) De automatischer Stallreiniger *m* Es evacuador transportador de estiércol
neurectomie > névrectomie
névrectomie *f* ; neurectomie *f* En neurectomy ; nerving De Nervendurchtrennung *f* ; Enervierung *f* Es neurectomía
new-forest •Race de poneys, originaire du sud de l'Angleterre. En New-Forest (Pony) *breed* De New-Forest-Pony *ne* Es new forestal
nez *m* •Comprend le chanfrein, le bout du nez et les naseaux. En nose De Nase *f* La Nasus
nez (dos du ~) > chanfrein
nez coupé (d'une selle) En cut back head (of a saddle) De zurückgeschnittener Sattelkopf *m* •im Bereich des Vorderzwiesels zurückgeschnittener Sattel
nez qui coule En running nose De laufende Nase *f*
ni bouche ni éperon •Se dit en parlant du cheval insensible au mors et à l'éperon.
nitrate d'argent *m* En silver nitrate De Silbernitrat *ne* ; Höllenstein *ne*
nitrofural *m* En nitrofurazone ; nitrofural De Nitrofurazon *ne* ; Nitrofuran *m* •Arzneistoff zur lokalen Behandlung Hauterkrankungen und Wundinfektionen
niveau d'entraînement *m* En degree of training ; training level De Ausbildungsgrad *m* Es grado de entrenamiento
noeud lymphatique > ganglion lymphatique
noir *adj ou m* •Poils et crins noirs, il peut y avoir quelques poils blancs et des marques. En black *adj ou n* •Black colour is general except may be for a few white hairs in the coat and markings. De Rappe *f* ; schwarz *adj* Es negro ; oscuro *Arg*
noir d'été •Robe noire dont la couleur, terne et mate l'hiver, devient brillante et luisante l'été. En summer black De Sommerrapp / Sommerrappe *m*
noir de jais > moreau
noir franc ; noir mat / ordinaire •Robe noire dont la teinte est obscure, uniforme et dépourvue de reflets. En coal black ; black-moon *old* ; dull black •Black coat with a dull finish. De Kohlrappe *m* ; Dunkelrappe *m* Es negro peceño *Esp*
noir mal teint •Robe noire parsemée de plaques plus claires. En black-brown ; rusty black •Black with either brown or rusty spots or body areas. De Lichtrappe *m* •hellste Variante des Rappen; ähnlich der Farbe "schwarzbraun"
noir mat / ordinaire > noir franc
noir pie •Cheval pie, noir et blanc, dont la couleur de fond (qui domine) est le noir. > *pie noir* En piebald •The body coat consists of large irregular patches of black and white. Black is the foremot colour in « noir pie ». > *other entry* De Rappschecke *f oder m* ; Schwarzschecke *f oder m* Es pío negro
noir zain > *zain* En solid black (whole coloured) > *whole colour(ed)* De rein schwarz ; einfarbig schwarz

noisette (couleur ~) *f* En hazel (colour) •Said of horse's eyes: amber-coloured. De haselnußbraun
nombril *m* ; ombilic *m* En navel ; umbilical scar ; umbilicus De Nabel *m* Es ombligo La Umbilicus
non signalé (sur d'autres pistes) *c* En non reported (on other tracks) *r* De nicht gemeldet (auf anderen Bahnen) ; nicht gezeigt (auf anderen Bahnen)
non-conforme au type de la race *f* En not true to type De typlos *adj*
non-partant *adj ou m* En non-starter *n* De Nichtstarter *m*
nonius •Race d'origine hongroise. En Nonius *breed* De Nonius *m*
Norfolk-breton > breton de trait léger
norique •Race d'origine autrichienne. En Noric Horse *breed* ; Pinzgau horse De Noriker *m*
norme de qualification *f* En qualifying standard De Zulassungsstandard *m* ; Qualifikationsstandard *m*
norme de qualification d'une piste *c* En track qualifying standard *r* De Zulassungsstandard für eine Rennbahn *m* ; Qualifikationsstandard für eine Rennbahn *m*
norme de vitesse *c* En time standard *r* De Zeitnorm *f* ; Zeitrichtlinie *f*
northland •Race originaire du nord de l'Europe. En Northland Horse *breed* ; Nordland Horse De Nordlands-Lyngspferd *ne* ; Nordlandspferd *m*
nourrir En feed *v* De füttern De nutrir ; alimentar
novice *m ou f* •c: Cheval n'ayant jamais gagné une course dotée d'une bourse. En maiden •r: Horse that has never won a race with a purse. De siegloses Pferd *ne* Es sin ganancia Ne maiden
novokirghize > kirghis(e) ; kirghiz(e)
nu *m* •Se dit du cheval chez qui il y a absence définitive des poils. En bare (horse) De haarlos *adj* ; unbehaart *adj* ; kahl *adj* ; nackt *adj*
nuire (à la progression d'un autre cheval) *c* En impede (the progress of another horse) *v* De behindern (ein anderes Pferd ~)
numération des oeufs *f* En egg count De fäkale Eizahl *f* ; Wurmeier-Zählung *f*
numéro de position de départ *m c* En post position number *r* De Startnummer *f* ; Startplatz *m*
nuque *f* En poll De Genick *ne* ; Nacken *m* Es nuca Ca clatell La Nucha
nutriment *f* En nutrient ; nutriment De Nährstoff *m* ; Nahrungsmittel *ne*
nutrition *f* En nutrition De Nahrung *f* Es nutrición
obéissance *f* En obedience De Gehorsam *m* Es obediencia Ca obediència
oberland ; cheval de l'Oberland •Race allemande. En Oberland Horse *breed* De Oberländer Pferd *m*
objection *f* ; réclamation *f c* ; contestation *f* En objection ; protest ; foul claim *r* •r: A claim by a jockey, owner or trainer, that their order of finish is adversely affected by an infraction to the rules by another participant. De Protest *m* ; Einspruch *m* Ne protest
obstacle *m* En obstacle ; jump *n* De Hindernis *ne* Es obstáculo Ca obstacle
obstacle d'entraînement / d'essai •Obstacle sur lequel les concurrents peuvent se pratiquer avant une compétition. En practice obstacle De Probesprung *m* ; Sprung auf dem Abreitplatz *m* Es obstáculo de ensayo / entrenamiento Ca obstacle d'entrenament
obstacle étroit •Ayant jusqu'à moins de dix pieds ou trois mètres de large (de front). En skinny obstacle De enges Hindernis *ne* ; schmales Hindernis *ne*
obstacle fixe En solid fence De festes Hindernis *ne* ;

starres Hindernis ne ; **fester Sprung** m Es **obstáculo fijo** Ca **obstacle fix**

obstacle large > *saut en largeur* En **spread fence / jump** > *spread jump* De **Weitsprung** m Es **salto ancho**

obstacle naturel •Obstacle construit avec des éléments dits naturels (troncs, eau, fosses, etc.) auxquels on laisse leur apparence sans couleurs vives et autres composantes qui donneraient un air artificiel à l'obstacle. En **natural obstacle** De **Naturhindernis** ne Es **obstáculo natural** Ca **obstacle natural**

obstacle sautant En **attractive-looking fence** ; **inviting fence** De **anziehendes Hindernis** ne

obstacle simple •Qui se franchit en un seul saut. En **simple obstacle** De **einfaches Hindernis** ne Es **obstáculo simple** Ca **obstacle simple**

obstruction f En **interference** •r: Improper riding or driving which impedes the progress of another concurrent. De **Behinderung** f

OCD > ostéochondrite disséquante / dissécante

oedème m •Infiltration d'un tissu par une abondance de liquide séreux. En **oedema** *Brit* ; **edema** *USA* •An abnormal accumulation of fluid in the cavities and intercellular spaces of the body. De **Ödem** ne ; **wässerige Schwellung** f ; **Gewebewassersucht** f Es **edema**

oeil m m ; **yeux** m pl En **eye(s)** (pl) De **Auge(n)** ne (pl) Es **ojo(s)** m (pl) Ca ull It **occhio** Ne **oog** La **Oculus** sg

oeil (globe de l'~) m (m) En **eyeball** De **Augapfel** m Es **cuenca del ojo** ; **globo ocular / del ojo** La **Bulbus oculi**

oeil bleu pl: *yeux bleus* En **blue eye** > *wall-eye* Es **ojo azul** ; **ojo zarco**

oeil carré > oeil porte-outils

oeil cerclé (de blanc) En **visible white sclera** De **Mondauge** ne

oeil de boeuf •Gros et saillant. En **buck eye** •Prominent, old: small-eyed animal. De **Ochsenauge** ne •krankhaft vergrößertes, weitgeöffnetes "stierblickendes" Auge

oeil de bride •Anneau utilisé lors des banquets.

oeil de cochon •Petit et enfoncé dans l'orbite. En **pig(gy) eye** •Abnormally small eye. De **kleinäugig** Es **ojo puerco**

oeil de perdrix ; anneau de branche m •Petit anneau fixé sur chacune des branches de la bride, servant à fixer la fausse gourmette. En **lip strap ring** De **Zügelring** m

oeil porte-outils m ; oeil carré ; mortaise f •Trou carré dans la table d'une enclume. En **hardy / hardie hole** ; **toolhole** •A square hole in the face on an anvil. De **Loch (für den Abschröter)** ne Es **ojo (para los suplementos)**

oeil rond •Petit trou rond dans la table d'une enclume. En **hole (pritchel / punching ~)** •A small round hole in the face on an anvil. De **Rundloch (Durchtreiber~ / Stanz~)** ne

oeil vairon •Oeil dont l'iris, dépigmenté, est gris-clair. En **silver eye** De **Kakerlakenauge** ne Es **ojiblanco** adj

oeillère f ; cache-oeil m •Destinée principalement à empêcher le cheval de voir en arrière et sur le côté, mais aussi à protéger l'oeil contre les coups possibles dans un attelage. En **blinker** ; **winker** ; **blind** ; **blinder** De **Scheuklappe** f ; **Blendkappe** f ; **Scheuleder** ne Es **anteojera** Ne **oogleppen**

oesophage m •Tuyau qui s'étend du pharynx à l'estomac. Ses fibres musculaires lui impriment un mouvement de vagues qui amènent le bol alimentaire jusqu'à l'estomac. En **oesophagus** *Brit* ; **esophagus** *USA* De **Speiseröhre** f ; **Ösophagus** f Es **esófago** It **esofago** Ne **stockdarm** La **Oesophagus** ; **Esophagus**

oestre > gastrophile ; gastérophile

oestrus > chaleur(s)

oeufs par gramme m pl ; opg abr En **eggs per gram** ;

epg abbr De **Eier pro Gramm** ne pl

officiel de courses m En **race course / track official** ; **racing official** De **Rennbahnfunktionär** m ; **Offizieller** m Es **oficial de carreras**

ogdarych mot russe •Jeu russe de lutte équestre.

oldenbourg ; **oldenburg** •Race qui doit son nom à sa région d'origine en Allemagne. En **Oldenburg (Horse)** breed De **Oldenburger** m Es **oldenburg** ; **oldenburgo**

olécrane / olécrâne m •Extrémité supérieure de l'ulna, formant la base du coude du cheval. En **olecranon** De **Ellbogenhöcker** m ; **Olekranon** ne Es **olécranon** La **Olecranon**

oligo-élément > élément phospho-calcique

ombilic > nombril

ombrageux En **spooky** De **schreckhaft** ; **guckig** ; **scheu** ; **unruhig** Es **asustado** ; **asustadizo**

omoplate > scapula

omphalite f •Inflammation de l'ombilic. En **omphalitis** ; **navel ill** De **Nabelentzündung** f

omphalochorion > placenta chorio-vitellin

ongulés (les ~) m pl En **ungulates (the ~)** De **Huftiere** ne pl ; **Ungulata** ne pl ; **Hufträger** m pl Es **ungulados** La **Ungulata**

opg > oeufs par gramme

orbite (de l'oeil) m En **eye socket** ; **orbit (eye ~)** De **Augenhöhle** f Es **órbita del ojo** La **Orbita**

ordonnance des juges f En **judge's ruling** r De **Entscheidung des Richters** f

ordre d'arrivée m ; **placement à l'arrivée** m ; **classement des chevaux (au fil d'arrivée)** m En **order of finish** ; **placing of the horses (at the wire)** De **Zieleinlauf** m

ordre d'arrivée (des trois premiers c En **best company line** r De **Reihenfolge der ersten drei einkommenden Pferde im Ziel** f

ordre de départ En **starting order** De **Startreihenfolge** f Es **orden de salida** ; **orden para empezar** Ca **ordre de sortida**

oreillard ; **mal coiffé** ; **clabaud** •Dont les oreilles sont à l'horizontale. En **lop-eared** •Horse with ears tending to flop downwards. De **Schlappohren (Pferd mit ~)** ne Es **oreja péndula / gacha / caída** n

oreille f En **ear** De **Ohr** ne Es **oreja** ; **oído** Ca **orella** It **orecchio** Ne **oor** La **Auris**

oreille •Extension, ajoutant de la largeur ou de l'encadrement au chandelier, sur le côté d'un obstacle. En **wing (standard)** •An extension at the side of an obstacle. De **Fang** m

oreille (interne // moyenne // externe) En **ear (internal // middle // external ~)** De **Ohr (inneres ~ // Mittel- // äußeres ~)** ne Es **oído (interno // medio // externo)** La **Auris (interna // media // externa)**

oreille (pavillon de l'~) ; **auricule** m En **auricle** ; **pinna** De **Ohrmuschel** f La **Auricula**

oreille fendue •Peut servir de marquage à des fins d'identification. En **nicked ear** •May be used for identification purposes. De **eingekerbtes Ohr** ne

oreille pointée •Oreille bien formée et normalement dirigée vers l'avant. En **prick ear** •Short, pointed ear normally directed to the front. De **Spitzohr** ne Es **oreja erecta**

oreilles d'âne f pl •Anormalement longues. En **mule ears** •Large and mule like ears. De **Eselsohren** ne pl Es **orejas de mula / macho**

oreilles de cochon ; **oreilles plaquées** •Oreilles qui sont grosses et tombantes. En **lop ears** •Long, pendulous and dropping ears. De **herunterhängende Ohren** ne pl ; **schlaffe Ohren** ne pl

oreilles plaquées > oreilles de cochon

oreillette (droite // gauche) En atrium (right // left ~) De Vorhof (rechter // linker ...) m La Atrium (dextrum // sinistrum)

organe génital m pl: organes génitaux En genital organ De Geschlechtsorgan ne ; Fortpflanzungsorgan ne

organiser des paris En conduct betting v De Wetten betreiben ne

orge f En barley De Gerste f Es cebada La Hordeum

orloff ; orlov •Race d'origine russe. En Orloff / Orlov (Horse / trotter) breed De Orlow-Traber m

orthosome m anc •Construit à partir d'un fer, il sert à supporter le boulet ou une autrepartie du membre inférieur. En leg brace •Built using a shoe as a base, it is designed and constructed for a specific need of support to the lower limb. De Beinschiene f

os m En bone De Knochen m Es hueso It osso Ne been ; bot

os accessoire du carpe ; os pisiforme ; os sus-carpien ancEn accessory carpal bone ; pisiform bone De Erbsbein ; Erbsenbein ne ; ne ; Anhangsbein des Karpus ne La hueso pisiforme It carpo accessorio La Os carpi accessorium ; Os pisiforme

os capitatum > os carpal III

os carpal I ; os trapèze •N'apparaît que chez environ un sujet sur dix. En first carpal bone ; trapezium bone De erster Vorderfußwurzelknochen m ; erster Karpalknochen m ; großes Vieleckbein ne It primo carpale La Os carpale I ; Os trapezium

os carpal II ; os trapézoïde En second carpal bone ; trapezoid bone De zweiter Karpalknochen m ; kleines Vieleckbein ne It secondo carpale La Os trapezoideum ; Os carpale II

os carpal III ; os capitatum ; os cuboïde anc En third carpal bone ; os magnum old De Kopfbein ne ; dritter Karpalknochen m It terzo carpale La Os capitatum ; Os carpale III

os carpal IV ; os hamatum ; os crochu ; os unciforme anc En fourth carpal bone ; unciform bone old De vierter Vorderfußwurzelknochen m ; vierter Karpalknochen m It quarto carpale La Os hamatum ; Os carpale IV

os central (du tarse) > os naviculaire

os costal > côte (os d'une ~)

os coxal •Toujours soudé avec son vis-à-vis du côté opposé. Il est formé par une solide soudure de l'os ilium, de l'os pubis de l'os ischium. En hip bone ; os coxae De Hüftbein ne It os coxae La Os coxae

os crochu > os carpal IV

os cuboïde > os carpal III

os cuboïde > os tarsal IV

os cunéiforme latéral > os tarsal III

os cunéiforme médial ; os petit cunéiforme •Cet os est susceptible d'être séparé (os tarsal 1 et 2). En tarsal bone 1 and 2 ; first (and second) tarsal bone ; middle cuneiform old for tarsal 2 ; cuneiform parvum old for tarsal 2 ; internal cuneiform old for tarsal 1 •The first and the second tarsal bones are usually fused. De erster und zweiter Hinterfußwurzelknochen m ; erster und zweiter Tarsalknochen m La Os tarsale I et II ; Os cuneiforme medlointermedium

os de la couronne > phalange intermédiaire

os du canon En cannon bone ; shin bone rare •Leg bone above the fetlock (the large metacarpal // metatarsal bone). Specifically, shin is the dorsal surface (front part) of the cannon bone. De Röhrbein ne Es caña (hueso) It stinco

os du canon (antérieur) > os métacarpien principal

os du canon (postérieur) > os métatarsien principal

os du carpe (les ~) ; os du genou (les ~) •Au nombre de sept ou huit, entre le radius et les métacarpiens. En carpal bones ; knee bones De Vorderfußwurzelknochen m pl ; Karpalknochen m pl Es huesos carpianos ; huesos del carpo It carpali La Ossa carpi

os du genou (les ~) > os du carpe (les ~)

os du métacarpe (les ~) m ; métacarpiens (les os ~) m pl ; métacarpes (les ~) m pl •Le métacarpien principal et les métacarpiens rudimentaires. En metacarpal bones •The large metacarpal and the small metacarpals. De Vordermittelfußknochen m pl ; Mittelhandknochen m pl ; Metakarpalien m pl ; Metakarpalknochen m pl La Ossa metacarpalia

os du métatarse (les ~) m ; métatarses (les ~) m pl ; métatarsiens (les os ~) •Os des canons des membres postérieurs: un métatarsien principal (III) et deux métatarsiens rudimentaires (II ou médial, et IV ou latéral) pour chaque membre. En metatarsal bones De Mittelfußknochen m pl ; Metatarsalien f pl Es huesos metatarsianos La Ossa metatarsalia

os du paturon > phalange proximale

os du pied > phalange distale

os du tarse (les ~) •Il y en a normalement six. En tarsal bones De Hinterfußwurzelknochen m pl ; Tarsalknochen m pl Es huesos tarsianos La Ossa tarsi

os ethmoïde En ethmoid bone De Siebbein ne Es hueso etmoides La Os ethmoidale

os frontal En frontal bone De Stirnbein ne Es hueso frontal La Os frontale

os grand cunéiforme > os tarsal III

os grands sésamoïdes m pl ; sésamoïdes (os grands ~) m pl ; grands sésamoïdes (os ~) •Petits os en forme de pyramide qui sont au nombre de deux dans le boulet, ils s'articulent étroitement sur la partie postérieure de l'os du canon. Les tendons fléchisseurs des phalanges coulissent sur eux (à la surface du scutum proximal). En proximal sesamoid bones ; sesamoid bones (proximal ~) •Small, pyramid-shaped bone forming the back of the fetlock joint, beneath the flexor tendons. De Gleichbeine ne pl Es sesamoideos proximales It ossa sesamoidi prossimali La Ossa sesamoidea proximalia

os hamatum > os carpal IV

os hyoïde > appareil hyoïdien

os ilium En ilium De Darmbein ne Es ilion It ilio La Os ilium

os incisif ; os intermaxillaire anc •Il est creusé de cavités destinées à recevoir les incisives supérieures. En incisive bone De Zwischenkieferbein ne ; Zwischenkieferknochen m Es hueso incisivo ; hueso premaxilar La Os incisivum

os intermaxillaire > os incisif

os intermédiaire du carpe ; os lunatum ; os semi-lunaire anc En intermediate carpal bone ; semilunar bone old ; lunar bone old De Mondbein ne ; intermediärer Karpalknochen m It carpo intermedio La Os carpi intermedium

os interpariétal En interparietal bone De Zwischenscheitelbein ne ; Inkabein m ; Inkaknochen m Es hueso interparietal La Os interparietale

os ischium ; ischium m pl: ischia ; ischion m En ischium pl: ischia ; pinbone De Sitzbein ne Es isquion It ischio La Os ischii

os lacrymal En lacrimal bone De Tränenbein ne Es hueso lacrimal La Os lacrimale

os lunatum > os intermédiaire du carpe

os métacarpien principal m ; métacarpe (troisième os du ~) m (m) ; os du canon (antérieur) En metacarpal bone (large / third ~) ; forecannon bone ; cannon bone (fore...) De vorderer Hauptmittelfußknochen *m* ; vorderes Röhrbein *ne* ; Vorderröhrbein *ne* Es tercer metacarpiano It terzo metacarpo ; metacarpo largo

os métacarpien rudimentaire *m* ; métacarpien rudimentaire (os ~) *m (m)* ; stylet *m rare* ; péroné *m anc* •Il y en a un interne (II ou médial) et un externe (IV ou latéral), ils sont parfois nommés « latéraux » par rapport au métacarpien principal. Chacun est relié, sur toute sa longueur, au métacarpien principal par un ligament. Avec l'âge, le ligament s'ossifie et les métacarpiens peuvent finir par se fusionner. En small metacarpal (bone) ; splint bone De vorderes Griffelbein *ne* ; vorderer Nebenmittelfußknochen *m* Es pequeño metacarpiano

os métacarpiens rudimentaires *m pl* ; métacarpiens II et IV (os ~) *m pl* ; stylets *m pl rare* ; péronés *m pl anc* En splint bones (front limb medial and lateral ~) ; second and fourth metacarpals ; inner and outer metacarpals ; small metacarpal bones De vordere Griffelbeine (zur Mitte hin gelegene // seitliche ~) *ne pl* ; zweiter und vierter Metakarpalknochen *m* ; zweiter und vierter Vordermittelfußknochen *m* ; zweiter und vierter Mittelhandknochen *m* It ossa metacarpali piccole

os métatarsien principal ; métatarse (troisième os du ~) *m* ; os du canon (postérieur) *m* En metatarsal bone (large / third ~) ; hind-cannon bone ; shannon bone ; shank ; great metatarsal *old* ; cannon bone (hind-~) De Hinterröhrbein *ne* ; hinterer Hauptmittelfußknochen *m* Es gran metatarsiano ; tercera metatarsiano It metatarso

os métatarsien rudimentaire ; stylet *m rare* ; péroné *m anc* •Il y en a un interne et un externe. Chacun est relié, sur toute sa longueur, au métatarsien principal par un ligament. En splint bone ; small metatarsal De hinteres Griffelbein *ne*

os métatarsiens rudimentaires *m pl* ; métatarsiens II et IV (os ~) *m pl* ; stylets *m pl rare* ; péronés *m pl anc* En splint bones (hind limb medial and lateral ~) ; second and fourth metatarsals ; inner and outer metatarsals •The fourth metatarsal is the lateral (external) splint bone. De hintere Griffelbeine (zur Mitte hin gelegene // seitliche ~) *ne pl* ; hintere Metatarsalknochen *m pl* ; hintere Nebenmittelfußknochen *m pl*

os nasal En nasal bone De Nasenbein *ne* Es hueso nasal La Os nasale

os naviculaire ; os scaphoïde tarsien *anc* ; os central (du tarse) > *os naviculaire (anc)* En central tarsal bone ; navicular bone ; cuneiform magnum *old* ; scaphoid (tarsal) bone *old* > *navicular bone (old)* De hinteres Kahnbein *ne* La Os tarsi centrale ; Os naviculare

os naviculaire > os petit sésamoïde

os occipital En occipital bone De Hinterhauptbein *ne* Es hueso occipital La Os occipitale

os palatin En palatine bone De Gaumenbein *ne* Es hueso palatino La Os palatinum

os pariétal En parietal bone De Scheitelbein *ne* Es hueso parietal La Os parietale

os petit cunéiforme > os cunéiforme médial

os petit sésamoïde ; os sésamoïde distal ; os naviculaire *anc* •Sa forme générale est celle d'une navette de tisserand, d'où son ancien nom (qui est officiellement réservé aujourd'hui à l'os central du tarse). Il s'articule contre la partie postérieure de la deuxième phalange, le tendon du fléchisseur profond des phalanges coulisse sur sa face inférieure. En distal sesamoid bone ; navicular bone *old* ; shuttle bone *old* De Strahlbein *ne* Es sesamoideo distal ; hueso navicular *anc* It osso sesamoide distale ; osso navicolare La Os sesamoideum distale

os pisiforme > os accessoire du carpe

os ptérygoïde En pterygoid bone De Flügelbein *ne* Es hueso pterigoides La Os pterygoideum

os pubis En pubis (bone) De Schambein *ne* Es hueso pubis It pube La Os pubis

os pyramidal > os ulnaire

os radial (du carpe) ; os scaphoïde (carpien) En radial carpal bone ; scaphoid (carpal) bone De vorderes Kahnbein *ne* It carpo radiale La Os carpi radiale ; Os scaphoideum

os scaphoïde (carpien) > os radial (du carpe)

os scaphoïde tarsien > os naviculaire

os semi-lunaire > os intermédiaire du carpe

os sésamoïde distal > os petit sésamoïde

os sphénoïde En sphenoid bone De Keilbein *ne* Es hueso esfenoides La Os sphenoidale

os sus-carpien > os accessoire du carpe

os tarsal III ; os cunéiforme latéral ; os grand cunéiforme En third tarsal bone ; cuneiform medium *old* ; external cuneiform *old* De drittes Keilbein *ne* ; äußeres Keilbein *ne* ; dritter Tarsalknochen *ne* La Os tarsale III ; Os cuneiforme laterale

os tarsal IV ; os cuboïde En fourth tarsal bone ; cuboid De vierter Hinterfußwurzelknochen *m* ; vierter Tarsalknochen *m* ; Würfelbein *ne* ; Kuboid *m* La Os tarsale IV ; Os cuboideum

os temporal •Base de la région de la tempe. En temporal bone De Schläfenbein *ne* Es hueso temporal La Os temporale

os trapèze > os carpal I

os trapézoïde > os carpal II

os ulnaire ; os pyramidal En ulnar carpal bone ; cuneiform (carpal) bone *old* De Dreiecksbein *ne* ; ulnarer Karpalknochen *m* It carpo ulnare La Os carpi ulnare ; Os triquetrum

os unciforme > os carpal IV

os zygomatique En zygomatic bone ; cheekbone De Jochbein *ne* Es hueso cigomático La Os zygomaticum

osselet *m* •Exostose au niveau du boulet, du canon ou du genou, les définitions sont inconstantes. Le mot anglais « osselets » ne désigne que celle qui affecte l'articulation du boulet (arthrite traumatique métacarpo-phalangienne). En osselets ; arthritis of the fetlock joint (traumatic ~) •Exostosis or periosteal inflammation affecting the fetlock joint. De Gelenkkapselentzündung am Fesselkopf *f* Es huesecillos

osselets de l'ouïe *m pl* En auditory ossicles De Gehörknöchelchen *ne pl* La Ossicula auditus

ossifier (s'~) En ossify *v* De sich verknöchern ; zu Knochen werden Es osificarse

ostéite *f* •Inflammation d'un os. En osteitis De Knochenentzündung *f* ; Ostitis *f* Es osteítis

ostéite de la troisième phalange En pedal osteitis •Inflammation and demineralization of the third phalanx. De Hufrehe *f* ; Laminitis *f* Es osteítis podal

ostéo-arthrite *f* En osteo-arthritis De Knochen- und Gelenkentzündung *f* ; Osteoarthritis *f*

ostéochondrite disséquante / dissécante ; OCD *abr* En osteochondritis dissecans ; dissecting osteochondritis ; osteoochondrosis ; OCD *abbr* De dissektierende Knochen- und Knorpelentzündung *f* La osteochondritis dissecans

ostéopériostite *f* •Inflammation du périoste et de l'os. > *périostite, ostéite* En osteoperiostitis •Inflammation of a bone and its periosteum. > *periostitis, osteitis* De Osteoperiostitis *f* •Entzündung des Knochens und der Knochenhaut

otite *f* En otitis De Ohrenentzündung *f* ; Otitis *f* Es otitis

ouraque f En urachus De Urharngang m ; Urachus m

ouvert (du devant // du derrière) •Quand les pieds, bipède antérieur ou postérieur, s'écartent davantage que ne l'est le point d'origine du membre. > *panard* En base wide •When there is a greater distance between the horse's legs at the bottom than at the top, the entire limb being deviated, usually caused by an improper angulation at the elbow or hip, the feet being toed out. De bodenweit Es abierto de abajo ; abierto de brazos / adelante *anteriores*

ouverture (dans le peloton) le long de la clôture f En hole on the rail r De Lücke an den Rails f

ouverture dans le peloton c En hole in the field / pack r De Lücke im Feld f

ouvrier de ranch m En ranch hand ; ranchero De Rancharbeiter m ; Rancher m Es trabajador del rancho

ovaire m En ovary pl: ovaries De Eierstock m Es ovario La Ovarium

oviducte > trompe utérine

oxer m En oxer •Could be an hedge with a rail on one side. Usually a « double oxer »: at least two poles on two different stands and possibly with a hedge between them. Literally, rails prevent oxen from eating the hedge. De Oxer m Es oxer ; doble valla con seto Ca óxer

oxer ascendant En •Dont la deuxième partie est plus haute que la première. En ascending oxer De aufsteigender Oxer m Es oxer de barras desiguales Ca óxer ascendent

oxer carré •Dont les barres supérieures de chacun des éléments sont à la même hauteur. En square oxer De Carree-Oxer m Es oxer cuadrado Ca óxer quadrat

oxer en ciseaux > oxer suédois

oxer suédois ; oxer en ciseaux •Dont les barres (toutes ou seulement les supérieures) sont en angle par rapport à l'horizontale, inclinant sur un côté et sur l'autre, formant ainsi un x. En Swedish oxer De Scherenoxer m Es oxer sueco

oxfendazole En oxfendazole De Oxfendazol ne

oxybendazole m En oxibendazole De Oxibendazol ne

oxyure m En pinworm (horse ~) ; seatworm De Pfriemenschwanz des Pferdes m ; Madenwurm m ; Afterwurm m ; Springwurm m Es oxiuro La Oxyuris equi

oacage > pâturage

oaddock m •Enclos à accès restreint où les chevaux sont rassemblés (ca) ou paradés (ct), ou encore dans lequel ils attendent tout juste avant leur participation à une compétition (cs & att). > *autre inscription* En paddock ; hitching ring hj hd •An enclosed area where horses are detained (hr) or walked and viewed by the public (tr) just prior to a race, or in which they are warmed-up and/or waiting just before their participation (hj & hd). > *other entry for paddock* De Führring m Es paddock Ca àrea de preparació f ; paddock m

oaddock > enclos

oaiement illicite m c En bribe r De Bestechungsgeld ne

oaille f En straw De Stroh ne Es paja

oaille hachée En chopped straw De Häcksel ne pl Es paja picada / cortada It paglia trinciata / sminuzzatta

oaître > brouter

oalais m En palate De Gaumen m Es paladar

oalais dur En hard palate De harter Gaumen m La Palatum durum

oalais mou > voile du palais

oalais osseux En bony palate De Gaumendach ne ; knöcherner Gaumen m La Palatum osseum

oalanque(s) f (pl) •Le mot palanque (au singulier) est utilisé pour désigner chacune des planches superposées composant l'obstacle (de type barrière) qu'il sert aussi à désigner. Utilisé au pluriel, le mot sert aussi parfois à désigner ce même obstacle. En plank(s) n (pl) •The word plank will normally identify a flat piece used in the gate type obstacle called planks or sometimes plank jump. De Planke(n) f (pl) Es tablas (barrera / valla de ~) Ca posts (barrera de ~)

palefrenier m f: *palefrenière* > *garçon d'écurie et garde d'écurie* En groom ; lad (1) •1) r: A lad looks after race-horses, rides them out and accompanies them to race meetings. > *stable boy* De Pferdepfleger m Es mozo de caballos ; palafrenero ; caballerizo *criados* Ca palafrener Ne palfrenier

palefroi m •Vers 1080, le mot est écrit "palefreid", puis palefroi vers 1179. Le mot désigne le cheval de voyage, par opposition au destrier. Vers l'an mille, le latin germanique utilise parafridus et parafredum. Le mot destrier (d'abord écrit "destrer" en 1080) désigne alors le cheval de bataille que l'écuyer devait mener de la main droite, sa main gauche étant occupée à mener son propre cheval ou une bête de somme. En palfrey De Paradepferd ne ; Zelter m Es palafrén

palette (filet à ~) f (m) En tongue grid (snaffle with a ~) De Zungenstrecker (Trense mit einem ~) m

palissade f •Obstacle formé de pièces serrées les unes contre les autres et disposées verticalement. En stockade ; palisade rails •Vertical fence, stricto sensu solid, in which the pieces are vertically arranged. De Palisade f Es empalizada Ca estacada

palomino •Alezan doré ou café-au-lait, à crins lavés. En palomino ; isabella (1) •Golden with lighter mane and tail, occasionally with pink skin or a few black hairs, but without the red tint of the chestnuts. 1) In North America this term is proposed to be restricted to very light cream coloured palominos with non-blue eyes. De Palomino m Es palomino Ca palomino

palonnier m ; bacul m Can. En swingle-tree ; bar hd De Ortscheit ne ; Schwengel m Es volquete

palpation rectale f En rectal palpation De Untersuchung des Mastdarms m ; rektale Betastung f

panard des membres •Quand, vus de face, les membres restent tournés en dehors, divergeant ainsi l'un de l'autre. Dans le cas des postérieurs, il est acceptable, voire normal, que les membres restent légèrement tournés ainsi. > *articulation cruro-tarsienne*

panard du pied (cheval ~) adj ; pied panard m •Quand le pied reste tourné vers l'extérieur; c'est habituellement tout le membre qui est tourné vers l'extérieur. > *panard des membres et ouvert* En toed-out ; splayed foot ; foot turned out ; toeing-out •The hoof points outwards, usually because the whole limb is rotated slightly. > *base wide* De zehenweit ; zehenweite Stellung adj ; f ; Tanzmeisterstellung f Es izquierdo (caballo ~)

panard en marche (être ~) > coup de manchette (donner un ~)

panardise f •Etat du cheval qui est panard.

pancréas m En pancreas De Bauchspeicheldrüse f ; Pankreas ne Es páncreas La Pancreas

pansage m En grooming De Putzen ne ; Pflege f Es aseo ; limpieza

pansement m En dressing *for wounds* De Verband m ; Verbandsstoff m Es cura

panser En groom v De putzen Es limpiar

pantalon de cuir > jambières

pantalons d'équitation m pl En breeches De Reithose f ; Breeches f ; Reitbeinkleider ne pl Es pantalón de montar Ca pantalons de muntar

pantoufles (d'un fer) f pl En beveled heels (of a horseshoe) USA De abgeschrägte Hufeisenschenkel m pl

panurge m En bradoon hanger ; bearing rein drop De Leinenführungsring m

papilles f pl •Projection filiforme du bourrelet principal. Elles sont en très grand nombre et nourrissent la couche germinative de la corne du sabot. En papillae •They are filiform, four to six millimetres in length, covering the superficial surface of the coronary corium, entering the openings of the coronary groove, and nourishing the stratum germinativum of the hoof. De Papillen f pl

paquetage (pour les pieds des chevaux) m ; rembourrage m ; étoupade f En hoof packing De Huffüllungs- und Hufdichtungsmaterial ne ; Hufpolster ne Es relleno (para los cascos)

par la ligne du centre En down the centre line De durch die Länge der Bahn Es por la línea central

paracentèse abdominale f En abdominal paracentesis De Bauchhöhlenpunktion f ; Abdominozentese f

parade f •Arrêt, en équilibre, du cheval, comme à l'intérieur ou au milieu de sa marche. En halt n •The horse has come to an halt on the bit and in good balance. De Parade (ganze ~) f ; Stehen ne ; Durchparieren ne Es parada Ca parada It paresto Po parada Ne parade

parade f ; défilé m •c: Passage des concurrents devant le public, avant la course. En parade ; post parade r •r: A parade of the horses in front of the public, on their way to the starting gate. De Parade f Es desfile Ca desfilada

parage (de la corne) m •On utilise aussi parfois l'expression parage des sabots. En trimming (of the hoof) De Beschneiden (des Hufes) ne Es cuidado de los cascos

paralysie caudale f En caudal paralysis De Schwanzlähmung f

paralysie du nerf suprascapulaire En suprascapular paralysis ; sweeney / sweeny ; shoulder slip •Muscular atrophy in the shoulder region due to damage to the suprascapular nerve. De Suprascapularislähmung f ; Lähmung des Suprascapularisnerves f Es atrofia de los músculos del hombro

paralysie périodique hyperkaliémique En hyperkalaemic / hyperkaliemic / hyperkalemic ; HYPP De Hyperkaliämische Periodische Paralyse f •erbliche Stoffwechselkrankheit des Muskels

parasite m > parasite interne En parasite > internal parasite De Parasit m Es parásito

parasite interne m ; endoparasite m •Voir: babésiose, microfilaire, strongle, grand strongle, petit strongle, gros ver rond, larve, nématode, oestre, oxyure, ténia, trématode, ver. En internal parasite ; endoparasite •See: babesiasis, bot, filaria, microfilaria, hairworm, intestinal threadworm, neck threadworm, large mouthed stomach worm, nematode, pinworm, stomach worms, strongyle, large strongyle, small strongyle, tapeworm, trematode, whiteworm. De Endoparasit m Es endoparásito

parasitose f •Maladie due à un parasite. En parasitosis De parasitäre Infektionskrankheit f ; Parasitose Es enfermedad parasitaria

parasympathique > système nerveux parasympathique

parc à moutons m En sheep-pen obstacle ; cattle-yard De Schafstall m

parc équestre En equestrian park De Reitsportpark m

parcours m En course De Parcours m ; Bahn f ; Kurs m ; Sprungfolge f Es recorrido Ca recorregut

parcours / piste en (forme de) huit m / f En figure-of-eight course De Diagonalbahn f

parcours d'obstacles En course of obstacles De Sprungfolge f ; Springbahn f ; Hindernisparcours m Es recorrido de obstáculos

parcours d'une piste c En racing strip De Geläuf ne ; Rennbahngeläuf ne

parcours de cross En cross-country course De Querfeldeinstrecke f Es recorrido a campo través

parcours parfait > course parfaite

parcours routier cc En roads and tracks ht De Wegstrecke f Es caminos y pistas

parcours sans fautes En clear (round) De fehlerloser Ritt m Es recorrido sin faltas Ca recorregut sense faltas

pare-botte > garde-botte

parenchyme m En parenchyma De Grundgewebe ne ; Parenchym ne Es parénquima

parer (un sabot) En pare (a hoof) v ; trim v ; dress v De Huf richten (einen ~) Es rebajar un casco ; recortar un casco It pareggiare

pari m ; mise f ; gageure f Can. En bet n ; wager n ; stake n De Wette f ; Rennwette f Es apuesta Ne weddenschap

pari anticipé ; mise anticipée En advance bet / wager(ing) De Vorwette f

pari combiné / en combinaison ; mise combinée / en combinaison •Pari portant sur plusieurs chevaux (quiniela, tiercé, report etc.). En combination bet ; combination wager(ing) De Kombinationswette f

pari double ; mise double •Pari sur les deux chevaux gagnants de deux courses d'un même programme. Ces deux courses peuvent être identifiés d'avance dans le programme. En daily double ; double •The bettor must select the winners of two designated races of the same racing programme. De Daily Double ne •Wette auf die Sieger von 2 Rennen an einem Tag

pari exécuté Fr ; mise exécutée En placed bet ; placed wager(ing) De platzierte Wette f ; abgegebene Wette f

pari exotique •Tous les paris faits sur deux chevaux ou plus. En gimmick wagering De exotische Wetten f pl

pari hors-piste ; mise hors-piste En off-track bet(ting) ; off-track wager(ing) De Außenwette f ; Vorwette f Es apuestas afuera del hipódromo

pari inter-hippodrome ; mise inter-hippodrome En inter track bet / wager(ing) De Wette auf ein Rennen auf einer anderen Rennbahn

pari mutuel •Le principe de base est le suivant: les parieurs détenant les mises gagnantes empochent les montants des mises perdantes, après déduction des prélèvements des organisateurs et des pouvoirs publics. En pari-mutuel De Totalisator m ; Toto m Es apuestas mutuas

pari progressif ; mise progressive ; report m (1) •Reporter, sur une course subséquente, une somme déjà gagnée. 1) Spécifique au pari mutuel urbain français (P.M.U.), on désigne des chevaux dans plusieurs courses et le gain éventuel dans une course est reporté à la course suivante et ainsi de suite. En parlay bet / wager(ing) •Taking all the money won in one wager and betting it on a next race. De Schiebe ; Schiebewette f •Den Gewinn einer Wette im nächsten Rennen wieder einsetzen

pari simple ; mise simple •Pari qui ne porte que sur un cheval. En single bet / wager(ing) De einfache Wette f

pari spécial ; mise spéciale En feature bet ; feature wager(ing) De Spezialwette f

pari spéculatif ; mise spéculative En overlay r De Wette, bei der die versprochene Siegquote die Siegchance übersteigt

pari uniforme ; mise uniforme En flat bet ; flat wager(ing) De gleicher Wetteinsatz m •Es wird bei jeder Wette der gleiche Beitrag eingesetzt.

parier ; miser ; gager *Can.* En bet *v* ; wager *v* ; place a bet *v* ; stake *v* De wetten ; setzen ; spielen ; zocken Es apostar Ne wedden
parieur *m* En bettor ; punter ; wagerer De Wetter *m* Es apostante
parieurs (les ~) *m pl* En betting public De Wetter *m pl*
paris (montant total des ~) *m pl (m)* En handle *r* ·The total amount wagered, be it on a race, on a daily racing programme, or an entire season. De Umsatz *m* ; Wettumsatz *m*
paroi (du sabot) *f* ; muraille *f* En wall (of the hoof) De Hornwand *f* ; Hufwand *f* ; Hornplatte *f* Es tapa (del casco) ; pared del casco Ca tapa It parete La Paries corneus
paroi gastrique En stomach wall De Magenwand *f*
parotide (glande ~) *f* ·Glande salivaire située sous l'oreille, le long de la branche montante de la mâchoire inférieure. En parotid gland De Ohrspeicheldrüse *f* ; Parotis *f* Es parótida La Glandula parotis
part d'une bourse *f* En share of a purse De Gewinnanteil *m*
partager les rênes ·Prendre une rêne dans chaque main. En separate the reins *v* De Zügel teilen *m pl*
partager une bourse En share in a purse *v* De Geldpreis aufteilen (einen ~)
partant de seconde ligne (cheval ~) *c* En trailer *r*
particularités *f pl* ·Taches, marques, reflets, endroits où les poils prennent des directions irrégulières etc., apparaissant dans la robe d'un cheval. > *colours and markings*
partie cléïdo-basilaire / occipitale *f* En cleido-occipitalis De Schlüsselbein-Hinterhauptmuskel *m* It cleidooccipitale La Pars occipitalis
partie écailleuse (de l'os temporal) > écaille (de l'os temporal)
partie mastoïdienne / cléïdo-mastoïdienne En mastoid part De Warzenteil des Schläfenbeins *m* It cleidomastoideo La Pars mastoïdea
partie pétreuse (de l'os temporal) > rocher
partir > rompre
partir au galop En start at the canter *v* De angaloppieren *v* Es romper al galope ; tomar al galope
partir au galop de pied ferme En strike off at the canter from the halt *v* De angaloppieren (aus dem Halten ~)
partir au pas > rompre au pas
partir au trot En start at a trot *v* De antraben Es romper al trote ; tomar al trote
parturition > poulinage
pas *m* ·Terme utilisé surtout pour les déplacements de côté, vers l'arrière et au pas en général. En step ·Term used mainly for displacements to the side, backwards and at the walk. A step is also a complete movement of a limb in any gait, and the distance covered by this. De Trabtritt *m* ; Tritt *m* Es paso
pas *m* En walk *n* De Schritt *m* Es paso Ca pas It passo Po passo Ne stap
pas (libre), les rênes abandonnées En walk on a loose rein (free ~) *n* De Schritt am hingegebenen Zügel *m*
pas allongé En extended walk De starker Schritt *m* Es paso largo ; paso extendido Ca pas llarg It paso allungato Po passo alongado Ne uitgestrekte stap
pas de coq > harper
pas de côté En side step De Seitengang *m* Es paso de costado Ca pas de costat Po marcha lateral Ne zijgangen
pas de deux En pas de deux De Duett *ne* Es pas de deux

pas de pied, pas de cheval En no foot, no horse De ohne gesunden Huf kein gesundes Pferd
pas espagnol En Spanish walk ·In which the horse raises and extends forelegs. De spanischer Schritt *m* Es paso español ; paso castellano
pas libre En free walk De freier Schritt *m* ; langer Schritt *m* Es paso libre ; paso franco Ca pas lliure It passo libero Po passo livre Ne vrije stap
pas libre, rênes longues En free walk on a long rein De freier Schritt am langen Zügel *m*
pas moyen / ordinaire ·Des différences sont parfois faites entre les allures « moyennes » et les allures « ordinaires ». En medium walk ; ordinary walk ·Differences are sometimes made between « medium » and « ordinary » paces. De Gebrauchsschritt *m* ; Mittelschritt *m* Es paso medio / ordinario Ca pas mig It passo ordinario Po passo ordinario Ne gewone stap
pas raccourci, rassemblé En shortened walk, collected De verkürzter Schritt *m* Es paso corto reunido
pas rassemblé En collected walk De versammelter Schritt *m* Es paso reunido Ca pas recollit It passo riunito Po passo concentrado Ne verkorte of verzamelde stap
pas vers l'arrière En step backwards *n* De rückwärts treten ; zurück treten Es paso atrás Ca pas enrere
pas, dans la mise en main > pas, sur la main
pas, les rênes longues En walk on a long rein *n* De Schritt am langen Zügel *m* Es paso con riendas largas Ca pas amb regnes llargues
pas, sur la main ; pas, dans la mise en main En walk with contact *n* De Schritt am Zügel *m*
paso fino race En Paso Fino breed ·The horses are shown at three gaits: paso fino, paso corto and paso largo. De Paso Fino *m* Es paso fino
passage *m* ·Trot écourté et relevé, très rassemblé, soutenu et cadencé. En passage De Passage *f* ; spanischer Tritt *m* Es passage; pasaje Ca passatge It passagio Po passagem Ne passage
passage de la gourmette > barbe
passage de langue > liberté de langue
passage de route ·Obstacle d'extérieur, la « route » est située en bas, entre deux pentes se faisant face. En sunken road obstacle De Hohlweg *m*
passage des sangles ·Région du torse du cheval où l'on passe les sangles, tout juste en arrière des coudes. En girth place ; heart girth ·Area where the girth is applied. De Gurtenlage *f* Es cinchera
passer / partir au galop En break into canter / gallop ; strike off at the canter De Galopp übergehen (in den ~ / zum ~)
passer l'examen vétérinaire ·Pour le cheval, être accepté lors de l'examen vétérinaire comme rencontrant les normes minimales exigées pour cet examen. En vet clean *v* ·To be accepted as meeting the minimal results required for this particular veterinary examination. De die tierärztliche Untersuchung zu einem pferdesportlichen Ereignis bestehen Es pasar el examen del veterinario
passer la langue sur l'embouchure ; lâcher son mors *Bel* En get the tongue over the bit *v* De Zunge über das Gebiß nehmen (die ~) Es poner la lengua sobre el freno
patte > membre
pâturage *m* ; pacage *m (1)* ·1) Le pacage sera souvent une prairie naturelle pauvre ou de richesse moyenne. En pasture ; grazing grounds De Weide *f* ; Koppel *f* Es pasto ; pasturaje ; dehesa
pâturage alternatif / en alternance En alternate grazing ·The technique of periodically changing the type of livestock that graze on a given pasture, reducing the parasite

Français

load on pasture with different animals being affected by different parasites. De Wechselweide f

pâturage d'été m ; estive f (1) •1) Pâturage d'été en montagne. En summer pasture De Sommerweide f Es agostadero ; veraneo

pâturage propre En clean pasture De parasitenfreie Weide f

pâturer > brouter

pâturin du Kentucky m •Variété de gazon cultivée sur une grande échelle dans cet état et très répandue en Amérique du Nord. En Kentucky blue grass De Kentucky Bluegrass ne ; Wiesenrispengras ne

paturon m •Partie comprise entre le boulet et la couronne. En pastern De Fessel f Es cuartilla Ca travador La Compes

paupière (inférieure // supérieure) f En eyelid (lower // upper ~) De Augenlid (unteres // oberes) ne La Palpebra (inferior // superior)

paupières f pl En eyelids De Augenlider ne pl Es párpados La Palpebrae

pavillon > club-house

payeur > guichetier

peau f En skin De Haut f Es piel It pelle Ne huid La Cutis

peau de couleur pâle f ; cuir de couleur pâle m En light hide De helles Leder ne

peau de mouton En sheepskin De Schaffell ne ; Schafleder ne ; Lammfell ne

peau foncée ; cuir foncé En dark hide De dunkles Leder ne

pedigree m •Pedigree, lignée, ascendance, ces mots sont parfois utilisés indifféremment. Le mot pedigree a toutefois un sens généalogique plus concret et est ainsi souvent représenté sur papier. On peut consulter le pedigree d'un cheval, dans lequel n'est identifiée qu'une partie de ses ancêtres (son ascendance), et qui sera, à titre d'exemple, une partie de la lignée de sa grand-mère paternelle. La lignée inclut à la fois les ancêtres et les descendants. En pedigree •Pedigree, lineage and ancestry, these terms are sometimes presented as equivalents. However, you may follow a particular bloodline or lineage on a pedigree, which is a recorded portion of a horse ancestry. Lineage and bloodline include both ancestors and descendants. De Stammbaum m ; Pedigree ne ; Abstammung f Es pedigrí ; pedigree Ca pedigrí Ne stamboom

Pégase En Pegasus De Pegasus m Es Pegaso

peigne m En comb De Kamm m Es peine ; peineta

peigne à crinière En mane comb De Mähnenkamm m •Kamm für das Verziehen der Mähne

peigne à tirer la crinière En mane pulling comb De Verziehkamm m Es peine para jalar crin ; peine de entresacada

peigner la crinière En comb the mane v De Mähne kämmen f

pelage (le ~) m ; poil (le ~) ; poils (les ~) m ; m pl > robe En coat De Fell ne ; Haarkleid ; Haardecke ne ; f ; Behaarung f Es pelaje ; pelo(s) ; capa

pelage à la naissance En birth coat De Haarkleid bei der Geburt ne Es pelaje de nacimiento

pelage hivernal > poil d'hiver

pelage terne > robe terne

pelham > mors pelham

pelham SM m En SM pelham •With a broad and flat mouthpiece, the cheeks move in a restricted area. De Stangengebiß bestehend aus einer breiten und flachen Platte

pelle à charbon f En shovel (for coal) De Kohlenschaufel f

peloton m c En field r ; pack r De Feld ne •Gesamtheit der beteiligten Pferde im Rennen. Es grupo de los caballos en la carrera (el ~) Ne veld

peloton complet m c En full field r ; full pack r De volles Feld ne

pelouse f •Partie gazonnée du champ de course qui est ouverte au public. En public enclosure •Enclosure which exists on some racing track grounds. De öffentlicher Bereich m

pelvis m ; bassin m •Constitué par les deux os coxaux et le sacrum. En pelvis De Becken ne anat Es pelvis It bacino Ne bekken La Pelvis

pénalité f ; sanction f En penalty De Strafe f ; Ordnungsmittel ne ; Ordnungsmaßnahme f Es penalización ; castigo polo Ca penalizació

pénalité de temps En time penalty De Strafpunkt für Zeitüberschreiten m ; Zeitfehler m Es penalidad de tiempo ; falta por / de tiempo

pénicilline f En penicillin De Penicillin ne Es penicilina

pénis m ; verge f En penis De Penis m ; Rute f Es pene La Penis

pension f En board De Pension f

pension (montant de la ~) En boarding fee De Pensionskosten f

pensionnaire m ou f ou adj cheval En boarder horse De Pensionspferd ne ; Pensionsstute f

pepsine f En pepsin De Magenferment ne ; Pepsin ne Es pepsina

perce-trou > poinçon emporte-pièce

perche > barre

perche de tête f ; baguette de tête f En head pole De Kopfstange f

percheron •Race de chevaux de trait lourd français, elle tire son nom de sa région d'origine en Normandie. En Percheron breed De Percheron m Es percherón

perdre de la vitesse En lose momentum v De Schwung verlieren (an ~)

perdre du terrain En lose ground v De Boden verlieren

perdre son allure ; briser son allure ; prendre une fausse allure •Perdre l'allure qui devait être maintenue durant la course. En break stride v •Going off the race gait. De in eine andere Gangart übergehen

perdre un fer En lose a shoe v De Hufeisen verlieren (ein ~) ; Eisen verlieren (ein ~) Es perder una herradura

perdre un fer En throw a shoe De Hufeisen verlieren (ein ~) Es perder una herradura

père m ; géniteur m En sire De Vater m Es padre ; genitor

père testé > étalon qui a fait ses preuves

perfecta > exacta

performance f ; rendement m En performance De Leistung f ; Vorstellung f ; Rennleistung f

péricarde m En pericardium De Herzbeutel m ; Perikard ne Es pericardio La Pericardium

périmètre thoracique > tour de sangle / poitrine

périnée m En perineum De Damm m ; Perineum ne Es perineo La Perineum

période de réchauffement f En warm-up (period) De Aufwärmphase f

périople m •Genre de vernis qui s'étale sur le sabot à partir du bourrelet périoplique. Il protège la paroi contre une trop forte évaporation de son humidité. En periople •Band of soft, rubbery horn near the coronet. Dried periople will form the stratum externum of the wall. De Saumhorn des Hufes ne ; Kronsegment ne Es perioples La Perioplum

périoste m •Membrane fibreuse, dont le rôle est très important, qui recouvre les os, sauf sur leurs faces articulaires et aux points d'insertion des muscles et des tendons. En periosteum De Knochenhaut f ; Periost ne Es periostio It periostio Ne beenvlies La Periosteum

périostite f •Inflammation du périoste. > *ostéopériostite* En periostitis ; periosteitis •Inflammation of the periosteum. > *osteoperiostitis* De Knochenhautentzündung f ; Beinhautentzündung f Es periostitis

périostose f •Production entraînant un élargissement localisé du tissu osseux périostal. En periostosis •Abnormal growth of periosteal bone. De Periostose f •chronische Veränderungen der Knochenhaut Es periostosis

péritendinite > chauffage de tendon

péritoine m En peritoneum De Bauchfell ne ; Peritoneum / Peritonäum ne Es peritoneo La Peritoneum

péritonite f En peritonitis De Bauchfellentzündung f ; Peritonitis f Es peritonitis

permis de monte m En covering permit De Deckerlaubnis f

péroné > os métacarpien rudimentaire

péroné > os métatarsien rudimentaire

péroné > fibula

péronés > os métacarpiens rudimentaires

péronés > os métatarsiens rudimentaires

persan •Cheval qui a fait son apparition dans l'histoire plusieurs siècles av. J.-C. et sans doute relié aux origines du cheval arabe. En Persian (horse) De Perser m ; persisches Pferd ne

persistance de l'ouraque f En patent urachus (still-~) De Urachusfistel f ; Urachuspersistenz f ; Urharngangfistel f

pesade f En pesade De Pesade f •das Pferd verlagert sein Gewicht auf die Hinterbeine, hebt seinen Rumpf in einem Winkel von mehr als 45° zum Boden hebt und zieht die Vorderbeine an den Leib

pesage m En weighing De Wiegen ne ; Abwiegen ne Es pesaje Ca pesada

pesage (salle de ~) m (f) ; balances (salle / enceinte des ~) f pl (f) •ct: Lieu ou l'on pèse les jockeys. En weighing room •tr: The place where the jockeys are weighed. De Waage f ; Waageraum m

pesage / pesée (avant la course) ct En weighing-out n tr De abwiegen (vor dem Rennen) ; auswiegen (vor dem Rennen)

pesant sur / à la main adj ; appui lourd m •Lorsque le cheval prend un contact très fort avec le mors. En heavy on the hand •Said of a horse that is leaning on the bit / hand. De auf dem Zügel ; auf der Hand

pesée (de sabot) f En weight (toe-~ // side-~) De Gewicht (Zehengewicht // Seitengewicht) ne

pesée / pesage (après la course) f / m ct En weigh-in ; weighing-in n tr De Zurückwiegen ne

peser m En weigh v De wiegen ; abwiegen Es pesar Ne wegen

peser (après la course) v ct En weigh in v De zurückwiegen Es pesar

peste équine africaine f En African horse sickness ; equine plague De afrikanische Pferdesterbe / Pferdepest f Es peste equina africana ; enfermedad equina africana La pestis equorum

pétéchie f •Tache rouge résultant d'une petite hémorragie. Il en apparaît sur les muqueuses du cheval atteint d'anasarque. En petechia •A minute, pinpoint, purplish red spot caused by a little haemorrhage. De punktförmige Blutung f ; Petechie f Es petequia

petit pied •Pied trop petit pour la taille du cheval, il est sujet à toutes sortes de complications.

petit quartier En skirt class. •The part of the saddle covering, and protecting the rider from, the metal spring bar. De Blatt ne ; Seitenblatt ne ; Schutzleder ne ; unterste durchgehende Lederplatte f Es faldoncillo Ca faldonet

petit strongle •Cette dénomination inclut les genres Cyathostomum, Cylicocyclus, Cylicostephanus, Cylicodontophorus et Gyalocephalus. En small strongyle De kleiner Palisadenwurm m ; kleine Strongyliden f pl Es estróngilo pequeño

petit trot ca En jogging hr •Slow, steady tours of a race or training track. De langsame Fahrt auf einer Trainings- oder Trabrennbahn f

petit trot rassemblé En jog n west. •A slow collected trot. De langsamer Trab m •Langsame Gangart

petit-fils En grandson De Enkel m Es nieto

petite-fille En granddaughter De Enkelin f Es nieta

peu généreux (cheval ~) En unwilling (horse) De unwillig ; widerspenstig Es sin voluntad

peur f En fear De Scheu f ; Angst f Es miedo

phalange f En phalanx ; phalange De Zehenknochen m pl ; Fingerknochen m ; Phalanx f Es falange

phalange distale f ; troisième phalange f ; os du pied m ; phalange unguéale f anc •Criblé(e) de petits orifices laissant passer des vaisseaux sanguins et des filaments nerveux. En distal phalanx ; coffin bone ; os pedis old ; pedal bone old ; third phalanx De Hufbein ne ; Klauenbein ne ; Krallenbein ne Es tercera falange ; hueso del pie / casco ; hueso podal It terza falange ; falange distale La Phalanx distalis ; Os ungulare

phalange intermédiaire ; os de la couronne ; deuxième / seconde phalange •Son articulation inférieure est à l'intérieur du sabot. En middle phalanx ; short pastern bone old ; os coronae old ; second phalanx De Kronbein ne ; Mittelphalanx f Es segunda falange ; hueso corona It seconda falange La Phalanx media ; Os coronale

phalange proximale ; première phalange ; os du paturon En proximal phalanx ; long pastern bone old ; os suffraginis / saffragenous old ; first phalanx De Fesselbein ne Es primera falange ; hueso cuartilla / cuarta It prima falange La Phalanx proximalis ; Os compedale

phalange unguéale > phalange distale

phalanges des postérieurs En phalanges of pelvic appendage

pharynx m •Tunnel entre la bouche et l'oesophage qui fait passer les aliments dans ce dernier. Il permet aussi de faire circuler l'air entre les fosses nasales et le larynx. En pharynx •Section of the alimentary canal between the mouth and the oesophagus, which also serves, except during swallowing, to connect the nasal passages with the larynx. De Rachen m ; Schlundkopf m ; Pharynx m Es faringe La Pharynx

phase de cross-country f cc ; épreuve de fond f En cross-country phase ht De Geländeprüfung f Es fase de campo abierto

phénylbutazone f En phenylbutazone ; bute De Phenylbutazon ne ; Butazolidin ne Es butazolidan

phléole > fléole (des prés)

phosphore m En phosphorus De Phosphor ne Es fósforo

photo d'arrivée f ; photo de fin de course f En photo finish r De Fotofinish ne

photo de fin de course > photo d'arrivée

photophobie f •Sensibilité excessive de l'oeil à la lumière solaire. En photophobia •Excessive sensitivity to sunlight. De Lichtempfindlichkeit f ; Lichtscheu f ; Photophobie f Es fotofobia

phycomycose f •Plaies d'été, terme générique pour les infections dues à des champignons de la classe des Phycomycètes. En phycomycosis (equine ~) De Phykomykose f ; Mukormykose f

piaffé ; piaffer m •Trot rassemblé sur place. En piaffé ; piaffer ; piaffe De Piaffe f ; Trab am Ort m Es piafe ; piaffer Ca piaf It piaffo Po piafe Ne piaffe

piaffer v •Action du cheval qui frappe le sol d'un, ou des deux, antérieur(s), sans avancer. En paw the ground v De scharren (den Boden ~) ; stampfen (auf den Boden ~) ; kratzen (den Boden ~) Es piafar Ca piafar

piano m •Obstacle formé de deux banquettes soudées, à deux niveaux différents. Le terme est aussi utilisé pour des obstacles comportant trois niveaux différents. En step (obstacle) •A jumping obstacle consisting of a series of steps. De Stufen f pl Es obstáculo escalonado / en escalera Ca obstacle escalonat

pica m ; allotriophagie f •Modific ation des habitudes alimentaires qui amène le cheval à ingérer des substances telles que du crottin ou de la terre. En pica ; allotriophagia ; depraved appetite •Craving for unnatural articles of food, often caused by a nutritional deficiency. De perverser Appetit m ; Allotriophagie f Es pica ; alotriofagia

picador m •Cavalier qui, dans les corridas, combat le taureau à l'aide d'une pique. En picador De Lanzenreiter m Es picador

pie adj ou n ; **pinto** adj ou n •Deux couleurs, dont le blanc, en plaques homogènes. Si le blanc domine on dira que le cheval est pie et de cette autre couleur (pie noir etc.); si l'autre couleur domine on placera cette autre couleur devant le mot pie (noir pie etc.). En pinto ; pintado ; paint(ed) (horse) ; calico ; pied (horse) (1) •Body marked in large patches of white and another colour. 1) When the body presents only a few small patches of white on a solid colour, the horse might be designed as pied chestnut, pied black etc. > *piebald, skewbald, tobiano, overo and sabino* De Scheck(e) f oder m ; scheckig adj Es pintado ; pinto ; picazo ; pío (bajo // alto) ; overo // tobiano Arg

pie (sauf noir) •Cheval pie dont la couleur de fond (qui domine) est le blanc et l'autre couleur n'est pas le noir. Si cette dernière couleur est plus présente que le blanc, l'on devrait le placer en premier, c'est-à-dire devant le mot pie, par exemple: alezan pie. En skewbald •The body coat consists of large irregular patches of white and of any definite colour, except black. Chestnut and white is frequent and one may identify a brown and white (1). De scheckig adj ; Braun-Scheck(e) m (1)

pie noir •Cheval pie, noir et blanc, dont la couleur de fond (qui domine) est le blanc. > *noir pie* En piebald •The body coat consists of large irregular patches of black and white. > *other inscription* De gescheckt Es pío negro

pied m •Extrémité d'un membre sur laquelle gens et chevaux marchent, et unité de mesure équivalente à 0,3048 mètres. En anatomie la notion de pied, dans le sens strict, ne s'applique qu'au membre postérieur. > *main (anat) et doigt* En foot De Fuß m Es pie Ca peu It piede Ne voet La Pes

pied à talons (trop) hauts •L'axe du pied est plus vertical que celui du paturon, l'axe pied-paturonne ne forme donc pas une ligne droite. > *bas-jointé* En foot broken forward (1) ; coon foot (2) •1) When the junction of the pastern axis and the foot axis forms a line that is broken, forming a point toward the front. The pastern angle is lower than the hoof angle, the hoof appears stumpy and heels (which are too high) may appear vertical. 2) A coon foot is sometimes presented as being simply a broken forward digit axis, and sometimes, while still a broken forward axis, as a digit with a pastern at a very low angle, parallel or nearly parallel to the ground. This is often associated with a weak pastern, damage to the suspensory ligament, or chronic founder where the horse rocks back on the heels to relieve pressure at the toe. De bärentatzig (1) ; bärenfüßig (2) •1) Beugung durch zu stumpfen Huf. 2) nach vorn gebrochene Huf-Fessel-Achse

pied à talons trop bas •L'axe du paturon est plus vertical que celui du pied, les talons sont trop bas pour que l'axe pied-paturon forme une ligne droite. En foot broken back •When the junction of the pastern axis and the foot axis form a line that is broken (pointing) toward the back. The hoof appears sloping and the toe elongates. De nach hinten gebrochene Huf-Fessel-Achse f •Überstreckung durch zu spitzen Huf.

pied arrière En back foot De Hinterfuß m Es pata
pied avant En forefoot De Vorderfuß m Es mano
pied bot (1) ; pinçard (cheval / pied ~) (2) ; pied rampin (3) •Ce sont des termes qui sont souvent présentés de façons différentes et contradictoires. Ce sont différents degrés de renversement du sabot vers l'avant. 1) Le pied bot présente une pince et des talons relativement verticaux alors que le paturon est dans une position relativement normale penché vers l'arrière. Ceci en fait un cas particulier de "pied à talons trop hauts". Le terme est cependant parfois utilisé pour recouvrir aussi les deux autres cas-types suivants : 2) Lorsque le pied appuie seulement sur la pince. 3) Lorsque dans un cas encore plus exagéré, le pied s'appuie sur le devant de sa muraille. > *droit jointé* En club foot (1) ; knuckling (over) (2) (3) ; knuckled over foot / fetlock / pastern (2) (3) ; overshot fetlock (2) (3) ; cocked ankle (2) •Ranging from cases where the hoof looks upright, with upright toe and heels while the ankle is angulated backwards (1, the club foot itself), to cases where too much weight is bearing on the toe, sometimes bearing only on the toe (2 « pied pinçard » in French), and to cases where the horse "walks" on the front of the hoof wall (3 « pied rampin » in French). « Cocked ankle » is a term sometimes considered equivalent to « knuckled over ». However, in severe cases, the foot is no longer cocked up. > *upright pastern* De Bockhuf m ; Stelzhuf ; Stelzfuß m ; m ; steiler Huf m •1) geringgradig 2) mittelgradig 3) hochgradig. Es pie zopo

pied cagneux > cagneux du pied
pied cerclé •Dans la corne du sabot il y a des cercles qui sont souvent à peu près parallèles au bourrelet. > *hoof rings* De Hornwand mit Ringen f
pied comble •Pied comble par suite de l'affaissement de la troisième phalange dans un cas de fourbure. Un pied comble peut aussi résulter d'une sole qui ne s'écaille pas et demeure en place. > *autre inscription* En dropped sole (1) ; pumiced foot (2) •1) Dropped sole following the rotation of the third phalanx, in founder; the horn of the sole drops to the point it becomes slightly convex, protruding below the ground surface of the wall. The horn of the sole may also become detached from the sensitive part and drop to the point it becomes flat. A dropped sole is also said of a sole that did simply loose it's concavity and is susceptible to bruising (2) hence the synonym "pumiced foot". > *flat foot and pumiced hoof* De Vollhuf m (1) (2) Es suela caída

pied comble •La sole est convexe et dépasse le bord inférieur de la paroi du sabot. > *autre inscription et pied plat* En retained sole ; false sole •The sole does not flake away, a « pied comble » is when this sole outgrows the hoof wall. De Platthuf m

pied de travers •Qui est plus haut d'un côté que de l'autre. En foot broken in // out (1) // (2) •When the junction of the pastern axis and the foot axis form a line that is « in »: broken (pointing) inward (1), « out »: broken (pointing) outward (2). De zeheneng // zehenweit (1) // (2) ; Tanzmeisterstellung f ; französische Stellung f (2) old

pied dérobé •Dont le bord inférieur de la muraille est brisé, éclaté en certains endroits. En brittle foot / hoof •The hoof wall chips off, separates from the sole and/or readily splits when nails are driven into it. De Bröckelhuf m Es casco quebradizo

pied encastelé En contracted foot De Zwanghuf m
pied évasé En flaring / flared foot ; dished foot (1) •A foot with an outward distortion. 1) A foot that is flared at the

toe. De zehenweit •Nach außen abgeknickte Zehenachse.
pied gras En wet hoof •Containing too much moisture. De feuchter Huf *m*
pied maigre •Dont la corne est sèche et cassante. En dry hoof De trockener Huf *m*
pied oblique / incliné > *pied à talons trop bas, et bas jointé* En sloping pastern and hoof > *foot broken back, and sloping pastern / foot* De schräggestellte, weiche Fessel und spitzer Huf *f*
pied panard > panard du pied (cheval ~)
pied plat •La sole est aplatie. Habituellement la kératine est molle, les parois sont évasées et les talons sont bas et écartés. > *pied comble* En flat foot De Flachhuf *m*
pied rampin > pied bot
pierre à lécher > bloc à lécher
pif > cryptorchide
pigment *m* En pigment De Farbstoff *m* ; Pigment *ne* Es pigmento
piliers *m pl* •Pour le travail du cheval entre les piliers. En pillars •For working the horse between the pillars. De Standsäulen *f pl* ; Pilaren *m pl* Es pilares
pinçard (cheval / pied ~) > pied bot
pince *f dent* En central incisor ; pincer De zentraler Schneidezahn *m* Es pinza ; incisivo (central)
pince (d'un fer) *f* En toe (of a shoe) De Vorderteil (des Hufeisens) *ne* ; Zehenteil (des Hufeisens) *ne*
pince (d'un sabot) *f* •Partie antérieure du sabot. En toe (of a hoof) •The dorsal or anterior portion of the hoof wall. De Zehe *f* ; Hufzehe *f* ; Zehenteil des Hufes *m* Es dedo ; pinza de casco ; punta de pie
pince à émasculer *f* En emasculator ; castrator De Kastrierzange *f*
pince à sonder > pince exploratrice
pince arrache-clous / tire-clous •Pince pour retirer les clous dans les rainures. En crease nail puller •Used to remove driven nails from creased shoes. De Nagelziehzange *f* Es pinzas para sacar los clavos de la clavera It estrattore per chiodo piegato
pince coupante / à parer *f* ; rogneuses *f pl* ; cisailles *f pl* ; tenailles à corne *f pl* ; tricoises à parer *f pl* En nipper(s) (hoof ~) ; trimmer / cutter (hoof ~) ; cutting nipper •Used to cut the surplus growth of the wall. De Hufbeschneidzange *f* ; Hufbeschlagzange *f* Es tenaza de corte It tenaglie da unghia
pince exploratrice ; pince à sonder •Large paire de pinces utilisée pour localiser une douleur dans le pied du cheval. En hoof tester(s) •Large pincers used to detect soreness in deeper structures of the foot. De Hufuntersuchungszange *f* Es pinza de palpación / testar ; pinza de casco
pince(s) à river *m (pl)* ; tenaille(s) serre-clou *f (pl)* •Il existe différents modèles. En clincher(s) / clencher(s) (nail ~) *(pl)* ; clinching tongs *pl* •Different models are available. De Hufnietzange *f* ; Nietzange *f* Es tenaza de remachar ; apretador de clavos It attrezzo per ribattere
pinces *f pl* •Les plus centrales des incisives, elles sont au nombre de deux par mâchoire. En central incisors ; pincers •They are two on each jaw. De Zangen *f pl* Es pinzas ; palas
pinces à feu ; pinces de forge •Il en existe différents types, en maréchalerie on utilise le plus couramment celles qu'on pourrait aussi appeler « tenailles (à main) justes », bien adaptées pour tenir le fer chaud durant sa fabrication. > *tenailles à mettre au feu* En tongs (blacksmith's / farrier's ~) ; hot tongs •There are different models, the tongs most frequently used in horseshoeing may also be called shoe tongs or flat-jawed tongs, they are intended to hold the horseshoe during its fabrication. > *pick-up tongs* De Hufeisenzange *f*
pinces de forge > pinces à feu
pinchard > gris (de) fer
pinçon *m* •Petites languettes tirées du fer (ou soudées sur celui-ci) et appuyant sur la paroi du sabot. En clip *n* De Aufzug eines Hufeisens *m* ; Kappe eines Hufeisens *f* ; Griff eines Hufeisens *m* Es pestaña ; agarradera
pinçon en pince En toe clip •A clip on the toe of a horseshoe. De Zehenaufzug *m* ; Zehenkappe *f* Es pestaña / agarradera de punta It pareggio della punta
pinçon en quartier En quarter clip •A clip on the quarter area of a horseshoe. De Seitenkappe *f* ; Seitenaufzug *m* •befindet sich seitlich etwa zwischen erstem und zweitem Nagelloch Es pestaña / agarradera de cuarto It pareggio dei quarti
pinçon latéral •Dans la région de la mamelle du fer. En side clip •There is usually one on each side of the toe of the shoe. De seitlicher Zehenaufzug *m*
pindos ; poney de Pinde •Race d'origine grecque. En Pindos Pony *breed* De Pindos-Pony *ne*
pinto > pie
pipérazine *f* •Un produit antiparasitaire. En piperazine De Piperazin ; Piperazinum *ne ; ne* •wichtiger Ausgangsstoff für eine Reihe von Wirkstoffen in der Pharmazie Es piperacina
piqué (de coton) *n n ou adj* En quilted cotton De gesteppte Baumwolle *f* Es piqué
piqueur > piqueux
piqueux *m inv* ; piqueur *m* •chasse à courre: Responsable de l'entretien des chiens et de leur conduite à la chasse. En huntsman •The hunt official in charge of hounds. > *master of the hunt* De Meutenführer *m* ; Hundsmann *m* •Führer einer Hundemeute bei einer Schlepp- oder Parforcejagd Es maestro de los perros
piqûre *f* •Piqûre, dans la chair vive ou très près de celle-ci, du clou à ferrer. En quicking ; pricking *(by the farrier)* •Penetration of a sensitive structure by a horseshoe nail. De Nagelzwang *m* ; Vernageln *ne* Es pinchazo
piroplasmose > babésiose
pirouette *f* •Tour sur lui-même que le cheval exécute, au pas ou au galop. Dans la pirouette, les antérieurs et le postérieur extérieur pivotent autour du postérieur intérieur. En pirouette •A complete turn of the horse on himself. In the pirouette, forefeet and outside hind foot are moving around the inside hind foot which must be limited to a minimal horizontal displacement. De Pirouette *f* Es pirueta (sobre el tercio posterior) ; pirueta directa Ca pirueta It piroetta Po pirueta Ne pirouette
pirouette au galop En pirouette at a canter De Pirouette im Galopp *f* Es pirueta a galope Ca pirueta al galop
pirouette au pas En pirouette at walk De Pirouette im Schritt *f* Es pirueta al paso Ca pirueta al pas
pirouette renversée •Tour complet qui s'exécute, au pas, autour d'un des antérieurs. En reversed pirouette ; pirouette renversée •The hindlegs describe a complete circle, at the walk, around a foreleg which is acting as a pivot. De Wendung auf der Vorhand *f* Es pirueta inversa ; pirueta sobre el tercio anterior
piscine pour chevaux *f* En horse swimming pool De Swimming-Pool für Pferde *m* Es alberca para caballos ; piscina para caballos
pissenlit *m* ; dent-de-lion *m* En dandelion De Löwenzahn *m* ; Kuhblume *f* Es diente de león La Taraxacum officinalis
piste (dans un manège) *f* En track (in a riding arena) De Hufschlag *m* ; Spur in der Reitbahn *f* Es pista Ca pista
piste (de course) > hippodrome

piste En track (race ~) *course* > *race track* De Bahn *f* ; Kurs *m* Es pista de carreras

piste à main droite // gauche En track to the right // left De rechtshändige ~ // linkshändige Bahn *f* Es pista a mano derecha // izquierda Ca pista a mà dreta // esquerra

piste de course > hippodrome

piste de gazon *c* ; **piste en herbe** *c* En grass course / track ; turf course / track De Grasbahn *f* Es pista de pasto / grama Ne grasmat ; renwereld

piste de terre battue *c* En dirt course / track De Dirt-track *m* Es pista de tierra Ne kuntsbaan

piste en herbe > piste de gazon

piste en sable *c* En sand track *r* ; sand course *r* De Sandbahn *f*

piste extérieure (dans un manège) En track (around a riding arena) ; outside track De Reitbahn (um einen Reitplatz) *f*

pivot sur le centre *m* En turn on the centre De Wendung auf der Mittelhand *f* ; Mittelhandwendung *f*

pivot sur les antérieurs > tourner sur les antérieurs

pivot sur les postérieurs > tourner sur les postérieurs

placé *c* •Au Canada, position à l'arrivée et type de pari: le cheval doit arriver premier ou deuxième; le terme peut aussi être utilisé pour désigner spécifiquement la deuxième position. En Europe francophone le terme s'applique au premier et au deuxième s'il y a de quatre à sept partants. > *autre inscription* En place(d) *r* •In Canada, a position at the finish line and a type of bet: horse must finish first or second; may also be used specifically for the second position. In England any horse finishing first, second or third is considered a placed horse. In other English-speaking countries it might be applied to the first and second horses only. > *other entry & forecast* De platzieren (platziert) Ne gedplaatst

placé > classé

placement à l'arrivée > ordre d'arrivée

placenta allantoïdien *m* ; **placenta chorio-allantoïdien** En chorioallantoic placenta De Chorioallantois-plazenta *f*

placenta chorio-allantoïdien > placenta allantoïdien

placenta chorio-vitellin *m* ; omphalochorion *m* En choriovitelline placenta ; yolk-sac De Chorion-Vitellin-Plazenta *f* ; Dottersackplazenta *f*

placer *v* •Placer le cheval au moyen des aides, bien rassemblé, sur la main et entre les jambes. En collect *v* •To collect the horse up to the bit. De stellen (an die Hilfen / Zügel ~) ; aufnehmen Es colocar el caballo en la rienda

placer (un cheval) d'aplomb En make a horse stand correctly *v* De Pferd korrekt hinstellen (ein ~) Es colocar (un caballo) bien parado

placer de la tête En head placement De Kopfstellung *f* ; Stellung des Kopfes *f*

placer les chevaux (dans les stalles de la barrière de départ) En load the horses (into the starting boxes) *v* De Pferde in die Startmaschine führen *ne pl*

plaie *f* En wound ; sore De Wunde *f* ; Verletzung *f* Es herida

plaie de sangle En girth gall •A sore that quite often forms just behind a horse's elbow. De wundgeriebene Stelle in der Gurtenlage *f*

plaie de selle En saddle sore De Satteldruck *m* Es herida de la silla ; matadura ; pasmudo *amer*

plaie par morsure En bite wound De Bißwunde *f*

plaies d'été *f pl* ; mal d'été *m* •Différentes plaies peuvent faire leur apparition, ou être beaucoup plus importantes, durant les mois d'été. > *habronémose cutanée, hyphomycose du cheval* En summer sores ; summer dermatitis / eczema •Sores that are most prevalent during summer months. > *sweet itch, bursattee and summer mange* De Sommerekzem *ne* ; Sommerwunde *f* Es dermatitis estival ; lastimados de verano ; ulceraciones de verano

plaignant(e) *m (f)* En complainant De Beschwerdeführer(in) *m (f)* ; Kläger(in) *m (f)* Es dema ndante

plainte *f* En complaint De Beschwerde *f* ; Klage *f* Es demanda

plainte de non-paiement *c* En unpaid claim *r* De unbezahlte Forderung *f*

plaisance *f* ; promenade (équitation de ~) *f (f)* •Des classes de plaisance sont tenues dans certains concours d'équitation western. En pleasure ; hacking •Pleasure classes are presented in some western riding competitions. Hack classes are held in some classical (hj) riding competitions. De Promenadenreiten *ne* ; Spazierenreiten *ne* Es paseo a caballo

plan de course *m* En pre-race strategy ; racing strategy De Rennstrategie *f*

plan du parcours En plan of the course De Parcoursskizze *f* Es croquis de recorrido ; plano del recorrido ; plano por el curso Ca croquis de recorregut

planer *m* •Phase au-dessus d'un obstacle. En suspension •Suspension phase over an obstacle. De Sprungphase *f* Es suspensión Ca suspensió

plantain *m* En plantain De Wegerich *m* ; Spitzwegerich *m* Es llantén ; plantaina

plaque *f* •Tache, relativement grande, de poils qui diffèrent de la couleur de fond. En patch •An area of hairs, larger than a spot, differing from the background colour. De Stelle *f*

plaque > coussinet (de pieds)

plaque d'écurie En stable-plaque De Stallplakette *f*

plaque de croissance (des os) > cartilage épiphysaire

plaque de tête numérotée *ca* En head number plate *hr* De Halfternummer *f* ; Nummer am Halfter *f*

plasma (sanguin) *m* •Sérum sanguin qui a été séparé des corpuscules qui y baignent normalement. En plasma (blood ~) De Blutplasma *ne* Es plasma

plastron *m* Es plastrón Ca plastró

plat (au-dessus de l'obstacle) •Cheval dont le corps devient allongé et ~ En flat (over an obstacle) •Horse whose body is stretching and becoming ~ De gestreckt

plat dans ses arceaux •Cheval dont la cage thoracique manque de rondeur et offre peu de logement pour les organes qu'elle contient. En flat-sided •Flat ribcage that is not rounded or well sprung, this conformation fault tends to restrict the lungs expansion. De flache Rippen *f pl* •Ein Pferd mit flachem, schmalem Brustkorb.

pleine > gravide (jument ~)

pleurésie *f* En pleuritis ; pleurisy De Brustfellentzündung *f* ; Rippenfellentzündung *f* Es pleuresía

pleuropneumonie contagieuse du cheval *f* En equine contagious pleuropneumonia De Lungen-Brustfell-Entzündung der Pferde *f* ; Brustseuche der Pferde *f* ; Pleuropneumonie des Pferdes *f* Es pleuroneumonía contagiosa de los equinos

pleven *race* ; cheval de Pleven En Pleven Horse *breed* De Pleven-Pferd *ne* ; Plevenska *m*

plèvre *f* En pleura De Brustfell *ne* ; Pleura *f* Es pleura La Pleura

plexus brachial *m* En brachial plexus De Armgeflecht *ne* La Plexus brachialis

plexus céliaque / coeliaque En celiac plexus ; coeliac plexus De Bauchhöhlenganglion *ne* ; Ganglion coeliacum *ne* •sekundäres Neuronengeflecht um die Aorta La Plexus celiacus / coeliacus

plexus lombaire En lumbar plexus De Lendengeflecht *ne* La Plexus lumbalis
plexus lombo-sacré En lumbosacral plexus De Lenden-Kreuz-Geflecht *ne* La Plexus lombosacralis
plexus mésentérique (crânial // caudal) En mesenteric plexus (cranial // caudal ~) De Nervenzellknoten in der vorderen // hinteren Bauchhöhle *m* ; sympathisches Ganglion in der vorderen // hinteren Bauchhöhle *ne* La Plexus mesentericus (cranialis // caudalis)
plexus pulmonaire En pulmonary plexus De Nervengeflecht der Lunge *ne* La Plexus pulmonalis
plexus sacré / sacral En sacral plexus De Kreuzgeflecht *ne* ; Kreuzbeinnervengeflecht *ne* La Plexus sacralis
plexus solaire •Désigne habituellement le plexus céliaque. En solar plexus •Sometimes presented as the celiac plexus and sometimes as a celiacomesenteric plexus. De Solarplexus *ne* •wird durch den Plexus coeliacus und den Ganglion mesentericum craniale gebildet Es plexo solar
plexus veineux coronaire *m* En coronary venous plexus De Koronarplexus *m*
pli de la fesse *m* •Pli au dessus du jarret, à l'arrière et environ à mi-chemin entre la pointe du jarret et la pointe de la fesse.
pli du genou En hollow of knee De Kniekehle *f*
pli du grasset / flanc > pli latéral
pli du jarret ; pli du tarse De Sprunggelenkbeuge *f*
pli du paturon •Creux à l'arrière du paturon juste dessus du sabot. En hollow of heel De Fesselbeuge *f*
pli du tarse > pli du jarret
pli latéral ; pli du grasset / flanc •Pli cutané qui relie la partie inférieure de la cuisse (au-dessus et en avant du grasset) au flanc. En flank fold De Kniefalte *f* Es pliegue de la babilla La Plica lateralis
plier l'encolure > incurver l'encolure
Pliohippus *m* •Il a succédé au Mérychippus, c'est le prédécesseur immédiat de l'Equus caballus, Il mesurait jusqu'à 1,20 mètres. Il n'avait en pratique qu'un seul doigt, les autres étant passé à l'état rudimentaire ont disparu durant cette période. En Pliohippus •The link from the primitive horse to the actual Equus. De Pliohippus *m*
plonger En rake *v* •When the horse is lowering head abruptly and with force, fighting against the hands of the rider. De Hand stoßen (auf die ~)
pneumonie *f* En pneumonia De Lungenentzündung *f* Es neumonía ; pulmonía
poche gutturale *f* •Cavité située de part et d'autre du pharynx et s'ouvrant dans celui-ci par une fente d'environ trois centimètres de long. En guttural pouch De Luftsack des Pferdes *m*
podophylle *m* > *chorion de la paroi (du sabot) et lamelles*
poids de handicap *m* En handicap weight De Ausgleichsgewicht *ne* Es peso de handicap
poids de lestage •Poids parfois porté durant l'épreuve de fond du concours complet. En extra weight De Aufgewicht *ne* La lastre ; plomo Ca llast
poignée *f* En hand grip De Händedruck *m* ; Handgriff *m*
poignée de guide En hand hold ; handhold De Haltegriff *m* ; Halteriemen *m*
poignets étranglés derrière *m pl* •Vu de côté, juste au dessous du genou, le diamètre du canon apparaît plus petit que lorsque l'on regarde plus bas. Les tendons fléchisseurs y sont trop serrés contre l'os du canon, ou l'os du canon lui-même est plus petit à cet endroit. En tied in (at / below the) knees •Viewed from the side the canon is narrower just below and in back of the knee than elsewhere. Flexor tendons are too close to the cannon bone, or the cannon bone itself is smaller at this place than it is when we look lower. De geschnürtes Karpalgelenk *ne* ; gedrosseltes Vorderfußwurzelgelenk *ne*
poignets étranglés devant *m pl* •Vu de côté, l'avant de l'os du canon, juste en-dessous du genou, est en retrait, il apparaît ainsi comme coupé ou étranglé, par rapport à la face antérieure du genou. En cut out under the knees De unter den Knien ausgeschnitten
poil (le ~) ; **poils (les ~)** > pelage (le ~)
poil (un ~) *m* En hair (a ~) De Haar *ne* Es pelo It pelo Ne haar La Pilus *pl: Pili*
poil d'été *m* En summer coat De Sommerhaar *ne* Es pelo de verano
poil d'hiver *m* ; pelage hivernal *m* En winter coat De Winterhaar *ne* ; Winterfell *ne* Es pelo del invierno
poil de cerf > louvet
poil piqué •Hérissé, terne, sec et cassant, facile à arracher.
poinçon *m* En punch De Locheisen *ne* ; Punze *f* ; Körner *m* ; Stanze *f* Es puntero It punzone
poinçon à calibrer En drift •Used to enlarge or shape a hole in hot metal. De Lochräumer ; Lochhammer *m*
poinçon à contre-percer En pritchel for back punching De Austreiber zum Zurückschlagen des Hufnagels von der Hufseite aus
poinçon emporte-pièce *m* ; perce-trou *m* En pritchel (hot work ~) •Used to shear the bottom of the nail hole after the stamp have been used to form the countersunk for the nail head. De Austreiber *m* ; Durchtreiber *m* ; Hufeisendorn *m* ; Lochdorn *m* Es sacabocados ; taladro ; taladrador It punzone
point de bonification *m* En bonus point De Gutschrift *f* Es punto de bonificación
point de départ En starting point De Startstelle *f* ; Ausgangspunkt *m* Es punto de partida
point de pénalité En penalty point De Strafpunkt *m* Es pu nto de penalidad
point de repère *m* ; lettre *f* •Dans une carrière ou un manège, utilisé(e) surtout pour la reprise de dressage. Marcel Laberge a imaginé la phrase suivante pour mémoriser les lettres du périmètre, partant de A, dans le sens horaire, sur une piste de 20x60: "Aucun kangourou veut échanger ses herbes contre ma riche boisson pourtant fine." Sur la ligne du centre, entre A et C, les points sont: D, L, X, I et G. En marker letter ; letter De Bahnpunkt *m* Es señal (de referencia) Ca punt / senyal de referència
point de rosée > rosée
pointe (d'un clou) *f* En point (of a nail) De Nagelspitze *f* Es punta ; puntilla
pointe de l'épaule •Saillie de l'articulation scapulo-humérale. En point of shoulder De Bugspitze *f* ; großer Überarmbeinhöcker *m* Es punta del hombro
pointe de l'épaule (région de la ~) En shoulder joint region De Schultergelenksgegend *f* La Regio articulationis humeri
pointe de la fesse •Correspondant à la partie postérieure de l'os coxal. En point of buttock De Sitzbeinhöcker *m* Es joroba del asiento ; punta de la nalga It punta della natica La Regio tuberis ischiadici
pointe de la fourchette En apex of frog ; point of frog De Strahlspitze (des Hufes) *f* ; Hufstrahlspitze *f* La Apex cunei
pointe de la hanche En point of hip De Hüfthöcker *m* Es pun ta del anca ; joroba del lomo It punta dell'anca
pointe de vitesse *f* ; poussée *f* •Effort maximal du cheval, généralement conservé pour la fin de la course ou d l'entraînement. En brush *r* ; dash •Peak of speed in a race or training mile, usually in the stretch drive. De Spurt *m*

Français

pointe du coude En point of elbow De Ellbogenhöcker / Ellenbogenhöcker m

pointe du jarret •Correspondant au sommet du calcaneus. En point of hock De Hacke f ; Sprungbeinhöcker m ; Fersenbeinhöcker Es punta del corvejón

pointer ; montrer le chemin de St-Jacques Fr •Le cheval repose un pied antérieur douloureux, sur la pince seulement et en avant de l'endroit où il serait normalement déposé. En point v •The horse places one forefoot in front of its normal position, resting mainly on the toe. •Schonstellung des Vorderfußes

pointes de feu f pl En pin firing (scars) De Punktbrennen ne Es puntas de fuego

pointeur m •Dans une vente aux enchères, personne qui informe le commissaire-priseur des mises faites par les enchérisseurs. En pointer De Punktrichter m ; Aufsicht f

poire f att En face drop hd De Spieler m •Teil des Fahrzaums

pois m •c: Un des motifs pouvant faire partie d'un dispositif de couleurs. •r: One of the markings that may be part of a racing colour scheme. En spots De Punkte m pl •Rennfarbe

poitevin mulassier •Chevaux de trait, race d'origine française. En Poitou Horse breed ; Poitevin De Poitevin ne ; Mulassier m Es poitevin

poitrail m ; région présternale f •Région située entre l'encolure et les épaules du cheval, soit entre les deux pointes des épaules. Cette région fait partie de la poitrine et du thorax. > *poitrine* En breast ; presternal region •Area just in front of the sternum, part of the chest and of the thorax. > *chest* De Vorderbrust f ; Vorderbrustgegend f Es pecho (parte delantera del ~) Ca pit La Regio presternalis / praesternalis

poitrail de chèvre En pigeon breast •Having a sternum that seems to project in front of the shoulders. De Ziegenbrust f Es pecho de pichón

poitrine f •On utilise souvent indistinctement les désignations poitrine et thorax. Le thorax a pour base osseuse la cage thoracique, laquelle est formée des vertèbres thoraciques, des côtes et, ventralement, du sternum. Le thorax inclut donc le garrot et la partie supérieure du dos. Le mot poitrine désigne plutôt le bord ventral et une partie des côtés du thorax. En chest •The words chest and thorax are often used as synonyms. Specifically, the thorax includes the withers and the upper back. The chest usually designates only the ventral border (around the sternum) and part of the sides of the thorax. De Brust f Es pecho It petto •Il torace ed il petto sono spesso usati come sinonimi, ma il torace comprende l'intera cassa toracica, mentre il petto solo la sua parte anteriore. La Pectus

poitrine creuse En hollow chest De eingefallene Brust f

poitrine de lion > poitrine surchargée

poitrine étroite En narrow chest De schmale Brust f ; enge Brust f Es pecho angosto

poitrine large En wide chest De breite Brust f

poitrine profonde En deep chest De tiefe Brust f

poitrine profonde / bien descendue •Poitrine d'une bonne hauteur par rapport à la taille du cheval. De ideale Brusttiefe f

poitrine saillante En chicken breast De Habichtsbrust f

poitrine surchargée ; poitrine de lion En cart chest De Löwenbrust f

polo m En polo De Polo(spiel) ne Es polo

polydipsie f En polydipsia ; excessive thirst De Polydipsie f •krankhaft gesteigerter Durst Es polidipsia

pomme f En apple De Apfel m Es manzana

pommeau m En pommel De Vorderzwiesel m ; Sattelkopf m Es borrén delantero ; batilla ; perilla ; cabecilla Ca borrena de davant ; borrena anterior

pommelé adj ou n (1) ; miroité adj ou m (2) •1) Se dit du cheval ou de la robe présentant des taches arrondies (pommelures), dans lesquelles alternent le clair et le foncé. Cette particularité se rencontre le plus souvent chez les chevaux gris. 2) Se dit du cheval ou de la robe présentant des taches arrondies et brillantes (miroitures), qu'elles soient plus claires ou plus foncées que le fond de la robe. Cette particularité s'observe dans les robes foncées. En dapple(d) •Coat with a network of darker and lighter areas. De geapfelt

pommelure f En dapple n De Apfelung f

poney m En pony •Equine measuring up to around 14-14,2 hh, depending on the breed or discipline, except for polo ponies to which no height limit applies and to Arabs, which are always called horses. De Pony ne ; Kleinpferd ne Es póney ; jaca ; poni / pony It poney Ne pony

poney albanien race En Albanian Pony breed De albanisches Pferd ne ; Mysekaja-Pony ne ; Albaner m

poney ariégeois > merens ; mérens

poney asturçon > asturçon

poney basque > pottok

poney bosnien En Bosnian pony De Bosnisches Gebirgspferd ne

poney d'Amérique race ; poney des Amériques En Pony of America breed ; Pony of the Americas ; POA abbr De Pony of the Americas ne Es póney de las Américas

poney d'Esperia •Race d'origine italienne. En Esperia Pony breed De Esperia-Pony ne

poney de Corse > corse

poney de la Giara •Race d'origine italienne. En Giara Pony breed De Giara-Pferd ne

poney de Mongolie race En Mongolian Pony breed De Mongolenpony ne ; Taki m ; Mongolisches Pferd ne

poney de Pénée •Race d'origine grecque. En Peneia Pony breed De Peneia-Pony ne

poney de Pinde > pindos

poney de polo En polo pony •Called ponies even when of horse size, because the rules originally limited their sizes. De Polopferd ne Es caballo de polo ; póney de polo

poney de selle En riding pony De Reitpony ne Es jaca de silla

poney des Amériques > poney d'Amérique

poney des Barthes > barthais

poney des montagnes yougoslaves •Poney bosnien et poney macédonien. En Yugoslav mountain pony •Bosnian and Macedonian ponies. De Bosniak(e) m

poney du Gotland race suédoise En Gotland Pony breed ; Swedish Pony De Gotlandpony ne

poney galicien •Race d'origine espagnole. En Galician Pony breed De Gallego m ; Galizisches Pony ne

poney galicien portugais race En Portuguese Pony breed De Garrano-Pony ne ; Minho ne

poney landais > barthais

poney macédonien race En Macedonian Pony breed De Mazedonisches Gebirgspferd ne

poney welsh En Welsh pony De Walespony ne ; Welsh Pony ne Es póney galés / galense It pony gallese

population chevaline f En horse population De Pferdepopulation f ; Pferdebestand m

port En carriage De Haltung f ; Körperhaltung f

port de (la) queue En tail carriage De Tragen des Schweifes ne

port de tête En head carriage De Kopfhaltung f ; Haltung des Kopfes f

porte-billets m inv ; porte-tickets m En ticket rack De Ticketständer m Es billetero

porte-brancard *m* ; bracelet de brancard *m* ; **porte-timon** *m ca* •1) Solide bracelet dans lequel passe le brancard, il est attaché du côté intérieur de la dossière. 2) Situé du côté extérieur de la dossière. En tug (open ~) *(1)* ; tug (French ~) *(2)* ; quick hitch coupler *hr (3)* ; shaft carrier *hr* ; shaft tugs *hr* •1) Strong oval shaped band through which the shaft passes, it is buckled to the backbone which goes through the top of the saddle. 2) Laying outside the backbone. 3) Metal attachment used in the quick hitch harness. De Ledertragöse *f (1)* ; eiserne Tragöse *f (2)*
porte-étrivière (couteau ~) *m (m)* En stirrup bar De Sturzfeder *f* ; Steigbügelriemenschloß *ne* Es barra de estribo Ca anella portaestrep *f*
porte-queue *m* En tail holder De Schweifhalter *m*
porte-tickets > porte-billets
porte-timon > porte-brancard
porter le fer à chaud (sur le pied) En hot fit the shoe (on the hoof) *v* ; place the hot shoe against the hoof *v* De Hufeisen aufbrennen *ne*
porter le nez au vent •Se dit du cheval qui porte la tête très haut, le museau par en-avant. En star-gaze *v* •A horse carrying his head very high with the muzzle forward. De mit hoher Nase gehen ; mit dem Kopf nach oben ausweichen Es despaar Ca anar capalt
porter plainte En lay a complaint *v* De Beschwerde einlegen *f* ; Klage einlegen *f*
portillon (de la barrière de départ) *m* En door (of the starting gate) De Startboxtür *f*
poser *m* •Phase du mouvement d'un membre lors d'un déplacement. En landing De Fußen *ne* •Bewegungsphase in den Gangarten des Pferdes
position au départ *f* En post position *r* De Startposition *f* Es posición para arrancar
position dans le dernier droit En stretch position ; homestretch position De Position in der Zielgeraden *m*
position de course En jockey seat De Rennsitz *m* Es asiento de carrera ; asiento para correr
position de départ intérieure *c* En inside post position *r* De Position an den Innenrails *f*
position de dressage En dressage seat De Dressursitz *m* Es asiento de adiestramiento
position de rapport / rendement *c* En pay-off position *r* De in den Wetten sein ; Auszahlposition *f*
position de saut > monte en avant
position du cavalier En position of the rider De Haltung des Reiters *f* Es posición del jinete
position du cheval de tête *c* En lead horse position *r* De Führpferd-Position *f* ; an der Spitze sein
position en avant > monte en avant
position idéale *ca* •Derrière le meneur, qui coupe le vent, et qu'on pourra chercher à dépasser dans le dernier droit. En golden spot *hr* •Just behind the leader, that is cutting the wind, and close enough to make a strong bid in the home stretch. De ideale Position im Feld hinter dem Führenden *f*
position officielle au fil d'arrivée *c* En official finish position *r* De offizielle Platzierung im Ziel *f*
position sur l'enfourchure > assis sur l'enfourchure
position sur le troussequin *f* ; assis sur la queue *adj* •S'applique à un cavalier assis trop en arrière de la selle. En position in the back of the saddle *n* ; seated too far back (in the saddle) *adj* De Stuhlsitz *m*
posologie *f* En dosage De Dosierung *f* Es posología *f*
poste de contrôle des courses *m* En race control station De Richterturm *m*
postérieur > membre postérieur
postérieur droit *m* En right hind-leg ; off hind-leg *old* De rechtes Hinterbein *ne*
postérieur gauche *m* En left hind-leg ; near hind-leg *old* De linkes Hinterbein *ne*
postier *m* ; cheval de poste / relais En post horse De Postpferd *ne* Es caballo de posta La paravederus
postier breton > breton de trait léger
poteau *m* En pole ; post De Stange *f* ; Pfosten *m*
poteau au demi-mille *c* En half-mile pole / post *r* De Pfosten, der sich einer halbe Meile vor dem Ziel befindet
poteau au quart de mille *c* En quarter-mile pole / post *r* De Viertelmeilen-Pfosten *m* •Farbiger Pfosten, der sich eine Viertelmeile vor dem Ziel an den Innenrails befindet
poteau aux trois quarts de mille *c* En three-quarter-mile pole / post *r* De Dreiviertelmeilenpfosten *m*
poteau d'attache En hitching post De Pfosten zum Anbinden von Pferden *m* ; Pfahl *m* Es poste de amarre
poteau de départ En fair start pole / post *r* ; starting pole / post De faire Startposition *f*
poteau de faux départ *c* ; poteau de rappel *c* En false start pole / post *r* De falscher Startplatz *m*
poteau de rappel > poteau de faux départ
potentiel / possibilités (d'un cheval) *m / f pl* En capabilities (of a horse) De Fähigkeiten (eines Pferdes) *f pl*
pottok *race* ; poney basque En Pottok Pony *breed* De Pottok-Pony *ne*
pou *m pl: poux* En louse (biting ~) *pl: lice* De Laus *f* Es piojo
pouce *m* •Unité de mesure équivalente à 2,54 centimètres. En inch De Zoll *m* Es pulgada ; pulgarada
poulain (mâle entier) *m* •De la naissance jusqu'à ce qu'il soit considéré comme un adulte, ce qui dépend des races et des disciplines (en général de trois à cinq ans). En colt •An entire male horse, from birth till he is considered as an adult, which depends on breeds and disciplines (usually from three to five years old). De Hengstfohlen *ne* ; Junghengst *m* Es potro macho / entero Ne hengstveulen ; jonge hengst
poulain // pouliche (de moins d'un an) *m // f* •Poulain ou pouliche non-sevré(e) ou de l'année. En foal (colt // filly ~) •A young horse under one year old or still with his dam (French « non-sevré »), according to interpretations. De Fohlen (Hengstfohlen // Stutfohlen) *ne (ne // ne)* Es potrillo // potrilla Ne veulen (hengst... // merrie...)
poulain // pouliche d'herbe > poulain // pouliche sevré(e)
poulain // pouliche d'un an ; yearling *m* •Pour les fins administratives et de façon habituelle, le poulain ou la pouliche est considéré(e) comme ayant un an le premier janvier qui suit sa naissance. En yearling (colt // filly) •Usually and for administrative purposes, the horse is considered as being one year old, hence a yearling, on January first following his birth, until January first the following year. De Jährling (Hengst // Stute) *m // f* Es potrillo // potrilla de un año ; potro // potra de un año ; yearling Ne jaarling
poulain // pouliche de lait ; poulain // pouliche non-sevré(e) En milk foal ; suckling (foal) De Saugfohlen *ne* Es potrillo // potrilla lactante
poulain // pouliche non-sevré(e) > poulain // pouliche de lait
poulain // pouliche sevré(e) ; poulain // pouliche d'herbe •Du sevrage jusqu'au premier janvier suivant, alors que le cheval est habituellement considéré avoir un an. En weanling ; grass foal •From the weaning to the following January first, the horse is then usually considered being a yearling. De Absetzfohlen *ne* ; Absetzer *m* Es potro destetado // potra destetada

; potrillo destetado // potrilla destetada It puledro slattato m Ne gespeend / afgewend veulen onz
poule f En pool •A group of people who compete against each other. A pool competes for the right to advance to the next round of a tournament. De Turniergruppe f
poule f ; cagnotte f •Somme des paris et/ou des montants investis dans une compétition, moins les prélèvements, et devant être partagée entre les paris gagnants. En pool (betting ~) •Total of the bets and/or money invested in a given event, after the deductions, to be divided among winning bets. De Gesamtsumme der Wetteinsätze nach Abzügen f
poule de chevaux de deuxième place c ; cagnotte de chevaux placés c En place pool r De Pool für Platzwetten m •USA und Canada nur für Zweitplatzierte
poule de paris séparés En separate betting pool De getrennter Wettpool m
poule de première place c ; poule gagnante c En win pool r De Siegpool m •Die Gesamtsumme der Wetteinsätze auf Sieg nach den Abzügen.
poule de troisième place c En show pool r De Pool für Platzwetten m •USA und Canada nur für Drittplatzierte
poule des paris doubles En daily double pool •Wettfond für die "Daily Double" Wette.
poule gagnante > poule de première place
pouliche f •Cheval femelle, de la naissance jusqu'à ce qu'elle soit considérée comme une jument, ce qui dépend des races et des disciplines (en général de trois à cinq ans). En filly (foal) •Female horse, from birth till she is considered as a mare, which depends on breeds and disciplines (usually from three to five years old). De Stutfohlen ne ; junge Stute f Es potrilla ; potranca ; potra Ne merrieveulen ; jonge merrie
poulinage m ; mise bas f ; parturition f En foaling ; parturition De Abfohlen ne ; Geburt f ; Fohlen ne Es parto (de la yegua) ; parición ; parturición amer
pouliner ; mettre bas En foal v ; drop a foal v De abfohlen ; fohlen Es parir
poulinière f ; jument poulinière f En broodmare ; brood mare De Zuchtstute f ; Mutterstute f Es madre ; yegua madre ; yegua de cría ; yegua de vientre Ne fokmerrie
pouls m En pulse De Puls m Es pulso
poumon m •Formé de tissu élastique, il est formé de plusieurs millions d'alvéoles. En lung De Lunge f Es pulmón La Pulmo (dexter // sinister)
pourcentage / prélèvement de la piste > tantième de la piste
pourcentage de rendement sur les cotes > pourcentage de retour selon les cotes
pourcentage de retour selon les cotes m ; pourcentage de rendement sur les cotes m En odds payoff ratio ; pay-off odds ; odds percentage / ratio De Pay-off-Ratio der Quoten f
pourcentage de victoires c En win percentage r De Gewinnanteil m
pourriture de la fourchette f ; échauffement de la fourchette m •Habituellement la résultante d'une mauvaise hygiène des sabots et de l'action d'une bactérie. L'échauffement de la fourchette précède la pourriture de celle-ci. En thrush •Degeneration of the frog with a foul-smelling discharge. De Strahlfäule f Es podredumbre de la ranilla It sobbattitura
poursuite f chasse à courre En run n hunting De Folge f ; Lauf m ; Hatz f
pourvoi m c ; appel m En appeal De Berufung f
pousse > avalure
pousse > souffle
poussée > pointe de vitesse

poussée des postérieurs f En driving action of hind legs De Schub aus der Hinterhand m
poussée en début de course En early speed r De früher Speed im Rennen m
pousser un conducteur à la sortie ca En flush out a driver v De Fahrer abdrängen / herausdrängen (einen ~)
poussière f En dust De Staub m Es polvo
poussif En broken winded ; short winded De dämpfig adj Es asmático ; corto de resuello
poux m pl En lice pl ; louse n sg or v (1) •1) To louse is to remove lice. De Läuse f pl Es piojos
poznan •Race d'origine polonaise. En Poznan Horse breed De Posener Pferd ne
prairie (en ~) > pré (au ~)
pré (au ~) m ; prairie (en ~) f ; herbe (à l'~) f En grass (at ~) De Gras (auf ~)
Preakness m •ct: Tenu annuellement, à la piste Pimlico, Baltimore Maryland E.U.A. En Preakness (Stakes) •tr: Held annually, at the Pimlico course, Baltimore Maryland USA. De Preakness-Stakes f •Rennen der amerikanischen Triple-Crown
prêle f En horsetail ; Equisetum pl: equisetums / equiseta ; fox tail ; mare's tail •A plant with a hollow jointed stem and looking like a horse's tail. Horses eating a lot of E. arvense or E. palustre develop thiamin deficiency. De Schachtelhalm m Es equiseto ; cola de caballo La Equisetum
prêle des champs En common horsetail De Ackerschachtelhalm m La Equisetum arvense
prêle des marais En marsh horsetail De Sumpfschachtelhalm m ; Duwock m La Equisetum maximum / palustre
prêle fluviale En water horsetail De Teichschachtelhalm m ; Schlamm-Schachtelhalm m La Equisetum fluvialis / fluviatale
prélèvement > tantième
prélèvement (du gouvernement) m En government levy / take-out De gesetzliche Steuer f ; staatliche Abgabe f
prélèvement d'échantillon m En taking of sample De Entnahme einer Dopingprobe f
prélèvement d'urine m ; échantillon d'urine m En urine sample De Urinprobe f
prélèvement de sang ; échantillon de sang En blood sample De Blutprobe f •kleine Blutmenge
prélever un échantillon v ; recueillir un échantillon v En take a sample v ; collect a sample v De Dopingprobe entnehmen (eine ~)
premier commissaire m En presiding steward De Sprecher der Rennleitung m
premier quart (de mille) c En first quarter (mile) r De erste Viertelmeile f ; ersten vierhundert Meter m pl
premier tournant / virage c En first turn r De erster Bogen m
première articulation interphalangienne > articulation du paturon
première dentition ; dentition de lait f En milk (set of) teeth De Milchgebiß ne Es primera dentición It dentadura decidua Ne melkgebit
première phalange > phalange proximale
première place > première position
première position ; première place En win position De erster Platz m
premiers secours > premiers soins
premiers soins m pl ; premiers secours En first aid De erste Hilfe f
prémolaires f pl En premolars ; premolar teeth De

vordere Backenzähne *m pl* Es premolares La Dentes premolares

prendre au lasso En lasso *v* De mit einem Lasso fangen Es lazar ; coger con el lazo

prendre le départ En start *v* De starten Es salir ; tomar la salida ; empezar Ca sortir

prendre le mors aux dents ·Le cheval prend son mors entre ses molaires et peut ainsi négliger toute sollicitation qui lu serait faite par l'intermédiaire du mors. On emploie aussi l'expression comme synonyme de s'emballer. En take the bit in the teeth *v* De Gebiß greifen *ne* ; Stange greifen *f*

prendre position *c* En move into position *v* De Position einnehmen (eine ~)

prendre soin d'un cheval ; soigner un cheval En groom a horse *v* De Pferd putzen (ein ~)

prendre soin de(s) chevaux ; soigner des / les chevaux En groom horses *v* De Pferde putzen *ne pl* Es cuidar los caballos ; asear los caballos

prendre une fausse allure > perdre son allure

preneur aux livres *m* En bookmaker ; bookie De Buchmacher *m*

préposé à l'identification des chevaux *m* En horse identifier ; horse tattoo man De Person, die die Pferde identifiziert *f*

préposé au chronomètre > chronométreur

préposés à la barrière *m pl c* En gate crew *r* De Startmannschaft *f* ; Starthelfer *m pl*

prépotent En prepotent ·Having greater power. Of the two parents, the one with the greater power to transmit heritable characteristics.De sich stärker vererbend ; sich stärker fortpflanzend

prépuce > fourreau

près de terre > bien descendus

près de terre (cheval qui est ~) En close to the ground (horse being ~) De tief stehen ; bodennahe ; kurzbeinig

présentation (épreuve de ~) *f (f) att* En presentation *hd* De Gespannkontrolle *f*

présentation à volonté > kur

présenter (un cheval) en main En show (a horse) in hand *v* De Pferd an der Hand vorführen (ein ~) Es presentar (un caballo) a la mano

président du jury *m* En president of the jury De Juryvorsitzender *m* Es presidente del jurado Ca president de jurat

pression de la jambe *f* En leg pressure De Schenkeldruck *m*

prime à l'éleveur ; prime d'élevage *f* En breeder's premium De Züchterprämie *f* Es premio al criador

prince de galles (éperon ~) *m (m)* ·Avec ou sans molette, sa tige est courbée vers le bas. En Prince of Wales spur ·With a drooping neck, with or without rowel. De Prince-of-Wales-Sporen *m pl*

principe de balzane *m* ·Balzane limitée à la hauteur de la couronne et en faisant le tour en totalité. En white coronet De weißer Kronrand *m* ; weiß bekrönt *adj* Es corona blanca

pris à l'extérieur (du peloton) *ca* ·Le cheval ne peut pas se faufiler vers l'intérieur près de la rampe, il doit ainsi parcourir une plus grande distance. En parked out *hr* ·A horse prevented from racing near the rail. He is forced to race outside the field and must travel a longer distance. De außen gehend (Pferd im Rennen)

pris dans le panier *c* ·Le cheval, généralement près de la rampe, est entouré et ne peut pas se dégager. En boxed in *r* ·During a race, a horse that is surrounded, usually pinned to the hub rail. De im Rennen festsitzen

prise de longe *f* ·1° Le fait, pour le cheval, de se prendre dans une corde. 2° La blessure cutanée subie lorsque le cheval s'est pris dans une corde. En rope burn De Schürfwunde *f* Es quemadura de lazo

prise du veau au lasso ·Dans les compétitions chronométrées, il faut attacher les membres de l'animal avec une corde. En calf roping De Kälberfangen *ne* ·Einfangen eines jungen Rindes mit dem Lasso. Es piales

prix *m* ·Prix à payer, valeur en argent à verser lors d'une transaction etc. En price De Preis *m* ·Betrag, der beim Kauf einer Ware bezahlt werden muss Es precio

prix ·Un enjeu, un concours ou un prix que l'on peut remporter. En prize De Preis *m* ·Geldbetrags oder Gegenstand, den jemand für etwas, z. B. für einen Sieg bei einem Wettbewerb, erhält Es premio

prix ·Prix, autre que de l'argent, que l'on peut remporter: coupe, plaque, objet d'art etc. En prize ·Prize, other than money, to be won: a cup, a plate etc. De Ehrenpreis *m* Es premio (de honor)

prix (en argent) *à remporter* En prize (cash / money ~) De Geldpreis *m* Es premio (en dinero)

Prix Caprilli En Prix Caprilli De Prix Caprilli *m* ·ein Dressurtest, der Sprünge einschließt

prix de réclamation (d'un cheval) En claiming price (of a horse) De Forderungspreis (für ein Pferd) *m* Es precio de reclamo

prix de saillie > frais de saillie

Prix des nations *m* En Nations' Cup ; Prix des Nations De Großer Preis der Nationen *m* ; Grand Prix der Nationen *m* Es Copa de las Naciones Ca Copa de les Nacions

prix payé / versé (par le pari mutuel) En mutuel payoff / return De Totoauszahlung *f*

Prix Saint Georges *m* En Prix St. George De St.-Georg-Preis *m* ·Dressurprüfung der Klasse M Es premio San Jorge

pro-oestrus *m* En pro-oestrus / proestrus De Vorbrunst *f* ; Proöstrus *m*

procaïne *m* En procaine ·A local anaesthetic. De Procain *ne* · Markenname: Novocain oder Novacaine Es procaína

processus basilaire *m* ·Partie du processus palmaire. En basilar process De Basalteil des Hinterhauptbeines des Säugetierschädels *ne* ; Pars basiali des Hinterhauptbeines des Säugetierschädels *f*

processus épineux ·Saillie osseuse qui s'élève à la verticale, de façon plus ou moins prononcée sur certaines vertèbres.En spinous process ·Their great length on the second to the ninth thoracic vertebrae causes the prominence of the withers. De Dornfortsatz *m* Es apófisis espinosa *f* La Processus spinosus

processus extensorius *m* ; éminence pyramidale *f anc* ·Éminence qui coiffe la face antérieure de la troisième phalange. En extensor process De Hufbeinkappe *f* ; Streckfortsatz *m* Es eminencia piramidal It processo estensore La Processus extensorius

processus palmaire (de la phalange distale) En palmar process (of the distal phalanx) De Hufbeinast (zur Mitte hin gelegener // seitlicher ~) *m* ·Palmarfortsatz der distalen Phalanx La Processus palmaris (medialis // lateralis)

processus rétrossal ·Partie du processus palmaire. En retrossal process ·ein Ast des Hufbeines

processus transverse ·Saillie osseuse de chaque côté d'une vertèbre, plus ou moins marquée selon la région de la colonne vertébrale. En transverse process De Querfortsatz *m* Es apófisis transversa La Processus transversus

production (d'un cheval en particulier) *f* ; progé-

niture f En progeny (of a particular horse) De Nachkommen (eines bestimmten Pferdes) m pl
profondeur de la poitrine f En depth of chest De Brusttiefe f Es profundidad del pecho
profondeur des flancs / de l'abdomen En depth of flank De Flankentiefe f ; Bauchtiefe f Es profundidad de los flancos / del abdomen
progéniture > production (d'un cheval en particulier)
prognathie / prognathisme (mandibulaire) f / m ; bec de perroquet inversé m ; gueule de singe f •Lorsque la mâchoire inférieure dépasse la mâchoire supérieure. > *brachyghathie* En prognathism / prognathia (mandibular ~) •Abnormal protrusion of the lower jaw. > *brachygnathia* De Hechtgebiss ne ; vorstehender Unterkiefer m ; Kieferverlängerung f Es prognatismo (de la mandíbula)
programme m En programme Brit ; program USA De Programm ne ; Ausschreibung f Es programa
programme de courses En race card / program(me) ; meet program(me) De Rennprogramm ne ; programa de carreras ; carta de carreras
programme double En double program(me) De Doppelprogramm ne
programme quotidien (des courses) En daily race / racing card / program(me) De Rennprogramm ne ; Programm ne ; Tagesprogramm ne
promenade (équitation de ~) > plaisance
propriétaire m ou f En owner De Besitzer(in) m (f) Es propietario ; dueño Ne eigenaar
propriétaire de ranch En ranchman ; rancher •Ranch owner, if said of an employee (esp. rancher) could be a cowboy or a ranch hand. De Farmer (Besitzer der Ranch) m Es ranchero
propriété f En ownership De Besitz m ; Eigentumsrecht ne ; Besitztum ne Es propiedad
prostate f En prostate De Vorsteherdrüse f ; Prostata f Es próstata La Prostate
protecteur > guêtre
protecteur de coude m ; guêtre de coude f ; botte de coude f En elbow boot •Protects the horse's elbow area from bruises, cuts, and soft tissue injuries. De Ellbogenschutz m
protecteur de genou m ; protège-genou m ; botte de genou f •Fournissant une protection pour l'intérieur du genou. En knee boot / guard •Giving protection to the inside of the knee. > *knee cap boot* De Vorderfußwurzelschutz m •Gamasche, die die Innenseite der Vorderfußwurzel schützt
protecteur de tête ; protège-tête m •Protège le sommet de la tête, autour des oreilles. En head bumper •Protecting the top of the head, around the ears. De Transportkopfschutz m Es protector para la cabeza
protecteur en deux parties pour couronne En hinge(d) quarter boot De Gamasche in zwei Teilen für die Hufkrone und den Fuß
protège-~ > guêtre
protège-boulet m ; botte de boulet f En ankle boot ; fetlock brushing boot De Streifkappe f
protège-couronne m ; botte de couronne > *protège-talon* En coronet boot (1) ; scalper boot (2) •1) A narrow boot that buckles around the hind hoof of a pacer, a wider portion protects the inside of the coronet. 2) A circular piece, usually of rubber, that is slipped over the foot. Wider portions of that strip provide protection and must be fitted properly. > *quarter boot* De Kronenrandschoner m
protège-genou > protecteur de genou
protège-jarret m ; jarretière ; botte de jarret En hock boot De Sprunggelenkschoner m ; Sprunggelenkgamasche f Es garronera

protège-queue m ; fourreau de queue m En tail wrap De Schweifschoner m Es venda para la cola
protège-talon m ; talonnière f ; botte de talon > *protège-couronne* En quarter boot •It must be buckled to fit very closely on the foot and one may prefer to use rubber scalpers or bell boots instead. A trotting quarter boot has the protective portion to the rear, and a pacing quarter boot to the inside and the rear. > *coronet boot* De Hufglocke f •Schutz der Hufwand von der Zehe bis zur Trachte
protège-tête > protecteur de tête
protéine f En protein De Eiweiß ne ; Protein ne Es proteína
provision f •Honoraires versés pour s'assurer de la disponibilité d'une personne et de ses services pendant un certain nombre d'heures. En retainer ; retaining fee De Ruf m ; Verpflichtung f ; Honorarvorschuß m
prurit > démangeaison
prurit des oreilles > gale psoroptique
pulpe de betteraves f En sugar beet pulp De Rübennaßschnitzel m pl Es pulpa de remolacha(s) ; pulpa de betarragas
pulpe dentaire f En pulp tooth De Zahnmark ne Es pulpa dental
punir En punish v De strafen
punition f En punishment De Bestrafung f
pupe f •Stade de développement entre la larve et l'insecte adulte. En pupa pl: pupae •The second stage in the development of an insect. De Puppe f Es pupa
pupille f En pupil De Pupille f ; Sehloch ne Es pupila La Pupilla
pur-sang ; pur sang adj ou m inv •Le terme est parfois utilisé imprécisément pour désigner les thoroughbreds (i.e. les pur-sang anglais). En purebred ; pure bred De Vollblut ne ; vollblütig adj Es pura sangre Ca pura sang It puro sangue Ne volbloed
pur-sang anglais > thoroughbred
pureté des allures f En purity of strides De Gangreinheit f ; Reinheit der Gangarten f Es pureza de aires Ca puresa d'aires
purpura hémorragique m En haemorrhagic purpura Brit ; hemorrhagic purpura USA De hämorrhagische Blutfleckenkrankheit / Purpura f Es púrpura hemorrágica La purpura haemorrhagica
purulent En purulent De eiternd ; eiterig Es purulento
pus m En pus De Eiter m Es pus
pylore m En pylorus De Magenpförtner m ; Pylorus m Es píloro La Pylorus
pyramide rénale f •Élément conique à l'intérieur du rein. En renal pyramid De Markpyramide f ; Nierenpyramide f La Pyramis renalis
pyrantel m En pyrantel •An anthelmintic. De Pyrantel ne •Arzneistoff gegen Wurmerkrankungen des Verdauungstraktes
pyréthrine f En pyrethrin De Pyrethrine ne pl •Gruppe von Naturstoffen, die für die insektizide Wirkung von Pyrethrum verantwortlich sind Es piretrina
quadrige m •Attelage de quatre chevaux de front. •Four horses abreast. De Quadriga f
quadrille m En quadrille De Reiter-Quadrille f Es cuadrilla
qualification f En qualification De Qualifikation f ; Zulassung f Es calificación
quarantaine f En quarantine De Quarantäne f Es cuarentena
quarté (pari ~) m Fr •Pari sur les quatre premiers chevaux d'une même course en précisant leur ordre respectif à l'arrivée. Comme le tiercé il peut être gagné « dans le désordre ». En quarté bet / wager(ing) Fr De Viererwette f •Wette

auf die ersten vier Pferde in korrekter Reihenfolge
quarterhorse ; quarter horse *m* •Race d'origine américaine très répandue, tire son nom du fait qu'on l'élevait particulièrement pour des courses sur un quart de mille. En Quarterhorse / Quarter Horse (American ~) De Quarterhorse *ne* cuarto de milla
quartier (d'un fer) *m* En quarter (of a shoe) De Seitenteil (eines Hufeisens) *ne*
quartier (d'une selle) En flap (of a saddle) ; fender *west.* De Sattelblatt *ne* ; Seitenblatt (des Sattels) *ne* Es faldón (lateral) ; hoja lateral ; falda *amer* Ca faldó
quartier (du sabot) En quarter (of a hoof wall) De Trachtenwand *f* ; Seitenwand *f* ; seitliche Hufwand *f*
quartier arrière (du cheval) •Bien que la notion de quartier existe en français elle ne semble pas être appliquée au cheval. En hindquarter ; quarter (of the horse) •Area between the back of the flank, the root of the tail, and the top of the gaskin, but sometimes presented as including the whole leg and even the loin. De Hinterhand *f* Es cuarto trasero / posterior
quatrième dame *f* •Arrière-arrière-grand-mère. En fourth dam De vierte Mutter *f*
quelques poils en tête En faint star ; few white hairs *(1)* •1) Should be described more precisely (e.g. ~ in the centre of the forehead). De Flocke *f* ; Stirnhaare *ne pl (1)* ; Stichelhaare auf der Stirn *ne pl (1)*
queue *f* En tail De Schweif *m* Es cola ; rabo Ca cua It coda Ne staart La Cauda ; Coccyx
queue à l'anglaise •Queue écourtée et niquetée (dont on a incisé certains muscles pour qu'elle reste constamment relevée). En cocked tail •A docked tail which has also had some muscles cut, resulting in a permanent cocked position. De kupierter Schweif *m* ; courtierter Schweif *m* ; kurtierter Schweif *m*
queue attachée bas En low set tail De tief angesetzter Schweif *m*
queue attachée haut En high set tail De hoch angesetzter Schweif *m*
queue collée / vissée En badly set tail De Hammelschwanz *m*
queue d'aronde *pl: queues-d'aronde* •Excroissance qui apparaît sur le bord des coins supérieurs, elle s'usera contre les autres dents et disparaîtra. En hook (of a corner incisor) De Einbiß *m* ; Einschliff *m*
queue de rat •Qui n'est couverte que de quelques crins. En rat tail De Rattenschweif *m* Es cola de rata
queue de renard *chasse à courre* En brush *n hunting* ; fox tail De Fuchslunte *f* Es cola de zorro
queue niquetée •Dont on a coupé ou enlevé les muscles abaisseurs de la queue.
queue toilettée En trimmed tail De gepflegter Schweif *m* ; frisierter Schweif *m*
queue-de-cheval *pl: queues-de-cheval* En horse tail De Pferdeschweif *m* ; Pferdeschwanz *m* Es cola de caballo
qui n'a pas fait ses preuves En unproven De unerprobt ; unerfahren
quiniela > jumelé
quitter le cercle En leave the circle *v* De Zirkel wechseln (aus dem~)
raccourcir les rênes En shorten the reins *v* De Zügel verkürzen *f* ; Leinen verkürzen *f att/hd* ; nachfassen Es cortar las riendas
race *f* •Les noms de races sont assez souvent écrits avec la première lettre en majuscule. Toutefois, lorsqu'utilisé comme adjectif, le mot ne devrait jamais comporter cette majuscule. En breed De Rasse *f* Es raza
race équine / de chevaux En horse breed De Pferderasse *f*
rachis > colonne vertébrale
rachitisme *m* •Carence en vitamine D. En rickets De Rachitis *f* Es raquitismo
racine d'une dent *f* En tooth root De Zahnwurzel *f* Es raíz La Radix dentis
radius *m* •Os principal de l'avant-bras, entre l'articulation du coude et celle du carpe. En radius De Speiche *f* ; Radius *m* Es radio It radio La Radius
rage *f* •Infection virale mortelle dont le diagnostic ne peut être certain qu'après le décès. Elle peut affecter tous les animaux à sang chaud et est contagieuse. En rabies De Tollwut *f* Es rabia
raid > longue randonnée
raideur *f* En stiffness De Steifheit *f*
raie de mulet *f* •Bande plus foncée allant du garrot à la base de la queue. En dorsal stripe / list / band ; donkey stripe ; eel stripe •A dark stripe down the spine, from the mane to the base of the tail, it can occur on any coat colour. De Aalstrich *m* Es raya de mulo
raies de feu *f pl* En strip firing (scars) ; line firing (scars) De Brennen mit Strichfeuer (Narben) *ne* Es rayos de fuego
raifort *m* En horseradish De Meerrettich *m* Es rábano blanco
rainette > rénette ; reinette
raineur *m* •Poinçon avec un manche, servant à rainurer les fers. En creaser ; fuller •Handled tool used to groove the ground surface of a shoe. De halbrunder Setzhammer *m*
rainure *f* En groove De Rinne *f* ; Furche *f* Es ranura ; canal
rainure (d'un fer) *f* ; cannelure *f* •On y fait les étampures et elle empêche la tête du clou de trop dépasser. On lui attribue aussi d'autres utilités. Il y a donc très souvent deux rainures dans la face inférieure d'un fer. Quand on parle d'un fer demi-rainure, c'est donc davantage de ces utilités. On parle de "half-swedge". En fuller(ing) ; crease ; swedge / swedging *(1)* •1) Swedge is used both for a tool used to shape shooes and for a wide and deep indentation in the ground surface of a shoe. The swedges as tools present quite different shapes. Swedges and half-swedges as indentations vary in shapes and in locations on the shoes. De Rille (für die Nagelköpfe) *f* ; Versenkung *f*
rainure de Galvayne *f* ; signe de Galvayne *m* •Ligne foncée qui apparaît sur les bords externes des coins supérieurs vers l'âge de dix ans. En Galvayne's groove De Galvayne-Rinne / Galvaynesche Rinne *f* / *f* •Furche an der Außenseite der oberen Eckschneidezähne Es canal de Galvayne
ralentir son allure normale *c* En lay off one's normal pace *v* De normales Tempo drosseln *ne*
ramener *m* •Placer de la tête du cheval, suite à une flexion de la nuque obtenue et soutenue par le cavalier. Le chanfrein devrait être, à toutes fins pratiques, très près de la verticale. En ramener •Head carriage of the horse with the nose near the vertical, and a flexion of the poll obtained and supported by the rider's aids. De Beizäumung *f* •Abwärtsbiegung des Halses bis zur nahezu senkrechten Haltung des Kopfes
rampe > clôture
ranch *m* En ranch De Ranch *f* ; Farm *f* ; landwirtschaftlicher Betrieb *m* Es rancho
randonnée *f* En ride (trail ~) De Tour *f* Es paseo
randonnée à cheval En trail riding De Trailreiten *ne* Es paseo a caballo
rangée(s) de chevaux *f (pl)* *c* En tier(s) of horses *r* De Pferdereihe(n) *f (pl)*
râpe *f* •La râpe utilisée en maréchalerie est souvent une « râpe-lime », râpe d'un côté et lime de l'autre. En rasp De Raspel *f* ; Hufraspel *f* Es escofina ; raspa ; lima It

237 Français

raschietto (per zoccoli) ; raspa Ne hoefrasp
râpe •Crevasse au genou ou au jarret. > *solandre* > *sallenders*
râpe dentaire > lime à dents
râper En rasp *v* De raspeln ; abschleifen Es limar ; escofinar ; raspar It raspare
râper les dents En float the teeth *v* De Pferdezähne abfeilen / schleifen *m pl* Es raspar los dientes ; igualar los dientes
rapide •Décrit la condition d'une piste de course à un moment donné. En fast ; ft *r abbr* •Describing the condition of a race track at a particular moment. De fest •Eigenschaft des Bodens Es rápida ; veloz
rapport (montant de ~) *m (m) c* En amount paid out *r* De ausgezahlter Betrag *m*
rapport officiel de courses *m* En official race report De offizieller Rennbericht *m*
rapport officiel des juges En judge's official report De offizieller Bericht des Richters *m*
rapporteur à sabots > compas d'angularité (pour sabots)
rapprocher du meneur (se ~) *c* En close ground on the leader *v r* De Boden gutmachen ; aufschließen
raser (se ~) > atteindre (s'~) ; attraper (s'~)
rassemblé En collected De beigezäumt Es reunido Ca recollit
rassemblement de bétail *m* En cattle drive De Viehtrieb *m*
rassembler (d'un cheval) *m* En collection (of a horse) De Versammlung (des Pferdes) *f* Es reunión ; colección Ca recolliment
rassembler (le bétail) En round up (the cattle) *v* De zusammentreiben Es rodear (el ganado) *amer*
rassembler (le bétail) par équipes En team pen *v* De Team-Penning *ne* •Disziplin des Westernreitens, bei der nach bestimmten Regeln in der Mannschaft Rinder getrieben werden Es acorralar (el ganado) por equipos
rassembler (un cheval) *v* En collect (a horse) *v* De versammeln (ein Pferd ~) Es reunir Ca recollir
rate *f* •Emmagasine des réserves de sang qui peuvent être libérées dans le flot sanguin au besoin. En spleen De Milz *f* Es bazo
râtelier (à fourrage) *m* En hay rack De Heuraufe *f* Es pesebre ; comedero
râtelier mural (pour le foin) En wall hay rack De Wand-Heuraufe *f*
rater une fin de course En blow up a finish *v r* De Endkampf verderben (einen ~)
ration d'entretien *f* ; ration de base En maintenance ration De Erhaltungsration *f* ; Grundration *f* Es ración de conservación / mantenimiento /
ration de base > ration d'entretien
ration de travail En working ration De Arbeitsration *f* Es ración para trabajo
ration journalière En daily ration De Tagesration *f* Es ración diaria
ration supplémentaire En supplementary ration De zusätzliche Ration *f* Es ración suplementaria / extra
rattraper le meneur *c* En catch up the leader *v r* De aufschließen (zum Führenden ~)
rayé > bande
rayon (de roue de sulky) *m* En spoke (of a sulky wheel) ; sulky wheel spoke De Speiche (eines Sulkyrades) *f*
réception *f* •Réception au sol après être passé au-dessus d'un obstacle. En landing •Landing after passing over an obstacle. De Landung *f* Es caída ; llegada Ca recepció
récessif En recessive De rezessiv Es recesivo

recevoir (se ~) •Toucher le sol après avoir sauté un obstacle. En land *v* •Touching the ground after jumping an obstacle. De fußen ; landen Es llegar
réchauffement (exercice de ~) *m* En warm-up (exercise) De Aufwärmen *ne* ; Vorbereitung *f* ; Aufgalopp *m* Es calentamiento (ejercicio de ~)
réchauffer un cheval En warm-up a horse *v* De aufwärmen (ein Pferd ~) Es calentar un caballo
réclamant *m* En claimant De Forderer *m* Es reclamante
réclamation *f* En claim *n* De Forderung *f* ; Anspruch *m* Es reclamación
réclamation > objection
réclamation en dommages *f* ; revendication de sinistre *f* En claim for damages De Schadensersatzanspruch *m*
réclamer En claim *v* De fordern Es reclamar Ne opeisen
récolter la part du lion d'une bourse En collect the front end of a purse *v* De Löwenanteil eines Geldpreises gewinnen (den ~)
récompense *f* En award De Auszeichnung *f*
récompense En reward *n* De Belohnung *f*
récompenser En reward *v* De belohnen Es premiar
record à vie *m* En lifetime record De Gesamtrennleistung *f*
record de piste *c* En track record *r* De Bahnrekord *m*
record de vitesse *c* En time record *r* De Zeitaufzeichnung *f* ; Zeitniederschrift *f*
rectangle de dressage *m* En dressage ring / arena De Dressurviereck *ne* Es cuadrilongo (de doma) ; pista de doma Ca rectangle / pista de doma
rectification par les juges *f* En correction (made) by the judges De Korrektur durch die Richter (die ~)
rectum *m* •Dernier des compartiments de l'intestin, s'étend du côlon descendant à l'anus. En rectum De Mastdarm *m* ; Rektum *ne* Es recto La Rectum
recueillir un échantillon > prélever un échantillon
reculement > avaloire
reculer *v* En back *v* ; rein-back *v* ; step back *v* De zurücktreten (Pferd) Es recular ; retroceder Ca recular It indietreggiare Po pecuar
reculer *m* En rein-back ; reinback *n* De Rückwärtsrichten *ne* ; Zurücksetzen des Gespanns *ne att/hd* Es reculada Ca reculada
rédhibition *f* •Résiliation d'une vente par l'acheteur quand l'objet de la transaction présente un vice dit rédhibitoire. En annullment De Wandlung (beim Kauf) *f* ; Annulierung *f* ; Aufhebung *f* ; Nichtigkeitserklärung *f* ; Ungültigkeitserklärung *f* Es redhibición
redingote (à la française) de chasse à courre *f* En French hunting-coat De Jagdrock (französischer ~) *m*
redresseur de guide *m* ca En rein straightener *hr* De mit einem Gelenk verbundene Zügelschnallen zum Geraderichten der Zügel
réduire le cercle En tighten the circle *v* De Zirkel verkleinern (den ~)
rééditer un record > égaler un record
réformer > sélectionner (pour élimination)
refouler •L'on refoule le bout d'une barre de fer chauffée pour l'épaissir. En upset *v* •Upsetting the extremity of a stock bar, to make it thicker. De stauchen
refroidissement (phase de ~) *m* ; retour au calme (phase de ~) *m (f)* •Période pendant laquelle on fait marcher un cheval après une course ou un exercice pour que sa température baisse et que sa circulation sanguine retrouve un rythme plus normal. En cooling out ; cooling-down phase •Walking a horse after a race or an exercise until his

body signs return to about normal. De Erholungsphase f ; Trockenführen ne
refus m En refusal ; jib n De Verweigerung f Es rehúse Ca refús
refus d'engagement c En rejection of declaration r De Zurückweisung einer Nennung ne "
refus de conduire ca En failure to drive hr De Fahrstörung f
refuser En refuse v ; jib v (1) •1) To jib is to refuse to go forward, to pass a certain point or to jump. De verweigern Es rehusar
régie f •Régie de l'écurie, du troupeau, de l'élevage etc. En management •Equine or stable management etc. De Management ne
régiment de cavalerie m De Reiterregiment ne
région de la fesse > région glutéale
région du carpe f En carpal region De Karpalgegend f It regione del ginocchio La Regio carpi
région du métacarpe En metacarpal region De Vordermittelfußgegend f ; Metakarpalgegend f It regione del metacarpo / stinco La Regio metacarpi
région glutéale f ; région de la fesse En gluteal region De Hinterbackengegend f ; Gesäßgegend f ; Glutäalregion f La Regio glutea / glutaea
région intermandibulaire > auge
région lombaire En lumbar region De Lendengend f La Regio lumbalis
région métacarpo-phalangienne // métatarso-phalangienne > boulet
région présternale > poitrail
région sternale > bréchet
registre (général) m ; livre généalogique m En stud-book (general ~) ; registry (of a breed) De Allgemeines Gestütbuch ne Es libro genealógico ; registro de raza
règlement dérogatoire m En overriding rule De Abänderungsregel f
règlements de la piste m c En track rules r De Rennbahnregeln f pl ; Rennbahnordnung f
régularité f En regularity (1) ; consistency (2) •1) Applies to the pace. 2) Applies to the performances. De Gleichmäßigkeit f ; Regelmäßigkeit f Es regularidad Ca regularitat
rein m En kidney De Niere f Es riñón La Ren
rein(s) m (pl) •Région lombaire: délimitée par le dos, la croupe, les hanches et les flancs; soit autour des vertèbres lombaires. > *région lombaire* En loin(s) ; lower back •Lower back (lumbar) area of the horse. De Lende(n) f (pl) ; Lendenpartie f ; Nierenpartie(n) f (pl) Es lomo(s) ; riñón(/ones) Ca llom La Lumbus ; Psoa
reining > dressage western
rejeton m En offspring De Nachkomme m Es prole
relevé des billets / tickets remboursés m c En summary of cashed tickets r De Übersicht über die ausgezahlten Wettscheine f
relever un fer •Le terme « relever » peut aussi se rencontrer pour le simple fait de rasseoir un fer dans sa position en remplaçant un ou quelques clous. En reset a shoe v De gebrauchtes Hufeisen wiederaufnageln (ein ~) Es reaplicar una herradura
rembourrage > paquetage (pour les pieds des chevaux)
remède > médicament
remède de cheval m En drastic medication De durchgreifendes Medikament ne ; durchgreifende Behandlung f ; Radikalkur f
remonter dans le peloton c ; reprendre du terrain c En gain ground v ; make up ground v De Boden gutmachen

remorque (à chevaux) f En trailer (horse ~) De Pferdeanhänger m ; Pferdetransportwagen m ; Anhänger m Es remolque (para transporte de caballos) ; acoplado
remorque (à) deux places ; remorque (pour) deux chevaux En two-horse trailer De Pferdeanhänger für zwei Pferde m Es acoplado para dos caballos m
remorque (pour) deux chevaux > remorque (à) deux places
remporter x victoires c En notch x victories / wins v De x Siege erringen
renâclage m ; renâcler v •Ronflement puissant par les naseaux, dont le son porte loin. Le cheval émet ce son lorsqu'il est effrayé, inquiet ou surpris. En snort (warning ~) ; blow n •Exhaling of air, with more force than normal, from the nostrils. The horse makes this sound when suspicious or afraid. De warnendes Schnaufen / Schnauben ne
renâcler > renâclage
renardière f ; terrier du renard m En fox hole ; foxhole De Fuchsbau m Es zorrera f
rendement > performance
rendement (sur un pari) m En payoff ; return (on a bet) De Wettgewinn m
rendre à la barrière de départ (se ~) En go to the post v r De zum Start gehen
rêne f ; guide f > *rênes ou guides* En rein > *reins* De Zügel m Es rienda Ca regna
rêne (de mors) de bride En curb-rein De Kandarenzügel m ; Stangenzügel m Es rienda del bocado Ca regna de mos
rêne abandonnée En completely loose rein De hingegebener Zügel m
rêne allemande •Elle coulisse dans un anneau du filet et va habituellement s'attacher à la sangle. En draw rein •Fastening usually to the girth, it passes through the bit rings back to the rider's hands. De Schlaufzügel m Es rienda de plancha
rêne contraire •Rêne qui amène le cheval à se déplacer dans la direction du côté opposé à celui où elle agit. > *rêne d'appui* En indirect rein ; counter-rein •A rein which is acting on the side opposite to the direction the horse is taking as a result. > neck rein De indirekter Zügel m Es rienda indirecta
rêne contraire d'opposition En indirect rein of opposition De indirekt verwahrender Zügel m
rêne contraire d'opposition en arrière des ; rêne intermédiaire ; rêne d'action latérale •Conjuguée à une action appropriée des jambes, elle amène le cheval à se déplacer latéralement, à la fois des épaules et des hanches, du côté opposé à celui où elle est appliquée. En indirect rein of opposition behind the withers ; intermediate rein De indirekt verwahrender Zügel diagonal hinter dem Widerrist m Es rienda indirecta detrás de la cruz
rêne contraire d'opposition en avant des indirect rein of opposition in front of withers De indirekt verwahrender Zügel diagonal vor dem Widerrist m Es rienda indirecta delante de la cruz
rêne d'action latérale > rêne contraire d'opposition en arrière des
rêne d'appui ; rêne d'encolure •Rêne contraire qui s'appuie sur le côté de l'encolure, ce contact peut être d'une très grande légèreté chez un cheval bien dressé (qui obéit « au poids des rênes »). En neck rein •The action of this indirect rein is to touch, even very lightly, on the side of the neck which is opposite to the direction of the resulting move. De äußerer Zügel, der am Hals anliegt Es rienda de una mano ; rienda sobre el cuello
rêne d'encolure > rêne d'appui

rêne d'ouverture •Rêne directe dans laquelle la main se déplace latéralement vers l'intérieur de la courbe à exécuter, créant ainsi une ouverture sans comprimer le mouvement du cheval. En opening rein ; leading rein •A direct rein, an opening rein opens out to the side and guides the horse. Leading rein may be presented as opening farther to the side and actually lead the horse around the turn. De richtungsweisender Zügel m Es rienda abierta

rêne de filet En snaffle-rein De Trensenzügel m Es rienda de filete Ca regna de filete

rêne directe •Rêne qui amène le cheval à tourner ou à se déplacer du côté où elle est appliquée. En direct rein De direkter Zügel m Es rienda directa

rêne directe d'opposition •Rêne directe, sans ouverture latérale de la main intérieure, qui s'oppose dans une mesure variable au mouvement du cheval vers l'avant. En direct rein of opposition De verwahrender Zügel m

rêne en guirlande > rêne flottante

rêne extérieure En outside rein ; outer rein De äußerer Zügel m Es rienda exterior ; rienda de afuera

rêne fixe En side rein De Ausbindezügel m ; Ausbinder m Es rienda de atar

rêne flottante ; rêne en guirlande En hanging rein ; floating rein De loser Zügel m Es rienda suelta

rêne intérieure En inner rein De innerer Zügel m Es rienda interna ; rienda de adentro

rêne intermédiaire > rêne contraire d'opposition en arrière des

rênes f pl ; guides f pl (1) •Courroies fixées au mors et que l'on tient en main pour diriger le cheval. 1) En attelage, on utilise souvent le mot guides. En reins •Long straps attached to the bit and used to guide the horse with the hands. De Zügel m pl Es riendas Ca regnes Ne teugels

rênes dans une seule main En reins in one hand De einhändige Zügelführung f

rênes longues (les ~) •par ex.: pas, les rênes longues En long rein (on / at a ~) •e.g.: walk on a long rein De am langen Zügel m Es riendas largas (con ~) Ca regnes llargues (amb ~)

rênes tressées En braided reins ; plaited reins De geflochtene Zügel m pl Es riendas trenzadas

rénette ; reinette f ; f ; rainette f ; couteau de maréchal-ferrant m ; couteau anglais Fr •Couteau à extrémité repliée, servant principalement à tailler la corne de la sole et de la fourchette. > rogne-pied hoof knife ; hoof parer ; drawing knife •Used to pare the sole, and for many other works in the horn. > sole knife De Hufmesser ne ; Rinnmesser ne Es legra (cuchillo de ~) ; cuchilla (inglesa) ; cuchillo herrero It ròsola per zoccoli Ne hoefmes

renfort de pince en acier > insertion en acier

renouvellement des dents m En changing the teeth De Zahnwechsel m

renvers m ; croupe au mur f ; croupe en dehors En renvers ; tail to the wall ; quarters out De Renvers ne ; Kruppe-heraus ; Kruppe-zur-Wand ne •Vorwärts-Seitwärts-Bewegung des Pferdes, bei der das Pferd in Bewegungsrichtung gestellt und gebogen ist Es grupa al muro ; grupa a fuera Ca gropa al mur It groppa in fuori Po garupa à parede, ladear coma garupa para fóra Ne achterhand naar buiten ; renvers

renversement d'un obstacle m En knocking down an obstacle De Umwerfen eines Hindernisses ne Es derribo de un obstáculo Ca enderrocament de un obstacle

renverser un obstacle En knock down an obstacle v De Hindernis umwerfen (ein ~) Es derribar un obstáculo ; arrollar un obstáculo ; botar un obstáculo Ca atropellar / enderoccar un obstacle v

renverser une décision En quash a decision v De Entscheidung aufheben (eine ~) ; Entscheidung annulieren (eine ~)

report > pari progressif

reprendre du terrain > remonter dans le peloton

reprendre les devants c En be back on top v De wieder an der Spitze sein

reprendre une course En restart a race v De Neustart eines Rennens m

reprise f •Dans un concours de dressage, on parle en général de reprise pour désigner le test à être exécuté. En français, le mot reprise désigne aussi la chorégraphie exécutée dans une épreuve ou dans le travail de manège en dehors de la compétition. En dressage test De Dressuraufgabe f Es reprise Ca represa

reprise d'un départ c En recall of a race ; restart of a race De Rückruf eines Rennens m

reprise olympique f En Olympic dressage test De Olympia-Dressurprüfung f

reproducteur (mâle) m ; étalon reproducteur m En stud horse De Zuchthengst m ; Gestütshengst m Es progenitor (padre)

reproducteurs (sujets ~) m pl ; cheptel reproducteur m En breeding stock De Zuchtmaterial ne ; Zuchttiere ne pl ; Zuchtbestand m Es reproductores (animales ~)

reproduction f En breeding ; reproduction De Züchten ne ; Reproduktion f Es reproducción

reproductrice (jument ~) f En producing mare De Zuchtstute f

résistance f ; défense f (1) •1) Action par laquelle le cheval résiste à la demande du cavalier. En resistance ; defence (1) •Any attempt by a horse to disobey the rider. 1) The action by which the horse is disobeying or resisting. De Widerstand gegen die Hilfen m ; Widersetzlichkeit f Es defensa ; resistencia Ca defensa ; resistència

résistance > vigueur

résistant En tough De widerstandsfähig ; hart ; zäh Es resistente

responsable du pari mutuel m ou f En mutuel manager De Wettleiter m

restrictions de vitesse f En time bars r De Geschwindigkeitsbegrenzungen f pl

résultat (d'une course) m En outcome (of a race) De Rennergebnis ne

résultat cumulatif (des paris) En progressive aggregate wagers De Schiebewetten f pl

résultat statistique c En charted line r De Statistikzeile f

retarder sur le mouvement (du cheval) En behind the motion •To be or to get left ~ of the horse. De hinter der Bewegung sitzen Es sentarse detrás del movimiento

retenir un cheval c En hold back a horse v De Pferd zurückhalten (ein ~)

rétenteur > fausse rêne

rétif ; têtu En stubborn De störrisch ; stätisch Es reacio ; resabiado ; terco

rétinacle ; rétinaculum m ; m En retinaculum De Halteband ne ; Anheftband ne

rétinaculum des extenseurs En extensor retinaculum De Halteband der Strecksehnen ne La Retinaculum extensorum

rétinaculum des fléchisseurs En flexor retinaculum De Halteband der Beugesehnen ne La Retinaculum flexorum

rétine f En retina •Sensory membrane lining the back surface of the eye's interior. The lens focuses an image on the retina, which in turn transmits it to the optic nerve. De Netzhaut *f* ; Retina *f* Es retina La Retina

retiré En scratched De gestrichen ; zurückgezogen ; zum Nichtstarter erklärt

retirer En withdraw *v* De zurückziehen Es retirar

retirer d'une position *c* En back off position *v* •The action to back a competitor off one position from his original finishing position. De um eine Position zurücksetzen

retour au calme (phase de ~) > refroidissement (phase de ~)

retour sur pari double *m* En double pay-off De doppelte Auszahlung *f*

retrait *m* •Le fait de se retirer, ou d'être retiré, et de ne pas compléter l'événement auquel on s'était inscrit. En scratch(ing) •Withdrawal, for any reason, from a race or other event. De Streichung *f* ; Erklärung zum Nichtstarter *m* Ne schrapper

retrait de dernière heure *m* ; abstention de dernière heure *f* En late scratching De späte Streichung *f*

rétrograder un cheval *c* En set back a horse *v* ; set a horse back *v* De Pferd zurückstufen (ein ~) ; Pferd hinter ein anderes Pferd setzen (ein ~)

réunion (de courses) *f* •Un évènement (en journée ou en soirée) avec un programme défini et à un endroit précis. En meeting (race ~) •A programme on a given date, at a given venue. De Renntag *m* ; Rennveranstaltung *f* Ne koersdag

revêche En ill-tempered De schlecht gelaunt ; verärgert ; mürrisch

revendication de sinistre > réclamation en dommages

rhabdomyolyse d'effort / induite à l'exercice > myoglobinurie

Rhinoestrus purpureus *m* En Rhinoestrus purpureus ; Russian gad fly De Pferderachenbremse *f* ; Pferdebiesfliege *f* La Rhinoestrus purpureus

rhinopneumonie (virale du cheval) *f* ; rhume *m* •Maladie contagieuse due à l'herpèsvirus équin de type 4. En rhinopneumonitis (equine viral ~) ; EVR *abbr* •Equine herpesvirus type 1 (EHV-1) is presumed to cause rhinopneumonitis but type 4 would be the predominant cause. De Rhinopneumonie des Pferdes *f* •Entzündung der Atemwege Es rinoneumonitis equina viral

rhume *m* En cold De Erkältung *f*

rhume > rhinopneumonie (virale du cheval)

rhume d'été *m* En summer cold De Sommerschnupfen *m*

rigide (filet / canon ~) En straight bar bit / snaffle ; straight mouthpiece De Stangengebiss *ne* Es recta (embocadura ~)

rive (d'un fer) *m* •Bordure, on distingue une rive interne concave et une rive externe convexe. En rim (of a horseshoe) ; edge •There is an inner rim and an outer one. De Tragrand ; Tragerand (eines Hufeisens) *m*

river •River un / des clou(s) sur un sabot. En clinch / clench *v* •Clenching a / the nail(s) on a hoof wall. De Nagel vernieten (einen ~) ; nageln It ribattere

rivetage (des clous) *m* En clinch / clench *n* De Vernietung *f* ; vernieteter Nagel *m* Es remache

rivière *f cs obstacle* ; fossé d'eau *m* En water jump (open ~) ; brook ; water ditch De Wassergraben (offener ~) *m* ; Bach *m* Es ría ; foso de agua ; salto de agua Ca fossat d'aigua

riz *m* En rice De Reis *m* Es arroz *m* La Oryza sativa

robe *f* •Constituée par l'ensemble des poils et des crins du cheval. > *pelage* En coat (colour) ; robe ; color *USA* ; colour *Brit* De Fell (Farbe) *ne* ; Haar (Farbe) *ne* Es pelaje ; capa Ca pelatge

robe bigarrée •Robe nuancée de différentes couleurs en taches irrégulières. En odd-coloured (coat / horse) •Admixture of more than two colours tending to merge into each other. De buntes Pferd *ne*

robe brillante / lustrée En glossy coat De glänzendes Haarkleid / Fell *ne* Es pelo brillante

robe composée •Robe dont les poils du corps et les crins sont de couleur différentes.

robe mixte En mixed colour De gemischte Deckhaarfarbe *f*

robe primitive •Robe du poulain à sa naissance. En foal colour De Fohlenfarbe *f*

robe simple •Formée de poils et de crins d'une seule couleur, hormis les marques éventuelles. En simple colour De einfache Farbe *f*

robe terne *f* ; pelage terne *m* En dull coat De glanzloses Haarkleid / Fell *ne* ; stumpfes Haarkleid / Fell *ne* Es pelo sombrío

robe zébrée / tigrée (cheval à la ~) De Tiger *m*

robes et particularités *f pl* •Le mot particularités inclut tout ce qui peut être utilisé à des fins d'identification. En colours and markings •All the details that may be used for identification purposes (such as whorls) are not always included in definitions found for "markings". De Farben und Abzeichen

rocher *m* ; partie pétreuse (de l'os temporal) *f* En petrous part (of temporal bone) De Felsenteil (des Schläfenbeins) *m* Es hueso petroso del temporal La Pars petrosa

rodéo *m* En rodeo De Rodeo *m oder ne* •Reitturnier der Cowboys Es rodeo

rogne-pied *m (1)* ; tranchet *m (2)* •1) Dans le sens traditionnel c'est une simple lame dont une partie est tranchante et sert à couper la corne, on le tient d'une main et le frappe avec un marteau de l'autre, il peut aussi servir à dériver les clous. 2) Formé d'une épaisse lame tranchante d'un côté, épaisse de l'autre et dotée d'un manche, il sert à couper la corne et est manié de la même façon que le rogne-pied. > *rénette* En sole knife ; toeing knife •Held in one hand and struck with a hammer, it is used to remove dry and hard layers of sole. > *hoof knife* De Hauklinge *f* Es roñeta ; machete

rogneuses > pince coupante / à parer

rompre ; partir •Changer d'allure, de mouvement; ex.: rompre au pas à partir de l'arrêt. En break into *v* ; proceed *v* De anreiten •die Gangart wechseln oder in eine andere Gangart übergehen Es partir Ca sortir

rompre au pas ; partir au pas En start at a walk *v* De Anreiten im Schritt *ne* Es romper al paso ; tomar el paso

rond *m* ; enclos circulaire *m* •Espace rond dans lequel on fait marcher les chevaux, que ce soit pour l'exercice ou pour les aider à refroidir adéquatement. Il peut aussi servir pour différentes autres activités, y incluant le travail à la longe. En walking ring ; round pen •An area where horses are walked, either for exercise or to cool off. A round pen may be used for different kind of exercises, including longeing. De Zirkel zum Führen oder Longieren *m* Es pista cerrada

ronde > manche

rondelle de mors *f* En cheek guard De Trensenscheibe *f*

rondelles de mors *f pl* En bit guards De Gebißscheiben *f pl*

rosée *f* ; point de rosée *m* •Point auquel commence à transpirer le sang, à travers la sole, à partir des parties vivantes du pied.

rosette > ruban

rot *m* > *tic aérophagique, avec ou sans appui*

rotation des pâturages *f* En pasture rotation •The

technique of alternating the areas on which animals graze. Ideally allowing time for parasites that are contaminating pasture to die before animals are grazed on that area again. De **Weidewechsel** m ; **Rationsweide** f

roteux m ou adj Can. f: roteuse En **crib-biter** ; **cribber** De **Krippensetzer** m ; **Wetzer** m ; **Krippenbeißer** m

rottal > bavarois

rotule f •Dans la partie avant de l'articulation du grasset, cet os s'articule sur l'extrémité inférieure du fémur. En **patella** De **Kniescheibe** f ; **Patella** f Es **rótula** La **Patella**

rouan •Mélange de poils blancs, alezans (rouges), et (1) noirs. S'il y a des poils noirs, ils sont plus présents aux extrémités, comme le sont dans tous les cas les poils de la couleur la plus foncée. > autre inscription En **bay roan** (1) ; **red roan** (2) •Bay roan and red roan are sometimes presented as equivalent. Roans often present a bay pattern since the white hairs are most of the time limited to the body. > roan and strawberry roan De **Braunschimmel** m (1) ; **Rotschimmel** m (2) Es **roano** (1) ; **rosillo tricolor** (1) Esp ; **rosillo moro** (1) Arg ; **rosillo alazán** (2) Esp ; **rosillo rubio** Ca **ruà** (1) f: **ruana**

rouan > aubère

rouanné adj ou m •Se dit du cheval ou de la robe de couleur grise et présentant des bouquets ou des taches de poils roux ou rouges. En **blood marks** •Red patches growing into the coat of a grey horse, they can become progressively larger. This is an extremely rare occurrence. De **rotscheckig** adj ; **Rotschecke** m •hat rote Flecke im weißen Haarkleid.

roue (de sulky) pleine f En **disk wheel** hr De **Scheibenrad** ne

roulage dans le sable m De **Wälzen im Sand** ne

roulette f c •Pari sur un ou des chevaux devant terminer une course dans un ordre précis tout en étant couplé(s) à tous les chevaux dans les positions de rapport. En **wheel** r •Wagering on one or more of the horses who must finish a race in a predetermined order, while being coupled along with all the other horses in the field that finish the race in the money. De **Kombinationswette**, bei der ein oder mehrere Pferde in festgelegter Reihenfolge gewettet werden und mit allen oder ausgewählten Pferden des Rennens kombiniert werden

roulette partielle •Pari sur un ou des chevaux devant terminer une course dans un ordre précis, tout en étant couplés à certains des autres chevaux devant être dans les positions de apport. En **partial wheel** •Wager on one or more of the horses which must finish a race in a predetermined order, entered along with some of the other horses finishing the race in the money. De **Kombinationswette mit einem oder mehreren Stellpferden**

roumain race En **Romanian Horse** breed De **rumänisches Pferd** ne

routier m ou adj En **roadster** De **leichtes Wagenpferd** ne ; **Reisepferd** ne

routine f En **routine** De **Routine** f ; **übliche Prozedur** f ; **gleichbleibendes Verfahren** ne

ruade f En **kick** n De **Ausschlagen** ne ; **Schlag** m Es **coz** Ca **guitza**

ruban m En **ribbon** De **Band** ne ; **Schleife** f Es **cinta** ; **tirón**

ruban m ; **rosette** f En **rosette** ; **cockade** De **Schleife** f Es **roseta**

ruban à mesurer En **measuring tape** De **Meßband** ne ; **Bandmaß** ne Es **cinta métrica**

ruban adhésif en vinyle m ; **chatterton (ruban de ~)** mEn **electrical insulating tape** ; **vinyl electrical tape** De **Isolierband** ne

rubican adj ou m •Se dit du cheval ou de la robe présentant des poils blancs qui ne sont jamais assez nombreux pour changer la couleur du fond de la robe. En **grey-ticked** ; **rabicano** •White hairs sparsely distributed through the coat.

De **Rabicano** m ; **stark stichelhaariger Schimmel** m Es **rubicán**

ruer En **kick** v De **schlagen** ; **ausschlagen** Es **cocear** ; **dar coces** ; **patear** Ca **guitar**

rupture d'équipement f En **equipment break** De **Ausrüstungsschaden** m

rupture de tendon •Tendinite dans laquelle le tendon est brisé. En **break down of tendon** De **Niederbrechen** ne ; **Zusammenbrechen** ne

rythme m ; **train** m ; **allure** f •Rapidité ou vitesse avec laquelle est effectué un déplacement, par exemple: la vitesse (plus ou moins rapide) à laquelle est disputée une course. > autre inscription pour allure En **pace** n •The speed with which a race is run or a gait is performed. > other entries De **Tempo** ne ; **Pace** f

sabot m > boîte cornée En **hoof** De **Huf** m Es **casco** Ca **casc** It **zoccolo** Ne **hoef** La **Ungula**

sabot rayé En **striped hoof** De **gestreifter Huf** m

sac à harnais m En **harness bag** De **Geschirrtasche** f

sac à selle > étui à selle

sacoche (de selle) f En **saddle bag** De **Satteltasche** f

sacrum (os ~) m (m) •La hauteur maximale de la croupe correspond au plus haut des processus épineux du sacrum. L'os sacrum, formé par les vertèbres sacrales soudées, est solidement uni aux os coxaux et forme avec eux le bassin. Le sacrum reçoit ainsi l'impulsion des membres pelviens et la transmet au reste du corps. En **sacrum** De **Kreuzbein** ne Es **sacro (hueso ~)** La **Os sacrum**

saignée f En **blood-letting** ; **phlebotomy** De **Blutentnahme** ; **Blutentziehung** f ; f ; **Aderlaß** m Es **sangría**

saillie f ; **monte** f •On utilise plutôt le terme saillie pour désigner un acte d'accouplement en particulier, et le terme monte pour désigner cette action de façon plus collective par ex.: service de monte, période de monte, monte publique. En **service** ; **covering of mare** De **Deckakt** m ; **Sprung** m ; **Deckvorgang** m ; **Bedeckung** f Es **monta** ; **corto** ; **cubrición**

saillie assistée ; **monte en main** En **hand service / covering** De **Sprung aus der Hand** m Es **monta a mano**

saillie au champ En **pasture breeding** De **Natursprung** m

saillie naturelle ; **monte naturelle** En **natural service** De **Natursprung** m Es **monta natural**

saillie sans conditions En **straight (service) fee** De **Decktaxe ohne Konditionen** f

saillir (une jument) ; **servir** ; **couvrir** ; **monter** •Action du cheval mâle qui s'accouple par les voies génitales naturelles avec une jument. En **cover (a mare)** v ; **serve** v •For a male horse, to copulate with a mare. De **decken** ; **springen** ; **bedecken** Es **montar** ; **cubrir** ; **saltar** ; **dar servicio** Ne **dekken (een merrie ~)**

sain •Qualifie le cheval en bon état de santé et ne souffrant d'aucune tare qui puisse handicaper ses performances ou son avenir. En **sound** adj •In good condition and showing no significant defects. De **gesund** Es **sano**

saison de mise bas f En **foaling season** De **Abfohlsaison** f

saison de monte En **service season** De **Decksaison** f Es **época de cubrición / monta**

salandre > solandre

salernitain •Race d'origine italienne. En **Salerno Horse** breed De **Salerner** m

salière f ; **fosse supra-orbitaire** f •Dépression située au-dessus de l'oeil du cheval. En **supraorbital fossa** •Depression above the eye of the horse. De **Augengrube** f Es **fosa supraorbitaria** La **Fossa supraorbitalis**

salive f En **saliva** De **Speichel** m Es **saliva** La **Saliva**

salle de quarantaine f En **isolation unit** De **Isoliers-**

tall *m* Es box de aislamiento ; lazareto Ca box d'aïllament ; llatzeret
salut *m* En salute De Gruß *m* ; Begrüßung *f* Es saludo Ca salutació
san fratello ; cheval de San Fratello •Race italienne. En San Fratello *breed* De Sanfratellano *m*
sanction > pénalité
sang *m* En blood De Blut *ne* Es sangre La Sanguis
sang chaud de Westphalie > westphalien
sangle *f* En girth *n* ; cinch De Gurt *m* ; Gurtriemen *m* ; Bauchgurt *m* Es cincha Ca cingla
sangle *west.* •Pour la selle western, la sangle proprement dite comporte une boucle de métal à chacune de ses extrémités, c'est par ces boucles qu'elle est attachée à deux courroies déjà attachées à la selle. En girth *west.* ; cinch *west.* •Normally attached on one side by its buckle to the off-billet (already fixed to the saddle), and on the other side by the cinch / tie strap (already fixed to the saddle) which passes through the ring of its second buckle. De Westernsattelgurt *m* Es cincha
sangle coulissante *ca* En sliding girth / strap *hr* De rutschender Gurt *m*
sangle croisée En balding girth De Balding-Gurt *m* •Gurt, der aus 3 Strängen besteht, die sich überkreuzen
sangle de brancards > sangle sous-ventrière
sangle de flanc *west.* ; fausse sangle *west.* •Sangle supplémentaire passant sous le ventre du cheval et servant à assujettir la selle plus solidement. En flank cinch *west.* > *surcingle* De Rear-Cinch *m* ; Rear-Girth *m* •hinterer Bauchgurt an Double-Rig Sätteln. Es barriguera
sangle de selle *ca* En saddle girth *hr* ; saddle strap *hr* ; girth (strap) *hr* De Sattelgurt *m*
sangle en corde de nylon En nylon cord girth De Gurt aus vielen Nylonschnüren *m* Es cincha de nilón
sangle en cuir, trois plis > sangle portefeuille
sangle portefeuille ; sangle en cuir, trois plis En three fold girth De aus Leder gefertigter breiter (dreilagiger) Sattelgurt Es cincha de tres partes
sangle sous-ventrière *att* ; sangle de brancards *ca* En belly band *hd* (1) ; shaft girth / strap *m* •1) A strap, attached one one shaft or trace to the other, under the belly of the horse. De kleiner Bauchgurt *m* Es barriguera (cincha ~) ; zambarco
sangle, coupe sans friction En chafeless girth De scheuerfreier Gurt *m*
sangler En girth *v* ; tighten the girth *v* De gurten ; nachgurten ; Gurt anziehen Es cinchar
sans bouche •Se dit d'un cheval pratiquement insensible à l'action du mors. En dead mouth •Practically insensible to the bit. De stummes Maul *m* ; totes Maul *ne*
sarcoptide ; **sarcoptoïde** > acarien psorique
sarde > anglo-arabe sarde
sarrasin *m* En buckwheat De Buchweizen *m* Es alforfón *m* ; trigo sarraceno La Fagopyrum esculentum
saure > alezan saure
saut *m* En jump *n* De Sprung *m* ; Springen *ne* Es salto Ca salt
saut (parties du ~) •L'approche, la battue, la détente, le planer et la réception. La description du nom et du nombre des parties du saut peut varier selon les auteurs. En jumping action (parts of the ~) ; phases of the jump •Mainly: the approach, the take off, the suspension and the landing. De Bewegungsphasen im Sprung *f pl*
saut d'extension > saut de volée
saut d'obstacles En jumping De Springen *ne* Es salto de obstáculos Ca salt d'obstacles
saut de mouton > estrapade

saut de pie •Enlever de la croupe au trot.
saut de pied ferme En standing jump De Sprung aus dem Stand *m* Es salto a pie firme
saut de puce > double à une foulée (obstacle ~)
saut de volée ; saut d'extension En flying jump De fliegender Sprung *m* Es salto volando
saut en hauteur En high jump De Hochspringen *ne* Es salto de altura
saut en largeur > *obstacle large* En spread jump ; broad jump > *spread fence* De Hochweitsprung *m* ; Weitsprung *m* Es salto de anchura
saut par équipes (compétition de ~) En team jumping (competition) De Mannschaftsspringen *ne* Es salto por equipos
sauter En jump *v* De springen Es saltar Ca saltar
sauter juste / net En clear (jump ~) *v* De sauber springen Es saltar limpio
sauteur > cheval (de saut) d'obstacle(s)
sauts d'école En school jumps De Schulsprünge *m pl*
sauver du peloton (se ~) *c* En distance the field *v* De Feld distanzieren (das ~)
savon > écume
savon de selle *m* En saddle soap De Sattelseife *f*
scalper (se ~) •La pince du membre antérieur frappe l'avant (la face dorsale) du membre postérieur du même côté. En scalping •The toe of the front foot hits the front (the dorsal aspect) of the hind limb of the same side. De Anschlagen des Vorderhufs an die Dorsalfläche der gleichseitigen Hintergliedmaße
scapula *f* ; omoplate *f anc* ; scapulum *m anc* •L'os de l'épaule, sa partie inférieure s'articule avec l'huméros, il n'est relié au thorax que par des muscles. En scapula ; shoulder blade De Schulterblatt *ne* ; Skapula *f* Es omóplato ; escápula It scapola La Scapula
scapulum > scapula
schleswig ; trait du Schleswig •Race allemande. En Schleswig (Horse) *breed* ; Schleswig Heavy Draught De Schleswiger (Kaltblut) *m*
scier (la bouche d'un cheval) > tirailler (un cheval)
sclérotique *f* En sclera ; outer covering (of the eye) De weiße Augenhaut *f* ; Lederhaut des Auges *f* ; Sklera *f* Es esclerótica La Sclera
scrotum *m* En scrotum De Hodensack *m* ; Skrotum *ne* ; Geschröte *ne* Es escroto ; bolsa La Scrotum
scutum distal *m* En scutum distale ; pulleys of the digit De distaler Gleitkörper für die tiefe Beugesehne La Scutum distale
scutum moyen *m* ; bourrelet glénoïdal *m anc* En scutum medium ; pulley of the middle phalanx De mittlerer Gleitkörper für die Beugesehnen La Scutum medium
scutum proximal *m* En scutum proximale ; sesamoid groove De proximaler Gleitkörper für die tiefe Beugesehne La Scutum proximale
seau *m* En pail De Wassereimer *m* ; Kübel *m* Es cubo
sébum *m* En sebum De Talg *m* Es sebo La Sebum
secouer la tête En shake the head De Kopf schütteln (den ~) Es sacudir la cabeza
secrétaire adjoint des courses *m* En assistant racing secretary De Assistent des Rennsekretärs *m*
secrétaire de concours *m ou f* En show secretary De Meldestelle *f* ; Veranstaltungssekretär *m*
secrétaire de jury Es secretario de jurado Ca secretari de jurat
secrétaire des courses En racing secretary De Rennvereinssekretär *m* ; Rennbahnsekretär *m*
secrétariat des courses En racing office De Renn-

bahnsekretariat *ne* Es oficina de carreras
sectionner un nerf En nerve *v* De Nervenschnitt anbringen (einen ~) Es cortar un nervio
seigle *m* En rye De Roggen *m* Es centeno La Secale cereale
seime *f* • Fissure longitudinale de la muraille du sabot. Elle pourra faire boiter si elle atteint la partie vivante du pied. En sandcrack / sand crack ; crack (hoof ~) • Crack running downward the hoof, will cause lameness if deep enough to touch the laminae. It may be referred to according to its location: toe, quarter, heel or bar (sand)crack. De Hornspalt(e) *m (f)* Es raza ; cuarto ; fisura del casco ; rajadura de arena ; grieta en el casco It fissura
seime en pince En toe crack De Vorderwandhornspalte *f* Es fisura de la uña
seime en quartier *f* ; seime quarte En quarter crack De Trachtenwandhornspalte *f* ; Seitenwandhornspalte *f* Es fisura del cuarto ; cuarto rajado
seime en talon En heel crack De Eckstrebenhornspalte *f*
seime quarte > seime en quartier
sel *m* En salt De Salz *ne* Es sal
sélection (pour l'élevage) *f* En breeding selection De Zuchtwahl *f* ; Auslese *f* ; Zuchtauswahl *f* Es selección
sélection en lignée > élevage en lignée
sélection par note de passage • Pour chaque caractère considéré, un animal doit obligatoirement obtenir la note de passage ou plus, pour être sélectionné. En minimum culling level De Methode der Selektion, bei der das Tier bestimmte Merkmale erfüllen muss, um für die Zucht ausgewählt zu werden
sélectionner (pour élimination) ; éliminer ; réformer En cull *v* De ausmerzen ; ausrangieren Es eliminar
sélectionneur > handicapeur
sélectionneur public > handicapeur public
sélénium *m* En selenium De Selen *ne* • chemisches Element Es selenio
selle *f* En saddle De Sattel *m* Es silla (de montar) ; montura Ca sella Ne zadel
selle > crottin
selle > sellette
sellé En saddled De gesattelt
selle anglaise En English saddle De Sportsattel *m* ; englischer Sattel *m* Es silla inglesa
selle australienne En Australian stock saddle De australischer Stock Saddle *m* • Sattel der australischen Viehhirten
selle d'amazone En sidesaddle De Damensattel *m* Es montura de amazona
selle d'obstacle > selle de saut
selle de baril En barrel racing saddle De Sattel für das Barrel Racing *m*
selle de chasse En hunting saddle De Jagdsattel *m* Es silla de cacería / cazamiento
selle de course En racing saddle De Rennsattel *m* Es silla de carrera
selle de dressage En dressage saddle De Dressursattel *m* Es silla de doma Ca sella de doma
selle de polo En polo saddle De Polosattel *m* Es silla de polo
selle de saut ; selle d'obstacle En jumping saddle De Springsattel *m* Es silla de salto Ca sella de salt
selle français ; anglo-normand • Issu du croisement de l'ancien cheval normand et du thoroughbred, ses origine se confondent avec celles du trotteur français. Il est inscrit au livr généalogique du cheval de selle français depuis 1958. En French Saddle (Horse) *breed* ; Anglo-Norman De Französisches Reitpferd *ne* ; Anglo-Normänner Warmblut *ne* Es silla francesa
selle mixte > selle tout-usage
selle pour le concours complet En eventing saddle De Vielseitigkeitssattel *m*
selle tout-usage ; selle mixte En all-purpose saddle De Vielseitigkeitssattel *m*
selle western En western saddle ; stock saddle > *Australian stock saddle* De Westernsattel *m* ; Cowboysattel *m* Es montura vaquera
seller En saddle *v* De satteln ; aufsatteln Es ensillar Ca ensellar
sellerie *f* En saddlery ; saddler's shop De Sattlerei *f* Es talabartería ; guarnicionería ; guadarnés ; monturía
sellerie (de l'écurie) En saddle room > *tack room* De Sattelkammer *f* Es cuarto de monturas
sellerie (de l'écurie) En tack room > *saddle room* De Sattelkammer *f* Es cuarto de equipo ; cuarto de arreos
sellette *f* ; selle *f* att En saddle (harness ~) De Sellette / Selett *ne* ; Sättelchen *ne* ; Oberblatt *ne* Es sillín
sellier *m* En saddler De Sattler *m* Es sillero ; guarnicionero ; talabartero
semence *f* En semen ; seed De Samen *m* Es semilla
semence > sperme
semence congelée > sperme congelé
semi-remorque *f* En gooseneck trailer De Sattelanhänger *m* Es acoplado de quinta rueda
sentier *m* En trail De Wanderritt *m* Es sendero ; senda ; vereda
séreuse *f* • Membrane facilitant le glissement de parois l'une contre l'autre. Les membranes synoviales sont des séreuses. En serosa ; serous membrane De Serosa *f* • glatte Auskleidung der Brust-, Bauchhöhle und des Herzbeutels Es serosa La Tunica serosa
seringue *f* En syringe De Spritze *f* Es jeringuilla ; jeringa
serpentine *f* • Série de demi-cercles alternés dans l'une et l'autre direction. En serpentine De Schlangenlinie *f* Es serpentina Ca serpentina It serpentina Po serpentina Ne serpentine
serré (du devant // du derrière) *(1)* ; cagneux des membres *(2)* • 1) Quand les membres, bipède antérieur ou postérieur, se rapprochent davantage à leur base que ne l'est leur articulation supérieure (i.e. leur point d'origine). Ceci est habituellement dû à une mauvaise angularité du coude ou du grasset qui fait que 2) les membres restent tournés en dedans, convergent l'un vers l'autre lorsque vus de face. En base narrow • The entire limbs (forelimbs or hindlimbs) are sloping inwards, toward each other. There is a greater distance between the horse's legs at the top than at the bottom, usually caused by an improper angulation at the elbow or stifle, the horse being pigeon-toed. De bodeneng Es cerrado de abajo ; cerrado de brazos / adelante *anteriores* ; cerrado de atrás *posteriores*
serré de poitrail / poitrine En narrow at the chest ; both legs coming out of one hole (having ~) ; narrow in front • Front legs set very closely at the top. De brusteng Es apretado de delante
serré des genoux > *genoux de boeuf* En knock-kneed ; knee-narrow ; in at the knees De knieeng ; X-beinig Es cerrado de rodillas
serré des jarrets En cow-hocked ; close at the hocks De kuhhessig ; X-beinig
serré du train de derrière > épointé
sérum *m* En serum De Serum *ne* Es suero La Serum
sérum antitétanique En antitetanus serum ; tetanus

immune serum De Tetanusserum *ne* Es suero anti-tetánico
sérum antivenimeux En antivenene ; antivenin De Schlangengiftserum *ne* Es suero antivenenoso
sérum équin En equine serum De equines Serum *ne* •wässriger, nicht gerinnender Anteil des Pferdeblutes.
service de paris par messager *m* En messenger betting service De Hostessenwettservice *m*
service de surveillance des courses En patrol service *r* De Rennverfilmungsservice *m*
service du pari mutuel En pari-mutuel department De Totalisatorabteilung *f* ; Totoabteilung *f*
serviette de selle *f* ; tapis de selle *m cc* En saddle cloth / towel *r* De Wischtuch *ne* ; Schabracke *f* ; Überzug *m* ; Satteldecke *f*
servir > saillir (une jument)
servir l'animal *chasse à courre* En kill *v* De Abfangen des Wildes Es matar
sésamoïdes (os grands ~) > os grands sésamoïdes
sevrage *m* En weaning De Absetzen *ne* Es destete It svezzamento
sevrer En wean *v* De absetzen ; entwöhnen Es destetar
shagya arabe •Race d'origine hongroise. En Shagya (Arab) Horse *breed* De Shagya-Araber *m* Es árabe shagya
shetland •Race d'origine écossaise. En Shetland (Pony) ; Shetlie *breed* De Shetlandpony *ne* Es póney de Shetland
shire •Race de trait lourd d'origine britannique. En Shire (Horse) *breed* •The English Cart Horse Society (later the Shire Horse Assn.) was formed in 1878. De Shire-Pferd *ne* Es shire
siège (d'une selle) *m* En seat (of a saddle) De Sitzfläche *f* ; Sattelsitz *m* Es asiento Ca seient ; cavalleria
sifflet > suppression d'appui
signal d'arrêt des mises / paris *m* En signal for the closing of bets / wagers De Signal für den Wettannahmeschluss *ne*
signalement *m* •Description permettant d'identifier un cheval, il peut inclure la robe et ses particularités ainsi que la taille du cheval. En description •Description of the physical characteristics of a horse. De Signalement *ne* Es filiación
signe de Galvayne > rainure de Galvayne
silésien à sang chaud •Race d'origine polonaise. En Silesian Warm-Blooded *breed* De Schlesisches Warmblut *ne* ; Slaski *m*
sillon carpien *m* En carpal groove De Karpalfurche *f* It solco carpale La Sulcus carpi
sillon collatéral de la fourchette > lacune latérale de la fourchette
sillon coronal > gouttière cutigérale
sillon cunéal central > lacune médiane (de la fourchette)
sillon jugulaire *m* ; gouttière jugulaire *f anc* •Dépression le long du bord inférieur de l'encolure. En jugular groove De Drosselrinne *f* Es canal yugular La Sulcus jugularis
sillon médian de la fourchette > lacune médiane (de la fourchette)
sillon pariétal (de la phalange distale) En parietal sulcus (of the distal phalanx) De Wandrinne (zur Mitte hin gelegene // seitliche ~) *f* ; Wandfurche (zur Mitte hin gelegene // seitliche ~)*f* La Sulcus parietalis (medialis // lateralis)
sinus conchal moyen > sinus du cornet moyen

sinus concho-frontal > sinus frontal
sinus du cornet moyen *m* ; sinus conchal moyen En middle conchal sinus De Hohlraum der mittleren Nasenmuschel *m* La Sinus conchae mediae
sinus frontal ; sinus concho-frontal •Il comporte deux compartiments, l'un étant le sinus frontal vrai (Sinus frontalis NAV) et l'autre, le sinus conchal dorsal (Sinus conchae dorsalis NAV). En frontal sinus ; conchofrontal sinus De Stirnhöhle *f* Es seno frontal La Sinus conchofrontalis
sinus maxillaire En maxillary sinus De Kieferhöhle *f* Es seno maxilar La Sinus maxillaris
sinus maxillaire caudal / postérieur En caudal maxillary sinus De große Kieferhöhle *f* ; kaudale Oberkieferhöhle *f* La Sinus maxillaris caudalis
sinus maxillaire rostral / antérieur En rostral maxillary sinus De vordere Kieferhöhle *f* La Sinus maxillaris rostralis
sinus paranasaux •Cavités communiquant avec la cavité du nez, servant à réchauffer l'air inspiré. En paranasal sinuses De Nasen-Nebenhöhlen *f pl* La Sinus paranasales
sinus sphénoïdal En sphenopalatine sinus De Gaumenkeilbeinhöhle *f* La Sinus sphenoidalis
sirop contre la toux *m* En cough syrup De Hustensaft *m*
six barres (épreuve des ~) *f pl (f) cs* En six bars *hj* De Barrierenspringprüfung *f* Es seis barras
skyros •Race d'origine grecque. En Skyros Pony *breed* De Skyros-Pony *ne*
smegma (préputial) *m* En smegma De Smegma *ne* ; Vorhautbutter *f* Es esmegma
SNA > système nerveux autonome / végétatif
SNC > système nerveux central
société d'élevage *f* En breed society ; breed association De Zuchtverband *m* ; Zuchtverein *m* Es sociedad de cría
sodium *m* En sodium De Natrium *ne* Es sodio
soeur propre *f* En full sister De rechte Schwester *f* ; Vollschwester *f* Es doble hermana
soeur utérine > demi-soeur
soigner des / les chevaux > prendre soin de(s) chevaux
soigner un cheval > prendre soin d'un cheval
soin(s) aux / des sabots *m(pl)* En care of hooves ; hoofcare ; hoof care De Hufpflege *f* Es cuidado(s) de los cascos It cura degli zoccoli Ne hoefverzorging
soirée spéciale *f* En special evening meet *r* De spezieller Abendrenntag *m*
sokolsk •Race d'origine polonaise. En Sokolka Horse *breed* De Sokolka-Pferd *ne* ; Sokolsker Pferd *ne*
solandre *f* ; salandre *f* •Crevasse apparaissant dans le pli du jarret du cheval. Lorsqu'elle apparaît dans le pli du genou elle est appelée malandre. Cette fissure, qu'elle soit au genou ou au jarret, est aussi appelée râpe. En sallenders ; eczema of the hock •Localized dermatitis in front of the hock. Behind the knee (carpal joint on the foreleg) it is called mallenders. De Raspe *f* •schuppiges Ekzem am Sprunggelenk
sole *f* En sole De Sohle *f* ; Hornsohle *f* ; Hufsohle *f* Es suela It suola La Solea
somme d'argent fixée à l'avance *f c* En designated amount *r* De vorgesehene Menge *f*
sommes ajoutées *f pl* •Fournies par un commanditaire ou l'organisateur de l'évènement, et faisant partie de la bourse offerte. En added money •The money that is added to the prize money made up from the entrance fees. De zusätzlich

zu den Einsätzen ausgezahlter Rennpreis *m* •Der Teil des Rennpreises eines Rennens, der zu den Nenngeldern hinzukommt Es extra dinero
sommet du calcanéum > tubérosité du calcanéus
son *m* En bran De Kleie *f* Es salvado ; afrecho
son de blé En wheat bran De Weizenkleie *f* Es salvado de trigo
sonde > cathéter
sonner le signal d'une reprise *c* En sound a recall *v* De Pferde akustisch zurückrufen *ne pl*
sonnerie de clairon *f c* En bugle call *r* De Hornsignal *ne*
sorgho *m* En sorghum De Sorghum ; Sorghumhirse *ne* ; *f* •Eine Gattung der Familie der Süßgräser Es sorgo ; zahína
sorraïa ; sorraia ; sorraiano •Race d'origine portugaise, les robes isabelles et souris y sont fréquentes ainsi que les zébrures. En Sorraya Horse ; Sorraia •A breed from Portugal, coats are frequently mouse dun or zebra dun. De Sorraiapferd *ne* ; Sorraia *m*
sortie *f* En outing De Start in einem Rennen *m* Es salida
sortie préliminaire > mise en train
sortie préliminaire (des résultats d'une course) *f* En preliminary score (of a race) De vorausgehender Punktestand *m*
sortir la langue En hang out the tongue *v* De Zunge herausstrecken *f* Es arrastrar la lengua ; sacar la lengua
soubresaut *m* •Mouvement de contraction de l'abdomen à deux reprises pour aider à expulser l'air, chez un cheval souffrant d'emphysème pulmonaire. > *souffle* En double expiration De doppelschlägige Atmung *f* •das Ausatmen erfolgt mit Hilfe der Bauchmuskeln in zwei Abschnitten.
souche (de l'élevage) *f* En foundation stock De Stamm *m*
souffle *m* ; pousse *f* •Difficultés respiratoires, caractérisées par une expiration en deux temps (appelée soubresaut), qui sont reliées à l'asthme et à l'emphysème pulmonaire. En broken wind ; heaves •A chronic cough and other difficulties in breathing, characterized by a double expiratory effort, related to asthma and pulmonary emphysema. De Dämpfigkeit *f* ; Dampf *m* Es huélfago
souffleur (étalon ~) > boute-en-train
soufre *m* En sulphur ; sulfur USA De Schwefel *m* Es azufre *m*
soulier médical > botte à cataplasme
soumettre un cheval à une analyse En test a horse *v* De Pferd prüfen (ein ~) Es hacer un análisis de caballo
soupe-au-lait > alezan soupe-au-lait
souplesse *f* En suppleness De Geschmeidigkeit *f* Es flexibilidad ; soltura Ca flexibilitat
souris *adj* •Poils gris uni, crins et extrémités noirs, très souvent avec des zébrures et une raie de mulet. En mouse-dun ; mouse-coloured ; grulla ; grullo ; blue-dun •Light blue or soft grey, with black points, almost always with primitive marks. De Mausfalbe *m* •mausgrau mit Aalstrich Es ratonero ; pelo de rata Ca gris
sous-évaluer un cheval En underrate a horse *v* De Pferd unterschätzen (ein ~)
sous-gorge *f* ; gorgette *f* Can. ca En throatlash ; throatlatch De Kehlriemen *m* Es ahogadero ; fiador Ca sotagola
sous-lui •Sous-lui du devant // du derrière: Quand, vus de côté, les membres sont trop sous le corps du cheval par rapport à leurs articulations supérieures. En standing under ; camped under •Standing under in front // behind: Front limbs sloping toward the rear or hind limbs sloping toward the front, being too much under the horse. Standing under (in front // behind) is the better expression. The word «camped», being used alone, means theopposite of what is meant here. De unterständig Es remitido adelante // de atrás
sous-lui du derrière De vorständige Hinterglieder *ne pl*
sous-lui du devant De rückständige Vorderglieder *ne pl*
soutien *m* ; suspension *f* •Phase du mouvement d'un membre lors d'un déplacement du cheval, lorsque le membre est en l'air et que le pied est au soutien / en suspension. En swing phase (of a stride) ; flight (of the foot) •When the foot is off the ground and moving. De Hangbeinphase (eines Schrittes) *f* ; Schwebephase (eines Beines)*f*
spa > barres triples
spatule > barrette
spéculum *m pl: spéculums* En speculum *pl: specula* De Spiegel *m* ; Spekulum *ne* Es espéculo
sperme *m* ; semence *f anat* En sperm ; semen *anat* De Sperma *ne* ; Samen *m* Es esperma ; semen *anat* La Sperma ; Semen
sperme congelé *m* ; semence congelée En frozen semen De tiefgefrorener Samen *m* ; Gefriersperma *ne* Es semen congelado ; esperma congelado
spirulose *f* ; sueur de sang *f* •Une petite tumeur apparaît et s'ouvre au bout de quelques jours. Il y a alors un écoulement de sang vite coagulé et noirci, suivi d'un pus blanchâtre qui n'en finit plus de couler.
sporocyste *m* •Deuxième stade larvaire des douves. En sporocyst •Second larval stage of the fluke, inside an intermediate host. De Sporozyste *f* •Entwicklungsstadium der parasitischen Saugwürmer
sport équestre *m équitation* En equestrian sport De Reitsport *m* Es deporte ecuestre
sprint au dernier quart (de mille) *m c* En final quarter (mile) sprint *r* De Sprint auf der letzten Viertelmeile *m*
sprinter *m* En sprinter De Sprinter *m* ; Flieger *m* Es velocista
squelette *f* •Comprend de 192 à 205 os (selon les sujets et les interprétations) représentant de 7 à 8 % du poids du corps chez un cheval moyen. En skeleton De Skelett *ne* ; Knochengerüst *ne* ; Knochenbau *m* Es esqueleto It scheletro Ne skelet La Systema skeletale
squelette appendiculaire •Squelette des quatre membres. En appendicular skeleton De Skelett der Gliedmaßen *ne* ; Gliedmaßenskelett *ne* La Skeleton appendiculare
squelette axial •Squelette de la tête, de la colonne vertébrale, des côtes et du sternum. En axial skeleton De Stammskelett *ne* La Skeleton axiale
squelettique En skeletal De skelettartig ; Skelett ... Es esquelético
stabulation *f* En stabling De Stallung *f* ; Unterbringung der Pferde *f* ; Stallunterbringung *f* Es estabulación
stabulation entravée En stall housing De Stallhaltung *f* Es estabulación cerrada
stabulation libre En open housing De offener Stall *m* Es estabulación libre
stade > furlong
stake(s) (prix / courses ~) •Course importante disputée dans l'année suivant la fermeture des inscriptions et dans laquelle des sommes sont ajoutées aux droits de participation pour déterminer la valeur totale de la bourse. Le terme est souvent utilisé au pluriel et n'a pas d'équivalent direct en français. En stakes ; stake race •Will be run during the year following the closing of the nominations. Monies given by the sponsor and/or the track conducting the race will be added to the participation fees, to determine the total amount

of the purse. De Stakes-Rennen ne •Rennen, bei dem die Sponsorengelder den Einsätzen zugeschlagen werden Es carrera de premio mayor

stalle (d'écurie) f ; entre-deux m •Compartiment qui n'est pas complètement fermé et dans lequel le cheval doit être attaché. En stall (standing ~) ; horse-bay •Usually open at the rear, the horse must be tied-up in it. De Stand m ; Ständer m Es compartimiento

standardbred m ; trotteur américain m •Race originaire des E.U.A., les chevaux ont été sélectionnés au début uniquement sur leur capacité à courir un mille, sans galoper, en moins de deux minutes et trente secondes (le standard, adopté en 1879). En Standardbred ; American trotter •USA originating breed, at the beginning selected only on their capacity of racing a mile, without galloping, within 2:30 minutes (the standard to be met, adopted in 1879). De Amerikanischer Traber m ; American Standardbred m Es trotador americano It trottatore americano

stapes > étrier (de l'oreille)

station de monte f En service station ; covering station De Deckstation f ; Beschälstation f Es estación de monta / cubrición ; parada de cubrición

stationata f •Obstacle vertical fait de barres superposées, d'aspect assez massif. En post and rail (vertical fence) De Rick ne ; Staccionata f Es barrera fija

statisticien m En chart maker ; sheetwriter •The sheetwriter is the person who notes the results of a race on USA racetracks. De Statistiker(in) m (f) Es estadista ; estadístico

statue équestre f De Reiterstandbild ne

steeple ; steeple-chase > course au clocher

steeple (phase de ~) m (f) cc En steeplechase phase ht De Rennbahn f •Geländeritt beim Vielseitigkeitsreiten Es fase de steeple chase

stepper •Se dit du cheval qui projette ses antérieurs vers le haut et vers l'avant au trot. > trousser

stère m •Obstacle d'extérieur formé d'une empilade de rondins ou de billes de bois. En stack of logs obstacle De Holzstoß m ; Holzscheit m

stérile > bréhaigne

sternèbres f pl En sternebrae De Brustbeinstücke ne pl La Sternebrae

sternum m En sternum De Brustbein m ; Sternum ne Es esternón It sterno La Sternum

stratum germinativum > couche germinative

strongle m En strongyle (1) ; redworm ; Strongylus (2) •1) May be used to designate any roundworm of the family Strongylidae. 2) Including Strongylus vulgaris, S. equinus, S. edentatus, S. asini, all these being large strongyles. De Palisadenwurm m Es estróngilo

strongle respiratoire En lungworm ; lung worm •Horses and donkeys can be parasitized by Dictyocaulus arnfieldi and affected by coughing. De Lungenwurm m Es lombriz del pulmón

strongylose f En strongylosis ; redworm infestation De Blutwurmbefall m ; Strongylose f Es estrongilosis

style libre m En freestyle De Reining-Kür mit Musik und Kostüm f

stylet > os métacarpien rudimentaire

stylet > os métatarsien rudimentaire

stylets > os métacarpiens rudimentaires

stylets > os métatarsiens rudimentaires

suc gastrique m En gastric juice De Magensaft m Es jugo gástrico

sucre m En sugar De Zucker m Es azúcar

sudation f En sweating De Schwitzen ne Es sudación

sudation insensible •Quand la sueur s'évapore aussitôt après avoir été sécrétée.

sudation sensible •Quand la sueur subsiste longtemps sur la peau.

suédois du nord race En North Swedish Horse breed De Nordschwedisches Kaltblut ne Es caballo sueco del norte

sueur f ; transpiration f En sweat De Schweiß m Es sudor La Sudor

sueur de sang > spirulose

suffolk •Race de trait lourd d'origine britannique. La Suffolk Stud Book Society a été fondée en 1877. En Suffolk (Punch) •A British heavy breed. The Suffolk Stud Book Society was founded in 1877. De Suffolk-Punch m

sujet à des hémorragies En bleeder De Nasenbluter m ; Lungenbluter (1) •Pferd, das Nasenbluten bekommt. 1) Pferd, das während oder nach großer Belastung in der Lunge blutet. Es caballo sangrante

sulfamide m En sulfonamide ; sulphonamide De Sulfonamid ne •Arzneimittel gegen Infektionskrankheiten Es sulfamida

sulfate de cuivre m En copper sulphate / sulfate Brit / USA De Kupfersulfat ne ; schwefelsaures Sulfat ne

sulky m •Voiture légère à deux roues, utilisée pour les courses attelées. En sulky ; bike •Light two-wheeled cart used for harness racing. De Sulky ne oder m Es sulky

super-couplé (pari ~) m (m) Fr En super-couplé De französische Wettart in der drei Pferde (ABC) in Paaren (AB AC BC) gewettet werden, die unter den ersten Pferden im Ziel sein müssen

support m En hanger ; suspender De Hosenträger m

support (d'un obstacle) > chandelier

support d'enrênement att En bearing rein "D" hd De Ohrbügelring m

support d'étalon m ; suspensoir m ; bouclier d'étalon m En stallion support / shield De Suspensorium für den Hengst ne ; Rennsuspensorium für den Hengst ne

support d'oeillère ; lanière d'oeillère f En winker stay ; blinker stay De Blendriemen m ; Blendenträger m

supports d'entraves m pl ; bretelles d'entraves f pl •Suspendent les entraves en position. En hobble hangers / strap hr ; hopple hangers / strap hr De Fußfesselhalter ; Fußfesselschlaufen m pl / f pl Es tiras de las maneas

supports pour protecteurs de coude En elbow boots suspenders De Ellbogenschutzhalter m pl

suppression d'appui m ; sifflet En •Sur le bord inférieur de la muraille. En trimmed area •In the ground border of a hoof wall, to release pressure on the corresponding part of the wall. De beschnittener Teil des Hufes m ; berundeter Teil des Hufes m

sur les épaules •Se dit du cheval dont l'avant-main supporte une trop grande proportion de son poids. En heavy on the forehand De Vorhand (auf der ~) Es sobre las manos

surcoté > négligé

surcou m En neck strap De Halsriemen m

surenchérir > enchérir

surentraîné (cheval ~) En sour ; overtrained / overworked / overschooled ; stale ; overcompeted De ausgepumpt ; verbraucht ; sauer Es aplasto (caballo ~)

surévaluer un cheval En overrate a horse v De Pferd überbewerten (ein ~)

surface f •Surface du sol (couche supérieure) du manège, du terrain d'exercice etc. En footing •Ground surface of an arena etc. De Boden m ; Tretschicht f

surface articulaire En articular surface De Gelenkfläche f It superficie articolare La Facies articularis

surface d'insertion (de la phalange distale) En flexor surface (of the distal phalanx) De Beugefläche (des Hufbeins) f La Facies flexoria

surface portante (de la paroi du sabot) ; bord inférieur / porteur m •Elle porte sur le sol ou le fer. En bearing edge (of the wall of the hoof) ; distal border ; ground border •The inferior border of the wall that comes in contact with the ground or the shoe. De Tragrand m ; Sohlenrand m La Margo solearis

surface solaire (de la phalange distale) En planum cutaneum (of the distal phalanx) De vorderes Hautfeld der Sohlenfläche (des Hufbeines) ne La Planum cutaneum

surfaix m •Sangle servant à maintenir une couverture en place sur le cheval. En surcingle ; roller USA •A webbing belt or strap used to keep a rug in position on a horse. De Deckengurt m

suros m •Ostéite, périostose, exostose ou inflammation ligamentaire dans la région du canon impliquant souvent les os rudimentaires. En splint •Osteitis, periostosis, exostosis or interosseous desmitis on the cannon, and frequently touching the splint bones (hence the name). A peg splint is located behind the cannon bone and next to the suspensory ligament. A shin splint or shin buck is located on the front of the cannon bone and results from a surface fracture. De Überbein am Griffelbein ne ; Knochenauswuchs m Es sobrehueso (en la caña) ; sobrecaña

suros médial / interne En medial splint De zweiter Metakarpalknochen m

surra m En surra •Caused by Trypanosoma evansi. De Surra f •Infektion mit Trypanosoma evansi. Es surra

sursangle pour longer f En lungeing surcingle ; roller (breaking ~) USA De Longiergurt m

surveillant d'écurie > garde d'écurie

suspension > mise-à-pied

suspension > soutien

suspension (temps de ~) f (m) •Dans un déplacement, moment durant lequel un membre, un bipède, ou, dans le galop, les quatre membres (« free flight »), ne touche(nt) pas le sol. En suspension (moment of ~) ; suspended phase ; free flight (moment of ~) (1) •During a motion, when a foot or feet, is/are off the ground. 1) At the gallop, when all four feet are off the ground. De Schwebephase im Schritt f ; Flugphase im Galoppsprung f (1) Es suspensión (tiempo de ~) Ca suspensió (temps de ~)

suspensoir > support d'étalon

sustentaculum tali m •Partie du calcanéus qui borde le talus et semble le supporter. En sustentaculum of talus ; sustentaculum tali De Sprungbeinstütze f •horizontal verlaufender, dachförmiger Knochenvorsprung auf der medialen Fläche des Fersenbeins La Sustentaculum tali

suture f En suture De Naht f Es sutura La sutura

sympathique > système nerveux sympathique

syndrome convulsif m En neonatal maladjustment syndrome •Might be named: barker, wanderer, dummy, respiratory distress, shaker foal or convulsive foal. De Verhaltensstörungssyndrom der Neugeborenen ne

syndrome de wobbler m ; wobbler (syndrome de ~) m (m) En wobbler syndrome ; wobbles ; wobblers ; incoordination (enzootic equine ~) •A series of diseases (chronic incoordination or ataxia), affecting mainly foals and young horses. De spinale Ataxie f ; Mißbildungsstenose des Spinalkanals f •Störung der Bewegungskoordination Es tambaleo

syndrome podotrochléaire > naviculaire (maladie ~)

synoviale (de la gaine) digitale f ; synoviale grande sésamoïdienne anc En digital (synovial) sheath De Fesselbeugesehnenscheide f La vagina synovialis tendinum digiti manus // pedis

synoviale (de la gaine) tarsienne ; synoviale de la gaine plantaire du tarse •Dans laquelle passe le tendon du fléchisseur profond, à cette hauteur celui-ci est formé du tendon du muscle fléchisseur latéral auquel s'est déjà joint celui du muscle tibial caudal. En tarsal sheath (synovial ~) ; deep flexor tendon sheath •Lying around the deep flexor tendon. De Sehnenscheide der tarsalen Hufbeinbeugesehne f

synoviale (membrane ~) En synovial membrane De Synovialmembran f ; Innenschicht der Gelenkkapsel f La Membrana synovialis

synoviale antébrachio-carpienne > synoviale radio-carpienne

synoviale carpo-métacarpienne En carpometacarpal joint capsule De Fußwurzel-Mittelfuß-Gelenkkapsel f ; Karpal-Metakarpal-Gelenkkapsel f

synoviale cruro-tarsienne > synoviale tibio-talienne

synoviale de l'articulation du boulet > synoviale métacarpo-phalangienne

synoviale de l'articulation du boulet > synoviale métatarso-phalangienne

synoviale de l'articulation du pied > synoviale de l'articulation interphalangienne distale

synoviale de l'articulation interphalangienne distale ; synoviale de l'articulation du pied En distal interphalangeal joint capsule De Gelenkkapsel des dritten Zehengelenks f ; Gelenkkapsel des Zehenendgelenks f

synoviale de la gaine plantaire du tarse > synoviale (de la gaine) tarsienne

synoviale du petit sésamoïdien > bourse podo-trochléaire

synoviale fémoro-patellaire •C'est celle qui est impliquée dans le vessigon rotulien ou patellaire. En femoropatellar (synovial) compartment De Muskelloge der Kniescheibe f ; femeropatellares Kompartiment ne

synoviale fémoro-tibiale (médiale // latérale) En femorotibial (synovial) compartment (medial // lateral ~) De Muskelloge der Kniekehle (innere // äußere ~) f ; Femorotibial-Kompartiment (inneres // äußeres ~) ne

synoviale grande sésamoïdienne > synoviale (de la gaine) digitale

synoviale interphalangienne proximale En proximal interphalangeal joint capsule De Krongelenkskapsel f

synoviale intertarsienne distale En distal intertarsal sac De distaler mittlerer Gelenksack m

synoviale médio-carpienne En midcarpal joint capsule De Gelenkkapsel des Vordefußmittelgelenks f ; Kapsel des Zwischenreihengelenks des Karpus f

synoviale médio-tarsienne En proximal intertarsal sac

synoviale métacarpo-phalangienne ; synoviale de l'articulation du boulet •C'est la synoviale qui est impliquée dans la mollette articulaire du boulet. En metacarpophalangeal joint capsule De Vordermittelfuß-Gelenkkapsel f ; metacarpophalangeale Gelenkkapsel f

synoviale métatarso-phalangienne ; synoviale de l'articulation du boulet En metatarsophalangeal joint capsule De Gelenkkapsel des hinteren Fesselgelenks f ; metatarsophalangeale Gelenkkapsel f

synoviale petite sésamoïdienne > bourse podo-trochléaire

synoviale podotrochléaire > bourse podo-trochléaire

synoviale radio-carpienne ; synoviale antébrachio-carpienne En radiocarpal joint capsule De Speichen-Fußwurzel-Gelenkkapsel f

synoviale tarso-métatarsienne En tarsometatarsal sac De Gelenksack des Hinterfußwurzel-Mittelfußgelenks m ; Gelenksack des Tarsometatarsalgelenks m

synoviale tibio-talienne ; synoviale cruro-tarsienne •Ses distensions produisent les vessigons articulaires du jarret. En talocrural sac ; tibiotarsal sac •This sac is the one chiefly involved in bog spavins, distention by excess of fluid. De Gelenksack des Sprunggelenks m ; Talokruralgelenksbeutel m

synoviale vaginale •Habituellement, une telle membrane accompagne un ou des tendon(s) pour en faciliter le glissement à l'intérieur d'une gaine tendineuse. En synovial sheath De Sehnenscheide f Es vaina sinovial La Vagina synovialis tendinis

synovie f •Liquide visqueux, limpide et jaune clair, servant à la lubrification des articulations ou des parties de tendons qui s'appuient sur d'autres structures. En synovial fluid ; synovia De Gelenkschmiere f ; Synovia f Es sinovia ; líquido sinovial ; fluido sinovial It liquido sinoviale ; fluido sinoviale La Synovia

synovite f •Inflammation synoviale. En synovitis De Gelenkschleimhautentzündung f ; Synovitis f •Entzündung der Innenschicht der Gelenkkapsel Es sinovitis

syphilis du cheval > dourine

système de chronométrage électronique > chronomètre électronique

système de classement m En placing system De Klassifizierungssystem m

système digestif En digestive system De Verdauungssystem ne Es aparato digestivo

système électronique de perception des paris En electronic wagering system De Elektronisches Wettsystem ne ; Elektronen-Toto m

système lymphatique •Composé des vaisseaux lymphatiques et des ganglions lymphatiques. Il se déverse dans le confluent des veines jugulaires, au voisinage immédiat du coeur. En lymphatic system •Sometimes named the white blood system. De Lymphsystem ne Es sistema linfático La Systema lymphaticum

système nerveux autonome / végétatif ; SNA abr •Comprend le sympathique et le parasympathique. Règle les fonctions qui se déroulent normalement de façon automatique et inconsciente. En autonomic nervous system ; visceral nervous system De autonomes Nervensystem ne ; vegetatives Nervensystem ne Es sistema nervioso vegetativo / autónomo La Systema nervosum autonomicum

système nerveux central ; système nerveux cérébro-spinal ; SNC abr •Comprend, entre autres, le cerveau, le cervelet, le bulbe et la moelle épinière, il commande les actes volontaires. En central nervous system De zentrales Nervensystem ne ; ZNS Abk Es sistema nervioso cerebroespinal / central ; SNC abr La Systema nervosum centrale

système nerveux cérébro-spinal > système nerveux central

système nerveux parasympathique m ; parasympathique m •Partie du système nerveux autonome, a des effets contraires à ceux du sympathique. En parasympathetic nervous system De parasympathisches Nervensystem ne •"Ruhenerv", eine der drei Komponenten des vegetativen Nervensystems Es sistema nervioso parasimpático La Pars parasympathica

système nerveux sympathique m ; sympathique m •Partie du système nerveux autonome, il a des effets contraires à ceux du parasympathique. En sympathetic nervous system De sympathisches Nervensystem ne •ein Teil des vegetativen Nervensystems Es sistema nervioso simpático La Pars sympathica

systole f En systole De Zusammenziehung des Herzmuskels f ; Systole f Es sístole

tabanidés > taons

table f obstacle En table obstacle De Tisch m •Hindernis Es mesa It tavolo

table (d'une enclume) f En face (of an anvil) ; table •The flat top section of an anvil. De gehärtete Bahn des Ambosses f ; Schlagfläche des Ambosses f Es tabla ; plano It superficie

table dentaire •Extrémité externe d'une dent, sur laquelle s'exerce l'usure. En dental table ; grinding surface ; table surface •The masticatory surface of a tooth. De Reibefläche f ; Kaufläche f Es tabla dentaria ; superficie moledora

table ovalaire •Caractère de la table dentaire des incisives. Dent non-rasée: au centre le cornet dentaire externe existe encore. Dent rasée: le cornet dentaire externe a disparu, l'on n'en voit plus que du cément, l'étoile radicale apparaît.

table triangulaire •Caractère de la table dentaire des incisives. Dent qui va se niveler: l'émail central apparaît triangulaire. Dent nivelée: table triangulaire équilatérale, l'émail central n'apparaît plus. Dent nivelée depuis longtemps: table triangulaire isocèle.

tableau central des cotes m ; totalisateur m •Tableau indicateur au centre de la piste qui donne les informations sur la course qui sera disputée dans les minutes qui suivent, ou sur celle qui vient tout juste de se dérouler. En totalizator ; tote board •Board in the infield, giving details on the coming race, or on the one that just finished. De Totalisatortafel im Innenraum f Ne totalizator m

tableau des cotes En odds board De Totoquotentafel f ; Anzeigetafel für die Totoquoten f

tableau des départs c En infield board r De Anzeigetafel im Innenraum f

tableau des résultats c En results chart r De Ergebnisübersicht f

tablier (de maréchal-ferrant) m En apron (shoeing / farrier's ~) •Leather horseshoeing aprons are sometimes called shoeing chaps. De Hufbeschlagschürze f Es chaparreras It grembiule

tablier à boue ca En mud apron hr De Schutzblech ne ; Kniedecke f ; Knieleder ne

tablier à porte-queue ca En crupper apron hr

tablier à poussière ca En dust apron hr De Staubschürze f ; Staubkittel m

tablier tombant avant ca En front drop apron hr De Bockdecke f

tache accidentelle f •Marque dans la robe, qui est la conséquence d'une blessure. En acquired mark •Adventitious mark, permanent and not congenital. De erworbenes Abzeichen ne ; erworbenes Kennzeichen ne

tache de ladre > ladre

taches blanches sous le ventre f pl En white markings underneath the body De weiße Bauchflecken m pl

tacheté En speckled De gefleckt ; gesprenkelt ; scheckig ; Forellen~ Es moteado Ca tacat

tacheté américain En American Spotted horse breed De Amerikanisches geflecktes Pferd ne

tacheture f En speckle De Fleck m ; Sprenkel m

tact du cavalier m En equestrian tact De Reitertakt m

taenia m ; ténia m ; ver plat segmenté m •Parasite interne. En tapeworm ; taenia / tenia •Internal parasite with elongated flat body, living in the intestines. De Bandwurm *m* ; Anoplocephala perfoliata Es tenia ; taenia ; lombriz solitaria La Taenia

taille (au garrot) *f* •Mesure habituelle de la taille d'un cheval, se mesure en mains ou en mètres, du sol au sommet du garrot. En height (at withers) •The height of a horse (unless otherwise stated) is measured « at withers »: from the ground to the top of the withers. De Widerristhöhe *f* Es altura a la cruz ; alzada a / de la cruz Ca alçada de creu

tailler (se ~) > atteindre (s'~) ; attraper (s'~)

tailler (se ~) ; entretailler (s'~) > atteindre (s'~) ; attraper (s'~)

tailleur *m* En tailor De Schneider *m* Es sastre

talon *m* anat En heel anat > *bulb (of a heel)* De Tracht *f* Es talón Ca taló

talon (d'une enclume) En heel (of an anvil) De Horn (eines Ambosses) *ne*

talonnette *f* •Plaque formée pour relever les talons lors du ferrage. En heel wedge De Fersenkeil *m*

talonnière > protège-talon

talons chevauchés *m pl* En sheared heels •One heel is higher and longer than the other, a twisting takes place in the heel region. De nach oben verschobene Trachtenhufwand Es talones asimétricos It talloni pareggiati

talons crevassés En cracked heels •Heels with chapped skin in the hollow. The bulbs being inflamed the condition may be called grease heel (or greased or greasy). > *scratches* De Mauke *f* ; schuppiges Ekzem an der Ferse *ne* Es talones rajados

talons encastelés En contracted heels De Trachtenzwanghuf *m* Es talones encogidos

talons fuyants En sloping heels De untergeschobene Trachten *f pl*

talons trop bas > *pied à talons trop bas* En heels too low > *foot broken back* De nach hinten gebrochene Huf-Fessel-Achse *f* •Überstreckung durch zu spitzen Huf.

talus *m* ; astragale *m anc* •Un des os du tarse. En talus ; astragalus *old* ; tibial tarsal bone *old* De Sprungbein *ne* ; Talus *m* Es tarsotibial ; taba ; astrágalo La Talus

talus > banquette

talus (en rive interne // externe) *m* •Rive d'un fer qui est plus élevée que l'autre. En high (inside // outside) rim •High rim on a horseshoe. De erhöhter (innerer // äußerer) Rand eines Hufeisens *m*

tan *m* En tan •Yellowish-brown colour. De gelbbraun *adj*

tandem (attelage en ~) *m (m)* En tandem •Two horse, one in front of the other. De Tandem *ne*

tantième *m* ; prélèvement *m* •Taxe ou autre pourcentage prélevé sur le montant des transactions (paris etc.). En levy ; take out De Abgabe *f* ; Umlage *f* Es gravamen

tantième de la piste *m* ; pourcentage / prélèvement de la piste *m / m* En track percentage ; track take out ; track take / legal percentage De Abzug vom Wettumsatz für die Rennbahn *m*

taons *m pl* ; tabanidés *m pl* ; mouches des chevaux *f pl* En horseflies De Bremsen *f pl* ; Stechbremsen *f pl* •Stechfliegen Es tábanos ; tabarros ; moscas de caballo La Tabanidae

tapis de caoutchouc *m* En stall mat De Stallmatte *f* Es piso de goma / hule

tapis de selle *west.* •1) couverture servant comme tapis de selle, 2) coussin (tapis coussiné / matelassé). En saddle blanket *west. (1)* ; saddle pad *west. (2)* •With a western saddle, a difference is made since actual blankets (1) and pads (2) are used, sometimes all together. De Satteldecke *f (1)* ; Westernpad *ne (2)* Es manta sudadera

tapis de selle *class.* En saddle pad *class.* ; saddle cloth *class.* ; saddle blanket *class. & west.* ; numnah •Made with two basic shapes: 1) English-saddle-like. 2) about rectangular, blanket-like. De Satteldecke *f class. (1)* ; Schabracke *f class. (2)* Es sudadero ; mantilla ; manta ; pelero Ca dessuador ; suador

tapis de selle > serviette de selle

tarbais •Race de chevaux de selle, originaire de la région de Tarbes en France. En Tarbenian (Horse) breed De Tarbes-Pferd *ne*

tare > défaut

tare héréditaire *f* En inborn defect ; hereditary defect De Erbfehler *m* Es defecto hereditario / innato

tarpan •Race de chevaux sauvages des steppes de l'Asie occidentale. En Tarpan •The wild horse of Tartary. De Tarpan *m* Es tarpán

tarse > jarret

tas de fumier *m* En manure heap De Misthaufen *m* Es estercolero

tatouage *m* En tattooing De Tätowierung *f* Es tatuaje

tatoué à la lèvre En lip-tattooed De tätowiert (~ auf der Lippe)

taureau *m* En bull De Bulle *m* ; Stier *m*

taureau de combat En bull (fighting ~) De Spanisches Kampfrind *ne* Es toro bravo

taux de rotation des paris de la cagnotte *m* En pool betting turnover De Gesamtwettumsatz *m*

technique d'équitation *f* En riding technique De Reittechnik *f* Es técnica de montar

teigne *f* ; trichophytose *f (1)* •Maladie contagieuse de la peau, sans grande conséquence. Les poils disparaissent par petites plaques. 1) Causée par des fungi du genre Trichophyton. En ringworm ; dermatophytosis ; trichophytosis *(1)* ; tinea *(2)* •Very superficial infection that is highly infectious but causing almost no injury to animals. 1) Caused by fungi of the genus Trichophyton. 2) Term uncommonly used in animals. De Ringelflechte *f* ; Ringflechte *f* ; Borkenflechte *f* Es tiña It tigna

télègue ; téléga *f ; f* •Mot d'origine russe. En Russie, une charrette à quatre roues, haute et longue.

tempe *f* •Région de la tête du cheval, située entre la joue, l'oeil, le front et l'oreille. En temple De Schläfe *f* Es sien

tempérament *m* En temperament De Temperament *ne* Es temperamento

température *f* •La température rectale normale du cheval est de 37,5°C, elle peut atteindre 40,5°C durant un galop important. En temperature De Temperatur *f* Es temperatura

temps *m* En time De Zeit *f* Es tiempo Ca temps

temps (au ~) En every stride (at ~) De bei jedem Schritt Es tranco (al ~) Ca temps (al ~)

temps accordé En time allowed De Mindestzeit *f* ; erlaubte Zeit *f* Es tiempo concedido Ca temps concedit

temps de perfusion capillaire En capillary refill time De Kapillarfüllungszeit *f*

temps du gagnant En winner's time ; time of winner De Siegzeit *f* ; Siegerzeit *f*

temps du meneur En leader's time De Zeit des führenden Pferdes *f*

temps expérimental •Cote de vitesse plausible, attribuée sur une base expérimentale pour l'année qui vient, par l'association des chroniqueurs membres de la U. S. Trotting Association. En experimental speed rating •Given experimentally by the U.S.T.A. Writers association for the coming year. De experimentelles Speed-Rating *ne*

temps fractionnaire du cheval en première position *c* En fractional time of the leader *r* De Zwischenzeit des Führenden f

temps limite En time limit De Höchstzeit f; Frist f Es tiempo límite / máximo Ca temps límit

tenaille(s) à clous f (pl); coupe-clous m En nail nipper(s); nail cutter(s) De Hufzange f

tenaille(s) serre-clou > pince(s) à river

tenailles à arracher f pl; tricoises à déferrer f pl En puller (shoe ~); pull off(s); pincher(s); pincer(s) (farrier's ~) De Hufeisenabnehmzange f; Abnehmzange (für Hufbeschlag) f Es tenaza de descalzar It togli ferro

tenailles à corne > pince coupante / à parer

tenailles à mettre au feu f pl; lopinières f pl •Longues et faites pour manipuler le matériel directement dans le feu. En pick-up tongs; fire tongs •With long handles, they are used to pick up or move the stock in the fire. De Feuerzange f It molle per il fuoco

tenailles pour élargir les fers En shoe spreader De Hufeisenweitezange f

tendinite f •Inflammation d'un tendon. > chauffage et claquage de tendon En tendinitis •Inflammation of a tendon. > peritendinitis and tendon bow De Sehnenentzündung f; Tendinitis f Es tendinitis

tendon m •Cordon fibreux qui prolonge un muscle et le rattache à un os. Il porte habituellement le nom de ce muscle. En tendon De Sehne f pl: Sehnen Es tendón pl: tendones It tendine

tendon (du) fléchisseur profond (des phalanges / du doigt); tendon (du) perforant •Descend contre la face antérieure du fléchisseur superficiel, il passe entre les deux branches de ce dernier, (il le « perfore »), et s'attache à la face inférieure de la troisième phalange. En deep (digital) flexor tendon De tiefe Beugesehne f; Hufbeinbeugesehne f Es tendón flexor digital profundo; tendón flexor profundo (de las falanges) It tendine flessore profondo

tendon (du) fléchisseur superficiel (des phalanges / du doigt); tendon (du) perforé •Au-dessus du boulet il se sépare en deux branches, entre lesquelles passe le tendon du fléchisseur profond, et qui s'attachent de chaque côté de la partie supérieure de la deuxième phalange. Il est plat et passe sous la peau, tout contre la face postérieure du tendon du fléchisseur profond. En superficial (digital) flexor tendon De Beugesehne des oberflächlichen Zehenbeugers f Es tendón flexor digital superficial It tendine flessore superficiale

tendon (du) perforant > tendon (du) fléchisseur profond (des phalanges / du doigt)

tendon (du) perforé > tendon (du) fléchisseur superficiel (des phalanges / du doigt)

tendon calcanéen commun; tendon d'Achille; corde du jarret •Plus précisément, le tendon d'Achille ou calcanéen fait partie du tendon calcanéen commun ou corde du jarret chez le cheval. En common calcanean / calcaneal tendon; Achilles' tendon •The term common calcaneal tendon is convenient to designate the aggregated tendons (including the Achille or calcaneal tendon) which are attached to the calcaneal tuber. De Fersensehnenstrang m; Achillessehne f Es tendón de Aquiles La Tendo calcaneus communis

tendon claqué > claquage de tendon En bowed tendon > tendon bow De Sehnenzerrung f; Sehnenentzündung f Es tendón arqueado

tendon cunéen > tendon tibial crânial

tendon d'Achille > tendon calcanéen commun

tendon de l'extenseur antérieur des phalanges / du doigt > tendon de l'extenseur dorsal du doigt

tendon de l'extenseur dorsal du doigt; tendon extenseur des phalanges; tendon de l'extenseur antérieur des phalanges / du doigt anc •S'attache au sommet de la troisième phalange. En common (digital) extensor tendon; extensor pedis tendon old; tendon of common digital extensor; dorsal digital extensor tendon De Sehne des Zehenstreckers f Es tendón extensor digital It tendine estensore digitale comune

tendon de l'extenseur latéral du doigt En lateral (digital) extensor tendon De seitliche Zehenstrecksehne f

tendon des jumeaux de la jambe > tendon gastrocnémien

tendon extenseur En extensor tendon De Strecksehne f

tendon extenseur des phalanges > tendon de l'extenseur dorsal du doigt

tendon fléchisseur En flexor tendon De Beugesehne f Es tendón flexor

tendon gastrocnémien; tendon des jumeaux de la jambe anc En gastrocnemius tendon De Sehne des zweiköpfigen Wadenmuskels f

tendon prépubien En prepubic tendon De präpubische Sehne f La Tendo prepubicus

tendon tibial crânial; tendon cunéen En tibialis cranialis tendon; cunean tendon De Spatsehne f •medialer Sehnenschenkel des vorderen Schienbeinmuskels

ténia m anat En taenia / tenia anat •A flat ribbon-like structure, especially the muscles of the colon. De Bandstreifen m pl; Tänie f •Verstärkungen der Längsmuskelschicht der Wand des Dickdarms Es tenia La Taenia; Tenia

ténia > taenia

tenir ferme (se ~) •Arrêté ferme, le cheval se tient en équilibre et carré sur ses quatre membres. > parade En stand square v; stand to attention v; stand level v •Standing with balance (and with attention) on all four legs at the halt. De gleichmäßiges Stehen auf allen vier Füßen ne Es cuadrarse Ca quadrar-se

tenir immobile (se ~) En stand still v De stillstehen Es parar

tenir le coup c En hold on good v De durchhalten; dran bleiben

tenir les hanches En hold in the haunches v De verwahrende Schenkel f pl •verhindern das Ausweichen des Pferdes nach einer Seite Es sostener el posterior; mantener el posterior Po manter a garupa

tenue (de rênes) classique f; tenue à la française •Ancienne tenue des rênes, encore utilisée en équitation académique. Les rênes de filet entre pouce et index, les rênes de brides passant sous le cinquième doigt (l'auriculaire), dans le cas où les rênes sont tenues à une seule main, la rêne de bride droite passe entre les troisième et quatrième doigts. En classic manner (of holding the reins); French manner (old ~) De klassische Manier f; französische Manier (alt-~) f

tenue à la française > tenue (de rênes) classique

tenue de course En racing attire De Rennbahnbekleidung f

tenue des rênes En manner of handling / holding reins De Zügelhaltung f; Zügelführung f; Haltung der Leinen f ·att/hd Es manejo de las riendas

térébenthine f En turpentine De Terpentin ne Es trementina; terpentina amer

terminal (imprimeur-lecteur) de billets / tickets m En ticket (issuing-reading) terminal De Ticketterminal ne

terminer double Bel c •Se dit pour un cheval qui a fini sa course très vite.

terminer sur le pied gauche // droit En finish on

the left // right leg *v* De enden (auf dem linken // rechten Bein ~) Es terminar sobre el pie izquierdo // derecho

terminer une course à essai En finish a dash *v* De Vorstoß beenden (einen ~)

terminer une course sans être placé En finish a race out of the money *v* De Rennen unplatziert beenden (ein ~)

terpinéol *m* En terpineol De Terpineol *ne* •natürlich vorkommender Monoterpenspiritus Es terpinol

terrain *m* En field De Sportfeld *ne* •Bereich des Bodens, auf dem Sport getrieben wird.

terrain d'entraînement En training grounds De Trainingsanlagen *f pl* ; Trainingsgelände *ne*

terrassement du bouvillon *m* En steer wrestling De Steer-Wrestling *ne* ; Ringen mit dem Bullen *ne* •ein Rodeoevent

terrier du renard > renardière

test d'acuité visuelle *m* En sight test De Sehprüfung *f*

test de Coggins En Coggins test De Agar-Gel-Immundiffusiontest *m* ; Coggins-Test *m* •Test auf infektiöse Anämie.

test de consanguinité En inbreeding test De Inzuchttest *m* Es prueba de consanguinidad

test de flexion En flexion test De Beugeprobe *f* Es prueba de la flexión

test de l'éparvin En bone-spavin test De Spatprobe *f*

test de vers En worm test De Wurmprobe *f*

test sanguin En blood test De Blutuntersuchung *f* Es test sanguíneo

testicule *m* En testicle ; testis De Hoden *m* ; Testikel *m* Es testículo La Testis

tétanie de lactation *m* En lactation tetany De Geburtstetanie *f*

tétanos *m* ; mal de cerf *m* •Causée par la contamination d'une plaie par Clostridium tetani, une bactérie qui est présente dans l'intestin et les excréments du cheval. La raideur musculaire est particulièrement visible au niveau des mâchoires. En tetanus ; lockjaw De Wundstarrkrampf *m* ; Tetanus *m* Es tétanos ; tétano ; trismo

tête *f* •Composée de trente-quatre os différents. On peut lui identifier deux parties: le crâne et la face. En head De Kopf *m* ; Haupt *ne* Es cabeza Ca cap It testa Ne kop La Caput

tête (d'un clou) En head (of a nail) De Nagelkopf *m*

tête au mur > travers

tête d'hippopotame *f* •Tête du cheval atteint d'anasarque lorsqu'elle en vient à comporter d'énormes tuméfactions.

tête de maure > cap de maure / more

tête de rhinocéros •Tête du cheval dont le profil est exagérément concave.

tête moutonnée En sheep's profile (head with a ~) De Schafskopf *m*

têtière *f* En headpiece ; crownpiece De Kopfstück *ne* ; Genickstück *ne* ; Nackenriemen *m* Es testera ; nuquera Ca testera

tétrahydropyrimide *m* •Groupe de produits antiparasitaires. En tetrahydropyrimidine De Tetrahydropyrimidin *ne*

tétrathlon *m* En tetrathlon •Riding, running, swimming and shooting. De Tetrathlon *m* •Vierkampf, bestehend aus Schwimmen, Laufen, Dressurreiten und Springreiten

têtu > rétif

thermocautère *m* En firing iron De Brennstift *m* ; Brenneisen *ne* Es termocauterio

thermothérapie *f* En heat therapy De Thermotherapie *f* Es terapia caliente

thiabendazole *m* En thiabendazole De Thiabendazol *ne* ; TBZ *Abk* •TBZ ist ein Wirkstoff aus der Gruppe der Benzimidazole

thorax *m* > poitrine En thorax > chest De Brustkasten ; Brustkorb *m* ; Thorax *m* Es tórax •Vedi petto La Thorax

thoroughbred *m* ; pur-sang anglais *m* •Race d'origine anglaise. En Thoroughbred •English breed, bred chiefly for racing since the end of the 17th century. The word thoroughbred is the literal translation of the Arabic « Kehilan » meaning pure-bred all through. De englisches Vollblut *ne* ; Vollblüter *m* ; Vollblutpferd *ne* Es pura sangre inglés It purosangue inglese

thrombose *f* En thrombosis De Thrombose *f* Es trombosis

thrombus *m* ; caillot *m* En thrombus •Blood clot in artery or vein, restricting blood flow. De Blutpfropf *m* ; Thrombus *m* Es trombo ; coágulo de sangre

thymus *m* En thymus De Thymus *m* ; Bries *m* •Organ des Lymphsystems von Wirbeltieren Es timo La Thymus

thyroïde (glande ~) *f (f)* En thyroid (gland) De Schilddrüse *f* ; Thyreoidea *f* Es glándula tiroidea ; tiroides La Glandula thyroidea / thyreoidea

tibia *m* •Os principal de la jambe, de l'articulation du grasset à celle du jarret, cet os est très peu protégé sur sa face interne. La fibula lui est soudée. En tibia De Schienbein *ne* Es tibia La Tibia

tic à l'air > tic aérophagique (sans appui)

tic à l'appui > tic aérophagique (à l'appui)

tic aérophagique (à l'appui) *m* ; tic à l'appui •Tic du cheval qui avale de l'air en appuyant ses dents sur quelque chose. En crib biting ; cribbing •A vice, the horse presses down on something with the upper incisor teeth and swallows air. De Krippensetzen *ne* ; Aufsetzkoppen *ne* Es tiro de apoyo

tic aérophagique (sans appui) ; tic à l'air •Tic du cheval qui avale de l'air sans prendre appui avec ses dents sur quelque chose. En wind-sucking •1) Gulping and swallowing of air, can be accompanied by crib-biting. 2) This term may also be applied to drawing of air and expelling it from the reproductive tract by the vulva with each change of intra-abdominal pressure. This can result from a laceration of the vulva or by a closure that is not effective enough. De Koppen *ne* ; Luftkoppen *ne* Es aerofagia *m* ; tiro

tic de l'ours •Tic du cheval qui se balance d'un antérieur à l'autre, ce qui empêche un repos adéquat. En weaving •A vice, the horse rocks from side to side on his front legs. This prevents him from resting properly. De Weben *ne* Es zigzagueo *f*

tic rongeur *m* •Tic du cheval qui ronge du bois, possiblement simplement parce qu'il manque de fibres dans son alimentation.

tiercé *m Fr (1)* ; trifecta *m ou f Can. (2)* •Pari sur trois chevaux d'une course, en précisant leur ordre à l'arrivée. 1) Le tiercé peut être gagné « dans l'ordre » choisi par le parieur, il peut quand même rapporter un certain montant si les trois chevaux choisis sont les trois premiers sans l'être dans l'ordre choisi par le parieur (gagner « dans le désordre »). 2) L'ordre d'arrivée doit être respecté pour que la mise soit gagnante. En tiercé *Fr (1)* ; triactor *(2)* ; trifecta *(2)* •Wager in which one selects the first three finishing horses in precise order, in a particular race. 1) The tiercé may be won in the finishing order chosen by the bettor or it may pay a certain amount anyway if the three chosen horses finish in the first three places without being in the order predicted by the bettor. 2) The finishing order must be correctly predicted to win. De Tiercé-Wette *f (1)* ; Dreierwette *f (2)* ; Trifecta-Wette *f (2)* •Die Wette gewinnt auch bei beliebiger Reihenfolge der ersten drei Pferde im Ziel (1); Wette auf die ersten drei Pferde im Ziel in der richtigen Reihenfolge (2)

tige américaine *f* En trim gauge

tigrures f pl •Taches foncées sur un fond plus clair, et dont la disposition rappelle celle que l'on observe chez la panthère et le léopard. En leopard pattern / marking •Darker spots are widely distributed on a lighter background in a horse's coat. De tigerscheck adj ; Tigerung f

timon m att •Longue pièce centrale de chaque côté de laquelle on attelle un cheval. En pole hd De Deichsel f

timon > brancard

timonier > cheval de timon

tiques f pl En ticks De Zecken f pl Es garrapatas

tirage au sort m En draw De Losen ne ; Auslosung f Es sorteo Ca sorteig

tirage au sort des positions de départ c En draw for post position r De Startnummerauslosung f ; Verlosung der Startboxnummer f

tirailler (un cheval) Bel c ; scier (la bouche d'un cheval) •Tirer le mors d'un côté à l'autre dans la bouche du cheval. En seesaw (the reins) v De riegeln Es aserruchar (las riendas)

tiré par des chevaux > hippomobile

tire-botte m •Comportant une encavure dans laquelle on cale le talon de la botte pour l'enlever. En bootjack De Stiefelknecht m Es sacabotas

tire-botte (crochet ~) m (m) En boot hook De Stiefelhaken m ; Stiefelanzieher m Es tirabotas ; gancho para botas

tirer (sur la main) > appuyer lourdement ~ En pull v > lean heavily ~ De pullen ; schwer auf der Hand liegen ; vor dem Zügel liegen ; stürmen Es jalar (a mano)

tirer de l'arrière > être à l'arrière du peloton

tirer un pinçon •Un pinçon est tiré à même l'épaisseur de la barre de métal utilisée pour fabriquer un fer. En draw a clip v •Drawing a clip from the stock bar used to make a shoe. De Hufeisenaufzug aufziehen (einen ~)

tisonné > charbonné

tisonnier m En poker De Feuerhaken m Es atizador

tisonnure > charbonné

tissu cicatriciel m En cicatricial tissue ; scar tissue De Narbengewebe ne

tissu cicatriciel (excédentaire) m ; granulation (tissu de ~ excédentaire) f ; bourgeon charnu m ; granulation fongueuse f En granulation tissue (excess ~) ; proud flesh De Granulationsgewebe (überschüssiges~) ne ; wildes Fleisch ne

tissu feuilleté / podophylleux > chorion de la paroi (du sabot)

tissu velouté (partie centrale du ~) > derme de la fourchette

tissu velouté (partie périphérique du ~) > derme de la sole

tocard c ; toquard En worthless horse r De schlechtes Pferd ne Es caballo de carrera malo

toile sous-cutanée f ; hypoderme m En subcutis ; subcutaneous tissue ; hypodermis •Attaches the dermis to the deeper structures, it is thin in general. In the foot, it forms the coronary cushion and the digital cushion. De Unterhaut f ; Subkutis f Es tejido celular subcutáneo La Tela subcutanea

toilettage mutuel m En mutual grooming De gegenseitige soziale Hauptpflege f

toilette ; toilettage f ; m En trimming De Toilette f ; Frisur f

toise à potence > canne hippométrique

tondage m •Action de tondre le cheval. On parle plutôt de tondage que de tonte dans le cas du cheval. En clipping De Scheren ne Es esquileo ; esquila ; trasquila

tondeuse f En clipper De Schermaschine f Es máquina de rasurar ; esquilador

tondre En clip v De scheren Es esquilar ; trasquilar ; rasurar

tondu En clipped De geschoren

tonte f •Résultat du tondage. En clip n De Schur f

tonte de chasse •On laisse le poil sous la selle et sur les membres jusqu'à la hauteur de l'épaule ou du grasset. En hunter clip •Clipping all hair, except on the legs and where the saddle would rest. De Jagdschnitt m

tonte de course ; tonte en manteau / sac •La partie supérieure du corps du cheval n'est pas tondue. En blanket clip •There are different definitions but always a blanket is left unclipped on the upper part of the body. De Mantelschnitt m ; Deckenschnitt m

tonte en manteau / sac > tonte de course

toquard > tocard

toque > casque protecteur

toque de course f ; casque de jockey m En jockey cap De Rennkappe f

torchon m ; époussette f En rubber stable •A duster or cloth used in grooming. De Putztuch ne

tord-nez (avec chaîne) m En twitch (chain ~) De Kettenbremse f •aus Griff und Seil bzw. Kette bestehende Nasenbremse

tord-nez (casse-noisettes) m ; mouchette f Can. •Serre-nez en forme de casse-noisettes. En twitch (nutcracker action ~ / humane ~) De Nasenbremse f •aus Metall bestehende und im Aussehen einem zangenartigen Nussknacker ähnliche Nasenbremse

torus carpien // tarsien > châtaigne

toscan > maremme

totalisateur > tableau central des cotes

toucher (légèrement un obstacle) ; tutoyer (un obstacle) En rub (an obstacle) v ; brush v De Hindernis streifen (ein ~) Es rozar (un obstáculo) ; tocar

toucher (se ~) > atteindre (s'~) ; attraper (s'~)

toucher (se ~) > atteindre (s'~) ; attraper (s'~)

toupet m •Partie de la crinière qui pousse entre les oreilles et tombe sur le front. En forelock De Schopf m ; Stirnschopf m ; Schubrine f Es tupé ; mechón ; copete Ca serrell La Cirrus capitis

tour de sangle / poitrine m ; périmètre thoracique m En girth's circumference ; circumference of chest De Gurtumfang m ; Gurtentiefe f ; Brustumfang m Es perímetro torácico ; circunferencia del pecho

tour du canon En cannon's circumference ; circumference of cannon bone De Röhrbeinumfang m Es perímetro de la caña ; circunferencia de la caña

tour-caméra f En camera tower De Kameraturm m

tournant > virage

tournant du pavillon m c ; virage du pavillon m c En clubhouse curve / turn r De Einlauf-Bogen m •Bogen, der zur Zielgerade führt

tourner (sur les antérieurs // postérieurs) m ou v ; tourner de pied ferme m ou v ; conversion f (1) •Pivot sur les épaules / l'avant-main, ou bien sur les hanches / l'arrière-main. 1) Une conversion peut s'effectuer sur les antérieurs, sur les postérieurs ou encore par une combinaison des deux. > pirouette En turn (on the forehand // haunches) n or v > pirouette De Wendung (auf der Vorhand // Hinterhand) f Es vuelta (sobre el anterior // posterior)

tourner court En turn short / sharply v De kurz wenden ; scharf wenden Es volver corto

tourner de pied ferme > tourner (sur les antérieurs // postérieurs)

tourner large v En turn wide v ; take a wide turn v De wenden (in großem Bogen ~) Es volver ancho

tourner sur les antérieurs m ou v ; pivot sur les antérieurs *m* > *pirouette renversée* En turn on the forehand *n or v* > *reversed pirouette* De Wendung auf der Vorhand / Vorderhand *f* ; Vorhandwendung *f* Es vuelta sobre el anterior

tourner sur les postérieurs *m ou v* ; pivot sur les postérieurs *m* En turn on the haunches / quarters / hocks *n or v* De Wendung auf der Hinterhand *f* Es vuelta sobre el posterior / la grupa

tournoi *m* En tournament De Turnier *ne* ; Wettbewerb *m* Es torneo

tournure (d'un fer) *f* •Forme donnée au fer pour lui faire épouser le contour d'un sabot. En shape (of a horseshoe) De Hufeisenform *f* ; Hufeisenmodell *ne*

tousser En cough *v* De husten Es toser

tout le manège (utilisant ~) En all of arena (using ~) De ganze Reitbahn benutzen (die ~)

toux *f* En cough *n* De Husten *m* Es tos

trac *m* En show nerves De Lampenfieber *ne* ; Nerven zeigen *m pl* Es nerviosismo

trace *f* ; empreinte *f* •Chasse à courre: Odeur ou piste laissée par le gibier et que les chiens suivent. En scent *hunting* De Witterung *f* ; Spur *f* ; Fährte *f* Es rastro ; olf ato ; huella ; pista

trace de balzane *f* •Qui ne recouvre qu'une partie de la couronne. En partly white coronet De teilweise weiße Krone *f*

trace de balzane aux deux talons En white heels De weiße Ballen *m pl* Es talones blancos

trace de balzane demi-circulaire En half-white coronet De halbweiße Hufkrone *f*

trace de balzane en pince En white marking at front of coronet De vorn weiß gesäumte Krone *f* •weißes Abzeichen an einer Gliedmaße / einem Bein

trace de balzane en talon (gauche // droit) En white (left // right) heel ; heel marking (left // right ~) De weißer Ballen (linker // rechter ~) *m*

trace de feu •Tache laissée par l'application thérapeutique du feu. En firing mark / scar > *pin firing and line firing (scars)* De Brandzeichen ; Brandnarbe *ne* ; *f* Es punta de fuego

tracé de la piste *m c* En lay-out of the track *r* De Gestaltung der Bahn *f*

tracé du parcours *m* En line of the course De Linienführung des Parcours *f* Es trazado de recorrido

trachée *f* •Long tuyau formé d'anneaux cartilagineux. Il achemine l'air entre le larynx et les bronches. En trachea ; windpipe •Air passage extending from the larynx to the main bronchi. De Luftröhre *f* Es tráquea La Trachea

trafiquer des billets En scalp (tickets) *v* De mit Gewinn Tickets schwarz weiterverkaufen

trafiqueur de billets / paris *m* En scalper De illegaler Ticketverkäufer *m* ; Ticketschieber *m*

train > *rythme*

traînard *c* En distanced horse *r* De distanzierte Pferde *ne pl* Es rezagado

trait *m att* •Courroie de cuir allant du collier au palonnier, par laquelle un cheval tire une charge ou un véhicule. En trace *hd* De Strang *m* ; Zuggurt ; Zugstrick ; Zugstrang *m* ; *m* ; *m* Es tirante

trait du nord > *ardennais du nord*

trait du Schleswig > *schleswig*

trait finlandais > *finlandais de trait lourd*

trait hollandais > *hollandais de trait*

trait hongrois race En Hungarian Draught Horse breed De ungarisches Kaltblut *ne*

trait irlandais race En Irish Draught Horse breed De irisches Zugpferd *ne* Es caballo de tiro irlandés

trait italien race En Italian Heavy Draught Horse breed De Italienisches Kaltblut *ne* Es tiro pesado italiano

trait lourd (cheval de ~) *m* En heavy draught / draft horse De schweres Zugpferd *ne* Es caballo de tiro pesado

trait lourd de Rhénanie •Race d'origine allemande. En Rhenish Heavy Draught Horse breed ; Rhineland Horse De Rheinisch-Deutsches Kaltblut *ne*

trait nivernais •Race d'origine française. En Nivernais Draught Horse breed De Nivernais-Pferd *ne*

trait suédois race En Swedish Warm-Blooded Horse breed De Schwedisches Warmblut *ne* Es caballo sueco de media sangre ; caballo sueco de sangre tibia

trait yougoslave race En Yugoslavian Draught Horse breed De Jugoslawisches Kaltblut *ne*

traitement au froid > *application de froid*

trajectoire du pied *f* En foot flight arc •The imaginary line a hoof draws in the air when moving. De Flugbahn des Hufes in der Bewegung *f* ; Bewegungsbogen des Hufes *m*

trakehnen > *fossé barré*

trakehner •Race originaire du haras de Trakehnen en Prusse-Orientale. En Trakehner ; Trakehner Horse breed *f* ; East Prussian (Horse) De Trakehner *m* Es trakehner

tranche (d'une élimination) *f* En leg (of an elimination race) De Teil *m* ; Abschnitt *m*

tranche(t) (d'enclume) *f (m)* En hardy *pl: hardies* •A cutting off tool mounted in the anvil and used to cut hot or cold stock. De Amboßschröter *m* Es tajadera

tranche(t) (d'enclume) droit(e) > *biseau métallique*

tranche(t) à froid // à chaud En hardy for cold // hot cutting De Abschröter zum kalten // heißen Abschroten *m*

tranche(t) coupe-éponge / à éponges > *biseau métallique courbé*

tranchet > *rogne-pied*

tranquillisant *m* En tranquillizer De Beruhigungsmittel *ne* Es tranquilizante

transfert d'embryon *m* En embryo transfer De Embryotransfer *m* Es transferencia de embrión

transfert des droits de propriété d'un cheval réclamé *c* En vesting of title to a claimed horse *r* De Übergang der Rechte an einem geforderten Pferd *m*

transition *f* En transition De Übergang *m* Es transición Ca transició

transition dans une même allure En transition within a pace De Tempoübergang innerhalb einer Gangart *m*

transition entre des allures En transition from pace to pace De Übergang in den Gangarten *m*

transpiration > *sueur*

trapu En stocky ; thick-set De gedrungen

traquenard > *trot décousu / désuni*

travail *m c* •Exercice, sur une distance d'un mille, un peu plus vif qu'un entraînement régulier, généralement deux jours avant une course. En blowing out *r* •Fairly fast training mile, generally two days before a scheduled race. De Spritzer •2 Tage vor dem Renntermin letzte Vorbereitung auf ein Rennen

travail *m pl: travails* •Appareil servant à la contention du cheval pour l'examiner, le ferrer etc. En frame •A frame in which a horse is restricted during an examination, shoeing or like activities. De Rahmen *m* ; Figur *f* ; Gestell *ne* ; Gerüst *ne* Es potro

travail à la main *m* En work in hand *n* ; ground work

De Arbeit an der Hand *f* ; Lektionen an der Hand *f pl* **Es** trabajo a la mano
travail entre (les) piliers **En** work between the pillars *n* **De** Arbeit in den Pilaren *f* **Es** trabajo en los pilares
travail monté **En** work under saddle *n* **De** Arbeit unter dem Reiter *f*
travail sur / aux longues rênes **En** work in long reins *n* **De** Arbeit am langen Zügel *f* ; Lektionen am langen Zügel *f pl* **Es** trabajo en riendas largas
travail sur deux pistes **En** work on two tracks *n* **De** Arbeit auf zwei Hufschlägen *f* **Es** trabajo de dos pistas **Ca** treball de dues pistes
travailler la bouche d'un cheval > faire la bouche d'un cheval
travers *m* ; tête au mur *f* ; croupe en dedans *f* **En** travers ; head to the wall **De** Travers *ne* ; Kruppeherein *ne* **Es** cabeza al muro ; cabeza afuera **Ca** cap al mur **It** groppa in dentro **Po** cabeça à parede, ladear coma garupa para **Ne** travers ; achterhand naar binnen
trèfle *m* **En** clover **De** Klee *m* **Es** trébol **La** Trifolium
trématode *m* • Ver appartenant à l'ordre des Trématodes, incluant les douves. **En** trematode • Any parasite belonging to the class Trematoda, including flukes. **De** Saugwürmer *m pl* ; Trematoda *m pl* **Es** trematodo
tremblement(s) > myoclonie(s)
tremper **En** soak *v* **De** voll Wasser saugen (sich~) ; einweichen **Es** remojar
trépied de maréchal-ferrant *m* • Pour déposer le pied du cheval. **De** Hufbeschlagbock *m*
très boueuse •c: État de la surface de la piste à un moment donné. **En** heavy ; hy *r abbr* •r: The physical condition of the track at a given time. **De** tief
tresse (de crinière et / ou de queue) **En** plait *n* ; braid *n* **De** Flechten *ne* ; Tresse *f* **Es** trenza
tresser **En** plait *v* ; braid *v* **De** einflechten ; flechten **Es** trenzar
tri (du bétail) *m* ; cutting *m* **En** cutting • The horse must enter the herd quietly and cut out a cow, with the minimum of disturbance for the others. The horse, alone or like, must then prevent the cow from returning into the herd. The first recorded competition was held in Texas in 1898. **De** Cutting *ne* •das Aussondern eines Rindes aus der Herde **Es** cortando
tribune de la presse *f* **En** press gallery / row **De** Pressetribüne *f*
tribune des commissaires **En** stewards' stand **De** Rennleitungstribüne *f*
tribune des juges **En** judges' stand **De** Richterstand *m* **Es** caseta del jurado
tribune principale > estrade des spectateurs
tricher **En** cheat *v* **De** betrügen ; schummeln ; mogeln ; täuschen **Es** trampear
tricherie *f* **En** cheating **De** Betrügerei *f* ; Mogelei *f* ; Schummelei *f* ; Täuschung *f* **Es** trampa ; fullería
trichophytose > teigne
tricoises à déferrer > tenailles à arracher
tricoises à parer > pince coupante / à parer
tricorne *f* **En** tricorne • A three-cornered hat. **De** Dreispitz *m* ; Dreimaster *m* **Es** tricornio ; sombrero de tres picos
tricoter > croiser (se ~)
tridem *m* • Trois chevaux attelés l'un derrière l'autre.
trier les engagements *c* **En** seed entries *v* **De** Nennungen sortieren *f pl*
trifecta > tiercé
trio *m* • Fr: Pari sur trois chevaux indépendamment de leur ordre d'arrivée respectif. **En** trio **De** Drillingswette *f* ;

Triowette *f* • Wette auf die ersten drei Pferde im Ziel in beliebiger Reihenfolge
triplé > classé
triple (obstacle ~) *m (m)* **En** triple (combination) ; treble **De** dreifache Kombination *f* **Es** obstáculo triple ; combinación triple
Triple couronne *f* **En** Triple Crown • In Thoroughbred racing, winning in the same year, for United States: the Kentucky Derby, the Belmont Stakes and the Preakness; for Britain: the 2000 Guineas, the Derby and the St. Leger; for Canada: the Queen's Plate, the Prince of Wales Stakes and the Breeders' Stakes. **De** Dreifache Krone *f*
tripoter un cheval *c* **En** tamper with a horse *v* **De** Pferd verderben (ein ~)
trochlée du fémur *f* • Surface patellaire (Facies patellaris NAV.) du fémur. **En** femoral trochlea ; trochlea of the femur **De** Kniescheibenrolle *f* **Es** tróclea femoral **La** Trochlea ossis femoris
troïka *f* • Attelage à trois chevaux de front, cette méthode est originaire de Russie. Le cheval du centre est entre les brancards et sous une arche (la douga) et les deux autres chevaux ont l'encolure tournée vers l'extérieur. **En** troika **De** Troika (russische ~)
trois pièces (embouchure à ~) > double brisure (embouchure à ~)
trois pour une • Une méthode de tenue des rênes, enseignée à l'École espagnole de Vienne, trois rênes dans la main gauche et une dans la main droite. **En** three in one • A method of holding the reins, taught in the Spanish Riding School, the left hand holds three reins and the right hand one. **De** Zügelhaltung drei zu eins *f (angefasste Trense)*
trois-quarts frère // soeur **En** three-quarters brother // sister **De** Dreiviertelbruder // Dreiviertelschwester *m // f*
troisième mère *f* • Arrière grand-mère. **En** third dam ; great-granddam **De** Urgroßmutter *f* ; dritte Mutter *f*
troisième paupière > membrane nictitante
troisième phalange > phalange distale
troisième trochanter *m* ; crête sous-trochantérienne *f anc* **En** third trochanter **De** dritter Umdreher *m* ; dritter Rollhügel *m* ; Knochenfortsatz des Oberschenkelknochens *m* **La** Trochanter tertius
trompe > cor de chasse
trompe (d'attelage à l'anglaise) *f* • Pour un attelage à quatre, elle inclut un crapaud et un crochet. Dans un attelage à deux, il n'y a qu'un crapaud à l'extrémité du timon. **En** crab ; pole head ; pole hook • For four-in-hands, pole hook and crab are sometimes used as synonyms. Both the crab and the pole head (for four-in-hands) include the pole hook and the cross head. For a pair (two abreast), the pole head will be a cross head only. **De** Deichselkopf (für Vierspänner) *m* ; Deichselhaken (für Vierspänner) *m*
trompe auditive *f* ; trompe d'Eustache *anc* **En** auditory tube **De** Ohrtrompete *f* ; Eustachische Röhre *f* **Es** trompa de Eustaquio ; tubo auditivo **La** Tuba auditiva
trompe d'Eustache > trompe auditive
trompe de Fallope > trompe utérine
trompe utérine *f* ; oviducte *m* ; trompe de Fallope *f* **En** uterine tube **De** Eileiter *m* ; Oviduktu *m* **Es** oviducto **La** Tuba uterina
tronc *m* **En** trunk ; torso ; barrel (of the horse) **De** Rumpf *m* ; Stamm *m* ; Hauptteil *m* **Es** tronco ; torso **It** tronco • Costituito dal torace e dall' addome. **La** Truncus
tronc bicarotidien **En** bicarotid trunk **De** Truncus bicaroticus *m* **La** Truncus bicaroticus
tronc brachio-céphalique **En** brachiocephalic (arterial) trunk **De** brachiozephaler Arterienstamm *m* **La**

Truncus brachiocephalicus

tronc sympathique En sympathetic trunk De Sympathikus ; Sympathicus *m* ; sympathischer Grenzstrang *m* La Truncus sympathicus

tronc vagal (ventral // dorsal) En vagal trunk (ventral // dorsal ~) De Stamm des zehnten Hirnnervs (bauchseitiger // rückenseitiger ~) *m* ; Vagusstamm (bauchseitiger // rückenseitiger ~) *m* La Truncus vagalis (ventralis // dorsalis)

tronc vago-sympathique En vagosympathetic trunk De vagosympathischer Nervenstamm *m* ; Halsgrenzstrang *m* ; Halssymphatikus *m* La Truncus vagosympathicus

tronçonner > courtauder

trophée *m* En trophy De Trophäe *f* ; Ehrenpreis *m* Es trofeo

Trophée de la reine •Can. ct: Tenu annuellement depuis 1836, maintenant couru exclusivement à la piste Woodbine de Toronto en Ontario. En Queen's Plate •Can. tr: Raced since 1836, now raced exclusively at the Woodbine Race Track in Toronto, Ontario. De Queen's Plate *ne*

trot *m* •Au trot, le cheval déplace en alternance l'antérieur gauche avec le postérieur droit, puis l'antérieur droit avec le postérieur gauche. En course le trot pourra être à quatre temps, les deux membres déplacés pas alors n'étant déposés au sol simultanément. En trot •At this gait, the horse moves his left front and right rear legs simultaneously or almost, then the right front and the left rear. De Trab *m* ; Trott *m* Es trote Ca trot It trotto Po trote Ne draf

trot à l'anglaise > trot enlevé

trot allongé ; trot en extension En extended trot De starker Trab *m* Es trote largo ; trote extenso Ca trot llarg It trotto allungato Po trote largo Ne uitgestrekte of verlengde draf

trot allongé assis En extended trot sitting De starker Trab ausgesessen ; starken Trab aussitzen (im ~) Es trote largo sentado It trotto allungato di scuola Po trote largo sentado Ne uitgestrekte draf met doorzitten

trot allongé enlevé En extended trot rising De starken Trab leichttraben (im ~) Es trote largo a la inglesa ; trote largo levantado It trotto allungato leggero Po trote largo levantado Ne verlichte uitgestrekte draf

trot assis En sitting trot De Deutschtraben *ne* ; ausgesessener Trab *m* Es trote sentado Ca trot assegut

trot de course ; trot volant •A quatre temps, lorsque le cheval est en course. En flying trot De Renntrab *m*

trot de service / route En utility trot De Gebrauchstrab *m*

trot de travail En working trot De Arbeitstrab *m* Es trote de trabajo Ca trot de treball

trot de travail, assis En working trot sitting De ausgesessener Arbeitstrab *m* ; Arbeitstrab im Deutschtraben *m*

trot de travail, enlevé En working trot rising De Arbeitstrab im Leichttraben *m* ; Arbeitstrab im Englischtraben *m*

trot décousu / désuni ; trot rompu ; traquenard ; entrepas *m* (1) •Lorsque le poser du postérieur ne se fait pas en même temps que celui de l'antérieur d'un bipède diagonal. On dira parfois ainsi que cette allure « défectueuse » tient du trot et de l'amble, et qu'elle crée une impression de précipitation dans les mouvements du cheval; ou 1) qu'elle se situe entre le pas et l'amble. On y assimile parfois les termes anglais de « rack », « slow gait » et « running walk » qui sont des allures pratiquées dans certains milieux En racking *ca* De unreiner Trab *m* Es trote irregular

trot en extension > trot allongé

trot enlevé ; trot à l'anglaise *anc* En posting trot ; rising trot De leichter Trab *m* Es trote levantado ; trote a la inglesa Ca trot aixecat

trot espagnol En Spanish trot •In which the horse raises and extends the forelegs. De spanischer Trab *m* Es trote a la española

trot moyen En medium trot ; ordinary trot •Differences are sometimes made between « medium » and « ordinary » paces. De Mitteltrab *m* Es trote medio / ordinario Ca trot mitjà It trotto ordinario Po trote normal Ne gewone draf

trot moyen assis En medium trot sitting De ausgesesser freier Arbeitstrab *m* Es trote ordinario sentado It trotto ordinario di scuola Po trote normal sentado Ne gewone draf met doorzitten

trot rassemblé En collected trot De versammelter Trab *m* Es trote reunido Ca trot recollit It trotto riunito Po trote concentrado

trot rassemblé assis En collected trot sitting De ausgesessener versammelter Trab *m* Es trote reunido sentado It trotto riunito di scuola Po trote concentrado sentado Ne verzamelde draf met doorzitten

trot rompu > trot décousu / désuni

trot volant > trot de course

trotter ; aller au trot En trot *v* De Trab reiten ; traben Es trotar Ca trotar

trotter assis En trot sitting *v* De aussitzen (im Trab)

trotter du genou > trousser

trotter enlevé En trot rising *v* De leichttraben ; englischtraben Es trote levantado

trotteur *m* En trotter ; trotting horse De Traber *m* ; Trabpferd *ne* Es trotador

trotteur américain > standardbred

trotteur espagnol *race* En Spanish Trotter *breed* De Spanischer Traber *m*

trotteur français En French trotter ; Norman trotter De französischer Traber *m* Es trotador francés ; caballo trotón francés It trottatore francese

trotteur italien *race* En Italian Trotter Horse *breed* De italienischer Traber *m*

trottiner •Allure précipitée, trot très raccourci. En jig *v* De zackeln Es trotinar

trou occipital > foramen magnum

troupeau d'élevage *m* En breeding herd De Zuchtherde *f* Es yeguada de cría *f*

troupier > cheval de troupe

trousse de médicaments *f* ; médicaments (coffre / boîte à ~) *m pl (m / f)* En medicine box ; medicine chest De Verbandskästchen *ne* ; Verbandsschränkchen *ne*

troussequin *m* En cantle De Hinterzwiesel *m* ; Sattelkranz *m* ; Sitzlehne *f* Es borrén trasero ; cantileja Ca borrena de darrere ; borrena posterior

trousser ; trotter du genou •Se dit du cheval qui lève exagérément les antérieurs en pliant les genoux au maximum. L'expression « trousser » s'utilise aussi au pas. > stepper De steppen

truité > moucheté

trypanosomiase *f* En trypanosomiasis > dourine, mal de caderas *and* surra De Schlafkrankheit *f* ; Trypanosomiasis *f* Es tripanosomiasis

tube digestif *m* •Comprend la bouche, l'oesophage, l'estomac, les intestins et le rectum, il mesure environ trente-trois mètres chez le cheval. En digestive tract De Verdauungskanal *m* Es tubo digestivo

tuber coxae *m* ; angle de la hanche *m ostéologie* En coxal tuber ; tuber coxae De Hüfthöcker *m* ; Darm-

beinwinkel (zur Seite hin gelegener ~) m Es tuberosidad coxal It tuber coxae La Tuber coxae
tuber sacrale m ; angle de la croupe m ostéologie En sacral tuber De Kreuzhöcker m Es tuberosidad sacra It tuberosità sacrale La Tuber sacrale
tubercule facial m •Termine, de façon brusque, la crête faciale. •The rostral extremity of the facial crest. La Tuber faciale
tubercule supraglénoïdal f En supraglenoid tubercle De Schulterblattbeule f •kleiner Knochenhöcker oberhalb der Gelenkpfanne des Schulterblattes La Tuberculum supraglenoidale
tubérosité acromienne > tubérosité de l'épine scapulaire
tubérosité de l'épine scapulaire f ; tubérosité acromienne anc En tuber of scapula ; tuberosity of the scapular spine De Höcker der Schulterblattgräte m ; Grätenbeule f It tuberosità scapolare La Tuber spinae scapulae
tubérosité deltoïdienne En deltoid tuberosity (of humerus) De Armbeinhöcker m It tuberosità deltoidea La Tuberositas deltoidea
tubérosité du calcanéus f ; sommet du calcanéum m anc •Point d'attache de la corde du jarret. En calcanean tuber ; calcaneal tuberosity ; tuber calcis De Fersenhöcker m Es tuberosidad calcánea La Tuber calcanei
tubérosité du tibia En tibial tuberosity De Schienbeinbeule f •Knochenfortsatz am proximalen Ende der vorderen Schienbeinkante La Tuberositas tibiae
tubérosité ischiatique En ischial tuber De Sitzbeinhöcker m Es tuberosidad isquiática It tuber ischii La Tuber ischiadicum
tubes cornés (de la paroi du sabot) m pl En horn tubes / tubules (of the hoof wall) De Hornröhren (der Hufwand) f pl
tubules rénaux m pl En renal tubules De Harnkanälchen ne pl ; Nierenkanälchen ne pl La Tubuli renales
tuméfaction > enflure
tunique abdominale f En abdominal tunic ; tunica flava De Bauchring m La Tunica flava abdominis
turcoman ; turkoman > turkmène
turfiste > amateur de courses
turkmène race ; turcoman ; turkoman En Turkoman Horse breed De Turkmene m
tutoiement (d'un obstacle) m •Lorsque le cheval touche légèrement à l'obstacle en le sautant. En rub n •The horse touches a rail with its leg(s), while jumping over it. De Streifen ne
tutoyer (un obstacle) > toucher (légèrement un obstacle)
tympan m En tympanic membrane De Trommelfell ne Es tímpano La Membrana tympani
typage des antigènes des globules rouges m En blood typing De Blutgruppenbestimmung f ; Bluttypbestimmung f
type de (la) race m En breed type De Rassetyp m Es tipo racial
U.A. > unité animale
UGB > unité de grois bétail
ulcère m En ulcer De Geschwür ne Es úlcera It ulcera La ulcus
ulcère corrosif de l'os naviculaire > naviculaire (maladie ~)
ulna m ; cubitus m anc •Fusionné à la partie supérieure du radius, sa pointe supérieure (l'olécrâne) forme la pointe du coude. En ulna ; cubitus old De Elle f ; Ulna f Es cúbito It ulna La Ulna

ultime poussée f En final all-out dash r De letzter, ultimativer Vorstoß m
uni •c: Un des motifs pouvant faire partie d'un dispositif de couleurs. En plain •r: One of the markings that may be part of a racing colour scheme. De einfarbig •Rennfarbe
unité animale f ; U.A. abr En animal unit ; A.U. abbr De Vieheinheit f ; Tiereinheit f Es unidad animal / ganadera
unité de grois bétail ; UGB abr En large animal unit Es unidad de ganado mayor
unité de mise f En wagering unit De Wettbereich m ; Wetteinrichtung f
unité fourragère f En feed unit De Futtereinheit f ; Fütterungseinheit f Es unidad forrajera
uretère m •Conduit de drainage du rein vers la vessie. En ureter De Harnleiter m Es uréter La Ureter
urètre m En urethra De Harnröhre f Es uretra La Urethra (feminina // masculina)
urine f En urine De Urin m ; Harn m Es orina La Urina
urticaire m En urticaria De Nesselausschlag m ; Quaddelausschlag m ; Quaddeln f pl ; Nesselfieber ne ; Urtikaria f Es urticaria It urticaria
utérus m En uterus De Gebärmutter f ; Uterus m Es útero ; matriz La Uterus
uvéite (récidivante) f En equine recurrent uveitis ; moonblindness ; moon blindness ; periodic ophthalmia ; ERU abbr De periodische Augenentzündung f ; Mondblindheit f Es uveítis
vaccin m En vaccine De Impfstoff f Es vacuna
vaccination f En vaccination De Impfung f ; Schutzimpfung f Es vacunación
vaccination obligatoire En compulsory vaccination ; mandatory vaccination De Plichtimpfung f ; obligatorische Vakzination f
vache f En cow De Kuh f
vacher m ; cow-boy m En cowboy De Cowboy m Es vaquero
vacillement des jarrets m En twisting of the fetlocks •~ while the limb is supporting weight and moving. > rock out over his hocks De Drehen ne
vaciller sur ses jarrets •Le membre postérieur tout entier pivote sur le pied lorsqu'il est à l'appui avant de venir au soutien lors d'un déplacement. En rock out over his hocks v > twisting of the fetlocks De Fesselgelenke drehen ne pl
vagin m En vagina De Scheide f ; Vagina f Es vagina La Vagina
vagin artificiel En artificial vagina De künstliche Vagina f
vainqueur m ; gagnant m En winner De Sieger m ; Gewinner m Es vencedor ; ganador
vaisseau lymphatique m En lymphatic vessel De Lymphgefäß ne Es vaso linfático La Vas lymphaticum
vaisseau sanguin En blood vessel De Blutgefäß ne ; Ader f Es vaso sanguíneo
valet m En valet (jockey ~) •tr: A person who assists the jockey in caring for him and the horse's equipments, and the trainer in saddling the horse. De Jockeydiener m Es mozo (de jockey)
valet-de-chiens m •Il soigne les chiens et les accompagne à la chasse, sous les ordres du piqueux. Le terme allemand « Pikör » recoupe aussi différents autres rôles au sein de l'équipage de chasse. En whipper-in •A huntsman's assistant. De Pikör m Es mozo de perros
valvule mitrale f •Valvule entre l'oreillette gauche et le ventricule gauche du coeur. En mitral valve De Mitralklappe f ; Bikuspidalklappe f •eine der beiden Vor-

hof-Herzkammer-Klappen La Valva atrioventricularis sinistra
variables de la piste *f pl c* En track variants *r* De Bahnvarianten *f pl*
variole équine *f* En horse pox ; horsepox De Pferdepocken *f pl* Es viruela equina
varron *m* ; hypodermose *f (1)* •Larve d'Hypoderma bovis (ou H. lineatum), la mouche du varron (ou hyperdome), laquelle est un oestre. 1) La maladie provoquée par ces larves. En warble ; warbles *(1)* ; ox warble ; cattle brus / grub *rare* •The lump housing the warble-fly (Hypoderma bovis or H. lineatum / lineata) maggot. 1) The lumps or the disease caused by Hypoderma. De Dassellarve *f* ; Dasselbeule *f* Es hipodermosis ; rezno
veau *m* En calf De Kalb *ne*
véhicule de la barrière de départ *m* En starting gate (vehicle) De Startmaschine *f*
veine *f* •Les veines ramènent le sang depuis les tissus jusqu'au coeur, elles comportent souvent des valvules pour que le sang ne puisse y circuler que dans ce sens. En vein De Vene *f* Es vena
veine axillaire En axillary vein De Achselblutader *f* ; Achselvene *f* Es vena axilar La Vena axillaris
veine brachiale En brachial vein De Oberarmvene *f* ; Brachialvene *f* La Vena brachialis
veine cave (crâniale // caudale) En vena cava (cranial // caudal ~) De Körperhohlvene (vordere // hintere ~) *f* La Vena cava (cranialis // caudalis)
veine céphalique En cephalic vein De cephalische Vene *f* Es vena cefálica La Vena cephalica
veine céphalique accessoire En accessory cephalic vein De Hautvene auf der Radialseite des Unterarms Es vena cefálica accesoria La Vena cephalica accessoria
veine de l'éperon > veine sous-cutanée thoracique
veine faciale En facial vein De Gesichtsblutader *f* ; Gesichtsvene *f* Es vena facial La Vena facialis
veine fémorale En femoral vein De Oberschenkelblutader *f* ; Oberschenkelvene *f* ; Femoralvene *f* Es vena femoral La Vena femoralis
veine iliaque (interne // externe) En iliac vein (internal // external ~) De Hüftvene (innere // äußere ~) *f* La Vena iliaca (interna // externa)
veine jugulaire (interne // externe) En jugular vein (internal // external ~) De Drosselvene (innere // äußere ~) *f* Es vena yugular (interna // externa) La Vena jugularis (interna // externa)
veine médiale du coude En median cubital vein De mittlere Ellenbeugenvene *f* La Vena mediana cubiti
veine mésentérique (crâniale // caudale) *f* ; veine mésentérique (petite // grande ~) *anc* En mesenteric vein (cranial // caudal ~) De Darmvene *f* ; Gekrösevene *f* ; Mesenterialvene (vordere // hintere ~) *f* La Vena mesenterica (cranialis // caudalis)
veine mésentérique (petite // grande ~) > veine mésentérique (crâniale // caudale)
veine porte En portal vein De Pfortader *f* Es vena porta La Vena portae
veine radiale En radial vein De Speichenvene *f* La Venae radiales *pl*
veine rénale En renal vein De Nierenvene *f* La Vena renalis
veine saphène externe En lateral saphenous vein De kleine Rosenvene *f* ; kleine Saphenavene *f* Es vena safena externa La Vena saphena lateralis / parva
veine saphène interne En medial saphenous vein De große verborgene Vene *f* ; große Rosenvene *f* Es vena safena interna La Vena saphena medialis /

magna
veine sous-cutanée thoracique ; veine de l'éperon En superficial thoracic vein ; spur vein De oberflächliche Vene der seitlichen Bauchwand *f* •Vereinigung der Äste der Bauchvene am Rumpf Es vena torácica externa La Vena thoracica superficialis
veine vertébrale En vertebral vein De Wirbelsäulenvene *f* La Vena vertebralis
veine(s) hépatique(s) En hepatic vein(s) De Lebervene(n) *f (pl)* La Venae hepaticae *pl*
veine(s) pulmonaire(s) En pulmonary vein(s) De Lungenvenen *f pl* La Venae pulmonales *pl*
vendre à l'encan ; vendre aux enchères En auction *v* De versteigern ; meistbietend verkaufen Es vender en pública subasta
vendre aux enchères > vendre à l'encan
vente à l'amiable *f* ; vente privée En private sale De freihändiger Verkauf *m* ; privater Verkauf *m*
vente aux enchères > encan
vente aux enchères publiques *f* En public auction sale De öffentliche Auktion *f* ; öffentliche Versteigerung *f* Es subasta ; almoneda
vente avec redevance •Vente comportant une redevance qui est habituellement une forme de participation financière aux gains éventuels du cheval. En conditional sale •The condition is usually a participation to the horse's earnings. De Auktion mit bestimmten Bedingungen für die versteigerten Pferde. Ne verkoop onder voorwaarden
vente mixte *c* En mixed sale *r* De gemischte Auktion *f* •Auktion auf der Jährlinge, ältere Pferde sowie Zuchtstuten angeboten werden
vente privée > vente à l'amiable
vente publique En public sale De öffentlicher Verkauf *m*
vente sélectionnée *c* En selected sale *r* De Auslese-Versteigerung *f*
ventilation des enjeux *f* En spreading of bets / wagers / stakes De Streuen von Wetten / Einsätzen *ne*
ventre *m* •1) Partie ventrale de l'abdomen du cheval, située en arrière des côtes, sous les flancs et dans leur partie basse. 2) Partie contractile d'un muscle. En belly •1) The softer, ventral part of the abdomen. 2) The fleshy, contractile part of a muscle. De Bauch *m* Es vientre ; barriga Ca ventre It ventre Ne buik
ventre avalé *m* ; ventre de vache ; ventre tombant •Ventre trop volumineux. En cow-belly De Heubauch *m* ; Grasbauch *m* ; Kuhbauch *m* ; Hängebauch *m* Es barriga de vaca
ventre de levrette ; ventre retroussé ; levretté (ventre / cheval ~) •Trop maigre à l'arrière, la ligne inférieure remonte vers le haut à l'arrière. En herring gut ; greyhoundy *adj* •Said of a horse having a mean body running upwards from girth to quarters. De Windhundbauch *m* ; aufgeschürzter Bauch *m* Es barriga de pescado / anguilla
ventre de vache > ventre avalé
ventre retroussé > ventre de levrette
ventre tombant > ventre avalé
ventricule (droit // gauche) *m* En ventricle of heart (right // left ~) De Herzkammer (rechte // linke ~) *f* Es ventrículo (derecha // izquierda) La Ventriculus (dexter // sinister)
ver *m pl:* vers En worm *pl:* worms De Wurm *m pl:* Würmer Es verme *pl:* vermes ; lombriz *pl: lombrices*
ver capillaire En hairworm ; stomach hairworm De Magenfadenwurm *m* ; Haarmagenwurm *m* Es tricostrôngilo La Trichostrongylus axei
ver du lig. de la nuque ; ver filiforme de la nuque En neck threadworm De ein Mikrofilarium, deren erwach-

sene Würmer sich in der Haut des Nackenbandes ansiedeln La Onchocerca cervicalis

ver du sang En bloodworm De Blutwurm *m* La Strongylus vulgaris

ver en vis En screw worm •Any fly larvae that develop in sores and wounds. De Schraubenwurm *m* Es lombriz de heridas abiertas

ver filiforme *m* ; filaire *m* •Du genre Onchocerca. En filaria De Filarie *f*

ver filiforme de la nuque > ver du lig. de la nuque

ver filiforme intestinal En intestinal threadworm De Zwergfadenwurm *m* Es estrongilo ides La Strongyloides westeri

ver gastrique à grande bouche En large-mouthed stomach worm De Magenwurm *m* ; Rollschwanz *m* La Habronema muscae

ver plat segmenté > taenia

ver rond > nématode

verge *f* •Unité de mesure équivalente à 0,9144 mètre. En yard •Unit of measure equal to 0.9144 metre. De Yard *ne* •angelsächsisches Längenmaß, das 0,9144 Metern entspricht.

verge > pénis

vermicide > vermifuge

vermifugation *f* En deworming ; worming ; dehelminthization De Entwurmung *f* ; Dehelminthisation *f*

vermifuge *m ou adj* ; anthelmintique *m ou adj* ; vermicide *m* • Qualifie ou désigne un médicament destiné à lutter contre les parasites. Dans le cas du cheval, on désigne habituellement les parasites sous le nom de vers. En anthelmintic (drug) ; wormer ; dewormer ; vermicide •Drug used to eliminate parasites from the host. De Wurmmittel *ne* ; Wurmkur *f* ; Anthelminthikum *ne* ; wurmtötendes Mittel *ne* Es antihelmíntico ; vermífugo

vermifuger En deworm *v* De entwurmen Es desparasitar ; quitar las lombrices

verrou *m* En latch De Riegel *m* ; Schnappriegel *m* Es cerrojo

vers de l'estomac *m pl* En stomach worms •Of the genus Habronema. > *hairworm* De Magenwürmer *m pl* Es habronema

vert > cryptorchide

vert > fourrage vert

vertèbre *f* En vertebra *pl:* vertebrae De Wirbel *m* Es vértebra

vertèbres caudales / coccygiennes *f pl* •Le cheval peut en avoir de 12 à 21, elles forment le squelette de la queue. Leur nombre normal se situe entre 17 et 20, l'interprétation de ce nombre varie aussi du fait que seule la première, ou les deux premières, est/sont complète(s). En caudal vertebrae ; coccygeal vertebrae ; tail vertebrae De Schwanzwirbel *m* ; Steißwirbel *m* Es vértebras coccígeas ; vértebras de la cola La Vertebrae coccygeae / caudales

vertèbres cervicales •Le cheval en a sept. En cervical vertebrae De Halswirbel *m pl* Es vértebras cervicales La Vertebrae cervicales

vertèbres lombaires •Le cheval en a 5 (fréquemment chez les chevaux arabes) ou 6. Elles forment la charpente osseuse de la région des reins et leur mouvement est beaucoup plus ample que celui des vertèbres thoraciques. En lumbar vertebrae De Lendenwirbel *m* Es vértebras lumbares La Vertebrae lumbales

vertèbres sacrées / sacrales •Au nombre de 5 chez le cheval, elles sont soudées et forment le sacrum qui est la base de la croupe. En sacral vertebrae •The horse have 5 fused sacral vertebrae forming the sacrum. De Kreuzwirbel *m pl*

Es vértebras sacras La Vertebrae sacrales

vertèbres thoraciques •Le cheval en a 18. En thoracic vertebrae De Brustwirbel *m* Es vértebras torácicas La Vertebrae thoracicae

vertex de la vessie *m* ; apex de la vessie *m* En vertex of (the) bladder De Harnblasenspitze *f* ; Harnblasenscheitel *m* La Apex vesicae ; Vertex vesicae

vertical (obstacle ~) *m* ; droit (obstacle ~) *m* En vertical ; upright obstacle De steiles Hindernis *ne* Es obstáculo vertical ; vertical *m* Ca obstacle vertical

vertigo > immobilité

vésicatoire *m* ; feu liquide *m* •Produit vésicant, c'est-à-dire irritant et provoquant l'apparition de bulles ou de vésicules remplies de liquide sur la peau. En blister ; blistering ; vesicant •Containing an irritant for the skin and used to increase circulation. This might encourage healing of another irritation like a strained tendon or ligament. De Zugpflaster *ne* ; Blister *m* •Mittel für scharfes Einreiben. Es vejigatorio ; vesicatorio ; blistera *amer* ; revulsivo (agente ~)

vésicule > ampoule

vésicule séminale > glande vésiculaire

vessie *f* •Sa capacité oscille généralement autour de 1,5 litres chez le cheval. En bladder (urinary ~) De Harnblase *f* Es vejiga de la orina La Vesica urinaria

vessigon > mollette ; molette

vessigon articulaire > mollette articulaire

vessigon articulaire tarsien / du jarret > éparvin mou

vessigon du genou *m* •Tuméfaction molle produite en un point de l'articulation du genou par une accumulation de synovie. De Kniegelenkentzündung *f*

vessigon tendineux > mollette tendineuse

vessigon tendineux de la gaine tarsienne *m* •Vessigon de la gaine du tendon du fléchisseur profond. En thoroughpin •Inflamed synovial sheath of the deep flexor tendon as it passes just above the hock. De Kurbengalle *f* ; Sprunggelenksgalle *f* ; Kreuzgalle *f* ; Sehnenscheidengalle am Sprunggelenk *f* Es hinchazón tarsal

veste / veston d'équitation *f* / *m* En riding coat ; riding jacket De Reitrock *m* Es chaqueta de montar ; saco de montar Ca jaqueta de muntar

veste de chasse à courre *f* En hunting-coat De Jagdrock *m* Es saco de caza

vestibule de l'oreille *m* En vestibule of ear De Ohrvorhof *m* La Vestibulum auris

vestibule du vagin *m* En vestibule of vagina De Scheidenvorhof *m* Es vestíbulo vaginal La Vestibulum vaginae

vétérinaire *m ou f* En veterinarian ; veterinary surgeon De Tierarzt *m* ; Veterinär *m* Es veterinario ; albéitar Ca veterinari It veterinario

vétérinaire *adj* En veterinary De tierärztlich *adj* Es veterinario

vétérinaire de chevaux *m ou f* En equine veterinarian ; horse-doctor De Pferdetierarzt *m* Es veterinario especialista en caballos

viande de cheval *f* En horse meat De Pferdefleisch *ne* Es carne de caballo

vibrisses *f pl* En moustache hairs De Haare im Naseneingang *ne pl* La Vibrissae

vice *m* En vice De Untugend *f* Es vicio

vice rédhibitoire *m* > *rédhibition* En redhibitory defect De Hauptmangel *m* Es vicio redhibitorio

victoire *f* En win *n* ; victory De Sieg *m* Es victoria

victoire décisive En decisive victory / win De entscheidender Sieg *m* ; maßgeblicher Sieg *m*

victoire écrasante *f* En lopsided victory / win De ein-

seitiger Sieg *m*
vif En lively De lebhaft
vigueur *f* ; résistance *f* •Capacité à fournir un effort physique durant une période relativement prolongée, sans se fatiguer indûment. En stamina •The ability to endure a prolonged physical strain. De Stehvermögen *ne* Es resistencia Ca resistència Ne uithoudingsvermogen
virage *m c* ; tournant *m cc* En turn *r* De Bogen *m* ; Kurve *f* Es curva
virage du pavillon > tournant du pavillon
virage en plan incliné *m c* En banked curve *r* De überhöhte Kurve *f*
virus de l'artérite équine *m* En equine arteritis pestivirus De equine Ariteritis Pestivirus *f* ; equine Virusarteritis *f* ; EVA *f* •Viruserkrankung
virus de l'avortement de la jument > herpèsvirus équin de type 1
virus de l'exanthème coïtal équin > herpèsvirus équin de type 3
virus de la rage *m* En rabies rhabdovirus / virus De Tollwut-Virus *m* Es virus de la rabia
virus de la rhinopneumonie équine > herpèsvirus équin de type 4
vitamine *f* En vitamin De Vitamin *ne* Es vitamina It vitamina
vitesse *f* En speed De Speed *m* ; Tempo *ne* ; Schnelligkeit *f* Es velocidad
voile du palais *m* ; palais mou •Rideau de chair molle qui, partant du bord postérieur du palais dur, sépare la cavité buccale de la cavité du pharynx. Une fois que l'eau ou les aliments ont passé dans le pharynx, le voile du palais leur interdit de revenir dans la bouche. S'ils devaient alors être rejetés, ils ne pourraient l'être que par les cavités nasales. En soft palate De Gaumensegel *ne* ; weicher Gaumen *m* Es velo del paladar La Palatum molle ; Velum palatinum
voiture d'entraînement *f ca* En training cart / bike *hr* ; jog cart / bike *hr* De Trainingssulky *f* ; Trainingswagen *m*
voix *f* En voice De Stimme *f* voz Ca veu
voleur de chevaux *m* En horse thief De Pferdedieb *m* Es cuatrero ; ladrón de caballos
volte *f* •acad: Cercle de 6 mètres de diamètre. En volte ; volt De Volte *f* Es vuelta Ca volta It volte Po volta Ne volte
volte (à gauche // droite) En volte (to the left // right) De Volte (Links ~ // Rechts ~) *f* Es vuelta (a la izquierda // derecha)
volte au pas *f* En volte at the walk De Schrittvolte *f* Es vuel ta al paso
voltige *f* En vaulting ; voltige De Voltigieren *ne* Es volteo ; voltereta
volutes ethmoïdales *f pl* ; ethmoturbinaux *m* En turbinate bone De Muschelbein *ne* ; Siebbeinmuscheln *f pl* La Ethmoturbinalia
volvulus *m* En volvulus ; torsion (of a loop of intestine) De Darmverschlingung *f* Es vólvulo intestinal It volvolo
vomer *m* En vomer De Pflugscharbein *ne* ; Vomer *m* Es vómer La Vomer
vrille *f west.* En spin *west.* De Spin *m* •schnelle Drehung um die Hinterhand
vulve *f* En vulva De weibliche Scham *f* ; Vulva *f* Es vulva La Pudendum femininum ; Vulva
waler •Cheval de selle australien, originellement de Nouvelle-Galles du Sud. En Waler *(1)* ; Australian Stock Horse *(2)* •1) Originating from New South Wales, Australia. The term was mostly used before World War II but is still in use today. 2) Sometimes regarded as the modern descendant of the Waler. A breed society was founded, but it is sometimes considered as a type rather than a breed. De Waler *m*
walking horse du Tennessee ; cheval du Tennessee •Race originaire des E.U.A. En Tennessee Walking Horse •A breed: the plantation (walking) horse. Special gaits, often being shod with excessive weight and length of foot, are the flat-foot walk and the running walk. De Tennessee-Walking-Horse *ne* Es caballo de paso de Tennessee
welsh •Le poney du pays de Galles. Le livre généalogique se divise en quatre sections dans lesquelles les sujets sont inscrits selon leur taille, du plus petit au plus grand: welsh mountain, poney, poney (type cob) et welsh cob. En Welsh De Welsh Mountain Pony *ne*
westphalien ; sang chaud de Westphalie •La race ou un individu de cette race. En Westphalian (Warm-Blooded Horse) •The breed or an individual in that breed. De Westfale *m pl: Westfalen*
wielkopolski ; cheval de Wielkopolski •Race polonaise. En Wielkopolski Horse *breed* De Wielkopolski *m* ; Wielkopolski-Pferd *ne* ; Wielkopolska-Rasse *f*
wobbler (syndrome de ~) > syndrome de wobbler
wurtemberg ; württemberg •Race d'origine allemande. En Württemberg Horse *breed* De Württemberger *m* ; Württemberger Warmblut *ne* Es wurtembergués
württemberg > wurtemberg
yabusame •Equitation traditionnelle du Japon.
yearling > poulain // pouliche d'un an
yeux > oeil
zain *adj* •Formée de poils et de crins d'une seule couleur, sans poils ou marques d'une autre couleur. En whole colour(ed) •Body, legs, mane, tail and head of the same colour, with no hairs of any other colour. De ohne jegliche Abzeichen ; ganzfarbig ; einfarbig Es zaino
zèbre *m* En zebra De Zebra *ne* Es cebra La Equus zebra
zébrures *f pl* •Lignes foncées et transversales apparaissant sur les membres, autour des genoux, des jarrets et plus haut. Elles ressemblent à celles que l'on observe chez le zèbre. En zebra stripes / marking(s) •Dark, horizontal zebra-like stripes on the knees, hocks and above. De Querstriche an den Gliedmaßen *m pl*
zéro-pâturage En zero-grazing De Sommerstallfütterung *f* Es pastoreo en reclusión
zigzag > contre-changements de main en appuyant
zigzaguer *ca* En swerve *v hr* De Zickzack gehen (im ~) Es zigzaguear
zone d'exploitation exclusive (d'un hippodrome) *f* En home market area *r* De exclusives Vermarktungsgebiet einer Rennbahn
zone des écuries *f* En stable area *r* De Boxenbereich *m*
zonula ; ligament(s) suspenseur(s) du cristallin *pl* ; zonule (ciliaire / de Zinn) *f* En zonula ciliaris ; suspensory ligament(s) of the lens De Strahlenbändchen *ne pl* ; Linsenaufhängungsapperat *m* ; Zonulaapperat *m* La Zonula ciliaris
zonule (ciliaire / de Zinn) > zonula
zweibrücker ; cheval de Zweibrücken •Race d'origine allemande. En Zweibrücken Horse *breed* De Zweibrücker *m* ; Zweibrücker Pferd *ne*

Index - Deutsch

Aalstrich m En dorsal stripe / list / band Fr raie de mulet
Abänderungsregel f En overriding rule Fr règlement dérogatoire
Abasie f En abasia Fr abasie
Abdecker m En knackery Fr équarrissage
Abdomen ne En abdomen Fr abdomen
abdominale Arterie f En abdominal aorta Fr aorte abdominale
Abdominozentese f En abdominal paracentesis Fr paracentèse abdominale
abdrängen (ein anderes Pferd ~) En crowd (another horse) Fr entraver (la marche d'un autre cheval)
Abduktion f En abduction Fr abduction
Abduktionsmuskel m En abductor Fr abducteur
Abduktor m En abductor Fr abducteur
Abendrennen ne En after dusk race Fr course nocturne
Abendrennen ne En twilight race Fr course en soirée
abfallende Kruppe f En sloping croup Fr croupe inclinée
Abfangen des Wildes En kill Fr servir l'animal
Abfohldatum ne En foaling date Fr date de naissance
abfohlen En foal Fr pouliner
Abfohlen ne En foaling Fr poulinage
Abfohlsaison f En foaling season Fr saison de mise bas
Abfohltermin m En foaling date Fr date de naissance
Abgabe f En levy Fr tantième
abgedachte Kruppe f En sharp croup Fr croupe de mulet
abgeflachtes Schenkelende des Hufeisens ne En thinned heel (of a horseshoe) Fr éponge amincie (d'un fer)
abgegebene Wette f En placed bet Fr pari exécuté
abgehen v En walk (over) the course Fr marcher le parcours
abgerundet En raised Fr arrondi
abgerundeter Zügel m En beaded line Fr guide arrondie
abgesagt En cancelled Fr annulé
abgeschlagene Kruppe f Fr croupe oblique
abgeschrägte Hufeisenschenkel m pl En beveled heels (of a horseshoe) Fr pantoufles (d'un fer)
abgeschrägte Schenkelenden des Hufeisens ne pl En penciled heels Fr éponges biseautées
abgestufte Hufeisenunterlage f En graded (shoe) pad Fr coussinet (de pieds) à degrés

abgeworfen En unseated (to be ~) Fr désarçonné (être ~)
abgurten En ungird Fr dessangler
abhalftern En take off the halter Fr enlever le licou
Abhang m En slope Fr inclinaison
Abheilung f En healing Fr guérison
abkauen (am Gebiß) En champ (the bit) Fr mâcher le mors
Abnehmzange (für Hufbeschlag) f En puller (shoe ~) Fr tenailles à arracher
abnormes Knochenwachstum an der oberen Vorderseite des Hufbeins ne En pyramidal disease Fr forme de l'éminence pyramidale
Abnutzung f En abrasion Fr abrasion
Abrachie f En abrachia Fr abracie
Abriß m En avulsion Fr avulsion
Abrollen des Fußes ne En breakover (of the foot) Fr bascule (du pied)
Abrundung f En curvature Fr courbure
Absage f En cancellation Fr annulation
absagen v En cancel Fr annuler
absatteln En unsaddle Fr desseller
Absattelring / Absattelplatz für den Sieger m / m En winner's circle / enclosure Fr cercle du vainqueur
abschirren En unharness Fr déharnacher
abschleifen En rasp Fr râper
Abschnitt m En leg (of an elimination race) Fr tranche (d'une élimination)
Abschröter zum kalten // heißen Abschroten m En hardy for cold // hot cutting Fr tranche(t) à froid // à chaud
Abschrotmeißel m En chisel (cold ~) Fr ciseau (à froid)
Abschürfung f En abrasion Fr abrasion
abschüssige Kruppe f En goose rump Fr croupe en pupitre
Abschwitzdecke f En cooler (horse ~) Fr couverture de refroidissement
Abschwitzdecke f En stable sheet Fr couverture d'écurie
absetzen En wean Fr sevrer
Absetzen ne En weaning Fr sevrage
Absetzer m En weanling Fr poulain // pouliche sevré(e)
Absetzfohlen ne En weanling Fr poulain // pouliche sevré(e)
Absichtserklärung f En notice of intent Fr avis de pourvoi en appel
absitzen ; absteigen En dismount Fr démonter
Abspreizung f En abduction Fr abduction
Absprengung f En avulsion Fr avulsion

abspringen En take off Fr enlever (s'~)
Absprung m En take off impulsion Fr élan
Absprung m En take off (stride) Fr battue d'appel
Absprungelement ne En take-off element
Absprungseite (eines Hindernisses) f En take-off side (of an obstacle) Fr côté de la battue
Absprungstange f En take-off pole Fr barre d'appel
Absprungstelle f En take off point Fr emplacement de la battue d'appel
Abstammung f En ancestry Fr ascendance
Abstammung f En pedigree Fr pedigree
Abstammungsnachweis m En certificate of origin Fr certificat d'origine
Abstammungsüberprüfung f En parentage test(ing) Fr épreuve de parenté
Abstand lassen (einen ~) En leave a hole (in the field) Fr laisser une ouverture (dans le peloton)
abstehender Ellbogen m En turned-out elbow Fr coude écarté
absteigende Aorta f En descending aorta Fr aorte descendante
absteigende Hauptschlagader f En descending aorta Fr aorte descendante
absteigender Brustmuskel m En descending pectoral m. Fr m. pectoral descendant
absteigender Dickdarm m En descending colon Fr côlon descendant
absteigendes Kolon ne En descending colon Fr côlon descendant
Abstrich m En sample Fr échantillon
Abtretung von Nennungen f En transfer of entries Fr cession d'engagements
abwerfbares Hindernis ne En obstacle with a take-off element Fr appelé
abwerfen (den Reiter ~) En throw the rider Fr désarçonner (le cavalier)
abwiegen En weigh Fr peser
Abwiegen ne En weighing Fr pesage
abwiegen (vor dem Rennen) En weighing-out Fr pesage / pesée (avant la course)
Abwieger m En clerk of the scales Fr juge (responsable) de (la) pesée
abzäumen En unbridle Fr débrider
Abzeichen ne En marking Fr marque
Abzeichen mit darin enthaltenen dunklen Flecken ne En ermined Fr herminé
Abziehen ne En abduction Fr abduction

Abzieher *m* En abductor Fr abducteur
Abzug vom Wettumsatz für die Rennbahn *m* En track percentage Fr tantième de la piste
Acepromazin *ne* En acepromazin Fr acépromazine
Achal-Tekkiner *m* En Akhal-teké Fr akhal teke ; akhal-teké
Achillessehne *f* En common calcanean / calcaneal tendon Fr tendon calcanéen commun
Achselblutader *f* En axillary vein Fr veine axillaire
Achselhöhle *f* En axilla Fr aisselle
Achselhöhlenarterie *f* En axillary artery Fr artère axillaire
Achselnervschlinge *f* En axillary nerve Fr nerf axillaire
Achselvene *f* En axillary vein Fr veine axillaire
Acht *f* En figure (of) eight Fr huit (de chiffre)
Ackerpferd *ne* En plough horse Fr cheval de labour
Ackerschachtelhalm *m* En common horsetail Fr prêle des champs
ad-libitum En free choice Fr à volonté
Adduktion *f* En adduction Fr adduction
Ader *f* En blood vessel Fr vaisseau sanguin
Aderhaut *f* En choroid Fr choroïde
Aderlaß *m* En blood-letting Fr saignée
afrikanische Pferdesterbe / Pferdepest *f* En African horse sickness Fr peste équine africaine
After *m* En anus Fr anus
After-Schwanzband *ne* En rectococcygeus / rectococcygeal m. Fr m. recto-coccygien
Afterwurm *m* En pinworm (horse ~) Fr oxyuris
Agalaktie *f* En galactia Fr agalactie ; agalaxie
Agar-Gel-Immundiffusiontest *m* En Coggins test Fr test de Coggins
Agraffe *f* En pin Fr agrafe
Ahnen *m pl* En ancestry Fr ascendance
akademische Reitkunst *f* En academic riding Fr équitation académique / savante
Akne *f* En acne Fr acné
Aktion *f* En action Fr action
Aktiveneingang *m* En horsemen's gate Fr barrière des hommes de chevaux
aktiver / treibender Schenkel *m* En active leg Fr jambe active
akzessorischer Nerv *m* En accessory nerve Fr nerf accessoire
Albaner *m* En Albanian Pony Fr poney albanien
albanisches Pferd *ne* En Albanian Pony Fr poney albanien
Albino *m* En white foaled Fr blanc de naissance
Albino *m* En albino Fr albinos
Alkylphosphate *ne pl* En organophosphorus compound Fr composé organophosphoré
Allel(le) *ne (pl)* En allele Fr allèle
Allgemeines Gestütbuch *ne* En stud-book (general ~) Fr registre (général)
Allgemeinzustand *m* En general condition Fr état général
Allotriophagie *f* En pica Fr pica
alt En old Fr âgé
Altér-Real *m* En Alter-Real Fr alter-réal
Altersgewichtsrennen *ne* En weight for age race Fr course à poids pour âge
Aluminium-Hufeisen *ne* En aluminium shoe / plate Fr fer en aluminium
am Gebiß sein (Pferd~) En on the bit (horse ~) Fr en main (cheval ~)
am langen Zügel En long rein (on / at a ~) Fr rênes longues (les ~)
am Schluß des Feldes galoppieren En trail the field Fr être à l'arrière du peloton
Amateur *m* En amateur Fr amateur
Amazone *f* En lady rider Fr cavalière
Amboß *m* En anvil Fr enclume
Amboß *m* En anvil (of the ear) Fr enclume (de l'oreille)
Amboßschröter *m* En hardy Fr tranche(t) (d'enclume)
Amboßschröter *m* En straight (cut off) hardy Fr biseau métallique
American Bashkir Curly Horse *ne* En Bashkir Curly Horse Fr Bashkir bouclé
American Saddlebred Horse *m* En American Saddlebred Fr cheval de selle américain
American Standardbred *m* En Standardbred Fr standardbred
amerikanische Trense *f* En elevator bit Fr filet américain
Amerikanischer Traber *m* En Standardbred Fr standardbred
Amerikanisches geflecktes Pferd *ne* En American Spotted horse Fr tacheté américain
Ammoniumbituminosulfonat *ne* En ichthammol Fr ichtammol
Amnion *ne* En amnion Fr amnios
an das Gebiß gestellt (Pferd~) En on the bit (horse ~) Fr en main (cheval ~)
an den Hilfen En on the aids Fr bien encadré
an der Spitze gehen En lead the field Fr mener (le peloton)
an der Spitze sein En lead horse position Fr position du cheval de tête
An-die-Hand-Stellen *ne* En bringing in hand Fr mise en main
Analgetikum *ne* En analgesic Fr analgésique
Analkanal *ne* En anal canal Fr canal anal
Anämie *f* En anaemia Fr anémie
Anasarka *f* En anasarca Fr anasarque
Anästhesieren eines Nerves *ne* En nerve block Fr anesthésier un nerf
Anbieter *m* En consignor Fr consignataire (aux enchères)
Anbinderiemen *m* En head-rope Fr longe d'attache
Anbindestrick *m* En nylon lead (rope) Fr laisse | guide en nylon
Anbindestrick *m* En poly lead (rope) Fr laisse | guide en polypropylène
Andalusier *m* En Andalusian Fr andalou
Andreaskreuz *ne* En cross belts Fr croix de Saint-André
Andruck der Schenkel *m* En aid of the legs Fr action des jambes
anerkannter Wettkampf *m* En recognized competition / show Fr concours reconnu
Aneurysma *ne* En aneurysm Fr anévrisme
Anfänger-Dressurprüfung *f* En basic dressage test Fr épreuve de dressage élémentaire
Anfangs der Zielgeraden En top of the (home) stretch Fr début du dernier droit
Anfangsquoten *f pl* En opening odds Fr cote à l'ouverture (des paris)
angaloppieren *v* En start at the canter Fr partir au galop
angaloppieren (aus dem Halten ~) En strike off at the canter from the halt Fr partir au galop de pied ferme
angaloppieren (sich ~) En overreach Fr atteindre (s'~) ; attraper (s'~)
angeboren En congenital Fr congénital
angeborene Farbe *f* En foundation colour / color Fr couleur de fond
angeborene Myoklonie *f* En congenital myoclonus / tremor Fr myoclonie congénitale
angeborene Zitterkrankheit *f* En congenital myoclonus / tremor Fr myoclonie congénitale
angeborener Schüttelkrampf *m* En congenital myoclonus / tremor Fr myoclonie congénitale
angeborenes Fehlen der Hoden *ne* En anorchidism ; anorchism Fr anorchidie ; anorchie
angedrückter Ellbogen *m* En turned-in elbow Fr coude serré
angefordertes Pferd *ne* En claimed horse Fr cheval réclamé
angeritten *adj* En green (broke)
Angewohnheit *f* En habit Fr habitude
Anglo-Araber *m* En Anglo-Arab(ian) (horse) Fr anglo-arabe
Anglo-Normanne ; Anglo-Normänner *m ; m* En Norman Cob Fr cob normand
Anglo-Normänner Warmblut *ne*

En French Saddle (Horse) Fr selle français
Angreifer *m* En challenger Fr aspirant
Angst *f* En fear Fr peur
anhalten En halt Fr arrêter
anhalten (am Gebiss und gut ausbalanciert ~) En halt (on the bit and in good balance) Fr arrêter (ferme et en équilibre)
Anhänger *m* En trailer (horse ~) Fr remorque (à chevaux)
Anhangsbein des Karpus *ne* En accessory carpal bone Fr os accessoire du carpe
Anhangsnerv *m* En accessory nerve Fr nerf accessoire
Anheftband *ne* En retinaculum Fr rétinacle ; rétinaculum
Anlegeriemen *m* En head-rope Fr longe d'attache
Anlehnung *f* En contact with the bit (horse moving into a ~) Fr appui
Anmeldung *f* En registration Fr enregistrement
Annäherungswinkel *m* En angle of the approach Fr angle de l'approche
Annulierung *f* En annulment Fr rédhibition
Annulierung *f* En cancellation Fr annulation
Anoplocephala perfoliata En tapeworm Fr taenia
Anorchie *f* En anorchidism ; anorchism Fr anorchidie ; anorchie
Anorchismus *m* En anorchidism ; anorchism Fr anorchidie ; anorchie
Anöstrus *m* En anestrus ; anoestrus Fr anoestrus
anreiten *v* En break (a horse) Fr débourrer (un cheval)
anreiten En break into Fr rompre
Anreiten *ne* En breaking Fr domptage
Anreiten (aus dem Halten) *ne* En move off (from the halt) Fr départ (à partir de l'arrêt)
Anreiten des Sprungs *ne* En approach of an obstacle Fr approche d'un obstacle
Anreiten im Schritt *ne* En start at a walk Fr rompre au pas
Anreitephase *f* En take off (stride) Fr battue d'appel
Ansager *m* En announcer (house / track ~) Fr annonceur (officiel)
Ansatzknorpel der Kniescheibe (innerer // äußerer ~) *m* En parapatellar fibrocartilage (medial // lateral ~) Fr fibro-cartilage parapatellaire (médial // latéral)
anschirren En harness (up) Fr harnacher
Anschlagen an den Gliedmaßen *ne* En speedy cutting Fr couper à haute vitesse (se ~)
anspannen En hitch Fr atteler
anspannen En harness (up) Fr harnacher
Anspannung des Wagenpferdes

f En harnessing Fr attelage
Anspruch *m* En claim Fr réclamation
ansteckend En contagious Fr contagieux
ansteckend En infectious Fr infectieux
ansteckende Blutarmut der Pferde *f* En equine infectious anaemia / anemia Fr anémie infectieuse équine / des équidés
ansteckende Gebährmutterentzündung *f* En contagious equine metritis Fr métrite équine contagieuse
Ansteckung *f* En infection Fr infection
Ansteckungsfestigkeit *f* En immunity Fr immunité
Anthelminthikum *ne* En anthelmintic (drug) Fr vermifuge
Anthrax *m* En anthrax Fr charbon
Antibiotikum *ne* En antibiotic Fr antibiotique
Antikörper *m* En antibody Fr anticorps
Antiparasitikaprodukt *ne* En antiparasitic product Fr antiparasitaire
antiphlogistisch En anti-inflammatory Fr anti-inflammatoire
antraben En start at a trot Fr partir au trot
Antreten (aus dem Halten) *ne* En move off (from the halt) Fr départ (à partir de l'arrêt)
Anus *m* En anus Fr anus
Anwendung von Kälte *f* En cold treatment / application Fr application de froid
Anzeige einer Erlaubnis *f* En notification of claim Fr avis de réclamation
Anzeigetafel für die Totoquoten *f* En odds board Fr tableau des cotes
Anzeigetafel im Innenraum *f* En infield board Fr tableau des départs
Anzen *f pl* En shaft Fr brancard
anziehendes Hindernis *ne* En attractive-looking fence Fr obstacle sautant
Anzieher *m* En adductor Fr adducteur
Anziehmuskel (großer // kleiner ~) *m* En adductor (magnus // brevis) m. (of the thigh) Fr m. (grand // court) adducteur (de la cuisse)
Anziehung *f* En adduction Fr adduction
Anzug (eines Gebisses) *m* En branch (of a bit) Fr branche (d'un mors)
Aorta *f* En aorta Fr aorte
Apfel *m* En apple Fr pomme
Apfelschimmel *m* En dapple(d) grey / gray Fr gris pommelé
Apfelung *f* En dapple Fr pommelure
Aponeurosis *f* En aponeurose Fr aponévrose

Appaloosa-Farbfleckenmuster En appaloosa Fr appaloosa
Appaloosa-Pferd *ne* En Appaloosa Fr appaloosa
Ar *ne* En are Fr are
Araber *m* En Arab ; Arabian Fr arabe
arabisches Vollblut *ne* En Arab ; Arabian Fr arabe
Arbeit am langen Zügel *f* En work in long reins Fr travail sur / aux longues rênes
Arbeit an der Hand *f* En work in hand Fr travail à la main
Arbeit auf zwei Hufschlägen *f* En work on two tracks Fr travail sur deux pistes
Arbeit in den Pilaren *f* En work between the pillars Fr travail entre (les) piliers
Arbeit unter dem Reiter *f* En work under saddle Fr travail monté
Arbeitsgalopp *m* En ordinary canter Fr galop ordinaire
Arbeitsgalopp *m* En working canter Fr galop de travail
Arbeitspferd *ne* En draught horse Fr cheval de trait
Arbeitsration *f* En working ration Fr ration de travail
Arbeitstrab *m* En working trot Fr trot de travail
Arbeitstrab im Deutschtraben *m* En working trot sitting Fr trot de travail, assis
Arbeitstrab im Englischtraben *m* En working trot rising Fr trot de travail, enlevé
Arbeitstrab im Leichttraben *m* En working trot rising Fr trot de travail, enlevé
Ardenner *m* En Belgian Ardennes (Horse) Fr ardennais belge
Ardenner *m* En Ardennais ; Ardennes (horse) Fr ardennais
Ardenner *m* En North Ardennes Horse Fr ardennais du nord
Ardenner Großpferd *ne* En Belgian Ardennes (Horse) Fr ardennais belge
Ariège-Pferd *ne* En Merens Pony Fr merens ; mérens
Arm des Hufeisens *m* En branch (of a shoe) Fr branche (d'un fer)
Arm-Kopfmuskel *m* En brachiocephalic(us) m. Fr m. brachio-céphalique
Armarterie *f* En brachial artery Fr artère brachiale
Armbeinhöcker *m* En deltoid tuberosity (of humerus) Fr tubérosité deltoïdienne
Armbeugemuskel *m* En brachialis m. Fr m. brachial
Armgeflecht *ne* En brachial plexus Fr plexus brachial
Armhöhle *f* En axilla Fr aisselle
Arretierung für Riemen *f* En tugstop Fr arrêtoir
Arterie / Arteria *f* En artery Fr artère
Arterie des Fußrückens *f* En dorsal pedal artery Fr artère dorsale du

263   Deutsch

pied
Arterienarkade *f* En aortic arch Fr crosse de l'aorte
Arterienbogen *m* En aortic arch Fr crosse de l'aorte
Arterivirus-Infektion *f* En equine viral arteritis Fr artérite virale du cheval
Arthropode *m* En arthropod Fr arthropode
artikuläre Gelenkschale *f* En articular ringbone Fr forme vraie
Arznei *f* En medicine Fr médicament
ärztliche Untersuchung *f* En physical check-up / examination Fr examen médical
Askaride *m* En ascarid Fr ascaride
Askaris *f* En ascarid Fr ascaride
Assateague-Pony *ne* En Assateague Fr assateague
Assistent des Rennsekretärs *m* En assistant racing secretary Fr secrétaire adjoint des courses
Asturcón *m* En Asturian Pony Fr asturçon
Asturisches Pony *ne* En Asturian Pony Fr asturçon
Asturisches Pony *ne* En Galician-Asturian Horse Fr galicio-asturien
Ataxie *f* En ataxia Fr ataxie
Athlet *m* En athlete Fr athlète
Atlantoaxialgelenk *ne* En atlanto-axial articulation Fr articulation atlanto-axiale
Atlas *m* En atlas Fr atlas
Atlas-Axis-Gelenk *ne* En atlanto-axial articulation Fr articulation atlanto-axiale
Atlasflügel *m* En wing of atlas Fr aile de l'atlas
Atmungssystem *ne* En respiratory system Fr appareil respiratoire
Atresie *f* En atresia Fr atrésie
Attest *ne* En certificate Fr certificat
Ätzmittel *ne* En firing Fr feu
auf dem Zügel En heavy on the hand Fr pesant sur / à la main
auf der Hand En heavy on the hand Fr pesant sur / à la main
Auf- und Abbewegung an der Länge der Bahn *f* En centre line (on / down the ~) Fr ligne du milieu (sur la ~)
Aufbäumen *ne* En rearing Fr cabrer
aufbäumen (sich ~) En rear Fr cabrer (se ~)
auferlegt En imposed (fine) Fr imposée (amende ~)
Auffrischungsdosis ; Auffrischungsimpfung *f* ; *f* En booster injection (of a vaccination) Fr injection de rappel (d'un vaccin)
Aufgalopp *m* En preliminary canter (to the starting post) Fr galop d'essai (avant la course)
Aufgalopp *m* En warm-up (exercise) Fr réchauffement (exercice de ~)
aufgehoben En cancelled Fr annulé

aufgeschlagenes Knie *ne* En genou couronné
aufgeschürzter Bauch *m* En herring gut Fr ventre de levrette
aufgestalltes Pferd *ne* En stabled horse Fr cheval (mis) à l'écurie
Aufgewicht *ne* En extra weight Fr poids de lestage
Aufgewichtsrennen *ne* En condition(ed) race Fr course à / avec conditions
Aufhaltekette *f* En pole strap // chain Fr chaînette
Aufhalter *m* En pole strap // chain Fr chaînette
Aufhängeapparat des Fesselgelenks *m* En suspensory apparatus (of the fetlock) Fr appareil suspenseur (du boulet)
Aufhebung *f* En cancellation Fr annulation
Aufhebung *f* En annulment Fr rédhibition
Auflage *f* En cup Fr cuillère ; cuiller
aufnehmen En collect Fr placer
aufnehmen (sich ~) En take off Fr enlever (s'~)
aufrechte Fessel *f* En upright pastern / foot Fr droit jointé ; droit-jointé
Aufrichtung *f* En elevation Fr élévation
aufsatteln En saddle Fr seller
Aufsatzzügel *m* En overcheck (rein) Fr fausse rêne
aufschirren En harness (up) Fr harnacher
aufschließen En close ground on the leader Fr rapprocher du meneur (se ~)
aufschließen (zum Führenden ~) En catch up the leader Fr rattraper le meneur
Aufsetzkoppen *ne* En crib biting Fr tic aérophagique (à l'appui)
Aufsicht *f* En pointer Fr pointeur
Aufsichtsperson *f* En steward Fr commissaire (d'un concours)
aufsitzen En get in the saddle Fr monter (en selle)
aufsitzen En mount (a horse) Fr monter (à / un cheval)
Aufspringen der Startboxtür *ne* En spring open the starting gate Fr déclencher la barrière de départ
Aufsprung *m* En landing side (of an obstacle) Fr côté de la réception
Aufsteigblock *m* En mounting step Fr montoir
aufsteigende Aorta *f* En ascending aorta Fr aorte ascendante
aufsteigender Dickdarm *m* En ascending colon Fr côlon ascendant
aufsteigender Oxer *m* En ascending oxer Fr oxer ascendant
aufsteigender und querverlaufender Grimmdarm *m* En large colon Fr gros côlon
aufsteigendes und querverlaufendes Kolon *ne* En large colon Fr gros côlon

auftrensen En snaffle a horse Fr conduire un cheval sur le bridon
auftrensen En bridle (a horse) Fr brider (un cheval)
Aufwärmen *ne* En warm-up (exercise) Fr réchauffement (exercice de ~)
aufwärmen (ein Pferd ~) En warm-up a horse Fr réchauffer un cheval
Aufwärmphase *f* En warm-up (period) Fr période de réchauffement
aufzäumen En bridle (a horse) Fr brider (un cheval)
Aufziehtrense *f* En gag bit Fr filet releveur
Aufzüchter *m* En breeder (up) Fr éleveur
Aufzug eines Hufeisens *m* En clip Fr pinçon
Augapfel *m* En eyeball Fr oeil (globe de l'~)
Auge(n) *ne* (*pl*) En eye(s) Fr oeil
Augenbogen *m* En superciliary arch Fr arcade sourcilière
Augenbrauenwölbung *f* En superciliary arch Fr arcade sourcilière
Augengrube *f* En supraorbital fossa Fr salière
Augenhöhle *f* En eye socket Fr orbite (de l'oeil)
Augenlid (unteres // oberes) *ne* En eyelid (lower // upper ~) Fr paupière (inférieure // supérieure)
Augenlider *ne pl* En eyelids Fr paupières
Augennerv *m* En ophthalmic nerve Fr nerf ophtalmique
Augenwimper *f* En eyelash Fr cil
Auktion *f* En auction (sale) Fr encan
Auktion anbieten (auf einer ~) En auction Fr mettre à l'encan
Auktionator *m* En auctioneer Fr encanteur
ausbalanciert En balanced (well ~) Fr aplomb (d'~)
Ausbildung *f* En apprenticeship Fr apprentissage
Ausbildungsgrad *m* En degree of training Fr niveau d'entraînement
Ausbinder *m* En side rein Fr rêne fixe
Ausbindezügel *m* En side rein Fr rêne fixe
Ausbrechen *ne* En run-out Fr dérobade
ausbrechen En swerve Fr dévier
ausbrechen En veer out Fr dévier (de sa course)
Ausdauer *f* En endurance Fr endurance
Ausfluß *m* En discharge Fr écoulement
Ausgangspunkt *m* En starting point Fr point de départ
ausgeprägtes Sprunggelenk *ne* En well-defined hock Fr jarret bien sculpté
ausgeprägtes Vorderfußwurzel-

gelenk ne En well-defined knee Fr genou bien sculpté
ausgepumpt En sour Fr surentraîné (cheval ~)
ausgeschlossener Wetter m En shut out Fr blanchi
ausgesessener Arbeitstrab m En working trot sitting Fr trot de travail, assis
ausgesessener Trab m En sitting trot Fr trot assis
ausgesessener versammelter Trab m En collected trot sitting Fr trot rassemblé assis
ausgesesser freier Arbeitstrab m En medium trot sitting Fr trot moyen assis
ausgestanzt (grob // fein ~) En punched fine // coarse Fr étampé à maigre // à gras (fer ~)
ausgetauschtes Rennen ne Fr substituted race Fr course substituée
ausgetrocknet En dehydrated Fr déshydraté
ausgewaschen En washed-out Fr lavé
ausgezahlter Betrag m En amount paid out Fr rapport (montant de ~)
Ausgleich m En handicap Fr handicap
Ausgleich m En handicap race Fr course avec handicap
Ausgleich für Zweijährige m En nursery handicap race Fr course handicap pour chevaux de deux ans
Ausgleich gemäß Rating m En handicap according to rating Fr handicap de catégorie
ausgleichen En handicap Fr handicaper
ausgleichen En offset Fr compenser
Ausgleicher m En handicapper Fr handicapeur
Ausgleichsgewicht ne En handicap weight Fr poids de handicap
Ausgleichsrennen ne En handicap race Fr course avec handicap
Auslauf m En paddock Fr enclos
Auslese f En breeding selection Fr sélection (pour l'élevage)
Auslese-Versteigerung f En selected sale Fr vente sélectionnée
Auslosung f En draw Fr tirage au sort
ausmerzen En cull Fr sélectionner (pour élimination)
ausmisten En remove the droppings Fr enlever les crottins
ausrangieren En cull Fr sélectionner (pour élimination)
Ausreißen f En avulsion Fr avulsion
Ausrüstung f En equipment Fr équipement
Ausrüstungsschaden m En equipment break Fr rupture d'équipement
Ausscheidung f En elimination Fr élimination
Ausscheidungsrennen ne En eliminating heat Fr épreuve éliminatoire
Ausscheidungsrennen ne En trial Fr épreuve
Ausschlag m En eczema Fr eczéma
Ausschlagen ne En kick Fr ruade
ausschlagen En kick Fr ruer
Ausschluß m En elimination Fr élimination
Ausschreibung f En conditions (race ~) Fr conditions (de participation à une course)
Ausschreibung f En programme Fr programme
Ausschreibungen f pl En condition book Fr feuillet de condition
Ausschreibungsbuch ne En condition book Fr feuillet de condition
außen gehen En run (on the) outside Fr courir à l'extérieur (du peloton)
außen gehend (Pferd im Rennen) En parked out Fr pris à l'extérieur (du peloton)
Außengalopp m En canter counter-lead Fr galop à faux
Außengalopp galoppieren (im ~) En canter at the counterlead Fr galoper à faux
Außenknöchel m En malleolus (medial // lateral ~) Fr malléole (médiale // latérale)
Außenschmarotzer m En ectoparasite Fr ectoparasite
Außenseiter m En bomb
Außenseiter m En long shot Fr négligé
Außenwette f En off-track bet(ting) Fr pari hors-piste
außer Konkurrenz En excluded from competition Fr hors concours
äußere Form f En points Fr extrémités
äußerer / großer Kaumuskel m En masseter m. Fr m. masséter
äußerer Ellbogenmuskel m En ulnaris lateralis m. Fr m. ulnaire latéral
äußerer Gehörgang m En external acoustic / auditory meatus Fr méat acoustique externe
äußerer Karpalbeuger m En flexor carpi ulnaris m. Fr m. fléchisseur ulnaire du carpe
äußerer Karpalstrecker m En ulnaris lateralis m. Fr m. ulnaire latéral
äußerer Ring des Zahnschmelzes m En outer enamel ring (of a tooth) Fr émail externe / périphérique (d'une dent)
äußerer Schenkel m En outside leg Fr jambe extérieure
äußerer Schenkelmuskel m En vastus lateralis m. Fr m. vaste latéral / externe
äußerer schräger Bauchmuskel m En external abdominal oblique m. Fr m. oblique externe de l'abdomen
äußerer Speichenmuskel m En extensor carpi radialis m. Fr m. extenseur radial du carpe
äußerer Zügel m En outside rein Fr rêne extérieure
äußerer Zügel, der am Hals anliegt En neck rein Fr rêne d'appui
äußeres Keilbein ne En third tarsal bone Fr os tarsal III
aussitzen (im Trab) En trot sitting Fr trotter assis
ausspannen En unhitch Fr dételer
Ausspritzungsgang des Samenleiters m En ejaculatory duct Fr conduit éjaculateur
australischer Stock Saddle m En Australian stock saddle Fr selle australienne
Austreiber m En pritchel (hot work ~) Fr poinçon emporte-pièce
Austrocknung f En dehydration Fr déshydratation
Auswärtsbewegung f En abduction Fr abduction
auswärtsgebogenes Bein ne Fr membre panard
auswärtsgebogenes Knie // auswärtsgedrehtes Knie ne En bench knees Fr genoux en pieds de bancs
Auswärtszieher m En abductor Fr abducteur
auswiegen (vor dem Rennen) En weighing-out Fr pesage / pesée (avant la course)
Auswieger m En clerk of the scales Fr juge (responsable) de (la) pesée
Auswurf m En discharge Fr écoulement
Auszahlposition f En pay-off position Fr position de rapport / rendement
Auszahlungsgewinn m En pay-out price Fr montant de rapport
Auszahlungsschein m En pay-out price slip Fr bordereau du montant des rapports
Auszeichnung f En award Fr récompense
Auszubildendenerlaubnis f En bug
Auszubildender m En apprentice Fr apprenti
automatischer Anspruch m En automatic claim Fr intervention d'office
automatischer Stallreiniger m En barn cleaner (automatic ~) Fr nettoyeur (d'étable, automatique)
autonomes Nervensystem ne En autonomic nervous system Fr système nerveux autonome / végétatif
autorisierter Agent m En authorized agent Fr agent autorisé
Auxois m En Auxois Fr ardennais de l'Auxois
Aveligneser m En Avelignese (Horse) Fr avelignais
Avermectine ne pl En avermectin Fr avermectin
Axthieb m En dip in front of the withers Fr coup de hache
Azetabulum ne En acetabulum Fr

acétabulum
Azoturie f En azoturia Fr myoglobinurie
Babesiose f En babesiasis ; babesiosis Fr babésiose
Bach m En water jump (open ~) Fr rivière
Bacillus m En bacillus Fr bacille
Backe f En cheek Fr joue
Backendrüsen f pl En buccal glands Fr glandes buccales
Backengegend f Fr joue (poche de la ~)
Backenriemen ; Backenstück m ; ne En cheekpiece Fr montant (de bride // museroIle)
Backenzahn (hinterer ~) m En molar Fr molaire
Backenzähne m pl En cheek teeth
Backenzähne (hintere ~) m pl En molars ; molar teeth Fr molaires
Backsteinmauer f En brick-wall Fr mur de briques
Bahn f En track (race ~) Fr piste (de course)
Bahn f En course Fr parcours
Bahnpeitsche f En lunge(ing) whip Fr chambrière
Bahnpunkt m En marker letter Fr point de repère
Bahnrekord m En track record Fr record de piste
Bahnvarianten f pl En track variants Fr variables de la piste
Bakterium ne En bacterium Fr bactérie
Balding-Gurt m En balding girth Fr sangle croisée
Balearen-Pony ne En Mallorcan Saddle Horse Fr majorquin
Ballen m En bulb (of a heel) Fr glome
Ballentritt m En injury to the bulb(s) (overreach / self ~) Fr atteinte au(x) glome(s)
Ballotade f En ballotade Fr ballotade ; ballotade
Band ne En ligament Fr ligament
Band ne En ribbon Fr ruban
Bandage f En bandage Fr bandage ; bande
Bande f En parapet Fr garde-botte
Bandmaß ne En measuring tape Fr ruban à mesurer
Bandscheibe f En intervertebral disc Fr disque intervertébral
Bandstreifen m pl En taenia / tenia Fr ténia
Bandwurm m En tapeworm Fr taenia
Bandwurmfinnenstadium ne En bladder worm Fr cysticercoïde
Bardigiano m En Bardi Horse Fr bardigien
bärenfüßig En foot broken forward Fr pied à talons (trop) hauts
bärentatzig En foot broken forward Fr pied à talons (trop) hauts
Barrel-Race ne En barrel race Fr course de barils

barren En rap a horse Fr barrer un cheval
Barriere f En gate Fr barrière
Barrierenspringprüfung f En six bars Fr six barres (épreuve des ~)
Basalteil des Hinterhauptbeines des Säugetierschädels ne En basilar process Fr processus basilaire
Baschkire m En Bashkir Pony Fr bashkir
Bastardierung f En hybridization Fr métissage
basten En put on the pack saddle Fr bâter
Bauch m En belly Fr ventre
Bauchaorta / Baucharterie f / f En abdominal aorta Fr aorte abdominale
Bauchfell ne En peritoneum Fr péritoine
Bauchfellentzündung f En peritonitis Fr péritonite
Bauchgurt m En girth Fr sangle
Bauchgurtstrupfe f En point strap (on hame tug buckle) Fr contre-sanglon de mancelle
Bauchhöhle / Bauchraum f / m En abdominal cavity Fr cavité abdominale
Bauchhöhlenganglion ne En celiac plexus Fr plexus céliaque / coeliaque
Bauchhöhlenpunktion f En abdominal paracentesis Fr paracentèse abdominale
Bauchring m En abdominal tunic Fr tunique abdominale
Bauchschlagader f En celiac artery Fr artère coeliaque
bauchseitiger gezahnter Muskel des Halses m En ventral serrated m. of neck Fr m. dentelé (ventral) du cou
bauchseitiger gezahnter Muskel des Thorax m En ventral serrated m. of thorax Fr m. dentelé ventral du thorax
bauchseitiger Sägemuskel des Halses m En ventral serrated m. of neck Fr m. dentelé (ventral) du cou
bauchseitiger Sägemuskel des Thorax m En ventral serrated m. of thorax Fr m. dentelé ventral du thorax
bauchseitiger Skalenusmuskel m En ventral scalenus m. Fr m. scalène ventral
bauchseitiges Kolon (linkes // rechtes ~) ne En ventral colon (left // right ~) Fr côlon ventral (gauche / droit)
Bauchspeicheldrüse f En pancreas Fr pancréas
Bauchtiefe f En depth of flank Fr profondeur des flancs / de l'abdomen
Baum (eines Gebisses) m En branch (of a bit) Fr branche (d'un mors)
bäumen (sich ~) En rear Fr cabrer (se ~)
Baumwollstrick m En cotton lead

(rope) Fr laisse / guide en coton
Bazillus m En bacillus Fr bacille
Becken ne En basin Fr cuvette
Becken ne En pelvis Fr pelvis
Beckenboden m En pelvic diaphragm Fr diaphragme pelvien
Beckengliedmaße f En hind leg / limb Fr membre postérieur
Beckengürtel m En pelvic girdle Fr ceinture pelvienne
Beckenhöhle f En pelvic cavity Fr cavité pelvienne
Beckennervengeflecht ne En pelvic nerves Fr nerfs pelviens
Beckenpfanne f En acetabulum Fr acétabulum
Beckenwinkel m En pelvis angle Fr angle du bassin
bedecken En cover (a mare) Fr saillir (une jument)
Bedeckung f En service Fr saillie
Befähigungsnachweis m En certificat Fr certificat
Befallsintensität f En worm burden Fr charge parasitaire
Begattung f En breeding Fr accouplement
Begleitpony ; Begleitpferd ne ; ne En pony (lead ~) Fr cheval (accompagnateur) de parade
begrenzt En bordered Fr bordé
begrenzter Ausgleich m En limited handicap Fr handicap limité
Begrenzung des Geläufs f En rail Fr barre
Begrüßung f En salute Fr salut
Behaarung f En coat Fr pelage (le ~)
Behang m En mane and tail (hairs) Fr crins (les ~)
beherrschend En dominant Fr dominant
behindern (ein anderes Pferd ~) En impede (the progress of another horse) Fr nuire (à la progression d'un autre cheval)
Behinderung f En interference Fr obstruction
bei jedem Schritt En every stride (at ~) Fr temps (au ~)
beidhändige Führung f En reins in both hands Fr conduite à deux mains
beidseitiger und gleichzeitiger Schenkeldruck m En simultaneous action of the legs Fr action simultanée des jambes
beigezäumt En collected Fr rassemblé
Bein ne En limb Fr membre
Beinabzeichen ne En white marking on a limb / leg Fr balzane
Beine ne pl En limbs (the ~) Fr membres (les ~)
Beine verlieren (die ~) En be off stride Fr avoir pris une fausse allure
Beinhautentzündung f En periostitis ; periostitis Fr périostite
Beinpaar ne En pair (of legs) Fr bipède
Beinschiene f En leg brace Fr ortho-

some
Beinstellung f En stand(s) Fr aplomb(s)
beisitzender Richter m En associate judge Fr juge associé
beißen En bite Fr mordre
Beizäumung f En ramener Fr ramener
belegt En imposed (fine) Fr imposée (amende ~)
beleidigend En offending Fr fautif
Belgisches Kaltblut ne En Belgian (draft / heavy draught horse) Fr belge (trait lourd ~)
Belgisches Warmbluptpferd ne En Belgian warm-blooded (horse) Fr belge à sang chaud
Belmont-Stakes f En Belmont stakes
belohnen En reward Fr récompenser
Belohnung f En reward Fr récompense
Benehmen ne En conduct Fr comportement
Benzimidazol ne En benzimidazole Fr benzimidazole
Berber m En Barb Fr barbe
bereiten En mount (a horse) Fr monter (à / un cheval)
beritten En mounted Fr monté
berittene Garde f En Horse Guards (the ~) Fr Garde à cheval (le régiment de ~)
berittene Truppen f pl En cavalry Fr cavalerie
berittener Posten m En horse guard Fr garde à cheval
berittener Stierkampf m En mounted bullfight Fr combat à cheval
Berufung f En appeal Fr pourvoi
Berufung einlegen En appeal a ruling Fr interjeter appel
Berufungsführer m En appellant Fr appelant
Berufungsgericht ne En appeal committee Fr commission d'appel
Berufungskommission f En appeal committee Fr commission d'appel
Beruhigungsmittel ne En tranquillizer Fr tranquillisant
berundeter Teil des Hufes m En trimmed area Fr suppression d'appui
besamen En inseminate Fr inséminer
Besamer m En inseminator Fr inséminateur
Beschaffenheit des Geläufs f En track condition Fr condition de la piste
Beschäler m En stallion Fr étalon
Beschälseuche f En dourine Fr dourine
Beschälstation f En service station Fr station de monte
beschlagen adj En shod Fr ferré
beschlagen (den Huf ~) En shoe Fr ferrer
beschlagen (heiß // kalt ~) En shoeing (hot // cold ~) Fr ferrage (à chaud // à froid)
Beschlagkiste f En shoeing box Fr boîte à ferrer
Beschlagschmied m En horseshoer Fr maréchal-ferrant
Beschlagsweite f En fullness (of a horseshoe) Fr garniture
Beschneiden (des Hufes) ne En trimming (of the hoof) Fr parage (de la corne)
beschneit En frost ; frosty Fr givré
beschnittener Teil des Hufes m En trimmed area Fr suppression d'appui
Beschwerde f En complaint Fr plainte
Beschwerde einlegen f En lay a complaint Fr porter plainte
Beschwerdeführer(in) m (f) En complainant Fr plaignant(e)
Besitz m En ownership Fr propriété
Besitzer(in) m (f) En owner Fr propriétaire
Besitztum ne En ownership Fr propriété
Bestechungsgeld ne En bribe Fr paiement illicite
Bestrafung f En punishment Fr punition
Betäubungsmittel ne En anesthetic ; anaesthetic Fr anesthésique
Bete f En beet Fr betterave
betrügen En cheat Fr tricher
Betrügerei f En cheating Fr tricherie
Beugefläche (des Hufbeins) f En flexor surface (of the distal phalanx) Fr surface d'insertion (de la phalange distale)
Beugemuskel m En flexor m. Fr m. fléchisseur
Beugemuskeln des Unterarms m pl En flexor muscles of forearm Fr muscles fléchisseurs de l'avant-bras
Beugeprobe f En flexion test Fr test de flexion
Beuger m En flexor m. Fr m. fléchisseur
Beugesehne f En flexor tendon Fr tendon fléchisseur
Beugesehne des oberflächlichen Zehenbeugers f En superficial (digital) flexor tendon Fr tendon (du) fléchisseur superficiel (des phalanges / du doigt)
Beugung f En flexion Fr incurvation
Beule f En hump Fr bosse
Beurteilung des Exterieurs f En judgment of (external) conformation Fr jugement de (la) conformation
Beurteilungsverfahren ne En scheme of marking Fr barème (de notation)
Beute f En quarry Fr gibier
bewegliche Startbox f En mobile starting gate Fr barrière de départ mobile
bewegliche Startstände m pl En mobile starting gate Fr barrière de départ mobile
Bewegung f En movement Fr mouvement
Bewegungsbogen des Hufes m En foot flight arc Fr trajectoire du pied
Bewegungskrankheit f En motion sickness Fr mal des transports
Bewegungsphasen im Sprung f pl En jumping action (parts of the ~) Fr saut (parties du ~)
Bewertung f En judging Fr jugement
Bewertungsschein des Richters m En judge's sheet Fr feuille de juge
biegen (das Pferd ~) En bend the body Fr incurver le corps
Biegung f En flexion Fr incurvation
Biertreber m pl En brewer's draff / grains Fr drêche (de brasserie)
Biesfliege f En bot fly (horse ~) Fr gastrophile ; gastérophile
Biestmilch f En colostrum Fr colostrum
Bieter m En bidder Fr enchérisseur
Bikuspidalklappe f En mitral valve Fr valvule mitrale
Billard ne En bank Fr banquette
billardieren (gegen die stützende Gliedmaße) En winging in Fr coup de manchette (donner un ~)
billardieren (um den stehenden Huf ~) En paddle Fr billarder
Binde f En bandage Fr bandage ; bande
Bindegewebsknorpel des Hufbeines m En fibrocartilage of the third phalanx Fr fibrocartilage (complémentaire) de la troisième phalange
Bindehaut des Auges f En conjunctiva Fr conjonctive
Bindehautentzündung f En conjunctivitis Fr conjonctivite
Biotin ne En biotin Fr biotine
Biotinum ne En biotin Fr biotine
Biß m En bite Fr morsure
Bissen m Fr bol alimentaire
Bissverletzung durch eine Giftschlange f En poisonous snake bite Fr morsure de serpent venimeux
Bißwunde f En bite wound Fr plaie par morsure
Bizepsaponeurose f En lacertus fibrosus Fr lacertus fibrosus
Bläschen ne En blister Fr ampoule
Bläschenausschlag des Pferdes m En equine coital exanthema Fr exanthème coïtal équin
Bläschendrüse f En vesicular gland Fr glande vésiculaire
Blase f En blister Fr ampoule
Blasenentzündung f En cystitis Fr cystite
Blässe f En stripe Fr liste
Blatt ne En skirt Fr petit quartier
blaue Schmeißfliegen f pl En blowfly Fr mouche bleue
blaues Auge ne En wall-eye ; walleye
Blauschimmel m En slaty blue grey ; slate-colour(ed) grey Fr gris ardoisé
bleibende Zähne m pl En perma-

nent teeth Fr dents de remplacement
Bleidecke f En weight cloth Fr fontes
Blendenträger m En winker stay Fr support d'oeillère
Blendkappe f En blinker Fr oeillère
Blendriemen m En winker stay Fr support d'oeillère
Blendriemenschnalle f En blinker stay buckle Fr boucle (en chape) de support d'oeillères
Blesse f En stripe Fr liste
Blesse (oben verbreiterte ~) f En flash
Blinddarm m En cecum / caecum Fr caecum
Blinkers m pl En blinker hood Fr bonnet avec oeillères
Blinzhaut f En nictitating membrane Fr membrane nictitante
Blister m En blister ; blistering Fr vésicatoire
blitzen En blink Fr clignoter
Blümchen ne En small star Fr légèrement en tête
Blume f En star Fr en tête ; en-tête
Blut ne En blood Fr sang
Blutarmut f En anaemia Fr anémie
Blutentnahme ; Blutentziehung f ; f En blood-letting Fr saignée
Bluterguß m En haematoma Fr hématome
Blutgefäß ne En blood vessel Fr vaisseau sanguin
Blutgemeinschaft f En consanguinity Fr consanguinité
Blutgruppenbestimmung f En blood typing Fr typage des antigènes des globules rouges
Blutkapillare f En capillary (vessel) Fr capillaire (vaisseau ~)
Blutlinie f En lineage Fr lignée
Blutpfropf m En thrombus Fr thrombus
Blutplasma ne En plasma (blood ~) Fr plasma (sanguin)
Blutprobe f En blood sample Fr prélèvement de sang
Blutspat m En blood spavin
Blutstrom m En lineage Fr lignée
Bluttypbestimmung f En blood typing Fr typage des antigènes des globules rouges
Blutung f En haemorrhage Fr hémorragie
Blutuntersuchung f En blood examination Fr analyse de sang
Blutuntersuchung f En blood test Fr test sanguin
Blutwurm m En bloodworm Fr ver du sang
Blutwurmbefall m En strongylosis Fr strongylose
Bockdecke f En front drop apron Fr tablier tombant avant
bocken En buck
Bocken ne En buck(ing) Fr estrapade
bockendes Pferd ne En bucking horse

Bockhuf m En club foot Fr pied bot
Bockspringen ne En buck(ing) Fr estrapade
Boden m En footing Fr surface
Boden gutmachen En close ground on the leader Fr rapprocher du meneur (se ~)
Boden gutmachen En gain ground Fr remonter dans le peloton
Boden verlieren En lose ground Fr perdre du terrain
Bodenbeschaffenheit f En track condition Fr condition de la piste
Bodenblender m En shadow roll ; shadow blind Fr cache-ombrages
bodeneng En base narrow Fr serré (du devant // du derrière)
bodennahe En close to the ground (horse being ~) Fr près de terre (cheval qui est ~)
Bodenrick ne En crossed rail Fr chevalet (avec pieds en croix)
Bodenrick ne En cavaletti Fr cavaletti
Bodenseite des Hufeisens f En ground surface (of a shoe) Fr face inférieure (d'un fer)
Bodenstange f En ground rail Fr barre (déposée sur le sol)
bodenweit En base wide Fr ouvert (du devant // du derrière)
Bogen m En turn Fr virage
Bogengänge m pl En semicircular canals Fr canaux semi-circulaires (de l'oreille)
Bogensprung m En curvet Fr mésair ; mézair
Bohne f En cup (of a tooth) Fr cornet dentaire externe (d'une dent)
bombiert En raised Fr arrondi
Bor ne En boron Fr bore
Borkenflechte f En ringworm Fr teigne
Bornasche Krankheit f En Borna disease Fr maladie de Borna
Bosal ne En bosal Fr bosal
bösartige Geschwulst f En carcinoma Fr carcinome
Böschung f En slope Fr inclinaison
Bosniak(e) m En Yugoslav mountain pony Fr poney des montagnes yougoslaves
Bosnisches Gebirgspferd ne En Bosnian pony Fr poney bosnien
Botulismus m En botulism Fr botulisme
Boulonnais ; Boulonaise m ; m En Boulonnais (Horse) Fr boulonnais
Box f En box (stall) Fr box
Boxenbereich m En stable area Fr zone des écuries
Boxensperre f En stall guard Fr barrière de stalle
Brachialarterie f En brachial artery Fr artère brachiale
Brachialvene f En brachial vein Fr veine brachiale
brachiozephaler Arterienstamm m En brachiocephalic (arterial) trunk

Fr tronc brachio-céphalique
Brachygnathie f En brachygnathia ; brachygnathism Fr brachygnathie (mandibulaire / inférieure)
Brandeisen ne En branding iron Fr fer à marquer
Brandfuchs m En liver chestnut Fr alezan brûlé
Brandfuchs mit hellem Schutzhaar, gespiegelt m En dark chestnut with washed-out / flaxen mane and tail Fr alezan brûlé à crins lavés
Brandmarken ne En branding (hot ~) Fr marquage au fer (rouge / chaud)
Brandzeichen ne En branding (hot ~ mark) Fr marque (au fer rouge / au feu)
Brandzeichen ; Brandnarbe ne ; f En firing mark / scar Fr trace de feu
braun adj En bay Fr bai
Braun-Scheck(e) m En skewbald Fr pie (sauf noir)
Brauner m En bay Fr bai
Braunfalb / Braunfalbe m En buckskin Fr isabelle
Braungelb ne En buff Fr chamois (couleur ~)
Braunschimmel m En bay roan Fr rouan
Breeches f En breeches Fr pantalons d'équitation
breite Blesse f En broad stripe Fr liste large
breite Brust f En wide chest Fr poitrine large
breiter Rückenmuskel m En latissimus dorsi m. Fr m. grand dorsal
breites Beckenband ne En sacrosciatic ligament Fr ligament sacro-sciatique
Breiumschlag m En poultice Fr cataplasme
Bremse f En brake Fr frein
Bremsen f pl En horseflies Fr taons
Brennapparat ; Brennmittel m ; ne En firing Fr feu
Brenneisen ne En firing iron Fr thermocautère
brennen En cauterize Fr cautériser
Brennen mit Strichfeuer (Narben) ne En strip firing (scars) Fr raies de feu
Brennstift m En firing iron Fr thermocautère
Bretone m En Breton Heavy Draught horse Fr gros breton
Bretthals m En narrow neck Fr encolure grêle
Bries m En thymus Fr thymus
Bröckelhuf m En brittle foot / hoof Fr pied dérobé
Bronchialkatarrh m En bronchitis Fr bronchite
Bronchienentzündung f En bronchitis Fr bronchite
Bronchiole f En bronchiole Fr bronchiole

Bleidecke 268

Bronchiolitis (chronische obstruktive ~) f En asthma Fr asthme
Bronchiolus m En bronchiole Fr bronchiole
Bronchitis f En bronchitis Fr bronchite
Bronchus m En bronchus Fr bronche
Brucella-Infektion f En brucellosis Fr brucellose
Brucellose f En brucellosis Fr brucellose
Brunst f En heat Fr chaleur(s)
Brunstlosigkeit f En anestrus ; anoestrus Fr anoestrus
Brust f En chest Fr poitrine
Brust-Rücken-Nerv m En thoracodorsal nerve Fr nerf thoraco-dorsal
Brustaorta f En thoracic aorta Fr aorte thoracique
Brustbein ne En sternum Fr sternum
Brustbein-Kopf-Muskel m En sternocephalicus m. Fr m. sterno-céphalique
Brustbein-Rippen-Gelenke ne pl En sternocostal articulations Fr articulations sterno-costales / sterno-chondrales
Brustbeinbänder ne pl En sternal ligaments Fr ligaments sternaux
Brustbeinknorpel m En xiphoid cartilage Fr cartilage xiphoïde
Brustbeinstücke ne pl En sternebrae Fr sternèbres
Brustblatt ne En breast collar Fr bricole
Brustbreite f En width of chest Fr largeur de la poitrine
brusteng En narrow at the chest Fr serré de poitrail / poitrine
Brustfell ne En pleura Fr plèvre
Brustfellentzündung f En pleuritis ; pleurisy Fr pleurésie
Brustfellhöhle f En pleural cavity Fr cavité pleurale
Brustgeschirr ne En breast-harness Fr harnais à bricole
Brustgliedmaße f En forelimb ; foreleg Fr membre antérieur / de devant
Brusthauptschlagader f En thoracic aorta Fr aorte thoracique
Brusthöhle f En thoracic cavity Fr cavité thoracique
Brustkasten ; Brustkorb m En thorax Fr thorax
Brustkern m En brisket Fr bréchet
Brustkiefermuskel m En sternocephalicus m. Fr m. sterno-céphalique
Brustkorb m En rib cage / ribcage Fr cage thoracique
Brustkorbarterie (innere // äußere ~) f En thoracic artery (internal // external ~) Fr artère thoracique (interne // externe)
Brustmuskel (aufsteigender // tiefer ~) m En ascending pectoral m. Fr m. pectoral ascendant
Brustnerven (vordere // hintere ~) m pl En pectoral nerves Fr nerfs pectoraux
Brustseuche der Pferde f En equine contagious pleuropneumonia Fr pleuropneumonie contagieuse du cheval
Brustteil des Dornfortsatzmuskels ne En spinalis thoracis m. Fr m. épineux du thorax
Brustteil des gesägten Muskels m En ventral serrated m. of thorax Fr m. dentelé ventral du thorax
Brusttiefe f En depth of chest Fr profondeur de la poitrine
Brustumfang m En girth's circumference Fr tour de sangle / poitrine
Brustwand f En ribs Fr côtes
brustweit En wide at the chest Fr large de poitrine
Brustwirbel m En thoracic vertebrae Fr vertèbres thoraciques
Bruttopreisgeld ne En gross prize money Fr montant brut distribué en prix
Buchmacher m En bookmaker ; bookie Fr preneur aux livres
Buchsbaum m En box Fr buis
Buchweizen m En buckwheat Fr sarrasin
Buckel m En hump Fr bosse
buckeln En buck
Buckeln ne En buck(ing) Fr estrapade
Bügel m En stirrup Fr étrier
bügeln (um den stehenden Huf ~) En paddle Fr billarder
Buggelenk ne En shoulder joint Fr articulation de l'épaule
Bugspitze f En point of shoulder Fr pointe de l'épaule
Bulbourethraldrüse f En bulbo-urethral gland Fr glande bulbo-urétrale
Bulle m En bull Fr taureau
Bullenkalb ne En bull calf Fr jeune taureau
Bullenreiten ne En bull riding Fr monte du taureau
Bullfinch m En bull-finch / bullfinch Fr bull-finch
buntes Pferd ne En odd-coloured (coat / horse) Fr robe bigarrée
Burguete m En Burguete (Horse) Fr burguete
Bürste mit Stangen f En brush and rails Fr haie barrée
Buschhürde f En hedge Fr haie
Butazolidin ne En phenylbutazone Fr phénylbutazone
Buxtonkandare f En Buxton bit Fr mors Buxton
Caballo de Paso (Peruano) m En Peruvian paso / ambler Fr ambleur péruvien
Calcaneus m En calcaneus Fr calcaneus ; calcanéus
Calcutta-Auktion f En auction pools Fr calcutta
Calliphora pl En blowfly Fr mouche bleue
Camarguepferd m En Camarguais ; Camargue Horse / Pony Fr camarguais
Cambendazol ne En cambendazole Fr cambendazole
Canadian Horse ne En Canadian Horse Fr canadien
Canter m En canter Fr galop (petit ~)
Carpitis f En carpitis Fr carpite
Carree-Oxer m En square oxer Fr oxer carré
Carthusian m En Carthusian Horse Fr chartreux
Catria-Pferd m En Catria (Horse) Fr catria
Cavaletti ne En cavaletti Fr cavaletti
Cavallo del Catria ne En Catria (Horse) Fr catria
cephalische Vene f En cephalic vein Fr veine céphalique
Cervix (uteri) f En cervix of uterus Fr col utérin
Chambon ne En chambons Fr chambon
Championat ne En championship Fr championnat
Chaps m pl En chaps Fr jambières
Charakter m En character Fr caractère
Chargenpferd ne En battle horse Fr cheval de bataille
Charollais-Pferd ne En Charolais Fr charolais
Chef d'Equipe m En Chef d'équipe Fr chef d'équipe
Chevron m En chevron Fr chevron
Chickasaw-Pony ne En Chickasan Fr chickasan
Chirurgie f En surgery Fr chirurgie
Chlor ne En chlorine Fr chlore
Chlorid ne En chloride Fr chlorure
Chlorverbindung f En chloride Fr chlorure
Chochlea f En cochlea Fr cochlée
Choreographie f En choreography Fr chorégraphie
Chorioallantois f En chorioallantois Fr chorioallantoïde
Chorioallantoismembran f En chorioallantois Fr chorioallantoïde
Chorioallantoisplazenta f En chorioallantoic placenta Fr placenta allantoïdien
Chorioidea f En choroid Fr choroïde
Chorion ne En chorion Fr chorion
Chorion-Vitellin-Plazenta f En choriovitelline placenta Fr placenta chorio-vitellin
Chorioptose ; Chorioptesräude f ; f En chorioptic mange Fr gale chorioptique
Chromosom ne En chromosome Fr chromosome
chronische Hufrollenentzündung f En navicular disease / lameness / bursitis Fr naviculaire (maladie ~)
Cleveland Bay m En Cleveland Bay

Fr bai de Cleveland
Clydesdale ne En Clydesdale (Horse) Fr clydesdale
Cob ; Cobtyp m ; m En cob Fr cob
Cob aus Wales m En Welsh Cob Fr cob gallois
Cob-Normand m En Norman Cob Fr cob normand
Coggins-Test m En Coggins test Fr test de Coggins
Coller m En cooler (horse ~) Fr couverture de refroidissement
Comtois m En Comtois Fr comtois
Connemara-Pony ne En Connemara (Pony) Fr connemara
Corsica-Pony ne En Corsica Pony Fr corse
Courbette f En curvet Fr mésair ; mézair
courtierter Schweif m En cocked tail Fr queue à l'anglaise
Cowboy m En cowboy Fr vacher
Cowboy-Krawatte f En bolo tie Fr cravate bolo
Cowboysattel m En western saddle Fr selle western
Cowpersche Drüse f En bulbo-urethral gland Fr glande bulbo-urétrale
Coxitis f En coxitis Fr coxite
Crack m En crack Fr cheval excellent
Criollo ; Crioller m ; m En Criollo Fr créole
Cross-Country f En cross-country Fr cross ; cross-country
Croupade f En croupade Fr croupade
Crouponleder ne En bridle backs / butts Fr crampons / croupons de bride
Çukurova m En Çukurova Horse Fr çukurova
Çukurova Ati m En Çukurova Horse Fr çukurova
Curly Horse ne En Bashkir Curly Horse Fr Bashkir bouclé
Cutting ne En cutting Fr tri (du bétail)
Cutting-Pferd ne En cutting horse Fr cheval de tri / cutting
D-Trense f En D-shaped snaffle bit Fr filet verdun
dahinrollen En bowl along Fr courir à bon train
Daily Double ne En daily double Fr pari double
Dales-Pony ne En Dales (Pony) ; Dale pony Fr dales
Damenpferd ne En lady's mount Fr cheval de dame
Damenreitkleid ne En lady's riding skirt Fr jupe d'amazone
Damensattel m En sidesaddle Fr selle d'amazone
Damensitz m Fr monte en amazone
Damensitz ; Damensattel reiten (im ~) En ride side-saddle Fr monter en amazone
Damm m En perineum Fr périnée
Dammnerv (oberflächlicher // tiefliegender ~) m En perineal nerve (superficial // deep ~) Fr nerf périnéal (superficiel // profond)
Dampf m En broken wind Fr souffle
dämpfig adj En broken winded Fr poussif
Dämpfigkeit f En broken wind Fr souffle
Dämpfigkeitsrinne f En heave(s) line
Dampfrinne f En heave(s) line
Danubier ; Danubisches Warmblutpferd m ; ne En Danubian Horse Fr danubien
Darm m En intestine Fr intestin
Darmbein m En ilium Fr os ilium
Darmbeinarterie (innere // äußere ~) f En iliac artery (internal // external ~) Fr artère iliaque (interne // externe)
Darmbeinflügel m En wing of (the) ilium Fr aile de l'ilium
Darmbeinmuskel m En iliacus m. Fr m. iliaque
Darmbeinwinkel (zur Seite hin gelegener ~) m En coxal tuber Fr tuber coxae
Darmentzündung f En enteritis Fr entérite
Darmkatarrh m En enteritis Fr entérite
Darmkonkrement ne En enterolith Fr entérolithe
Darmpech ne En meconium Fr méconium
Darmschleimhaut f En gut lining Fr muqueuse intestinale
Darmstein m En enterolith Fr entérolithe
Darmvene f En mesenteric vein (cranial // caudal ~) Fr veine mésenterique (crâniale // caudale)
Darmverschlingung f En volvulus Fr volvulus
Dartmoorpony ne En Dartmoor Pony Fr dartmoor
Dasselbeule f En warble Fr varron
Dasellarve f En warble Fr varron
Dasselmesser ne En bot (egg) knife Fr couteau (pour les oeufs de mouches)
Datum der Bedeckung ne En breeding date Fr date d'accouplement / de monte / de saillie
Dauergebiß ne En permanent (set of) teeth Fr dentition d'adulte
Dauerritt m En long-distance ride Fr longue randonnée
Dauerzähne m pl En permanent teeth Fr dents de remplacement
Deckakt m En service Fr saillie
Decke f En blanket (horse ~) Fr couverture
decken En cover (a mare) Fr saillir (une jument)
decken lassen Fr faire saillir (une jument)
Deckenfresserschutz m En bib (halter ~) Fr bavette
Deckengurt m En surcingle Fr surfaix
Deckenschnitt m En blanket clip Fr tonte de course
Deckerlaubnis f En covering permit Fr permis de monte
Deckgebühr f En stud fee(s) Fr frais de saillie
Deckgeld ne En stud fee(s) Fr frais de saillie
Deckhengst m En stallion Fr étalon
Decksaison f En service season Fr saison de monte
Deckschein m En covering certificate Fr certificat de saillie
Deckstand m En service crate Fr montoir
Deckstation f En service station Fr station de monte
Decktaxe f En stud fee(s) Fr frais de saillie
Decktaxe ohne Konditionen f En straight (service) fee Fr saillie sans conditions
Deckvorgang m En service Fr saillie
Dehelminthisation f En deworming Fr vermifugation
dehydriert En dehydrated Fr déshydraté
Dehydrierung f En dehydration Fr déshydratation
Deichsel f En pole Fr timon
Deichselhaken (für Vierspänner) m En crab Fr trompe (d'attelage à l'anglaise)
Deichselkopf (für Vierspänner) m En crab Fr trompe (d'attelage à l'anglaise)
Deichselkopf (für Zweispänner) m En cross head Fr crapaud (de timon)
Deltamuskel m En deltoid(eus) m. Fr m. deltoïde
Dentin ne En dentine Fr ivoire (d'une dent)
derb En sturdy Fr costaud
Derby ne En derby Fr derby
Dermatitis f En dermatitis Fr dermatite
Deutschtraben ne En sitting trot Fr trot assis
diagonal En diagonal Fr diagonale
Diagonalbahn f En figure-of-eight course Fr parcours / piste en (forme de) huit
diagonale Gangart f En diagonal gait Fr allure diagonale
diagonale Hilfe f En diagonal aid Fr aide diagonale
diagonales Beinpaar ne En diagonal pair Fr bipède diagonal
Diagonalwechsel m En diagonal change of hand Fr changement de main (par la diagonale)
Diaphragma ne En diaphragm Fr diaphragme
Diaphyse f En diaphysis Fr diaphyse
Diarrhö(e) f En diarrhoea Fr diarrhée
Dick-Christian-Scharniertrense f En Dick Christian snaffle bit Fr filet

Dick Christian
Dickdarm m En large intestine Fr gros intestin
Dickdarmentzündung f En colitis Fr colite
Dickdarmgekröse ne En mesocolon Fr mésocôlon
Dickdarmkatarrh m En colitis Fr colite
dicker Hals m En bull neck Fr cou de taureau
Dienstpferd ne En charger Fr cheval de troupe
Dimethylsulfoxid ne En dimethyl sulphoxide / sulfoxide Fr diméthyl sulfoxyde
Diöstrus m En dioestrus / diestrus Fr dioestrus
direkter Lebenszyklus m En direct life cycle Fr cycle direct
direkter Zügel m En direct rein Fr rêne directe
Dirttrack m En dirt course / track Fr piste de terre battue
Dislokation f En dislocation Fr luxation
Dislokation des Hüftgelenks f En dislocation of hip joint Fr dislocation de la hanche
Disqualifikation f En disqualification Fr disqualification
disqualifiziert En disqualified Fr disqualifié
dissektierende Knochen- und Knorpelentzündung f En osteochondritis dissecans Fr ostéochondrite disséquante / dissécante
distaler mittlerer Gelenksack m En distal intertarsal sac Fr synoviale intertarsienne distale
Distanz f En distance Fr distance
Distanz (in der ~) En distance of 240 yards from the post Fr distance de 220 mètres du poteau d'arrivée
Distanz-Ritt / Distanzritt m En long-distance ride Fr longue randonnée
distanzierte Pferde ne pl En distanced horse Fr traînard
Distanzreiten ne En endurance race Fr course d'endurance
Doelepferd ne En Dole Horse Fr Döle Gud Brandsal
dominante Plattenscheckung f En tobiano
Donpferd / Don-Pferd m En Don (Horse) Fr don
Doping ne En doping Fr dopage
Dopingkontrolle f En antidoping (control) Fr antidopage (contrôle ~)
Dopingmittel ne En drug Fr drogue
Dopingprobe entnehmen (eine ~) En take a sample Fr prélever un échantillon
doppelgliedrige Trense f En double jointed mouthpiece Fr double brisure (embouchure à ~)
Doppelmähne f Fr crinière double
Doppelnennung eines Stalles f En double entry Fr inscription jumelée (de deux chevaux)
Doppelprogramm ne En double program(me) Fr programme double
Doppelringtrense f En Wilson snaffle (four-ring ~) Fr filet Wilson
doppelschlägige Atmung f En double expiration Fr soubresaut
doppelte Auszahlung f En double pay-off Fr retour sur pari double
doppelte halbe Traversale f En counter change of hand (in half pass) Fr contre changement de main (en appuyant)
Doppeltrense f En double snaffle Fr double filet
Dorn m En billet (of a buckle) Fr ardillon
Dornfortsatz m En spinous process Fr processus épineux
Dornfortsatzmuskel m En spinalis m. Fr muscles longs épineux
Dornmuskel m En spinalis m. Fr muscles longs épineux
Dosierung f En dosage Fr posologie
Dottersackplazenta f En choriovitelline placenta Fr placenta chorio-vitellin
Double Twisted-Wire ne En double (twisted) wire (snaffle) bit Fr filet de broche tordue double
Dr.-Bristol-Gebiss ne En Dr. Bristol snaffle bit Fr filet Dr. Bristol
Drahtbürste f En scale brush Fr brosse métallique
dran bleiben En hold on good Fr tenir le coup
Drehen ne En twisting of the fetlocks Fr vacillement des jarrets
Dreiecksbein ne En ulnar carpal bone Fr os ulnaire
Dreiergespann ne En horse team, three abreast Fr attelage à trois chevaux (de front)
Dreierwette f En tiercé Fr tiercé
dreifache Kombination f En triple (combination) Fr triple (obstacle ~)
Dreifache Krone f En Triple Crown Fr Triple couronne
Dreigespann ne En horse team, three abreast Fr attelage à trois chevaux (de front)
dreiköpfiger Oberarmmuskel m En triceps m. Fr m. triceps (brachial)
Dreimaster m En tricorne Fr tricorne
Dreipunktsitz m En three-point seat Fr assiette à trois points de contact
Dreischlag m Fr aubin
Dreispitz m En tricorne Fr tricorne
Dreiviertelbruder // Dreiviertelschwester m // f En three-quarters brother // sister Fr trois-quarts frère // soeur
Dreiviertelmeilenpfosten m En three-quarter-mile pole / post Fr poteau aux trois quarts de mille
Dressur f En training Fr entraînement
Dressur (klassische ~) f En dressage (classical ~) Fr dressage (classique)

Dressuraufgabe f En dressage test Fr reprise
Dressurdisziplin beim Vielseitigkeitsreiten f En dressage phase Fr épreuve de dressage
Dressurgerte f En dressage whip Fr cravache de dressage
Dressurgrad m En schooling level Fr degré de dressage
Dressurpeitsche f En dressage whip Fr cravache de dressage
Dressurpferd ne En dressage horse Fr cheval de dressage
Dressurprüfung f En dressage test Fr épreuve de dressage
Dressurreiter m En dressage rider Fr cavalier de dressage
Dressursattel m En dressage saddle Fr selle de dressage
Dressursitz m En dressage seat Fr position de dressage
Dressurturnier mit Einzelprüfung ne En individual dressage (competition) Fr dressage individuel (compétition de ~)
Dressurviereck ne En dressage ring / arena Fr rectangle de dressage
Dressurwettbewerb m En dressage competition Fr concours de dressage
Drillingsnerv m En trigeminal nerve Fr nerf trijumeau
Drillingswette f En trio Fr trio
dritte Mutter f En third dam Fr troisième mère
dritter Karpalknochen m En third carpal bone Fr os carpal III
dritter Rollhügel m En third trochanter Fr troisième trochanter
dritter Tarsalknochen m En third tarsal bone Fr os tarsal III
dritter Umdreher m En third trochanter Fr troisième trochanter
dritter Wadenbeinmuskel m En peroneus tertius m. Fr corde fémoro-métatarsienne
drittes Augenlid ne En nictitating membrane Fr membrane nictitante
drittes Keilbein ne En third tarsal bone Fr os tarsal III
drittes Zehengelenk ne En coffin joint Fr articulation du pied
drittplatziertes Pferd ne En show Fr classé
Drosselrinne f En jugular groove Fr sillon jugulaire
Drosselvene (innere // äußere ~) f En jugular vein (internal // external ~) Fr veine jugulaire (interne // externe)
Druckwirkung des Beckens f En action of the seat Fr action de l'assiette
Druse f En strangles Fr gourme
Dschigitowka f En Jiggit Fr djiguite (jeu de ~)
Duett ne En pas de deux Fr pas de deux
Dülmener Wildpferd ne En Dülmen Pony Fr dülmen
Dummkoller m En immobility Fr

immobilité
Dung *m* En manure Fr fumier
Düngemittel *ne* En fertilizer Fr engrais
dunkel bernsteinfarben En dark amber Fr ambre foncé
dunkelbraun *adj* En brown Fr bai-brun
Dunkelfärbung der Haut *f* En melanosis Fr mélanose
Dunkelfuchs *m* En dark chestnut Fr alezan foncé
Dunkelfuchs *m* En liver chestnut Fr alezan brûlé
Dunkelfuchs, mit hellem Schutzhaar, gespiegelt *m* En dark chestnut with washed-out / flaxen mane and tail Fr alezan brûlé à crins lavés
Dunkelrappe *m* En coal black Fr noir franc
dunkles Kastanienbraun *ne* En dark bay Fr bai foncé
dunkles Leder *ne* En dark hide Fr peau foncée
Dünndarm *m* En small intestine Fr intestin grêle
dünner Darmbein-Schenkelmuskel *m* En sartorius m. Fr m. sartorius
dünner Hals *m* En narrow neck Fr encolure grêle
durch den Schritt zum Stehen durchparieren En halt through walk Fr halte en passant par le pas
durch den Zirkel wechseln En change of hand in / through the circle Fr changer (de main) dans le cercle
durch die ganze Bahn wechseln En diagonal change of hand Fr changement de main (par la diagonale)
durch die halbe Bahn wechseln En change of hand on a short diagonal (in half of arena) Fr changer de main (sur la diagonale) dans le demi-manège
durch die Länge der Bahn En down the centre line Fr par la ligne du centre
durch die Länge der Bahn wechseln En down centre line (to go ~) Fr doubler sur la longueur
durchbrennen *v* En bolt Fr emballer (s'~)
durchbrennend En bolting Fr emballement
Durchfall *m* En diarrhoea Fr diarrhée
Durchgang *m* En trial Fr épreuve
Durchgang *m* En heat Fr chaude
durchgehen *v* En bolt Fr emballer (s'~)
durchgehend En bolting Fr emballement
durchgehendes Pferd *ne* En bolting horse ; bolter Fr cheval emballé
durchgetretene Fessel *f* En long sloping pastern Fr long et bas jointé (paturon / cheval ~)
durchgreifende Behandlung *f* En drastic medication Fr remède de cheval

durchgreifendes Medikament *ne* En drastic medication Fr remède de cheval
durchhalten En hold on good Fr tenir le coup
durchlässiges Maul *ne* En soft mouth Fr bouche fine / légère / chatouilleuse /
Durchlässigkeit *f* En responsiveness
Durchlässigkeit des Pferdes *f* En handiness of the horse Fr maniabilité du cheval
durchlaufendes Martingal *ne* En running martingale Fr martingale à anneaux
Durchparieren *ne* En halt Fr parade
Durchtreiber *m* En pritchel (hot work ~) Fr poinçon emporte-pièce
Durchtrennung des Kniescheibenbandes *f* En patellar desmotomy Fr desmotomie patellaire / rotulienne
Durchziehtrense *f* En gag bit Fr filet releveur
Duwock *m* En marsh horsetail Fr prêle des marais
Ebonit *ne* En vulcanite Fr ébonite
eCG En equine chorionic gonadotropin Fr gonadotrophine chorionique équine
Ecke *f* En corner Fr coin
Eckfuttertrog *m* En corner feeder Fr mangeoire en coin
Eckschneidezahn *m* En corner incisor Fr coin
Eckstrebe *f* En bar (hoof ~) Fr barre
Eckstrebenhornspalte *f* En heel crack Fr seime en talon
Eckstrebenplatte *f* En bar (hoof ~) Fr barre
Eckzahn *m* En corner incisor Fr coin
Eckzähne *m pl* En corner incisors Fr coins
Ecuyer *m* En riding master Fr écuyer
Ehrenpreis *m* En prize Fr prix
Ehrenpreis *m* En trophy Fr trophée
EHV-1 *ne* En equine herpesvirus (type) 1 Fr herpèsvirus équin de type 1
EHV-2 *ne* En equine herpesvirus (type) 2 Fr herpèsvirus équin de type 2
EHV-3 *ne* En equine herpesvirus (type) 3 Fr herpèsvirus équin de type 3
EHV-4 *ne* En equine herpesvirus (type) 4 Fr herpèsvirus équin de type 4
Eibläschen *ne* En ovarian follicle Fr follicule ovarien
Eichel *f* En glans penis Fr gland du pénis
Eichelstein *m* En bean
Eier pro Gramm *ne pl* En eggs per gram Fr oeufs par gramme
Eiereisen *ne* En egg-bar shoe Fr fer ovale
Eierstock *m* En ovary Fr ovaire
Eierstockzyste *f* En ovarian cyst Fr kyste ovarien
eigentliche plantare Zehenarterie (innere // äußere ~) *f* En plan-

tar proper digital artery (medial // lateral Fr artère digitale plantaire propre médiale
Eigentumsrecht *ne* En ownership Fr propriété
Eignung *f* En disposition Fr aptitude
Eignungsprüfung *f* Fr épreuve d'aptitude
Eileiter *m* En uterine tube Fr trompe utérine
Einbiß *m* En hook (of a corner incisor) Fr queue d'aronde
Einergespann *ne* En one-horse draught Fr attelage à un cheval
einfache Farbe *f* En simple colour Fr robe simple
einfache Wette *f* En single bet / wager(ing) Fr pari simple
einfacher Galoppwechsel *m* En simple change of lead / leg (through the trot) Fr changement de pied simple
einfacher Haarwirbel *m* En simple whorl Fr épi centré convergent
einfaches Hindernis *ne* En simple obstacle Fr obstacle simple
einfahren En school a horse Fr dresser un cheval
einfahren *v* En break (a horse) Fr débourrer (un cheval)
einfarbig En plain Fr uni
einfarbig En whole colour(ed) Fr zain
einfarbig schwarz En solid black (whole coloured) Fr noir zain
einflechten En plait Fr tresser
Einführungssonde *f* En catheter Fr cathéter
Eingangs der Zielgeraden En top of the (home) stretch Fr début du dernier droit
Eingangsbereich des Magens *m* En cardia Fr cardia
eingefallene Brust *f* En hollow chest Fr poitrine creuse
eingekerbtes Ohr *ne* En nicked ear Fr oreille fendue
eingelöster Wettschein *m* En cashed ticket Fr billet remboursé
eingeritten Fr débourré (cheval ~)
Eingeweidearterie (schädelwärts gelegene // hintere ~) *f* En mesenteric artery (cranial // caudal ~) Fr artère mésentérique (crâniale // caudale)
Eingeweidenerv *m* En splanchnic nerve Fr nerf splanchnique
Eingeweidewurm *m* En helminth Fr helminthe
einhändige Zügelführung *f* En reins in one hand Fr rênes dans une seule main
Einhauen *ne* En self-injury Fr atteinte
Einhorn *ne* En unicorn Fr arbalète (attelage en ~)
Einhufer *m pl* En equines (the ~) Fr équidés (les ~)
Einladungsrennen *ne* En invitational race Fr course sur invitation

Einlauf-Bogen *m* En clubhouse curve / turn Fr tournant du pavillon
Einohrtrense *f* En one ear bridle
Einreibemittel *ne* En liniment Fr liniment
Einreibung *f* En embrocation Fr embrocation
Einreiten *ne* En breaking Fr domptage
einreiten En school a horse Fr dresser un cheval
einrollen En ball-up Fr encapuchonner (s'~)
Einsatz *m* En entry fee Fr droit d'inscription
Einschliff *m* En hook (of a corner incisor) Fr queue d'aronde
einseitige Hilfe *f* En lateral aid Fr aide latérale
einseitiger Schenkeldruck *m* En action of one leg only Fr jambe isolée (action d'une ~)
einseitiger Sieg *m* En lopsided victory / win Fr victoire écrasante
Einsiedler *m* En Einsiedler ; Einsiedeln Horse Fr einsiedler
Einspänner *m* En one-horse draught Fr attelage à un cheval
einspringen En school a jumper Fr entraîner à l'obstacle
Einspruch *m* En objection Fr objection
Einstreu *f* En litter Fr litière
einstweiliger Fahrer *m* En provisional driver Fr conducteur recrue
einteiliges Mundstück *ne* En plain mouthpiece Fr canon d'une seule pièce
Eintragung *f* En registration Fr enregistrement
Eintragungspapier ; Eintragungsbescheinigung *ne ; f* En certificate of registration Fr certificat d'enregistrement
Eintritt *m* En entry Fr entrée
einwärtsgebogenes Bein *ne* Fr membre cagneux
Einwärtszieher *m* En adductor Fr adducteur
Einwärtszieher (großer // kleiner ~) *m* En adductor (magnus // brevis) m. (of the thigh) Fr m. (grand // court) adducteur (de la cuisse)
einweichen En soak Fr tremper
Einzäunung *f* En fence Fr clôture
Einzeldressur *f* En individual dressage (competition) Fr dressage individuel (compétition de ~)
Einzelrennen *ne* En heat Fr chaude
Einzug *m* En entry Fr entrée
Eisen *ne* En iron Fr fer
Eisen abnehmen *ne* En unshoe Fr déferrer (un pied)
Eisen aufnageln (ein ~) En nail a shoe (on a hoof) Fr brocher un fer
Eisen verlieren (ein ~) En lose a shoe Fr perdre un fer
Eisenmangelanämie *f* En iron-deficiency anaemia Fr anémie ferriprive

Eisenschimmel *m* En blue roan Fr gris (de) fer
Eisenschimmel *m* En dark grey Fr gris foncé
Eisenschimmel *m* En slaty blue grey ; slate-colour(ed) grey Fr gris ardoisé
eiserne Tragöse *f* En tug (open ~) Fr porte-brancard
Eiter *m* En pus Fr pus
Eiteransammlung *f* En empyema Fr empyème
eiterig En purulent Fr purulent
eiternd En purulent Fr purulent
eiternde Steingalle *f* En suppurating corn Fr bleime suppurative / suppurée
eiternder Nageltritt *m* En suppurating corn Fr bleime suppurative / suppurée
Eiweiß *ne* En protein Fr protéine
Eiweißstoff *m* En albumin Fr albumine
Ektoparasit *m* En ectoparasite Fr ectoparasite
Ekzem *ne* En eczema Fr eczéma
Elastikbandage / elastische Bandage *f* En brace bandage Fr bandage élastique
Elastizitätsübung *f* En suppling exercise Fr assouplissement (exercice d'~)
elektrische Zeitmeßanlage *f* En automatic timing device Fr chronomètre électronique
Elektrolyte *m pl* En electrolytes Fr électrolytes
Elektronen-Toto *m* En electronic wagering system Fr système électronique de perception des paris
Elektronisches Wettsystem *ne* En electronic wagering system Fr système électronique de perception des paris
Elevator-Bit *ne* En elevator bit Fr filet américain
Elfenbein *ne* En dentine Fr ivoire (d'une dent)
Ellbogen / Ellenbogen *m* En elbow Fr coude
Ellbogenbeule *f* En capped elbow Fr éponge
Ellbogengelenk / Ellenbogengelenk *ne* En elbow joint Fr articulation du coude
Ellbogenhöcker *m* En olecranon Fr olécrane / olécrâne
Ellbogenhöcker / Ellenbogenhöcker *m* En point of elbow Fr pointe du coude
Ellbogenhöckermuskel *m* En anconeus m. Fr m. anconé
Ellbogenkandare *f* En elbow bit Fr mors anglais
Ellbogenschutz *m* En elbow boot Fr protecteur de coude
Ellbogenschutzhalter *m pl* En elbow boots suspenders Fr supports pour protecteurs de coude
Elle *f* En ulna Fr ulna

Ellenarterie *f* En collateral ulnar artery Fr artère collatérale ulnaire
Ellennerv *m* En ulnar nerve Fr nerf ulnaire
Elterntest *m* En parentage test(ing) Fr épreuve de parenté
Embolie *f* En embolism Fr embolie
Embryonalhülle *f* En amnion Fr amnios
Embryotransfer *m* En embryo transfer Fr transfert d'embryon
EME En Potomac horse fever Fr fièvre du Potomac
empfindliches Maul *ne* En soft mouth Fr bouche fine / légère / chatouilleuse /
Empyem *ne* En empyema Fr empyème
Ende der Starterangabe *ne* En closing of declarations Fr clôture des engagements
Ende der Starterangabe *ne* En closing time for declarations Fr heure de fermeture des engagements
enden (auf dem linken // rechten Bein ~) En finish on the left // right leg Fr terminer sur le pied gauche // droit
Endfaden des Rückenmarkes *m* En filum terminale Fr filum terminale
Endkampf *m* En finish Fr fin de course
Endkampf (in einem Rennen) *m* En stretch drive (in a race) Fr dernière poussée (dans une course)
Endkampf verderben (einen ~) En blow up a finish Fr rater une fin de course
Endokard *ne* En endocardium Fr endocarde
Endometrium *ne* En endometrium Fr endomètre
Endoparasit *m* En internal parasite Fr parasite interne
Enervierung *f* En neurectomy Fr névrectomie
Engagement *ne* En entry Fr inscription
Engagement der Hinterhand *ne* En engagement (of the hindquarters) Fr engagement (de l'arrière-main)
enge Brust *f* En narrow chest Fr poitrine étroite
enger Endkampf *m* En tight finish Fr fin de course serrée
enger Kontakt *m* En close contact (saddle) Fr contact direct
enges Finish *ne* En tight finish Fr fin de course serrée
enges Hindernis *ne* En skinny obstacle Fr obstacle étroit
enges Maul *ne* En tight mouth Fr lèvres serrées
englischer Sattel *m* En English saddle Fr selle anglaise
englisches Reithalfter *ne* En cavesson (noseband) Fr muserolle française
englisches Reithalfter mit Pullerriemen / Sperriemen *ne* En

flash noseband Fr muserolle éclair / combinée
englisches Vollblut ne En Thoroughbred Fr thoroughbred
englischtraben En trot rising Fr trotter enlevé
Enkel m En grandson Fr petit-fils
Enkelin f En granddaughter Fr petite-fille
Entdeckung f En detection Fr dépistage
Enteritis f En enteritis Fr entérite
Enthaarung f En depilation Fr dépilation
Entlastungssitz m En half-seat Fr demi-assiette
Entnahme einer Dopingprobe f En taking of sample Fr prélèvement d'échantillon
Entropium ne En entropion Fr entropion
entscheidender Sieg m En decisive victory / win Fr victoire décisive
Entscheidung annulieren (eine ~) En quash a decision Fr renverser une décision
Entscheidung aufheben (eine ~) En quash a decision Fr renverser une décision
Entscheidung des Richters f En judge's ruling Fr ordonnance des juges
Entspannung des Unterkiefers f En relaxation of the jaws Fr décontraction de la mâchoire
entwässert En dehydrated Fr déshydraté
Entwicklung eines Pferdes f En seasoning of a horse Fr développement d'un cheval
Entwicklung eines Rennens f En unfolding of a race Fr déroulement d'une course
Entwicklungslehre f En genetic Fr génétique
entwöhnen En wean Fr sevrer
entwurmen En deworm Fr vermifuger
Entwurmung f En deworming Fr vermifugation
entzündliche Atemwegserkrankung f En inflammatory airway disease f En inflammation aiguë de l'appareil
Entzündung f En inflammation Fr inflammation
Entzündung des Karpus f En carpitis Fr carpite
Entzündung des Kronsaumes f En coronitis Fr coronarite
Entzündung des Sehnen- und Bindegewebes f En desmitis Fr desmite
entzündungshemmend adj En anti-inflammatory Fr anti-inflammatoire
entzweit En disunited Fr désuni
Enzephalomyelitis der Pferde (seuchenhafte ~) f En encephalomyelitis (equine viral ~)

Fr encéphalomyélite (équine)
Enzym ne En enzyme Fr enzyme
Eohippus m En Eohippus Fr Eohippus
Epidermis f En epidermis Fr épiderme
Epiglottis f En epiglottis Fr épiglotte
Epilepsie f En epilepsy Fr épilepsie
Epiphyse f En epiphysis Fr épiphyse (d'un os)
Epiphysenfugenknorpel m En epiphyseal cartilage Fr cartilage épiphysaire
Epiphysenknorpel m En epiphyseal cartilage Fr cartilage épiphysaire
Epiphysitis f En epiphysitis Fr épiphysite
Epistaxis f En epistaxis Fr épistaxis
Epithel ne En epithelium Fr épithélium
Epithelium ne En epithelium Fr épithélium
Epsom-Derby ne En Epsom Derby Fr derby d'Epsom
Equiden m pl En equines (the ~) Fr équidés (les ~)
equine Arteriitis Pestivirus f En equine arteritis pestivirus Fr virus de l'artérite équine
equine bakterielle Pleuropneumonie f En equine pleuropneumonia
equine monozytäre Ehrlichiose f En Potomac horse fever Fr fièvre du Potomac
equine Virusarteritis f En equine arteritis pestivirus Fr virus de l'artérite équine
equines Choriongonadotropin ne En equine chorionic gonadotropin Fr gonadotrophine chorionique équine
equines Herpesvirus Typ 1 ne En equine herpesvirus (type) 1 Fr pèsvirus équin de type 1
equines Herpesvirus Typ 2 ne En equine herpesvirus (type) 2 Fr pèsvirus équin de type 2
equines Herpesvirus Typ 3 ne En equine herpesvirus (type) 3 Fr pèsvirus équin de type 3
equines Herpesvirus Typ 4 ne En equine herpesvirus (type) 4 Fr pèsvirus équin de type 4
equines Serum ne En equine serum Fr sérum équin
equines Zytomegalovirus ne En equine herpesvirus (type) 2 Fr pèsvirus équin de type 2
Equipenchef m En Chef d'équipe Fr chef d'équipe
Erbfehler m En inborn defect Fr tare héréditaire
Erblichkeit f En heredity Fr hérédité
Erbsbein ; Erbsenbein ne ; ne En accessory carpal bone Fr os accessoire du carpe
Erbtypus m En genotype Fr génotype
erdfarben adj En buckskin Fr isabelle

Erdwall m En bank Fr banquette
erfahren En seasoned Fr expérimenté
erfolgreichster Stall m En top winning barn / stable Fr écurie gagnante
Ergebnisübersicht f En results chart Fr tableau des résultats
Erhaltungsration f En maintenance ration Fr ration d'entretien
erhitztes Heu ne En heated hay Fr foin chauffé / échauffé
erhöhter (innerer // äußerer) Rand eines Hufeisens m En high (inside // outside) rim Fr talus (en rive interne // externe)
Erholungsphase f En cooling out Fr refroidissement (phase de ~)
Erkältung f En cold Fr rhume
Erklärung zum Nichtstarter f En scratch(ing) Fr retrait
Erlaubnis f En claiming allowance Fr droit de réclamation
erlaubte Zeit f En time allowed Fr temps accordé
Ersatzpferd ne En second horse Fr cheval de rechange / relais
Ersatzzähne m pl En permanent teeth Fr dents de remplacement
erschrecken En shy Fr effrayer (s'~)
erschrocken En frightened Fr effrayé
ersetztes Rennen ne En substituted race Fr course substituée
erste Hilfe f En first aid Fr premiers soins
erste Viertelmeile f En first quarter (mile) Fr premier quart (de mille)
ersten vierhundert Meter m pl En first quarter (mile) Fr premier quart (de mille)
erster Bogen m En first turn Fr premier tournant / virage
erster Halswirbel m En atlas Fr atlas
erster Karpalknochen m En first carpal bone Fr os carpal I
erster Platz m En win position Fr première position
erster und zweiter Hinterfußwurzelknochen m En tarsal bone 1 and 2 Fr os cunéiforme médial
erster und zweiter Tarsalknochen m En tarsal bone 1 and 2 Fr cunéiforme médial
erster Vorderfußwurzelknochen m En first carpal bone Fr os carpal I
erworbenes Abzeichen ne En acquired mark Fr tache accidentelle
erworbenes Kennzeichen ne En acquired mark Fr tache accidentelle
Esel m En donkey Fr âne (en général)
Esel schreien (wie ein ~) v En bray Fr braire
Eselbahn f En mule track Fr chemin muletier
Eselfüllen / Eselfohlen ne En donkey foal Fr âno
Eselfuß m En mule foot
Eselhengst m En donkey stallion Fr

âne (mâle)
Eselin f En jenny-ass ; jenny Fr ânesse
Eselskruppe f En sharp croup Fr croupe de mulet
Eselsmaul ne En mealy muzzle / nose
Eselsohren ne pl En mule ears Fr oreilles d'âne
Eselstute f En jenny-ass ; jenny Fr ânesse
Esperia-Pony ne En Esperia Pony Fr poney d'Esperia
Eustachische Röhre f En auditory tube Fr trompe auditive
Euter ne En udder (the ~) Fr mamelles (les ~)
Euterentzündung f En mastitis Fr mastite
EVA f En equine arteritis pestivirus Fr virus de l'artérite équine
Eventualquoten beim Start f pl En closing odds (at post time) Fr cote de fermeture (au départ)
Eventualwettquoten vom Morgen des Renntags f pl En morning line (odds) Fr cote matinale
Exmoor-Pony ne En Exmoor Fr exmoor
Exostose f En exostosis Fr exostose
exotische Wetten f pl En gimmick wagering Fr pari exotique
experimentelles Speed-Rating ne En experimental speed rating Fr temps expérimental
Experte m En expert Fr connaisseur
Exsudation f En exudate Fr exsudat
Exterieur ne En external conformation Fr extérieur (du cheval)
Exterieur ne En points Fr extrémités
Exterieurfehler m En conformation fault Fr défaut de conformation
Extremitäten f pl En points Fr extrémités
Fadenwurm m En nematode Fr nématode
Fähigkeiten (eines Pferdes) f pl En capabilities (of a horse) Fr potentiel / possibilités (d'un cheval)
fahren En drive (a horse) Fr conduire (un cheval)
Fahren (mit Gespannpferden) ne En harness driving Fr attelage (conduite d'un ~)
Fahrer m En driver Fr conducteur (d'un attelage)
Fahrer abdrängen / herausdrängen (einen ~) En flush out a driver Fr pousser un conducteur à la sortie
Fahrer/Trainer m En driver-trainer Fr conducteur-entraîneur
Fahrerchampionat ne En driving championship Fr championnat des conducteurs
Fahrerin f En lady driver Fr conducteur féminin
Fahrerstatistik f En drivers' standings Fr classement des conducteurs
Fahrerstiefel m En reinsman boot Fr bottine de conducteur

fahrlässig fahren En do a careless drive Fr conduire de manière imprudente
Fahrmeisterschaft f En driving championship Fr championnat des conducteurs
Fahrpeitsche f En driving whip Fr fouet (d'attelage)
Fahrpferd ne En cart-horse Fr cheval d'attelage
Fahrsport m Fr attelage (sport de l'~)
Fahrstörung f En failure to drive Fr refus de conduire
Fährte f En scent Fr trace
Fahrtrense f En half spoon cheek Fr filet demi-spatule
Fahrtrense mit vier Ringen f En Wilson snaffle (four-ring ~) Fr filet Wilson
Fahrturnier ne En horse show Fr concours d'attelage
Fahrverstoß m En driving violation Fr infraction commise en course
Fahrzaum m En driving bridle Fr bride d'attelage
faire Startposition f En fair start pole / post Fr poteau de départ
fairer Start m En good start Fr bon départ
fäkale Eizahl f En egg count Fr numération des oeufs
Falabella-Pony ne En Falabella Fr falabella
Falbe m En dun
Fallring m En crupper dee on pad Fr chape de croupière
Fallsucht f En epilepsy Fr épilepsie
falsche Rippen f pl En asternal ribs Fr côtes asternales
falscher Galopp m En canter on / at the wrong lead Fr galop à faux
falscher Knick m En over-bending (of the head) Fr encapuchonnement
falscher Sitz m En incorrect seat Fr mauvaise assiette
falscher Startplatz m En false start pole / post Fr poteau de faux départ
falsches Pferd wetten ne En back the wrong horse Fr miser sur le mauvais cheval
falsches Tempo ne En artificial pace Fr allure artificielle
Falzeisen ne En fullered shoe Fr fer rainé
Familie f En family Fr famille (d'un cheval)
Fang m En wing (standard) Fr oreille
Fänge der Startmaschine m pl En wings of the starting gate Fr ailes de la barrière de départ
Fangzahn m En canine (tooth) Fr canine
Fangzähne m pl En canine teeth Fr canines
Fantasia f En fantasia Fr fantasia
Farben und Abzeichen En colours and markings Fr robes et particularités

Farbstoff m En pigment Fr pigment
Farm f En ranch Fr ranch
Farmer (Besitzer der Ranch) m En ranchman Fr propriétaire de ranch
Faserknorpel des Hufbeines m En fibrocartilage of the third phalanx Fr fibrocartilage (complémentaire) de la troisième phalange
Faserscheide f En fibrous sheath Fr gaine tendineuse
fassbeinig En sickle-hocked Fr coudé des jarrets
fassbeinige Stellung f En bench knees Fr genoux en pieds de bancs
Fassbeinigkeit En bowlegs / bow legs Fr genoux // jarrets cambrés
Faszie f En fascia Fr fascia
Faul ne En fault Fr faute
favorisiert En favourite / favorite Fr favori
Favorit m En cinch
Favorit m En favourite / favorite Fr favori
Fazialis m En facial nerve Fr nerf facial
Febantel ne En febantel Fr fébantel
Federhufeisen ne En shoe with springs Fr fer à ressort
Fehler m En fault Fr faute
fehlerloser Ritt m En clear (round) Fr parcours sans fautes
Fehlstart m En false / foul start Fr faux départ
Feiertagskrankheit f En azoturia Fr myoglobinurie
Feile zur Endbearbeitung f En file (finishing ~) Fr lime (de finition)
fein ausgeführtes Geschirr ne En fine harness Fr attelage fin
fein gestimmt En sensitive to the legs Fr léger à la jambe
feinstes Blutgefäß ne En capillary (vessel) Fr capillaire (vaisseau ~)
Feld ne En field Fr peloton
Feld anführen ne En lead the field Fr mener (le peloton)
Feld distanzieren (das ~) En distance the field Fr sauver du peloton (se ~)
Feldsteinmauer f En stone wall Fr mur de pierres
Feldstiefel m En riding boot (laced ~) Fr botte d'équitation (~ avec lacets / ~ de campagne)
Fell ne En coat Fr pelage (le ~)
Fell (Farbe) ne En coat (colour) Fr robe
Fellpony ne En Fell (Pony) Fr fell
Felltrimmer m En shedding blade Fr lame d'acier
Felsenbeinkamm m En petrosal crest Fr crête du rocher
Felsenbeinleiste f En petrosal crest Fr crête du rocher
Felsenteil (des Schläfenbeins) m En petrous part (of temporal bone) Fr rocher
Felsenteilspitze f Fr apex du rocher

femeropatellares Kompartiment *ne* En femoropatellar (synovial) compartment Fr synoviale fémoro-patellaire
Femoralvene *f* En femoral vein Fr veine fémorale
femoropatellares Band (inneres // äußeres ~) *ne* En femoropatellar lig. (medial // lateral ~) Fr ligament fémoro-patellaire (médial // latéral)
Femoropatellargelenk *ne* En femoropatellar articulation Fr articulation fémoro-patellaire
Femorotibial-Kompartiment (inneres // äußeres ~) *ne* En femorotibial (synovial) compartment (medial // lateral ~) Fr synoviale fémoro-tibiale (médiale // latérale)
Femur *ne* En femur Fr fémur
Fenbendazol *ne* En fenbendazole Fr fenbendazole
Fenderriemen *m* En hobble strap
Ferment *ne* En enzyme Fr enzyme
Ferse *f* En hock Fr jarret
Fersenbein *ne* En calcaneus Fr calcaneus ; calcanéus
Fersenbeinhöcker En point of hock Fr pointe du jarret
Fersenhöcker *m* En calcanean tuber Fr tubérosité du calcanéus
Fersenhöhle *f* Fr creux du jarret
Fersenkeil *m* En heel wedge Fr talonnette
Fersensehnenstrang *m* En common calcanean / calcaneal tendon Fr tendon calcanéen commun
Fessel *f* En pastern Fr paturon
Fesselachse *f* En pastern axis Fr axe du paturon
Fesselbehang *m* En fetlock (tuft) Fr fanon
Fesselbein *ne* En proximal phalanx Fr phalange proximale
Fesselbein-Strahlbein-Hufbeinbänder *ne pl* En collateral sesamoidean ligaments Fr ligaments sésamoïdiens collatéraux
Fesselbeuge *f* En hollow of heel Fr pli du paturon
Fesselbeugesehnenscheide *f* En digital (synovial) sheath Fr synoviale (de la gaine) digitale
Fesselgalle *f* En wind gall / puff (articular ~) Fr mollette articulaire
Fesselgelenk *ne* En fetlock Fr boulet
Fesselgelenke drehen *ne pl* En rock out over his hocks Fr vaciller sur ses jarrets
Fesselgelenkschere *f* En fetlock shears Fr ciseaux à fanons
Fesselgelenkschutz *m* En skid boot Fr botte antidérapage
Fesselhaare *ne pl* En feathers Fr fanons
Fesselhaare *ne pl* En fetlock (tuft) Fr fanon
Fesselkopf *m* En fetlock Fr boulet
Fesselkopf- und Sehnengamasche / Sehnenkappe *f* / *f* En ankle and tendon boot Fr guêtre / protecteur de tendon et boulet
Fesselkopfgamasche für das Vorderbein *f* En front shin and tendon boot Fr guêtre de tendon et de canon antérieur
Fesselträger *m* En suspensory ligament Fr ligament suspenseur du boulet
fest En fast Fr rapide
fester Sprung *m* En solid fence Fr obstacle fixe
festes Hindernis *ne* En solid fence Fr obstacle fixe
Feststellung *f* En detection Fr dépistage
fetale Erythroblastose *f* En alloimmune haemolytic anaemia of the newborn Fr maladie hémolytique du nouveau-né
feuchter Huf *m* En wet hoof Fr pied gras
feuchter Mais *m* En moist corn Fr bleime humide / hémorragique
Feuerhaken *m* En poker Fr tisonnier
Feuermal *ne* En cast (bay / chestnut ~) Fr marque de feu
Feuerzange *f* En pick-up tongs Fr tenailles à mettre au feu
Fibel *f* En pin Fr agrafe
Fibrose *f* En fibrosis Fr fibrose
Fibula *f* En fibula Fr fibula
Fieber *ne* En fever Fr fièvre
Fight-or-flight-Reaktion *f* En fight-or-flight Fr lutte ou fuite
Figur *f* En frame Fr travail
Filarie *f* En filaria Fr ver filiforme
Filarienlarve *f* En microfilaria Fr microfilaire
Filz *m* En felt Fr feutre
Finalist *m* En finalist Fr finaliste
Finalteilnehmer *m* En finalist Fr finaliste
Finger *m* En digit Fr doigt
Fingerknochen *m* En phalanx Fr phalange
Finish *ne* En finish Fr fin de course
Finish (in einem Rennen) *ne* En stretch drive (in a race) Fr dernière poussée (dans une course)
Finnenbefall *f* En cysticercosis Fr ladrerie
Finnisches Universal *ne* En Finnish Universal Horse Fr finlandais universel
Finnisches Zugpferd *ne* En Finnish Draught Horse Fr finlandais de trait lourd
Finnpferd *ne* En Finnish Universal Horse Fr finlandais universel
Fischauge *ne* En wall-eye ; walleye
Fjordpony *ne* En Fjord Pony ; fjord ; fjording ; fjordhest
flache Rippen *f pl* En flat-sided Fr plat dans ses arceaux
flacher Gang *m* En shuffling gait Fr allure basse
flaches Hufeisen *ne* En flat shoe Fr fer plat
Flachhuf *m* En flat foot Fr pied plat
Flachrennen *ne* En flat race Fr course sur le plat
flachsfarbene Mähne und flachsfarbener Schweif *f* En flaxen mane and tail Fr crins blonds
Flämisches Pferd *ne* En Flemish horse
Flamländer *m* En Flemish horse
Flanke *f* En flank Fr flanc
Flankengurt *m* En rear cinch strap Fr courroie de la sangle de flanc
Flankentiefe *f* En depth of flank Fr profondeur des flancs / de l'abdomen
Flankierbaum *m* En swinging rail Fr bat-flanc
Flechten *ne* En plait Fr tresse (de crinière et / ou de queue)
flechten En plait Fr tresser
Fleck *m* En speckle Fr tacheture
Flehmen *ne* En flehmen Fr flehmen
flehmen En flehmen Fr flehmen
fleischfarbener Fleck *m* En flesh mark Fr ladre
fleischfarbenes Abzeichen *ne* En flesh mark Fr ladre
fleischfarbenes Abzeichen auf der Lippe *ne* En flesh mark on a lip Fr ladre aux lèvres
Fleischkrone *f* En coronary band Fr bourrelet générateur de la corne
Fliegen- En flea-bitten Fr moucheté
Fliegendecke (aus Baumwolle) *f* En fly sheet (scrim ~) Fr couverture à mailles
fliegender Galoppwechsel / Wechsel *m* En flying change of lead / leg Fr changement de pied en l'air
fliegender Galoppwechsel von Sprung zu Sprung *m* En change (of leg) at every stride (flying ~) Fr changement de pied au temps
fliegender Galoppwechsel zu X Sprüngen *m* En flying change (of leg) every X strides Fr changement de pied (en l'air) aux X temps
fliegender Handwechsel *m* En change (of lead) in the air Fr changer de pied en l'air
fliegender Sprung *m* En flying jump Fr saut de volée
Fliegenschimmel *m* En flea-bitten grey Fr gris moucheté
Fliegenschutzkappe *f* En fly-mask Fr bonnet anti-mouches
Flieger *m* En sprinter Fr sprinter
Fliegerrennen *ne* En sprint race Fr course de courte distance
Flocke *f* En faint star Fr quelques poils en tête
Flor *m* En gauze Fr gaze
Flucht *f* En flight Fr fuite
Flugbahn des Hufes in der Bewegung *f* En foot flight arc Fr trajectoire du pied
Flügelbein *ne* En pterygoid bone Fr os ptérygoïde
Flugphase im Galoppsprung *f* En suspension (moment of ~) Fr suspen-

sion (temps de ~)
Flußeisenstahl *m* En mild steel Fr acier doux
Flüssigkeitsabsonderung *f* En exudate Fr exsudat
Flußstahl *m* En mild steel Fr acier doux
fohlen En foal Fr pouliner
Fohlen *ne* En foaling Fr poulinage
Fohlen (Hengstfohlen // Stutfohlen) *ne (ne // ne)* En foal (colt // filly ~) Fr poulain // pouliche (de moins d'un an)
Fohlenataxie *f* En foal ataxia Fr ataxie du poulain
Fohlenfarbe *f* En foal colour Fr robe primitive
Fohlenrosse *f* En foal heat Fr chaleur de poulinage
Fohlenzähne *m pl* En milk teeth Fr dents de lait
Folge *f* En run Fr poursuite
folgsam En docile Fr docile
Folgsamkeit *f* En docility Fr docilité
Forderer *m* En claimant Fr réclamant
fordern En claim Fr réclamer
Forderung *f* En claim Fr réclamation
Forderungsformular *ne* En claiming form Fr bulletin de réclamation
Forderungspreis (für ein Pferd) *m* En claiming price (of a horse) Fr prix de réclamation (d'un cheval)
Forellen~ En speckled Fr tacheté
Forke *f* En pitchfork Fr fourche à foin
Formaldehyd ; Formalin *ne ; ne* En formalin Fr formol
Formen *f pl* En chart lines (race ~) Fr mention des dernières performances
Fortpflanzungsorgan *ne* En genital organ Fr organe génital
Fotofinish *ne* En photo finish Fr photo d'arrivée
Fötus *m* En fetus Fr foetus
Frame-Overo *m* En overo
französische Manier (alt-~) *f* En classic manner (of holding the reins) Fr tenue (de rênes) classique
französische Stellung *f* En foot broken in // out Fr pied de travers
französischer Traber *m* En French trotter Fr trotteur français
Französisches Reitpferd *ne* En French Saddle (Horse) Fr selle français
Fredriksborger ; Frederiksborger *m ; m* En Frederiksborg Horse Fr frederiksborg
frei galoppieren En bowl along Fr courir à bon train
Freiberger *m* En Freiberg Horse Fr franches-montagnes (cheval des ~)
freier Schritt *m* En free walk Fr pas libre
freier Schritt am langen Zügel *m* En free walk on a long rein Fr pas libre, rênes longues
freies Handicap *ne* En free handicap Fr handicap libre
freihändiger Verkauf *m* En private

sale Fr vente à l'amiable
Fremdzucht *f* En outbreeding Fr accouplement éloigné / régulier
Friese *m* En Friesian (West ~) Fr frison (occidental)
frisierte Mähne *f* En trimmed mane Fr crinière toilettée
frisierter Schweif *m* En trimmed tail Fr queue toilettée
Frist *f* En time limit Fr temps limite
Frisur *f* En trimming Fr toilette ; toilettage
fromm En quiet Fr calme
Frontjockey *m* En front jockey (of a western saddle)
Frosch *m* En lampas Fr lampas
Fruchthülle *f* En amnion Fr amnios
früher Speed im Alter von 2 oder 3 *m* En early speed
früher Speed im Rennen *m* En early speed Fr poussée en début de course
Frühjahrsturnier *ne* En spring show Fr concours printanier
Fuchs *m* En chestnut Fr alezan
Fuchsbau *m* En fox hole ; foxhole Fr renardière
Fuchsjagd *f* En fox-hunting Fr chasse au renard
Fuchslunte *f* En brush Fr queue de renard
Fuchsschimmel *m* En chestnut roan Fr aubère
Fuchsschimmel in zartem rosa- oder rotgelb *m* En peach-coloured chestnut roan Fr aubère fleur de pêcher
fuchteln (um den stehenden Huf ~) En paddle Fr billarder
führender Hengst *m* En leading stallion Fr étalon de grande classe
Führleine mit Kette *f* En leash Fr laisse
Führmaschine *f* En walker (automatic ~) Fr marcheur automatique
Führpferd *ne* En leader Fr cheval de volée
Führpferd-Position *f* En lead horse position Fr position du cheval de tête
Führring *m* En paddock Fr paddock
Führring *m* En walking circle / ring Fr cercle de parade
Führstrick *m* En lead rope Fr laisse (en fibre tressée)
Führung behalten (die ~) En be still on top Fr maintenir les devants
Fulmer-Snaffle *f* En loose-ring cheek snaffle Fr filet brisé à aiguilles (et anneaux
Fünfergespann *ne* Fr attelage à cinq (chevaux attelés à la hongroise)
Fünfgänger *m* En five-gaited horse Fr cheval à cinq allures
Furche *f* En groove Fr rainure
Furioso-Northstar *m* En Furioso ; Furioso-North Star (Horse) Fr furioso
Furlong *m* En furlong Fr furlong
Furosemid *ne* En furosemide Fr furosémide

Fuß *m* En foot Fr pied
Fuß fliegend wechseln (den ~) En change (of lead) in the air Fr changer de pied en l'air
Fuß wechseln (den ~) En change of leg Fr changer de pied
fußen En land Fr recevoir (se ~)
Fußen *ne* En landing Fr poser
Fußfesselhalter ; Fußfesselschlaufen *m pl / f pl* En hobble hangers / strap Fr supports d'entraves
Fußfesseln *f pl* En hobbles Fr entravon
Fußfesseln *f pl* En hobbles (harness ~) Fr entraves
Fußknöchel *m* En ankle Fr cheville
Fußsohlenarterie (innere // äußere ~) *f* En plantar artery (medial // lateral ~) Fr artère plantaire (médiale // latérale)
Fußsohlennerv (innerer // äußerer ~) *m* En plantar nerve (medial // lateral ~) Fr nerf plantaire (médial // latéral)
fußsohlenseitige Hintermittelfußarterie (innere // äußere ~) *f* En plantar metatarsal artery (medial // lateral ~) Fr artère métatarsienne plantaire (médiale // latérale)
fußsohlenseitiger Hintermittelfußnerv (innerer // äußerer ~) *m* En plantar metatarsal nerve (medial // lateral ~) Fr nerf métatarsien plantaire (médial // latéral)
Fußwurzel-Mittelfuß-Gelenkkapsel *f* En carpometacarpal joint capsule Fr synoviale carpo-métacarpienne
Futter *ne* En fodder Fr fourrage
Futterbissen *m* Fr bol alimentaire
Futtereinheit *f* En feed unit Fr unité fourragère
Futterkrippe *f* En feed tub Fr mangeoire
Futtermeister *m* En head groom / lad Fr chef d'écurie
Futtermittel *ne pl* En fodder Fr fourrage
Futtermittelvergiftung *f* En botulism Fr botulisme
füttern En feed Fr nourrir
Futterrübe *f* En turnip Fr navet
Futtersack *m* En feed bag Fr musette
Fütterungseinheit *f* En feed unit Fr unité fourragère
Futterverwertung *f* En feed (conversion) efficiency Fr capacité de transformation des aliments
Futterwürfel *m* En pellet Fr comprimé
Futurity-Prüfung *f* En futurity Fr futurité
Futurity-Rennen *ne* En futurity race Fr course futurité
GABA En gamma-amino-butyric acid Fr acide gamma-aminobutirique
Gabelsitz reiten (im ~) En riding on the fork Fr assis sur l'enfourchure
Galizisches Pony *ne* En Galician Pony Fr poney galicien

Galle f En bile Fr bile
Galle (weiche ~) f En wind puff / windpuff Fr mollette ; molette
Gallego m En Galician Pony Fr poney galicien
Gallenflüssigkeit f En bile Fr bile
Gallengang m En bile duct Fr canal biliaire
Galopp m En gallop Fr galop
Galopp reiten (im ~) En gallop Fr galoper
Galopp übergehen (in den ~ / zum ~) En break into canter / gallop Fr passer / partir au galop
Galopp verlieren (den ~) En breaking of stride Fr bris d'allure
galoppieren v En gallop Fr galoper
galoppieren (auf der linken // rechten Hand ~) En canter left // right (lead) Fr galoper sur le pied droit // gauche
Galopprennen ne En mounted horse race (at the gallop) Fr course au / de galop
Galopprennen ne En Thoroughbred race Fr course de thoroughbred
Galopprennpferd ne En turf horse Fr cheval de courses au galop
Galoppsprung m En gallop(ing) stride Fr foulée de galop
Galoppsprünge verlängern m pl En lengthening (of strides) Fr allongement (d'allure)
Galopptraversale f En half-pass in canter Fr appuyer au galop
Galvayne-Rinne / Galvaynesche Rinne f / f En Galvayne's groove Fr rainure de Galvayne
Gamasche f En open-front boot Fr guêtre ouverte
Gamasche f En boot (for horses) Fr guêtre
Gamasche f En tendon support boot Fr guêtre de sauteur
Gamma-Aminobuttersäure f En gamma-amino-butyric acid Fr acide gamma-aminobutirique
Ganasche f En jowl
Ganasche f En ventral border of mandible Fr ganache
Gang m En gait Fr allure
Gang verlieren (den ~) En be off stride Fr avoir pris une fausse allure
Gangart f En gait Fr allure
Gangart verlieren (die ~) En breaking of stride Fr bris d'allure
Gangarten f pl En gaits Fr allures
Ganglion ne En ganglion Fr ganglion
Ganglion coeliacum ne En celiac plexus Fr plexus céliaque / coeliaque
Gangreinheit f En purity of strides Fr pureté des allures
ganze Reitbahn benutzen (die ~) En all of arena (using ~) Fr tout le manège (utilisant ~)
ganzfarbig En whole colour(ed) Fr zain
Gardekavalleriebrigade f En Horse Guards (the ~) Fr Garde à che-

val (le régiment de ~)
Gardian m En Gardian Fr gardian
Garrano m En Garrano Fr garrano
Garrano-Pony ne En Garrano Fr garrano
Garrano-Pony ne En Portuguese Pony Fr poney galicien portugais
Gaster m En stomach Fr estomac
Gasterophilus-Drittlarve f En bot (horse stomach ~) Fr larve d'oestre
gastgebende Rennbahn f En host race track Fr hippodrome hôte
Gastritis f En gastritis Fr gastrite
Gastroskopie f En gastroscopy Fr gastroscopie
Gaststall m En receiving barn Fr écurie d'attente
Gatter ne En gate Fr barrière
Gaumen m En palate Fr palais
Gaumenbein ne En palatine bone Fr os palatin
Gaumendach ne En bony palate Fr palais osseux
Gaumenkeilbeinhöhle f En sphenopalatine sinus Fr sinus sphénoïdal
Gaumensegel ne En soft palate Fr voile du palais
Gaze f En gauze Fr gaze
geapfelt En dapple(d) Fr pommelé
Gebärmutter f En uterus Fr utérus
Gebärmutterhals m En cervix of uterus Fr col utérin
Gebärmutterhorn ne En uterine horn Fr corne utérine / de l'utérus
Gebärmutterschlagader f En uterine artery Fr artère utérine
Gebärmutterschleimhaut f En endometrium Fr endomètre
Gebäude ne En external conformation Fr extérieur (du cheval)
Gebiß ne En bit Fr mors
Gebiß ne En dentition Fr dentition
Gebiß greifen ne En take the bit in the teeth Fr prendre le mors aux dents
Gebiß kauen (auf dem ~) En champ (the bit) Fr mâcher le mors
Gebiß zum Eingewöhnen ne En mouthing bit Fr filet avec pendentifs
Gebiß zum Führen ne En Chifney Fr mors anti-cabreur
Gebisse ne pl En bits Fr mors
gebißlose Zäumung f En bitless bridle Fr bride sans mors
Gebißlücke f En interdental space Fr espace inter-dentaire
Gebißscheiben f pl En bit guards Fr rondelles de mors
gebogene Trense f En mullen mouth(piece) ; mullen-mouth(ed) bit Fr cintré (mors / canon / filet ~)
gebogener Hals m En high-crest Fr encolure rouée
gebördelter Zügel m En beaded line Fr guide arrondie
Gebot (auf einer Auktion) ne En bid Fr enchère
Gebrauchsschritt m En medium

walk Fr pas moyen / ordinaire
Gebrauchstrab m En utility trot Fr trot de service / route
gebrauchtes Hufeisen wiederaufnageln (ein ~) En reset a shoe Fr relever un fer
gebrochenes Mundstück ne En jointed Fr brisé
gebundene Schulter f En tied-in shoulder Fr épaule chevillée
Geburt f En foaling Fr poulinage
Geburtsjahr ne En year of foaling Fr année de naissance (d'un poulain)
Geburtstetanie f En lactation tetany Fr tétanie de lactation
gedeckte Stute f En served mare Fr jument saillie
gedrehtes Mundstück ne En twisted mouth snaffle bit Fr filet tordu / torsadé
gedrosseltes Vorderfußwurzelgelenk ne En tied in (at / below the) knees Fr poignets étranglés derrière
gedrungen En stocky Fr trapu
gefalztes Hufeisen ne En fullered shoe Fr fer rainé
gefleckt En speckled Fr tacheté
geflochtene kurze Reitpeitsche f En quirt
geflochtene Mähne f En plaited mane Fr crinière tressée
geflochtene Zügel m pl En braided reins Fr rênes tressées
Gefrierbrand m En freeze branding Fr marquage à froid
Gefrierbrand anbringen (einen ~) En freeze brand Fr marquer à froid
Gefriersperma ne En frozen semen Fr sperme congelé
gefroren En frozen Fr gelée
Gegenanzeige f En contraindication Fr contre-indication
Gegengerade ; Gegenseite f ; f En back stretch ; backstretch Fr autre droit (l'~)
gegenseitige soziale Hautpflege f En mutual grooming Fr toilettage mutuel
gehärtete Bahn des Ambosses f En face (of an anvil) Fr table (d'une enclume)
Gehirn ne En brain Fr cerveau
Gehirnentzündung f En Borna disease Fr maladie de Borna
Gehirnwassersucht f En immobility Fr immobilité
Gehörknöchelchen ne pl En auditory ossicles Fr osselets de l'ouïe
gehorsam En docile Fr docile
Gehorsam m En obedience Fr obéissance
Gehrock m En frock coat Fr jaquette
gekört En approved Fr approuvé
Gekröse ne En mesentery ; mesenterium Fr mésentère
Gekrösevene f En mesenteric vein (cranial // caudal ~) Fr veine mésentérique (crâniale // caudale)
gekrümmter Wirbel m En sinuous

whorl Fr épi penné convergent sinueux
Geländepferd ne En cross-country horse Fr cheval de cross-country
Geländepferd ne En hunter (field ~) Fr cheval de chasse (à courre)
Geländeprüfung f En cross-country phase Fr phase de cross-country
Geländereiten m En cross country riding Fr équitation d'extérieur
Geläuf ne En racing strip Fr parcours d'une piste
gelbbraun adj En tan Fr tan
gelbfalb En yellow-dun Fr café-au-lait à crins et extrémités foncés (alezan ~)
gelbfärbendes Hormon ne En luteinizing hormone Fr hormone lutéinisante
Gelbkörper m En yellow body Fr corps jaune
Gelbsucht f En jaundice Fr jaunisse
Geldbuße f En fine Fr amende
Gelderländer ne En Gelderland Horse Fr gelderland
Geldpreis m En prize (cash / money ~) Fr prix (en argent)
Geldpreis m En purse Fr bourse
Geldpreis m En stake Fr enjeu (à gagner)
Geldpreis aufteilen (einen ~) En share in a purse Fr partager une bourse
Geldstrafe f En fine Fr amende
geleastes Pferd ne En under lease (horse ~) Fr donné à bail (cheval ~)
Gelehrigkeit f En docility Fr docilité
Gelenk ne En joint Fr articulation
Gelenkfläche m En articular surface Fr surface articulaire
Gelenkfortsatz des Hinterhauptbeins m En occipital condyle Fr condyle occipital
Gelenkgalle (weiche ~) f En wind gall / puff (articular ~) Fr mollette articulaire
Gelenkhöhle f En articular cavity Fr cavité articulaire
Gelenkkapsel f En joint capsule Fr capsule articulaire
Gelenkkapsel des dritten Zehengelenks f En distal interphalangeal joint capsule Fr synoviale de l'articulation interphalangienne distale
Gelenkkapsel des hinteren Fesselgelenks f En metatarsophalangeal joint capsule Fr synoviale métatarso-phalangienne
Gelenkkapsel des Vordefußmittelgelenks f En midcarpal joint capsule Fr synoviale médio-carpienne
Gelenkkapsel des Zehenendelenks f En distal interphalangeal joint capsule Fr synoviale de l'articulation interphalangienne distale
Gelenkkapselentzündung am Fesselkopf f En osselets Fr osselet
Gelenkknorpel m En articular cartilage Fr cartilage articulaire

Gelenkpfanne des Hüftgelenks f En acetabulum Fr acétabulum
Gelenksack des Hinterfußwurzel-Mittelfußgelenks m En tarsometatarsal sac Fr synoviale tarso-métatarsienne
Gelenksack des Sprunggelenks m En talocrural sac Fr synoviale tibio-talienne
Gelenksack des Tarsometatarsalgelenks m En tarsometatarsal sac Fr synoviale tarso-métatarsienne
Gelenkschleimhautentzündung f En synovitis Fr synovite
Gelenkschmiere f En synovial fluid Fr synovie
Gelenkschraube des Schienbeins f En cochlea of the tibia Fr cochlée du tibia
gelöscht En cancelled Fr annulé
gemeine Roßkastanie f En horse chestnut Fr marron d'Inde
Gemeine Stechfliege f En stable fly Fr mouche de l'étable
gemeinsame Halsschlagader / Kopfschlagader f En common carotid artery Fr artère carotide commune
gemeinsame Karotis f En common carotid artery Fr artère carotide commune
gemeinsamer Zehenstrecker m En common digital extensor m. Fr m. extenseur dorsal du doigt
gemischte Auktion f En mixed sale Fr vente mixte
gemischte Deckhaarfarbe f En mixed colour Fr robe mixte
Gen ne En gene Fr gène
genau // ungenau gerittener Zirkel m En precisely // inaccurately ridden circle Fr cercle exécuté avec // sans précision
Genealogie f En genealogy Fr généalogie
Genetik f En genetic Fr génétique
Genick ne En poll Fr nuque
Genick biegen / beugen ne En flex the poll Fr arrondir la nuque
Genick stellen ne En flex the poll Fr arrondir la nuque
Genickbeule f En poll evil
Genickstück ne En headpiece Fr têtière
Genickwölbung f En bend at the poll Fr flexion de la nuque
Genort m En locus Fr locus
Genotyp m En genotype Fr génotype
Genpaar ne En allele Fr allèle
gepachteter Stall m En rental stable Fr écurie (de chevaux) de location
gepflegte Mähne f En trimmed mane Fr crinière toilettée
gepflegter Schweif m En trimmed tail Fr queue toilettée
geplanter Start m En scheduled start Fr départ prévu
geprüfter Beschäler m En proven stallion / sire Fr étalon qui a fait ses preuves

geprüfter Deckhengst m En proven stallion / sire Fr étalon qui a fait ses preuves
geprüftes Pferd ne En proven horse Fr cheval qui a fait ses preuves
gequetschtes Getreide ne En rolled grains Fr grains aplatis
Gerade f En straight ; straightaway Fr ligne droite
gerade Hinterbeine ne pl En straight hind legs Fr jarrets droits
gerade Kreuzbänder ne pl En cruciate sesamoidean ligaments Fr ligaments sésamoïdiens croisés
gerade verlaufenden Hals m En straight neck Fr encolure droite
gerader Bauchmuskel m En rectus abdominis m. Fr m. droit de l'abdomen
gerader Oberschenkelmuskel m En rectus femoris m. Fr m. droit de la cuisse
gerader Rücken m En straight back Fr dos droit
gerader Setzhammer m En straight (cut off) hardy Fr biseau métallique
gerades Gleichbeinband ne En straight sesamoidean ligament Fr ligament sésamoïdien distal superficiel / droit
gerändert En bordered Fr bordé
geränderte Blesse f En bordered stripe Fr liste bordée
geränderter Stern m En bordered star Fr en tête bordé
gerändertes fleischfarbenes Abzeichen ne En bordered flesh mark Fr ladre bordé
gerändertes weißes Abzeichen an einer Gliedmaße ne En bordered white (marking on a limb) Fr balzane bordée
Gerät ne En equipment Fr équipement
geringelt En hooped Fr cerclé
Gerinnung ; Gerinnen f ; ne En coagulation Fr coagulation
gerittenes Pferd ne En ridden horse Fr cheval monté
Gerste f En barley Fr orge
Gerte f En whip Fr fouet
Gerüst ne En frame Fr travail
Gesamtdurchschnitt m En overall average Fr moyenne cumulative
Gesamtgewinnsumme f En lifetime earnings / winnings Fr gains à vie
Gesamttrennleistung f En lifetime record Fr record à vie
Gesamtsumme der Wetteinsätze nach Abzügen f En pool (betting ~) Fr poule
Gesamtwettumsatz m En pool betting turnover Fr taux de rotation des paris de la cagnotte
Gesäßarterie(n) (kraniale // kaudale ~) f (pl) En gluteal artery / arteries (cranial // caudal ~) Fr artère(s) glutéale(s) (crâniale(s) // caudale(s))
Gesäßgegend f En gluteal region

Fr région glutéale
Gesäßnerv (vorderer // hinterer ~) *m* En gluteal nerve (cranial // caudal ~) Fr nerf glutéal (crânial // caudal)
gesattelt En saddled Fr sellé
gescheckt En piebald Fr pie noir
Geschirr *ne* En tack ; tackle Fr harnachement
Geschirr für einen Viererzug *ne* En four-in-hand harness Fr attelage pour quatre chevaux
Geschirrmacher *m* En harness-maker Fr bourrelier
Geschirrtasche *f* En harness bag Fr sac à harnais
geschlängelter Wirbel *m* En sinuous whorl Fr épi penné convergent sinueux
Geschlechtsorgan *ne* En genital organ Fr organe génital
geschlossen En short-coupled Fr compact
geschlossenes Hufeisen *ne* En bar shoe Fr fer à planche
geschlossenes Pantoffeleisen mit Steg *ne* En slipper and bar clip shoe Fr fer à pantoufle et à oreilles
geschmeidiger Sitz *m* En good and easy seat Fr assiette souple et élastique
Geschmeidigkeit *f* En suppleness Fr souplesse
geschnürt En laced Fr lacé
geschnürter Reitstiefel *m* En riding boot (laced ~) Fr botte d'équitation (~ avec lacets / ~ de campagne)
geschnürtes Karpalgelenk *ne* En tied in (at / below the) knees Fr poignets étranglés derrière
geschoren En clipped Fr tondu
Geschröte *ne* En scrotum Fr scrotum
geschützt En covered up Fr couvert
Geschwindigkeits- und Geländeprüfung *f* En endurance test / phase (speed and ~) Fr épreuve de fond
Geschwindigkeitsbegrenzungen *f pl* En time bars Fr restrictions de vitesse
Geschwür *ne* En ulcer Fr ulcère
gesetzliche Steuer *f* En government levy / take-out Fr prélèvement (du gouvernement)
Gesicht *ne* En face Fr face
Gesichtsarterie *f* En facial artery Fr artère faciale
Gesichtsblutader *f* En facial vein Fr veine faciale
Gesichtsleiste *f* En facial crest Fr crête faciale
Gesichtsnerv *m* En facial nerve Fr nerf facial
Gesichtsvene *f* En facial vein Fr veine faciale
gespaltene Kruppe *f* Fr croupe coupée
Gespann *ne* En harnessed team Fr attelage

Gespannführer *m* En driver Fr conducteur (d'un attelage)
Gespannkontrolle *f* En presentation Fr présentation (épreuve de ~)
gesprenkelt En speckled Fr tacheté
Gestaltung der Bahn *f* En lay-out of the track Fr tracé de la piste
Gestell *ne* En frame Fr travail
gestellt sein En bay (to be / stand at ~) Fr accul (être à l'~)
gesteppte Baumwolle *f* En quilted cotton Fr piqué (de coton)
gestreckt En camped (out) Fr campé
gestreckt En flat (over an obstacle) Fr plat (au-dessus de l'obstacle)
gestreift *adj* En stripe Fr bande
gestreifter Huf *m* En striped hoof Fr sabot rayé
gestrichen En scratched Fr retiré
Gestüt *ne* En stud farm Fr haras
Gestütsbrand *m* En branding (hot ~ mark) Fr marque (au fer rouge / au feu)
Gestütsbuch *ne* En stud-book ; stud book Fr livre de(s) haras
Gestütshengst *m* En stud horse Fr reproducteur (mâle)
Gestütsleiter ; Gestütsmeister ; Gestütsverwalter *m* ; *m* ; *m* En stud (farm) manager Fr directeur de haras
Gestütswärter *m* En stable boy / man Fr garçon d'écurie
gestutzte Schweifrübe *f* En docked tail(ed) ; docked Fr courte queue
gestutztes Schenkelende *ne* En cut heel (of a horseshoe) Fr éponge tronquée (d'un fer)
gesund En sound Fr sain
gesunder Menschenverstand *m* En horse-sense Fr bon sens (gros ~)
Gesundheit *f* En soundness Fr bon état
Getah-Virus-Erkrankung *f* En Getah virus disease
geteilter Ausgleich *m* En divided handicap Fr handicap dédoublé
geteiltes Mundstück *ne* En jointed Fr brisé
geteiltes Rennen *ne* En divided race Fr course dédoublée
getrennte Wetteinrichtungen *f pl* En separate betting entities Fr entités de paris distinctes
getrennter Wettpool *m* En separate betting pool Fr poule de paris séparés
getrimmte Mähne *f* En hogged mane Fr crinière rase
getrocknete Alfalfa / Lucerne *f* En dehydrated alfalfa / lucerne Fr luzerne déshydratée
geviertelt En quartered Fr écartelé
Gewebewassersucht *f* En oedema Fr oedème
Gewehrscheide ; Gewehrhalter *f* ; *m* En rifle case Fr étui à carabine
gewettet En bet Fr misé
Gewicht (Zehengewicht // Sei-

tengewicht) *ne* En weight (toe-~ // side-~) Fr pesée (de sabot)
Gewichts-Ausgleich *m* En weight handicap Fr handicap de poids
Gewichts-Handicap *ne* En weight handicap Fr handicap de poids
Gewichtsabstufung *f* En scale Fr balance
Gewichtseinwirkung *f* En action of the seat Fr aide du poids du corps
Gewichtserlaubnis *f* En weight allowance Fr concession (de poids)
Gewichtshilfe *f* En action of the seat Fr aide du poids du corps
Gewichtsskala *f* En scale Fr balance
Gewichtstabelle *f* En scale Fr balance
gewinkelt (quergestreift) *adj* En chevrons Fr chevrons
Gewinnanteil *m* En share of a purse Fr part d'une bourse
Gewinnanteil *m* En win percentage Fr pourcentage de victoires
gewinnen (mit einen Hals ~) En win by a neck Fr gagner par une encolure
Gewinner *m* En winner Fr vainqueur
Gewinnstatistik *f* En win record Fr actif
Gewinnsumme(n) *f (pl)* En earning(s) Fr gain(s)
Gewinnsummenstatistik *f* En earnings record Fr fiche des gains
Gewohnheit *f* En habit Fr habitude
gewölbte Rippen *f pl* En well-sprung ribs Fr coffre
gewölbter Rücken *m* En arch-back Fr dos convexe
gewölbtes Mundstück *ne* En mullen mouth(piece) ; mullen-mouth(ed) bit Fr cintré (mors / canon / filet ~)
gewunden En anfractuous Fr anfractueux
Giara-Pferd *ne* En Giara Pony Fr poney de la Giara
Gidran *m* En Gidran Fr anglo-arabe hongrois
Ginster *m* En gorse Fr ajonc
Glanz *m* En sheen Fr lustre
glänzendes Haarkleid / Fell *ne* En glossy coat Fr robe brillante / lustrée
glanzloses Haarkleid / Fell *ne* En dull coat Fr robe terne
Glasauge *ne* En wall-eye ; walleye
Glasurschicht *f* En stratum externum of the wall Fr couche externe du sabot
glatter Muskel *m* En smooth m. Fr m. lisse
Gleichbeine *ne pl* En proximal sesamoid bones Fr os grands sésamoïdes
gleichbleibendes Verfahren *ne* En routine Fr routine
gleicher Wetteinsatz *m* En flat bet Fr pari uniforme
gleichmäßiges Stehen auf allen vier Füßen *ne* En stand square Fr

tenir ferme (se ~)
Gleichmäßigkeit f En regularity Fr régularité
gleichseitiges Beinpaar ne En lateral pair Fr bipède latéral
gleichzeitige Schenkeleinwirkung f En simultaneous action of the legs Fr action simultanée des jambes
Glied ne En limb Fr membre
Gliederfüßer m En arthropod Fr arthropode
Gliedheranführung f En adduction Fr adduction
Gliedmaße f En limb Fr membre
Gliedmaßen f pl En limbs (the ~) Fr membres (les ~)
Gliedmaßenfehler m En limb faults Fr défauts des membres
Gliedmaßenskelett ne En appendicular skeleton Fr squelette appendiculaire
Glocke f En bell Fr cloche
Glocke f En bell boot Fr cloche
Glücksspieler m En gambler Fr joueur
Glutäalregion f En gluteal region Fr région glutéale
Glycerin ne En glycerin Fr glycérine
Gogue ne En gogue Fr gogue
Goldaugenbremse f En deer fly Fr mouche du cerf / daim
goldbraun adj En golden bay Fr bai doré
goldfarbig ; golden En golden Fr doré
Goldfuchs m En golden chestnut Fr alezan doré
Gonadotropin trächtiger Stuten ne En equine chorionic gonadotropin Fr gonadotrophine chorionique équine
Gotlandpony ne En Gotland Pony Fr poney du Gotland
Graben f En ditch Fr fossé
Graben mit Stange / Bodenrick m En ditch with rail(s) Fr fossé barré
Grand Prix der Nationen m En Nations' Cup Fr Prix des nations
Grand-Prix-Special ne En Grand Prix Special Fr Grand prix spécial
Grand-Prix-Springen ne En Grand Prix Jumping (Event) Fr Grand prix de sauts d'obstacles
Granulationsgewebe (überschüssiges~) ne En granulation tissue (excess ~) Fr tissu cicatriciel (excédentaire)
Gras ne En grass Fr herbe
Gras (auf ~) En grass (at ~) Fr pré (au ~)
Grasbahn f En grass course / track Fr piste de gazon
Grasbauch m En cow-belly Fr ventre avalé
grasen En graze Fr brouter
Grätenbeule f En tuber of scapula Fr tubérosité de l'épine scapulaire
grauer Star m En cataract Fr cataracte

Grausamkeit f En cruelty Fr cruauté
Grauschimmel m En slaty blue grey ; slate-colour(ed) grey Fr gris ardoisé
Grauschimmel m En dark grey Fr gris foncé
Greifen ne En speedy cutting Fr couper à haute vitesse (se ~)
greifen (sich ~) En overreach Fr atteindre (s'~) ; attraper (s'~)
Greifen des Ellbogens ne En elbow hitting Fr atteinte au coude
Greifhufeisen ne En interfering shoe Fr fer tronqué
Griff m En toe grab Fr grappe (en pince)
Griff (Feilen / Raspel ~) m En handle (file / rasp ~) Fr manche de râpe
Griff des Brustbeins m En manubrium Fr manubrium
Griff eines Hufeisens m En clip Fr pinçon
Grimmdarm m En colon Fr côlon
Grimmdarmgekröse ne En mesocolon Fr mésocôlon
Groninger m En Groningen Horse Fr groningue
Größe einer Rennbahn f En size of a course / track Fr longueur d'une piste
große Gurtentiefe f En deep through the girth
große Kieferhöhle f En caudal maxillary sinus Fr sinus maxillaire caudal / postérieur
Große Olympische Dressurprüfung f En Grand Prix de Dressage Fr Grand prix de dressage
große Rosenvene f En medial saphenous vein Fr veine saphène interne
große verborgene Vene f En medial saphenous vein Fr veine saphène interne
großer Huf m En broad foot Fr grand pied
großer Leberegel m En fluke (common liver ~) Fr douve (grande ~ du foie)
großer Lendenmuskel m En psoas major m. Fr m. grand psoas
Großer Preis m En Grand Prix Fr Grand Prix
Großer Preis der Nationen m En Nations' Cup Fr Prix des nations
großer rautenförmiger Muskel m En rhomboideus thoracis m. Fr m. rhomboïde thoracique
großer Rollhügel m En greater trochanter (of the femur) Fr grand trochanter
großer Rundmuskel m En teres major m. Fr m. grand rond
großer Stern m En large star Fr fortement en tête
großer Überarmbeinhöcker m En point of shoulder Fr pointe de l'épaule
großer Umdreher m En greater trochanter (of the femur) Fr grand trochanter

großes Vieleckbein ne En first carpal bone Fr os carpal I
Großmutter f En second dam Fr deuxième mère
großrahmiges Pferd ne En well-framed (horse) Fr armé
Großvater m En grandsire Fr deuxième père
Großwetter m En big bettor Fr gros parieur
Ground-tie En ground tie
grün En green (broke)
Grundfutter ne En roughage Fr fourrage grossier
Grundgangarten f pl En basic gaits Fr allures de base
Grundgewebe ne En parenchyma Fr parenchyme
Grundration f En maintenance ration Fr ration d'entretien
grünes Pferd ne En green horse Fr cheval débutant
Grünfutter ne En green fodder Fr fourrage vert
Gruß m En salute Fr salut
guckig En spooky Fr ombrageux
Gummi ne oder m En rubber Fr caoutchouc
Gummiglocke f En bell boot Fr cloche
Gummistriegel m En rubber curry comb Fr étrille en caoutchouc
Gurt m En girth Fr sangle
Gurt anziehen En girth Fr sangler
Gurt aus vielen Nylonschnüren m En nylon cord girth Fr sangle en corde de nylon
Gürtel m En hoop Fr ceinture
gurten En girth Fr sangler
Gurtenlage f En girth place Fr passage des sangles
Gurtentiefe f En girth's circumference Fr tour de sangle / poitrine
Gurtriemen m En girth Fr sangle
Gurtschnalle f En girth strap Fr contre-sanglon
Gurtumfang m En girth's circumference Fr tour de sangle / poitrine
güst adj En barren Fr bréhaigne
güste Stute f En empty mare Fr jument vide
gut En good Fr bonne
gut aufgesetzt En well set (on) Fr bien attaché
gut aufgesetzter Kopf m En well set head
gut bemuskelter Oberschenkel (eines Pferdes) m En well-m.d thigh (horse having a ~) Fr bien gigoté / gigotté
gut geformte Kruppe f En well shaped croup Fr bien croupé (cheval ~)
gut sitzender Reiter m En good seat (rider with a ~) Fr bonne assiette (cavalier ayant une ~)
gut zugerittenes Pferd ne En well-schooled (horse) Fr dressé (cheval bien ~)
gute Aktion f En good action Fr al-

guter Halsansatz *m* Fr encolure bien sortie
guter Sitz *m* En good seat Fr bonne assiette
guter Start *m* En good start Fr bon départ
gutes Maul *ne* En good mouth Fr bonne bouche
Gutschrift *f* En bonus point Fr point de bonification
Gymkhana *ne* En gymkhana Fr gymkhana
Haar *ne* En hair (a ~) Fr poil (un ~)
Haar (Farbe) *ne* En coat (colour) Fr robe
Haarbalgdrüsen *f pl* En sebaceous glands Fr glandes sébacées
Haardrüsengrübchen *ne* En hair follicle Fr follicule pileux
Haare im Naseneingang *ne pl* En moustache hairs Fr vibrisses
Haarfollikel *ne* En hair follicle Fr follicule pileux
Haargefäß *ne* En capillary (vessel) Fr capillaire (vaisseau ~)
Haarkamm *ne* En linear whorl Fr épi penné
Haarkleid ; Haardecke *ne* ; *f* En coat Fr pelage (le ~)
Haarkleid bei der Geburt *ne* En birth coat Fr pelage à la naissance
haarlos *adj* En bare (horse) Fr nu
Haarmagenwurm *m* En hairworm Fr ver capillaire
Haarscheide *f* En linear whorl Fr épi penné
Haarwechsel *m* En shedding Fr mue
Haarwirbel *m* En whorl Fr épi
Habichtsbrust *f* En chicken breast Fr poitrine saillante
Habronematosis *f* En cutaneous habronemiasis Fr habronémose cutanée
Hack *m* En hack Fr cheval de promenade
Hackamore / Hackemore *ne* En hackamore Fr hackamore
Hacke *f* En point of hock Fr pointe du jarret
Hackney *m* En Hackney (Horse) Fr hackney
Hackney-Pony *ne* En Hackney (Pony) Fr hackney (poney)
Häcksel *ne oder m* En chaff Fr chaff
Häcksel *ne pl* En chopped straw Fr paille hachée
Hafer *m* En oats Fr avoine
Hafersack *m* En feed bag Fr musette
Haflinger *m* En Haflinger (Pony) Fr haflinger
hager *adj* En lean-flanked Fr efflanqué
Hahnenkamm des Hufes *m* En spine of frog Fr arête de la fourchette
Hahnentritt *m* En stringhalt Fr harper
Hakenarmmuskel *m* En coracobrachialis m. Fr m. coraco-brachial
Hakenstute *f* En barren Fr bréhaigne
Hakenzahn *m* En canine (tooth) Fr canine
Hakenzähne *m pl* En canine teeth Fr canines
halb weiß gestiefelt En white to half-cannon Fr balzane mi-canon
halb weiße Fessel *f* En white to below the fetlock Fr balzane au-dessous du boulet
halb weiße Fessel *f* En white to half-pastern Fr balzane mi-paturon
halb weißer Fuß *m* En white to half-cannon Fr balzane mi-canon
Halb-Herz-Hufeisen *ne* En half-bar shoe Fr fer à demi-traverse
Halbblut *ne* En half-bred Fr demi-sang
Halbblüter *m* En half-bred Fr demi-sang
Halbbruder *m* En half-brother Fr demi-frère
halbe Bahn *f* En half of arena Fr demi-manège
halbe Parade *f* En half-halt Fr demi-arrêt
halbe Pirouette *f* En half-pirouette Fr demi-pirouette
halbe Reitbahn *f* En doubler Fr doubler
halbe Reitschule *f* En doubler Fr doubler
halbe Volte *f* En half-volt ; half volte Fr demi-volte
halber Zirkel *m* En half-circle Fr demi-cercle
Halbgamasche *f* En splint boot Fr guêtre pour suros
halbhäutiger Muskel *m* En semimembranous / semimembranosus m. Fr m. semi-membraneux
Halbknebeltrense *f* En half spoon cheek Fr filet demi-spatule
halbmembranöser Muskel *m* En semimembranous / semimembranosus m. Fr m. semi-membraneux
Halbmondeisen *ne* En half-shoe Fr demi-fer
halbmondförmiger Stern *m* En crescent-shaped star Fr en tête en croissant
halbrunder Abschröter *m* En half round hardy Fr biseau métallique courbé
halbrunder Setzhammer *m* En creaser Fr raineur
Halbschalen-Scheuklappe *f* En half (blinker) cup Fr demi-gobelet (d'œillère)
Halbschwester *f* En half-sister Fr demi-sœur
Halbsehnenmuskel *m* En semitendinous / semitendinosus m. Fr m. semi-tendineux
halbweiße Hufkrone *f* En half-white coronet Fr trace de balzane demi-circulaire

halbwildes Pferd *ne* En semiwild horse Fr cheval semi-sauvage
Half-Chaps *m pl* En half-chaps Fr demi-jambières
Half-Swedge-Hufeisen *ne* En half-round half-swedge horseshoe Fr fer demi-rond demi-rainure
Halfter *ne* En halter Fr licol ; licou
Halfter anlegen *ne* En halter Fr mettre un licou
halftern En halter Fr mettre un licou
Halfternummer *f* En head number plate Fr plaque de tête numérotée
Hals *m* En neck Fr encolure
Hals biegen / beugen (den ~) En flex the neck Fr incurver l'encolure
Hals seitwärts biegen (den ~) En flex the neck Fr incurver l'encolure
Hals stellen (den ~) En flex the neck Fr incurver l'encolure
Hals-Ohr-Muskel *m* En cervicoauricularis (superficialis // medius // profundus) m. Fr m. cervico-auriculaire (superficiel // moyen // profond)
Halsarterie *f* En cervical artery (superficial // deep ~) Fr artère cervicale (superficielle // profonde)
Halsgestell *ne* En cradle (neck ~) Fr carcan (pour le cou)
Halsgrenzstrang *m* En vagosympathetic trunk Fr tronc vago-sympathique
Halshautmuskel *m* En cutaneus colli m. Fr m. cutané du cou
Halsnerven *m pl* En cervical nerves Fr nerfs cervicaux
Halsrautenmuskel *m* En cervical rhomboid m. Fr m. rhomboïde cervical
Halsriemen *m* En neck strap Fr surcou
Halsschlagader (innere // äußere ~) *f* En carotid artery (internal // external ~) Fr artère carotide (interne // externe)
Halssymphatikus *m* En vagosympathetic trunk Fr tronc vago-sympathique
Halsteil des gesägten Muskels *m* En ventral serrated m. of neck Fr m. dentelé (ventral) du cou
Halswirbel *m pl* En cervical vertebrae Fr vertèbres cervicales
Halteapparat (passiver~) *m* En stay apparatus (passive ~) Fr appareil de soutien / station
Halteband *ne* En retinaculum Fr rétinacle ; rétinaculum
Halteband der Beugesehnen *ne* En flexor retinaculum Fr rétinaculum des fléchisseurs
Halteband der Strecksehnen *ne* En extensor retinaculum Fr rétinaculum des extenseurs
Haltegriff *m* En hand hold ; handhold Fr poignée de guide
Halten *ne* En halt Fr arrêt
Halter des Vorderfußwurzelschutzes *m pl* En knee boots sus-

penders Fr bretelles pour / de protecteurs de genoux
Halter-Klasse f En halter class Fr classe de (présentation au) licou
Halter-Prüfung f En halter class Fr classe de (présentation au) licou
Halteriemen m En hand hold ; handhold Fr poignée de guide
Haltung f En carriage Fr port
Haltung der Leinen f En manner of handling / holding reins Fr tenue des rênes
Haltung des Kopfes f En head carriage Fr port de tête
Haltung des Reiters f En position of the rider Fr position du cavalier
Hämatom ne En haematoma Fr hématome
Hämaturie f En haematuria Fr hématurie
Hammelschwanz m En badly set tail Fr queue collée / vissée
Hammer (des Ohres) m En hammer (of the ear) Fr marteau (de l'oreille)
Hämorrhagie f En haemorrhage Fr hémorragie
hämorrhagische Blutfleckenkrankheit f En haemorrhagic purpura Fr purpura hémorragique
hämorrhagische Purpura f En haemorrhagic purpura Fr purpura hémorragique
Hand f En hand Fr main
Hand f En manus Fr main
Hand (auf der rechten // linken ~) En lead (on / at the right // left ~) Fr main (à ~ droite // gauche)
Hand stoßen (auf die ~) En rake Fr plonger
Hand wechseln f En change of lead / leg Fr changement de pied
Hand wechseln f En change rein Fr changer de main
Händedruck m En hand grip Fr poignée
Handgriff m En hand grip Fr poignée
Handgriff m En manubrium Fr manubrium
Handicap ne En handicap race Fr course avec handicap
Handicapper m En handicapper Fr handicapeur
Handschuh m En glove Fr gant
Handwechsel m En change of rein Fr changement de main
Handwurzel f En knee Fr genou
Hangbeinphase (eines Schrittes) f En swing phase (of a stride) Fr soutien
Hängeband ne En suspensory ligament Fr ligament suspenseur du boulet
Hängebauch m En cow-belly Fr ventre avalé
Hanken setzen (auf die ~) Fr asseoir (un cheval)
Hanken-herein En haunches-in Fr hanches en dedans

Hankenbiegung f Fr flexion des hanches
Hannoveraner m En Hanover Horse; Hanoverian (Horse) Fr hanovrien
hannoversches Reithalfter / Halfter ne En drop noseband Fr muserolle allemande
harmonische Hilfegebung f En harmonious use of aids Fr accord des aides
Harn m En urine Fr urine
Harn- und Geschlechtsapparat m En urogenital system Fr appareil génito-urinaire
Harnblase f En bladder (urinary ~) Fr vessie
Harnblasenscheitel m En vertex of (the) bladder Fr vertex de la vessie
Harnblasenspitze f En vertex of (the) bladder Fr vertex de la vessie
Harnblutung f En haematuria Fr hématurie
Harnkanälchen ne pl En renal tubules Fr tubules rénaux
Harnleiter m En ureter Fr uretère
Harnröhre f En urethra Fr urètre
Harnröhrenzwiebeldrüse f En bulbo-urethral gland Fr glande bulbo-urétrale
hart En tough Fr résistant
harter Gaumen m En hard palate Fr palais dur
hartes Maul ne En hard mouth Fr bouche dure
Hartfutter ne En grains Fr grains
Hartgummi ne oder m En vulcanite Fr ébonite
Hartmeißel m En chisel (cold ~) Fr ciseau (à froid)
haselnußbraun En hazel (colour) Fr noisette (couleur ~)
Hasenhacke f En curb Fr jarde
Hatz f En run Fr poursuite
Haube mit Ohrenkappen f En head cap with ears Fr bonnet avec cache-oreilles
Hauklinge f En sole knife Fr rogne-pied
Haupt ne En head Fr tête
Hauptast der Luftröhre m En bronchus Fr bronche
Hauptgestüt ne En national stud Fr haras national
Hauptmangel m En redhibitory defect Fr vice rédhibitoire
Hauptrennen ne En feature race Fr attraction spéciale
Hauptschlagader f En aorta Fr aorte
Hauptstamm (der Pferde) m En tap root strain (of horses) Fr branche-maîtresse (de chevaux)
Hauptteil m En trunk Fr tronc
Haupttribüne f En grandstand Fr estrade des spectateurs
Hausesel m En donkey Fr âne (en général)
Haut f En skin Fr peau

Hautabschürfung f En abrasion Fr abrasion
Hautentzündung f En dermatitis Fr dermatite
Hauthornbildung f En keratoma Fr kéraphyllocèle
Hautjucken ne En itching Fr démangeaison
Hautkrankheit f En dermatosis Fr dermatose
Hautmuskeln m pl En cutaneous muscles Fr muscles cutanés
Hautmyiasis f En cutaneous blowfly myiasis Fr myase / myiase cutanée
Hautnerv des Oberschenkels (zur Seite hin gelegener // zum Schweif hin gelegener ~) m En cutaneous femoral nerve (lateral // caudal ~) Fr nerf cutané fémoral (latéral // caudal)
Hautnerv des Unterarms (zum Schädel hin // zur Mitte hin // zum Schweif hin gelegener ~) m En cutaneous antebrachial nerve (cranial // medial // caudal ~) Fr nerf brachial cutané (crânial // médial // caudal)
Hautödem ne En anasarca Fr anasarque
Hautparasit m En ectoparasite Fr ectoparasite
Hautschleimbeutel m En subcutaneous synovial bursa Fr bourse synoviale sous-cutanée
Hautwassersucht f En anasarca Fr anasarque
Hazienda f En hacienda Fr hacienda
Heatrennen ne En eliminating heat Fr épreuve éliminatoire
Hebemuskel des Afters m En levator ani m. Fr m. élévateur / rétracteur de l'anus
Heber der Oberlippe m En levator m. of upper lip Fr m. releveur de la lèvre supérieure
Heber des Afters m En levator ani m. Fr m. élévateur / rétracteur de l'anus
Hechtgebiss ne En prognathism / prognathia (mandibular ~) Fr prognathie / prognathisme (mandibulaire)
Hechtkopf m En dished (face) Fr concave
Hecke f En fence Fr clôture
Heft (Feilen / Raspel ~) ne En handle (file / rasp ~) Fr manche de râpe
Heilmittel ne En medicine Fr médicament
Heilpflaster ne En poultice Fr cataplasme
Heilung f En healing Fr guérison
heiß brennen En hot brand Fr marquer au fer (rouge)
heißer Brand m En branding (hot ~ mark) Fr marque (au fer rouge / au feu)
Hell-Fuchs m En sorrel Fr alezan café-au-lait
Hell-Fuchs m En sorrel

hellbraun *adj* En light bay Fr bai clair
heller Behang *m* En flaxen mane and tail Fr crins blonds
helles Leder *ne* En light hide Fr peau de couleur pâle
Hellfuchs *m* En chestnut Fr alezan
Helminthen *pl* En helminth Fr helminthe
Helminthose *f* En helminthiasis ; helminthinfestation Fr helminthose ; helminthiase
Helmschecke *m* En splashed white
Hengstdepot *ne* En stud farm Fr dépôt d'étalons
Hengstfohlen *ne* En colt Fr poulain (mâle entier)
Hengstherde *f* En herd of colts
Hengstwärter *m* En stallion man Fr étalonnier
Hengstzahn *m* En canine (tooth) Fr canine
Heranstellen *ne* En engagement (of the hindquarters) Fr engagement (de l'arrière-main)
heranstellen (die Hinterhand ~) En engage (the haunches) Fr engager (l'arrière-main)
Herausforderer *m* En challenger Fr aspirant
Herde *f* En herd Fr harde
Herdentrieb *m* En herding instinct Fr instinct grégaire
Herdholder *m* En herdholder
Hersteller von Tragsätteln *m* En pack saddle maker
herumzuckeln En jerk around
herunterhängende Ohren *ne pl* En lop ears Fr oreilles de cochon
hervorbringen En sire Fr engendrer
Herz *ne* En heart Fr coeur
Herzbeutel *m* En pericardium Fr péricarde
Herzgegend *f* En brisket Fr bréchet
Herzhufeisen *ne* En heart bar shoe Fr fer en coeur
Herzkammer (rechte // linke ~) *f* En ventricle of heart (right // left ~) Fr ventricule (droit // gauche)
Herzkranzarterie *f* En coronary artery Fr artère coronaire
Herzmuskel *m* En cardiac m. Fr m. cardiaque
Hetzpeitsche *f* En hunting whip Fr fouet de chasse
Heu *ne* En hay Fr foin
Heuballen *m* En hay bale Fr balle de foin
Heubauch *m* En cow-belly Fr ventre avalé
Heubündel *ne* En hay bale Fr balle de foin
Heugabel *f* En pitchfork Fr fourche à foin
Heunetz *ne* En hay bag / net Fr filet à foin
Heuraufe *f* En hay rack Fr râtelier (à fourrage)
Highland-Pony *ne* En Highland Pony Fr highland
Hilfe *f* En aid Fr aide
Hilfen *f pl* En aids Fr aides
Hilfsreitlehrer *m* En assistant instructor Fr assistant-instructeur
Hilfszielrichter *m* En assistant judge Fr juge auxiliaire
Hilfszügel *m pl* En auxiliary reins
hinauftreiben (den Preis ~) En make a higher bid Fr enchérir
Hindernis *ne* En obstacle Fr obstacle
Hindernis anreiten (ein ~) En approach an obstacle Fr aborder un obstacle
Hindernis streifen (ein ~) En rub (an obstacle) Fr toucher (légèrement un obstacle)
Hindernis überwinden (ein ~) En clear an obstacle Fr franchir un obstacle
Hindernis umwerfen (ein ~) En knock down an obstacle Fr renverser un obstacle
Hindernisfahren *ne* En obstacle driving test Fr épreuve de maniabilité
Hindernisparcours *m* En course of obstacles Fr parcours d'obstacles
Hindernisrennen *ne* En race over jumps Fr course à obstacles ; course d'obstacles
Hindernisrichter *m* En obstacle judge Fr juge aux obstacles
hingegebener Zügel *m* En completely loose rein Fr rêne abandonnée
hinken En limp Fr boiter
hinten faßbeinig En bandy-legged (in the hindlimb) Fr cambré des jarrets
hinter dem Zügel En behind the bit Fr en dedans de la main
hinter dem Zügel gehen En go behind the bit
hinter den Schenkeln En cold to the legs Fr froid aux jambes
hinter der Bewegung sitzen En behind the motion Fr retarder sur le mouvement (du cheval)
hinter der Hand En behind the bit Fr en dedans de la main
hinter der Hand En over-bent Fr encapuchonné
Hinter-Jockey *m* En back jockey (of a western saddle)
Hinterbacke *f* En buttock Fr fesse
Hinterbackengegend *f* En gluteal region Fr région glutéale
Hinterbein *ne* En hind leg / limb Fr membre postérieur
Hinterbeine *ne pl* En hind-legs Fr membres postérieurs
hintere Griffelbeine (zur Mitte hin gelegene // seitliche ~) *ne pl* En splint bones (hind limb medial and lateral ~) Fr os métatarsiens rudimentaires
hintere Mastdarmnerven *m pl* En caudal rectal nerves Fr nerfs rectaux caudaux
hintere Metatarsalknochen *m pl* En splint bones (hind limb medial and lateral ~) Fr os métatarsiens rudimentaires
hintere Nebenmittelfußknochen *m pl* En splint bones (hind limb medial and lateral ~) Fr os métatarsiens rudimentaires
Hintereisen greift den Vorderhuf oder das Vorderbein (ein ~) En forging Fr forger
hinterer Hauptmittelfußknochen *m* En metatarsal bone (large / third ~) Fr os métatarsien principal
hinterer Schienbeinmuskel *m* En tibialis caudalis m. Fr m. tibial caudal
hinteres Griffelbein *ne* En splint bone Fr os métatarsien rudimentaire
hinteres Kahnbein *ne* En central tarsal bone Fr os naviculaire
Hinterfuß *m* En back foot Fr pied arrière
Hinterfußwurzel *f* En hock Fr jarret
Hinterfußwurzelgelenk(e) *ne pl* En hock joint(s) Fr articulation(s) du jarret / tarse
Hinterfußwurzelknochen *m pl* En tarsal bones Fr os du tarse (les ~)
Hintergeschirr *ne* En breeching Fr avaloire
Hintergliedmaße *f* En hind leg / limb Fr membre postérieur
Hinterhand *f* En hindquarter Fr quartier arrière (du cheval)
Hinterhand *f* En rear end Fr arrière-main
Hinterhand aktivieren *f* En engagement (of the hindquarters) Fr engagement (de l'arrière-main)
Hinterhand beherrschen *f* En control the hindquarters Fr maître de l'arrière-main (être ~)
Hinterhandwendung *f* En half-turn on the hocks / haunches / quarters Fr demi-tour sur les hanches
Hinterhauptbein *ne* En occipital bone Fr os occipital
Hinterhauptloch (großes ~) *ne* En foramen magnum Fr foramen magnum
Hinterknie *ne* En stifle Fr grasset
Hintermittelfuß *m* En metatarsus Fr métatarse
Hintermittelfußknochen *m* En hind-cannon Fr canon (postérieur)
Hinterpferd *ne* En wheeler Fr cheval de timon
Hinterrohrbein *ne* En metatarsal bone (large / third ~) Fr os métatarsien principal
Hinterröhre *f* En hind-cannon Fr canon (postérieur)
Hinterteil *ne* En rear end Fr arrière-main
Hinterzwiesel *m* En cantle Fr troussequin
Hippologie *f* En hippology Fr hippologie
Hippotherapie *f* En therapeutic riding Fr équitation thérapeutique
Hirnnerven *m pl* En cranial nerves

Fr nerfs crâniens
Hirschhals *m* En ewe neck Fr encolure renversée
Hirse *f* En millet Fr millet
Hitzekollaps *m* En heat exhaustion Fr coup de chaleur
Hobbel *m pl* En hobbles (harness ~) Fr entraves
Hobble-Strap *m* En hobble strap
Hobbles *m pl* En hobbles (harness ~) Fr entraves
hoch angesetzter Schweif *m* En high set tail Fr queue attachée haut
hoch weiß bis über die Vorderfußwurzel / das Sprunggelenk En white to above knee // hock Fr balzane au-dessus du genou // jarret
hoch weiß gestiefelter Hinterfuß En white up to hock Fr balzane jarret
hoch weiß gestiefeltes Bein *ne* En white above knee // hock, reaching the forearm // leg Fr balzane très haut chaussée
hoch weiß gestiefeltes Hinterbein *ne* En white hind-leg Fr balzane postérieure
hoch weiß gestiefeltes linkes Vorderbein *ne* En white left (-side) fore (-leg) Fr balzane antérieure gauche
hoch weiß gestiefeltes rechtes Hinterbein *ne* En white right (-side) hind (-leg) Fr balzane postérieure droite
hoch weiß gestiefeltes rechtes Vorderbein *ne* En white right (-side) fore (-leg) Fr balzane antérieure droite
hoch weiß gestiefeltes Vorderbein *ne* En white fore-leg Fr balzane antérieure
hoch weißer Hinterfuß *m* En white up to hock Fr balzane jarret
hoch weißer Vorderfuß *m* En white up to knee Fr balzane genou
hoch weißes Bein *ne* En white above knee // hock, reaching the forearm // leg Fr balzane très haut chaussée
hoch weißes Hinterbein *ne* En white hind-leg Fr balzane postérieure
hoch weißes linkes Hinterbein *ne* En white left (-side) hind (-leg) Fr balzane postérieure gauche
hoch weißes linkes Vorderbein *ne* En white left (-side) fore (-leg) Fr balzane antérieure gauche
hoch weißes rechtes Hinterbein *ne* En white right (-side) hind (-leg) Fr balzane postérieure droite
hoch weißes rechtes Vorderbein *ne* En white right (-side) fore (-leg) Fr balzane antérieure droite
hoch weißes Vorderbein *ne* En white fore-leg Fr balzane antérieure
hochgestiefelt bis über die Vorderfußwurzel / das Sprunggelenk En white to above knee // hock Fr balzane au-dessus du genou // jarret

Hochspringen *ne* En high jump Fr saut en hauteur
Hochsprungkonkurrenz *f* En high-jump competition Fr compétition de saut en hauteur
Höchstzeit *f* En time limit Fr temps limite
Hochweitsprung *m* En spread jump Fr saut en largeur
Höcker der Schulterblattgräte *m* En tuber of scapula Fr tubérosité de l'épine scapulaire
Hoden *m* En testicle ; testis Fr testicule
Hodenbruch *m* En scrotal hernia Fr hernie scrotale
Hodenheber *m* En cremaster m. Fr m. crémaster
Hodensack *m* En scrotum Fr scrotum
Hodensackbruch *m* En scrotal hernia Fr hernie scrotale
Hogsback *m* En hog's back Fr dos d'âne
hohe Aktion *f* En high stepping gait Fr allure relevée
hohe Hecke *f* En bull-finch / bullfinch Fr bull-finch
hohe Schule *f* En haute école Fr haute école
Höhenmaß *ne* En height measurement Fr mesure de hauteur
hoher Spat *m* En high spavin
hoher Stiefel *m* En riding boot Fr botte d'équitation
hoher Widerrist *m* En high withers Fr garrot saillant
höheres Gebot abgeben (ein ~) En make a higher bid Fr enchérir
hohes Fieber *ne* En raging fever Fr fièvre de cheval
hohle Wand *f* En hollow wall Fr fourmilière
Hohlraum der mittleren Nasenmuschel *m* En middle conchal sinus Fr sinus du cornet moyen
Hohlrückenbildung *f* En hollow ensellement
Hohltrense *f* En hollow (-mouth snaffle) bit Fr filet creux
Hohlwand *f* En seedy-toe Fr fourmilière (en pince)
Hohlweg *m* En sunken road Fr passage de route
Höllenstein *ne* En silver nitrate Fr nitrate d'argent
Holsteiner *m* En Holsteiner; Holstein (Horse) Fr holstein
Holzscheit *m* En stack of logs Fr stère
Holzschnitzel *ne oder m pl* En shavings Fr copeaux
Holzstoß *m* En stack of logs Fr stère
Honorarvorschuß *m* En retainer ; retaining fee Fr provision
Hoppegartener Husten *m* En influenza (equine ~) Fr grippe équine

horizontale Kruppe *f* En flat croup Fr croupe horizontale
Horn *ne* En horn Fr corne
Horn (eines Amboßes) *ne* En heel (of an anvil) Fr talon (d'une enclume)
Hornhals *m* En horn neck
Hornhaut des Auges *f* En cornea Fr cornée
Hornkapsel (des Hufes) *f* En horny box Fr boîte cornée
Hornkluft *f* En false quarter Fr faux quartier ; faux-quartier
Hornplatte *f* En wall (of the hoof) Fr paroi (du sabot)
Hornröhren (der Hufwand) *f pl* En horn tubes / tubules (of the hoof wall) Fr tubes cornés (de la paroi du sabot)
Hornsäule *f* En keratoma Fr kéraphyllocèle
Hornschuh *m* En horny box Fr boîte cornée
Hornsignal *ne* En bugle call Fr sonnerie de clairon
Hornsohle *f* En sole Fr sole
Hornspalt *m* En false quarter Fr faux quartier ; faux-quartier
Hornspalt(e) *m (f)* En sandcrack / sand crack Fr seime
Hornstoff *m* En keratin Fr kératine
Hornstrahl *m* En frog Fr fourchette
Hornstrahlrand *m* En branch of frog Fr branche de la fourchette
Hornwand *f* En wall (of the hoof) Fr paroi (du sabot)
Hornwand mit Ringen *f* Fr pied cerclé
Hornwandeckstreben *f pl* En buttress (of heel) Fr arc-boutant
Hornwarze *f* En chestnut Fr châtaigne
Hose *f* En buttock Fr fesse
Hosenträger *m* En hanger Fr support
Hosenträger *m pl* En suspenders Fr bretelles
Hostessenwettservice *m* En messenger betting service Fr service de paris par messager
Huf *m* En hoof Fr sabot
Huf auskratzen (einen ~) En pick out a foot Fr curer un pied / sabot
Huf ausräumen (einen ~) En pick out a foot Fr curer un pied / sabot
Huf beschlagen (einen ~) En nail a shoe (on a hoof) Fr brocher un fer
Huf richten (einen ~) En pare (a hoof) Fr parer (un sabot)
Huf-Grip *m* En inner tube rim Fr bourrelet
Hufabszeß *m* En abscess (in a hoof) Fr abcès (dans un pied)
Hufballen *m* En bulb (of a heel) Fr glome
Hufbein *ne* En distal phalanx Fr phalange distale
Hufbeinast (zur Mitte hin gelegener // seitlicher ~) *m* En palmar

process (of the distal phalanx) Fr processus palmaire (de la phalange distale)

Hufbeinbeugesehne f En deep (digital) flexor tendon Fr tendon (du) fléchisseur profond (des phalanges / du doigt)

Hufbeinkappe f En extensor process Fr processus extensorius

Hufbeinsenkung f En founder Fr fourbure chronique

Hufbeschlag m En horseshoeing Fr ferrure

Hufbeschlagbock m Fr trépied de maréchal-ferrant

Hufbeschlaghammer m En hammer (shoeing / driving / nailing ~) Fr brochoir

Hufbeschlagschmied m En horseshoer Fr maréchal-ferrant

Hufbeschlagschürze f En apron (shoeing / farrier's ~) Fr tablier (de maréchal-ferrant)

Hufbeschlagzange f En nipper(s) (hoof ~) Fr pince coupante / à parer

Hufbeschneidzange f En nipper(s) (hoof ~) Fr pince coupante / à parer

Hufe fetten m pl En grease the hooves Fr graisser les sabots

Hufeisen ne En horseshoe Fr fer (à cheval)

Hufeisen abnehmen ne En unshoe Fr déferrer (un pied)

Hufeisen anpassen (kalt // heiß) (ein ~) En fit a shoe (cold // hot ~) Fr ajuster le fer (à froid // à chaud)

Hufeisen aufbrennen ne En hot fit the shoe (on the hoof) Fr porter le fer à chaud (sur le pied)

Hufeisen für Esel ne En mule shoe Fr fer de mulet

Hufeisen mit geradem Vorderteil ne En square toe (shoe) Fr fer à pince tronquée

Hufeisen mit geradem Zehenteil ne En square toe (shoe) Fr fer à pince tronquée

Hufeisen mit verlängertem Zehenteil ne En extended-toe shoe Fr fer pinçard

Hufeisen mit viel Garnitur ne En wide-fitted shoe Fr fer à forte garniture

Hufeisen verlieren (ein ~) En lose a shoe Fr perdre un fer

Hufeisen verlieren (ein ~) En throw a shoe Fr perdre un fer

Hufeisen, bei dem ein Schenkelende über die Tracht hinausreicht ne En trailer Fr branche américaine

Hufeisenabnehmzange f En puller (shoe ~) Fr tenailles à arracher

Hufeisenaufzug aufziehen (einen ~) En draw a clip Fr tirer un pinçon

Hufeisendorn m En pritchel (hot work ~) Fr poinçon emporte-pièce

Hufeisenform f En shape (of a horseshoe) Fr tournure (d'un fer)

Hufeisenmodell ne En shape (of a horseshoe) Fr tournure (d'un fer)

Hufeisenpad ne En pad (shoe ~) Fr coussinet (de pieds)

Hufeisenschenkel m En branch (of a shoe) Fr branche (d'un fer)

Hufeisenweitezange f En shoe spreader Fr tenailles pour élargir les fers

Hufeisenzange f En tongs (blacksmith's / farrier's ~) Fr pinces à feu

Hufentzündung f En founder Fr fourbure chronique

Huffett ne En hoof grease Fr graisse à sabots

Huffüllungs- und Hufdichtungsmaterial ne En hoof packing Fr paquetage (pour les pieds des chevaux)

Hufgelenk ne En coffin joint Fr articulation du pied

Hufgelenkschale f En low ringbone Fr forme coronaire

Hufgeschwür ne En abscess (in a hoof) Fr abcès (dans un pied)

Hufglocke f En quarter boot Fr protège-talon

Hufknorpelfistel f En quittor (of horses) Fr javart cartilagineux

Hufknorpelverknöcherung f En side bone ; sidebone Fr forme cartilagineuse

Hufkratzer m En hoof pick Fr cure-pieds

Hufkrebs m En canker Fr crapaud

Huflederhaut f En laminar corium / dermis Fr chorion de la paroi (du sabot)

Hufmeißel m En hoof chisel Fr ciseau à sabots

Hufmesser ne En hoof knife Fr rénette ; reinette

Hufnagel m En nail (horseshoe ~) Fr clou (a ferrer)

Hufnietzange f En clincher(s) / clencher(s) (nail ~) Fr pince(s) à river

Hufpflege f En care of hooves Fr soin(s) aux / des sabots

Hufpolster ne En hoof packing Fr paquetage (pour les pieds des chevaux)

Hufraspel f En rasp Fr râpe

Hufrehe f En pedal osteitis Fr ostéite de la troisième phalange

Hufrehe (akute ~) f En laminitis (acute ~) Fr fourbure aiguë

Hufrehe (chronische ~) f En founder Fr fourbure chronique

Hufreiniger m En hoof pick Fr cure-pieds

Hufring m En sausage boot Fr bourrelet à rondelle

Hufringe m pl En hoof rings Fr cercles de corne / sur le sabot

Hufrollenschleimbeutel m En podotrochlear bursa Fr bourse podo-trochléaire

Hufsaum m En coronary groove Fr gouttière cutigérale

Hufschlag m En beat (hoof...) Fr battue

Hufschlag m En track (in a riding arena) Fr piste (dans un manège)

Hufschlagfiguren f pl En school figures Fr figures de manège

Hufschmied m En horseshoer Fr maréchal-ferrant

Hufschmiede f En farriery Fr maréchalerie

Hufschmiedehandwerk ne En farriery Fr maréchalerie

Hufschuh m En barrier boot Fr hipposandale

Hufschuhe m pl En kicking boots

hufseitige Oberfläche (des Hufeisens) f En foot surface (of a shoe) Fr face supérieure (d'un fer)

Hufsohle f En sole Fr sole

Hufstellungs-Winkelmesser m En hoof gauge Fr compas d'angularité (pour sabots)

Hufstrahl m En frog Fr fourchette

Hufstrahllederhaut f En dermis of the frog Fr derme de la fourchette

Hufstrahlspitze f En apex of frog Fr pointe de la fourchette

Hüftbein ne En hip bone Fr os coxal

Hüftbeinlocharterie f En obturator artery Fr artère obturatrice

Hüftbreite f En width of hips Fr largeur aux hanches

Hüftdarm m En ileum Fr ileum ; iléon

Hüftdysplasie f En hip dysplasia Fr dysplasie de l'articulation de la hanche

Hüfte f En hip Fr hanche

Hüftgelenk ne En hip joint Fr articulation de la hanche

Hüftgelenkdysplasie f En hip dysplasia Fr dysplasie de l'articulation de la hanche

Hüftgelenkentzündung f En coxitis Fr coxite

Hüfthöcker m En coxal tuber Fr tuber coxae

Hüfthöcker m En point of hip Fr pointe de la hanche

Huftiere ne pl En ungulates (the ~) Fr ongulés (les ~)

Hüftlähme f En mal de caderas Fr mal de Caderas

Hüftmuskel (innerer // äußerer ~) m En obturator (internus // externus) m. Fr m. obturateur (interne // externe)

Hüftlochnerv m En obturator nerve Fr nerf obturateur

Hüftnerv m En sciatic nerve Fr nerf sciatique

Hüftpfanne f En acetabulum Fr acétabulum

Hufträger m pl En ungulates (the ~) Fr ongulés (les ~)

Hüftsenkung f En hip down Fr hanche coulée

Hüftvene (innere // äußere ~) f En iliac vein (internal // external ~) Fr veine iliaque (interne // externe)

Hüftweite *f* En width of hips Fr largeur aux hanches
Hufuntersuchungszange *f* En hoof tester(s) Fr pince exploratrice
Hufverbandschutz *m* En poultice boot Fr botte à cataplasme
Hufverschlag *m* En founder Fr fourbure chronique
Hufwand *f* En wall (of the hoof) Fr paroi (du sabot)
Hufzange *f* En nail nipper(s) Fr tenaille(s) à clous
Hufzehe *f* En toe (of a hoof) Fr pince (d'un sabot)
Humerus *m* En humerus Fr humérus
Hund *m* En hound Fr chien de meute
Hundemeute *f* En hounds (the ~) Fr meute (la ~)
Hundsmann *m* En huntsman Fr piqueux
Hungergrube *f* En hollow of the flank Fr creux du flanc
Hunter *m* En hunter Fr cheval de chasse
Hürde *f* En hedge Fr haie
Hürdenrennen *ne* En hurdle(s) race Fr course de haies
husten En cough Fr tousser
Husten *m* En cough Fr toux
Hustensaft *m* En cough syrup Fr sirop contre la toux
Huzule *m* En Hutsul / Huzul Horse Fr huçul
Hybridation *f* En hybridization Fr métissage
Hybride *m* En crossbred (animal) Fr métis
Hygrom *ne* En hygroma Fr hygroma
Hyperkaliämische Periodische Paralyse *f* En hyperkalaemic / hyperkaliemic / hyperkalemic Fr paralysie périodique hyperkaliémique
Hypertrichose *f* En hypertrichosis Fr hypertrichose
Hyphomycosis *f* En hyphomycosis (equine ~) Fr hyphomycose du cheval
Hyphomykose *f* En hyphomycosis (equine ~) Fr hyphomycose du cheval
Hypophyse *f* En hypophysis Fr hypophyse
Hypoplasie *f* En cerebellar degeneration / hypoplasia Fr hypoplasie cérébelleuse
Hyracotherium *ne* En Eohippus Fr Eohippus
i-ahen *v* En bray Fr braire
Ichthammol *ne* En ichthammol Fr ichthammol
ideale Brusttiefe *f* Fr poitrine profonde / bien descendue
ideale Position im Feld hinter dem Führenden *f* En golden spot Fr position idéale
Idealtyp einer Pferderasse entsprechen (dem gewünschten ~) En trueness to breed Fr conformité au type de la race

Identitätskarte *f* En bertillon card Fr fiche signalétique
idiopathische Synovitis *f* En idiopathic synovitis
Ikterus *m* En jaundice Fr jaunisse
Ileum *ne* En ileum Fr ileum ; iléon
iliokostaler Muskel *m* En iliocostalis m. Fr m. ilio-costal
illegaler Ticketverkäufer *m* En scalper Fr trafiqueur de billets / paris
im Rennen bleiben En stay in contention Fr demeurer près des meneurs
im Rennen festsitzen En boxed in Fr pris dans le panier
Immunität *f* En immunity Fr immunité
Impfstoff *f* En vaccine Fr vaccin
Impfung *f* En vaccination Fr vaccination
in den Wetten sein En pay-off position Fr position de rapport / rendement
in der Geraden En in the stretch Fr dans le droit
in die Enge getrieben sein En bay (to be / stand at ~) Fr accul (être à l'~)
in eine andere Gangart übergehen En break stride Fr perdre son allure
In-Out Kombination *f* En in-and-out (obstacle / combination) Fr double à une foulée (obstacle ~)
indirekt verwahrender Zügel *m* En indirect rein of opposition Fr rêne contraire d'opposition
indirekt verwahrender Zügel diagonal hinter dem Widerrist *m* En indirect rein of opposition behind the withers Fr rêne contraire d'opposition en arrière des
indirekt verwahrender Zügel diagonal vor dem Widerrist *m* En indirect rein of opposition in front of withers Fr rêne contraire d'opposition en avant des
indirekter Lebenszyklus *m* En indirect life cycle Fr cycle indirect
indirekter Zügel *m* En indirect rein Fr rêne contraire
individuelle Klassifizierung *f* En individual classification Fr classement individuel
Industriepferd *ne* En dray horse Fr cheval de camionnage
ineinanderschiebbare Scheuklappen *f pl* En telescope blinds Fr côtés télescopiques
Infektion *f* En infection Fr infection
infektiös En infectious Fr infectieux
infektiöse Anämie der Pferde / Einhufer *f* En equine infectious anaemia / anemia Fr anémie infectieuse équine / des équidés
infektiöse Arteritis / Ariteritis des Pferdes *f* En equine viral arteritis Fr artérite virale du cheval
infektiöse Hufederhautentzündung *f* En suppurating corn Fr bleime suppurative / suppurée
infektiöse Meningoenzephalitis

der Pferde *f* En Borna disease Fr maladie de Borna
Influenza (des Pferdes) *f* En influenza (equine ~) Fr grippe équine
Infraspinatusmuskel *m* En infraspinatus m. Fr m. infra-épineux
Inkabein *ne* En interparietal bone Fr os interpariétal
Inkaknochen *m* En interparietal bone Fr os interpariétal
Innenband des Kniegelenks *ne* En medial collateral lig. of the stifle joint Fr ligament collatéral médial / tibial du grasset
Innenband des Vorderfußwurzelgelenks *ne* En medial collateral lig. of carpus Fr ligament collatéral radial / médial du
Innengalopp *m* En canter / gallop at / on the true lead Fr galop juste
Innenknöchel *m* En malleolus (medial // lateral ~) Fr malléole (médiale // latérale)
Innenraum *m* En infield Fr centre de la piste
Innenschicht der Gelenkkapsel *f* En synovial membrane Fr synoviale (membrane ~)
innerer Abschluss des Zahnschmelzes *m* En inner enamel ring (of a tooth) Fr émail central / interne (d'une dent)
innerer Ellbogenmuskel *m* En flexor carpi ulnaris m. Fr m. fléchisseur ulnaire du carpe
innerer Fuß *m* En inside leg Fr jambe intérieure
innerer Gehörgang *m* En internal acoustic meatus Fr méat acoustique interne
innerer Karpalbeuger *m* En flexor carpi radialis m. Fr m. fléchisseur radial du carpe
innerer Karpalstrecker *m* En extensor carpi radialis m. Fr m. extenseur radial du carpe
innerer Schenkelmuskel *m* En vastus medialis m. Fr m. vaste médial / interne
innerer schiefer Bauchmuskel *m* En internal oblique (abdominal) m. Fr m. oblique interne de l'abdomen
innerer Speichenmuskel *m* En flexor carpi radialis m. Fr m. fléchisseur radial du carpe
innerer Zügel *m* En inner rein Fr rêne intérieure
inneres Bein *ne* En inside leg Fr jambe intérieure
inneres Kollateralband des Karpalgelenks *ne* En medial collateral lig. of carpus Fr ligament collatéral radial / médial du
inneres Kollateralband des Kniegelenks *ne* En medial collateral lig. of the stifle joint Fr ligament collatéral médial / tibial du grasset
insektenabweisend En insect repellent Fr insectifuge
Insektenvernichtungsmittel ; in-

sektenvernichtend ne ; adj En insecticide Fr insecticide
Instinkt m En instinct Fr instinct
integriertes Vorblatt ne En front jockey (of a western saddle)
intermediärer Karpalknochen m En intermediate carpal bone Fr os intermédiaire du carpe
intermediärer Schenkelmuskel m En vastus intermedius m. Fr m. vaste intermédiaire
intermittierendes Hinken ne En intermittent limping Fr boiterie intermittente
Internationale Reiterliche Vereinigung f En International Equestrian Federation Fr Fédération équestre internationale
Internationaler Reitverband m En International Equestrian Federation Fr Fédération équestre internationale
Inzestzucht f En incestuous breeding Fr accouplement incestueux
Inzucht f En inbreeding Fr accouplement consanguin
inzuchtfreie Ahnenreihe f En free generation Fr génération libre de consanguinité
inzuchtfreie Generation f En free generation Fr génération libre de consanguinité
Inzuchttest m En inbreeding test Fr test de consanguinité
Iomud m En Iomud Fr iomud
Iris f En iris Fr iris
irische Bank f En Irish bank Fr banquette irlandaise
irischer Hunter m En Irish Hunter Fr irlandais
irisches Martingal ne En Irish martingale Fr alliance
irisches Zugpferd ne En Irish Draught Horse Fr trait irlandais
Iritis f En iritis Fr iritis
Ischiadikus m En sciatic nerve Fr nerf sciatique
Ischiasnerv m En sciatic nerve Fr nerf sciatique
Islandpony ne En Iceland Pony Fr islandais
Isolierband ne En electrical insulating tape Fr ruban adhésif en vinyle
Isolierstall ne En isolation unit Fr salle de quarantaine
italienischer Traber m En Italian Trotter Horse Fr trotteur italien
Italienisches Kaltblut ne En Italian Heavy Draught Horse Fr trait italien
Ivermectin ne En ivermectin Fr ivermectine
Jaca Navarra m En Jacca Navarra Horse Fr jaca navarra
jagdbares Tier ne En quarry Fr gibier
Jagdgalopp (im ~) En full gallop (at ~) Fr grand galop (au ~)
Jagdherr m En master of the hunt Fr maître d'équipage
Jagdhorn (französisches ~) ne En hunting-horn (French type) Fr cor

de chasse
Jagdhose f En beige breeches Fr culottes de chasse
Jagdmartingal ne En running martingale Fr martingale à anneaux
Jagdpeitsche f En hunting whip Fr fouet de chasse
Jagdpferd ne En hunter (field ~) Fr cheval de chasse (à courre)
Jagdreiten ne En hunt Fr chasse à courre
Jagdrennen ne En steeplechase Fr course au clocher
Jagdrock m En hunting-coat Fr veste de chasse à courre
Jagdrock (französischer ~) m En French hunting-coat Fr redingote (à la française) de chasse à courre
Jagdsattel m En hunting saddle Fr selle de chasse
Jagdschnitt m En hunter clip Fr tonte de chasse
Jagdspringen ne En jumping phase / test Fr épreuve (de saut) d'obstacles
Jagdstiefel m En top boot Fr botte à revers
Jagdzeug ne En hunting breast plate Fr collier de chasse
Jährling (Hengst // Stute) m // f En yearling (colt // filly) Fr poulain // pouliche d'un an
Jamud m En Iomud Fr iomud
Japanische Enzephalitis f En Japanese B encephalitis Fr encéphalite japonaise B
Jejunum ne En jejunum Fr jejunum ; jéjunum
Jennetpferd ne En jennet Fr genet
Jochbein ne En zygomatic bone Fr os zygomatique
Jochbeinbogen m En zygomatic arch Fr arcade zygomatique
Jochbeinmuskel m En zygomaticus m. Fr m. zygomatique
Jockey / Jockei m En jockey Fr jockey
Jockey-Club m En jockey club Fr club des jockeys
Jockeydiener m En valet (jockey ~) Fr valet
Jockeystiefel m En jockey boot Fr botte (à revers) de jockey
Jod ne En iodine Fr iode
Jodhpurstiefel m En Jodhpur boot Fr bottillon
Jomud m En Iomud Fr iomud
Juckreiz m En itching Fr démangeaison
Jugoslawisches Kaltblut ne En Yugoslavian Draught Horse Fr trait yougoslave
junge Stute f En filly (foal) Fr pouliche
Jungfuchsjagd f En cubbing ; cub-hunting Fr chasse au renardeau
Junghengst m En colt Fr poulain (mâle entier)
Jury f En jury Fr jury
Juryvorsitzender m En president of

the jury Fr président du jury
Jütländer m En Jutland Fr jutland
Kaff ne En chaff Fr chaff
kahl adj En bare (horse) Fr nu
Kakerlakenauge ne En silver eye Fr oeil vairon
Kalabrese m En Calabrese Fr calabrais
Kalb ne En calf Fr veau
Kälberfangen ne En calf roping Fr prise du veau au lasso
kalbsbeinig En calf-kneed
Kalbsknie ne En calf-knee / calf knee Fr genou creux
Kalkaneus m En calcaneus Fr calcaneus ; calcanéus
Kalkeinlagerung f En calcification Fr calcification
Kaltblut ; Kaltblüter ne ; m En coldblood ; cold-blooded (horse) Fr cheval à sang froid
kaltblütiger Schlag m En coldblood ; cold-blooded (horse) Fr cheval à sang froid
Kaltbrand m En cold brand Fr marque à froid
Kältebehandlung f En cold treatment / application Fr application de froid
Kältekauterisierung f En cryocautery Fr cautérisation par le froid
Kaltmeißel m En chisel (cold ~) Fr ciseau (à froid)
Kalzium ne En calcium Fr calcium
Kameraturm m En camera tower Fr tour-caméra
Kamm m En comb Fr peigne
Kammdeckelschlüssel m En bearing (rein) hook Fr crochet d'enrênement
Kammer f En channel (saddle ~)
Kammer f En gullet (of a saddle) Fr liberté de garrot
Kammerwasser (des Auges) ne En watery fluid (of the eye) Fr humeurs (de l'oeil)
Kammuskel m En pectineus m. Fr m. pectiné
Kampagneschule f En low school Fr basse école
Kandare f En curb bit Fr mors de bride
Kandare (auf blanker ~) En curb only (on the ~) Fr bride seule (sur la ~)
Kandare mit Walzen f En roller bit Fr mors à molette
Kandarengebiß ne En curb bit Fr mors de bride
Kandarenmundstück ne En curb bit Fr mors de bride
Kandarenzaum m En double bridle Fr bride double
Kandarenzügel m En curb-rein Fr rêne (de mors) de bride
Kaninus m En canine (tooth) Fr canine
Kanonenspringen ne En puissance jumping Fr épreuve de puissance

Kanter *m* En canter Fr galop (petit ~)
kantern En canter Fr galoper (au petit galop)
kantern (auf der linken // rechten Hand ~) En canter left // right (lead) Fr galoper sur le pied droit // gauche
Kantharide *m* En blister beetle / fly Fr cantharide
kantiges Sprunggelenk *ne* En well-defined hock Fr jarret bien sculpté
Kapillare *f* En capillary (vessel) Fr capillaire (vaisseau ~)
Kapillarfüllungszeit *f* En capillary refill time Fr temps de perfusion capillaire
Kapillargefäß *ne* En capillary (vessel) Fr capillaire (vaisseau ~)
Kappe eines Hufeisens *f* En clip Fr pinçon
Kappenmuskel *m* En trapezius m. Fr m. trapèze
Kappzaum *m* En cavesson (lungeing / longeing / breaking ~) Fr caveçon
Kapriole *f* En capriole Fr cabriole
Kapsel des Zwischenreihengelenks des Karpus *f* En midcarpal joint capsule Fr synoviale médio-carpienne
Kapuze *f* En full hood Fr camail
Kapuzenmuskel *m* En trapezius m. Fr m. trapèze
Karabinerhaken *m* En snap Fr fermoir
Karacabey *m* En Karacebey Horse Fr karacebey
Kardätsche *f* En brush Fr brosse (à panser)
Kardätsche mit Roßhaar *f* En wisp Fr brosse en crin de cheval
Kardia *f* En cardia Fr cardia
kariert *adj* En check Fr damier
Karotis (innere // äußere ~) *f* En carotid artery (internal // external ~) Fr artère carotide (interne // externe)
Karotte *f* En carrot Fr carotte
Karpal-Metakarpal-Gelenkkapsel *f* En carpometacarpal joint capsule Fr synoviale carpo-métacarpienne
Karpalballen *m* En chestnut Fr châtaigne
Karpalband (palmares ~) *ne* En palmar carpal ligament Fr ligament commun palmaire
Karpalbeule *f* En carpal hygroma Fr hygroma du genou
Karpalfurche *f* En carpal groove Fr sillon carpien
Karpalgegend *f* En carpal region Fr région du carpe
Karpalgelenk(e) *ne* En carpal joint(s) Fr articulation(s) du carpe
Karpalkanal *m* En carpal canal Fr canal carpien
Karpalknochen *m pl* En carpal bones Fr os du carpe (les ~)
Karpaltunnel *m* En carpal canal Fr canal carpien

Karpfengebiss *ne* En brachygnathia ; brachygnathism Fr brachygnathie (mandibulaire / inférieure)
Karpfenrücken *m* En arch-back Fr dos convexe
Karren *m* En cart Fr charrette
Karriere (in der Campagneschule) *f* En fast gallop Fr galop rapide
Karzinom *ne* En carcinoma Fr carcinome
Kassierer *m* En cashier Fr guichetier
Kastanie *f* En chestnut Fr châtaigne
kastanienbraun *adj* En bay
kastanienbrauner heller Farbton *m* En chestnut Fr châtain
Kastensporn *m* En box-spur Fr éperon à boîte
Kastenstand *m* En box (stall) Fr box
Kastoröl *ne* En castor oil Fr huile de ricin
Kastration *f* En castration Fr castration
Kastration mittels Gummiring *f* En castration by elastrator / rubber ring Fr castration à l'aide d'un anneau en caoutchouc
kastrieren En geld Fr castrer
Kastrierer *m* En gelder Fr hongreur
Kastriermesser *ne* En castrating / castration knife Fr bistouri de castration / à castrer
Kastrierzange *f* En emasculator Fr pince à castrer
Katarakt *m* En cataract Fr cataracte
Kategorie *f* En class Fr catégorie
Katheter *m* En catheter Fr cathéter
kaudale Oberkieferhöhle *f* En caudal maxillary sinus Fr sinus maxillaire caudal / postérieur
kaudaler Hautnerv der Wade *m* En caudal cutaneous sural nerve Fr nerf saphène externe
Käufer *m* En buyer Fr acheteur
Kaufläche *f* En dental table Fr table dentaire
Kaufvertrag *m* En sale contract Fr contrat de vente
Kauterisation *f* En cauterization Fr cautérisation
kauterisieren En cauterize Fr cautériser
Kavallerie *f* En cavalry Fr cavalerie
Kavalleriepferd *ne* En cavalry horse Fr cheval de cavalerie
KB En artificial insemination Fr insémination artificielle
Kefir *m* En kefir Fr kéfir
Kehldeckel *m* En epiglottis Fr épiglotte
Kehle *f* En throat Fr gorge
Kehlgangsgegend *f* En intermandibular region / space Fr auge
Kehlkopf *m* En larynx Fr larynx
Kehlkopfentzündung *f* En laryngitis Fr laryngite
Kehlkopfhöhle *f* En intermandibular region / space Fr auge
Kehlkopfpfeifen *ne* En laryngeal hemiplegia / paralysis Fr cornage
Kehlriemen *m* En throatlash ; throatlatch Fr sous-gorge
Kehrtvolte *f* En half-volt ; half volte Fr demi-volte
Kehrtwendung *f* En half-turn Fr demi-tour
Keilbein *ne* En sphenoid bone Fr os sphénoïde
keilförmig En cuneal Fr cunéal
keilförmige Trachten *f pl* En wedge heels Fr éponges nourries
Keimzellenschicht *f* En stratum germinativum (epidermidis Malpighii) Fr couche germinative
kelchförmiger Fuß *m* En cup-shaped foot
Kentucky Bluegrass *ne* En Kentucky blue grass Fr pâturin du Kentucky
Kentucky-Derby *ne* En Kentucky Derby Fr derby du Kentucky
Keratin *ne* En keratin Fr kératine
Keratom *ne* En keratoma Fr kéraphyllocèle
Kette *f* En chain Fr chaîne
Kettenbremse *f* En twitch (chain ~) Fr tord-nez (avec chaîne)
Kettentrense *f* En chain snaffle Fr filet à chaînette
Kiefer *m* En jaw Fr mâchoire
Kiefergelenk *ne* Fr articulation temporo-mandibulaire
Kieferhöhle *f* En maxillary sinus Fr sinus maxillaire
Kieferverkürzung *f* En brachygnathia ; brachygnathism Fr brachygnathie (mandibulaire / inférieure)
Kieferverlängerung *f* En prognathism / prognathia (mandibular ~) Fr prognathie / prognathisme (mandibulaire)
Kindspech *ne* En meconium Fr méconium
Kinetose *f* En motion sickness Fr mal des transports
Kinn *ne* En chin (swelling) Fr menton (houppe du ~)
Kinnbacke *f* En mandible Fr mâchoire inférieure
Kinngrube *f* En chin groove Fr barbe
Kinnkette *f* En curb chain Fr gourmette
Kinnkettengrube *f* En chin groove Fr barbe
Kinnkettenhaken *m pl* En hooks Fr crochets
Kinnlade *f* En mandible Fr mâchoire inférieure
Kinnriemen *m* En bit jaw strap Fr courroie de mors
Kinnriemen *m* En chin strap Fr gourmette
Kirgise *m* En Kirghis ; Kirghiz Fr kirghis(e) ; kirghiz(e)
kirschbraun *adj* En cherry bay Fr bai cerise
Kissen *ne* En panel (saddle ~) Fr ma-

telassure
Kissenkanal *m* En channel (saddle ~)
Kissenkanal *m* En gullet (of a saddle) Fr liberté de garrot
Kitzler *m* En clitoris Fr clitoris
Kladruber *m* En Kladrub Horse Fr kladruber
Klage *f* En complaint Fr plainte
Klage einlegen *f* En lay a complaint Fr porter plainte
Kläger(in) *m (f)* En complainant Fr plaignant(e)
Klasse *f* En class Fr catégorie
Klassifikation *f* En classification Fr classification
klassifiziertes Rennen *ne* En classified race Fr course classifiée
Klassifizierungssystem *ne* En placing system Fr système de classement
klassische Manier *f* En classic manner (of holding the reins) Fr tenue (de rênes) classique
klassische Reitkunst *f* En classical equitation / riding Fr équitation classique
klassisches Rennen *ne* En classic Fr classique
Klauenbein *ne* En distal phalanx Fr phalange distale
Klauenfett *ne* En neat's-foot oil ; neatsfoot oil Fr huile de pied de boeuf
Klauenstrahl *m* En frog Fr fourchette
Klee *m* En clover Fr trèfle
kleidobrachialer Muskel *m* En cleidobrachialis m. Fr m. cléïdo-brachial
kleidozephaler Muskel *m* En cleidocephalicus m. Fr m. cléïdo-céphalique
Kleie *f* En bran Fr son
kleinäugig En pig(gy) eye Fr oeil de cochon
kleine Einlaufwette *f* En exacta ; exactor Fr exacta
kleine Rosenvene *f* En lateral saphenous vein Fr veine saphène externe
kleine Saphenavene *f* En lateral saphenous vein Fr veine saphène externe
kleine Strongyliden *f pl* En small strongyle Fr petit strongle
kleiner Bauchgurt *m* En belly band Fr sangle sous-ventrière
kleiner Lendenmuskel *m* En psoas minor m. Fr m. petit psoas
kleiner Palisadenwurm *m* En small strongyle Fr petit strongle
kleiner Rahmen *m* En light frame
kleiner Rundmuskel *m* En teres minor m. Fr m. petit rond
kleiner Stern *m* En small star Fr légèrement en tête
kleines Vieleckbein *ne* En second carpal bone Fr os carpal II
Kleinhirn *ne* En cerebellum Fr cervelet

Kleinpferd *ne* En pony Fr poney
Klinge einer Nietklinge *f* En blade (of a clinch cutter) Fr dérivoir
Klinik *f* En clinic Fr clinique
Klitoris *f* En clitoris Fr clitoris
klopfen (sich ~) En overreach Fr atteindre (s'~) ; attraper (s'~)
Klopphengst *m* En cryptorchid stallion Fr étalon cryptorchide
Klubmitglied *ne* En clubber Fr membre (d'un club)
Knabstrupper *m* En Knabstrup knabstrup
Knebel (eines Gebisses) *m* En cheek (of a bit) Fr aiguille
Knebel (flacher, löffelförmiger ~) *m* En spoon cheek Fr barrette
Knebel (flacher, löffelförmiger, beidseitiger ~) *m* En full spoon cheek Fr filet à double spatule
Knebeltrense mit losen Trensenringen *f* En loose-ring cheek snaffle Fr filet brisé à aiguilles (et anneaux
Knebeltrense mit zylinderförmigen, beidseitigen Knebeln *f* En full-cheek snaffle Fr filet à aiguilles
Knie *ne* En stifle Fr grasset
Knieaktion *f* En knee action Fr action du genou
Kniebeule *f* En carpal hygroma Fr hygroma du genou
Kniedecke *f* En mud apron Fr tablier à boue
knieeng En knock-kneed Fr serré des genoux
Kniefalte *f* En flank fold Fr pli latéral
Kniegelenk *ne* En stifle joint Fr articulation du grasset
Kniegelenkentzündung *f* En gonitis ; goneitis Fr gonite
Kniegelenkentzündung *f* Fr vessigon du genou
Kniekappe *f* En knee cap (boot) Fr genouillère
Kniekehle *f* En hollow of knee Fr pli du genou
Kniekehlenarterie *f* En popliteal artery Fr artère poplitée
Kniekehlengelenk *ne* En femorotibial articulation Fr articulation fémoro-tibiale
Kniekehlenmuskel *m* En popliteus m. Fr m. poplité
Kniekehlenschlagader *f* En popliteal artery Fr artère poplitée
Knieleder *ne* En mud apron Fr tablier à boue
Kniepolster *ne* En knee roll Fr insertion pour le genou
Kniescheibe *f* En patella Fr rotule
Kniescheibenband (zur Mitte hin gelegenes // mittleres // seitliches ~) *ne* En patellar lig. (medial // middle // lateral ~) Fr ligament patellaire (médial // intermédiaire // latéral)
Kniescheibengelenk *ne* En femoropatellar articulation Fr articulation fémoro-patellaire
Kniescheibenrolle *f* En femoral trochlea Fr trochlée du fémur
Kniescheibenverrenkung *f* En upward fixation of the stifle / patella Fr accrochement (supérieur) de la rotule
Knieschwamm *m* En carpal hygroma Fr hygroma du genou
knieweit En knee-wide Fr cambré des genoux
knieweite Stellung *f* En bench knees Fr genoux en pieds de bancs
Kniewulst *f* En knee roll Fr insertion pour le genou
knirschen (mit den Zähnen ~) En grind the teeth Fr grincer des dents
Knöchel *m* En ankle Fr cheville
Knöchel (innerer // äußerer ~) *m* En malleolus (medial // lateral ~) Fr malléole (médiale // latérale)
Knochen *m* En bone Fr os
Knochen- und Gelenkentzündung *f* En osteo-arthritis Fr ostéo-arthrite
Knochenauftreibung *f* En exostosis Fr exostose
Knochenauswuchs *m* En splint Fr suros
Knochenbau *m* En skeleton Fr squelette
Knochenbruch *m* En bone fracture Fr fracture d'os
Knochenentzündung *f* En osteitis Fr ostéite
Knochenfissur *f* En bone fissure Fr fissure d'un os
Knochenfortsatz des Oberschenkelknochens *m* En third trochanter Fr troisième trochanter
Knochengerüst *ne* En skeleton Fr squelette
Knochenhaut *f* En periosteum Fr périoste
Knochenhautentzündung *f* En periostitis ; periosteitis Fr périostite
Knochenmark *m* En bone marrow Fr moelle osseuse
Knochenriß *m* En bone fissure Fr fissure d'un os
Knochenschaft *m* En diaphysis Fr diaphyse
Knochenspat / Knochen-Spat *m* En bone spavin Fr éparvin calleux
Knochenwachstumszone *f* En metaphysis Fr métaphyse
knöcherner Gaumen *m* En bony palate Fr palais osseux
Knorpel *m* En cartilage Fr cartilage
Knorpel des Manubrium sterni *m* En cartilage of manubrium Fr cartilage manubrial
Kochsalz *ne* En sodium chloride Fr chlorure de sodium
Kohlendioxid *ne* En carbon dioxide Fr gaz carbonique
Kohlenschaufel *f* En shovel (for coal) Fr pelle à charbon
Kohlenstoffdioxid *ne* En carbon dioxide Fr gaz carbonique

Köhlerzügel *m* En German rein
Kohlrappe *m* En coal black Fr noir franc
Koitalexanthem der Pferde *ne* En equine coital exanthema Fr exanthème coïtal équin
Kolik *f* En colic Fr colique
Kolitis *f* En colitis Fr colite
Kollateralband *ne* En collateral ligament Fr ligament collatéral
Kollateralband des Hufgelenks *ne* En collateral lig. of coffin joint Fr ligament collatéral de l'articulation interphalangienne distale
Kollateralband des Karpalgelenks (inneres // äußeres ~) *ne* En collateral carpal lig. (medial // lateral ~) Fr ligaments métacarpo-phalangiens collatéraux
Kollateralbänder der Fußwurzel des Sprunggelenks (innere // äußere ~) *ne pl* En collateral ligaments (medial // lateral ~) Fr ligaments collatéraux médiaux // latéraux
Koller *m* En immobility Fr immobilité
Kolon *ne* En colon Fr côlon
Kolostralmilch *f* En colostrum Fr colostrum
Kolostrum *ne* En colostrum Fr colostrum
Kombination (Hindernis-) *f* En combination (of obstacles) Fr combinaison (d'obstacles)
Kombinationswette *f* En box Fr boîte
Kombinationswette *f* En combination bet Fr pari combiné / en combinaison
kombinierte Prüfung *f* En combined competition Fr concours combiné
kombiniertes Immundefizit *ne* En combined immuno-deficiency Fr immunodéficience combinée
kombiniertes Reithalfter *ne* En flash noseband Fr muserolle éclair / combinée
Kommissur *f* En commissure Fr commissure
Kompensation *f* En offset Fr compensation
kompensieren En offset Fr compenser
Konditionsverlust *m* En loss of condition Fr détérioration de l'état général
kongenital En congenital Fr congénital
Konik *m* En Konik Fr konik
konkave Sohlenfläche *f* En solar surface (of the distal phalanx) Fr face solaire (de la phalange distale)
konkaver Kopf *m* En dished (face) Fr concave
Konkurrent *m* En competitor Fr compétiteur
konkurrieren En compete Fr compétitionner
kontagiöse equine Metritis *f* En contagious equine metritis Fr métrite équine contagieuse
Kontakt *m* En contact Fr contact
Kontakt abreißen lassen (den ~) En leave a hole (in the field) Fr laisser une ouverture (dans le peloton)
Konter-Wechsel *m* En counter change of hand (in half pass) Fr contre changement de main (en appuyant)
Kontergalopp *m* En canter counter-lead Fr galop à faux
Kontraindikation *f* En contraindication Fr contre-indication
Kontraktion eines Hufes *f* En contraction of a hoof Fr encastelure
Kontrolle des Schwungs *f* En impulsion control Fr contrôle de l'impulsion
Konzessionsinhaber *m* En licensee Fr détenteur d'une licence
kooperierende Rennbahnen *f pl* En circuit Fr circuit
Kopf *m* En head Fr tête
Kopf schlagen (mit dem ~) En bob the head Fr battre à la main
Kopf schütteln (den ~) En shake the head Fr secouer la tête
Kopfbein *ne* En third carpal bone Fr os carpal III
Kopfbürste *f* En soft bristles brush Fr brosse douce
Kopfhaltung *f* En head carriage Fr port de tête
Kopfkappe *f* En hood Fr capuchon
Kopflänge *f* En length of the head Fr longueur de la tête
Kopflausei *f* En louse egg Fr lente
Kopfräude *f* En sarcoptic mange Fr gale sarcoptique / sarcoptinique
Kopfschutz *m* En hood Fr capuchon
Kopfstange *f* En head pole Fr perche de tête
Kopfstellung *f* En head placement Fr placer de la tête
Kopfstück *ne* En headpiece Fr têtière
Kopfstück mit Scheuklappen *m* En blind bridle Fr bride fermée
Kopp(er)riemen *m* En cribbing strap Fr collier contre le rot
Koppel *f* En field Fr champ
Koppel *f* En paddock Fr enclos
Koppel *f* En retention area Fr enclos
Koppel *f* En pasture Fr pâturage
Koppen *ne* En wind-sucking Fr tic aérophagique (sans appui)
Kopper *m* En wind-sucker
Koppriemen *m* En nutcracker action cribbing strap Fr collier pince-gorge contre le rot
Koppriemen *m* En spike cribbing strap Fr collier avec pointes contre le rot
Koprologie *f* En coprology Fr coprologie
Korium *ne* En dermis Fr derme
Kornea *f* En cornea Fr cornée
Körner *m* En punch Fr poinçon
Koronarplexus *m* En coronary venous plexus Fr plexus veineux coronaire
Körperbau *m* En conformation Fr conformation
Körperhaltung *f* En carriage Fr port
Körperhohlvene (vordere // hintere ~) *f* En vena cava (cranial // caudal ~) Fr veine cave (crâniale // caudale)
Körperlänge *f* En body length Fr longueur du corps
Körperräude *f* En psoroptic mange Fr gale psoroptique
korrektes Zaumzeug *ne* En custom bridle Fr bride régulière
Korrektur *f* En correction Fr correction
Korrektur durch die Richter (die ~) En correction (made) by the judges Fr rectification par les juges
Korrekturzettel *m* En correction slip Fr bordereau rectificatif
Korsika-Pony *ne* En Corsica Pony Fr corse
Kosaken *m pl* En Cossacks Fr cosaques
Kostüm-Reiten *ne* En costume class Fr classe de costume
Köte *f* En ergot Fr ergot
Köte *f* En fetlock Fr boulet
Kötenbehang *m* En fetlock (tuft) Fr fanon
Kötenhaare *ne pl* En feathers Fr fanons
Kötenschopf *m* En fetlock (tuft) Fr fanon
Kotflügel *m* En mud guard Fr garde-boue
Krallenbein *ne* En distal phalanx Fr phalange distale
Krampfleiden *ne* En epilepsy Fr épilepsie
Krankenschuh *m* En poultice boot Fr botte à cataplasme
Krankheit *f* En disease Fr maladie
kratzen (den Boden ~) En paw the ground Fr piaffer
Kratzer *m* En scratch Fr égratignure
Krebs *m* En carcinoma Fr carcinome
Krebsgeschwulst *f* En carcinoma Fr carcinome
kreischen *v* En bray Fr braire
Kremastermuskel *m* En cremaster m. Fr m. crémaster
Kreuzband des Knies (zum Schädel hin // zum Schweif hin) *ne* En cruciate lig. (cranial // caudal ~) Fr ligament croisé crânial // caudal
Kreuzbänder *ne pl* En cruciate ligaments Fr ligaments croisés
Kreuzbein *ne* En sacrum Fr sacrum (os ~)
Kreuzbein-Darmbein-Gelenk *ne* En sacroiliac joint Fr articulation sacro-iliaque
Kreuzbeinflügel *m* En wing of the sacrum Fr aile de l'os sacrum
Kreuzbeinhöhe *f* En height of rump

Fr hauteur à la croupe
Kreuzbeinkanal *m* En sacral canal Fr canal sacral
Kreuzbeinnerven *m pl* En sacral nerves Fr nerfs sacraux / sacrés
Kreuzbeinnervengeflecht *ne* En sacral plexus Fr plexus sacré / sacral
Kreuzdarmbeingelenk *ne* En sacroiliac joint Fr articulation sacro-iliaque
Kreuzeinwirkung *f* En action of the loin Fr action du rein
Kreuzen *ne* En crossing (on the track) Fr changement de ligne
Kreuzgalle *f* En bog spavin Fr éparvin mou
Kreuzgalle *f* En thoroughpin Fr vessigon tendineux de la gaine tarsienne
Kreuzgalopp *m* En disunited canter Fr galop désuni
Kreuzgalopp *m* En canter counter-lead Fr galop à faux
Kreuzgalopp galoppieren (im ~) En canter at the counterlead Fr galoper à faux
Kreuzgeflecht *ne* En sacral plexus Fr plexus sacré / sacral
Kreuzhöcker *m* En point of the croup
Kreuzhöcker *m* En sacral tuber Fr tuber sacrale
Kreuzreithalfter *ne* En cross-over noseband Fr muserolle en forme de 8
Kreuzung *f* En cross-breeding ; crossbreeding Fr croisement
Kreuzung *f* En hybridization Fr métissage
Kreuzungszucht *f* En cross-breeding ; crossbreeding Fr croisement
Kreuzverschlag *m* En azoturia Fr myoglobinurie
Kreuzwirbel *m pl* En sacral vertebrae Fr vertèbres sacrées / sacrales
Kriebelmücke *f* En black fly Fr mouche noire
Kriegspferd *ne* En war horse Fr cheval de guerre
Krippe *f* En feed tub Fr mangeoire
Krippenbeißer *m* En crib-biter ; cribber Fr roteux
Krippensetzen *ne* En crib biting Fr tic aérophagique (à l'appui)
Krippensetzer *m* En crib-biter ; cribber Fr roteux
Kronbein *ne* En middle phalanx Fr phalange intermédiaire
Krone *f* En coronet Fr couronne
Kronenlederhaut *f* En coronary corium / dermis Fr chorion coronaire
Kronenrandschoner *m* En coronet boot Fr protège-couronne
Krongelenk *ne* En pastern joint Fr articulation du paturon
Krongelenk *ne* En fetlock joint Fr articulation du boulet
Krongelenkschale *f* En high ringbone Fr forme du paturon
Krongelenkskapsel *f* En proximal interphalangeal joint capsule Fr synoviale interphalangienne proximale
Kronlederhaut *f* En coronary corium / dermis Fr chorion coronaire
Kronrand *m* En coronary border (of the hoof wall) Fr bord coronaire (de la muraille du sabot)
Kronsaum *m* En coronary groove Fr gouttière cutigérale
Kronsegment *ne* En periople Fr périople
Krontritt *m* En injury to the coronet (overreach / self ~) Fr atteinte à la couronne
Kropf *m* En goitre Fr goitre
Kropf (der Vögel) *m* En crop ; jabot oesophagien
Krummdarm *m* En ileum Fr ileum ; iléon
krümmen *v* En arch Fr arquer
Krümmung *f* En flexion Fr incurvation
Kruppade *f* En croupade Fr croupade
Kruppe *f* En croup Fr croupe
Kruppe-heraus ; Kruppe-zur-Wand *ne* En renvers Fr renvers
Kruppeherein *ne* En travers Fr travers
Kruppenarterie(n) (kraniale // kaudale ~) *f (pl)* En gluteal artery / arteries (cranial // caudal ~) Fr artère(s) glutéale(s) (crâniale(s) // caudale(s))
Kruppenfaszie *f* En gluteal fascia Fr fascia glutéal
Kryptorchide *m* En cryptorchid Fr cryptorchide
Kryptorchismus *m* En cryptorchidism ; cryptorchism Fr cryptorchidie
Kübel *m* En pail Fr seau
Kuboid *m* En fourth tarsal bone Fr os tarsal IV
Kuh *f* En cow Fr vache
Kuhbauch *m* En cow-belly Fr ventre avalé
Kuhblume *f* En dandelion Fr pissenlit
kuhhessig En cow-hocked Fr serré des jarrets
Kuhhessigkeit *f* En cow-hocks / cow hocks Fr jarrets clos / crochus
Kühlung *f* En cold treatment / application Fr application de froid
Kumt ; Kummt ; Kummet *ne* En collar Fr collier
Kumtbügel *m* En hame Fr attelle
Kumtfeder *f* En hame Fr attelle
Kumtgeschirr ; Kummetgeschirr *ne* En collar-harness Fr harnais à collier
Kumtgürtel *m* En hame strap Fr courroie d'attelles
Kunde *f* En cup (of a tooth) Fr cornet dentaire externe (d'une dent)
Kunst *f* En art Fr art
Künstlerschleife *f* En stock tie Fr lavallière
künstliche Besamung *f* En artificial insemination Fr insémination artificielle
künstliche Hilfe *f* En artificial aid Fr aide artificielle
künstliche Vagina *f* En artificial vagina Fr vagin artificiel
Kunstreiter *m* En fine rider Fr bon cavalier
Kunststoffhufeisen *ne* En plastic shoe Fr fer en matière plastique
Kupfer *ne* En copper Fr cuivre
kupferartig En coppery Fr cuivré
kupferbraun *adj* En coppery bay Fr bai cuivré
Kupferfuchs *m* En coppery chestnut Fr alezan cuivré
kupferig En coppery Fr cuivré
Kupfersulfat *ne* En copper sulphate / sulfate Fr sulfate de cuivre
kupieren En dock Fr courtauder
kupierter Schweif *m* En cocked tail Fr queue à l'anglaise
Kür *f* En kur Fr kur
Kurbengalle *f* En thoroughpin Fr vessigon tendineux de la gaine tarsienne
Kurbette *f* En curvet Fr mésair ; mézair
Küree *ne* En curée Fr curée
Kurs *m* En track (race ~) Fr piste (de course)
Kurs *m* En course Fr parcours
kurtierter Schweif *m* En cocked tail Fr queue à l'anglaise
Kurve *f* En turn Fr virage
kurz wenden En turn short / sharply Fr tourner court
kurzbeinig En close to the ground (horse being ~) Fr près de terre (cheval qui est ~)
kurze Fessel *f* En short pastern Fr court jointé
kurze Galoppade *f* En short stride Fr courte foulée
kurze Schrittlänge *f* En short stride Fr courte foulée
kurze steile Fessel *f* En short upright pastern Fr court et droit jointé (paturon / cheval)
kurzer Galopp *m* En canter Fr galop (petit ~)
kurzer Widerrist *m* En camel withers Fr garrot coupé
kurzes (englisches) Jagdhorn *ne* En hunting-horn (English type) Fr cor anglais
kurzes Schienbeinband *ne* En short sesamoidean ligaments Fr ligaments sésamoïdiens courts
Kurzkehrtwendung *f* En half-pirouette Fr demi-pirouette
Kurzkehrtwendung auf der Vorhand *f* En half pirouette renversée Fr demi-pirouette renversée
kutane Habronemose *f* En habronemiasis Fr habronémose
kutane Pythiose *f* En bursattee / bursatti
kutaner Rotz *m* En glanders (cutane-

ous ~) Fr farcin
Kuticula f En cuticle Fr cuticule
Kutsche f En coach Fr carrosse
Kutscher m En coachman Fr cocher
Kutschlampe f En carriage lamp Fr lanterne
Kutschpferd ne En cart-horse Fr cheval d'attelage
Lade f En bar (of the mouth) Fr barre (de la bouche)
lahm En lame Fr boiteux
lahmen ; lahm gehen En limp Fr boiter
Lahmheit f En lameness Fr boiterie
Lähmung des Supraskapularis- nerves f En suprascapular paralysis Fr paralysie du nerf suprascapulaire
Laminitis f En pedal osteitis Fr ostéite de la troisième phalange
Lammfell ne En sheepskin Fr peau de mouton
Lampenfieber ne En show nerves Fr trac
Landais-Pony ne En Landes Pony Fr barthais
Landauer m En landau Fr landau
landen En land Fr recevoir (se ~)
Landeseite (eines Hindernisses) f En landing side (of an obstacle) Fr côté de la réception
Landgut ne En hacienda Fr hacienda
Landung f En landing Fr réception
landwirtschaftlicher Betrieb m En ranch Fr ranch
lang gefesselt adj En long pastern Fr long jointé
lang und weich gefesselt adj En long sloping pastern Fr long et bas jointé (paturon / cheval ~)
Langbaum m En boom Fr flèche (d'attelage)
Länge der Bahn f Fr longueur du manège
lange Fessel f En long pastern Fr long jointé
lange Reithose f En Jodhpurs ; jodhpurs ; Jodhpur breeches Fr culottes Jodhpurs
lange Sitzbeinmuskeln m pl En hamstring muscles Fr muscles ischio-tibiaux
lange, steile Fessel f En long upright pastern Fr long et droit jointé (paturon / cheval ~)
langer Brustkorbnerv m En long thoracic nerve Fr nerf long thoracique
langer Kopf des dreiköpfigen Armmuskels m En long head of triceps Fr chef long du triceps (brachial)
langer Kopfmuskel m En longus capitis m. Fr m. long de la tête
langer Muskelkopf des Trizeps m En long head of triceps Fr chef long du triceps (brachial)
langer Rückenmuskel m En longissimus (dorsi) m. Fr m. longissimus dorsi

langer Schritt m En free walk Fr pas libre
langer Zügel m En long rein Fr longue rêne
langes Plantarband ne En long plantar ligament Fr ligament plantaire long
langes Sohlenband ne En long plantar ligament Fr ligament plantaire long
Langhaar ne En mane and tail (hairs) Fr crins (les ~)
Langriemen m En kicking strap Fr courroie de ruade
Langring m En kidney link ; kidney-shaped linking Fr coulant d'attelles
langsame Fahrt auf einer Trainings- oder Trabrennbahn f En jogging m. Fr petit trot
langsamer Tölt m En slow-gait
langsamer Trab m En jog Fr petit trot rassemblé
längster Muskel m En longissimus (dorsi) m. Fr m. longissimus dorsi
längster Muskel des Atlas m En longissimus atlantis m. Fr m. longissimus de l'atlas
längster Muskel des Brustkorbs m En longissimus thoracis m. Fr m. longissimus du thorax
längster Muskel des Kopfes m En longissimus capitis m. Fr m. longissimus de la tête
längster Muskel des Kopfes und längster Muskel des Atlas m En longissimus capitis et atlantis muscles Fr muscles longissimus de l'atlas et de la tête
Lanzenreiter m En picador Fr picador
larval adj En larval Fr larvaire
Larve f En larva Fr larve
Larven... En larval Fr larvaire
Laryngitis f En laryngitis Fr laryngite
Larynx f En larynx Fr larynx
Lasso ne oder m En lasso Fr lasso
Lasttier ne En pack animal Fr animal de bât / somme
lateraler Epikondylus m En lateral epicondyle Fr épicondyle latéral
lateraler Schenkelmuskel m En vastus lateralis m. Fr m. vaste latéral / externe
lateraler Streckknorren m En lateral epicondyle Fr épicondyle latéral
Laterne f En white face Fr belle-face
Laterne f En carriage lamp Fr lanterne
Laterne (mit ~) En white faced Fr belle-face
Latigo Tie Strap ne En cinch strap Fr courroie de sangle (côté gauche)
Lauf m En heat Fr chaude
Lauf m En run Fr poursuite
laufende Nase f En running nose Fr nez qui coule
Laufleine f En longeing line Fr longe

Laufunfähigkeit f En abasia Fr abasie
Laus f En louse (biting ~) Fr pou
Läuse f pl En lice Fr poux
Leber f En liver Fr foie
Leberarterie f En hepatic artery Fr artère hépatique
Lebervene(n) f (pl) En hepatic vein(s) Fr veine(s) hépatique(s)
lebhaft En lively Fr vif
Leckstein m En salt lick Fr bloc à lécher
lederfarben adj En buff Fr chamois (couleur ~)
Lederhaut f En dermis Fr derme
Lederhaut des Auges f En sclera Fr sclérotique
Lederhautwand f En horny laminae / lamellae Fr lamelles kéraphylleuses
Lederriemen m pl En saddle strings (of a western saddle)
Ledertragöse f En tug (open ~) Fr porte-brancard
Leerdarm m En jejunum Fr jejunum ; jéjunum
leere Stute f En empty mare Fr jument vide
legen En geld Fr castrer
legitimer Anwärter m En legitimate contender Fr aspirant logique
Lehre f En apprenticeship Fr apprentissage
Lehrling m En apprentice Fr apprenti
Lehrlingserlaubnis f En bug
leicht an dem Schenkel stehen En sensitive to the legs Fr léger à la jambe
leicht in / auf der Vorhand En light in / on the forehand Fr léger sur l'avant-main
leichter gefederter Pferdewagen m En buggy Fr boghei
leichter Rahmen m En light frame
leichter Schlag m En light horse Fr cheval de race légère
leichter Sitz m En half-seat Fr demi-assiette
leichter Trab m En posting trot Fr trot enlevé
leichtes Reitpferd ne En light horse Fr cheval de race légère
leichtes Wagenpferd ne En light carriage horse Fr cheval d'attelage léger
leichtes Wagenpferd ne En roadster Fr routier
leichtes Zugpferd ne En light draught horse Fr cheval de trait léger
Leichtigkeit f En lightness Fr légèreté
leichtrahmig En light-framed
leichttraben En trot rising Fr trotter enlevé
Leinen verkürzen f En shorten the reins Fr raccourcir les rênes
Leinen verlängern f En lengthen the reins Fr allonger les rênes
Leinenauge am Kammdeckel ne En saddle terret Fr clef de sellette

Leinenauge am Kumtbügel *ne* En hame dee / terret Fr anneau d'attelle
Leinenführungsring *m* En bradoon hanger Fr panurge
Leinenring am Kammdeckel *m* En saddle terret Fr clef de sellette
Leinenring am Kumtbügel *m* En hame dee / terret Fr anneau d'attelle
Leinöl *ne* En linseed oil Fr huile de lin
Leinsamen *m* En linseed Fr graine de lin
Leist *ne* En false ringbone Fr forme fausse
Leistenband *ne* En inguinal ligament Fr ligament inguinal
Leistenbruch *m* En inguinal hernia Fr hernie inguinale
Leistenkanal *m* En inguinal canal Fr canal inguinal
Leistenring (oberflächlicher // tiefer ~) *m* En inguinal ring (superficial // deep ~) Fr anneau inguinal (superficiel // profond)
Leistung *f* En performance Fr performance
leistungsbereit En willing (horse) Fr généreux (cheval ~)
Leistungsbeurteilung *f* En indicator Fr indice
Leistungsbewertung *f* En production assessment Fr jugement de la production
Lektionen am langen Zügel *f pl* En work in long reins Fr travail sur / aux longues rênes
Lektionen an der Hand *f pl* En work in hand Fr travail à la main
Lende(n) *f (pl)* En loin(s) Fr rein(s)
Lenden-Darmbeinmuskel *m* En iliopsoas m. Fr m. ilio-psoas
Lenden-Kreuz-Geflecht *ne* En lumbosacral plexus Fr plexus lombo-sacré
Lendengeflecht *ne* En lumbar plexus Fr plexus lombaire
Lendengegend *f* En lumbar region Fr région lombaire
Lendenpartie *f* En loin(s) Fr rein(s)
Lendenwirbel *m* En lumbar vertebrae Fr vertèbres lombaires
letzte Viertelmeile *f* En last quarter (mile) Fr dernier quart de mille
letzter Bogen *m* En last turn Fr dernier tournant / virage
letzter Durchgang *m* En final heat Fr épreuve finale
letzter Heat *m* En final heat Fr épreuve finale
letzter, ultimativer Vorstoß *m* En final all-out dash Fr ultime poussée
Leuchte (mit ~) En white faced Fr belle-face
Levade *f* En levade Fr levade
lichtbraun *adj* En light bay Fr bai clair
Lichtempfindlichkeit *f* En photophobia Fr photophobie
Lichtfuchs *m* En light chestnut Fr alezan clair

Lichtfuchs mit sehr heller Mähne und sehr hellem Schweif *m* En chestnut / sorrel with blond / flaxen mane and tail Fr alezan à crins blonds
Lichtrappe *m* En black-brown Fr noir mal teint
Lichtscheu *f* En photophobia Fr photophobie
Lichtschimmel *m* En light grey Fr gris clair
Lidbindehautentzündung *f* En conjunctivitis Fr conjonctivite
Lideinstülpung *f* En entropion Fr entropion
liebkosen En caress Fr caresser
Liebkosung *f* En caress Fr caresse
Lieferung *f* En consignment Fr consignation
Lieschgras *ne* En timothy (grass) Fr fléole (des prés)
Lieschgras-Pellets *ne pl* En timothy pellets Fr mil en comprimés
Limousin-Pferd *ne* En Limousin (Horse) Fr limousin
Linienbegründer *m* En foundation sire Fr étalon de base (d'une race)
Linienführung des Parcours *f* En line of the course Fr tracé du parcours
Linienzucht *f* En line breeding ; linebreeding Fr élevage en lignée
Liniment ; Linimentum *ne ; ne* En liniment Fr liniment
linke Seite *f* En left side Fr côté gauche
linkes Hinterbein *ne* En left hind-leg Fr postérieur gauche
linkes hoch weiß gestiefeltes Hinterbein *ne* En white left (-side) hind (-leg) Fr balzane postérieure gauche
linkes Vorderbein *ne* En left foreleg Fr antérieur gauche
Linksgalopp *m* En canter (on the) left (lead) Fr galop à gauche
Linse *f* En lens Fr cristallin
Linsenaufhängungsapparat *m* En zonula ciliaris Fr zonula
Linsentrübung *f* En cataract Fr cataracte
Lipizzaner *m* En Lipizzaner Fr lipizzan
Lippe *f* En lip Fr lèvre
Lippen *f pl* En lips (of the mouth) Fr lèvres (de la bouche)
Liste der Rennleitungsmitglieder *f* En stewards' list Fr liste des commissaires
Liverpoolkandare / Liverpool-Kandare *f* En Liverpool bit Fr liverpool
Lizenz *f* En licence Fr licence
Lizenzentzug *m* En suspension Fr mise-à-pied
Lizenznehmer *m* En licensee Fr détenteur d'une licence
loben En caress Fr caresser
Loch (für den Abschröter) *ne* En hardy / hardie hole Fr oeil porte-ou-tils

Lochdorn *m* En pritchel (hot work ~) Fr poinçon emporte-pièce
Locheisen *ne* En punch Fr poinçon
Lochräumer ; Lochhammer *m* En drift Fr poinçon à calibrer
Lockenkamm *m* En curling comb (scotch ~) Fr étrille écossaise
locker galoppieren En bowl along Fr courir à bon train
Löffel (an einem Mundstück) *m* En spoon (on a mouthpiece) Fr cuillère / cuiller (sur le canon d'un mors)
Löffeltrense *f* En spoon mouth snaffle bit Fr filet à cuillère(s)
Longe *f* En longeing line Fr longe
Longenarbeit *f* En schooling on the lunge line Fr exercice à la longe
longieren En lunge / longe Fr longer
Longiergurt *m* En lungeing surcingle Fr sursangle pour longer
Longierpeitsche *f* En lunge(ing) whip Fr chambrière
Lordose *f* En hollow Fr ensellement
losbinden En unhitch Fr dételer
lose Hufwand *f* En seedy-toe Fr fourmilière (en pince)
lose Wand *f* En hollow wall Fr fourmilière
Losen *ne* En draw Fr tirage au sort
Lösen des Unterkiefers *ne* En relaxation of the jaws Fr décontraction de la mâchoire
loser Zügel *m* En hanging rein Fr rêne flottante
Losgelassenheit *f* En lightness Fr légèreté
losgurten En ungird Fr dessangler
Losino ; Losino-Pferd *m* ; *ne* En Losa Horse Fr losa
Lothringer Kreuz *ne* En cross of Lorraine Fr croix de Lorraine
Löwenanteil eines Geldpreises gewinnen (den ~) En collect the front end of a purse Fr récolter la part du lion d'une bourse
Löwenbrust *f* En cart chest Fr poitrine surchargée
Löwenzahn *m* En dandelion Fr pissenlit
Lowicz-Pferd *ne* En Lowicz Horse Fr lowicz
Lubliner Pferd *ne* En Lublin Horse Fr lublinois
Lücke an den Rails *f* En hole on the rail Fr ouverture (dans le peloton) le long de la clôture
Lücke im Feld *f* En hole in the field / pack Fr ouverture dans le peloton
Luftkoppen *ne* En wind-sucking Fr tic aérophagique (sans appui)
Luftkopper ; Luftschlucker *m* ; *m* En wind-sucker
Luftröhre *f* En trachea Fr trachée
Luftröhrenast *m* En bronchus Fr bronche
Luftröhrenhauptast *m* En principal bronchus Fr bronche principale
Luftsack des Pferdes *m* En gut-

tural pouch Fr poche gutturale
Luftschlucken ; Luftschnappen ne ; ne En aerophagia Fr aérophagie
Lunge f En lung Fr poumon
Lungen-Alveole f En pulmonary alveolus Fr alvéole pulmonaire
Lungen-Brustfell-Entzündung der Pferde f En equine contagious pleuropneumonia Fr pleuropneumonie contagieuse du cheval
Lungenaufblähung f En emphysema (pulmonary ~) Fr emphysème (pulmonaire)
Lungenbläschen ne pl En pulmonary alveolus Fr alvéole pulmonaire
Lungenbluten (belastungsinduziertes ~) En epistaxis Fr épistaxis
Lungenbluter En bleeder Fr sujet à des hémorragies
Lungenemphysem ne En emphysema (pulmonary ~) Fr emphysème (pulmonaire)
Lungenentzündung f En pneumonia Fr pneumonie
Lungenschlagader (rechte // linke ~) f En pulmonary artery (right // left ~) Fr artère pulmonaire (droite // gauche)
Lungenvenen f pl En pulmonary vein(s) Fr veine(s) pulmonaire(s)
Lungenwurm m En lungworm ; lung worm Fr strongle respiratoire
Lusitano m En Lusitanian Horse Fr lusitano
Luteinisierungshormon ne En luteinizing hormone Fr hormone lutéinisante
Luzerne f En alfalfa Fr luzerne
Luzerne-Pellets ne pl En alfalfa pellets / cubes Fr luzerne en comprimés / cubes
Lymphangitis f En lymphangitis Fr lymphangite
Lymphe f En lymph Fr lymphe
Lymphgefäß ne En lymphatic vessel Fr vaisseau lymphatique
Lymphgefäßentzündung f En lymphangitis Fr lymphangite
Lymphknoten m En lymph node Fr ganglion lymphatique
Lymphsystem ne En lymphatic system Fr système lymphatique
Mächtigkeitsspringprüfung f En puissance jumping Fr épreuve de puissance
Madenwurm m En pinworm (horse ~) Fr oxyure
Magen m En stomach Fr estomac
Magenbremse f En bot fly (horse ~) Fr gastrophile ; gastérophile
Magendassel f En bot (horse stomach ~) Fr larve d'oestre
Mageneingang m En cardia Fr cardia
Magenentzündung f En gastritis Fr gastrite
Magenfadenwurm m En hairworm Fr ver capillaire
Magenferment ne En pepsin Fr pepsine

Magenfliege ; Magendasselfliege f En bot fly (horse ~) Fr gastrophile ; gastérophile
Magenfundus m En fundus of (the) stomach Fr fond de l'estomac
Magengrund m En fundus of (the) stomach Fr fond de l'estomac
Magenkatarrh m En gastritis Fr gastrite
Magenpförtner m En pylorus Fr pylore
Magensaft m En gastric juice Fr suc gastrique
Magenspiegelung f En gastroscopy Fr gastroscopie
Magenwand f En stomach wall Fr paroi gastrique
Magenwurm m En large-mouthed stomach worm Fr ver gastrique à grande bouche
Magenwürmer m pl En stomach worms Fr vers de l'estomac
magerer Widerrist m En bony withers Fr garrot maigre / décharné
Mähne f En mane Fr crinière
Mähne kämmen f En comb the mane Fr peigner la crinière
Mähne lichten f En thin the mane Fr éclaircir la crinière
Mähne verziehen f En thin the mane Fr éclaircir la crinière
Mähnenbürste f En dandy brush Fr brosse rigide
Mähnenkamm m En crest Fr crête (de l'encolure)
Mähnenkamm m En mane comb Fr peigne à crinière
Mähre f En mare Fr jument
Mais m En corn Fr maïs
Malakan m En Malakan Horse Fr malakan
malignes Melanom ne En melanoma Fr mélanome
Mallorca-Pferd ne En Mallorcan Saddle Horse Fr majorquin
Malopolski m En Malopolski Horse Fr malopolski
Management ne En management Fr régie
Mandibula f En mandible Fr mâchoire inférieure
Mangel m En defect Fr défaut
Mangel m En fault Fr faute
männliche Linie f En male line Fr lignée mâle
Mannschaftsdressur f En team dressage (competition) Fr dressage par équipes (compétition de ~)
Mannschaftskamerad m En team-mate Fr coéquipier
Mannschaftsspringen ne En team jumping (competition) Fr saut par équipes (compétition de ~)
Mannschaftswertung f En team classification Fr classement par équipes
Manschette der tiefen Beugesehne f En manica flexoria Fr manica flexoria

Mantelschnitt m En blanket clip Fr tonte de course
Manubrium ne En manubrium Fr manubrium
Marathon m En marathon Fr marathon (épreuve de ~)
Maremmano m En Maremma / Maremmana Horse Fr maremme
Maremmenpferd ne En Maremma / Maremmana Horse Fr maremme
Marke f En class rating Fr cote de classe
Markierung der Reitbahn / des Parcours f En marking of the course Fr jalonnement du parcours
Markpyramide f En renal pyramid Fr pyramide rénale
Marmorscheck m En varnish roan Fr marbré
Marschgeschwindigkeit f En marching pace Fr allure marchée
Martingal ne En martingale Fr martingale
Martingal mit Lederdreieck ne En bib martingale Fr martingale-bavette
maschinell gefertigtes Hufeisen ne En machine-made shoe Fr fer (à la) mécanique
Mash m oder ne En mash Fr mash
Massenkarambolage f En pile-up ; pileup Fr empilage
maßgeblicher Sieg m En decisive victory / win Fr victoire décisive
maßgeschneidert En custom made Fr fait sur mesure
maßgeschneidertes Zaumzeug ne En custom-made bridle Fr bride faite sur mesure
Mastdarm m En rectum Fr rectum
Mastitis f En mastitis Fr mastite
masurisches Warmblut ne En Masuren Fr mazure
Match-Race ne En match race Fr match
Matinee f En matinee race Fr course matinée
Mauer f En wall Fr mur
Mauke f En cracked heels Fr talons crevassés
Maul ne En mouth Fr bouche
Maulesel m En hinny Fr bardot
Maulesel (männlicher ~) m En hinny (horse ~) Fr bardot (mâle)
Mauleselin f En hinny (female ~) Fr bardot femelle
Maulhöhle f En buccal cavity Fr cavité buccale
Maulkorb m En muzzle Fr muselière
Maulspalte f En oral cleft / aperture Fr bouche (extérieur / ouverture de la ~)
Maultier (männliches ~) ne En mullet Fr mulet
Maultier (weibliches ~) ne En mule (female ~) Fr mule
maultierartig adj Fr muletier
Maultiertreiber m En muleteer Fr muletier
Maulwinkel m En corner of the lips

295 Deutsch

Fr commissure des lèvres
Mausfalbe *m* En mouse-dun ; mouse-coloured Fr souris
mausgrau *adj* En smoky black
Maxilla *f* En upper jaw Fr mâchoire supérieure
Mazedonisches Gebirgspferd *ne* En Macedonian Pony Fr poney macédonien
Mebendazol *ne* En mebendazole Fr mébendazole
Mecate *f* En mecate Fr mécates
Mecklenburger Warmblut *ne* En Mecklemburg (Horse) Fr mecklembourg(eois)
Meclofenaminsäure *f* En meclofenamic acid Fr acide méclofénamique
medialer Beugeknorren *m* En medial epicondyle Fr épicondyle médial
medialer Epikondylus *m* En medial epicondyle Fr épicondyle médial
medialer Kopf des dreiköpfigen Armmuskels *m* En medial head of triceps Fr chef médial du triceps (brachial)
medialer Kopf des langen Zehenbeugers *m* En medial head of the deep digital flexor m. Fr m. fléchisseur médial du doigt
medialer Schenkelmuskel *m* En vastus medialis m. Fr m. vaste médial / interne
Medikament *ne* En medicine Fr médicament
medikamentöse Behandlung *f* En medicinal treatment Fr médication
Meerrettich *m* En horseradish Fr raifort
Mehlmaul *ne* En mealy muzzle / nose
Meibomsche Drüse *f* En meibomian gland Fr glande de Meibomius
Meile *f* En mile Fr mille
Meißel *m* En chisel (cold ~) Fr ciseau (à froid)
meistbietend verkaufen En auction Fr vendre à l'encan
Meister im Sattel *m* En master rider Fr maître (en équitation)
Meisterschaft *f* En championship Fr championnat
Mekonium *ne* En meconium Fr méconium
Melanin *ne* En melanin Fr mélanine
Melanose *f* En melanosis Fr mélanose
Melasse *f* En molasses Fr mélasse
Meldestelle *f* En show secretary Fr secrétaire de concours
Meldung *f* En entry Fr inscription
Meldung einer Erlaubnis *f* En notification of claim Fr avis de réclamation
Melioidose *f* En melioidosis Fr mélioïdose
Melone *f* En bowler (hat) Fr melon (chapeau ~)
meniskofemorales Band *ne* En meniscofemoral ligament Fr ligament ménisco-fémoral
Meniskus (innerer // äußerer ~) *m* En menisci (medial // lateral ~) Fr ménisque (médial // latéral)
Menorquiner *m* En Minorcan Saddle Horse Fr minorquin
Mercurochrom *ne* En Mercurochrome Fr mercurochrome
Mérens-Pony *ne* En Merens Pony Fr merens ; mérens
Merion-Kentucky-Bluegras *ne* En Merrion blue grass
Merkmal *ne* En character Fr caractère
Merychippus *m* En Merychippus Fr Mérychippus
Mesenterialvene (vordere // hintere ~) *f* En mesenteric vein (cranial // caudal ~) Fr veine mésentérique (crâniale // caudale)
Mesenterium *ne* En mesentery ; mesenterium Fr mésentère
Mesohippus *m* En Mesohippus Fr Mésohippus
Mesokolon *ne* En mesocolon Fr mésocôlon
Meßband *ne* En measuring tape Fr ruban à mesurer
Meßstock *m* En measuring stick Fr canne hippométrique
Metabolit *m* En metabolite Fr métabolite
metacarpophalangeale Gelenkkapsel *f* En metacarpophalangeal joint capsule Fr synoviale métacarpo-phalangienne
Metakarpalarterie (innere // äußere palmar gewandte ~) *f* En palmar metacarpal artery (medial // lateral ~) Fr artère métacarpienne palmaire (médiale // latérale)
Metakarpalgegend *f* En metacarpal region Fr région du métacarpe
Metakarpalien *m pl* En metacarpal bones Fr os du métacarpe (les ~)
Metakarpalknochen *m pl* En metacarpal bones Fr os du métacarpe (les ~)
Metakarpalnerv (innerer // äußerer palmarer ~) *m* En metacarpal nerve (medial // lateral palmar ~) Fr nerf métacarpien palmaire (médial // latéral)
metakarpophalangeales / metatarsophalangeales Fesselgelenk *ne* En fetlock joint Fr articulation du boulet
Metakarpus *m* En metacarpus Fr métacarpe
Metallraspel *f* En hot-rasp Fr lime à feu
Metallstriegel *m* En shedding blade Fr lame d'acier
Metallstriegel (runder ~) *m* En circular metal curry comb Fr étrille circulaire (en métal)
Metaphyse *f* En metaphysis Fr métaphyse
Metatarsalien *f pl* En metatarsal bones Fr os du métatarse (les ~)
metatarsophalangeale Gelenkkapsel *f* En metatarsophalangeal joint capsule Fr synoviale métatarso-phalangienne
Metatarsus *m* En metatarsus Fr métatarse
Metazerkarie *f* En metacercaria Fr métacercaire
Meter *m oder ne* En metre / meter Fr mètre
Methylenblau *ne* En methylene blue Fr bleu de méthylène
Meute *f* En hounds (the ~) Fr meute (la ~)
Meutenführer *m* En huntsman Fr piqueux
mexikanisches Reithalfter *ne* En cross-over noseband Fr muserolle en forme de 8
Mietpferd *ne* Fr cheval de louage
Mietstall *m* En rental stable Fr écurie (de chevaux) de location
Mikrofilarie *f* En microfilaria Fr microfilaire
Milch-Schimmel *m* En milky white Fr blanc mat
Milchgebiß *ne* En milk (set of) teeth Fr première dentition
Milchmangel *m* En galactia Fr agalactie ; agalaxie
Milchmaul *ne* En white muzzle
Milchmaul (mit ~) En white muzzled Fr boit dans son blanc (cheval qui ~)
Milchmaul haben (ein ~) En white muzzle (to have a ~) Fr boire dans son blanc
Milchzähne *m pl* En milk teeth Fr dents de lait
Milkshake *m* En milkshake
Milz *f* En spleen Fr rate
Milzarterie *f* En splenic artery Fr artère liénale
Milzbrand *m* En anthrax Fr charbon
Milznierenbandaufhängung *f* En nephrosplenic entrapment Fr accrochement néphrosplénique
Mindestzeit *f* En time allowed Fr temps accordé
Minho *ne* En Portuguese Pony Fr poney galicien portugais
Mini-Chaps *m pl* En half-chaps Fr demi-jambières
Miohippus *m* En Miohippus Fr Miohippus
Mirazidium *ne* En miracidium Fr miracidium
Mischblut *ne* En crossbred (animal) Fr métis
mischfarbig En mixed Fr mélangé
mischfarbiger Stern *m* En mixed star Fr en tête mélangé
mischfarbiger Streifen *m* En mixed stripe Fr liste mélangée
Mischling *m* En crossbred (animal) Fr métis
Mischrasse *f* En crossbred (animal) Fr métis
**Mißbildungsstenose des Spinal-

kanals *f* En wobbler syndrome Fr syndrome de wobbler
Missouri-Foxtrotter *m* En Fox Trotter (Missouri ~) Fr fox trotteur
Mist *m* En manure Fr fumier
Misthaufen *m* En manure heap Fr tas de fumier
mit dem Kopf nach oben ausweichen En star-gaze Fr porter le nez au vent
mit der Gerte strafen En whip Fr cravacher
mit der Reitpeitsche schlagen En whip Fr cravacher
mit einem Lasso fangen En lasso Fr prendre au lasso
mit einem Seil anbinden, sichern oder fangen En rope
mit einem Sporn treiben En prod with a spur Fr coup d'éperon
mit Handwechsel durch die Länge der Bahn wechseln En down centre line with change of rein (to go ~) Fr doubler sur la longueur avec changement de main
mit hoher Nase gehen En star-gaze Fr porter le nez au vent
mit nach außen nehmen (ein anderes Pferd ~) En carry another horse out Fr entraîner un autre cheval à l'extérieur (du peloton)
mit Pferden handeln En horse-trading Fr commerce de chevaux
mit Sporen treiben En prod with a spur Fr coup d'éperon
mit vollem Tempo gehen En streak Fr filer à toute vitesse
mit voller Geschwindigkeit laufen En race on the engine Fr courir à pleine vitesse
mit weißen Fliegenflecken En flecked Fr aubérisé
Mitbewerber *m* En competitor Fr compétiteur
Mitglied der Rennleitung *ne* En steward Fr commissaire (d'un concours)
Mitralklappe *f* En mitral valve Fr valvule mitrale
Mittelarmnerv *m* En median nerve Fr nerf médian
Mitteldistanzpferd *ne* En router Fr cheval de moyenne distance
Mittelfell *ne* En mediastinum Fr médiastin
Mittelfußknochen *m pl* En metatarsal bones Fr os du métatarse (les ~)
Mittelgalopp *m* En medium canter Fr galop moyen
Mittelhand *f* En barrel (of the horse) Fr milieu (du cheval)
Mittelhand *f* En metacarpus Fr métacarpe
Mittelhandarterie (innere // äußere tiefe ~) *f* En palmar metacarpal artery (medial // lateral ~) Fr artère métacarpienne palmaire (médiale // latérale)
Mittelhandknochen *m pl* En meta-

carpal bones Fr os du métacarpe (les ~)
Mittelhandwendung *f* En turn on the centre Fr pivot sur le centre
Mittelleib *m* En barrel (of the horse) Fr milieu (du cheval)
Mittellinie *f* En centre / center line Fr ligne du milieu
Mittelphalanx *f* En middle phalanx Fr phalange intermédiaire
Mittelschritt *m* En medium walk Fr pas moyen / ordinaire
Mittelstück *ne* En barrel (of the horse) Fr milieu (du cheval)
Mitteltrab *m* En medium trot Fr trot moyen
mittlere Brustfurche *f* Fr inter-ars
mittlere Ellenbeugenvene *f* En median cubital vein Fr veine médiale du coude
mittlere Schlagader *f* En median artery Fr artère médiane
mittlere Strahlfurche *f* En median furrow of frog Fr lacune médiane (de la fourchette)
mittlerer Gesäßmuskel *m* En gluteus medius m. Fr m. fessier moyen
mittlerer Kruppenmuskel *m* En gluteus medius m. Fr m. fessier moyen
mittlerer Rippenhaltermuskel *m* En middle scalenus m. Fr m. scalène moyen
mittlerer Schenkelmuskel *m* En vastus intermedius m. Fr m. vaste intermédiaire
Moder *m* En mildew Fr moisissure
modifizierter Grand Prix *m* En Modified Grand Prix Fr Grand prix modifié
Mogelei *f* En cheating Fr tricherie
mogeln En cheat Fr tricher
Mohrenkopf *m* En dark head Fr cap de maure / more
Mohrrübe *f* En carrot Fr carotte
Molar *m* En molar Fr molaire
Mondauge *ne* En visible white sclera Fr oeil cerclé (de blanc)
Mondbein *ne* En intermediate carpal bone Fr os intermédiaire du carpe
Mondblindheit *f* En equine recurrent uveitis Fr uvéite (récidivante)
Mongolenpony *ne* En Mongolian Pony Fr poney de Mongolie
Mongolisches Pferd *ne* En Mongolian Pony Fr poney de Mongolie
Monorchide *m* En monorchid Fr monorchide
Monorchismus *m* En monorchidism ; monorchism Fr monorchidie
Morgan *m* En Morgan Fr morgan
Morosis *f* En immobility Fr immobilité
Mukormykose *f* En phycomycosis (equine ~) Fr phycomycose
Mulassier *m* En Poitou Horse Fr poitevin mulassier
Mundhöhle *f* En buccal cavity Fr ca-

vité buccale
Mundspalte *f* En oral cleft / aperture Fr bouche (extérieur / ouverture de la ~)
Mundstück *ne* En canon (bit ~) Fr canon (du mors)
Mundstück *ne* En mouth(piece) Fr embouchure
Mundwinkelheber *m* En caninus m. Fr m. canin
Mürde *f* En glanders (equine ~) Fr morve
Murgese *m* En Murge / Murgese Horse Fr cheval des Murgies
mürrisch En ill-tempered Fr revêche
Muschelbein *ne* En turbinate bone Fr volutes ethmoïdales
Muskel-Haut-Nerv *m* En musculocutaneous nerve Fr nerf musculo-cutané
Muskelbinde *f* En fascia Fr fascia
Muskeldelle *f* En prophet's thumb mark
Muskelloge der Kniekehle (innere // äußere ~) *f* En femorotibial (synovial) compartment (medial // lateral ~) Fr synoviale fémoro-tibiale (médiale // latérale)
Muskelloge der Kniescheibe *f* En femoropatellar (synovial) compartment Fr synoviale fémoro-patellaire
Muskeln des äußeren Ohres *m pl* En muscles of external ear Fr muscles de l'oreille externe
muskelrelaxierendes Medikament *ne* En m.-relaxant drug Fr myorelaxant
Mustang *m* En mustang ; Mustang Fr mustang
Mustang reiten ohne Sattel (einen ~) En bare-back bronc riding Fr monte à cru de chevaux sauvages
Mutter *f* En dam Fr mère
mütterliche Linie *f* En female line Fr lignée femelle
Mutterstute *f* En broodmare ; brood mare Fr poulinière
Mutterstute mit Saugfohlen *f* En lactating mare Fr jument suitée
Muttertier *ne* En dam Fr mère
Myiasisfliege *f* En blowfly Fr mouche bleue
Myokard *m* En cardiac m. Fr m. cardiaque
Myoklonie *f* En myoclonia ; myoclonus Fr myoclonie(s)
Mysekaja-Pony *ne* En Albanian Pony Fr poney albanien
Nabel *m* En navel Fr nombril
Nabelarterie *f* En umbilical artery Fr artère ombilicale
Nabelbruch *m* En umbilical hernia Fr hernie ombilicale
Nabelentzündung *f* En omphalitis Fr omphalite
nach Belieben En free choice Fr à volonté
nach hinten gebrochene Huf-Fessel-Achse *f* En foot broken back Fr pied à talons trop bas

nach hinten gebrochene Huf-Fessel-Achse f En heels too low Fr talons trop bas
nachfassen En shorten the reins Fr raccourcir les rênes
nachgeben En give Fr céder
Nachgeben ne En yielding Fr cession
Nachgeben der Hand ne En release
nachgiebiges Maul ne En soft mouth Fr bouche fine / légère / chatouilleuse / tendre / sensible
nachgurten En girth Fr sangler
Nachhand f En rear end Fr arrière-main
Nachkomme m En offspring Fr rejeton
Nachkommen m pl En descendants (the ~) Fr descendance (la ~)
Nachkommen (eines bestimmten Pferdes) m pl En progeny (of a particular horse) Fr production (d'un cheval en particulier)
Nachkommenprüfung f En progeny test(ing) Fr épreuve sur / de la descendance
Nachkommenschaft f En descendants (the ~) Fr descendance (la ~)
nachlässig En inattentive Fr inattentif
Nachwachsen ne En growth Fr avalure
Nachzucht f En young stock Fr jeunes (produits de l'élevage)
Nacken m En poll Fr nuque
Nackenband ne En nuchal ligament Fr ligament nuchal
Nackenfistel f En poll evil
Nackenriemen m En headpiece Fr têtière
Nackenstrang m En nuchal ligament Fr ligament nuchal
nackt adj En bare (horse) Fr nu
Nagel einschlagen (einen ~) En drive a nail Fr brocher un clou
Nagel vernieten (einen ~) En clinch / clench Fr river
Nagelbrennen m En close nail Fr clou serré
Nageldruck m En close nail Fr clou serré
Nagelhals m En neck (of a nail) Fr collet (d'un clou)
Nagelkopf m En head (of a nail) Fr tête (d'un clou)
Nagelloch ne En nail hole Fr contre-perçure
nageln En clinch / clench Fr river
Nagelschaft m En blade (of a nail) Fr lame (d'un clou)
Nagelspitze f En point (of a nail) Fr pointe (d'un clou)
Nageltritt m En nail prick / tread Fr clou de rue
Nagelziehzange f En crease nail puller Fr pince arrache-clous / tire-clous
Nagelzwang m En quicking Fr piqûre

Nährstoff m En nutrient ; nutriment Fr nutriment
Nahrung f En nutrition Fr nutrition
Nahrungsmittel ne En nutrient ; nutriment Fr nutriment
Naht f En suture Fr suture
Nähte f pl En seams Fr coutures
Narbe f En scar Fr cicatrice
Narbengewebe ne En cicatricial tissue Fr tissu cicatriciel
Narkotikum ne En anesthetic ; anaesthetic Fr anesthésique
Nase f En nose Fr nez
Nasen-Lippen-Heber m En levator nasolabialis m. Fr m. releveur naso-labial
Nasen-Nebenhöhlen f pl En paranasal sinuses Fr sinus paranasaux
Nasenausfluß m En nasal discharge Fr jetage
Nasenbein ne En nasal bone Fr os nasal
Nasenbluten ne En epistaxis Fr épistaxis
Nasenbluter m En bleeder Fr sujet à des hémorragies
Nasenbremse f En twitch (nutcracker action ~ / humane ~) Fr tord-nez (casse-noisettes)
Nasenhöhle f En nasal cavity Fr cavité nasale / du nez
Nasenmuschel f En nasal conchae Fr cornets nasaux
Nasenmuschel (untere // mittlere // obere ~) f En turbinate (ventral // medial // dorsal ~) Fr cornet (ventral // moyen // dorsal)
Nasenriemen m En noseband Fr muserolle
Nasenrücken m En bridge of the nose Fr chanfrein
Nasenscheidewand f En nasal septum Fr cloison nasale
Nasenschlundsonde f En nasogastric intubation Fr intubation nasogastrique
Nasenspitze f En muzzle Fr museau
Nasentrompete f En nasal diverticulum Fr diverticule nasal
nasogastrische Sondierung ; Intubation f En nasogastric intubation Fr intubation nasogastrique
Nationale Reiterliche Vereinigung Österreichs f Fr Fédération équestre nationale d'Autriche
Nationalgestüt ne En national stud Fr haras national
Natrium ne En sodium Fr sodium
Natriumchlorid ne En sodium chloride Fr chlorure de sodium
Naturhindernis ne En natural obstacle Fr obstacle naturel
natürliche Gangart f En natural pace Fr allure naturelle
natürliche Hilfe f En natural aid Fr aide naturelle
Naturmauer f En stone wall Fr mur

de pierres
Natursprung m En natural service Fr saillie naturelle
Natursprung m En pasture breeding Fr saillie au champ
Nebenniere f En adrenal gland Fr glande surrénale
Neigung f En slope Fr inclinaison
Nematizid ; Nematozid ne En nematocide Fr nématocide
Nematod m En nematode Fr nématode
nennen (ein Pferd ~) En declare a horse Fr engager un cheval (dans une course)
Nenngeld ; Nenngebühr ne ; f En entry fee En droit d'inscription
Nennung f En entry Fr inscription
Nennungen erfassen / registrieren f pl En list declarations Fr enregistrer les engagements
Nennungen sortieren f pl En seed entries Fr trier les engagements
Nennungsformular ne En entry form Fr bordereau d'inscription
Nennungsgeld ne En entry fee Fr droit d'inscription
Nennungsschein m En nomination slip Fr feuille des engagements
Nennungsschluß m En closing date Fr date de tombée
Nennungstermin m En closing date Fr date de tombée
Nephritis f En nephritis Fr néphrite
Nerv m En nerve Fr nerf
Nerven zeigen m pl En show nerves Fr trac
Nervenblockade f En nerve-blocking Fr anesthésie d'un nerf
Nervendurchtrennung f En neurectomy Fr névrectomie
Nervengeflecht der Lunge ne En pulmonary plexus Fr plexus pulmonaire
Nervenknoten m En ganglion Fr ganglion
Nervenschnitt anbringen (einen ~) En nerve Fr sectionner un nerf
Nervenzellknoten in der vorderen // hinteren Bauchhöhle m En mesenteric plexus (cranial // caudal ~) Fr plexus mésentérique (crânial // caudal)
nervös En nervous Fr nerveux
Nervosität f En nervousness Fr nervosité
Nesselausschlag m En urticaria Fr urticaire
Nesselfieber ne En urticaria Fr urticaire
Netzhaut f En retina Fr rétine
Neustart eines Rennens m En restart a race Fr reprendre une course
New-Forest-Pony ne En New-Forest (Pony) Fr new-forest
nicht aussagekräftiges Rennen ne En non competitive race Fr course non-équilibrée
nicht gemeldet (auf anderen

Bahnen) En non reported (on other tracks) Fr non signalé (sur d'autres pistes)
nicht gezeigt (auf anderen Bahnen) En non reported (on other tracks) Fr non signalé (sur d'autres pistes)
Nichtigkeitserklärung f En annulment Fr rédhibition
nichtoffizieller Ausgleicher m En public handicapper Fr handicapeur public
Nichtstarter m En non-starter Fr non-partant
Nichtstarterliste f En scratch list Fr liste des retraits
nichttragend adj En barren Fr bréhaigne
Nickhaut f En nictitating membrane Fr membrane nictitante
Niederbrechen ne En break down of tendon Fr rupture de tendon
niedere Schule f En low school Fr basse école
niederländisches Kaltblut ne En Dutch Draught Horse Fr hollandais de trait
niederländisches Warmblut ne En Dutch warm-blooded (horse) Fr hollandais à sang chaud
niederländisches Zugpferd ne En Dutch Draught Horse Fr hollandais de trait
Niederzieher der Ohrmuschel m En parotidoauricularis m. Fr m. parotido-auriculaire
Niederzieher der Unterlippe m En depressor m. of lower lip Fr m. abaisseur de la lèvre inférieure
Niere f En kidney Fr rein
Nierenarterie En renal artery Fr artère rénale
Nierenbecken ne En renal pelvis Fr bassinet (du rein)
Nierenentzündung f En nephritis Fr néphrite
Nierenkanälchen ne pl En renal tubules Fr tubules rénaux
Nierenpartie(n) f (pl) En loin(s) Fr rein(s)
Nierenpyramide f En renal pyramid Fr pyramide rénale
Nierenrinde f En renal cortex Fr cortex rénal
Nierenschlagader f En renal artery Fr artère rénale
Nierenvene f En renal vein Fr veine rénale
Nierenverschlag / Nierenschlag m En azoturia Fr myoglobinurie
Nietklinge f En clinch / clench cutter Fr hache à sabots
Nietzange f En clincher(s) / clencher(s) (nail ~) Fr pince(s) à river
Nisse f En louse egg Fr lente
Nitrofuran ne En nitrofurazone Fr nitrofural
Nitrofurazon ne En nitrofurazone Fr nitrofural

Nivernais-Pferd ne En Nivernais Draught Horse Fr trait nivernais
Nonius m En Nonius Fr nonius
Nordlands-Lyngspferd ne En Northland Horse Fr northland
Nordlandspferd ne En Northland Horse Fr northland
Nordschwedisches Kaltblut ne En North Swedish Horse Fr suédois du nord
Noriker m En Noric Horse Fr norique
normales Tempo drosseln ne En lay off one's normal pace Fr ralentir son allure normale
Nummer am Halfter f En head number plate Fr plaque de tête numérotée
Nüster f En nostril Fr naseau
Nüsterngegend f En muzzle Fr museau
Ober-Reitlehrer m En chief riding instructor Fr instructeur en chef (d'équitation)
Oberarm m En arm (upper / true ~) Fr bras
Oberarmarterie f En brachial artery Fr artère brachiale
Oberarmknochen m En humerus Fr humérus
Oberarmknochen umgreifende Schlagader (vordere // hintere) f En circumflex humeral artery (cranial // caudal ~) Fr artère circonflexe humérale (crâniale // caudale)
Oberarmvene f En brachial vein Fr veine brachiale
Oberblatt ne En saddle (harness ~) Fr sellette
Oberblattstössel m Fr boucleteau de mancelle
Oberblattstrupfe f En pad point strap Fr contre-sanglon de mantelet
oberer Grätenmuskel m En supraspinatus m. Fr m. supra-épineux
oberes hinteres Sattelblatt ne En back jockey (of a western saddle)
oberflächliche palmare Arterie II f En medial palmar artery Fr artère digitale commune palmaire II
oberflächliche Vene der seitlichen Bauchwand f En superficial thoracic vein Fr veine sous-cutanée thoracique
oberflächlicher Einwärtszieher des Schenkels m En gracilis m. Fr m. gracile
oberflächlicher Kruppenmuskel m En superficial gluteal m. Fr m. fessier superficiel
oberflächlicher Zehenbeuger m En superficial digital flexor m. Fr m. fléchisseur superficiel du doigt
Obergräten-Rückenband ne En supraspinous ligament Fr ligament supra-épineux
Obergrätenmuskel m En supraspinatus m. Fr m. supra-épineux
Obergurt m En surcingle
Oberhaut f En epidermis Fr épiderme

Oberkiefer m En upper jaw Fr mâchoire supérieure
Oberkiefernerv m En maxillary nerve Fr nerf maxillaire
Oberländer Pferd ne En Oberland Horse Fr oberland
Oberlinie f En topline (of a horse) Fr ligne du dessus (d'un cheval)
Oberlippe f En upper lip Fr lèvre supérieure
Oberscheck(trense) f En check bit Fr mors d'arrêt / de rétention
Oberschenkel m En thigh Fr cuisse
Oberschenkelarterie f En femoral artery Fr artère fémorale
Oberschenkelbein ne En femur Fr fémur
Oberschenkelbindenspanner m En tensor fasciae latae m. Fr m. tenseur du fascia lata
Oberschenkelblutader f En femoral vein Fr veine fémorale
Oberschenkelfaszie f En femoral fascia Fr fascia fémoral
Oberschenkelfaszie (äußere ~) f En fascia lata Fr fascia lata
Oberschenkelgelenkknorren (innerer // äußerer ~) m En condyle of the femur (medial // lateral ~) Fr condyle (médial // latéral) du fémur
Oberschenkelgeschlechtsnerv m En genitofemoral nerve Fr nerf génito-fémoral
Oberschenkelknochen En femur Fr fémur
Oberschenkelkopfband ne En ligament of the femoral head Fr ligament de la tête fémorale
Oberschenkelnerv m En femoral nerve Fr nerf fémoral
Oberschenkelvene f En femoral vein Fr veine fémorale
Oberschulterblattarterie f En suprascapular artery Fr artère suprascapulaire
obligatorische Vakzination f En compulsory vaccination Fr vaccination obligatoire
Obturatornerv m En obturator nerve Fr nerf obturateur
Ochsenauge ne En buck eye Fr oeil de boeuf
Ochsenknie ne En knock-knees Fr genoux de boeuf
Ödem ne En oedema Fr oedème
Off-Billet ne En off-billet Fr courroie de sangle (côté droit)
offene Kutsche f En open carriage Fr calèche
offener Graben m En open ditch Fr fossé ouvert
offener Stall m En open housing Fr stabulation libre
offenes Rennen ne En open race Fr course ouverte
offenes Zaumzeug ne En open bridle Fr bride ouverte
öffentliche Auktion f En public auction sale Fr vente aux enchères publiques

öffentliche Tribünen *f pl* En public stands Fr estrade publique
öffentliche Versteigerung *f* En public auction sale Fr vente aux enchères publiques
öffentlicher Bereich *m* En public enclosure Fr pelouse
öffentlicher Stall *m* En public barn Fr écurie publique
öffentlicher Verkauf *m* En public sale Fr vente publique
offizielle Platzierung im Ziel *f* En official finish position Fr position officielle au fil d'arrivée
offizielle Starterliste *f* En official starters list Fr liste officielle des partants
Offizieller *m* En race course / track official Fr officiel de courses
offizieller Bericht des Richters *m* En judge's official report Fr rapport officiel des juges
offizieller Rennbericht *m* En official race report Fr rapport officiel de courses
oft gelaufenes Pferd *ne* En heavily raced horse Fr cheval qui a participé à beaucoup de courses
ohne gesunden Huf kein gesundes Pferd En no foot, no horse Fr pas de pied, pas de cheval
ohne Hoden (Pferd ~) *ne* En anorchid Fr anorchide
ohne jegliche Abzeichen En whole colour(ed) Fr zain
ohne Sattel reiten En ride bareback Fr monter à cru / à poil
Ohr *ne* En ear Fr oreille
Ohr (inneres ~ // Mittel- // äußeres ~) *ne* En ear (internal // middle // external ~) Fr oreille (interne // moyenne // externe)
Ohrbügelring *m* En bearing rein "D" Fr support d'enrênement
Ohren anlegen *ne pl* En coucher les oreilles
Ohrenentzündung *f* En otitis Fr otite
Ohrenmilben *f pl* En ear mites
Ohrentrense *f* En ear bridle Fr bride à oreille
Ohrmuschel *f* En auricle Fr oreille (pavillon de l'~)
Ohrräude *f* En psoroptic mange Fr gale psoroptique
Ohrspeicheldrüse *f* En parotid gland Fr parotide (glande ~)
Ohrtrompete *f* En auditory tube Fr trompe auditive
Ohrvorhof *m* En vestibule of ear Fr vestibule de l'oreille
Oldenburger *m* En Oldenburg (Horse) Fr oldenbourg ; oldenburg
Olekranon *ne* En olecranon Fr olécrane / olécrâne
Olivenkopftrense *f* En egg-butt / eggbutt snaffle Fr filet à olives
Olympia-Dressurprüfung *f* En Olympic dressage test Fr reprise olympique

Olympische Spiele *f* En Olympic Games Fr Jeux olympiques
Operation *f* En surgery Fr chirurgie
Optikus *m* En optic nerve Fr nerf optique
Ordnungsmaßnahme *f* En penalty Fr pénalité
Ordnungsmittel *ne* En penalty Fr pénalité
Ordnungsmittel festsetzen (ein ~) En assess a fine Fr imposer une amende
Orlow-Traber *m* En Orloff / Orlov (Horse / trotter) Fr orloff ; orlov
orthopädischer Beschlag *m* En corrective shoeing Fr ferrure orthopédique
Ortscheit *ne* En swingle-tree Fr palonnier
Ösophagus *f* En oesophagus Fr oesophage
Ostamerikanische Pferdeenzephalomyelitis *f* En eastern equine encephalomyelitis Fr encéphalite / encéphalomyélite équine de l'est des États-Unis
Ostbulgare *m* En East Bulgarian (horse) Fr bulgare oriental
Osteoarthritis *f* En osteo-arthritis Fr ostéo-arthrite
Osteoperiostitis *f* En osteoperiostitis Fr ostéopériostite
Ostfriese *m* En East Friesian Fr frison de l'est / oriental
Ostitis *f* En osteitis Fr ostéite
Östliche Pferdeenzephalomyelitis *f* En eastern equine encephalomyelitis Fr encéphalite / encéphalomyélite équine de l'est des États-Unis
Otitis *f* En otitis Fr otite
Ovaleisen *ne* En egg-bar shoe Fr fer ovale
Ovarialfollikel *ne* En ovarian follicle Fr follicule ovarien
Overcheck *ne* En overcheck (rein) Fr fausse rêne
Ovidukt *ne* En uterine tube Fr trompe utérine
Oxer *m* En oxer Fr oxer
Oxfendazol *ne* En oxfendazole Fr oxfendazole
Oxibendazol *ne* En oxibendazole Fr oxybendazole
paaren En mate (horses) Fr accoupler (des chevaux)
Paarung *f* En breeding Fr accouplement
Pace *f* En pace Fr rythme
Pace beschleunigen *f* En force the pace Fr forcer l'allure
Pace setzen En lead the field Fr mener (le peloton)
Pacer, der ohne Hobbel läuft *m* En free-legged pacer Fr ambleur sans entraves
Pächter *m* En lessee Fr locataire
Pachtvertrag *m* En leasing contract Fr contrat de location
Packpferd *ne* En pack horse ; packhorse Fr cheval de bât

Packsattel abnehmen (den ~) En put off the pack saddle Fr débâter
Packsattel anlegen (den ~) En put on the pack saddle Fr bâter
paddeln (gegen die stützende Gliedmaße) En winging in Fr coup de manchette (donner un ~)
paddeln (um den stehenden Huf ~) En paddle Fr billarder
Paddock *m* En paddock Fr enclos
Palisade *f* En stockade Fr palissade
Palisadenwurm *m* En strongyle Fr strongle
Palmarnerv (innerer // äußerer ~) *m* En palmar nerve (medial // lateral ~) Fr nerf palmaire (médial // latéral)
Palomino *m* En palomino Fr palomino
Panikhaken *m* En panic snap Fr mousqueton de sécurité
Pankreas *ne* En pancreas Fr pancréas
Pantoffeleisen *ne* En slipper (heeled) shoe Fr fer à pantoufle
Papillen *f pl* En papillae Fr papilles
Parade *f* En parade Fr parade
Parade (ganze ~) *f* En halt Fr parade
Paradepferd *ne* En palfrey Fr palefroi
parallele Stangen *f pl* En parallel poles Fr barres parallèles
Parasit *m* En parasite Fr parasite
parasitäre Infektionskrankheit *f* En parasitosis Fr parasitose
parasitenfreie Weide *f* En clean pasture Fr pâturage propre
Parasitose En parasitosis Fr parasitose
parasympathisches Nervensystem *ne* En parasympathetic nervous system Fr système nerveux parasympathique
Parcours *m* En course Fr parcours
Parcours begehen (den ~) *v* En walk (over) the course Fr marcher le parcours
Parcoursbauer *m* En course designer Fr dessinateur de parcours
Parcoursbegehung *f* En walk (over) the course Fr marcher le parcours
Parcourschef *m* En course designer Fr dessinateur de parcours
Parcoursskizze *f* En plan of the course Fr plan du parcours
Parenchym *ne* En parenchyma Fr parenchyme
Parietalfläche (des Hufbeins) *f* En parietal surface (of the distal phalanx) Fr face pariétale (de la phalange distale)
Parotis *f* En parotid gland Fr parotide (glande ~)
Pars basiali des Hinterhauptbeines des Säugetierschädels *f* En basilar process Fr processus basilaire
Paso Fino *m* En Paso Fino Fr paso

fino
Paso Peruano m En Peruvian paso / ambler Fr ambleur péruvien
Paß m En amble Fr amble
Paß gehen En amble Fr ambler
Passage f En passage Fr passage
Paßgang m En lateral gait Fr allure latérale
Paßgänger ; Passgänger m En ambler Fr ambleur
passiver Schenkel m En inactive leg Fr jambe passive
Patella f En patella Fr rotule
Patellaluxation f En upward fixation of the stifle / patella Fr accrochement (supérieur) de la rotule
Patellardesmotomie f En patellar desmotomy Fr desmotomie patellaire / rotulienne
Paukenhöhle f En tympanic cavity Fr caisse du tympan
Pausche f En knee roll Fr insertion pour le genou
Pauschenpferd ne En pommel horse Fr cheval d'arçons
Pay-off-Ratio der Quoten f En odds payoff ratio Fr pourcentage de retour selon les cotes
pechschwarz En jet-black Fr moreau
Pedigree ne En pedigree Fr pedigree
Pegasus m En Pegasus Fr Pégase
Peitsche f En whip Fr fouet
Peitschenhieb m En stroke of the whip Fr coup de cravache
Peitschenhieb m En whiplash Fr coup de fouet
Peitschenmißbrauch m En abuse of the whip Fr abus de la cravache
Peitschenriemen m En snapper Fr cordelette
Peitschenschmitz m En whiplash Fr coup de fouet
Peitschenschnur f En thongs (hunt ~)
Pelham ; Pelhamgebiß ; Pelhamkandare ne ; ne ; f En pelham bit Fr mors pelham
Pellet ne En pellet Fr comprimé
Peneia-Pony ne En Peneia Pony Fr poney de Pénée
Penicillin ne En penicillin Fr pénicilline
Penis m En penis Fr pénis
Penisbohne f En bean
Penisschwellkörper m En corpus cavernosum of the penis Fr corps caverneux du pénis
Pension ne En board Fr pension
Pensionskosten f En boarding fee Fr pension (montant de la ~)
Pensionspferd ne En boarder Fr pensionnaire
Pensionsstute f En boarder Fr pensionnaire
Pepsin ne En pepsin Fr pepsine
Percheron m En Percheron Fr percheron
perfekte Renndistanz f En perfect trip Fr course parfaite
perforierende Sprunggelenkarterie f En perforating tarsal artery Fr artère tarsienne perforante
periartikuläre, gelenknahe Schale f En articular ringbone Fr forme vraie
Perikard ne En pericardium Fr péricarde
Perineum ne En perineum Fr périnée
periodische Augenentzündung f En equine recurrent uveitis Fr uvéite (récidivante)
Periost ne En periosteum Fr périoste
Periostose f En periostosis Fr périostose
Peritoneum / Peritonäum ne En peritoneum Fr péritoine
Peritonitis f En peritonitis Fr péritonite
Perlino m En cream Fr alezan soupe-au-lait
Peronäusnerv (gemeinsamer // oberflächlicher // tiefer ~) m En peroneal nerve (common // superficial // deep ~) Fr nerf péronier (commun // superficiel // profond)
Perser m En Persian (horse) Fr persan
persisches Pferd ne En Persian (horse) Fr persan
Person, die die Pferde identifiziert f En horse identifier Fr préposé à l'identification des chevaux
perverser Appetit m En pica Fr pica
Pesade f En pesade Fr pesade
Petechie f En petechia Fr pétéchie
Pfahl m En hitching post Fr poteau d'attache
Pfeifen ne En laryngeal hemiplegia / paralysis Fr cornage
Pferd ne En horse Fr cheval
Pferd am hingebenen Zügel ne En full extension of the neck Fr descente de l'encolure
Pferd an das Gebiss gewöhnen (ein ~) En mouthing (process) Fr faire la bouche d'un cheval
Pferd an der Hand vorführen (ein ~) En show (a horse) in hand Fr présenter (un cheval) en main
Pferd behindern (ein ~) En jostle another horse Fr bousculer un autre cheval
Pferd beruhigen (ein ~) En steady a horse Fr calmer un cheval
Pferd der offenen Klasse ne En open horse Fr cheval de classe ouverte
Pferd einschläfern (ein ~) En destroy a horse Fr abattre un cheval
Pferd euthanasieren (ein ~) En destroy a horse Fr abattre un cheval
Pferd führen (ein ~) En walk a horse (hand ~) Fr faire marcher un cheval
Pferd für die hohe Schule ne En high school horse Fr cheval de haute école
Pferd für Einladungsrennen ne En invitational horse Fr cheval de la classe invitation
Pferd galoppieren (ein ~) En canter a horse Fr galoper un cheval (faire ~)
Pferd hinter ein anderes Pferd setzen (ein ~) En set back a horse Fr rétrograder un cheval
Pferd in der Gewalt haben m En control of the horse Fr contrôle du cheval
Pferd korrekt hinstellen (ein ~) En make a horse stand correctly Fr placer (un cheval) d'aplomb
Pferd mit Aalstrich ne En lineback(ed)
Pferd mit den drei Grundgangarten ne En three-gaited horse Fr cheval à trois allures
Pferd mit Ideallinien ne Fr bien proportionné (cheval ~)
Pferd prüfen (ein ~) En test a horse Fr soumettre un cheval à une analyse
Pferd putzen (ein ~) En groom a horse Fr prendre soin d'un cheval
Pferd schlachten (ein ~) En destroy a horse Fr abattre un cheval
Pferd töten (ein ~) En destroy a horse Fr abattre un cheval
Pferd überbewerten (ein ~) En overrate a horse Fr surévaluer un cheval
Pferd unterschätzen (ein ~) En underrate a horse Fr sous-évaluer un cheval
Pferd verderben (ein ~) En tamper with a horse Fr tripoter un cheval
Pferd vom Schwanz her aufzäumen ne En put the cart before the horse Fr mettre la charrue avant / devant les boeufs
Pferd vorbereiten (ein ~) En prepare a horse Fr affûter un cheval
Pferd zurückhalten (ein ~) En hold back a horse Fr retenir un cheval
Pferd zurückstufen (ein ~) En set back a horse Fr rétrograder un cheval
Pferd, das auf Gras geht ne En grass horse Fr cheval de courses au galop sur gazon
Pferd, das dem Feld hinterherläuft ne En horse trailing the field Fr cheval qui tire de l'arrière
Pferd, das im Rennen von vorn geht ne En field leader Fr cheval de tête (du peloton)
Pferd, das zu dem Führenden aufschließt ne En horse that is closing up (on the leader) Fr cheval qui se rapproche (de la tête / du meneur)
Pferde akustisch zurückrufen ne pl En sound a recall Fr sonner le signal d'une reprise
Pferde in die Startmaschine führen ne pl En load the horses (into the starting boxes) Fr placer les chevaux (dans les stalles de la barrière de départ)

Pferde putzen *ne pl* En groom horses Fr prendre soin de(s) chevaux
Pferde... En equine Fr équin
Pferdeanhänger *m* En trailer (horse ~) Fr remorque (à chevaux)
Pferdeanhänger für zwei Pferde *m* En two-horse trailer Fr remorque (à) deux places
Pferdeäpfel *m pl* En droppings Fr crottin
pferdeartig En equine Fr équin
Pferdebestand *m* En horse population Fr population chevaline
Pferdebiesfliege *f* En Rhinoestrus purpureus Fr Rhinoestrus purpureus
Pferdebohne *f* En horse bean Fr féverole
Pferdebox *f* En box (stall) Fr box
Pferdebremse *f* En bot fly (horse ~) Fr gastrophile ; gastérophile
Pferdedecke *f* En trappings (horse's ~) Fr caparaçon
Pferdedieb *m* En horse thief Fr voleur de chevaux
Pferdeenzephalomyelitis *f* En encephalomyelitis (equine viral ~) Fr encéphalomyélite (équine)
Pferdefleisch *ne* En horse meat Fr viande de cheval
Pferdefleischerladen *m* En horse(meat) butcher's shop Fr boucherie chevaline
Pferdehändler *m* En horse dealer / trader Fr commerçant de chevaux
Pferdehaut *f* En horsehide Fr cuir de cheval
Pferdekenner *m* En expert Fr connaisseur
Pferdekrankheit(en) *f (pl)* En disease(s) (horse / equine ~) Fr maladie(s) des chevaux
Pferdekunde *f* En hippology Fr hippologie
Pferdelänge *f* En length Fr longueur (de cheval)
Pferdelausfliege *f* En louse-fly (horse ~) Fr mouche araignée
Pferdeleder *f* En horsehide Fr cuir de cheval
Pferdemagenbiesfliege *f* En Gasterophilus equi / intestinalis Fr Gastrophilus equi / intestinalis
Pferdemann *m* En horse person Fr homme de cheval
Pferdepalisadenwurm *m* En large strongyle Fr grand strongle
Pferdepfleger *m* En groom Fr palefrenier
Pferdepocken *f pl* En horse pox ; horsepox Fr variole équine
Pferdepopulation *f* En horse population Fr population chevaline
Pferderachenbremse *f* En Rhinoestrus purpureus Fr Rhinoestrus purpureus
Pferderasse *f* En horse breed Fr race équine / de chevaux
Pferdereihe(n) *f (pl)* En tier(s) of horses Fr rangée(s) de chevaux
Pferderennbahn *f* En race track ; racetrack Fr hippodrome
Pferderennen *ne* En horse race Fr course de chevaux
Pferderennsportindustrie *f* En horse racing industry Fr industrie des courses de chevaux
Pferdeschlächter *m* En knackery Fr équarrissage
Pferdeschwanz *m* En horse tail Fr queue-de-cheval
Pferdeschweif *m* En horse tail Fr queue-de-cheval
Pferdesport *m* En equestrianism Fr hippisme
Pferdespulwurm *m* En whiteworm Fr gros ver rond
Pferdestall *m* En barn Fr écurie
Pferdestammbuch *ne* En stud-book ; stud book Fr livre de(s) haras
Pferdestärke *f* En horsepower Fr cheval vapeur
Pferdestaupe *f* En equine viral arteritis Fr artérite virale du cheval
Pferdetierarzt *m* En equine veterinarian Fr vétérinaire de chevaux
Pferdetrainer *m* En trainer (horse ~) Fr dresseur (de chevaux)
Pferdetransportwagen *m* En trailer (horse ~) Fr remorque (à chevaux)
Pferdeverständnis *ne* En horse-sense Fr bon sens (gros ~)
Pferdewirtschaftsmeister *m* En riding instructor Fr instructeur d'équitation
Pferdezähne abfeilen / schleifen *m pl* En float the teeth Fr râper les dents
Pferdezucht *f* En horse-breeding Fr élevage chevalin / de chevaux
Pferdezuchtindustrie *f* En breeding industry (horse ~) Fr industrie de l'élevage (de chevaux)
pfirsichblütenfarbiger Fuchsschimmel *m* En peach-coloured chestnut roan Fr aubère fleur de pêcher
Pflege *f* En grooming Fr pansage
Pflug *m* En plough Fr charrue
Pflugscharbein *ne* En vomer Fr vomer
Pfortader *f* En portal vein Fr veine porte
Pfosten *m* En pole Fr poteau
Pfosten zum Anbinden von Pferden *m* En hitching post Fr poteau d'attache
Pfriemenschwanz des Pferdes *m* En pinworm (horse ~) Fr oxyure
Phalanx *f* En phalanx Fr phalange
Phantasia *f* En fantasia Fr fantasia
Pharynx *m* En pharynx Fr pharynx
Phenylbutazon *ne* En phenylbutazone Fr phénylbutazone
PHF En Potomac horse fever Fr fièvre du Potomac
Phosphor *ne* En phosphorus Fr phosphore
Phosphorsäureester *ne* En organophosphorus compound Fr composé organophosphoré
Photophobie *f* En photophobia Fr photophobie
photosensitive Dermatitis im Gesicht *f* En bluenose Fr dermite photosensible au visage
Phrenikus *m* En phrenic nerve Fr nerf phrénique
Phykomykose *f* En phycomycosis (equine ~) Fr phycomycose
Piaffe *f* En piaffé ; piaffer ; piaffe Fr piaffé ; piaffer
Piephacke *f* En capped hock Fr capelet
Pigment *ne* En pigment Fr pigment
Pikör *m* En whipper-in Fr valet-de-chiens
Pilaren *m pl* En pillars Fr piliers
Pilzeisen *ne* En T (bar) shoe Fr fer en T
Pindos-Pony *ne* En Pindos Pony Fr pindos
Piperazin ; Piperazinum *ne* ; *ne* En piperazine Fr pipérazine
Piroplasmose des Pferdes *f* En babesiasis ; babesiosis Fr babésiose
Pirouette *f* En pirouette Fr pirouette
Pirouette im Galopp *f* En pirouette at a canter Fr pirouette au galop
Pirouette im Schritt *f* En pirouette at walk Fr pirouette au pas
Planke(n) *f (pl)* En plank(s) Fr palanque(s)
plantar gewandte Metatarsalarterie (innere // äußere ~) *f* En plantar metatarsal artery (medial // lateral ~) Fr artère métatarsienne plantaire (médiale // latérale)
plantarer Metatarsalnerv (innerer // äußerer ~) *m* En plantar metatarsal nerve (medial // lateral ~) Fr nerf métatarsien plantaire (médial // latéral)
Plantarnerv (innerer // äußerer ~) *m* En plantar nerve (medial // lateral ~) Fr nerf plantaire (médial // latéral)
Plastron *ne* En stock tie Fr lavallière
Platthuf *m* En retained sole Fr pied comble
platzieren (platziert) En place(d) Fr placé
Platzieren der Wetten *ne* En placing of bets / wagers Fr enregistrement des paris
platzierte Wette *f* En placed bet Fr pari exécuté
platziertes Pferd *ne* En show Fr classé
Platzierung *f* En placing Fr classement
Pleura *f* En pleura Fr plèvre
Pleurahöhle *f* En pleural cavity Fr cavité pleurale
Pleuropneumonie des Pferdes *f* En equine contagious pleuropneumonia Fr pleuropneumonie contagieuse du cheval
Pleven-Pferd *ne* En Pleven Horse

Fr pleven
Plevenska m En Pleven Horse Fr pleven
Plichtimpfung f En compulsory vaccination Fr vaccination obligatoire
Pliohippus m En Pliohippus Fr Pliohippus
Podotrochlose f En navicular disease / lameness / bursitis Fr naviculaire (maladie ~)
Point-to-Point-Rennen ne En point to point
Poitevin ne En Poitou Horse Fr poitevin mulassier
Polo(spiel) ne En polo Fr polo
Poloeisen ne En polo shoe Fr fer de polo
Polohelm m En polo helmet Fr casque de polo
Polohufeisen ne En polo shoe Fr fer de polo
Polopferd ne En polo pony Fr poney de polo
Polosattel m En polo saddle Fr selle de polo
Poloschläger m En polo mallet Fr maillet de polo
Polostiefel m En polo boot Fr botte de polo
Polsterung f En panel (saddle ~) Fr matelassure
Polydipsie f En polydipsia Fr polydipsie
Pony ne En pony Fr poney
Pony of the Americas ne En Pony of America Fr poney d'Amérique
Pool für Platzwetten m En place pool Fr poule de chevaux de deuxième place
Pool für Platzwetten m En show pool Fr poule de troisième place
Porzellan-Schimmel m En porcelain white Fr blanc porcelaine
Posener Pferd ne En Poznan Horse Fr poznan
Position an den Innenrails f En inside post position Fr position de départ intérieure
Position einnehmen (eine ~) En move into position Fr prendre position
Position in der Zielgeraden m En stretch position Fr position dans le dernier droit
Postier-Bretone m En Breton Draught Post Horse Fr breton de trait léger
Postpferd ne En post horse Fr postier
Pottock m En Pottock Fr basco-navarrais
Pottok-Pony ne En Pottok Pony Fr pottok
Poupartsches Band ne En inguinal ligament Fr ligament inguinal
präpubische Sehne f En prepubic tendon Fr tendon prépubien
Präputialstein m En bean
Präputium ne En sheath Fr fourreau

Preakness-Stakes f En Preakness (Stakes) Fr Preakness
Preis m En price Fr prix
Preis m En prize Fr prix
Preisrichter m pl En jury Fr jury
Prellung f En bruise Fr contusion
Pressengarn ne En baling twine Fr corde à balles
Pressetipps m pl En newspaper picks Fr choix des chroniqueurs de courses
Pressetribüne f En press gallery / row Fr tribune de la presse
Preßfutter ne En pellet Fr comprimé
primitive Abzeichen ne pl En primitive marks
Prince-of-Wales-Sporen m pl En Prince of Wales spur Fr prince de galles (éperon ~)
privater Verkauf m En private sale Fr vente à l'amiable
Privatgestüt ne En private stud Fr haras privé
Prix Caprilli m En Prix Caprilli Fr Prix Caprilli
Probe f En sample Fr échantillon
Probegalopp m En trial Fr épreuve
Proberennen ne En schooling race Fr course-école
Probesprung m En practice obstacle Fr obstacle d'entraînement / d'essai
Probierhengst m En teaser (stallion) Fr boute-en-train
Procain ne En procaine Fr procaïne
Programm ne En programme Fr programme
Programm ne En daily race / racing card / program(me) Fr programme quotidien (des courses)
Programmleiter m En program(me) director Fr directeur des programmes
progressiver Schimmel m En light grey Fr gris clair
Promenadenpferd ne En hack Fr cheval de promenade
Promenadenreiten ne En pleasure Fr plaisance
Proöstrus m En pro-oestrus / proestrus En pro-oestrus
Prostata f En prostate Fr prostate
Prostata-Arterie f En prostatic artery Fr artère prostatique
Protein ne En protein Fr protéine
proteolytisches Enzym ne En proteolytic enzyme Fr enzyme protéolytique
Protest m En objection Fr objection
Protest hinterlegen (einen ~) En lodge an objection Fr déposer une réclamation
Prüfer m En examiner Fr examinateur
Prüfung mit Stechen f En competition with jump-off Fr épreuve de précision
Prüfungen im Gelände f pl En cross-country Fr cross ; cross-country
Pruritus m En itching Fr démangeai-

son
Przewalski-Pferd ne En Prjevalski Horse ; Przewalski's Horse Fr cheval de Prjevalski
Pseudo-Rotz m En melioidosis Fr mélioïdose
Psoroptesräude f En psoroptic mange Fr gale psoroptique
pullen En pull Fr tirer (sur la main)
Pulpahöhle f En pulp cavity (of a tooth) Fr cornet dentaire interne (d'une dent)
Puls m En pulse Fr pouls
Pulvermanns Grab ne En coffin
Pulvermanns Grab ne En devil's dyke
Pumpgebiß ne En slide-cheek (bit) Fr mors à pompe
Punkt m En disk Fr disque
Punktbrennen ne En pin firing (scars) Fr pointes de feu
Punkte m pl En spots Fr pois
punktförmige Blutung f En petechia Fr pétéchie
Punktrichter m En pointer Fr pointeur
Punze f En punch Fr poinçon
Pupille f En pupil Fr pupille
Puppe f En pupa Fr pupe
putzen En groom Fr panser
Putzen ne En grooming Fr pansage
Putzhandschuh m En grooming glove Fr gant de massage
Putztuch ne En rubber stable Fr torchon
Pylorus m En pylorus Fr pylore
Pyrantel ne En pyrantel Fr pyrantel
Pyrethrine ne pl En pyrethrin Fr pyréthrine
Quaddelausschlag m En urticaria Fr urticaire
Quaddeln f pl En urticaria Fr urticaire
Quadriga f Fr quadrige
Qualifikation f En qualification Fr qualification
Qualifikationsliste f En qualifying list Fr liste de qualification
Qualifikationsprüfung ; Qualifikationsrunde f ; f En qualifier Fr épreuve de qualification
Qualifikationsstandard m En qualifying standard Fr norme de qualification
Qualifikationsstandard für eine Rennbahn m En track qualifying standard Fr norme de qualification d'une piste
Qualifikationswettkampf m En qualifier Fr épreuve de qualification
Quarantäne f En quarantine Fr quarantaine
Quarterhorse ne En Quarterhorse / Quarter Horse (American ~) Fr quarterhorse ; quarter horse
Queen's Plate ne En Queen's Plate Fr Trophée de la reine
Querfeldeinreiten ne En ride cross-country Fr monter à travers

champs
Querfeldeinrennen *ne* En cross-country (race) Fr cross (course de ~)
Querfeldeinstrecke *f* En cross-country course Fr parcours de cross
Querfortsatz *m* En transverse process Fr processus transverse
quergestreift En hooped Fr cerclé
quergestreifter Muskel *m* En striated m. Fr m. (à contraction) volontaire
Querkolon *ne* En transverse colon Fr côlon transverse
Querstriche an den Gliedmaßen *m pl* En zebra stripes / marking(s) Fr zébrures
querverlaufende Ellbogenarterie *f* En transverse cubital artery Fr artère transverse du coude
querverlaufender Bauchmuskel *m* En transverse abdominal m. Fr m. transverse de l'abdomen
querverlaufender Brustmuskel *m* En transverse pectoral m. Fr m. pectoral transverse
querverlaufender Dickdarm *m* En transverse colon Fr côlon transverse
querverlaufender Grimmdarm *m* En transverse colon Fr côlon transverse
Quetschung *f* En bruise Fr contusion
quieken En squeal Fr couinement
Quote *f* En odds Fr cote
Rabenschnaboberarmmuskel *m* En coracobrachialis m. Fr m. coraco-brachial
Rabicano *m* En grey-ticked Fr rubican
Rachen *m* En pharynx Fr pharynx
Rachitis *f* En rickets Fr rachitisme
Radialis *m* En radial nerve Fr nerf radial
Radikalkur *f* En drastic medication Fr remède de cheval
Radius *m* En radius Fr radius
Radkappe *f* En wheel disc Fr enjoliveur de roue
Rahmen *m* En frame Fr travail
rahmiges Pferd *ne* En well-framed (horse) Fr armé
Rail umwerfen (ein ~) En knock down a rail Fr faire tomber une barre
Rails *ne pl* En fence Fr clôture
Rammskopf *m* En roman nose Fr busqué(e) (cheval / tête ~)
Ranch *f* En ranch Fr ranch
Rancharbeiter *m* En ranch hand Fr ouvrier de ranch
Rancher *m* En ranch hand Fr ouvrier de ranch
Rappe *f* En black Fr noir
Rappschecke *f oder m* En piebald Fr noir pie
Rappschimmel *m* En dark grey Fr gris foncé
Rasen *m* En grass Fr herbe

Raspe *f* En mallenders Fr malandre
Raspe *f* En sallenders Fr solandre
Raspel *f* En rasp Fr râpe
raspeln En rasp Fr râper
Rasse *f* En breed Fr race
Rassetyp *m* En breed type Fr type de (la) race
Rating *ne* En class rating Fr cote de classe
Rating *ne* En indicator Fr indice
Rationsweide *f* En pasture rotation Fr rotation des pâturages
Rattenschweif *m* En rat tail Fr queue de rat
Räude *f* En mange (horse ~) Fr gale (des équidés)
Räudemilbe *f* En mange mite Fr acarien psorique
Rauhfutter / Raufutter *ne* En roughage Fr fourrage grossier
Raumgriff *m* En beaten length Fr longueur battue
Rausgucker *m* En cinch
Raute *f* En diamond Fr losange
Rauten *f pl* En diamond Fr losange
rautenförmiger Muskel *m* En rhomboid(eus) m. Fr m. rhomboïde
Rear-Cinch *m* En flank cinch Fr sangle de flanc
Rear-Girth *m* En flank cinch Fr sangle de flanc
rechtbraun *adj* En brown Fr bai-brun
rechte Schwester *f* En full sister Fr soeur propre
rechte Seite *f* En right side Fr côté droit
rechter Bruder *m* En full brother Fr frère propre
rechtes Hinterbein *ne* En right hind-leg Fr postérieur droit
rechtes Vorderbein *ne* En right foreleg Fr antérieur droit
Rechtfuchs *m* En ordinary chestnut Fr alezan ordinaire
rechtmäßiger Kandidat *m* En legitimate contender Fr aspirant logique
Rechtsgalopp *m* En canter (on the) right (lead) Fr galop à droite
rechtshändige ~ // linkshändige Bahn *f* En track to the right // left Fr piste à main droite // gauche
regelmäßiger Huf *m* En foot level Fr aplomb latéral du pied
Regelmäßigkeit *f* En regularity Fr régularité
Regenbogenhaut *f* En iris Fr iris
Regenbogenhautentzündung *f* En iritis Fr iritis
Regenerationsschicht *f* En stratum germinativum (epidermidis Malpighii) Fr couche germinative
Regionalanästhesie *f* En nerve-blocking Fr anesthésie d'un nerf
Registrationspapier *ne* En certificate of registration Fr certificat d'enregistrement

Registrierung *f* En registration Fr enregistrement
Rehbein *ne* En jardon
rehbraun *adj* En fawn bay Fr bai fauve
Rehe *f* En navicular disease / lameness / bursitis Fr naviculaire (maladie ~)
Reibefläche *f* En dental table Fr table dentaire
Reife eines Pferdes *f* En seasoning of a horse Fr développement d'un cheval
Reihenfolge der ersten drei einkommenden Pferde im Ziel *f* En best company line Fr ordre d'arrivée (des trois premiers)
rein schwarz En solid black (whole coloured) Fr noir zain
Reinheit der Gangarten *f* En purity of strides Fr pureté des allures
Reining *ne* En reining Fr dressage western
Reining-Kür mit Musik und Kostüm *f* En freestyle Fr style libre
Reining-Pferd *ne* En reining horse Fr cheval de dressage western
Reining-Reiter *m* En reiner
Reinzucht *f* En élevage de race pure
Reis *m* En rice Fr riz
Reisekrankheit *f* En motion sickness Fr mal des transports
Reisepferd *ne* En roadster Fr routier
Reit... ; Reiter... En equestrian Fr équestre
Reitanlage *f* En equestrian centre / center Fr centre équestre
Reitanzug *m* En riding dress Fr habit d'équitation
Reitbahn (um einen Reitplatz) *f* En track (around a riding arena) Fr piste extérieure (dans un manège)
Reitbeinkleider *ne pl* En breeches Fr pantalons d'équitation
Reitbekleidung *f* En riding habit
Reiten *ne* En horseback riding Fr équitation
reiten En mount (a horse) Fr monter (à / un cheval)
reiten (auf der rechten // linken Hand ~) En riding to the right // left Fr équitation à main droite // gauche
Reiten aus der Körpermitte En centered riding Fr équitation centrée d'équitation
Reiten zu Hirschhunden En stag-hunting Fr chasse au cerf
Reiten zu Hunden En hunt Fr chasse à courre
Reiter *m* En rider Fr cavalier
Reiter raufwerfen (den ~) En leg up (to give a ~) Fr courte échelle (faire la ~)
Reiter von Vielseitigkeitsprüfungen *m* En event rider Fr cavalier de concours complet
Reiter-Karussell *ne* En carousel ; carrousel Fr carrousel
Reiter-Quadrille *f* En quadrille Fr quadrille

Reiteraufzug *m* En Ride (long ~) Fr chevauchée
Reiterei *f* En cavalry Fr cavalerie
Reiterin *f* En lady rider Fr cavalière
reiterlos En unseated (to be ~) Fr désarçonné (être ~)
Reiterregiment *ne* Fr régiment de cavalerie
Reiterspiele *ne pl* En equestrian games Fr jeux équestres
Reiterstandbild *ne* Fr statue équestre
Reitertakt *m* En equestrian tact Fr tact du cavalier
Reitfrack *m* En riding dress Fr habit d'équitation
Reitgeld *ne* En jock mounts
Reitgerte *f* En crop Fr cravache
Reithalle *f* En indoor arena Fr manège intérieur
Reithose *f* En breeches Fr pantalons d'équitation
Reithosenschneider *m* En breeches-maker Fr culottier
Reithut *m* En top-hat Fr haut-de-forme (chapeau ~)
Reitjagd *f* En hunt Fr chasse à courre
Reitkappe *f* En cap (hunting / skull / jockey's ~) Fr casque protecteur
Reitkunst *f* En art of equestrian riding Fr art équestre
Reitlehrer *m* En riding instructor Fr instructeur d'équitation
Reitmeister *m* En riding master Fr écuyer
Reitpeitsche *f* En crop Fr cravache
Reitpferd *ne* En mount Fr monture
Reitpferd *ne* En saddle horse Fr cheval de selle
Reitplatz *m* En arena Fr manège
Reitplatz (offener ~) *m* En outdoor arena Fr manège extérieur
Reitpony *ne* En riding pony Fr poney de selle
Reitrock *m* En riding coat Fr veste / veston d'équitation
Reitschule *f* En riding school Fr école d'équitation
Reitsport *m* En equestrian sport Fr sport équestre
Reitsportpark *m* En equestrian park Fr parc équestre
Reitsportzentrum *ne* En equestrian centre / center Fr centre équestre
Reitstiefel *m* En riding boot Fr botte d'équitation
Reittechnik *f* En riding technique Fr technique d'équitation
Reitturnier *ne* En dressage show Fr concours de dressage
Reitverbot *ne* En suspension Fr mise-à-pied
Reitverein *m* En riding club Fr club d'équitation
Reklamerennen ohne Wetten *ne* En not-betting promotional race Fr course promotionnelle sans paris
Rekord einstellen (einen ~) En equal a record Fr égaler un record

rektale Betastung *f* En rectal palpation Fr palpation rectale
rektokokzygealer Muskel *m* En rectococcygeus / rectococcygeal m. Fr m. recto-coccygien
Rektum *ne* En rectum Fr rectum
Rennart *f* En type of race Fr classe de la course
Rennbahn *f* En race track ; racetrack Fr hippodrome
Rennbahn *f* En steeplechase phase Fr steeple (phase de ~)
Rennbahnbekleidung *f* En racing attire Fr tenue de course
Rennbahnbesucher *m* En racegoer Fr amateur de courses
Rennbahnbetreiber *m* En race course / track operator Fr exploitant d'un hippodrome
Rennbahnfunktionär *m* En race course / track official Fr officiel de courses
Rennbahngeläuf *ne* En racing strip Fr parcours d'une piste
Rennbahnordnung *f* En track rules Fr règlements de la piste
Rennbahnregeln *f pl* En track rules Fr règlements de la piste
Rennbahnsekretär *m* En racing secretary Fr secrétaire des courses
Rennbahnsekretariat *ne* En racing office Fr secrétariat des courses
Rennbahnsprecher *m* En announcer (house / track ~) Fr annonceur (officiel)
Rennberichte *m pl* En chart lines (race ~) Fr mention des dernières performances
Renndreß *m* En jacket Fr casaque
Renneisen (Aluminium- // Stahl-) *ne* En racing plate (aluminium // steel ~) Fr fer de course (en aluminium // en acier)
Rennen *ne* En race Fr course
Rennen auf Gras *ne* En turf race Fr course sur piste de gazon / gazonnée
Rennen auf unfaire Weise beeinflussen (ein ~) En fix a race Fr fausser une course
Rennen ausschreiben *ne pl* En schedule races Fr inscrire des courses au calendrier
Rennen für englische Vollblüter *ne* En Thoroughbred race Fr course de thoroughbred
Rennen für Paßgang-Traber *ne* En pacer race(s) / racing Fr course(s) d'ambleurs / à l'amble
Rennen für Traber im Paßgang *ne* En pacer race(s) / racing Fr course(s) d'ambleurs / à l'amble
Rennen mit frühem Nennungsschluß *ne* En early closing race ; early closer Fr course à mises en nomination hâtives
Rennen mit spätem Nennungsschluss *ne* En late closer ; late closing race Fr course à mises en nomination tardives
Rennen ohne Wetten *ne* En

not-betting promotional race Fr course promotionnelle sans paris
Rennen ohne Zulassungsbeschränkungen *ne* En free-for-all race Fr course toutes catégories
Rennen teilen (ein ~) En split a race Fr diviser une course
Rennen unplatziert beenden (ein ~) En finish a race out of the money Fr terminer une course sans être placé
Rennen verschieben (ein ~) En fix a race Fr fausser une course
Rennen zerreißen (ein ~) En disrupt a race Fr interrompre une course
Rennen, von dem es kein Ergebnis und keine Formen gibt *ne* En uncharted race / meeting Fr course sans résultats statistiques
Rennergebnis *ne* En outcome (of a race) Fr résultat (d'une course)
Rennfarbe *f* En racing colour scheme Fr dispositif de couleurs
Rennfarben *f pl* En colours (racing ~) Fr couleurs (d'une écurie)
Rennfilm *m* Fr contrôle filmé
rennfreier Tag *m* En clear day Fr jour franc
rennfreier Tag *m* En dark day Fr jour de relâche
Renngalopp *m* En racing gallop Fr galop de course
Renngalopp (im ~) En full gallop (at ~) Fr grand galop (au ~)
Renngericht *ne* En appeal committee Fr commission d'appel
Renngeschirr *ne* En racing harness Fr harnais de course
Rennhufeisen *ne* En racing plate (aluminium // steel ~) Fr fer de course (en aluminium // en acier)
Rennjacke *f* En jacket Fr casaque
Rennkappe *f* En jockey cap Fr toque de course
Rennleistung *f* En performance Fr performance
Rennleitungstribüne *f* En stewards' stand Fr tribune des commissaires
Rennleitungszimmer *m* En camera room Fr loge-caméra
Rennpferd *ne* En race horse ; racehorse Fr cheval de course(s)
Rennpreis *m* En stake Fr enjeu (à gagner)
Rennprogramm *ne* En daily race / racing card / program(me) Fr programme quotidien (des courses)
Rennprogramm *ne* En race card / program(me) Fr programme de courses
Rennreiter *m* En jockey Fr jockey
Rennsattel *m* En racing saddle Fr selle de course
Rennsitz *m* En jockey seat Fr position de course
Rennsport *m* En races (the ~) Fr courses (les ~)
Rennstall *m* En stable Fr écurie
Rennstiefel *m* En jockey boot Fr

botte (à revers) de jockey
Rennstrategie f En pre-race strategy Fr plan de course
Rennstrecke f En distance Fr distance
Rennsuspensorium für den Hengst ne En stallion support / shield Fr support d'étalon
Renntag m En meeting (race ~) Fr réunion (de courses)
Renntrab m En flying trot Fr trot de course
Renntrense f En D-shaped snaffle bit Fr filet verdun
Renntrense f En egg-butt / eggbutt snaffle Fr filet à olives
Rennveranstaltung f En meeting (race ~) Fr réunion (de courses)
Rennverein m En race course / track operator Fr exploitant d'un hippodrome
Rennvereinssekretär m En racing secretary Fr secrétaire des courses
Rennverfilmung f En camera patrol
Rennverfilmung f En film patrol
Rennverfilmung f En patrol film (camera ~) Fr film d'une / de la course
Rennverfilmungsservice m En patrol service Fr service de surveillance des courses
Rennwette f En bet Fr pari
Renvers ne En renvers Fr renvers
Reproduktion f En breeding Fr reproduction
Respirationssystem ne En respiratory system Fr appareil respiratoire
Retina f En retina Fr rétine
Reugeld ne En forfeit Fr forfait
rezessiv En recessive Fr récessif
reziproker Apparat der Hintergliedmaße m En reciprocal apparatus Fr appareil réciproque
Rheinisch-Deutsches Kaltblut ne En Rhenish Heavy Draught Horse Fr trait lourd de Rhénanie
Rhinopneumonie des Pferdes f En rhinopneumonitis (equine viral ~) Fr rhinopneumonie (virale du cheval)
Rhinopneumonitis-Virus m En equine herpesvirus (type) 4 Fr herpèsvirus équin de type 4
Rhodococcus-equi-Pneumonie f En rattles
Richter m En judge Fr juge
Richterhäuschen ne En judges' box Fr abri des juges
Richterstand m En judges' stand Fr tribune des juges
Richterturm m En race control station Fr poste de contrôle des courses
richtiger Galopp m En canter / gallop at / on the true lead Fr galop juste
Richtungsänderung f En change of direction Fr changement de direction
Richtungswechsel m En change of direction Fr changement de direction
richtungsweisender Zügel m En opening rein Fr rêne d'ouverture

Richtverfahren ne En scheme of marking Fr barème (de notation)
Richtverfahren (nach Fehlerpunkten) ne En penalty table Fr barème des pénalités
Rick ne En post and rail (vertical fence) Fr stationata
Riegel m En latch Fr verrou
riegeln En seesaw (the reins) Fr tirailler (un cheval)
Riemenmuskel m En splenius m. Fr m. splénius
Riemer m En harness-maker Fr bourrelier
Rille (für die Nagelköpfe) f En fuller(ing) Fr rainure (d'un fer)
Rinderpferd ne En cow horse
Rinderverstand m En cow sense
Rinderzüchter m En cattleman Fr éleveur (de bétail)
Rindvieh ne En cattle Fr bétail
Ringband (handflächenseitiges // fußsohlenseitiges ~) ne En annular lig. (palmar // plantar ~) Fr ligament annulaire (palmaire // plantaire)
Ringband des Fesselbeins (zum Körperzentrum hin // vom Körperzentrum weg verlaufend) ne En digital annular ligament (proximal // distal ~) Fr ligament annulaire digital (proximal // distal)
Ringbein ne En ringbone ; ring bone ; ring-bone Fr forme
Ringeisen ne En bar shoe Fr fer à planche
Ringelflechte f En ringworm Fr teigne
Ringen mit dem Bullen ne En steer wrestling Fr terrassement du bouvillon
Ringflechte f En ringworm Fr teigne
Ringmartingal ne En running martingale Fr martingale à anneaux
Ringmuskel des Mundes m En orbicularis oris m. Fr m. orbiculaire de la bouche
Ringsteward m En paddock judge Fr juge de paddock
Rinne f En groove Fr rainure
Rinnmesser ne En hoof knife Fr rénette ; reinette
Rippe f En rib Fr côte
Rippen f pl En ribs Fr côtes
Rippenbein ne En rib (bone) Fr côte (os d'une ~)
Rippenbogen m En costal arch Fr arc costal
Rippenfellentzündung f En pleuritis ; pleurisy Fr pleurésie
Rippenknorpel m En costal cartilage Fr cartilage costal
Rippenknorpelgelenke ne pl En costochondral articulations Fr articulations costo-chondrales
Ritt m En mount Fr monte
Ritter m En knight Fr chevalier
ritterliches Benehmen ne En chivalry Fr chevalerie

Ritterlichkeit f En chivalry Fr chevalerie
Rittertum ne En chivalry Fr chevalerie
rittlings aufsitzen En ride astride Fr monter à califourchon
Rizinusöl ne En castor oil Fr huile de ricin
robust En sturdy Fr costaud
Rodeo m oder ne En rodeo Fr rodéo
Roggen m En rye Fr seigle
rohes Pferd ne En green horse Fr cheval débutant
Röhrbein ne En cannon bone Fr os du canon
Röhrbeinumfang m En cannon's circumference Fr tour du canon
Röhre f En cannon Fr canon
Rohren ne En laryngeal hemiplegia / paralysis Fr cornage
Rohrschwingel m En tall fescue (grass) Fr fétuque élevée
Rollengebiß ne En roller bit Fr mors à molette
Rollhügelbeutel (des mittleren Kruppenmuskels) m En trochanteric bursa (of gluteus medius) Fr bourse trochantérique (du m. fessier moyen)
Rollschwanz m En large-mouthed stomach worm Fr ver gastrique à grande bouche
Röntgenuntersuchung f En X-ray examination Fr examen radiographique
Roping ne En roping
Roping-Pferd ne En roping horse
Roping-Reiter m En roper
Rosenarterie f En saphenous artery Fr artère saphène
Rosenschimmel m En albino Fr albinos
Rosette f En rosette Fr cocarde
Rosse f En heat Fr chaleur(s)
Roßhaar ne En horsehair (a ~) Fr crin (un ~)
Roßkastanienbaum m En horse chestnut tree Fr marronnier
Roßschlächter m En knackery Fr équarrissage
rotbraun adj En blood bay Fr bai sanguin
rotbraun En red bay Fr bai (ordinaire)
rotbraun adj En brown Fr bai-brun
rote Mauer f En brick-wall Fr mur de briques
rotfalb En red dun Fr baillet
Rotfuchs m En ordinary chestnut Fr alezan ordinaire
rötlich gesprenkelt En flea-bitten Fr moucheté
rötlich gesprenkelter / stichelhaariger Fuchs m En flea-bitten chestnut / strawberry roan Fr aubère mille-fleurs
rötlich-braun adj En bay
Rotschecke m En blood marks Fr rouanné

rotscheckig *adj* En blood marks Fr rouanné
Rotschimmel *m* En bay roan Fr rouan
Rottaler Pferd *ne* En Rottal Fr bavarois
Rotz *m* En glanders (equine ~) Fr morve
Rotz (chronischer ~) *m* En farcy
Rotzkrankheit *f* En glanders (equine ~) Fr morve
Routine *f* En routine Fr routine
Rübe *f* En beet Fr betterave
Rübennaßschnitzel *m pl* En sugar beet pulp Fr pulpe de betteraves
rückbiegig En calf-kneed
Rückbiegigkeit *f* En calf-knee / calf knee Fr genou creux
Rücken *m* En back Fr dos
Rückenlendenbinde *f* En thoracolumbar fascia Fr fascia thoraco-lombaire
Rückenmark *ne* En spinal cord Fr moelle épinière
Rückenprotektor *m* En saddle pad Fr coussin de sellette
rückenseitige Metatarsalarterie II // III *f* En dorsal metatarsal artery II // III Fr artère métatarsienne dorsale II // III
rückenseitige Nerven der Metatarsalgegend *m pl* En dorsal metatarsal nerves Fr nerfs métatarsiens dorsaux
rückenseitiger Dickdarm (linke // rechte obere Längslage) *m* En dorsal colon (left // right ~) Fr côlon dorsal (gauche // droit)
rückenseitiges Band der Speichenvorderfußwurzel *f* En radiocarpal dorsal ligament Fr ligament radio-carpien dorsal
rückenseitiges Gelenkband des Kreuzdarmbeingelenks *ne* En dorsal sacroiliac ligament Fr ligament sacro-iliaque dorsal
rückenseitiges Kolon (linkes // rechtes ~) *ne* En dorsal colon (left // right ~) Fr côlon dorsal (gauche // droit)
rückenseitiges Radiokarpalband *ne* En radiocarpal dorsal ligament Fr ligament radio-carpien dorsal
rückgängig gemacht En cancelled Fr annulé
rückgängig machen En cancel Fr annuler
Rückgrat *ne* En spine Fr épine dorsale
Rückgratnerven *m* En spinal nerves Fr nerf spinaux
Rückruf eines Rennens *m* En recall of a race Fr reprise d'un départ
rücksichtslos fahren En do a careless drive Fr conduire de manière imprudente
rückständig En camped behind Fr campé du derrière
rückständige Vorderglieder *ne pl*

Fr sous-lui du devant
rückwärts treten En step backwards Fr pas vers l'arrière
Rückwärtsrichten *ne* En rein-back ; reinback Fr reculer
Ruf *m* En retainer ; retaining fee Fr provision
ruhig En quiet Fr calme
Ruhr *f* En dysentery Fr dysenterie
rumänisches Pferd *ne* En Romanian Horse Fr roumain
Rumpf *m* En trunk Fr tronc
Rumpfhautmuskel *m* En cutaneus trunci m. Fr m. cutané du tronc
Runde *f* En round Fr manche
runder Einwärtsdreher *m* En pronator teres m. Fr m. rond pronateur
rundes Horn *ne* En horn (of an anvil) Fr bigorne (d'une enclume)
rundlich En raised Fr arrondi
Rundloch (Durchtreiber~ / Stanz~) *ne* En hole (pritchel / punching ~) Fr oeil rond
Rundwurm *m* En nematode Fr nématode
runterspringen En dismount Fr démonter
Rute *f* En penis Fr pénis
rutschender Gurt *m* En sliding girth / strap Fr sangle coulissante
Säbelbein *ne* En sickle hock(s) Fr jarret(s) coudé(s)
säbelbeinig En sickle-hocked Fr coudé des jarrets
Sabino *m* En sabino
Saddle-Bronc-Riding *ne* En saddle bronc riding Fr monte en selle de chevaux sauvages
Sägespäne *m pl* En wood shavings Fr copeaux de bois
Sakralkanal *m* En sacral canal Fr canal sacral
Sakralnerven *m pl* En sacral nerves Fr nerfs sacraux / sacrés
Sakroiliakalgelenk *ne* En sacroiliac joint Fr articulation sacro-iliaque
Salerner *m* En Salerno Horse Fr salernitain
Salz *ne* En salt Fr sel
Salzleckstein *m* En salt lick Fr bloc à lécher
Samen *m* En semen Fr semence
Samen *m* En sperm Fr sperme
Samenblase *f* En vesicular gland Fr glande vésiculaire
Samenleiter *m* En deferent duct Fr conduit déférent
Samenstrang *m* En spermatic cord Fr cordon spermatique
Sandbahn *f* En sand track Fr piste en sable
Sandkolik *f* En sand colic
Sanfratellano *m* En San Fratello Fr san fratello
Saphenusnerv *m* En saphenous nerve Fr nerf saphène interne
Sarcoptes-Räude *f* En sarcoptic mange Fr gale sarcoptique / sarcopti-

nique
Sardischer Anglo-Araber *m* En Sardinian (Anglo-Arab(ian)) Horse Fr anglo-arabe sarde
Sardisches Pferd *ne* En Sardinian (Anglo-Arab(ian)) Horse Fr anglo-arabe sarde
Sardo *m* En Sardinian (Anglo-Arab(ian)) Horse Fr anglo-arabe sarde
Sartoriusmuskel *m* En sartorius m. Fr m. sartorius
Satellitenrennbahn *f* En satellite race track Fr hippodrome satellite
Sattel *m* En saddle Fr selle
Sattel für das Barrel Racing *m* En barrel racing saddle Fr selle de baril
Sattelanhänger *m* En gooseneck trailer Fr semi-remorque
Sattelbänder *ne pl* En saddle strings (of a western saddle)
Sattelbaum *ne* En tree (of a saddle) Fr arbre (d'une selle)
Sattelbezug *m* En saddle cover Fr couvre-selle
Sattelblatt *ne* En flap (of a saddle) Fr quartier (d'une selle)
Sättelchen *ne* En saddle (harness ~) Fr sellette
Satteldecke *f* En saddle blanket Fr tapis de selle
Satteldecke *f* En saddle pad Fr tapis de selle
Satteldecke *f* En saddle cloth / towel Fr serviette de selle
Satteldruck *m* En saddle sore Fr plaie de selle
Sattelgurt *m* En saddle girth Fr sangle de selle
Sattelgurtüberzug *m* En girth cover Fr couvre-sangle
Sattelhorn *ne* En horn (of a saddle) Fr corne (de la selle)
Sattelkammer *f* En saddle room Fr sellerie (de l'écurie)
Sattelkammer *f* En tack room Fr sellerie (de l'écurie)
Sattelkiste *f* En tack box Fr coffre d'écurie
Sattelknopf *m* En gullet (of a saddle) Fr liberté de garrot
Sattelkopf *m* En pommel Fr pommeau
Sattelkranz *m* En cantle Fr troussequin
Sattellage *f* En saddle site Fr emplacement de la selle
Sattelleder *ne* En bridle backs / butts Fr crampons / croupons de bride
satteln En saddle Fr seller
satteln En put on the pack saddle Fr bâter
Sattelpad *ne* En saddle pad Fr coussin de selle
Sattelpad *ne* En saddle pad Fr coussin de sellette
Sattelpferd *ne* En saddle horse Fr cheval de selle
Sattelrücken *m* En saddle-back Fr

dos ensellé
Sattelschutz *m* En saddle cover Fr couvre-selle
Sattelseife *f* En saddle soap Fr savon de selle
Sattelsitz *m* En seat (of a saddle) Fr siège (d'une selle)
Satteltasche *f* En saddle bag Fr sacoche (de selle)
Satteltragetasche *f* En saddle carrying bag Fr étui à selle
Sattelzeug *ne* En tack ; tackle Fr harnachement
Sattler *m* En saddler Fr sellier
Sattlerei *f* En saddlery ; saddler's shop Fr sellerie
sauber springen En clear (jump ~) Fr sauter juste / net
sauer En sour Fr surentraîné (cheval ~)
Säugen *ne* En suckling Fr allaitement
Saugfohlen *ne* En milk foal Fr poulain // pouliche de lait
Saugwürmer *m pl* En trematode Fr trématode
Saumhorn des Hufes *ne* En periople Fr périople
Saumlederhaut *f* En perioplic ring Fr bourrelet périoplique
Saumpfad *m* En mule track Fr chemin muletier
Saumpferd *ne* En pack horse ; packhorse Fr cheval de bât
Saumrinne *f* En perioplic groove Fr gouttière périoplique
Saumsattel *m* En pack saddle Fr bât
Saumtier *ne* En pack animal Fr animal de bât / somme
Schabracke *f* En saddle cloth / towel Fr serviette de selle
Schabracke *f* En saddle pad Fr tapis de selle
Schabrackentigerschecke *m* En spotted blanket over croup Fr croupe tachetée
Schachtelhalm *m* En horsetail Fr prêle
Schädel *m* En skull Fr crâne
Schädelhöhle *f* En cranial cavity Fr cavité du crâne
Schadensersatzanspruch *m* En claim for damages Fr réclamation en dommages
Schädling *m* En pest (insect) Fr insecte nuisible
Schaffell *ne* En sheepskin Fr peau de mouton
Schafhaut *f* En amnion Fr amnios
Schafleder *ne* En sheepskin Fr peau de mouton
Schafskopf *m* En sheep's profile (head with a ~) Fr tête moutonnée
Schafstall *m* En sheep-pen Fr parc à moutons
Schale *f* En ringbone ; ring bone ; ring-bone Fr forme
Schalen der Scheuklappen *f pl* En blinker cups Fr gobelets d'oeillères

Schalter *m* En mutuel wicket / window Fr guichet de pari (mutuel)
Scham-Schenkel-Nerv *m* En genitofemoral nerve Fr nerf génito-fémoral
Schamarterie (innere // äußere ~) *f* En pudendal artery (internal // external ~) Fr artère honteuse (interne // externe)
Schambein *ne* En pubis (bone) Fr os pubis
Schamnerv *m* En pudendal nerve Fr nerf honteux
Schamspalte *f* En vulvar cleft Fr fente vulvaire
scharf wenden En turn short / sharply Fr tourner court
Scharniertrense *f* En Dr. Bristol snaffle bit Fr filet Dr. Bristol
Schärpen überkreuz *f pl* En cross belts Fr croix de Saint-André
scharren (den Boden ~) En paw the ground Fr piaffer
Schaufelknorpel *m* En xiphoid cartilage Fr cartilage xiphoïde
Schaukelpferd *ne* En rocking horse Fr cheval berçant
Schauklasse *f* En halter class Fr classe (de présentation au) licou
Schaum *m* En foam Fr écume
Schaum *m* En foam Fr écume
schäumen En foam
Schaumgummi *m* En foam (rubber) Fr mousse (caoutchouc ~)
Scheck(e) *f oder m* En pinto ; pintado Fr pie
scheckig *adj* En skewbald Fr pie (sauf noir)
scheckig *adj* En pinto ; pintado Fr pie
scheckig En speckled Fr tacheté
Scheibenrad *ne* En disk wheel Fr roue (de sulky) pleine
Scheide *f* En vagina Fr vagin
Scheidenarterie *f* En vaginal artery Fr artère vaginale
Scheidengewölbe *ne* En vaginal fornix Fr fornix du vagin
Scheidenhautring *m* En vaginal ring Fr anneau vaginal
Scheidenvorhof *m* En vestibule of vagina Fr vestibule du vagin
Scheitelbein *ne* En parietal bone Fr os pariétal
Schenkel *m* En crus
Schenkel (eines Gebisses) *m* En cheek (of a bit) Fr aiguille
Schenkel (flacher, löffelförmiger ~) *m* En spoon cheek Fr barrette
Schenkel (flacher, löffelförmiger, beidseitiger ~) *m* En full spoon cheek Fr filet à double spatule
Schenkel weichen En give way to the leg Fr céder à la jambe
Schenkelbreite *f* En width (of a horseshoe) Fr couverture (d'un fer)
Schenkeldruck *m* En leg pressure Fr pression de la jambe

Schenkelende (des Hufeisens) *ne* En heel (of a horseshoe) Fr éponge (d'un fer)
schenkelfaul En cold to the legs Fr froid aux jambes
schenkelgehorsam En sensitive to the legs Fr léger à la jambe
Schenkelhilfen *f pl* En aid of the legs Fr action des jambes
Schenkeltrense mit zylinderförmigen, beidseitigen Schenkeln *f* En full-cheek snaffle Fr filet à aiguilles
Schenkelweichen *m* En leg-yielding Fr cession à la jambe
Scherbaum *m* En shaft Fr brancard
Scherbaumspitze *f* En shaft tip Fr bout de timon
Schere *f* En shears Fr ciseaux
scheren En clip Fr tondre
Scheren *ne* En clipping Fr tondage
Scherengebiß *ne* En shearmouth
Scherenoxer *m* En Swedish oxer Fr oxer suédois
Scherenriemen *m* En breeching strap Fr courroie de reculement
Schermaschine *f* En clipper Fr tondeuse
Scherriemen *m* En lipstrap Fr fausse gourmette
Scheu *f* En fear Fr peur
scheu En spooky Fr ombrageux
scheuen ; scheu werden En shy Fr effrayer (s'~)
scheuerfreier Gurt *m* En chafeless girth Fr sangle, coupe sans friction
Scheuklappe *f* En blinker Fr oeillère
Scheuklappe ohne Schlitz *f* En full (blinker) cup Fr gobelet (d'oeillère) entier
Scheuklappen *f pl* En blinker hood Fr bonnet avec oeillères
Scheuklappenschnalle *f* En blinker stay buckle Fr boucle (en chape) de support d'oeillères
Scheuleder *ne* En blinker oeillère
Scheune *f* En barn Fr écurie
Schiebe ; Schiebewette *f* En parlay bet / wager(ing) Fr pari progressif
Schiebewetten *f pl* En progressive aggregate wagers Fr résultat cumulatif (des paris)
Schiedsgericht *ne* En appeal committee Fr commission d'appel
schiefer Zehenbeuger *m* En medial head of the deep digital flexor m. Fr m. fléchisseur médial du doigt
schieferfarben En slate-coloured Fr ardoise
schiefergrau En slate-coloured Fr ardoise
Schienbein *ne* En tibia Fr tibia
Schienbeinarterie (vordere // hintere ~) *f* En tibial artery (cranial // caudal ~) Fr artère tibiale (crâniale // caudale)
Schienbeinbeule *f* En tibial tuberosity Fr tubérosité du tibia
Schienbeine *ne pl* En shin buck

Sattelschutz 308

Schienbeingelenkknorren (innerer // äußerer ~) *m* En condyle of the tibia (medial // lateral ~) Fr condyle (médial // latéral) du tibia
Schienbeinnerv *m* En tibial nerve Fr nerf tibial
Schilddrüse *f* En thyroid (gland) Fr thyroïde (glande ~)
Schilddrüsenwucherung *f* En goitre Fr goitre
Schimmel *m* En grey Fr gris
Schimmel *m* En mildew Fr moisissure
schimmelfarbig *adj* En grey Fr gris
schimmelige Stelle *f* En greyish area Fr grisonné
Schimmer *m* En sheen Fr lustre
Schirrung *f* En tack ; tackle Fr harnachement
Schlachthaus ; Schlachthof *ne* ; *m* En slaughterhouse Fr abattoir
Schlachtpferd *ne* En slaughter horse Fr cheval de boucherie
Schlachtroß *ne* En battle horse Fr cheval de bataille
Schlachtroß *ne* En war horse Fr cheval de guerre
Schläfe *f* En temple Fr tempe
Schläfenbein *ne* En temporal bone Fr os temporal
Schläfenmuskel *m* En temporal m. Fr m. temporal
schlaffe Ohren *ne pl* En lop ears Fr oreilles de cochon
Schlafkrankheit *f* En trypanosomiasis Fr trypanosomiase
Schlag *m* En kick Fr ruade
Schlagader *f* En artery Fr artère
schlagen *ne* En kick Fr ruer
Schlagfläche des Ambosses *f* En face (of an anvil) Fr table (d'une enclume)
Schlagketten *f pl* En kicking chains
Schlagriemen *m* En kicking strap Fr courroie de ruade
Schlagriemen *m* En loin strap Fr barre de fesse(s)
Schlamm-Schachtelhalm *m* En water horsetail Fr prêle fluviale
Schlangengebiß *ne* En snake bit Fr filet serpentin
Schlangengiftserum *ne* En antivenene ; antivenin Fr sérum antivenimeux
Schlangenlinie *f* En serpentine Fr serpentine
schlanker Schenkelmuskel *m* En gracilis m. Fr m. gracile
Schlappohren (Pferd mit ~) *ne* En lop-eared Fr oreillard
Schlauch *m* En sheath Fr fourreau
Schlauchgeräusch *ne* Fr bruit de grenouille
Schlaufzügel *m* En draw rein Fr rêne allemande
schlecht aufgesetzt En badly set (on) Fr mal attaché
schlecht aufgesetzter Kopf *m* En badly set head

schlecht geformte Kruppe *f* En badly shaped croup Fr croupe mal conformée
schlecht gelaunt En ill-tempered Fr revêche
schlechte Quoten *f pl* En prohibitive odds Fr cotes exorbitantes
schlechter Halsansatz *m* Fr encolure mal sortie / greffée / attachée
schlechtes Pferd *ne* En worthless horse Fr tocard
Schleife *f* En loop (of a serpentine) Fr demi-cercle (d'une serpentine)
Schleife *f* En rosette Fr ruban
Schleife *f* En ribbon Fr ruban
Schleimbeutel *m* En synovial bursa Fr bourse synoviale
Schleimgeschwulst *f* En hygroma Fr hygroma
Schleimhaut *f* En mucosa Fr muqueuse
Schlempe *f* En brewer's draff / grains Fr drêche (de brasserie)
schleppende Bewegung *f* En shuffling gait Fr allure basse
Schleppjagd *f* En drag-hunting Fr chasse sur une piste artificielle / odorante
Schlesisches Warmblut *ne* En Silesian Warm-Blooded Fr silésien à sang chaud
Schleswiger (Kaltblut) *m* En Schleswig (Horse) Fr schleswig
Schluckstörung *f* En dysphagia Fr dysphagie
Schlundkopf *m* En pharynx Fr pharynx
Schlundverstopfung *f* En plugged up gullet Fr étouffement
Schlupfmuskel *m* En complexus m. Fr m. complexus
Schlüsselbein-Hinterhauptmuskel *m* En cleido-occipitalis Fr partie cléido-basilaire / occipitale
Schlüsselbein-Kopf-Muskel *m* En cleidocephalicus m. Fr m. cléïdo-céphalique
Schlüsselbein-Oberarm-Muskel *m* En cleidobrachialis m. Fr m. cléïdo-brachial
schmale Brust *f* En narrow chest Fr poitrine étroite
schmaler Hals *m* En narrow neck Fr encolure grêle
schmales Hindernis *ne* En skinny obstacle Fr obstacle étroit
Schmerzausschaltung *f* En analgesic Fr analgésique
Schmerzausschaltung am Nerv *f* En nerve-blocking Fr anesthésie d'un nerf
schmerzhafter Harndrang *m* En dysuria Fr dysurie
schmerzstillendes Mittel *ne* En analgesic Fr analgésique
Schmied *m* En blacksmith Fr forgeron
Schmiede *f* En farriery Fr maréchalerie
Schmiedeherd *m* En farriery Fr maréchalerie

schmieden En forge Fr forger
Schmiedestelle *f* En farriery Fr maréchalerie
Schmusebürste *f* En soft bristles brush Fr brosse douce
Schnalle *f* En buckle Fr boucle
Schnallendorn *m* En billet (of a buckle) Fr ardillon
Schnappriegel *m* En latch Fr verrou
schnauben En snort Fr ébrouement
schnaufen En snort Fr ébrouement
Schnecke *f* En cochlea Fr cochlée
Schneckenklee *m* En alfalfa Fr luzerne
Schneeflockenscheck *m* En snowflake (pattern / marking / coat) Fr neigé
Schneider *m* En tailor Fr tailleur
Schneidermuskel *m* En sartorius m. Fr m. sartorius
Schneidezähne *m pl* En incisors Fr incisives
schneller Galopp *m* En fast gallop Fr galop rapide
schneller Paßgang *m* En rack
Schnelligkeit *f* En speed Fr vitesse
Schnippe *f* En snip Fr ladre mélangé près des naseaux
Schnippe *f* En snip flesh mark Fr ladre au bout du nez
Schnittverletzung durch Stacheldraht *f* En wire cut
Schnurblesse *f* En stripe (narrow ~) Fr liste (fine / petite)
Schnurblesse (nach links // rechts geneigte ~) *f* En stripe inclined to left // right Fr liste déviée à gauche // droite
Schnürsenkel-Krawatte *f* En bolo tie Fr cravate bolo
Schnürstiefel *m* En paddock boot Fr botte d'écurie
Schollenmuskel *m* En soleus m. Fr m. soléaire
Schönheitsfehler *m* En defect Fr défaut
Schopf *m* En forelock Fr toupet
schräge Schulter *f* En sloping shoulder Fr épaule inclinée / oblique
Schräge zwischen Spitze und Zwinge eines Hufnagels *f* En bevel of point (of a nail) Fr affilure (d'un clou)
schräger Strecker des Vorderfußwurzelgelenks *m* En extensor carpi obliquus m. Fr m. extenseur oblique du carpe
schräggestellte, weiche Fessel *f* En sloping pastern / foot Fr bas-jointé (paturon ~)
schräggestellte, weiche Fessel und spitzer Huf *f* En sloping pastern and hoof Fr pied oblique / incliné
Schraubenkamm *m* En cochlea of the tibia Fr cochlée du tibia
Schraubenwurm *m* En screw worm Fr ver en vis

Schraubstollen m En calk (screw-in ~) Fr crampon à vis / vissé
schreckhaft En spooky Fr ombrageux
Schreckhaftigkeit f En nervousness Fr nervosité
schriller Schrei m En squeal Fr couinement
Schritt m En stride Fr foulée
Schritt m En walk Fr pas
Schritt am hingegebenen Zügel m En walk on a loose rein (free ~) Fr pas (libre), les rênes abandonnées
Schritt am langen Zügel m En walk on a long rein Fr pas, les rênes longues
Schritt am Zügel m En walk with contact Fr pas, sur la main
Schritt auf einem Hufschlag m En walk on a line Fr croiser (se ~)
Schritt gehen (im ~) En walk Fr marcher (au pas)
Schritt reiten (im ~) En ride at the walk Fr monter au pas
Schrittlänge f En length of stride Fr longueur de foulée
Schrittpferd ne En cart-horse Fr cheval d'attelage
Schrittvolte f En volte at the walk Fr volte au pas
Schrittweite f En stride Fr foulée
Schub aus der Hinterhand m En driving action of hind legs Fr poussée des postérieurs
Schubkarre f En wheelbarrow Fr brouette
Schubrine n En forelock Fr toupet
Schuh m En paddock boot Fr botte d'écurie
Schuhmacher m En shoemaker Fr cordonnier
schuldhaft En offending Fr fautif
Schulen auf der Erde f pl En airs on the ground Fr airs bas
Schulen über der Erde f pl En airs above the ground Fr airs relevés
Schulgangart f En school air / pace Fr air d'école
Schulsprünge m pl En school jumps Fr sauts d'école
Schulter f En shoulder Fr épaule
Schulter-Halsmuskel m En omotransversarius m. Fr m. omo-transversaire
Schulter-Querfortsatzmuskel m En omotransversarius m. Fr m. omo-transversaire
Schulter-Zungenbein-Muskel m En omohyoideus m. Fr m. omo-hyoïdien
Schulterblatt ne En scapula Fr scapula
Schulterblatt-Oberarm-Winkel m En scapulohumeral angle Fr angle scapulo-huméral
Schulterblattbeule f En supraglenoid tubercle Fr tubercule supraglénoïdal
Schulterblattgräte f En spine of the scapula Fr épine scapulaire

Schulterblattknorpel m En scapula(r) cartilage Fr cartilage scapulaire
Schulterdecke f En shoulder sweat Fr couverture d'épaule
Schultergelenk ne En shoulder joint Fr articulation de l'épaule
Schultergelenksgegend f En shoulder joint region Fr pointe de l'épaule (région de la ~)
Schultergräte f En spine of the scapula Fr épine scapulaire
Schulterherein ne En shoulder-in Fr épaule-en-dedans
Schulterkreuz ne En withers stripe Fr bande cruciale
schulterlahm Fr boiteux de l'épaule
Schulterlahmheit f En shoulder lameness Fr boiterie de l'épaule
Schultern f pl En epaulettes Fr épaulettes
Schulterwinkel m En shoulder angle Fr angle de l'épaule
Schummelei f En cheating Fr tricherie
schummeln En cheat Fr tricher
Schuppenbein des Schläfenbeins ne En squamous (part of) temporal (bone) Fr écaille (de l'os temporal)
schuppiges Ekzem an der Ferse ne En cracked heels Fr talons crevassés
schuppiges Ekzem in der Fesselbeuge ne En grease heel
schuppiges Ekzem in der Fesselbeuge ne En scratches Fr crevasses
Schur f En clip Fr tonte
Schürfwunde f En rope burn Fr prise de longe
Schuster m En shoemaker Fr cordonnier
Schutzblech ne En mud apron Fr tablier à boue
Schutzbrille f En goggles Fr lunettes protectrices
Schutzbrille aus Drahtgeflecht f En wire mesh driving goggles Fr lunettes contre la boue
Schutzimpfung f En vaccination Fr vaccination
Schutzleder ne En skirt Fr petit quartier
schwach bemuskelter Oberschenkel m En poorly-m.d thigh Fr mal gigoté / gigotté
Schwäche f En weakness Fr faiblesse
schwache und steile Schulter f Fr épaule plaquée
schwacher Rücken m En weak back Fr dos mou
Schwamm m En sponge Fr éponge
Schwanenhals m En arched neck Fr encolure de cygne
Schwanzansatz m En tail head Fr naissance de la queue
Schwanzarterien f pl En caudal arteries Fr artères caudales
Schwanzlähmung f En caudal paralysis Fr paralysie caudale

Schwanzlarve f En cercaria Fr cercaire
Schwanzräude f En tail mange Fr gale du croupion
Schwanzriemen und Schweifmetze m En crupper Fr croupière
Schwanzstumpf ; Schwanzstummel m En docked tail(ed) ; docked Fr courte queue
Schwanzwirbel m En caudal vertebrae Fr vertèbres caudales / coccygiennes
Schwanzwurzel f En dock Fr base de la queue
schwarz adj En black Fr noir
schwarzbraun adj En brown Fr bai-brun
schwarze Flecke (auf einem weißen Abzeichen) m pl En ermine marks Fr herminures
schwarze Harnwinde f En azoturia Fr myoglobinurie
schwarzer Hautkrebs m En melanoma Fr mélanome
schwarzes Abzeichen ne En black mark Fr charbonné
schwarzes Merkmal ne En black mark Fr charbonné
schwarzgesichtig En black-faced Fr cap de maure / more
Schwarzschecke f oder m En piebald Fr noir pie
Schwebephase (eines Beines) f En swing phase (of a stride) Fr soutien
Schwebephase im Schritt f En suspension (moment of ~) Fr suspension (temps de ~)
Schwedischer Ardenner m En Swedish Ardennes Horse Fr ardennais suédois
Schwedisches Warmblut ne En Swedish Warm-Blooded Horse Fr trait suédois
Schwefel m En sulphur Fr soufre
schwefelsaures Sulfat ne En copper sulphate / sulfate Fr sulfate de cuivre
Schweif m En tail Fr queue
Schweif verlesen (den ~) En thin the tail Fr éclaircir la queue
Schweif verziehen (den ~) En thin the tail Fr éclaircir la queue
Schweif wedeln (mit dem ~) En switch the tail Fr fouailler de la queue
Schweifansatz m En tail head Fr naissance de la queue
Schweifhaare ne pl En tail hairs Fr crins de la queue
Schweifhalter m En tail holder Fr porte-queue
Schweifmetze f En crupper dock Fr culeron
Schweifriemen m En back strap (of crupper) Fr lanière de queue
Schweifriemen ; Schweifschnur und Schweifmetze m ; f En crupper Fr croupière

Schweifrübe *f* En dock Fr base de la queue
Schweifschoner *m* En tail wrap Fr protège-queue
Schweifwurzel *f* En dock Fr base de la queue
Schweiß *m* En foam Fr écume
Schweiß *m* En sweat Fr sueur
Schweiß am Hals *m* En neck sweat Fr couvre-cou
Schweißband (für den Bereich der Kehle) *ne* En jowl sweat Fr bandeau de transpiration (pour la nuque et la gorge)
Schweißblatt *ne* En panel (saddle ~) Fr matelassure
Schweißblatt (des Sattels) *ne* En sweat flap (of a saddle) Fr faux-quartier (d'une selle)
Schweißdrüsen *f pl* En sweat glands Fr glandes sudoripares
Schweißfuchs, mit hellem Schutzhaar, gespiegelt *m* En dark chestnut with washed-out / flaxen mane and tail Fr alezan brûlé à crins lavés
Schweißmesser *ne* En sweat scraper Fr couteau de chaleur
Schwellgabel *f* En swells (of a saddle) Fr épaules (d'une selle)
Schwellung *f* En swelling Fr enflure
Schwellung des Gaumens *f* En lampas Fr lampas
Schwellungen in den Gliedmaßen *f pl* En stocking up
Schwengel *m* En swingle-tree Fr palonnier
schwer En muddy Fr boueuse
schwer auf der Hand liegen En pull Fr tirer (sur la main)
schwerer Hals *m* En bull neck Fr cou de taureau
schwerer kaltblütiger Schlag *m* En heavy horse Fr cheval lourd
schwerer Spat *m* En jack spavin
schweres Pferd *ne* En heavy horse Fr cheval lourd
schweres Zugpferd *ne* En heavy draught / draft horse Fr trait lourd (cheval de ~)
Schwerpunkt *m* En centre of gravity Fr centre de gravité
schwieriges Pferd *ne* En unruly horse Fr cheval difficile
Schwitzen *ne* En sweating Fr sudation
Schwung *m* En impulsion Fr impulsion
Schwung verlieren (an ~) En lose momentum Fr perdre de la vitesse
Sechsergespann *ne* En six horse hitch Fr attelage de six
Sechserzug *m* En six horse hitch Fr attelage de six
Sechsspänner *m* En six horse hitch Fr attelage de six
Sehloch *ne* En pupil Fr pupille
Sehne *f* En tendon Fr tendon
Sehne des Zehenstreckers *f* En common (digital) extensor tendon Fr tendon de l'extenseur dorsal du doigt
Sehne des zweiköpfigen Wadenmuskels *f* En gastrocnemius tendon Fr tendon gastrocnémien
Sehnen-Anastomose *f* En tendon anastomosis Fr anastomose tendineuse
Sehnen-Gefäßverbindung *f* En tendon anastomosis Fr anastomose tendineuse
Sehnenbeinband (queres / mittleres ~) *ne* En sesamoidean ligament(s) (oblique / middle ~) Fr ligament sésamoïdien distal moyen /
Sehnenbogen *m* En tendon bow Fr claquage de tendon
Sehnenentzündung *f* En tendinitis Fr tendinite
Sehnenentzündung *f* En bowed tendon Fr tendon claqué
Sehnenhaut *f* En aponeurose Fr aponévrose
Sehnenscheide *f* En synovial sheath Fr synoviale vaginale
Sehnenscheide der tarsalen Hufbeinbeugesehne *f* En tarsal sheath (synovial ~) Fr synoviale (de la gaine) tarsienne
Sehnenscheidenentzündung *f* En tenosynovitis Fr chauffage de tendon
Sehnenscheidengalle (weiche ~) *f* En wind gall / puff (tendinous ~) Fr mollette tendineuse
Sehnenscheidengalle am Sprunggelenk *f* En thoroughpin Fr vessigon tendineux de la gaine tarsienne
Sehnenschoner *m* En tendon boot Fr guêtre de tendon
Sehnenschoner *m* En tendon support boot Fr guêtre de sauteur
Sehnenschoner *m* En boot (for horses) Fr guêtre
Sehnenzerrung *f* En bowed tendon Fr tendon claqué
Sehnerv *m* En optic nerve Fr nerf optique
Sehprüfung *f* En sight test Fr test d'acuité visuelle
Seitenaufzug *m* En quarter clip Fr pinçon en quartier
Seitenband *ne* En collateral ligament Fr ligament collatéral
Seitenband des Hufgelenks *ne* En collateral lig. of coffin joint Fr ligament collatéral de l'articulation interphalangienne distale
Seitenband des Karpalgelenks (inneres // äußeres ~) *ne* En collateral carpal lig. (medial // lateral ~) Fr ligaments métacarpo-phalangiens collatéraux
Seitenband des Strahlbeins *ne* En collateral lig. of distal sesamoid bone Fr ligament sésamoïdien collatéral
Seitenbänder der Fußwurzel des Sprunggelenks (innere // äußere ~) *ne pl* En collateral ligaments (medial // lateral ~) Fr ligaments collatéraux médiaux // latéraux
Seitenblatt *ne* En skirt Fr petit quartier
Seitenblatt (des Sattels) *ne* En flap (of a saddle) Fr quartier (d'une selle)
Seitenbrust *f* En ribs Fr côtes
Seitengang *m* En side step Fr pas de côté
Seitengewichtshufeisen *ne* En side weight shoe ; side-weighted shoe Fr fer à poids en dedans // en dehors
Seitenkappe *f* En quarter clip Fr pinçon en quartier
Seitenstange *f* En shaft Fr brancard
Seitenteil (eines Hufeisens) *ne* En quarter (of a shoe) Fr quartier (d'un fer)
Seitenwand *f* En quarter (of a hoof wall) Fr quartier (du sabot)
Seitenwandhornspalte *f* En quarter crack Fr seime en quartier
seitliche Hufwand *f* En quarter (of a hoof wall) Fr quartier (du sabot)
seitliche Schneidezähne *m pl* En lateral incisors Fr mitoyennes
seitliche Strahlfurche *f* En lateral cleft / groove / furrow of the frog Fr lacune latérale de la fourchette
seitliche Zehenstrecksehne *f* En lateral (digital) extensor tendon Fr tendon de l'extenseur latéral du doigt
seitlicher Aufsatz des Gelenkknorrens *m* En lateral epicondyle Fr épicondyle latéral
seitlicher gerader Kopfmuskel *m* En rectus capitis lateralis m. Fr m. droit latéral de la tête
seitlicher Kopf des dreiköpfigen Oberarmmuskels *m* En lateral head of triceps Fr chef latéral du triceps (brachial)
seitlicher Kopf des tiefen Zehenbeugers *m* En lateral head of the deep digital flexor m. Fr m. fléchisseur latéral du doigt
seitlicher Schneidezahn *m* En lateral incisor Fr mitoyenne
seitlicher Zehenaufzug *m* En side clip Fr pinçon latéral
seitlicher Zehenstrecker *m* En lateral digital extensor m. Fr m. extenseur latéral du doigt
seitliches Gleichbeinband *ne* En collateral lig. of distal sesamoid bone Fr ligament sésamoïdien collatéral
seitliches Kollateralband (des Vorderfusswurzelgelenks) *ne* En lateral collateral lig. (of carpus) Fr ligament collatéral ulnaire / latéral (du carpe)
seitliches Kollateralband des Kniegelenks *ne* En lateral collateral lig. of the stifle joint Fr ligament collatéral latéral / fibulaire
Seitpferd *ne* En pommel horse Fr cheval d'arçons
Seitsitz *m* Fr monte en amazone

Seitsitz reiten (im ~) En ride side-saddle Fr monter en amazone
seitwärtige Biegung im Genick f En bend at the poll Fr flexion de la nuque
seitwärts treten En half-pass Fr appuyer
Sekundärdentin ne En secondary dentine Fr ivoire central (d'une dent)
Sekundärzahnbein ne En secondary dentine Fr ivoire central (d'une dent)
Selbsthaltung f En self-carriage
Selbsttränke f En automatic waterer (floater ~) Fr abreuvoir automatique
Selen ne En selenium Fr sélénium
Sellette / Selett ne En saddle (harness ~) Fr sellette
Senkkopf m En countersunk Fr étampure
senkrechte Fesselung f En upright pastern / foot Fr droit jointé ; droit-jointé
Senkrücken m En saddle-back Fr dos ensellé
Senkrücken En sway-back Fr dos fortement ensellé
sensible Schichten f pl En dermal laminae Fr lamelles podophylleuses
Serosa f En serosa Fr séreuse
Serum ne En serum Fr sérum
Sesambeinband (queres / mittleres ~) ne En sesamoidean lig.(s) (oblique / middle ~) Fr ligament sésamoïdien distal moyen /
Setzeisen ne En chisel (cold ~) Fr ciseau (à froid)
setzen En bet Fr parier
seuchenhafte Lymphangitis der Einhufer f En epizootic lymphangitis Fr lymphangite épizootique (à Histoplasma
seuchenhafter Husten m En influenza (equine ~) Fr grippe équine
Shagya-Araber m En Shagya (Arab) Horse Fr shagya arabe
Shetlandpony ne En Shetland (Pony) ; Shetlie Fr shetland
Shire-Pferd ne En Shire (Horse) Fr shire
sich am Gebiss abstoßen En give Fr céder
sich auf das Gebiß lehnen En lean (heavily) on the hand / bit Fr appuyer (lourdement) sur la main / le mors
sich auf den Zügel legen En lean (heavily) on the hand / bit Fr appuyer (lourdement) sur la main / le mors
sich auf der Diagonalen bewegen En diagonal (on the ~) Fr diagonale (sur la ~)
sich auf die Hand legen En lean (heavily) on the hand / bit Fr appuyer (lourdement) sur la main / le mors
sich aufs hohe Roß setzen En get on one's high horse Fr monter sur ses grands chevaux
sich beim Trab erheben En post (to the trot) Fr enlever (s'~ au trot)
sich durch die ganze Bahn bewegen En diagonal (on the ~) Fr diagonale (sur la ~)
sich kreuzend En disunited Fr désuni
sich selbst bestätigen En prove oneself Fr faire ses preuves
sich selbst beweisen En prove oneself Fr faire ses preuves
sich selbst greifen En interfere Fr atteindre (s'~)
sich selbst schlagen En interfere Fr atteindre (s'~)
sich stärker fortpflanzend En prepotent Fr prépotent
sich stärker vererbend En prepotent Fr prépotent
sich verknöchern En ossify Fr ossifier (s'~)
Sicherheitsscheibe f En safety disk (for a sulky wheel) Fr disque de sécurité (pour une roue de sulky)
Sicherheitssteigbügel m En safety stirrup Fr étrier de sécurité
Siebbein ne En ethmoid bone Fr os ethmoïde
Siebbeingang m En ethmoidal meatus Fr méats ethmoïdaux
Siebbeinlabyrinth ne En ethmoid(al) labyrinth Fr labyrinthe ethmoïdal / olfactif
Siebbeinmuscheln f pl En turbinate bone Fr volutes ethmoïdales
Sieg m En win Fr victoire
Sieger m En winner Fr vainqueur
Sieger hervorbringen (einen ~) En produce a winning horse Fr développer un (cheval) gagnant
Siegerzeit f En winner's time Fr temps du gagnant
Siegkombination f En winning combination Fr combinaison gagnante
siegloser Dreijähriger m En maiden three Fr cheval novice de trois ans
siegloses Pferd ne En maiden Fr novice
Siegpool m En win pool Fr poule de première place
Siegticket ne En winning ticket Fr billet gagnant
Siegwette f En win Fr gagnant
Siegwettschein m En winning ticket Fr billet gagnant
Siegzeit f En winner's time Fr temps du gagnant
Sielengeschirr ne En breast-harness Fr harnais à bricole
Signal für den Wettannahmeschluss ne En signal for the closing of bets / wagers Fr signal d'arrêt des mises / paris
Signalement ne En description Fr signalement
Silage f En silage Fr fourrage ensilé
silbergrau En silver white (coat) Fr blanc argenté
Silbernitrat ne En silver nitrate Fr nitrate d'argent

Silberschimmel m En silver grey (coat) Fr gris argenté
Sitz (eines Reiters) m En seat (of a rider) Fr assiette (du cavalier)
Sitzbein ne En ischium Fr os ischium
Sitzbeinausschnitt m En ischial arch Fr arcade ischiatique
Sitzbeinhöcker m En ischial tuber Fr tubérosité ischiatique
Sitzbeinhöcker m En point of buttock Fr pointe de la fesse
Sitzfläche f En seat (of a saddle) Fr siège (d'une selle)
Sitzlehne f En cantle Fr troussequin
Sitzschabracke f En side / seat jockey (of a western saddle)
Sitztaille (eines Sattels) f En waist (of a saddle)
Skapula f En scapula Fr scapula
Skelett ne En skeleton Fr squelette
Skelett ... En skeletal Fr squelettique
Skelett der Gliedmaßen ne En appendicular skeleton Fr squelette appendiculaire
skelettartig En skeletal Fr squelettique
Skelettmuskel m En striated m. Fr m. (à contraction) volontaire
Skirt ne En skirt Fr manteau (d'une selle)
Skirtings ne pl En skirt Fr manteau (d'une selle)
Sklera f En sclera Fr sclérotique
Skodaband ne En intersesamoidean ligament Fr ligament intersésamoïdien
Skrotum ne En scrotum Fr scrotum
Skyros-Pony ne En Skyros Pony Fr skyros
Slaski m En Silesian Warm-Blooded Fr silésien à sang chaud
Sliding Stop m En sliding stop Fr arrêt en glissade
Slow Gait m En slow-gait
Smegma ne En smegma Fr smegma (préputial)
Smegmastein m En bean
Smutty En smutty
Sohle f En sole Fr sole
Sohlenbinde (zum Körperzentrum hin // vom Körperzentrum weg verlaufend) f En digital annular lig. (proximal // distal ~) Fr ligament annulaire digital (proximal // distal)
Sohlenfläche f En solar surface (of the distal phalanx) Fr face solaire (de la phalange distale)
Sohlenlederhaut f En dermis of the sole Fr derme de la sole
Sohlenrand m En bearing edge (of the wall of the hoof) Fr surface portante (de la paroi du sabot)
Sohlenrand (des Hufbeines) m En solar border (of the distal phalanx) Fr bord solaire (de la phalange distale)
Sohlenwinkel m En seat of corn Fr intérieur des arc-boutants

Sohn *m* En son Fr fils
Sokolka-Pferd *ne* En Sokolka Horse Fr sokolsk
Sokolsker Pferd *ne* En Sokolka Horse Fr sokolsk
solarer Rand (des Hufbeines) *m* En solar border (of the distal phalanx) Fr bord solaire (de la phalange distale)
Solarplexus *ne* En solar plexus Fr plexus solaire
Solarplexus *m* En celiacomesenteric plexus
Sommerekzem *ne* En summer sores Fr plaies d'été
Sommerekzem *ne* En sweet itch
Sommerhaar *ne* En summer coat Fr poil d'été
Sommerrapp / Sommerrappe *m* En summer black Fr noir d'été
Sommerräude (der Pferde) *f* En summer mange (of horses) Fr gale d'été (du cheval)
Sommerschnupfen *m* En summer cold Fr rhume d'été
Sommerstallfütterung *f* En zero-grazing Fr zéro-pâturage
Sommerweide *f* En summer pasture Fr pâturage d'été
Sommerwunde *f* En habronemiasis Fr habronémose
Sommerwunde *f* En summer sores Fr plaies d'été
Sonderrenntag *m* En special event meet Fr évènement / événement spécial
Sonnenbrand *m* En sunburn Fr coup de soleil
Sonnengeflecht *ne* En celiacomesenteric plexus
Sooty En smutty
Sorghum ; Sorghumhirse *ne* ; *f* En sorghum Fr sorgho
Sorraia *m* En Sorraya Horse ; Sorraia Fr sorraïa ; sorraia ; sorraiano
Sorraiapferd *ne* En Sorraya Horse ; Sorraia Fr sorraïa ; sorraia ; sorraiano
Spade-Bit *ne* En spade bit
Spalte *f* En crack Fr fissure
Spaltsitz *m* En two-point seat Fr assiette à deux points de contact
Späne *m pl* En shavings Fr copeaux
spanische Fliege *f* En blister beetle / fly Fr cantharide
Spanische Reitschule in Wien *f* En Spanish Riding School in Vienna Fr École espagnole de Vienne
spanischer Reiter *m* En cheval de frise Fr cheval de frise
spanischer Schritt *m* En Spanish walk Fr pas espagnol
spanischer Trab *m* En Spanish trot Fr trot espagnol
Spanischer Traber *m* En Spanish Trotter Fr trotteur espagnol
spanischer Tritt *m* En passage Fr passage
Spanisches Kampfrind *ne* En bull (fighting ~) Fr taureau de combat

Spanner der Unterarmfaszie *m* En tensor fasciae antebrachii m. Fr m. tenseur du fascia antébrachial
Spannstricke *m pl* En breeding hopples / hobbles Fr entraves d'accouplement
Spat *m* En spavin Fr éparvin
späte Streichung *f* En late scratching Fr retrait de dernière heure
Spatprobe *f* En bone-spavin test Fr test de l'éparvin
Spatsehne *f* En tibialis cranialis tendon Fr tendon tibial crânial
Spazierenreiten *ne* En pleasure Fr plaisance
Speckhals *m* En bull neck Fr cou de taureau
Speed *m* En speed Fr vitesse
Speed-Derby *ne* En speed derby Fr derby de vitesse
Speed-Rating auf Dirttrack *ne* En dirt speed rating Fr cote de vitesse sur piste de terre battue
Speed-Rating auf Gras *ne* En turf speed rating Fr cote de vitesse sur le gazon / turf
Speiche *f* En radius Fr radius
Speiche (eines Sulkyrades) *f* En spoke (of a sulky wheel) Fr rayon (de roue de sulky)
Speichel *m* En saliva Fr salive
Speicheldrüse *f* En salivary gland Fr glande salivaire
speicheln En drool Fr écumer
Speichen-Fußwurzel-Gelenkkapsel *f* En radiocarpal joint capsule Fr synoviale radio-carpienne
Speichenarterie *f* En radial artery Fr artère radiale
Speichennerv *m* En radial nerve Fr nerf radial
Speichenschlagader *f* En radial artery Fr artère radiale
Speichenvene *f* En radial vein Fr veine radiale
Speiseröhre *f* En oesophagus Fr oesophage
Spekulum *ne* En speculum Fr spéculum
Sperma *ne* En sperm Fr sperme
Sperre *f* En suspension Fr mise-à-pied
Sperrhorn *ne* En anvil (portable ~) Fr bigorne
Spezialwette *f* En feature bet Fr pari spécial
spezieller Abendrenntag *m* En special evening meet Fr soirée spéciale
Spiegel *m* En speculum Fr spéculum
Spieghel-Linie *f* En semilunar line Fr ligne semi-lunaire
Spielbein *ne* En leg in the air Fr membre au soutien
spielen En bet Fr parier
Spieler *m* En face drop Fr poire
Spieler *m* En gambler Fr joueur
Spin *m* En spin Fr vrille
spinale Ataxie *f* En wobbler syndrome Fr syndrome de wobbler

Spinalnerven *m* En spinal nerves Fr nerf spinaux
Spitze (einer Nietklinge) *f* En point (of a clinch cutter) Fr chasse-souche
Spitze des Feldes (an der ~) En leading the field Fr en tête du peloton
Spitzhengst *m* En cryptorchid stallion Fr étalon cryptorchide
Spitzohr *ne* En prick ear Fr oreille pointée
Spitzwegerich *m* En plantain Fr plantain
Splashed White Overo *m* En splashed white
Sponsor *m* En sponsor Fr commanditaire
Sporen geben *m pl* En spur Fr éperonner
Sporenmacher *m* En spurrier Fr éperonnier
Sporenrad / Spornrad *ne* En rowel Fr molette (d'un éperon)
Sporer *m* En spurrier Fr éperonnier
Sporn *m* En ergot Fr ergot
Sporn *m* En spur Fr éperon
Sporn-Griffelbeinband *ne* En ligament of ergot Fr ligament de l'ergot
Spornrädchen *ne* En rowel Fr molette (d'un éperon)
Sporozyste *f* En sporocyst Fr sporocyste
Sportfeld *ne* En field Fr terrain
Sportsattel *m* En English saddle Fr selle anglaise
Sprecher der Rennleitung *m* En chief steward
Sprecher der Rennleitung *m* En presiding steward Fr premier commissaire
sprengen (das Geläuf ~) En water Fr abreuver
Sprengriemen *m* En belly band buckle Fr boucle (de la sous-ventrière)
Sprenkel *m* En speckle Fr tacheture
Spreu *f* En chaff Fr chaff
Spring-Tree-Sattel *m* En spring tree (of a saddle) Fr arbre à ressort (d'une selle)
Springbahn *f* En course of obstacles Fr parcours d'obstacles
Springderby *ne* En derby (jumping ~) Fr derby
springen En jump Fr sauter
Springen *ne* En jumping Fr saut d'obstacles
springen En cover (a mare) Fr saillir (une jument)
Springen *ne* En jump Fr saut
Springer *m* En jumper Fr cheval (de saut) d'obstacle(s)
Springgerte *f* Fr cravache de saut
Springglocke *f* En bell boot Fr cloche
Springkandare *f* En kimblewick bit Fr mors espagnol
Springkappe *f* En cap (hunting / skull / jockey's ~) Fr casque protec-

teur
Springpferd ne En jumper Fr cheval (de saut) d'obstacle(s)
Springprüfung f En jumping competition Fr concours de sauts d'obstacles
Springreiten ne En show jumping Fr compétition (de saut) d'obstacles (la ~)
Springreiten ne En jumping phase / test Fr épreuve (de saut) d'obstacles
Springreiter m En show jumper (rider) Fr cavalier d'obstacles
Springsattel m En jumping saddle Fr selle de saut
Springschutz m En bib Fr bavette
Springsitz m En forward seat Fr monte en avant
Springstock / Springgerte m / f En jumping whip / crop Fr cravache de saut
Springturnier ne En hunter jumper show Fr concours de saut d'obstacle
Springturnier ne En jumping competition Fr concours de sauts d'obstacles
Springwurm m En pinworm (horse ~) Fr oxyure
Sprint auf der letzten Viertelmeile m En final quarter (mile) sprint Fr sprint au dernier quart (de mille)
Sprinter m En sprinter Fr sprinter
Sprintrennen ne En dash race Fr course à essai
Sprintrennen ne En sprint race Fr course de courte distance
Spritze f En syringe Fr seringue
Spritzer En blowing out Fr travail
Sprung m En jump Fr saut
Sprung m En service Fr saillie
Sprung anreiten (einen ~) En approach an obstacle Fr aborder un obstacle
Sprung auf dem Abreiteplatz m En practice obstacle Fr obstacle d'entraînement / d'essai
Sprung aus dem Stand m En standing jump Fr saut de pied ferme
Sprung aus der Hand m En hand service / covering Fr saillie assistée
Sprungbein ne En talus Fr talus
Sprungbeinhöcker m En point of hock Fr pointe du jarret
Sprungbeinstütze f En sustentaculum of talus Fr sustentaculum tali
Sprungfolge f En course of obstacles Fr parcours d'obstacles
Sprungfolge f En course Fr parcours
Sprunggelenk ne En hock Fr jarret
Sprunggelenk(e) ne pl En hock joint(s) Fr articulation(s) du jarret / tarse
Sprunggelenkbeuge f Fr pli du jarret
Sprunggelenkgalle f En bog spavin Fr éparvin mou
Sprunggelenkgamasche f En hock boot Fr protège-jarret

Sprunggelenkgegend f En seat of spavin
Sprunggelenkschoner m En hock boot Fr protège-jarret
Sprunggelenksgalle f En thoroughpin Fr vessigon tendineux de la gaine tarsienne
Sprungglocke f En bell boot Fr cloche
Sprunglänge f En scope (over an obstacle) Fr amplitude (au-dessus de l'obstacle)
Sprungphase f En suspension Fr planer
Sprungreihe f En jumping-lane Fr couloir d'obstacles
Sprungriemen m En false martingale Fr fausse martingale
Spülung f En lavage Fr lavement
Spulwurm m En ascarid Fr ascaride
Spur f En scent Fr trace
Spur des Vorderfußes treffen (die ~) En cover the track of the front foot Fr juger (se ~)
Spur in der Reitbahn f En track (in a riding arena) Fr piste (dans un manège)
Spurenelement ne En trace element Fr élément phospho-calcique
Spurt m En brush Fr pointe de vitesse
St.-Georg-Preis m En Prix St. George Fr Prix Saint Georges
staatliche Abgabe f En government levy / take-out Fr prélèvement (du gouvernement)
Staccionata f En post and rail (vertical fence) Fr stationata
Stacheldraht m En barbed wire Fr barbelé(e)
stahlbeschichtetes Hufeisen ne En steel-plated shoe Fr fer à revêtement d'acier
Stahleinsatz im Zehenteil eines Aluminiumhufeisens m En steel wear insert Fr insertion en acier
Stahlfeder-Sattelbaum m En spring tree (of a saddle) Fr arbre à ressort (d'une selle)
Stahlstriegel m En metal curry comb Fr étrille en métal
Stakes-Rennen ne En stakes ; stake race Fr stake(s) (prix / courses ~)
Stall m En barn Fr écurie
Stallanbinder m pl En cross-ties Fr attaches (chaînes / cordes d'~)
Stallbandagen f pl En stable bandages Fr bandages de repos
Stallbaum m En swinging rail Fr bat-flanc
Stallbursche m En stable boy / man Fr garçon d'écurie
Stalldecke f En stable sheet Fr couverture d'écurie
Stalldienst m En stable fatigue Fr garde d'écurie
Stallfliege f En stable fly Fr mouche de l'étable
Stallgerät ne En stable equipment Fr équipement d'écurie
Stallhalfter ne En stable head collar /

stall Fr licou / licol d'écurie
Stallhaltung f En stall housing Fr stabulation entravée
Stallmatte f En stall mat Fr tapis de caoutchouc
Stallmeister m En head groom / lad Fr chef d'écurie
Stallplakette f En stable-plaque Fr plaque d'écurie
Stallruhe geben (einem Pferd ~) En stall rest a horse
Stallung f En stabling Fr stabulation
Stallunterbringung f En stabling Fr stabulation
Stallwache f En stable fatigue Fr garde d'écurie
Stallwette mit 3 Pferden f En triple entry Fr inscription jumelée (de trois chevaux)
Stamm m En foundation stock Fr souche (de l'élevage)
Stamm m En trunk Fr tronc
Stamm des zehnten Hirnnervs (bauchseitiger // rückenseitiger ~) m En vagal trunk (ventral // dorsal ~) Fr tronc vagal (ventral // dorsal)
Stammbaum m En pedigree Fr pedigree
Stammbronchus m En principal bronchus Fr bronche principale
Stammmutter f En tap root / taproot mare Fr jument de base ; jument-base
Stammskelett ne En axial skeleton Fr squelette axial
Stammstute f En tap root / taproot mare Fr jument de base ; jument-base
Stammvater ; Stammgründer m En foundation sire Fr étalon de base (d'une race)
stampfen (auf den Boden ~) En paw the ground Fr piaffer
Stand m En stall (standing ~) Fr stalle (d'écurie)
Stand (gerader / guter ~) m En stand (straight / good ~) Fr aplomb (bon ~)
Standbein ne En leg on the ground Fr membre (qui est) à l'appui
Ständer m En stall (standing ~) Fr stalle (d'écurie)
Ständer (eines Hindernisses) m En stand (of an obstacle) Fr chandelier
Standsäulen f pl En pillars Fr piliers
Stange f En pole Fr poteau
Stange f En rail Fr barre
Stange greifen En take the bit in the teeth Fr prendre le mors aux dents
Stange mit Pumpgebiß f En slide-cheek Weymouth (curb) bit Fr mors (de bride) à pompe
Stange zum Anbinden von Pferden f En hitching rack Fr barre d'attache
Stangengebiss ne En straight bar bit / snaffle Fr rigide (filet / canon ~)
Stangenstahl En bar stock Fr lopin
Stangenzaum m En double bridle

Fr bride double
Stangenzügel m En curb-rein Fr rêne (de mors) de bride
Stanze f En punch Fr poinçon
stark En sturdy Fr costaud
stark bemuskelte Schulter f En loaded shoulder Fr épaule noyée
stark gewinkeltes Sprunggelenk ne En sickle hock(s) Fr jarret(s) coudé(s)
stark stichelhaariger Schimmel m En grey-ticked Fr rubican
Stärke f En starch Fr amidon
starke Gangarten f pl En extended paces Fr allures allongées
starken Trab aussitzen (im ~) En extended trot sitting Fr trot allongé assis
starken Trab leichttraben (im ~) En extended trot rising Fr trot allongé enlevé
starker Endkampf m En strong finish Fr fin de course en trombe
starker Galopp m En extended canter Fr galop allongé
starker Galopp im leichten Sitz m En extended canter, half-seat Fr galop allongé, demi-assiette
starker Schritt m En extended walk Fr pas allongé
starker Trab m En extended trot Fr trot allongé
starker Trab ausgesessen En extended trot sitting Fr trot allongé assis
starkes Fieber ne En raging fever Fr fièvre de cheval
starkes Finish ne En strong finish Fr fin de course en trombe
starkes Karpalgelenk ne En well-defined knee Fr genou bien sculpté
starres Hindernis ne En solid fence Fr obstacle fixe
starres Martingal ne En standing martingale Fr martingale fixe / droite
Start m En start Fr départ
Start in einem Rennen m En outing Fr sortie
Startbeihilfe f En hitching fee Fr droit d'inscription moyennant rétribution
Startbox f En starting gate Fr barrière de départ
Startboxtür f En door (of the starting gate) Fr portillon (de la barrière de départ)
Startboxtürensteuerung f En starting gate door controls Fr commande de portillons de la barrière de départ
starten En start Fr prendre le départ
Starter En starter Fr cheval partant
Starter m En starting judge Fr juge au / de départ
Starterliste f En runners list Fr déclaration des partants
Starthelfer m pl En gate crew Fr préposés à la barrière
Startlinie f En starting line Fr ligne de départ

Startmannschaft f En gate crew Fr préposés à la barrière
Startmaschine f En starting gate (vehicle) Fr véhicule de la barrière de départ
Startnummer f En post position number Fr numéro de position de départ
Startnummerauslosung f En draw for post position Fr tirage au sort des positions de départ
Startplatz m En post position number Fr numéro de position de départ
Startposition f En post position Fr position au départ
Startreihenfolge f En starting order Fr ordre de départ
Startstelle f En starting point Fr point de départ
Startzeichen geben ne En give the signal to start Fr donner le départ
Startzeit f En post time Fr heure de / du départ (d'une course)
Startzuschuß m En hitching fee Fr droit d'inscription moyennant rétribution
stationäre Startmaschine f En stationary starting gate Fr barrière fixe
stätisch En stubborn Fr rétif
stätisches Pferd ne En bolting horse ; bolter Fr cheval emballé
Statistiker(in) m (f) En chart maker Fr statisticien
Statistikzeile f En charted line Fr résultat statistique
Stau m En pile-up ; pileup Fr empilage
Staub m En dust Fr poussière
Staubkittel m En dust apron Fr tablier à poussière
Staubschürze f En dust apron Fr tablier à poussière
stauchen En upset Fr refouler
Stechbremsen f pl En horseflies Fr taons
Stechen ne En eliminating heat Fr épreuve éliminatoire
Stechen (mit Zeitwertung) ne En jump off / jump-off Fr barrage
Stechginster m En gorse Fr ajonc
Steckenpferd ne En hobby-horse Fr cheval de bataille
Steckstollen m En calk (drive-in ~) Fr crampon
Steer-Wrestling ne En steer wrestling Fr terrassement du bouvillon
Stegeisen ne En bar shoe Fr fer à planche
Stehen ne En halt Fr arrêt
Stehen ne En halt Fr parade
Stehen am hingegebenen Zügel ne En halt on a loose rein Fr arrêt libre
stehendes Martingal ne En standing martingale Fr martingale fixe / droite
Steher m En stayer Fr cheval de fond
Stehvermögen ne En stamina Fr vigueur

steife Schulter f En tied-in shoulder Fr épaule chevillée
Steifheit f En stiffness Fr raideur
Steigbügel m En stirrup Fr étrier
Steigbügel (des Ohres) m En stirrup (of the ear) Fr étrier (de l'oreille)
Steigbügel loslassen m pl En drop the stirrups Fr déchausser les étriers
Steigbügel mit ungleichen Schenkeln m En off-set stirrup Fr étrier à passant décentré
Steigbügeleinlage f En stirrup pad / tread Fr coussinet d'étrier
Steigbügelriemen m En stirrup leather / strap Fr étrivière
Steigbügelriemenschloß ne En stirrup bar Fr porte-étrivière (couteau ~)
Steigbügeltritt m En bottom of a stirrup Fr grille (d'un étrier)
steigen En rear Fr cabrer (se ~)
Steigen ne En rearing Fr cabrer
Steiggebiß / Steigergebiß ne En Chifney Fr mors anti-cabreur
Steigriemen m En stirrup leather / strap Fr étrivière
steil gefesselt adj En upright pastern / foot Fr droit jointé ; droit-jointé
steile Fessel f En upright pastern / foot Fr droit jointé ; droit-jointé
steile Schulter f En upright shoulder Fr épaule droite
steiler Huf m En club foot Fr pied bot
steiles Hindernis ne En vertical Fr vertical (obstacle ~)
steiles Sprunggelenk ne En straight hock Fr jarret droit
Steingalle f En bruise (of the sole) Fr contusion de la sole
Steinmauer f En stone wall Fr mur de pierres
Steißbeinmuskel m En coccygeus m. Fr m. coccygien
Steißräude f En tail mange Fr gale du croupion
Steißwirbel m En caudal vertebrae Fr vertèbres caudales / coccygiennes
Stelle f En patch Fr plaque
stellen (an die Hilfen / Zügel ~) En collect Fr placer
Stellung (der Gliedmaßen) f En stand(s) Fr aplomb(s)
Stellung des Kopfes f En head placement Fr placer de la tête
Stelzfuß m En upright pastern / foot Fr droit jointé ; droit-jointé
Stelzhuf ; Stelzfuß m ; m En club foot Fr pied bot
Stempelhammer m En stamp Fr étampe
Stempelhengst m En foundation sire Fr étalon de base (d'une race)
steppen Fr trousser
Stern m En star Fr en tête ; en-tête
Stern (nach links // rechts geneigter) m En star inclined to left // right Fr en tête à gauche // droite
Stern mit darin enthaltenen

schwarzen Flecken *m* En ermined star Fr en tête herminé
Stern mit Strich *m* En connected star Fr en tête prolongé
Stern und Blesse miteinander verbunden *m* En star and stripe conjoined Fr en tête prolongé par une liste
Stern(e) *m (pl)* En star(s) Fr étoile(s)
Sterngucker *m* En star gazer
Sternum *ne* En sternum Fr sternum
Stichelfuchs *m* En chestnut roan Fr aubère
Stichelhaare auf der Stirn *ne pl* En faint star Fr quelques poils en tête
stichelhaariger Dunkelfuchs *m* En lilac roan Fr aubère foncé
stichelhaariger Fuchs *m* En rubican chestnut Fr alezan rubican
stichelhaariger Rappe *m* En blue roan Fr gris (de) fer
stichelhaariges Pferd *ne* En roan Fr aubère
Stichelrappe *m* En blue roan Fr gris (de) fer
Stickstoff *m* En nitrogen Fr azote
stickstoffhaltige Stoffwechselabbauprodukte *ne pl* En nitrogenous wastes Fr déchets azotés
Stiefel *m pl* En boots Fr bottes
Stiefelanzieher *m* En boot hook Fr tire-botte (crochet ~)
Stiefelblock *m* En tree (boot ~) Fr embauchoir ; embouchoir
Stiefeletten *f pl* En Jodhpur boot Fr bottillon
Stiefelhaken *m* En boot hook Fr tire-botte (crochet ~)
Stiefelknecht *m* En bootjack Fr tire-botte
Stiefelleiste *f* En tree (boot ~) Fr embauchoir ; embouchoir
Stiefelmacher *m* En bootmaker Fr bottier
Stiel (Feilen / Raspel ~) *m* En handle (file / rasp ~) Fr manche de râpe
Stier *m* En bull Fr taureau
Stierkampf *m* En bullfight Fr corrida
Stifter *m* En sponsor Fr commanditaire
stille Brunst *f* En silent heat Fr chaleurs discrètes
Stillstehen *ne* En immobility Fr immobilité
stillstehen En stand still Fr tenir immobile (se ~)
Stillstehen (am Zügel) En collected halt Fr arrêt (sur la main)
Stimme *f* En voice Fr voix
Stimmfalte / ~lippe *f* En vocal fold / cords Fr cordes vocales
Stirn *f* En forehead Fr front
Stirnband *ne* En browband Fr frontal
Stirnbein *ne* En frontal bone Fr os frontal
Stirnbreite *f* En breadth of the forehead Fr largeur du front
Stirnhaare *ne pl* En faint star Fr quelques poils en tête

Stirnhöhle *f* En frontal sinus Fr sinus frontal
Stirnlinie hinter der Senkrechten *f* En over-bending (of the head) Fr encapuchonnement
Stirnriemen *m* En browband Fr frontal
Stirnschopf *m* En forelock Fr toupet
Stock *m* En whip Fr fouet
Stockhieb *m* En stroke of the whip Fr coup de cravache
Stockhorse *ne* En stock horse Fr cheval de vacher / cow-boy
Stockmaß *ne* En measuring stick Fr canne hippométrique
Stockmaß in Händen *ne* En hands (high) Fr mains
Stoffwechselendprodukt *ne* En metabolite Fr métabolite
Stollbeule / Stollenbeule *f* En capped elbow Fr éponge
Stollen *m* En calk ; caulk ; calkin ; caulkin Fr crampon
stolpern En stumble Fr buter
Stone *m* En stone
Stoppuhr *f* En stopwatch Fr chronomètre (à main)
störrisch En stubborn Fr rétif
Strafe *f* En penalty Fr pénalité
Strafe festsetzen (eine ~) En assess a fine Fr imposer une amende
strafen En punish Fr punir
Strafpunkt *m* En penalty point Fr point de pénalité
Strafpunkt für Zeitüberschreiten *m* En time penalty Fr pénalité de temps
Strahl *m* En frog Fr fourchette
Strahlbein *ne* En distal sesamoid bone Fr os petit sésamoïde
Strahlbein-Fesselbeinband *ne* En collateral lig. of distal sesamoid bone Fr ligament sésamoïdien collatéral
Strahlbein-Fesselbeinbänder *ne pl* En collateral sesamoidean ligaments Fr ligaments sésamoïdiens collatéraux
Strahlbein-Hufbeinband (unpaariges ~) *ne* En distal sesamoid (impar) ligament Fr ligament sésamoïdien distal (impair)
Strahlbein-Hufbeinbänder *ne pl* En distal sesamoidean ligaments Fr ligaments sésamoïdiens distaux
Strahlbeinlahmheit En navicular disease / lameness / bursitis Fr naviculaire (maladie ~)
Strahlenbändchen *ne pl* En zonula ciliaris Fr zonula
Strahlfäule *f* En thrush Fr pourriture de la fourchette
Strahlkissen *ne* En digital cushion Fr coussinet digital / plantaire
Strahlkrebs *m* En canker Fr crapaud
Strahllederhaut *f* En dermis of the frog Fr derme de la fourchette
Strahlpolster *ne* En digital cushion Fr coussinet digital / plantaire
Strahlrand *m* En branch of frog Fr

branche de la fourchette
Strahlspitze (des Hufes) *f* En apex of frog Fr pointe de la fourchette
Strang *m* En trace Fr trait
Strangstutzen *m* En hame tug Fr boucleteau de trait
Strangstutzenschnalle *f* En hame tug buckle Fr boucle à mancelles
straucheln En stumble Fr buter
Strecken *ne* En lengthening (of strides) Fr allongement (d'allure)
Streckfortsatz *m* En extensor process Fr processus extensorius
Streckmuskel ; Strecker *m* En extensor m. Fr m. extenseur
Streckmuskel des Antebrachium *m pl* En extensor muscles of forearm Fr muscles extenseurs de l'avant-bras
Streckmuskel des Unterarms *m pl* En extensor muscles of forearm Fr muscles extenseurs de l'avant-bras
Streckmuskelzweig des Aufhängebandes *m* En extensor branch of interosseus Fr bride du m. interosseux
Strecksehne *f* En extensor tendon Fr tendon extenseur
Streicheln *ne* En caress Fr caresse
streicheln En caress Fr caresser
Streichen *ne* En speedy cutting Fr couper à haute vitesse (se ~)
streichen *ne* En cancel Fr annuler
streichen (sich ~) En brush Fr atteindre (s'~) ; attraper (s'~)
Streichhufeisen *ne* En interfering shoe Fr fer tronqué
Streichkappe *f* En boot (for horses) Fr guêtre
Streichung *f* En scratch(ing) Fr retrait
Streichungsliste *f* En scratch list Fr liste des retraits
Streifen *ne* En rub Fr tutoiement (d'un obstacle)
Streifen *m* En stripe Fr bande
streifen (sich ~) En brush Fr atteindre (s'~) ; attraper (s'~)
Streifkappe *f* En ankle boot Fr protège-boulet
Streifkappe für das Fesselgelenk des Hinterbeines *f* En hind ankle boot Fr guêtre de boulet arrière
Stresstest *ne* En stress test Fr épreuve d'effort
Streu *f* En litter Fr litière
Streuen von Wetten / Einsätzen *ne* En spreading of bets / wagers / stakes Fr ventilation des enjeux
Strich *m* En stripe (narrow ~) Fr liste (fine / petite)
Strichblesse *f* En stripe Fr liste
Striegel *m* En currycomb Fr étrille
striegeln En curry Fr étriller
Stroh *ne* En straw Fr paille
Strohbett *ne* En litter Fr litière
Strongylose *f* En strongylosis Fr strongylose
Stubenfliege *f* En house fly ; house-

fly Fr mouche commune / domestique
Stufen f pl En step (obstacle) Fr piano
Stuhlgang m En droppings Fr crottin
Stuhlsitz m En position in the back of the saddle Fr position sur le troussequin
Stulpenstiefel m En top boot Fr botte à revers
Stummelschweif m En docked tail(ed) ; docked Fr courte queue
stummes Maul ne En dead mouth Fr sans bouche
stumpfes Haarkleid / Fell ne En dull coat Fr robe terne
stürmen En pull Fr tirer (sur la main)
Sturz m En fall Fr chute
Sturzfeder f En stirrup bar Fr porte-étrivière (couteau ~)
Sturzkappe f En cap (hunting / skull / jockey's ~) Fr casque protecteur
Stutbuch ne En stud-book ; stud book Fr livre de(s) haras
Stute f En mare Fr jument
Stute mit Fohlen bei Fuß f En lactating mare Fr jument suitée
Stutenabortvirus m En equine herpesvirus (type) 1 Fr herpèsvirus équin de type 1
Stutendepot ne En broodmare station Fr jumenterie
Stutenhaltung f En mare keeping Fr élevage de juments
Stutenstation f En broodmare station Fr jumenterie
Stuterei f En broodmare station Fr jumenterie
Stutfohlen ne En filly (foal) Fr pouliche
Stützbandage f En support bandage Fr bandage de support
Stützbeinphase f En stance phase Fr appui
stutzen En dock Fr courtauder
Subkutis f En subcutis Fr toile sous-cutanée
Süddeutsches Kaltblutpferd ne En South German Cold-Blooded Horse Fr cheval allemand du sud à sang froid
Suffolk-Punch m En Suffolk (Punch) Fr suffolk
Sulfonamid ne En sulfonamide Fr sulfamide
Sulky ne oder m En sulky Fr sulky
Sumpfschachtelhalm m En marsh horsetail Fr prêle des marais
supraskapuläre Arterie f En suprascapular artery Fr artère suprascapulaire
Supraskapularislähmung f En suprascapular paralysis Fr paralysie du nerf suprascapulaire
Surra f En surra Fr surra
Suspensorium für den Hengst ne En stallion support / shield Fr support d'étalon
Süßgräser ne pl En grass family Fr graminées

Swells m pl En swells (of a saddle) Fr épaules (d'une selle)
Swimming-Pool für Pferde m En horse swimming pool Fr piscine pour chevaux
Sympathikus ; Sympathicus m En sympathetic trunk Fr tronc sympathique
sympathischer Grenzstrang m En sympathetic trunk Fr tronc sympathique
sympathisches Ganglion in der vorderen // hinteren Bauchhöhle ne En mesenteric plexus (cranial // caudal ~) Fr plexus mésentérique (crânial // caudal)
sympathisches Nervensystem ne En sympathetic nervous system Fr système nerveux sympathique
Syndikalisierung ; Syndikatsbildung f ; f En syndication Fr constitution d'un syndicat
Synovia f En synovial fluid Fr synovie
Synovialbeutel m En synovial bursa Fr bourse synoviale
Synovialmembran f En synovial membrane Fr synoviale (membrane ~)
Synovitis f En synovitis Fr synovite
Systole f En systole Fr systole
T-Eisen ne En T (bar) shoe Fr fer en T
Tagesprogramm ne En daily race / racing card / program(me) Fr programme quotidien (des courses)
Tagesration f En daily ration Fr ration journalière
Taki m En Mongolian Pony Fr poney de Mongolie
Talg m En sebum Fr sébum
Talgdrüsen f pl En sebaceous glands Fr glandes sébacées
Talokruralgelenksbeutel m En talocrural sac Fr synoviale tibio-talienne
Talpa f En poll evil
Talus m En talus Fr talus
Tandem ne En tandem Fr tandem (attelage en ~)
Tänie f En taenia / tenia Fr ténia
Tanzgestaltung f En choreography Fr chorégraphie
Tanzmeisterstellung f En foot broken in // out Fr pied de travers
Tanzmeisterstellung f En toed-out Fr panard du pied (cheval ~)
Tarbes-Pferd ne En Tarbenian (Horse) Fr tarbais
Tarpan m En Tarpan Fr tarpan
Tarsaldrüse f En meibomian gland Fr glande de Meibomius
Tarsalgelenk(e) ne pl En hock joint(s) Fr articulation(s) du jarret / tarse
Tarsalknochen m pl En tarsal bones Fr os du tarse (les ~)
Tarsokruralgelenk ne En tarsocrural joint Fr articulation cruro-tarsienne
tätowiert (~ auf der Lippe) En lip-tattooed Fr tatoué à la lèvre

Tätowierung f En tattooing Fr tatouage
täuschen En cheat Fr tricher
Täuschung f En cheating Fr tricherie
TBZ En thiabendazole Fr thiabendazole
Team-Penning ne En team pen Fr rassembler (le bétail) par équipes
technischer Betreuer m En technical delegate Fr délégué technique
technischer Delegierter m En technical delegate Fr délégué technique
Teichschachtelhalm m En water horsetail Fr prêle fluviale
Teil m En leg (of an elimination race) Fr tranche (d'une élimination)
Teiler m En divider Fr compas à mesurer
Teilnehmer m En entry ; entrant Fr cheval inscrit
Teilnehmerzahl f En attendance Fr assistance
teilweise (Abzeichen an einer Gliedmaße) En partly (white marking on a limb) Fr balzane incomplète
teilweise überdeckend En overlapping Fr chevauchement
teilweise weiße Krone f En partly white coronet Fr trace de balzane
Temperament ne En temperament Fr tempérament
Temperatur f En temperature Fr température
Tempo ne En pace Fr rythme
Tempo ne En speed Fr vitesse
Tempo drücken (auf das ~) En press the pace Fr accentuer le rythme
Tempo forcieren ne En force the pace Fr forcer l'allure
Temporating ne En pace rating Fr cote d'allure
Tempoübergang innerhalb einer Gangart m En transition within a pace Fr transition dans une même allure
Tendinitis f En tendinitis Fr tendinite
Tennessee-Walking-Horse ne En Tennessee Walking Horse Fr walking horse du Tennessee
Terpentin ne En turpentine Fr térébenthine
Terpineol ne En terpineol Fr terpinéol
Testikel ; Testis m En testicle ; testis Fr testicule
Tetanus m En tetanus Fr tétanos
Tetanusserum ne En antitetanus serum Fr sérum antitétanique
Tetrahydropyrimidin ne En tetrahydropyrimidine Fr tétrahydropyrimide
Tetrathlon m En tetrathlon Fr tétrathlon
therapeutische Breite f En therapeutic index Fr indice thérapeutique
therapeutisches Hufeisen ne En corrective shoe Fr fer correcteur
therapeutisches Reiten ne En

therapeutic riding Fr équitation thérapeutique
Thermotherapie f En heat therapy Fr thermothérapie
Thiabendazol ne En thiabendazole Fr thiabendazole
Thiedemann-Kombination f En German rein
Thorax m En thorax Fr thorax
Thrombose f En thrombosis Fr thrombose
Thrombus m En thrombus Fr thrombus
Thymus m En thymus Fr thymus
Thyreoidea f En thyroid (gland) Fr thyroïde (glande ~)
Ticketmaschine f En mutuel machine Fr machine à billets / tickets (de pari
Ticketschieber m En scalper Fr trafiqueur de billets / paris
Ticketschwarzmarkt m En scalping Fr marché noir de billets / tickets
Ticketständer m En ticket rack Fr porte-billets
Ticketterminal ne En ticket (issuing-reading) terminal Fr terminal (imprimeur-lecteur) de billets / tickets
Tie Strap ne En cinch strap Fr courroie de sangle (côté gauche)
tief En heavy Fr très boueuse
tief am Boden En well let down Fr bien descendus
tief angesetzter Schweif m En low set tail Fr queue attachée bas
tief stehen En close to the ground (horse being ~) Fr près de terre (cheval qui est ~)
tiefe Beugesehne f En deep (digital) flexor tendon Fr tendon (du) fléchisseur profond (des phalanges / du doigt)
tiefe Brust f En deep chest Fr poitrine profonde
tiefe Darmbeinarterie f En deep circumflex iliac artery Fr artère circonflexe iliaque profonde
tiefe Rumpffaszie f En thoracolumbar fascia Fr fascia thoraco-lombaire
tiefer Fingerbeuger m En deep digital flexor m. Fr m. fléchisseur profond du doigt / des phalanges
tiefer Kruppenmuskel m En gluteus profundus m. Fr m. fessier profond
tiefer Zehenbeuger m En deep digital flexor m. Fr m. fléchisseur profond du doigt / des phalanges
tiefgefrorener Samen m En frozen semen Fr sperme congelé
tiefschwarz En ebony Fr ébène (noir d'~)
Tierarzt m En veterinarian Fr vétérinaire
Tierarztkommission f En veterinary commission Fr commission vétérinaire
tierärztlich adj En veterinary Fr vétérinaire

tierärztlich untersuchen En vet check Fr faire un examen vétérinaire
tierärztliche Untersuchung / Ankaufsuntersuchung f En veterinary examination Fr examen vétérinaire
tierärztliche Untersuchung vor dem Kauf eines Pferdes f En prepurchase exam Fr examen d'achat
Tierarztliste f En veterinarian's list Fr liste du vétérinaire
Tiercé-Wette f En tiercé Fr tiercé
Tiereinheit f En animal unit Fr unité animale
Tiermedizin f En veterinary medicine Fr médecine vétérinaire
Tierseuche f En epizooty Fr épizootie
Tiger m Fr robe zébrée / tigrée (cheval à la ~)
tigerscheck adj En leopard pattern / marking Fr tigrures
Tigerschecke m En leopard Fr léopard
Tigerung f En leopard pattern / marking Fr tigrures
Timotheegras ne En timothy (grass) Fr fléole (des prés)
Timotheegras-Pellets ne pl En timothy pellets Fr mil en comprimés
Tisch m En table Fr table
Titelverteidiger m En defending champion Fr champion en titre
Tobiano m En tobiano
Tochter f En daughter Fr fille
Toilette f En trimming Fr toilette ; toilettage
Tollwut f En rabies Fr rage
Tollwut-Virus m En rabies rhabdovirus / virus Fr virus de la rage
Tonnenrennen ne En barrel race Fr course de barils
Tor ne En gate Fr barrière
Tor ne En gate Fr barrière
Totalisator m En pari-mutuel Fr pari mutuel
Totalisatorabteilung f En pari-mutuel department Fr service du pari mutuel
Totalisatorleiter m En pari-mutuel director Fr directeur du pari mutuel
Totalisatortafel im Innenraum f En totalizator ; tote board Fr tableau central des cotes
totes Maul ne En dead mouth Fr sans bouche
totes Rennen ne En dead heat (race) Fr égalité (course à ~)
Toto m En pari-mutuel Fr pari mutuel
Totoabteilung f En pari-mutuel department Fr service du pari mutuel
Totoauszahlung f En mutuel payoff / return Fr prix payé / versé (par le pari mutuel)
Totoleiter m En pari-mutuel director Fr directeur du pari mutuel
Totoquote f En odds Fr cote
Totoquoten f pl En mutuel odds Fr

cote au pari mutuel
Totoquoten mit denen der Toto öffnet f pl En opening odds Fr cote à l'ouverture (des paris)
Totoquotentafel f En odds board Fr tableau des cotes
Tour f En ride (trail ~) Fr randonnée
Trab m En trot Fr trot
Trab am Ort m En piaffé ; piaffer ; piaffe Fr piaffé ; piaffer
Trab reiten ; traben En trot Fr trotter
Traber m En trotter Fr trotteur
Trabertrense f En Dr. Bristol snaffle bit Fr filet Dr. Bristol
Trabertrense f En half spoon cheek Fr filet demi-spatule
Trabfahren ne En harness race Fr course attelée
Trabpferd ne En trotter Fr trotteur
Trabreiten ne En trot race Fr course au trot
Trabrennen ne En harness race Fr course attelée
Trabrennen ne En harness racing Fr courses attelées
Trabrennen ne En trot race Fr course au trot
Trabtritt m En step Fr pas
Tracht f En heel Fr talon
Trachtenteile (des Hufeisens) ne pl En heel (of a horseshoe) Fr éponge (d'un fer)
Trachtenwand f En quarter (of a hoof wall) Fr quartier (du sabot)
Trachtenwandhornspalte f En quarter crack Fr seime en quartier
Trachtenzwanghuf m En contracted heels Fr talons encastelés
trächtig En pregnant Fr gravide (jument ~)
trächtige Stute f En mare in foal Fr jument gestante
Trächtigkeit f En gestation Fr gestation
Tragauge ne En trace tug Fr attache de trait
Tragekorb m En mule chair Fr cacolet
Tragen des Schweifes ne En tail carriage Fr port de (la) queue
tragende Stute f En mare in foal Fr jument gestante
Tragkorb m En mule chair Fr cacolet
Tragpferd ne En pack horse ; packhorse Fr cheval de bât
Tragrand m En bearing edge (of the wall of the hoof) Fr surface portante (de la paroi du sabot)
Tragrand (des Hufbeines) m En solar border (of the distal phalanx) Fr bord solaire (de la phalange distale)
Tragrand ; Tragerand (eines Hufeisens) m En rim (of a horseshoe) Fr rive (d'un fer)
Tragriemen m En backband Fr dossière
Tragrippen f pl En sternal ribs Fr côtes sternales

Tragsattel *m* En pack saddle Fr bât
Tragtier *ne* En pack animal Fr animal de bât / somme
Trail *m* En western trail class Fr classe d'obstacles western
Trailpferd *ne* En trail horse Fr cheval d'obstacles western
Trailreiten *ne* En trail riding Fr randonnée à cheval
Trainer *m* En trainer Fr entraîneur
trainieren (ein Pferd ~) En train (a horse) Fr entraîner (un cheval)
Training *ne* En training Fr entraînement
Trainingsanlagen *f pl* En training grounds Fr terrain d'entraînement
Trainingsgelände *ne* En training grounds Fr terrain d'entraînement
Trainingsmeile *f* En training mile Fr mille d'entraînement
Trainingssulky *m* En training cart / bike Fr voiture d'entraînement
Trainingswagen *m* En training cart / bike Fr voiture d'entraînement
Trakehner *m* En Trakehner ; Trakehnen Horse Fr trakehner
Trakehner (Graben) *m* En ditch with rail(s) Fr fossé barré
Tränenbein *ne* En lacrimal bone Fr os lacrymal
Tränendrüse *f* En lacrimal gland Fr glande lacrymale
Tränennasengang *m* En nasolacrimal duct Fr conduit naso-lacrymal
Tränke *f* En water(ing) trough Fr abreuvoir
tränken En water Fr abreuver
Transportbandage *f* En shipping bandage Fr bandage de transport
Transportgamasche *f* En shipping boot Fr guêtre de transport
Transportkopfschutz *m* En head bumper Fr protecteur de tête
Trapezmuskel *m* En trapezius m. Fr m. trapèze
Travers *ne* En travers Fr travers
Traversale *f* En half-pass Fr appuyer
Traversalverschiebung *f* En half-pass on the diagonal (of the arena) Fr appuyer sur la diagonale (du manège)
Treibhammer *m* En turning hammer Fr marteau de forgeron
Trematoda *m pl* En trematode Fr trématode
Trense *f* En snaffle bit Fr mors de filet
Trense anlegen *f* En snaffle a horse Fr conduire un cheval sur le bridon
Trense mit ineinanderschiebbaren Scheuklappen *f* En telescope bridle Fr bride à oeillères télescopiques
Trense mit Knebel *f* En full-cheek (mouthpiece) Fr aiguilles (embouchure avec ~)
Trensegebiß *ne* En snaffle bit Fr mors de filet

Trensenringe *m pl* En rings (of a bit) Fr anneaux (du mors)
Trensenscheibe *f* En cheek guard Fr rondelle de mors
Trensenzaum *m* En snaffle (bridle) Fr bridon
Trensenzäumung *f* En snaffle (bridle) Fr bridon
Trensenzügel *m* En snaffle-rein Fr rêne de filet
Tresse *f* En plait Fr tresse (de crinière et / ou de queue)
Trester *m* En brewer's draff / grains Fr drêche (de brasserie)
Tretschicht *f* En footing Fr surface
Trifecta-Wette *f* En tiercé Fr tiercé
Trigeminusnerv *m* En trigeminal nerve Fr nerf trijumeau
Triowette *f* En trio Fr trio
Tripelbarre *f* En triple bar(s) Fr barres triples
Tritt *m* En step Fr pas
Trochanterbeutel (des mittleren Glutäus) *m* En trochanteric bursa (of gluteus medius) Fr bourse trochantérique (du m. fessier moyen)
trockener Graben *m* En dry ditch Fr fossé sec
trockener Huf *m* En dry hoof Fr pied maigre
trockenes Hühnerauge *ne* En dry corn Fr bleime sèche / simple
Trockenführen *ne* En cooling out Fr refroidissement (phase de ~)
Trockenfutter *ne* En desiccated fodders Fr fourrage sec / desséché
Trockentreber *m* En brewer's draff / grains Fr drêche (de brasserie)
Troika (russische ~) En troika Fr troïka
Trojanisches Pferd *ne* En Trojan Horse (the ~) Fr cheval de Troie (le ~)
Trommelfell *ne* En tympanic membrane Fr tympan
Trompetermuskel *m* En buccinator m. Fr m. buccinateur
Trophäe *f* En trophy Fr trophée
Trost-Pools *m pl* En consolation pools
Trott *m* En trot Fr trot
Truncus bicaroticus *m* En bicarotid trunk Fr tronc bicarotidien
Truppenpferd *ne* En charger Fr cheval de troupe
Trypanosomiasis *f* En trypanosomiasis Fr trypanosomiase
Tupferprobe *f* En sample Fr échantillon
Turkmene *m* En Turkoman Horse Fr turkmène
Turnback-Reiter *f* En turnback rider
Turnier *ne* En tournament Fr tournoi
Turniergruppe *f* En pool Fr poule
Turnierpferd *ne* En competition horse Fr cheval de concours
Twisted-Wire-Snaffle-Bit *ne* En simple (twisted) wire (snaffle) bit Fr filet de broche tordue simple

Työhevonen *m* En Finnish Draught Horse Fr finlandais de trait lourd
typlos *adj* En not true to type Fr non-conforme au type de la race
typvoll En true to type Fr conforme au type de la race
über dem Zügel En above the bit Fr au-dessus de la main
über der Hand En above the bit Fr au-dessus de la main
über viel Boden stehend En plenty of ground Fr large base de sustentation
überbaut En croup-high (horse being ~) Fr dos (fait en) plongeant
überbauter Wassergraben *m* En liverpool Fr liverpool (obstacle comprenant un ~)
überbautes Pferd *ne* Fr cheval bâti en descendant
Überbehaarung *f* En hypertrichosis Fr hypertrichose
Überbein *ne* En exostosis Fr exostose
Überbein am Griffelbein *ne* En splint Fr suros
Überbiß *m* En brachygnathia ; brachygnathism Fr brachygnathie (mandibulaire / inférieure)
übereilter Schritt *m* En overstep Fr méjuger (se ~)
Übergang *m* En transition Fr transition
Übergang der Rechte an einem geforderten Pferd *m* En vesting of title to a claimed horse Fr transfert des droits de propriété d'un cheval réclamé
Übergang in den Gangarten *m* En transition from pace to pace Fr transition entre des allures
Übergurt *m* En surcingle
überhöhte Kurve *f* En banked curve Fr virage en plan incliné
Überhöhung eines Bogens *f* En banking (of a track) Fr dévers
überholen (ein anderes Pferd ~) En overtake (another horse) Fr dépasser (un autre cheval)
überladene Schulter *f* En loaded shoulder Fr épaule noyée
überlappend En overlapping Fr chevauchement
Überprüfung *f* En inquiry Fr enquête (d'office)
Übersicht über die ausgezahlten Wettscheine *f* En summary of cashed tickets Fr relevé des billets / tickets remboursés
Überstellung *f* En consignment Fr consignation
überzäumt En over-bent Fr encapuchonné
Überzug *m* En saddle cloth / towel Fr serviette de selle
übliche Prozedur *f* En routine Fr routine
Ulna *f* En ulna Fr ulna
ulnarer Karpalknochen *m* En ulnar carpal bone Fr os ulnaire

Ulnaris *m* En ulnar nerve Fr nerf ulnaire
Ultraschalluntersuchung *f* En ultrasound scanning Fr échographie
ulzerative Lymphangitis (der Pferde und Rinder) *f* En ulcerative lymphangitis of horses and cattle Fr lymphangite ulcéreuse du cheval et du bovin
um eine Position zurücksetzen En back off position Fr retirer d'une position
Umbilikalarterie *f* En umbilical artery Fr artère ombilicale
Umbilikalhernie *f* En umbilical hernia Fr hernie ombilicale
Umlage *f* En levy Fr tantième
Umlauf *m* En round Fr manche
umrandet En bordered Fr bordé
Umsatz *m* En handle Fr paris (montant total des ~)
Umwerfen eines Hindernisses *ne* En knocking down an obstacle Fr renversement d'un obstacle
Umzäunung *f* En fence Fr clôture
Unabhängigkeit von Hilfen *f* En independence of the aids Fr indépendance des aides
unattraktive Quoten *f pl* En prohibitive odds Fr cotes exorbitantes
unaufmerksam En inattentive Fr inattentif
Unbedenklichkeit *f* En safety margin Fr innocuité
unbehaart *adj* En bare (horse) Fr nu
unbeschlagen En unshod Fr déferré
unbewegliche Schulter *f* En tied-in shoulder Fr épaule chevillée
Unbeweglichkeit im Halten *f* En immobility Fr immobilité
unbezahlte Forderung *f* En unpaid claim Fr plainte de non-paiement
Unebenheit *f* En hump Fr bosse
unechte Rippen *f pl* En asternal ribs Fr côtes asternales
unechtes Tempo *ne* En artificial pace Fr allure artificielle
unerfahren En unproven Fr qui n'a pas fait ses preuves
unerprobt En unproven Fr qui n'a pas fait ses preuves
unfruchtbar *adj* En barren Fr bréhaigne
unfruchtbarer Deckhengst *m* En infertile stallion Fr étalon infertile
ungarischer Juckerzug *m* Fr attelage à cinq (chevaux attelés à la hongroise)
ungarisches Kaltblut *ne* En Hungarian Draught Horse Fr trait hongrois
ungebärdiges Pferd *ne* En unruly horse Fr cheval difficile
ungefähre Quote zum Start des Rennens *f* En approximate odds / rating at post time Fr cote approximative au départ
Ungehorsam *m* En disobedience Fr désobéissance
ungesund En unsound

Ungulata *ne pl* En ungulates (the ~) Fr ongulés (les ~)
ungültig erklären En cancel Fr annuler
ungültig erklärt En cancelled Fr annulé
ungültiges Rennen *ne* En race declared no contest Fr course déclarée hors programme
Ungültigkeitserklärung *f* En annulment Fr rédhibition
unregelmäßiger Stern *m* En irregular star Fr en tête irrégulier
unregelmäßiges Abzeichen an den Gliedmaßen *ne* En irregularly (white marking on a limb) Fr balzane irrégulière
unreiner Trab *m* En racking Fr trot décousu / désuni
unruhig En spooky Fr ombrageux
unsichtbarer Spat *m* En occult spavin Fr éparvin aveugle
unter den Knien ausgeschnitten En cut out under the knees Fr poignets étranglés devant
Unterarm *m* En forearm Fr avant-bras
Unterarm-Karpal-Gelenk *ne* En antebrachiocarpal joint Fr articulation antébrachio-carpienne
Unterbewußtsein *ne* En instinct Fr instinct
Unterbiss // Überbiss *m* En undershot jaw
Unterbringung der Pferde *f* En stabling Fr stabulation
unterbrochener Stern *m* En interrupted star Fr en tête interrompu
Unterbrust *f* En brisket Fr bréchet
unterer Grimmdarm (linker // rechter ~) *m* En ventral colon (left // right ~) Fr côlon ventral (gauche // droit)
unteres Kolon *ne* En ventral colon (left // right ~) Fr côlon ventral (gauche // droit)
unteres Sattelblatt *ne* En panel (saddle ~) Fr matelassure
unteres Sattelblatt *ne* En sweat flap (of a saddle) Fr faux-quartier (d'une selle)
untergeordnete Rennbahn *f* En satellite race track Fr hippodrome satellite
untergeschobene Trachten *f pl* En sloping heels Fr talons fuyants
Untergesicht *ne* En bridge of the nose Fr chanfrein
Unterhauer *m* En clinch / clench block Fr bloc à river
Unterhaut *f* En subcutis Fr toile sous-cutanée
Unterhautödem *ne* En anasarca Fr anasarque
Unterkiefer *m* En mandible Fr mâchoire inférieure
Unterkieferdrüse *f* En mandibular gland Fr glande mandibulaire
Unterkiefernerv *m* En mandibular nerve Fr nerf mandibulaire

Unterlage *f* En leather Fr cuir
Unterlegtrense *f* En bridoon Fr filet (mince / de bride)
Unterlippe *f* En lower lip Fr lèvre inférieure
Unterlippenherabzieher *m* En depressor m. of lower lip Fr m. abaisseur de la lèvre inférieure
Unterlippensenker *m* En depressor m. of lower lip Fr m. abaisseur de la lèvre inférieure
Unterschenkel *m* En gaskin Fr jambe
Unterschenkel-Hinterfußwurzelgelenk *ne* En tarsocrural joint Fr articulation cruro-tarsienne
Unterschlüsselbeinarterie *f* En subclavian artery Fr artère subclavière
Unterschlüsselbeinmuskel *m* En subclavian pectoral m. Fr m. subclavier
Unterschulterblattarterie *f* En subscapular artery Fr artère subscapulaire
Unterschulterblattmuskel *m* En subscapular(is) m. Fr m. subscapulaire
Unterschulterblattnerv *m* En subscapular nerve Fr nerf subscapulaire
unterständig En standing under Fr sous-lui
unterste durchgehende Lederplatte *f* En skirt Fr petit quartier
Unterstützungsband *ne* En accessory ligament Fr ligament accessoire
Unterstützungsband der tiefen Beugesehne der Hintergliedmaße *ne* En accessory lig. of the deep digital flexor (tendon) Fr ligament accessoire plantaire
Unterstützungsband der tiefen Beugesehne der Vordergliedmaße *ne* En accessory lig. of the deep digital flexor (tendon) Fr lig. accessoire du fléchisseur profond
Unterstützungsband des oberflächlichen Zehenbeugers *ne* En accessory lig. of the superficial digital flexor Fr lig. accessoire du fléchisseur superficiel du doigt
Untersucher *m* En examiner Fr examinateur
Untersuchung *f* En inquiry Fr enquête (d'office)
Untersuchung des Mastdarms *f* En rectal palpation Fr palpation rectale
untertreten *v* En understep Fr déjuger (se ~)
Unterzug *m* En lower branch
Unterzungenspeicheldrüse *f* En sublingual gland Fr glande sublinguale
unträchtige Stute *f* En empty mare Fr jument vide
Untugend *f* En vice Fr vice
unwillig En unwilling (horse) Fr peu généreux (cheval ~)

unzureichende Zellbildung f En cerebellar degeneration / hypoplasia Fr hypoplasie cérébelleuse
Urachus m En urachus Fr ouraque
Urachusfistel f En patent urachus (still-~) Fr persistance de l'ouraque
Urachuspersistenz f En patent urachus (still-~) Fr persistance de l'ouraque
Urgroßmutter f En third dam Fr troisième mère
Urharngang m En urachus Fr ouraque
Urharngangfistel f En patent urachus (still-~) Fr persistance de l'ouraque
Urin m En urine Fr urine
Urinprobe f En urine sample Fr prélèvement d'urine
Urogenitalsystem ne En urogenital system Fr appareil génito-urinaire
Ursprungszeugnis ne En certificate of origin Fr certificat d'origine
Urtikaria f En urticaria Fr urticaire
Uterus m En uterus Fr utérus
Uterusarterie f En uterine artery Fr artère utérine
Uterushorn ne En uterine horn Fr corne utérine / de l'utérus
V ne En chevron Fr chevron
Vagina f En vagina Fr vagin
vagosympathischer Nervenstamm m En vagosympathetic trunk Fr tronc vago-sympathique
Vagus m En vagus nerve Fr nerf pneumogastrique
Vagusstamm (bauchseitiger // rückenseitiger ~) m En vagal trunk (ventral // dorsal ~) Fr tronc vagal (ventral // dorsal)
Vater m En sire Fr père
väterliche Linie f En male line Fr lignée mâle
Vaterschaftstest m En parentage test(ing) Fr épreuve de parenté
vegetatives Nervensystem ne En autonomic nervous system Fr système nerveux autonome / végétatif
Vene f En vein Fr veine
Venezolanische Pferdeenzephalomyelitis f En Venezuelan equine encephalomyelitis Fr encéphalite / encéphalomyélite équine du Venezuela
Verabreichen von Medikamenten ne En medicinal treatment Fr médication
Veranstaltungssekretär m En show secretary Fr secrétaire de concours
verärgert En ill-tempered Fr revêche
Verätzung f En cauterization Fr cautérisation
Verband m En dressing Fr pansement
Verbandskästchen ne En medicine box Fr trousse de médicaments
Verbandsschränkchen ne En medicine box Fr trousse de médicaments

Verbandsstoff m En dressing Fr pansement
Verbesserung f En correction Fr correction
Verbesserung der Pferde f En horse improvement Fr amélioration de la race chevaline
verbraucht En sour Fr surentraîné (cheval ~)
Verbrennung f En sand scald
Verdauungskanal m En digestive tract Fr tube digestif
Verdauungssystem ne En digestive system Fr système digestif
verdorbenes Maul m En spoiled mouth Fr bouche abîmée
Vererbung f En heredity Fr hérédité
Verfassungsprüfung f En veterinary examination Fr examen vétérinaire
Vergleichsrennen ne En match race Fr match
Vergrößerung des Zielfotos f En blow up of a photo finish Fr agrandissement d'une photo de fin de course
Verhalten ne En behaviour Fr comportement
verhalten En over-bent Fr encapuchonné
Verhaltensstörungssyndrom der Neugeborenen ne En neonatal maladjustment syndrome Fr syndrome convulsif
verkalken En calcify Fr calcifier
verkalkt En calcified Fr calcifié
Verkalkung f En calcification Fr calcification
Verkaufskommissionär bei einer Auktion m En consignor Fr consignataire (aux enchères)
Verkaufsrennen m En claiming race Fr course à réclamer
verkehrter Hals m En ewe neck Fr encolure renversée
Verkrümmung f En curvature Fr courbure
verkürzte Gangarten f pl En collected paces Fr allures rassemblées
verkürzte Mähne f En hogged mane Fr crinière rase
verkürzter Schritt m En shortened walk, collected Fr pas raccourci, rassemblé
verkürzter Unterkiefer m En brachygnathia ; brachygnathism Fr brachygnathie (mandibulaire / inférieure)
Verkürzung eines Hufes f En contraction of a hoof Fr encastelure
verlängertes Schenkelende eines Hufeisens ne En trailer Fr branche américaine
Verlauf eines Rennens m En progress of a race card Fr déroulement d'un programme de courses
verletzend En offending Fr fautif
Verletzung f En injury Fr blessure
Verletzung f En wound Fr plaie

Verletzung durch Sporen f En spur wound
Verlosung der Startboxnummer f En draw for post position Fr tirage au sort des positions de départ
Vernageln ne En quicking Fr piqûre
vernieteter Nagel m En clinch / clench Fr rivetage (des clous)
Vernietung f En clinch / clench Fr rivetage (des clous)
veröffentlichter Rennpreis m En advertised purse Fr bourse annoncée
Verpächter m En lessor Fr locateur
Verpflichtung f En retainer ; retaining fee Fr provision
Verrechnung f En offset Fr compensation
Verreiten ne En error in the course Fr erreur de parcours
versammeln (ein Pferd ~) En collect (a horse) Fr rassembler (un cheval)
versammelte Gangarten f pl En collected paces Fr allures rassemblées
versammelte Tempi ne pl En collected paces Fr allures rassemblées
versammelter Galopp m En collected canter / gallop Fr galop rassemblé
versammelter Schritt m En collected walk Fr pas rassemblé
versammelter Trab m En collected trot Fr trot rassemblé
Versammlung (des Pferdes) f En collection (of a horse) Fr rassembler (d'un cheval)
verschmutzter Weißisabell m En creamy white Fr blanc sale
Verschorfung f En cauterization Fr cautérisation
verschwommener Widerrist m En poorly marked withers Fr garrot effacé / empâté / enfoncé
Versenkung f En fuller(ing) Fr rainure (d'un fer)
Versicherung f En insurance Fr assurance
Verstärkerhengst m En outside sire Fr étalon de renforcement
verstärktes Schenkelende ne En thickened heel (of a horseshoe) Fr éponge épaissie (d'un fer)
Verstärkungsband im Hüftgelenkbereich ne En accessory lig. of the femur Fr ligament accessoire du fémur
Verstauchung f En strain Fr entorse
Versteigerer m En auctioneer Fr encanteur
versteigern En auction Fr vendre à l'encan
Verstopfermuskel (innerer // äußerer ~) m En obturator (internus // externus) m. Fr m. obturateur (interne // externe)
Verteiler m En divider Fr compas à mesurer
verteuern En make a higher bid Fr enchérir

Vertragsstrafe f En fine Fr amende
Vertrauen ne En confidence Fr confiance
verwahrende Schenkel f pl En hold in the haunches Fr tenir les hanches
verwahrender Schenkel m En opposing action of the leg Fr action de résistance de la jambe
verwahrender Zügel m En direct rein of opposition Fr rêne directe d'opposition
Verwandtschaftskoeffizient m En coefficient of relationship Fr coefficient de consanguinité
Verwandtschaftszucht f En inbreeding Fr accouplement consanguin
verwaschen En washed-out Fr lavé
verweigern En refuse Fr refuser
Verweigerung f En refusal Fr refus
verwildert En feral (horse) Fr marron (cheval ~)
Verziehkamm m En mane pulling comb Fr peigne à tirer la crinière
Vesikulardrüse f En vesicular gland Fr glande vésiculaire
Veterinär m En veterinarian Fr vétérinaire
Veterinärkommission f En veterinary commission Fr commission vétérinaire
Veterinärmedizin f En veterinary medicine Fr médecine vétérinaire
Vieh ne En cattle Fr bétail
Vieheinheit f En animal unit Fr unité animale
Viehhirt m En cattleman Fr gardien de troupeau
Viehknecht m En cattleman Fr gardien de troupeau
Viehseuche f En epizooty Fr épizootie
Viehstall m En barn Fr écurie
Viehtrieb m En cattle drive Fr rassemblement de bétail
Viehzüchter m En cattleman Fr éleveur (de bétail)
viel Boden deckend En plenty of ground Fr large base de sustentation
viel Ganaschenfreiheit En good through the jowl
viel Gang En good action Fr allure énergique
viel Knochen En good bone Fr bonne ossature
Vielseitigkeits-Fahrprüfung f En combined driving event Fr concours complet d'attelage
Vielseitigkeitspferd ne En event horse Fr cheval de concours complet
Vielseitigkeitsprüfung f En horse trial Fr concours complet
Vielseitigkeitsprüfung in 3 Tagen f En three-day event Fr concours complet (de trois jours)
Vielseitigkeitsreiter m En event rider Fr cavalier de concours complet
Vielseitigkeitssattel m En all-purpose saddle Fr selle tout-usage

Vielseitigkeitssattel m En eventing saddle Fr selle pour le concours complet
Viereckbegrenzung f En rail Fr barre
viereckiger Schenkelmuskel m En quadratus femoris m. Fr m. carré fémoral
Vierergespann ; Viererzug m En four-in-hand Fr attelage à quatre
Viererwette f En quarté bet / wager(ing) Fr quarté (pari ~)
vierköpfiger Oberschenkelmuskel m En quadriceps femoris m. Fr m. quadriceps fémoral
vierrädriger Stellwagen m En wagon Fr chariot
vierrädriger Wagen m En wagon Fr chariot
vierrädriges Fuhrwerk ne En wagon Fr chariot
Vierspänner m En four-in-hand Fr attelage à quatre
Viertaktgalopp m En four-beat canter Fr galop à quatre temps
vierte Mutter f En fourth dam Fr quatrième dame
Viertelmeilen-Pfosten m En quarter-mile pole / post Fr poteau au quart de mille
vierter Hinterfußwurzelknochen m En fourth tarsal bone Fr os tarsal IV
vierter Karpalknochen m En fourth carpal bone Fr os carpal IV
vierter Tarsalknochen m En fourth tarsal bone Fr os tarsal IV
vierter Vorderfußwurzelknochen m En fourth carpal bone Fr os carpal IV
VIP-Bereich m En clubhouse Fr club-house
Virusabort der Stuten m En equine viral abortion Fr avortement viral de la jument
Vitalfunktionen f pl En vital functions Fr fonctions vitales
Vitamin ne En vitamin Fr vitamine
Vitamin H En biotin Fr biotine
Vlies ne En fleece Fr mouton
voll Wasser saugen (sich~) En soak Fr tremper
Vollblut ne En purebred ; pure bred Fr pur-sang ; pur sang
Vollblüter m En Thoroughbred Fr thoroughbred
vollblütig adj En purebred ; pure bred Fr pur-sang ; pur sang
Vollblutpferd ne En Thoroughbred Fr thoroughbred
Vollbruder m En full brother Fr frère propre
vollem Galopp (in ~) En in full stride (horse ~) Fr en pleine foulée (cheval ~)
volles Feld ne En full field Fr peloton complet
Vollgebiß ne En full mouth Fr bouche faite
Vollhuf m En dropped sole Fr pied comble

Vollhuf m En pumiced hoof
vollkommene Halsfreiheit f En full extension of the neck Fr descente de l'encolure
Vollschwester f En full sister Fr soeur propre
vollständig gefalztes Hufeisen ne En full swedge(d) horseshoe Fr fer à rainure complète
Volte f En volte ; volt Fr volte
Volte (Links ~ // Rechts ~) f En volte (to the left // right) Fr volte (à gauche // droite)
Voltigieren ne En vaulting Fr voltige
vom Ersten bis zum Letzten im Ziel En from top to bottom (at the wire) Fr dans l'ordre (au fil d'arrivée)
Vomer m En vomer Fr vomer
von Pferden gezogen En horse-drawn Fr hippomobile
vor dem Zügel liegen En pull Fr tirer (sur la main)
vor der Bewegung sitzen En sit too far forward Fr devancer le mouvement (du cheval)
Vorarm m En forearm Fr avant-bras
Vorarm-Gamasche f En arm boot Fr guêtre d'avant-bras
vorausgehender Punktestand m En preliminary score (of a race) Fr sortie préliminaire (des résultats d'une course)
vorbeilaufen En run out Fr dérober (se ~)
vorbereitendes Aufwärmen ne En preliminary warm-up Fr mise en train
Vorbereitung f En warm-up (exercise) Fr réchauffement (exercice de ~)
vorbiegig adj En goat knee Fr genou brassicourt
vorbiegig En over at / in the knees Fr brassicourt (genou / cheval ~)
Vorbrunst f En pro-oestrus / proestrus Fr pro-oestrus
Vorderbein ne En forelimb ; foreleg Fr membre antérieur / de devant
Vorderbeine ne pl En forelegs Fr membres antérieurs
Vorderbrust f En breast Fr poitrail
Vorderbrustgegend f En breast Fr poitrail
vordere Backenzähne m pl En premolars ; premolar teeth Fr prémolaires
vordere Griffelbeine (zur Mitte hin gelegene // seitliche ~) ne pl En splint bones (front limb medial and lateral ~) Fr os métacarpiens rudimentaires
vordere Kieferhöhle f En rostral maxillary sinus Fr sinus maxillaire rostral / antérieur
vorderer Hauptmittelfußknochen m En metacarpal bone (large / third ~) Fr os métacarpien principal
vorderer Nebenmittelfußknochen m En small metacarpal (bone) Fr os métacarpien rudimentaire
vorderer Rippenhalter m En ven-

tral scalenus m. Fr m. scalène ventral
vorderer Sägezahnmuskel *m* En serratus ventralis m. Fr muscles dentelés ventraux
vorderer Schienbeinmuskel *m* En tibialis cranialis m. Fr m. tibial crânial
vorderes // hinteres Fesselgelenk *ne* En fetlock joint Fr articulation du boulet
vorderes Griffelbein *ne* En small metacarpal (bone) Fr os métacarpien rudimentaire
vorderes Hautfeld der Sohlenfläche (des Hufbeines) *ne* En planum cutaneum (of the distal phalanx) Fr surface solaire (de la phalange distale)
vorderes Kahnbein *ne* En radial carpal bone Fr os radial (du carpe)
vorderes Röhrbein *ne* En metacarpal bone (large / third ~) Fr os métacarpien principal
Vorderfuß *m* En forefoot Fr pied avant
Vorderfußwurzel *f* En knee Fr genou
Vorderfußwurzel- und Fesselbeinschutz *m* En knee and arm boot Fr guêtre de genou et avant-bras
Vorderfußwurzelgelenk(e) *ne* En carpal joint(s) Fr articulation(s) du carpe
Vorderfußwurzelgelenkentzündung *f* En carpitis Fr carpite
Vorderfußwurzelknochen *m pl* En carpal bones Fr os du carpe (les ~)
Vorderfußwurzelschutz *m* En knee boot / guard Fr protecteur de genou
Vorderglied(maße) *f* En forelimb ; foreleg Fr membre antérieur / de devant
Vorderhand *f* En forehand Fr avant-main
Vorderknie *ne* En knee Fr genou
Vordermittelfuß *m* En metacarpus Fr métacarpe
Vordermittelfuß-Gelenkkapsel *f* En metacarpophalangeal joint capsule Fr synoviale métacarpo-phalangienne
Vordermittelfußgegend *f* En metacarpal region Fr région du métacarpe
Vordermittelfußknochen *m pl* En metacarpal bones Fr os du métacarpe (les ~)
Vorderpferd *ne* En leader Fr cheval de volée
Vorderröhrbein *ne* En metacarpal bone (large / third ~) Fr os métacarpien principal
Vorderröhre *f* En forecannon Fr canon (antérieur)
Vorderteil *m oder ne* En forehand Fr avant-main
Vorderteil (des Hufeisens) *ne* En toe (of a shoe) Fr pince (d'un fer)
Vorderwandhornspalte *f* En toe crack Fr seime en pince
Vorderzeug *ne* En breast collar / plate Fr bricole

Vorderzwiesel *m* En pommel Fr pommeau
Vorderzwiesel *m* En bande d'arçon
Vorfahren *m pl* En ancestry Fr ascendance
vorgesehene Menge *f* En designated amount Fr somme d'argent fixée à l'avance
Vorhammer *m* En sledge hammer Fr marteau à frapper devant
Vorhand *f* En forehand Fr avant-main
Vorhand (auf der ~) En heavy on the forehand Fr sur les épaules
Vorhandwendung *f* En turn on the forehand Fr tourner sur les antérieurs
Vorhaut *f* En sheath Fr fourreau
Vorhautbutter *f* En smegma Fr smegma (préputial)
Vorhautkonkrement *ne* En bean
Vorhof (rechter // linker ...) *m* En atrium (right // left ~) Fr oreillette (droite // gauche)
Vorhofflimmern *ne* En atrial fibrillation Fr fibrillation auriculaire
vorläufiger Fahrer *m* En provisional driver Fr conducteur recrue
Vormilch *f* En colostrum Fr colostrum
vorn weiß gesäumte Krone *f* En white marking at front of coronet Fr trace de balzane en pince
vorn zu hoch stehendes Pferd En too high at withers Fr dos abaissé (vers l'arrière)
vorne faßbeinig En knee-wide Fr cambré des genoux
vorne links // rechts lahm En lame, left // right fore Fr boiteux de l'antérieur gauche // droit
Vorschlaghammer *m* En sledge hammer Fr marteau à frapper devant
Vorsitzender des Renngerichts / der Berufungskommission *m* En appeal judge Fr juge d'appel
vorsitzender Richter *m* En presiding judge Fr juge en chef
Vorsorgeuntersuchung *f* En physical check-up / examination Fr examen médical
vorständige Hinterglieder *ne pl* Fr sous-lui du derrière
vorstehender Unterkiefer *m* En prognathism / prognathia (mandibular ~) Fr prognathie / prognathisme (mandibulaire)
Vorsteherdrüse *f* En prostate Fr prostate
Vorstellung *f* En performance Fr performance
Vorstoß beenden (einen ~) En finish a dash Fr terminer une course à essai
Vorwärtssitz *m* En forward seat Fr monte en avant
Vorwette *f* En advance bet / wager(ing) Fr pari anticipé
Vorwette *f* En off-track bet(ting) Fr pari hors-piste
Vulva *f* En vulva Fr vulve

Waage *f* En weighing room Fr pesage (salle de ~)
Waageraum *m* En weighing room Fr pesage (salle de ~)
waagerechte Kruppe *f* En flat croup Fr croupe horizontale
waagerechter Kopf *m* En star gazer
Wachsen *ne* En growth Fr avalure
Wachstum *ne* En growth Fr avalure
Wadenbein *ne* En fibula Fr fibula
Wadenbeinnerv (gemeinsamer // oberflächlicher // tiefer ~) *m* En peroneal nerve (common // superficial // deep ~) Fr nerf péronier (commun // superficiel // profond)
Wadenstecher *m* En stable fly Fr mouche de l'étable
Wagenpferd *ne* En cart-horse Fr cheval d'attelage
wahre Rippen *f pl* En sternal ribs Fr côtes sternales
Waler *m* En Waler Fr waler
Walespony *ne* En Welsh pony Fr poney welsh
Walkover *m* En walk-over Fr course sans concurrence
Wall *m* En bank Fr banquette
Wallach *m* En gelding Fr hongre
Wälzen im Sand *ne* Fr roulage dans le sable
Wand *f* En wall Fr mur
Wand-Heuraufe *f* En wall hay rack Fr râtelier mural (pour le foin)
Wanderritt *m* En trail Fr sentier
Wandfläche (des Hufbeins) *f* En parietal surface (of the distal phalanx) Fr face pariétale (de la phalange distale)
Wandfurche (zur Mitte hin gelegene // seitliche ~) *f* En parietal sulcus (of the distal phalanx) Fr sillon pariétal (de la phalange distale)
Wandlederhaut *f* En laminar corium / dermis Fr chorion de la paroi (du sabot)
Wandlung (beim Kauf) *f* En annulment Fr rédhibition
Wandrinne (zur Mitte hin gelegene // seitliche ~) *f* En parietal sulcus (of the distal phalanx) Fr sillon pariétal (de la phalange distale)
Wange *f* En cheek Fr joue
Wangendrüsen *f pl* En buccal glands Fr glandes buccales
Wangenmuskel *m* En buccinator m. Fr m. buccinateur
Warmblut *ne* En warmblood ; warm-blooded horse Fr cheval à sang chaud
Warmblüter *m* En warmblood ; warm-blooded horse Fr cheval à sang chaud
warmblütiger Schlag *m* En warmblood ; warm-blooded horse Fr cheval à sang chaud
Warmblutpferd *ne* En warmblood ; warm-blooded horse Fr cheval à sang chaud
warnendes Schnaufen / Schnauben *ne* En snort (warning ~)

Fr renâclage
Warzenteil des Schläfenbeins m En mastoid part Fr partie mastoïdienne / cléido-mastoïdienne
Waschbürste f En washer comb Fr étrille pour laver
Waschbürste f En water brush Fr brosse de lavage
Waschplatz m En wash rack Fr douche
Waschung f En lavage Fr lavement
Wasser ne En water Fr eau
Wassereimer m En pail Fr seau
Wassergraben (offener ~) m En water jump (open ~) Fr rivière
Wasserhaut f En amnion Fr amnios
wässerige Schwellung f En oedema Fr oedème
Wasserrübe f En turnip Fr navet
Wassertrense f En loose-ring jointed snaffle Fr filet (brisé) Chantilly
Wassertrense (Mundstück) f En loose-ring (mouthpiece) Fr anneaux mobiles (embouchure avec ~)
Weben ne En weaving Fr tic de l'ours
Weben ne Fr bercement
Wechsel der Gangart m En change of gait / pace Fr changement d'allure
Wechsel durch die Länge der Bahn m Fr doubler sur la longueur avec changement de main
Wechsel in der Fußfolge beim Leichttraben m En change (of) diagonal(s) Fr changement de diagonal(e)
Wechselweide f En alternate grazing Fr pâturage alternatif / en alternance
Wegerich m En plantain Fr plantain
Wegstrecke f En roads and tracks Fr parcours routier
Weibchen ne En female Fr femelle
weiblich adj En female Fr femelle
weibliche Linie f En female line Fr lignée femelle
weibliche Scham f En vulva Fr vulve
weiblicher Jockey m En woman jockey Fr femme-jockey
weiblicher Nachkomme m En female descendant Fr descendant femelle
weibliches Tier ne En female Fr femelle
weich gefesselt adj En weak pastern
Weiche f En flank Fr flanc
weiche Fesselung f En weak pastern
Weichen ne En yielding Fr cession
weicher Gaumen m En soft palate Fr voile du palais
weicher Rücken m En weak back Fr dos mou
weicher Spat m En bog spavin Fr éparvin mou
weiches Maul ne En soft mouth Fr bouche fine / légère / chatouilleuse / tendre / sensible
Weichteilspat m En bog spavin Fr éparvin mou
Weide f En pasture Fr pâturage
Weidegang m En turning out to grass Fr mise à l'herbe
weiden En pasture Fr faire paître
Weidetränke f En water(ing) trough Fr abreuvoir
Weidewechsel m En pasture rotation Fr rotation des pâturages
weiß adj En white Fr blanc
weiß bekrönt adj En white coronet Fr principe de balzane
weiß geborenes Pferd ne En white foaled Fr blanc de naissance
weiß gefesselt adj En white to fetlock Fr balzane boulet
weiß hochgestiefelter Vorderfuß m En white up to knee Fr balzane genou
weiße Augenhaut f En sclera Fr sclérotique
weiße Ballen m pl En white heels Fr trace de balzane aux deux talons
weiße Bauchflecken m pl En white markings underneath the body Fr taches blanches sous le ventre
weiße Fessel f En white to fetlock Fr balzane boulet
weiße Flecken m pl En white spots Fr neigeures
weiße Kruppe f En white blanket over croup Fr croupe blanche
weiße Linie (des Hufes) f En white line (of the hoof) Fr ligne blanche (du sabot)
weiße Linie des Bauches f En linea alba Fr ligne blanche
weißer Ballen (linker // rechter ~) m En white (left // right) heel Fr trace de balzane en talon (gauche // droit)
weißer Innen ~ // Außenballen m En white inside // outside heel
weißer Kronrand m En white coronet Fr principe de balzane
weißes Abzeichen an einer Gliedmaße // einem Bein ne En white marking on a limb / leg Fr balzane
Weißisabell m En cream Fr alezan soupe-au-lait
Weißisabell m En creamy white Fr blanc sale
weit aus dem Rennen fallen En drop far out of the race Fr laisser distancer (se ~)
weit hinter dem Feld En way behind the field Fr loin derrière le peloton
weit in Führung gehen En take a big lead Fr distancer le peloton
Weitsprung m En spread fence / jump Fr obstacle large
Weitsprung m En spread jump Fr saut en largeur
Weitsprungkonkurrenz f En broad-jump competition Fr compétition de saut en largeur
Weizen m En wheat Fr blé
Weizenkleie f En wheat bran Fr son de blé
wellenförmiger Wirbel m En sinuous whorl Fr épi penné convergent sinueux
Wellengebiß ne En wavemouth
Welsh Cob m En Welsh Cob Fr cob gallois
Welsh Mountain Pony ne En Welsh Fr welsh
Welsh Pony ne En Welsh pony Fr poney welsh
Weltmeisterschaft f En World Championship Fr championnat du monde
Weltpokal m En World Cup Fr Coupe du monde
Weltpokalqualifikation f En World Cup Qualifier Fr épreuve de qualification pour la Coupe du monde
Weltreiterspiele f En World Equestrian Games Fr Jeux équestres mondiaux
wenden (in großem Bogen ~) En turn wide Fr tourner large
Wendung (auf der Vorhand // Hinterhand) f En turn (on the forehand // haunches) Fr tourner (sur les antérieurs // postérieurs)
Wendung auf der Hinterhand f En turn on the haunches / quarters / hocks Fr tourner sur les postérieurs
Wendung auf der Mittelhand f En turn on the centre Fr pivot sur le centre
Wendung auf der Vorhand f En reversed pirouette Fr pirouette renversée
Wendung auf der Vorhand / Vorderhand f En turn on the forehand Fr tourner sur les antérieurs
wenig Ganaschenfreiheit aufweisen En thick at the throat
Westernpad ne En saddle blanket Fr tapis de selle
Westernsattel m En western saddle Fr selle western
Westernsattelgurt m En girth Fr sangle
Westfale m En Westphalian (Warm-Blooded Horse) Fr westphalien
Westfriese m En Friesian (West ~) Fr frison (occidental)
westliche Pferdeenzephalomyelitis f En western equine encephalomyelitis Fr encéphalite / encéphalomyélite équine de l'ouest des Etats-Unis
Wettbereich m En wagering unit Fr unité de mise
Wettbewerb m En tournament Fr tournoi
Wettbewerber m En competitor Fr compétiteur
Wette f En bet Fr pari
Wetteinrichtung f En wagering unit Fr unité de mise

wetten En bet Fr parier
Wetten betreiben ne En conduct betting Fr organiser des paris
Wetter m pl En betting public Fr parieurs (les ~)
Wetter m En bettor Fr parieur
Wettgewinn m En payoff Fr rendement (sur un pari)
Wettleiter m En mutuel manager Fr responsable du pari mutuel
Wettpool m En wagering pool Fr montant des paris
Wettschalter m En mutuel wicket / window Fr guichet de pari (mutuel)
Wettschein m En tip sheet Fr feuille de sélection
Wettumsatz m En handle Fr paris (montant total des ~)
Wetzer m En crib-biter ; cribber Fr roteux
Widerrist m En withers Fr garrot
Widerristfistel f En fistulous withers Fr fistule du garrot
Widerristhöhe f En height (at withers) Fr taille (au garrot)
Widersetzlichkeit f En resistance Fr résistance
widerspenstig En unwilling (horse) Fr peu généreux (cheval ~)
Widerstand gegen die Hilfen m En resistance Fr résistance
widerstandsfähig En tough Fr résistant
wieder an der Spitze sein En be back on top Fr reprendre les devants
wiederaufgemachtes Rennen ne En reopened race Fr course réouverte / rouverte
Wiederholungsimpfung f En booster injection (of a vaccination) Fr injection de rappel (d'un vaccin)
wiegen En weigh Fr peser
Wiegen ne En weighing Fr pesage
wiehern En neigh Fr hennir
Wiehern ne En neigh Fr hennissement
Wiehern ne En nicker Fr appel de contact
wiehern v En nicker Fr appel de contact
wieherndes Lachen ne En horse-laugh Fr gros rire
Wielkopolska-Rasse f En Wielkopolski Horse Fr wielkopolski
Wielkopolski m En Wielkopolski Horse Fr wielkopolski
Wielkopolski-Pferd ne En Wielkopolski Horse Fr wielkopolski
Wiesenlieschgras ne En timothy (grass) Fr fléole (des prés)
Wiesenlieschgras-Pellets ne pl En timothy pellets Fr mil en comprimés
Wiesenrispengras ne En Kentucky blue grass Fr pâturin du Kentucky
Wiesenschwingel m En meadow fescue Fr fétuque des prés
wild En feral (horse) Fr marron (cheval ~)
Wild ne En quarry Fr gibier

wildes Fleisch ne En granulation tissue (excess ~) Fr tissu cicatriciel (excédentaire)
wildes Pferd ne En bronco Fr bronco
wildes Pferd ne En wild horse Fr cheval sauvage
wildfalb En pangaré
willig En willing (horse) Fr généreux (cheval ~)
Willigkeit f En docility Fr docilité
Wimperlarve f En miracidium Fr miracidium
Windhundbauch m En herring gut Fr ventre de levrette
Windung f En loop (of a serpentine) Fr demi-cercle (d'une serpentine)
Winkel m En inverted chevron Fr chevron inversé
Winterfell ne En winter coat Fr poil d'hiver
Winterhaar ne En winter coat Fr poil d'hiver
Wirbel m En vertebra Fr vertèbre
Wirbel m En whorl Fr épi
Wirbelarterie f En vertebral artery Fr artère vertébrale
Wirbelkanal m En vertebral canal Fr canal vertébral
Wirbelsäule f En vertebral column Fr colonne vertébrale
Wirbelsäulenerektor m En erector spinae m. Fr m. erector spinae
Wirbelsäulenvene f En vertebral vein Fr veine vertébrale
Wirkung der Zügelarbeit f En effect of reins Fr effet de rênes
Wirtschaftspferd ne En draught horse Fr cheval de trait
Wisch aus Stroh, Heu oder ähnlichem f En wisp Fr bouchon
Wischtuch ne En saddle cloth / towel Fr serviette de selle
Witterung f En scent Fr trace
wölben v En arch Fr arquer
Wölbung f En curvature Fr courbure
wolfsfarben En yellow-dun Fr café-au-lait à crins et extrémités foncés (alezan ~)
Wolfszahn m En wolf tooth Fr dent de loup
Working-Hunter m En hunter (over fences) Fr chasseur (sur obstacles)
Wunde f En wound Fr plaie
Wunderpferd ne En wonder horse Fr cheval cendrillon
wundgeriebene Stelle in der Gurtenlage f En girth gall Fr plaie de sangle
Wundreibung f En chafing Fr irritation
Wundstarrkrampf m En tetanus Fr tétanos
Würfelbein ne En fourth tarsal bone Fr os tarsal IV
Wurfzeug ne En hobbles Fr entravon
würgen (heraus- / herunter-) En choking (up / down) Fr étouffement
Wurm m En worm Fr ver
Wurmarteritis f En verminous arteritis Fr artérite vermineuse
Wurmeier-Zählung f En egg count Fr numération des oeufs
Wurmerkrankung f En helminthiasis ; helminthinfestation Fr helminthose ; helminthiase
Wurmkolik f En verminous colic Fr colique vermineuse
Wurmkur f En anthelmintic (drug) Fr vermifuge
Wurmmittel ne En anthelmintic (drug) Fr vermifuge
Wurmprobe f En worm test Fr test de vers
wurmtötendes Mittel ne En anthelmintic (drug) Fr vermifuge
Württemberger m En Württemberg Horse Fr wurtemberg
Württemberger Warmblut ne En Württemberg Horse Fr wurtemberg
Wurzelbürste f En dandy brush Fr brosse rigide
x Siege erringen En notch x victories / wins Fr remporter x victoires
X-beinig En cow-hocked Fr serré des jarrets
X-beinig En knock-kneed Fr serré des genoux
X-Beinstellung f En knock-knees Fr genoux de boeuf
Yard ne En yard Fr verge
zackeln En jig Fr trottiner
zäh En tough Fr résistant
Zahn m En tooth Fr dent
Zahnbein ne En dentine Fr ivoire (d'une dent)
Zahnemaille f En enamel (of a tooth) Fr émail (d'une dent)
Zahnfleisch ne En gingiva Fr gencive
zahnfreier Rand m En interdental space Fr espace inter-dentaire
Zahnhöhle f En pulp cavity (of a tooth) Fr cornet dentaire interne (d'une dent)
Zahnlücke f En bar (of the mouth) Fr barre (de la bouche)
Zahnmark ne En pulp tooth Fr pulpe dentaire
Zahnraspel f En tooth float blade Fr lime à dents
Zahnschmelz m En enamel (of a tooth) Fr émail (d'une dent)
Zahnsternchen ne En dental star Fr étoile radicale (d'une dent)
Zahnwechsel m En changing the teeth Fr renouvellement des dents
Zahnwechsel m En dentition Fr dentition
Zahnwurzel f En tooth root Fr racine d'une dent
Zahnzement m En cement (of a tooth) Fr cément (d'une dent)
Zäkum / Zaekum ne En cecum / caecum Fr caecum
Zangen f pl En central incisors Fr pinces
Zaum m En bridle Fr bride
Zaum halten (im~) En snaffle a

horse Fr conduire un cheval sur le bridon
zäumen En bridle (a horse) Fr brider (un cheval)
Zaumzeug ne En bridle Fr bride
Zaun m En fence Fr clôture
Zebra ne En zebra Fr zèbre
Zecken f pl En ticks Fr tiques
Zedernöl ne En cedar leaves oil Fr huile de feuilles de cèdre
Zehe En digit Fr doigt
Zehe f En toe (of a hoof) Fr pince (d'un sabot)
Zehen- und Fessellinie f En digit axis Fr axe du pied et du paturon
Zehenachse f En foot axis Fr axe du pied
Zehenarterie (innere // äußere ~) f En palmar proper digital artery (medial // lateral ~) Fr artère digitale palmaire propre (médiale // latérale)
Zehenaufzug m En toe clip Fr pinçon en pince
Zeheneisen ne En tip shoe Fr fer à branches tronquées
zeheneng ; zehenenge Stellung adj ; f En toed-in Fr cagneux du pied
zeheneng // zehenweit En foot broken in // out Fr pied de travers
zehenenge Stellung der Gliedmaßen f En toe-in conformation Fr cagnardise
Zehengriff m En toe grab Fr grappe (en pince)
Zehenkappe f En toe clip Fr pinçon en pince
Zehenknochen m pl En phalanx Fr phalange
Zehenlinie f En foot axis Fr axe du pied
Zehennerv(~en) m (pl) En digital nerve(s) Fr nerf digital
Zehenringband (zum Körperzentrum hin // vom Körperzentrum weg verlaufend) ne En digital annular lig. (proximal // distal ~) Fr ligament annulaire digital (proximal // distal)
Zehenteil (des Hufeisens) ne En toe (of a shoe) Fr pince (d'un fer)
Zehenteil des Hufes m En toe (of a hoof) Fr pince (d'un sabot)
zehenweit En flaring / flared foot Fr pied évasé
zehenweit ; zehenweite Stellung adj ; f En toed-out Fr panard du pied (cheval ~)
zehnter Hirnnerv m En vagus nerve Fr nerf pneumogastrique
Zeit f En time Fr temps
Zeit des führenden Pferdes f En leader's time Fr temps du meneur
Zeit-Ausgleich m En time handicap Fr handicap de temps
Zeit-Steward m En time steward Fr juge de chronométrage
Zeit-Trial ne En time trial Fr épreuve chronométrée
Zeitaufzeichnung f En time record Fr record de vitesse

Zeitausgleich m En time allowance Fr concession de temps
Zeiterlaubnis f En time allowance Fr concession de temps
Zeitfehler m En time penalty Fr pénalité de temps
Zeitgutschrift f En time bonus Fr bonification du temps
zeitlich festgelegt En timed Fr chronométré
zeitlich reguliert En timed Fr chronométré
zeitlich reguliertes Training ne En timed work out Fr essai chronométré
Zeitmessung f En time keeping Fr chronométrage
Zeitnachlaß m En time allowance Fr concession de temps
Zeitnahme f En time keeping Fr chronométrage
Zeitnehmer m En timekeeper Fr chronométreur
Zeitniederschrift f En time record Fr record de vitesse
Zeitnorm f En time standard Fr norme de vitesse
Zeitrichter m En time steward Fr juge de chronométrage
Zeitrichtlinie f En time standard Fr norme de vitesse
Zeitspringen ne En scurry jumping (with time factor) Fr épreuve au chronomètre
zeitweiliges Hinken ne En intermittent limping Fr boiterie intermittente
Zelter m En palfrey Fr palefroi
Zentimeter m En centimetre Fr centimètre
zentraler Schneidezahn m En central incisor Fr pince
zentrales Nervensystem ne En central nervous system Fr système nerveux central
Zerebellum ne En cerebellum Fr cervelet
Zerkarie f En cercaria Fr cercaire
Zerrung f En strain Fr entorse
Zersetzung der weißen Linie f En seedy-toe Fr fourmilière (en pince)
Zertifikat ne En certificate Fr certificat
zervikoaurikulärer Muskel m En cervicoauricularis (superficialis // medius // profundus) m. Fr m. cervico-auriculaire (superficiel // moyen // profond)
Zervix f En cervix of uterus Fr col utérin
Zestoden f pl En cestodes Fr cestodes
zeugen En sire Fr engendrer
Zick-Zack Traversale f En zig-zag half pass Fr contre-changements de main en appuyant
Zickzack gehen (im ~) En swerve Fr zigzaguer
Ziegenbrust f En pigeon breast Fr poitrail de chèvre
Ziel ne En finish Fr arrivée

Zieleinlauf m En order of finish Fr ordre d'arrivée
Zielfotostand m En photo finish booth Fr cabine de prises de photos d'arrivée
Zielfotovergrößerung f En blow up of a photo finish Fr agrandissement d'une photo de fin de course
Zielgerade f En homestretch ; home stretch Fr droit
Zielgerade f En straight ; straightaway Fr ligne droite
Ziellinie f En finish(ing) line Fr ligne d'arrivée
Zielrichter m En placing judge Fr juge à l'arrivée
Zielrichter m En race judge Fr juge de courses
Ziliarmuskel m En ciliary m. Fr m. ciliaire
Zirkel m En circle Fr grande volte
Zirkel vergrößern (den ~) En enlarge the circle Fr élargir le cercle
Zirkel verkleinern (den ~) En tighten the circle Fr réduire le cercle
Zirkel wechseln (aus dem ~) En change of rein from circle to circle Fr changer de main de cercle à cercle
Zirkel wechseln (aus dem~) En leave the circle Fr quitter le cercle
Zirkel zum Führen oder Longieren m En walking ring Fr rond
Zirkus-Reiterei f En circus riding Fr équitation de cirque
Zirkusreiter m En circus rider Fr écuyer de cirque
ZNS En central nervous system Fr système nerveux central
Zobelfuchs m En rubican chestnut Fr alezan rubican
zocken En bet Fr parier
Zocker m En gambler Fr joueur
zöliakale Arterie f En celiac artery Fr artère coeliaque
Zoll m En inch Fr pouce
Zonulaapparat m En zonula ciliaris Fr zonula
Zottenhaut f En chorion Fr chorion
zu Hunden reiten En ride to hounds Fr chasser à courre
zu Knochen werden En ossify Fr ossifier (s'~)
zu weite Sprunggelenke Fr jarrets cambrés
Zucht f En breeding Fr élevage
Zuchtaktivitäten f En breeding activities Fr activités d'élevage
Zuchtauswahl f En breeding selection Fr sélection (pour l'élevage)
Zuchtbestand m En breeding stock Fr reproducteurs (sujets ~)
Zuchtbetrieb m En stud farm Fr haras
Zuchtblatt ne En breeding sheet Fr feuille de saillie
Züchten ne En breeding Fr reproduction
Züchter m En breeder Fr éleveur (-naisseur)

Züchterpokal *m* En Breeders' Cup Fr Coupe des éleveurs
Züchterprämie *f* En breeder's premium Fr prime à l'éleveur ; prime d'élevage
Züchterverband *m* En breeder's association Fr association d'éleveurs
Züchtervereinigung *f* En breeder's association Fr association d'éleveurs
Zuchthengst *m* En stud horse Fr reproducteur (mâle)
Zuchthengst *m* En stallion Fr étalon
Zuchtherde *f* En breeding herd Fr troupeau d'élevage
Zuchtlinienkreuzung *f* En line crossing Fr croisement entre lignées
Zuchtmaterial *ne* En breeding stock Fr reproducteurs (sujets ~)
Zuchtstute *f* En broodmare ; brood mare Fr poulinière
Zuchtstute *f* En producing mare Fr reproductrice (jument ~)
Zuchttätowierung *f* En breeding tattoo Fr matricule d'élevage
Zuchttiere *ne pl* En breeding stock Fr reproducteurs (sujets ~)
Zuchtverband *m* En breed society Fr société d'élevage
Zuchtverein *m* En breed society Fr société d'élevage
Zuchtwahl *f* En breeding selection Fr sélection (pour l'élevage)
Zucker *m* En sugar Fr sucre
Zuckfuß *m* En stringhalt Fr harper
Zügel *m* En rein Fr rêne
Zügel *m pl* En reins Fr rênes
Zügel teilen *m pl* En separate the reins Fr partager les rênes
Zügel und Hilfszügel *m pl* En reins Fr enrênement(s)
Zügel verkürzen *f* En shorten the reins Fr raccourcir les rênes
Zügel verlängern *f* En lengthen the reins Fr allonger les rênes
Zügel verpassen / anpassen *m pl* En adjust the reins Fr ajuster les rênes
Zügelbrille *f* En rings (of a bit) Fr anneaux (du mors)
Zügelführung *f* En manner of handling / holding reins Fr tenue des rênes
Zügelhaltung *f* En manner of handling / holding reins Fr tenue des rênes
Zügelhaltung drei zu eins *f* En three in one Fr trois pour une
Zügelhilfen *f pl* En hands (action of the ~) Fr mains (action des ~)
Zügelmaß verändern *ne* En change the lengths of the reins Fr Changer / modifier la longeur des rênes
Zügelring *m* En lip strap ring Fr oeil de perdrix
Zügelring am Brustblatt *m* En breast collar terret Fr clef de surcou
Zügelringe *m pl* En rings (of a bit) Fr anneaux (du mors)
Zuggurt ; Zugstrick ; Zugstrang *m ; m ; m* En trace Fr trait

Zugpferd *ne* En draught horse Fr cheval de trait
Zugpferd En cart-horse Fr cheval d'attelage
Zugpflaster *ne* En blister ; blistering Fr vésicatoire
Zugtrense *f* En gag bit Fr filet releveur
Zulassung *f* En qualification Fr qualification
Zulassungsliste *f* En qualifying list Fr liste de qualification
Zulassungsrennen *ne* En qualifying race Fr course de qualification
Zulassungsstandard *m* En qualifying standard Fr norme de qualification
Zulassungsstandard für eine Rennbahn *m* En track qualifying standard Fr norme de qualification d'une piste
zulegen En extend Fr allonger
zulegen *v* En lengthening (of strides) Fr allongement (d'allure)
zum Nichtstarter erklärt En scratched Fr retiré
zum Start gehen En go to the post Fr rendre à la barrière de départ (se ~)
Zunge *f* En tongue Fr langue
Zunge herausstrecken *f* En hang out the tongue Fr sortir la langue
Zunge über das Gebiß nehmen (*die ~*) En get the tongue over the bit Fr passer la langue sur l'embouchure
Zunge über das Mundstück legen *f* En tongue over the bit (horse getting the ~) Fr langue sur l'embouchure (cheval qui passe ~)
Zungenbein *ne* En hyoid apparatus / bone Fr appareil hyoïdien
Zungenfreiheit *f* En port Fr liberté de langue
Zungenriemen *m* En tongue strap / tie Fr courroie de langue
Zungenschlag *m* En click (of the tongue) Fr claquement de langue
Zungenstrecker (Trense mit einem ~) En tongue grid (snaffle with a ~) Fr palette (filet à ~)
zur Jagd reiten En ride to hounds Fr chasser à courre
zur Seite treten En step aside Fr faire un // quelques pas de côté
zureiten *v* En break (a horse) Fr débourrer (un cheval)
Zureiten *ne* En breaking Fr domptage
Zureiten *ne* En training Fr entraînement
Zureiter *m* En horsebreaker Fr dompteur de chevaux
zurück treten En step backwards Fr pas vers l'arrière
zurückgeschnittener Sattelkopf *m* En cut back head (of a saddle) Fr nez coupé (d'une selle)
zurückgezogen En scratched Fr retiré
Zurücksetzen des Gespanns *ne* En rein-back ; reinback Fr reculer

zurücktreten (Pferd) En back Fr reculer
Zurückweisung einer Nennung *ne* En rejection of declaration Fr refus d'engagement
zurückwiegen En weigh in Fr peser (après la course)
Zurückwiegen *ne* En weigh-in ; weighing-in Fr pesée / pesage (après la course)
zurückziehen En withdraw Fr retirer
Zurückzieher des Penis *m* En retractor m. of penis Fr m. rétracteur du pénis
Zusammenbrechen *ne* En break down of tendon Fr rupture de tendon
zusammentreiben En round up (the cattle) Fr rassembler (le bétail)
Zusammenwirken der Hilfen (harmonisches ~) *ne* En harmonious use of aids Fr accord des aides
Zusammenziehung des Herzmuskels *f* En systole Fr systole
zusätzlich zu den Einsätzen ausgezahlter Rennpreis *m* En added money Fr sommes ajoutées
zusätzliche Ration *f* En supplementary ration Fr ration supplémentaire
zusätzlicher Kruppenmuskel *m* En gluteus accessorius m. Fr m. fessier accessoire
zusätzlicher Nerv *m* En accessory nerve Fr nerf accessoire
Zuschauertribüne *f* En stands Fr gradins
Zuschlaghammer *m* En sledge hammer Fr marteau à frapper devant
Zustand der Bahn *m* En track condition Fr condition de la piste
Zuversicht *f* En confidence Fr confiance
Zwanghuf *m* En contracted foot Fr pied encastelé
zwei Hufschläge En two tracks (on ~) Fr deux pistes (sur ~)
zwei vertikale Streifen En braces Fr bretelles
Zweibrücker *m* En Zweibrücken Horse Fr zweibrücker
Zweibrücker Pferd *ne* En Zweibrücken Horse Fr zweibrücker
Zweiergespann *ne* En horse team, two abreast Fr attelage à deux chevaux (de front)
Zweierwette *f* En exacta ; exactor Fr exacta
zweifache Kombination *f* En double (obstacle) Fr double (obstacle / combinaison ~)
Zweigespann *ne* En horse team, two abreast Fr attelage à deux chevaux (de front)
Zweijährigen-Ausgleich *m* En nursery handicap race Fr course handicap pour chevaux de deux ans
zweiköpfiger Armmuskel *m* En biceps brachii m. Fr m. biceps brachial
zweiköpfiger Oberschenkelmuskel *m* En biceps femoris m. Fr m. biceps fémoral

zweiköpfiger Wadenmuskel *m* En gastrocnemius m. Fr m. gastrocnémien

Zweikopfmuskel *m* En biceps brachii m. Fr m. biceps brachial

Zweimaster *m* En bicorne Fr bicorne

zweirädriger Wagen *m* En two-wheeled cart Fr charrette

Zweispänner *m* En horse team, two abreast Fr attelage à deux chevaux (de front)

Zweispitz *m* En bicorne Fr bicorne

zweite Schneidezähne *m pl* En lateral incisors Fr mitoyennes

zweiter Halswirbel *m* En axis Fr axis

zweiter Karpalknochen *m* En second carpal bone Fr os carpal II

zweiter Metakarpalknochen *m* En medial splint Fr suros médial / interne

zweiter Schneidezahn *m* En lateral incisor Fr mitoyenne

zweiter Metakarpalknochen *m* En splint bones (front limb medial and lateral ~) Fr os métacarpiens rudimentaires

zweiter und vierter Mittelhandknochen *m* En splint bones (front limb medial and lateral ~) Fr os métacarpiens rudimentaires

zweiter und vierter Vordermittelfußknochen *m* En splint bones (front limb medial and lateral ~) Fr os métacarpiens rudimentaires

zweites Kopfgelenk *ne* En atlanto-axial articulation Fr articulation atlanto-axiale

zweites Zehengelenk *ne* En pastern joint Fr articulation du paturon

Zwerchfell *ne* En diaphragm Fr diaphragme

Zwerchfellsnerv *m* En phrenic nerve Fr nerf phrénique

Zwergfadenwurm *m* En intestinal threadworm Fr ver filiforme intestinal

Zwergpferd *ne* En miniature horse Fr cheval miniature

Zwiesel *m* En arch Fr arcade

Zwillingsmuskeln *m pl* En gemelli muscles Fr muscles jumeaux

Zwillingswette *f* En quinella Fr jumelé

Zwinger *m* En kennel Fr chenil

zwischen Hand und Schenkel En on the aids Fr bien encadré

zwischen Schenkel und Zügel stellen En keep the horse on the aids Fr encadrer (le cheval entre les aides)

Zwischenkieferbein *ne* En incisive bone Fr os incisif

Zwischenkieferknochen *m* En incisive bone Fr os incisif

Zwischenrippenmuskeln (innere // äußere ~) *m pl* En intercostales interni // externi muscles Fr muscles intercostaux internes // externes

Zwischenrosse *f* En dioestrus / diestrus Fr dioestrus

Zwischenscheitelbein *ne* En interparietal bone Fr os interpariétal

Zwischenwirbelscheibe *f* En intervertebral disc Fr disque intervertébral

Zwischenwirt *m* En intermediate host Fr hôte intermédiaire

Zwischenzeit des Führenden *f* En fractional time of the leader Fr temps fractionnaire du cheval en première position

Zwölffingerdarm *m* En duodenum Fr duodénum

Zyklusstillstand *m* En anestrus ; anoestrus Fr anoestrus

Zylinder *m* En top-hat Fr haut-de-forme (chapeau ~)

Zyste *f* En cyst Fr kyste

Zystizerkoid *ne* En bladder worm Fr cysticercoïde

Zystizerkose *f* En cysticercosis Fr ladrerie

Index - Español

a caballo (montado ~) En mounted Fr monté
a discreción En free choice Fr à volonté
abdomen m En abdomen Fr abdomen
abducción f En abduction Fr abduction
abductor adj & n m En abductor Fr abducteur
abierto de abajo En base wide Fr ouvert (du devant // du derrière)
abierto de brazos / adelante anteriores En base wide Fr ouvert (du devant // du derrière)
abierto de delante En wide at the chest Fr large de poitrine
abierto de rodillas En knee-wide Fr cambré des genoux
abordar un obstáculo En approach an obstacle Fr aborder un obstacle
abrevadero En water(ing) trough Fr abreuvoir
abrevadero automático En automatic waterer (floater ~) Fr abreuvoir automatique
abrevar En water Fr abreuver
absceso en el casco En abscess (in a hoof) Fr abcès (dans un pied)
abuelo En grandsire Fr deuxième père
acaballadero En stud farm Fr haras
acción f En action Fr action
acción baja En shuffling gait Fr allure basse
acción de la rodilla En knee action Fr action du genou
acción de piernas En aid of the legs Fr action des jambes
acción del asiento En action of the seat Fr action de l'assiette
accionada (embocadura ~) En jointed Fr brisé
aceite de linaza / lino m En linseed oil Fr huile de lin
aceite de ricino En castor oil Fr huile de ricin
acercarse un obstáculo En approach an obstacle Fr aborder un obstacle
acero dulce / blando En mild steel Fr acier doux
acetábulo m En acetabulum Fr acétabulum
ación En stirrup leather / strap Fr étrivière
acodado de corvejones En sickle-hocked Fr coudé des jarrets
acoplado En trailer (horse ~) Fr remorque (à chevaux)
acoplado de quinta rueda En gooseneck trailer Fr semi-remorque
acoplado para dos caballos m En two-horse trailer Fr remorque (à) deux places

acoplar En mate (horses) Fr accoupler (des chevaux)
acorralar (el ganado) por equipos En team pen Fr rassembler (le bétail) par équipes
acuerdo de ayudas En harmonious use of aids Fr accord des aides
ad líbitum En free choice Fr à volonté
adiestramiento En training Fr entraînement
adiestrar En school a horse Fr dresser un cheval
aducción f En adduction Fr adduction
aductor En adductor Fr adducteur
aerofagia m En aerophagia Fr aérophagie
aerofagia m En wind-sucking Fr tic aérophagique (sans appui)
aficionado En amateur Fr amateur
aficionado a las carreras de caballos En racegoer Fr amateur de courses
afirmar la reata En dally
aflojamiento En release
afrecho En bran Fr son
agalactia f En galactia Fr agalactie ; agalaxie
agarradera En clip Fr pinçon
agostadero En summer pasture Fr pâturage d'été
agotamiento por calor En heat exhaustion Fr coup de chaleur
agua f En water Fr eau
aguadura f En founder Fr fourbure chronique
ahogadero En throatlash ; throatlatch Fr sous-gorge
ahogador (filete para ~) En gag bit Fr filet releveur
aire m En gait Fr allure
aire artificial En artificial pace Fr allure artificielle
aire de escuela En school air / pace Fr air d'école
aire diagonal En diagonal gait Fr allure diagonale
aire lateral En lateral gait Fr allure latérale
aire marchado En marching pace Fr allure marchée
aire natural En natural pace Fr allure naturelle
aire saltado En allure sautée
aires En gaits Fr allures
aires arriba de la tierra En airs above the ground Fr airs relevés
aires sobre el piso En airs above the ground Fr airs relevés
ajustar las riendas En adjust the reins Fr ajuster les rênes
ala del atlas f En wing of atlas Fr aile de l'atlas
alambrado En fence Fr clôture

alargamiento En lengthening (of strides) Fr allongement (d'allure)
alargar En extend Fr allonger
alazán En chestnut Fr alezan
alazán claro En light chestnut Fr alezan clair
alazán obscuro / oscuro En dark chestnut Fr alezan foncé
alazán oro / dorado En golden chestnut Fr alezan doré
alazán tostado En liver chestnut Fr alezan brûlé
albarda f En pack saddle Fr bât
albéitar En veterinarian Fr vétérinaire
alberca para caballos En horse swimming pool Fr piscine pour chevaux
albino En albino Fr albinos
albúmina f En albumin Fr albumine
alcance m En self-injury Fr atteinte
alcanzadora En bell boot Fr cloche
alcanzarse En interfere Fr atteindre (s'~)
alelo En allele Fr allèle
alfalfa f En alfalfa Fr luzerne
alfalfa deshidratada En dehydrated alfalfa / lucerne Fr luzerne déshydratée
alforfón m En buckwheat Fr sarrasin
alifafe En capped hock Fr capelet
alimentar En feed Fr nourrir
almartigón En halter Fr licol ; licou
almidón m En starch Fr amidon
almohadilla f En panel (saddle ~) Fr matelassure
almohaza En currycomb Fr étrille
almohaza (de metal) En metal curry comb Fr étrille en métal
almohaza de hule / goma En rubber curry comb Fr étrille en caoutchouc
almohazar En curry Fr étriller
almoneda En public auction sale Fr vente aux enchères publiques
alotriofagia En pica Fr pica
alta escuela En haute école Fr haute école
alter En Alter-Real Fr alter-réal
alto En halt Fr arrêt
altura a la cruz En height (at withers) Fr taille (au garrot)
alveolo pulmonar En pulmonary alveolus Fr alvéole pulmonaire
alzada a / de la cruz En height (at withers) Fr taille (au garrot)
alzada a la grupa En height of rump Fr hauteur à la croupe
amaestramiento En training Fr entraînement
amaestrar En school a horse Fr dresser un cheval
amansar (un caballo) En break (a horse) Fr débourrer (un cheval)
amarradero En hitching rack Fr

barre d'attache
amarrar al piso / en tierra En ground tie
amarras cruzadas *f pl* En cross-ties Fr attaches (chaînes / cordes d'~)
amazona En lady rider Fr cavalière
amblador En ambler Fr ambleur
ambladura (paso de ~) En amble Fr amble
amblar En amble Fr ambler
amnios *m* En amnion Fr amnios
ampolla En blister Fr ampoule
analgésico En analgesic Fr analgésique
análisis de progenie *m* En progeny test(ing) Fr épreuve sur / de la descendance
análisis sanguíneo En blood examination Fr analyse de sang
anasarca En anasarca Fr anasarque
anca En hip Fr hanche
anchura de la frente En breadth of the forehead Fr largeur du front
anchura de las ancas / la grupa En width of hips Fr largeur aux hanches
anchura del pecho En width of chest Fr largeur de la poitrine
andadura (paso de ~) En amble Fr amble
andaluz En Andalusian Fr andalou
andar en las huellas En cover the track of the front foot Fr juger (se ~)
andar un caballo En walk a horse (hand ~) Fr faire marcher un cheval
anemia En anaemia Fr anémie
anemia infecciosa equina / del caballo En equine infectious anaemia / anemia Fr anémie infectieuse équine / des équidés
anestésico En anesthetic ; anaesthetic Fr anesthésique
anestro En anestrus ; anoestrus Fr anoestrus
anglo-árabe En Anglo-Arab(ian) (horse) Fr anglo-arabe
angostura En waist (of a saddle)
ángulo de la espalda En shoulder angle Fr angle de l'épaule
ángulo de la pelvis En pelvis angle Fr angle du bassin
ángulo del aproche En angle of the approach Fr angle de l'approche
anillos En rings (of a bit) Fr anneaux (du mors)
anillos sueltos (embocadura con ~) En loose-ring (mouthpiece) Fr anneaux mobiles (embouchure avec ~)
animal de carga En pack animal Fr animal de bât / somme
ano En anus Fr anus
antebrazo En forearm Fr avant-bras
antemano En forehand Fr avant-main
anteojera En blinker Fr oeillère
antibiótico En antibiotic Fr antibiotique
antihelmíntico En anthelmintic

(drug) Fr vermifuge
antiinflamatorio *adj* En anti-inflammatory Fr anti-inflammatoire
ántrax *m* En anthrax Fr charbon
anunciador En announcer (house / track ~) Fr annonceur (officiel)
apacentar En pasture Fr faire paître
aparato digestivo En digestive system Fr système digestif
aparato respiratorio En respiratory system Fr appareil respiratoire
apareamiento En breeding Fr accouplement
aparear En mate (horses) Fr accoupler (des chevaux)
aparejar En harness (up) Fr harnacher
aparejar (un caballo) En break (a horse) Fr débourrer (un cheval)
apeadero En mounting step Fr montoir
apex de talón En buttress (of heel) Fr arc-boutant
aplasto (caballo ~) En sour surentraîné (cheval ~)
aplomo(s) En stand(s) Fr aplomb(s)
apófisis espinosa *f* En spinous process Fr processus épineux
apófisis transversa En transverse process Fr processus transverse
aponeurosis *f* En aponeurose Fr aponévrose
apostante En bettor Fr parieur
apostar En bet Fr parier
apoyar En half-pass Fr appuyer
apoyar en el freno En lean (heavily) on the hand / bit Fr appuyer (lourdement) sur la main / le mors
apoyo En half-pass Fr appuyer
apoyo al galope En half-pass in canter Fr appuyer au galop
apoyo de la boca En contact with the bit (horse moving into a ~) Fr appui
appaloosa En Appaloosa Fr appaloosa
apreciación de la producción *f* En production assessment Fr jugement de la production
aprendiz *m , f: aprendiza* En apprentice Fr apprenti
apretado En short-coupled Fr compact
apretado de delante En narrow at the chest Fr serré de poitrail / poitrine
apretador de clavos En clincher(s) / clencher(s) (nail ~) Fr pince(s) à river
aproximarse un obstáculo En approach an obstacle Fr aborder un obstacle
apuesta En bet Fr pari
apuestas afuera del hipódromo En off-track bet(ting) Fr pari hors-piste
apuestas mutuas En pari-mutuel Fr pari mutuel
apunte En entry Fr inscription
árabe En Arab ; Arabian Fr arabe

árabe shagya En Shagya (Arab) Horse Fr shagya arabe
arado En plough Fr charrue
arador de (la) sarna En mange mite Fr acarien psorique
aradores de las orejas En ear mites
arción *amer* En stirrup leather / strap Fr étrivière
arco costal En costal arch Fr arc costal
arco superciliar En superciliary arch Fr arcade sourcilière
ardenés ; ardenas En Ardennais ; Ardennes (horse) Fr ardennais
arena En arena Fr manège
arena cubierta En indoor arena Fr manège intérieur
arenilla En abscess (in a hoof) Fr abcès (dans un pied)
argollas En rings (of a bit) Fr anneaux (du mors)
arnés En tack ; tackle Fr harnachement
arnés de carrera *m* En racing harness Fr harnais de course
arpeo ; arpeado En stringhalt Fr harper
arrastrar la lengua En hang out the tongue Fr sortir la langue
arreo En tack ; tackle Fr harnachement
arrollar un obstáculo En knock down an obstacle Fr renverser un obstacle
arroz *m* En rice Fr riz
arte *m* En art Fr art
arte ecuestre En art of equestrian riding Fr art équestre
arteria En artery Fr artère
arteria renal En renal artery Fr artère rénale
arteria vertebral En vertebral artery Fr artère vértébrale
arteritis viral equina En equine viral arteritis Fr artérite virale du cheval
articulación *f* En joint Fr articulation
articulación atlantoaxial En atlanto-axial articulation Fr articulation atlanto-axiale
articulación coxofemoral / del anca En hip joint Fr articulation de la hanche
articulación cubital / del codo En elbow joint Fr articulation du coude
articulación de la babilla En stifle joint Fr articulation du grasset
articulación de la cuarta En pastern joint Fr articulation du paturon
articulación de la espalda / del hombro En shoulder joint Fr articulation de l'épaule
articulación femoro-tibia-rotuliana En stifle joint Fr articulation du grasset
articulación interfalangiana distal En coffin joint Fr articulation du pied

articulación metacarpofalangiana // metatarsofalangiana En fetlock joint Fr articulation du boulet
articulación sacroilíaca En sacroiliac joint Fr articulation sacro-iliaque
articulación tibio-tarsiano En tarsocrural joint Fr articulation cruro-tarsienne
articulación(/ones) del carpo En carpal joint(s) Fr articulation(s) du carpe
articulaciones esternocostales En sternocostal articulations Fr articulations sterno-costales / sterno-chondrales
arueses En harnessed team Fr attelage
ascáride f En ascarid Fr ascaride
ascendencia En ancestry Fr ascendance
asear los caballos En groom horses Fr prendre soin de(s) chevaux
aseo En grooming Fr pansage
aserrín m En shavings Fr copeaux
aserruchar (las riendas) En seesaw (the reins) Fr tirailler (un cheval)
asiento En seat (of a rider) Fr assiette (du cavalier)
asiento En seat (of a saddle) Fr siège (d'une selle)
asiento correcto En good seat Fr bonne assiette
asiento de adiestramiento En dressage seat Fr position de dressage
asiento de carrera En jockey seat Fr position de course
asiento elástico / flexible En good and easy seat Fr assiette souple et élastique
asiento falso En incorrect seat Fr mauvaise assiette
asiento para caballería En mule chair Fr cacolet
asiento para correr En jockey seat Fr position de course
asiento para saltar En forward seat Fr monte en avant
asma En asthma Fr asthme
asmático En broken winded Fr poussif
asna En jenny-ass ; jenny Fr ânesse
asno En donkey Fr âne (en général)
asno joven En donkey foal Fr ânon
asociación de ganaderos / criadores f En breeder's association Fr association d'éleveurs
astrágalo En talus Fr talus
asustado En frightened Fr effrayé
asustado ; asustadizo En spooky Fr ombrageux
asustarse En shy Fr effrayer (s'~)
ataduras En hobbles (harness ~) Fr entraves
ataharre m En breeching Fr avaloire
atalaje En harnessing Fr attelage
ataxia f En ataxia Fr ataxie
ataxia En foal ataxia Fr ataxie du poulain

atigrado España En varnish roan Fr marbré
atigrado España En leopard Fr léopard
atizador En poker Fr tisonnier
atlas m En atlas Fr atlas
atrofia de los músculos del hombro En suprascapular paralysis Fr paralysie du nerf suprascapulaire
aulaga En gorse Fr ajonc
autorización de peso f En weight allowance Fr concession (de poids)
avena f En oats Fr avoine
averigua En inquiry Fr enquête (d'office)
avulsión f En avulsion Fr avulsion
axila f En axilla Fr aisselle
axis m En axis Fr axis
ayuda En aid Fr aide
ayuda artificial En artificial aid Fr aide artificielle
ayuda de peso del cuerpo En action of the seat Fr aide du poids du corps
ayuda de piernas En aid of the legs Fr action des jambes
ayuda diagonal En diagonal aid Fr aide diagonale
ayuda lateral En lateral aid Fr aide latérale
ayuda natural En natural aid Fr aide naturelle
ayudas En aids Fr aides
azoturia En azoturia Fr myoglobinurie
azúcar En sugar Fr sucre
azufre m En sulphur Fr soufre
baba ; babaza f ; f En foam Fr écume
babear En drool Fr écumer
babero En bib Fr bavette
babesiosis En babesiasis ; babesiosis Fr babésiose
babilla En stifle Fr grasset
bagazo de cervecería En brewer's draff / grains Fr drêche (de brasserie)
bajador (martingala de ~) En standing martingale Fr martingale fixe / droite
balotada En ballotade Fr ballotade ; ballottade
banda coronaria En coronary band Fr bourrelet générateur de la corne
banqueta En bank Fr banquette
banqueta irlandesa En Irish bank Fr banquette irlandaise
barba En chin groove Fr barbe
barba ; barbilla En chin (swelling) Fr menton (houppe du ~)
barbada En curb chain Fr gourmette
baremo de nota En scheme of marking Fr barème (de notation)
baremo de penalizaciones En penalty table Fr barème des pénalités
barra En bar (of the mouth) Fr barre (de la bouche)
barra En rail Fr barre
barra de estribo En stirrup bar Fr porte-étrivière (couteau ~)

barra triple En triple bar(s) Fr barres triples
barras paralelas En parallel poles Fr barres parallèles
barrear un caballo En rap a horse Fr barrer un cheval
barrera En gate Fr barrière
barrera fija En post and rail (vertical fence) Fr stationata
barriga En belly Fr ventre
barriga de pescado / anguilla En herring gut Fr ventre de levrette
barriga de vaca En cow-belly Fr ventre avalé
barriguera En flank cinch Fr sangle de flanc
barriguera (cincha ~) En belly band Fr sangle sous-ventrière
barro Fr échauboulure
baticola En crupper dock Fr culeron
baticola En crupper Fr croupière
batida En beat (hoof...) Fr battue
batida (de llamada) En take off (stride) Fr battue d'appel
batilla En pommel Fr pommeau
bayo En bay Fr bai
bayo cereza En cherry bay Fr bai cerise
bayo dorado En golden bay Fr bai doré
bayo leonado En fawn bay Fr bai fauve
bayo obscuro / oscuro (2) En brown Fr bai-brun
bayo pálido En light bay Fr bai clair
bazo En spleen Fr rate
bebe con los dos (caballo que ~) En white muzzled Fr boit dans son blanc (cheval qui ~)
beber con los dos En white muzzle (to have a ~) Fr boire dans son blanc
benzimidazole En benzimidazole Fr benzimidazole
beréber En Barb Fr barbe
bicorne adj En bicorne Fr bicorne
bien sentado (jinete ~) En good seat (rider with a ~) Fr bonne assiette (cavalier ayant une ~)
bigornia En anvil (portable ~) Fr bigorne
billetero En ticket rack Fr porte-billets
biotina En biotin Fr biotine
bípedo diagonal En diagonal pair Fr bipède diagonal
bípedo lateral En lateral pair Fr bipède latéral
blanco En white Fr blanc
blanco (desde el nacimiento) En white foaled Fr blanc de naissance
blanco piel-rosa Esp Fr blanc rosé
blanco porcelana En porcelain white Fr blanc porcelaine
blistera amer En blister ; blistering Fr vésicature
bloque de sal En salt lick Fr bloc à lécher
bloqueo nervioso En nerve-blocking Fr anesthésie d'un nerf

boca En mouth Fr bouche
boca cerrada En full mouth Fr bouche faite
boca de loro En brachygnathia ; brachygnathism Fr brachygnathie (mandibulaire / inférieure)
boca dura En hard mouth Fr bouche dure
boca sensitiva En soft mouth Fr bouche fine / légère / chatouilleuse / tendre / sensible
bocado En curb bit Fr mors de bride
bociblanco En white muzzle
bocifuego *Esp (3)* En brown Fr bai-brun
bocio En goitre Fr goitre
bolitas de alfalfa En alfalfa pellets / cubes Fr luzerne en comprimés / cubes
bolsa En scrotum Fr scrotum
bolsa sinovial En synovial bursa Fr bourse synoviale
bombín En bowler (hat) Fr melon (chapeau ~)
bonificación de tiempo En time bonus Fr bonification du temps
Borna En Borna disease Fr maladie de Borna
boro En boron Fr bore
borrén Fr bande d'arçon
borrén delantero En pommel Fr pommeau
borrén trasero En cantle Fr troussequin
bota En boot (for horses) Fr guêtre
bota campera / de campo En riding boot (laced ~) Fr botte d'équitation (~ avec lacets / ~ de campagne)
bota contra sobrehueso En splint boot Fr guêtre pour suros
bota de embarque / transporte En shipping boot Fr guêtre de transport
bota de goma cubrecasco En bell boot Fr cloche
bota de hueso En shin boot Fr guêtre d'avant-jambe
bota de medicación En poultice boot Fr botte à cataplasme
bota frente abierto En open-front boot Fr guêtre ouverte
bota para bursitis del codo En sausage boot Fr bourrelet à rondelle
bota para jockey En jockey boot Fr botte (à revers) de jockey
bota para montar En riding boot Fr botte d'équitation
bota para polo En polo boot Fr botte de polo
botar un obstáculo En knock down an obstacle Fr renverser un obstacle
botas En boots Fr bottes
botero En bootmaker Fr bottier
botín En Jodhpur boot Fr bottillon
botín En paddock boot Fr botte d'écurie
botulismo En botulism Fr botulisme
box En box (stall) Fr box
box de aislamiento En isolation unit Fr salle de quarantaine

bozal En bosal Fr bosal
bozal En muzzle Fr muselière
brabanzón En Belgian (draft / heavy draught horse) Fr belge (trait lourd ~)
bracear En paddle Fr billarder
bracic orto En over at / in the knees Fr brassicourt (genou / cheval ~)
brazo En arm (upper / true ~) Fr bras
brazuelo En forearm Fr avant-bras
brida En bridle Fr bride
brida completa ; brida doble En double bridle Fr bride double
brida de filete En snaffle (bridle) Fr bridon
brida de oreja partida En ear bridle Fr bride à oreille
bridón En bridoon Fr filet (mince / de bride)
bridón En snaffle (bridle) Fr bridon
bridón ovalado En egg-butt / eggbutt snaffle Fr filet à olives
brincar En buck
bronquio En bronchus Fr bronche
bronquiolo En bronchiole Fr bronchiole
bronquitis En bronchitis Fr bronchite
bronquitis obstructiva crónica *f* En asthma Fr asthme
brucelosis En brucellosis Fr brucellose
buche En donkey foal Fr ânon
bucle En buckle Fr boucle
buena acción En good action Fr allure énergique
buena boca En good mouth Fr bonne bouche
bufido En snort Fr ébrouement
bull-finch En bull-finch / bullfinch Fr bull-finch
bullones En Boulonnais (Horse) Fr boulonnais
burdégana En hinny (female ~) Fr bardot femelle
burdégano En hinny (horse ~) Fr bardot (mâle)
burra En jenny-ass ; jenny Fr ânesse
burro En donkey stallion Fr âne (mâle)
bursitis del codo En capped elbow Fr éponge
bursitis del corvejón En capped hock Fr capelet
butazolidan En phenylbutazone Fr phénylbutazone
cabalgada En Ride (long ~) Fr chevauchée
cabalgadura En mount Fr monture
cabalgar En mount (a horse) Fr monter (à / un cheval)
caballada En herd Fr harde
caballar En equine Fr équin
caballería En cavalry Fr cavalerie
caballería En chivalry Fr chevalerie
caballeriza En barn Fr écurie
caballeriza para alquiler En rental stable Fr écurie (de chevaux) de location

caballerizo *criados* En groom Fr palefrenier
caballerizo En riding master Fr écuyer
caballero *ad j* En mounted Fr monté
caballete En cavaletti Fr cavaletti
caballista En rider Fr cavalier
caballo En horse Fr cheval
caballo aguililla En Peruvian paso / ambler Fr ambleur péruvien
caballo arrendado En reining horse Fr cheval de dressage western
caballo bien hecho / domado / riendado En well-schooled (horse) Fr dressé (cheval bien ~)
caballo campero En cross-country horse Fr cheval de cross-country
caballo castrado / capón En gelding Fr hongre
caballo crudo / redomón En green horse Fr cheval débutant
caballo de alquiler Fr cheval de louage
caballo de alta escuela En high school horse Fr cheval de haute école
caballo de ambladura En ambler Fr ambleur
caballo de aparta En cutting horse Fr cheval de tri / cutting
caballo de balancín En rocking horse Fr cheval berçant
caballo de batalla En hobby-horse Fr cheval de bataille
caballo de carga / albarda En pack horse ; packhorse Fr cheval de bât
caballo de carrera en la pista de pasto En grass horse Fr cheval de courses au galop sur gazon
caballo de carrera malo En worthless horse Fr tocard
caballo de carrera(s) En race horse ; racehorse Fr cheval de course(s)
caballo de carro / coche En cart-horse Fr cheval d'attelage
caballo de caza / cacería En hunter (field ~) Fr cheval de chasse (à courre)
caballo de concurso completo En event horse Fr cheval de concours complet
caballo de damas En lady's mount Fr cheval de dame
caballo de doma clásica En dressage horse Fr cheval de dressage
caballo de ejército En cavalry horse Fr cheval de cavalerie
caballo de frisa En cheval de frise Fr cheval de frise
caballo de Groninga En Groningen Horse Fr groningue
caballo de guerra En war horse Fr cheval de guerre
caballo de Holstein En Holsteiner; Holstein (Horse) Fr holstein
caballo de labor En plough horse Fr cheval de labour
caballo de larga distancia En stayer Fr cheval de fond

caballo de lazo En roping horse
caballo de los fiordos En Fjord Pony Fr fjord ; fjoring ; fjordhest
caballo de paseo En hack Fr cheval de promenade
caballo de paso de Tennessee En Tennessee Walking Horse Fr walking horse du Tennessee
caballo de polo En polo pony Fr poney de polo
caballo de posta En post horse Fr postier
caballo de prueba completa / militar En event horse Fr cheval de concours complet
caballo de raza de temperamento frío En coldblood ; cold-blooded (horse) Fr cheval à sang froid
caballo de salto En jumper Fr cheval (de saut) d'obstacle(s)
caballo de sangre (caliente) En warmblood ; warm-blooded horse Fr cheval à sang chaud
caballo de silla En saddle horse Fr cheval de selle
caballo de silla americano En American Saddlebred Fr cheval de selle américain
caballo de tiro En draught horse Fr cheval de trait
caballo de tiro En cart-horse Fr cheval d'attelage
caballo de tiro belga En Belgian (draft / heavy draught horse) Fr belge (trait lourd ~)
caballo de tiro industrial En dray horse Fr cheval de camionnage
caballo de tiro irlandés En Irish Draught Horse Fr trait irlandais
caballo de tiro ligero En light draught horse Fr cheval de trait léger
caballo de tiro pesado En heavy draught / draft horse Fr trait lourd (cheval de ~)
caballo de vapor En horsepower Fr cheval vapeur
caballo desbocado En bolting horse ; bolter Fr cheval emballé
caballo difícil En unruly horse Fr cheval difficile
caballo enano En miniature horse Fr cheval miniature
caballo enseñado En well-schooled (horse) Fr dressé (cheval bien ~)
caballo entero En stallion Fr étalon
caballo holandés de media sangre En Dutch warm-blooded (horse) Fr hollandais à sang chaud
caballo hullero En trail horse Fr cheval d'obstacles western
caballo linfático En coldblood ; cold-blooded (horse) Fr cheval à sang froid
caballo para cortar En cutting horse Fr cheval de tri / cutting
caballo para sacrificio En slaughter horse Fr cheval de boucherie
caballo pesado En heavy horse Fr cheval lourd

caballo salvaje En wild horse Fr cheval sauvage
caballo sangrante En bleeder Fr sujet à des hémorragies
caballo semi-salvaje En semiwild horse Fr cheval semi-sauvage
caballo sueco de media sangre En Swedish Warm-Blooded Horse Fr trait suédois
caballo sueco de sangre tibia En Swedish Warm-Blooded Horse Fr trait suédois
caballo sueco del norte En North Swedish Horse Fr suédois du nord
caballo trote-zorro de Misuri En Fox Trotter (Missouri ~) Fr fox trotter
caballo trotón francés En French trotter Fr trotteur français
caballo vaquero En stock horse Fr cheval de vacher / cow-boy
cabecear En bob the head Fr battre à la main
cabecilla En pommel Fr pommeau
cabestro En halter Fr licol ; licou
cabeza En head Fr tête
cabeza acarnerada En roman nose Fr busqué(e) (cheval / tête ~)
cabeza afuera En travers Fr travers
cabeza al muro En travers Fr travers
cabeza de moro Esp (2) En blue roan Fr gris (de) fer
cabeza de moro En dark head Fr cap de maure / more
cabezón (de trabajo a cuerda) En cavesson (lungeing / longeing / breaking ~) Fr caveçon
cabos En mane and tail (hairs) Fr crins (les ~)
cabriola En capriole Fr cabriole
cacho En horn (of a saddle) Fr corne (de la selle)
cadena En chain Fr chaîne
cadenas de patear / cocear En kicking chains
cadenilla / cadena (para la brida) En curb chain Fr gourmette
cagajón / cagajones En droppings Fr crottin
caída En fall Fr chute
caída En landing Fr réception
caja del tímpano En tympanic cavity Fr caisse du tympan
cajón En chute Fr chute
calador En reiner
calcáneo En calcaneus Fr calcaneus ; calcanéus
calcio En calcium Fr calcium
calcuta En auction pools Fr calcutta
calentador En teaser (stallion) Fr boute-en-train
calentamiento (ejercicio de ~) En warm-up (exercise) Fr réchauffement (exercice de ~)
calentar un caballo En warm-up a horse Fr réchauffer un cheval
calesa En two-wheeled cart Fr charrette

calificación En qualification Fr qualification
callo En corn Fr bleime
callo En heel (of a horseshoe) Fr éponge (d'un fer)
calmar un caballo En steady a horse Fr calmer un cheval
calmo En quiet Fr calme
calores En heat Fr chaleur(s)
calostro En colostrum Fr colostrum
calzado En white marking on a limb / leg Fr balzane
calzado alto En white to above knee // hock Fr balzane au-dessus du genou // jarret
cama En branch (of a bit) Fr branche (d'un mors)
cama En litter Fr litière
cambiar (de) diagonal v En change (of) diagonal(s) Fr changement de diagonal(e)
cambiar de mano En change rein Fr changer de main
cambiar de pie En change of leg Fr changer de pied
cambiar de pie en el aire En change (of lead) in the air Fr changer de pied en l'air
cambio de aire En change of gait / pace Fr changement d'allure
cambio de diagonal n En change (of) diagonal(s) Fr changement de diagonal(e)
cambio de dirección En change of direction Fr changement de direction
cambio de galope con pasos intermedios En simple change of lead / leg (through the trot) Fr changement de pied simple
cambio de galope simple En simple change of lead / leg (through the trot) Fr changement de pied simple
cambio de mano En change of rein Fr changement de main
cambio de pie En change of lead / leg Fr changement de pied
cambio de pie / galope en el aire En flying change of lead / leg Fr changement de pied en l'air
cambio de rienda dentro del círculo En change of hand in / through the circle Fr changer (de main) dans le cercle
cambio simple de pie En simple change of lead / leg (through the trot) Fr changement de pied simple
caminar la cancha / el curso En walk (over) the course Fr marcher le parcours
camino carretero En mule track Fr chemin muletier
caminos y pistas En roads and tracks Fr parcours routier
camisa Mexico En blanket (horse ~) Fr couverture
campana En bell Fr cloche
campana de hule En bell boot Fr cloche
campo En field Fr champ
campo a través En cross-country

Fr cross ; cross-country
campo abierto En cross-country Fr cross ; cross-country
caña En cannon Fr canon
caña (hueso) En cannon bone Fr os du canon
caña anterior En forecannon Fr canon (antérieur)
canal En groove Fr rainure
canal de Galvayne En Galvayne's groove Fr rainure de Galvayne
canal vertebral En vertebral canal Fr canal vertébral
canal yugular En jugular groove Fr sillon jugulaire
cañera En splint boot Fr guêtre pour suros
cañera de viaje En shipping boot Fr guêtre de transport
canino En canine (tooth) Fr canine
caninos (dientes ~) En canine teeth Fr canines
cantárida En blister beetle / fly Fr cantharide
cantileja En cantle Fr troussequin
capa En coat Fr pelage (le ~)
capa En coat (colour) Fr robe
capacidad de transformación de alimentos En feed (conversion) efficiency Fr capacité de transformation des aliments
capador En gelder Fr hongreur
capadura En castration Fr castration
capar En geld Fr castrer
caparazón En trappings (horse's ~) Fr caparaçon
capilar (vaso ~) En capillary (vessel) Fr capillaire (vaisseau ~)
cápsula articular En joint capsule Fr capsule articulaire
cápsula suprarrenal En adrenal gland Fr glande surrénale
capucha En hood Fr capuchon
cara En face Fr face
cara cóncava En dished (face) Fr concave
caracol En cochlea Fr cochlée
carácter En character Fr caractère
carcinoma En carcinoma Fr carcinome
cardias En cardia Fr cardia
careto adj En white faced Fr belle-face
careto n En white face Fr belle-face
carinegro En black-faced Fr cap de maure / more
carne de caballo En horse meat Fr viande de cheval
carpitis En carpitis Fr carpite
carpo En knee Fr genou
carrera al pelo En match race Fr match
carrera de barril En barrel race Fr course de barils
carrera de los trotones En trot race Fr course au trot
carrera de obstáculos En race over jumps Fr course à obstacles ; course d'obstacles

carrera de premio mayor En stakes ; stake race Fr stake(s) (prix / courses ~)
carrera de reclamación En claiming race Fr course à réclamer
carrera de salto En hurdle(s) race Fr course de haies
carrera de trote / trotadores En trot race Fr course au trot
carrera del futuro En futurity race Fr course futurité
carrera lisa / plana En flat race Fr course sur le plat
carrera(s) de caballos de paso En pacer race(s) / racing Fr course(s) d'ambleurs / à l'amble
carreras (las ~) En races (the ~) Fr courses (les ~)
carreta En cart Fr charrette
carreta de dos ruedas En two-wheeled cart Fr charrette
carretilla En wheelbarrow Fr brouette
carrillera En cheekpiece Fr montant (de bride // muserolle)
carrillo En cheek Fr joue
carta de carreras En race card / program(me) Fr programme de courses
cartílago En cartilage Fr cartilage
cartílago articular En articular cartilage Fr cartilage articulaire
cartílago de la escápula En scapula(r) cartilage Fr cartilage scapulaire
cartílago del hueso del casco En fibrocartilage of the third phalanx Fr fibrocartilage (complémentaire) de la troisième phalange
cartílagos de las costillas En costal cartilage Fr cartilage costal
cascabillo En chaff Fr chaff
casco En hoof Fr sabot
casco En polo helmet Fr casque de polo
casco pómez En pumiced hoof
casco protector En cap (hunting / skull / jockey's ~) Fr casque protecteur
casco quebradizo En brittle foot / hoof Fr pied dérobé
caseta del jurado En judges' box Fr abri des juges
caseta del jurado En judges' stand Fr tribune des juges
castaño Fr bai châtain
castaño claro Esp En light bay Fr bai clair
castaño encendido Esp En blood bay Fr bai sanguin
castaño oscuro Esp En dark bay Fr bai foncé
castigo polo En penalty Fr pénalité
castración En castration Fr castration
castrar En geld Fr castrer
catarata En cataract Fr cataracte
catéter En catheter Fr cathéter
cauterio En firing Fr feu
cavidad abdominal En abdominal

cavity Fr cavité abdominale
cavidad bucal En buccal cavity Fr cavité buccale
cavidad occipital En foramen magnum Fr foramen magnum
cavidad torácica En thoracic cavity Fr cavité thoracique
caza de arrastre En drag-hunting Fr chasse sur une piste artificielle / odorante
caza de cachorro / zorrillo En cubbing ; cub-hunting Fr chasse au renardeau
caza de ciervo En stag-hunting Fr chasse au cerf
caza de zorros En fox-hunting Fr chasse au renard
cazar con jauría En ride to hounds Fr chasser à courre
ce pillo de agua En water brush Fr brosse de lavage
cebada En barley Fr orge
cebra En zebra Fr zèbre
ceder en la nuca En flex the poll Fr arrondir la nuque
celo En heat Fr chaleur(s)
celo silencioso En silent heat Fr chaleurs discrètes
cemento En cement (of a tooth) Fr cément (d'une dent)
centeno En rye Fr seigle
centímetro En centimetre Fr centimètre
centro de gravedad En centre of gravity Fr centre de gravité
centro ecuestre En equestrian centre / center Fr centre équestre
cepillo de cuerpo En brush Fr brosse (à panser)
cerca En fence Fr clôture
cerca de la tierra En well let down Fr bien descendus
cerdas En tail hairs Fr crins de la queue
cerebelo En cerebellum Fr cervelet
cerneja En fetlock (tuft) Fr fanon
cerrado de abajo En base narrow Fr serré (du devant // du derrière)
cerrado de atrás posteriores En base narrow Fr serré (du devant // du derrière)
cerrado de brazos / adelante anteriores En base narrow Fr serré (du devant // du derrière)
cerrado de rodillas En knock-kneed Fr serré des genoux
cerrojo En latch Fr verrou
certificado de raza pura En certificate of origin Fr certificat d'origine
cesión En yielding Fr cession
cesión a la pierna En leg-yielding Fr cession à la jambe
cestodos En cestodes Fr cestodes
chalina En stock tie Fr lavallière
chambón En chambons Fr chambon
chaparreras En apron (shoeing / farrier's ~) Fr tablier (de maréchal-ferrant)
chaparreras En chaps Fr jambières

chaparreras a la mitad En half-chaps Fr demi-jambières
chaqueta de montar En riding coat Fr veste / veston d'équitation
charollais En Charolais Fr charolais
chasquido (de la lengua) En click (of the tongue) Fr claquement de langue
chistera En top-hat Fr haut-de-forme (chapeau ~)
chubarí Esp En spotted blanket over croup Fr croupe tachetée
chubarí En white blanket over croup Fr croupe blanche
ciego (intestino ~) En cecum / caecum Fr caecum
cierre En snap Fr fermoir
cincha En girth Fr sangle
cincha En girth Fr sangle
cincha de nilón En nylon cord girth Fr sangle en corde de nylon
cincha de tres partes En three fold girth Fr sangle portefeuille
cinchar En girth Fr sangler
cinchera En girth place Fr passage des sangles
cinta En ribbon Fr ruban
cinta métrica En measuring tape Fr ruban à mesurer
cintura (de una silla) En waist (of a saddle)
circuito En circuit Fr circuit
círculo En circle Fr grande volte
círculo (de una serpentina) En loop (of a serpentine) Fr demi-cercle (d'une serpentine)
círculo de ganadores En winner's circle / enclosure Fr cercle du vainqueur
circunferencia de la caña En cannon's circumference Fr tour du canon
circunferencia del pecho En girth's circumference Fr tour de sangle / poitrine
cisticercosis muscular En cysticercosis Fr ladrerie
cistitis En cystitis Fr cystite
clásico En classic Fr classique
clasificac ión individual En individual classification Fr classement individuel
clasificación por equipos En team classification Fr classement par équipes
claudicación En lameness Fr boiterie
clavo (de herrar) En nail (horseshoe ~) Fr clou (à ferrer)
clavo arrimo En close nail Fr clou serré
clavor En hammer (shoeing / driving / nailing ~) Fr brochoir
clavos En nail prick / tread Fr clou de rue
cloro En chlorine Fr chlore
clydesdale En Clydesdale (Horse) Fr clydesdale
coagulación En coagulation Fr coagulation

coágulo de sangre En thrombus Fr thrombus
cobre En copper Fr cuivre
cocear En kick Fr ruer
coche En coach Fr carrosse
cochero En coachman Fr cocher
codillera En capped elbow Fr éponge
codo En elbow Fr coude
codo hacia adentro En turned-in elbow Fr coude serré
codo hacia afuera En turned-out elbow Fr coude écarté
coeficiente de parentesco En coefficient of relationship Fr coefficient de consanguinité
coger con el lazo En lasso Fr prendre au lasso
cojear En limp Fr boiter
cojera En lameness Fr boiterie
cojera intermitente En intermittent limping Fr boiterie intermittente
cojinete coronario En coronary cushion Fr coussinet coronaire
cojinete digital / plantar En digital cushion Fr coussinet digital / plantaire
cojo En lame Fr boiteux
cojo en la pierna izquierda // derecha En lame, left // right fore Fr boiteux de l'antérieur gauche // droit
cola En tail Fr queue
cola cortada En docked tail(ed) ; docked Fr courte queue
cola de caballo En horse tail Fr queue-de-cheval
cola de caballo En horsetail Fr prêle
cola de rata En rat tail Fr queue de rat
cola de zorro En brush Fr queue de renard
colchoneta de un estribo En stirrup pad / tread Fr coussinet d'étrier
colección En collection (of a horse) Fr rassembler (d'un cheval)
cólico En colic Fr colique
cólico de arena En sand colic
cólico verminoso En verminous colic Fr colique vermineuse
colitis En colitis Fr colite
collar En collar Fr collier
collar de la cuna En cradle (neck ~) Fr carcan (pour le cou)
collar para el chupador En cribbing strap Fr collier contre le rot
collera ; collerón En collar Fr collier
coloc ación de la montura En saddle site Fr emplacement de la selle
colocar (un caballo) bien parado En make a horse stand correctly Fr placer (un cheval) d'aplomb
colocar el caballo en la rienda En collect Fr placer
colon En colon Fr côlon
colorado Arg En blood bay Fr bai sanguin
colores En colours (racing ~) Fr cou-

leurs (d'une écurie)
colores En jacket Fr casaque
colostro En colostrum Fr colostrum
columna vertebral En vertebral column Fr colonne vertébrale
comanditario En sponsor Fr commanditaire
combinación (de obstáculos) En combination (of obstacles) Fr combinaison (d'obstacles)
combinación doble En double (obstacle) Fr double (obstacle / combinaison ~)
combinación triple En triple (combination) Fr triple (obstacle ~)
combo amer En sledge hammer Fr marteau à frapper devant
comedero En feed tub Fr mangeoire
comedero En hay rack Fr râtelier (à fourrage)
comerciante de caballos En horse dealer / trader Fr commerçant de chevaux
comisario En steward Fr commissaire (d'un concours)
comisario de peso Fr commissaire au pesage
comisión veterinaria En veterinary commission Fr commission vétérinaire
comisura de los labios En corner of the lips Fr commissure des lèvres
comité de apelación En appeal committee Fr commission d'appel
compacto En short-coupled Fr compact
compartimiento En stall (standing ~) Fr stalle (d'écurie)
comprador En buyer Fr acheteur
compuesto orgánico del fósforo En organophosphorus compound Fr composé organophosphoré
concursante En competitor Fr compétiteur
concurso completo En horse trial Fr concours complet
concurso de doma clásica En dressage competition Fr concours de dressage
concurso de equitación En dressage show Fr concours de dressage
concurso de saltos En hunter jumper show Fr concours de saut d'obstacle
concurso de saltos de obstáculos En jumping competition Fr concours de sauts d'obstacles
concurso hípico (1) En horse show Fr concours d'attelage
concurso hípico (1) En dressage show Fr concours de dressage
concurso hípico (1) En hunter jumper show Fr concours de saut d'obstacle
conducta En behaviour Fr comportement
conducto auditivo externo En external acoustic / auditory meatus Fr méat acoustique externe
conducto auditivo interno En in-

ternal acoustic meatus Fr méat acoustique interne
conducto deferente En deferent duct Fr conduit déférent
conductor hr En jockey Fr jockey
conductor (de carruaje) En driver Fr conducteur (d'un attelage)
conductos semicirculares En semicircular canals Fr canaux semi-circulaires (de l'oreille)
confianza En confidence Fr confiance
conformación En conformation Fr conformation
congénito En congenital Fr congénital
conjuntiva En conjunctiva Fr conjonctive
conjuntivitis En conjunctivitis Fr conjonctivite
connemara En Connemara (Pony) Fr connemara
consanguinidad En consanguinity Fr consanguinité
contacto En contact Fr contact
contra galope En canter counter-lead Fr galop à faux
contracambio de mano En counter change of hand (in half pass) Fr contre changement de main (en appuyant)
control de la impulsión En impulsion control Fr contrôle de l'impulsion
control del caballo En control of the horse Fr contrôle du cheval
contusión En bruise Fr contusion
contusión de la suela / de piedra En bruise (of the sole) Fr contusion de la sole
Copa de Criadores En Breeders' Cup Fr Coupe des éleveurs
Copa de las Naciones En Nations' Cup Fr Prix des nations
copete En forelock Fr toupet
corazón En heart Fr coeur
corbata En stock tie Fr lavallière
corcel En charger Fr cheval de troupe
cordón En stripe Fr liste
cordón corrido En broad stripe Fr liste large
cordoncillo En stripe (narrow ~) Fr liste (fine / petite)
córnea En cornea Fr cornée
corona (del casco) En coronet Fr couronne
corona blanca En white coronet Fr principe de balzane
coronado Fr genou couronné
correa de retranca En breeching strap Fr courroie de reculement
correa labial En lipstrap Fr fausse gourmette
correas (de una montura vaquero) En saddle strings (of a western saddle)
corrección En correction Fr correction
correr hacia afuera En run (on the) outside Fr courir à l'extérieur (du peloton)
corrida En bullfight Fr corrida
corta de cuartilla adj En short pastern Fr court jointé
cortando En cutting Fr tri (du bétail)
cortar las riendas En shorten the reins Fr raccourcir les rênes
cortar un nervio En nerve Fr sectionner un nerf
corte de alambre En wire cut
corto En service Fr saillie
corto de resuello En broken winded Fr poussif
corva ; corvaza En curb Fr jarde
corvas de vaca En cow-hocks / cow hocks Fr jarrets clos / crochus
corvejón En hock Fr jarret
corvejón bien definido En well-defined hock Fr jarret bien sculpté
corvejón(/ones) acodado(s) En sickle hock(s) Fr jarret(s) coudé(s)
corvejones arqueados posteriores En bowlegs / bow legs Fr genoux // jarrets cambrés
corvejones derechos / erguidos En straight hind legs Fr jarrets droits
corvo En over at / in the knees Fr brassicourt (genou / cheval ~)
costado de la batida En take-off side (of an obstacle) Fr côté de la battue
costado de la recepción En landing side (of an obstacle) Fr côté de la réception
costilla En rib Fr côte
costillar En brisket Fr bréchet
costillas En ribs Fr côtes
costillas asternales En asternal ribs Fr côtes asternales
costillas esternales En sternal ribs Fr côtes sternales
coxitis En coxitis Fr coxite
coz En kick Fr ruade
cráneo En skull Fr crâne
crema para el casco En hoof grease Fr graisse à sabots
cresta (del cuello) En crest Fr crête (de l'encolure)
cría En breeding Fr élevage
cría caballar En horse-breeding Fr élevage chevalin / de chevaux
cría en líneas En line breeding ; linebreeding Fr élevage en lignée
criadero (rancho de ~) En stud farm Fr haras
criador En breeder (up) Fr éleveur
crin En horsehair (a ~) Fr crin (un ~)
crin ; crinera En mane Fr crinière
crinera trenzada En plaited mane Fr crinière tressée
criollo En Criollo Fr créole
criptoquidia En cryptorchidism ; cryptorchism Fr cryptorchidie
criptórquido En cryptorchid Fr cryptorchide
cristalino En lens Fr cristallin
cromosoma En chromosome Fr chromosome
cronometrador En timekeeper Fr chronométreur
cronometraje En time keeping Fr chronométrage
cronómetro (de detención) automático En automatic timing device Fr chronomètre électronique
cronómetro a mano En stopwatch Fr chronomètre (à main)
croquis de recorrido En plan of the course Fr plan du parcours
cros En cross-country Fr cross ; cross-country
crueldad En cruelty Fr cruauté
cruz En withers Fr garrot
cruz alta En high withers Fr garrot saillant
cruz corta En camel withers Fr garrot coupé
cruz delgada En bony withers Fr garrot maigre / décharné
cruzado En half-bred Fr demi-sang
cruzamiento (método de crianza por ~) En cross-breeding ; crossbreeding Fr croisement
cruzamiento abierto En outbreeding Fr accouplement éloigné / régulier
cruzamiento entre líneas En line crossing Fr croisement entre lignées
cryptorchidio En cryptorchid Fr cryptorchide
cryptorchidismo En cryptorchidism ; cryptorchism Fr cryptorchidie
cuadra En barn Fr écurie
cuadrarse En stand square Fr tenir ferme (se ~)
cuadrilla En quadrille Fr quadrille
cuadrilongo (de doma) En dressage ring / arena Fr rectangle de dressage
cuarentena En quarantine Fr quarantaine
cuarta En quirt
cuartilla En pastern Fr paturon
cuartilla angulada En sloping pastern / foot Fr bas-jointé (paturon ~)
cuartilla corta En short pastern Fr court jointé
cuartilla erguida f En upright pastern / foot Fr droit jointé ; droit-jointé
cuartilla larga f En long pastern Fr long jointé
cuarto En sandcrack / sand crack Fr seime
cuarto de arreos En tack room Fr sellerie de l'écurie)
cuarto de equipo En tack room Fr sellerie (de l'écurie)
cuarto de milla En Quarterhorse / Quarter Horse (American ~) Fr quarterhorse ; quarter horse
cuarto de monturas En saddle room Fr sellerie (de l'écurie)
cuarto rajado En quarter crack Fr seime en quartier
cuarto trasero / posterior En hindquarter Fr quartier arrière (du

cheval)
cuartos traseros En rear end Fr arrière-main
cuatrero En horse thief Fr voleur de chevaux
cubeta de comida En feed tub Fr mangeoire
cubículo En box (stall) Fr box
cubierta de la cincha En girth cover Fr couvre-sangle
cubierta de la silla En saddle cover Fr couvre-selle
cúbito En ulna Fr ulna
cubo En pail Fr seau
cubos de alfalfa En alfalfa pellets / cubes Fr luzerne en comprimés / cubes
cubos de fleo En timothy pellets Fr mil en comprimés
cubrición En service Fr saillie
cubrir En cover (a mare) Fr saillir (une jument)
cuchilla (inglesa) En hoof knife Fr rénette ; reinette
cuchillo herrero En hoof knife Fr rénette ; reinette
cuello En neck Fr encolure
cuello de cacho En horn neck
cuello de ciervo En ewe neck Fr encolure renversée
cuello de cisne En arched neck Fr encolure de cygne
cuello grueso / de toro En bull neck Fr cou de taureau
cuello hundido En ewe neck Fr encolure renversée
cuello invertido En ewe neck Fr encolure renversée
cuello uterino En cervix of uterus Fr col utérin
cuenca del ojo En eyeball Fr oeil (globe de l'~)
cuerda En lead rope Fr laisse (en fibre tressée)
cuerda (larga) En longeing line Fr longe
cuerno En horn Fr corne
cuerno En horn (of a saddle) Fr corne (de la selle)
cuerno (del yunque) En horn (of an anvil) Fr bigorne (d'une enclume)
cuerno uterino En uterine horn Fr corne utérine / de l'utérus
cuero En leather Fr cuir
cuerpo En length Fr longueur (de cheval)
cuerpo lúteo En yellow body Fr corps jaune
cuesta En slope Fr inclinaison
cuidado de los cascos En trimming (of the hoof) Fr parage (de la corne)
cuidado(s) de los cascos En care of hooves Fr soin(s) aux / des sabots
cuidar los caballos En groom horses Fr prendre soin de(s) chevaux
culpable En offending Fr fautif
cura En dressing Fr pansement
curación En healing Fr guérison

curva En turn Fr virage
curva ; curvatura En flexion Fr incurvation
curva en el tendón En tendon bow Fr claquage de tendon
dar coces En kick Fr ruer
dar de beber En water Fr abreuver
dar la salida En give the signal to start Fr donner le départ
dar servicio En cover (a mare) Fr saillir (une jument)
darle cuerda En lunge / longe Fr longer
dedo En toe (of a hoof) Fr pince (d'un sabot)
defecto En defect Fr défaut
defecto hereditario / innato En inborn defect Fr tare héréditaire
defectos de los miembros En limb faults Fr défauts des membres
defensa En resistance Fr résistance
dehesa En pasture Fr pâturage
delante de la mano En above the bit Fr au-dessus de la main
delegado técnico En technical delegate Fr délégué technique
dema ndante En complainant Fr plaignant(e)
demanda En complaint Fr plainte
dentadura completa En full mouth Fr bouche faite
dentición En dentition Fr dentition
dentivano Fr bégu
dentro y fuera (obstáculo) En in-and-out (obstacle / combination) Fr double à une foulée (obstacle ~)
depilación En depilation Fr dépilation
deporte ecuestre En equestrian sport Fr sport équestre
depósito de padrillos / sementales En stud farm Fr dépôt d'étalons
depósito de yeguas En broodmare station Fr jumenterie
derby de salto En derby (jumping ~) Fr derby
derby de velocidad En speed derby Fr derby de vitesse
derecho de atrás En homestretch ; home stretch Fr droit
derecho de inscripción En entry fee Fr droit d'inscription
dermatitis ; dermitis En dermatitis Fr dermatite
dermatitis aguda del casco En laminitis (acute ~) Fr fourbure aiguë
dermatitis crónica del casco En founder Fr fourbure chronique
dermatitis estival En summer sores Fr plaies d'été
dermatosis En dermatosis Fr dermatose
dermis En dermis Fr derme
derribar (el / al jinete) En throw the rider Fr désarçonner (le cavalier)
derribar un obstáculo En knock down an obstacle Fr renverser un obstacle
derribo de un obstáculo En

knocking down an obstacle Fr renversement d'un obstacle
des olladura En knackery Fr équarrissage
desalbardar En put off the pack saddle Fr débâter
desaparejar En unharness Fr déharnacher
desatento En inattentive Fr inattentif
desbocamiento En bolting Fr emballement
desbocarse En bolt Fr emballer (s'~)
descabalgar En dismount Fr démonter
descabestrar En take off the halter Fr enlever le licou
descalificación En disqualification Fr disqualification
descalificado En disqualified Fr disqualifié
descansar un caballo en el establo En stall rest a horse
descendencia En descendants (the ~) Fr descendance (la ~)
descendente femenino En female descendant Fr descendant femelle
descinchar En ungird Fr dessangler
descolar En dock Fr courtauder
descuartizamiento En knackery Fr équarrissage
desembridar En unbridle Fr débrider
desempate En jump off / jump-off Fr barrage
desenganchar En unhitch Fr dételer
desensillar En unsaddle Fr desseller
desfile En parade Fr parade
desherrar En unshoe Fr déferrer (un pied)
deshidratación En dehydration Fr déshydratation
desmontar En dismount Fr démonter
desobediencia En disobedience Fr désobéissance
despacio En slow Fr lente
despapar En star-gaze Fr porter le nez au vent
desparasitar En deworm Fr vermifuger
destetar En wean Fr sevrer
destete En weaning Fr sevrage
desunido En disunited Fr désuni
desviación de la patela En upward fixation of the stifle / patella Fr accrochement (supérieur) de la rotule
detrás de la mano En behind the bit Fr en dedans de la main
diafragma En diaphragm Fr diaphragme
diagonal En diagonal Fr diagonale
diagonal (sobre la ~) En diagonal (on the ~) Fr diagonale (sur la ~)
diarrea En diarrhoea Fr diarrhée
diente pl: dientes En tooth Fr dent
diente de león En dandelion Fr pissenlit
diente de lobo En wolf tooth Fr

dent de loup
dientes de leche En milk teeth Fr dents de lait
dientes permanentes En permanent teeth Fr dents de remplacement
dilatación del esófago En crop Fr jabot oesophagien
dimetisulfoxide En dimethyl sulphoxide / sulfoxide Fr diméthyl sulfoxyde
diseñador (del curso) En course designer Fr dessinateur de parcours
disentería En dysentery Fr dysenterie
disfagia En dysphagia Fr dysphagie
dislocación de la anca En dislocation of hip joint Fr dislocation de la hanche
distancia En distance Fr distance
distensión de un tendón En tendon bow Fr claquage de tendon
distensión sinovial En wind puff / windpuff Fr mollette ; molette
distoma hepático En fluke (common liver ~) Fr douve (grande ~ du foie)
disuria En dysuria Fr dysurie
doblar En doubler Fr doubler
doblar a lo ancho En doubler dans la largeur
doblar a lo largo En down centre line (to go ~) Fr doubler sur la longueur
doble articulación (embocadura con ~) En double jointed mouthpiece Fr double brisure (embouchure à ~)
doble hermana En full sister Fr soeur propre
doble hermano En full brother Fr frère propre
doble valla con seto En oxer Fr oxer
dócil En docile Fr docile
docilidad En docility Fr docilité
doma ; domadura En breaking Fr domptage
doma clásica En dressage (classical ~) Fr dressage (classique)
doma individual En individual dressage (competition) Fr dressage individuel (compétition de ~)
doma por equipos En team dressage (competition) Fr dressage par équipes (compétition de ~)
domar En school a horse Fr dresser un cheval
domar (un caballo) En break (a horse) Fr débourrer (un cheval)
dominante En dominant Fr dominant
dominar el posterior En control the hindquarters Fr maître de l'arrière-main (être ~)
don En Don (Horse) Fr don
doradillo Arg En light bay Fr bai clair
dorso En back Fr dos
dorso de carpa En arch-back Fr dos convexe

dorso ensillado En saddle-back Fr dos ensellé
dos pistas (en / de ~) En two tracks (on ~) Fr deux pistes (sur ~)
droga En drug Fr drogue
drogado En doping Fr dopage
duela del hígado En fluke (common liver ~) Fr douve (grande ~ du foie)
dueño En owner Fr propriétaire
duodeno En duodenum Fr duodénum
durina En dourine Fr dourine
ébano En ebony Fr ébène (noir d'~)
ebonita En vulcanite Fr ébonite
echada En length Fr longueur (de cheval)
ecografía En ultrasound scanning Fr échographie
ectoparásito En ectoparasite Fr ectoparasite
ecuestre En equestrian Fr équestre
eczema En eczema Fr eczéma
edema En oedema Fr oedème
efecto de las riendas En effect of reins Fr effet de rênes
einsiedler En Einsiedler ; Einsiedeln Horse Fr einsiedler
ejercicio de calentamiento En suppling exercise Fr assouplissement (exercice d'~)
elect rólitos En electrolytes Fr électrolytes
elevación En elevation Fr élévation
elevador del labio superior En levator m. of upper lip Fr m. releveur de la lèvre supérieure
eliminación En elimination Fr élimination
eliminar En cull Fr sélectionner (pour élimination)
émascular En geld Fr castrer
embalarse En bolt Fr emballer (s'~)
embocadura En mouth(piece) Fr embouchure
embolia En embolism Fr embolie
embridar En bridle (a horse) Fr brider (un cheval)
embrocación En embrocation Fr embrocation
eminencia piramidal En extensor process Fr processus extensorius
empalizada En stockade Fr palissade
empate En dead heat (race) Fr égalité (course à ~)
empezar En start Fr prendre le départ
empiema En empyema Fr empyème
empinar En rear Fr cabrer (se ~)
emplasto En poultice Fr cataplasme
emplear las ancas En engage (the haunches) Fr engager (l'arrière-main)
empujar En crowd (another horse) Fr entraver (la marche d'un autre cheval)
en jalmero En pack saddle maker
en la mano / rienda (caballo ~) En on the bit (horse ~) Fr en main (cheval ~)
enalbardar En put on the pack saddle Fr bâter

encabestrar En halter Fr mettre un licou
encabritamiento En rearing Fr cabrer
encabritarse En rear Fr cabrer (se ~)
encapotado En over-bent Fr encapuchonné
encapotar ; encapotarse En ball-up Fr encapuchonner (s'~)
encefalitis equina venezolana En Venezuelan equine encephalomyelitis Fr encéphalite / encéphalomyélite équine du Venezuela
encefalitis japonesa En Japanese B encephalitis Fr encéphalite japonaise B
encéfalo En brain Fr cerveau
encefalomielitis equina En encephalomyelitis (equine viral ~) Fr encéphalite / encéphalomyélite (équine)
encorvar el pescuezo En flex the neck Fr incurver l'encolure
encuadrarlo entre pantorrilla y rienda En keep the horse on the aids Fr encadrer (le cheval entre les aides)
endeblez En weakness Fr faiblesse
endocardio En endocardium Fr endocarde
endogamia En inbreeding Fr accouplement consanguin
endometrio En endometrium Fr endomètre
endoparásito En internal parasite Fr parasite interne
endurecimiento de los cartílagos de las patas En side bone ; sidebone Fr forme cartilagineuse
enfermedad En disease Fr maladie
enfermedad (del) navicular En navicular disease / lameness / bursitis Fr naviculaire (maladie ~)
enfermedad de movimiento / moción En motion sickness Fr mal des transports
enfermedad equina africana En African horse sickness Fr peste équine africaine
enfermedad parasitaria En parasitosis Fr parasitose
enfermedad piramidal En pyramidal disease Fr forme de l'éminence pyramidale
enfermedad pulmonar obstructiva crónica En asthma Fr asthme
enfermedad(es) del ganado caballar En disease(s) (horse / equine ~) Fr maladie(s) des chevaux
enfisema En emphysema (pulmonary ~) Fr emphysème (pulmonaire)
enfoque En angle of the approach Fr angle de l'approche
enganchar En hitch Fr atteler
enganche En harnessed team Fr attelage
enganche de seis caballos En six horse hitch Fr attelage de six
engendrar En sire Fr engendrer
enlazador En roper
enlazando En roping

enlazar En rope
ensilladura En hollow Fr enselle‐ ment
ensillar En saddle Fr seller
enteritis En enteritis Fr entérite
entrada En entry Fr entrée
entrada En entry Fr inscription
entrar / emplear el posterior En engage (the haunches) Fr engager (l'arrière-main)
entre las manos y las piernas En on the aids Fr bien encadré
entrenador En trainer Fr entraîneur
entrenamiento En training Fr en‐ traînement
entrenar En train (a horse) Fr entraî‐ ner (un cheval)
entresacar la crin En thin the mane Fr éclaircir la crinière
entropión En entropion Fr entropion
envardura (1) En azoturia Fr myo‐ globinurie
epidermis En epidermis Fr épiderme
epífisis En epiphysis Fr épiphyse (d'un os)
epifisitis En epiphysitis Fr épiphysite
epiglotis En epiglottis Fr épiglotte
epilepsia En epilepsy Fr épilepsie
epistaxis En epistaxis Fr épistaxis
epitelio En epithelium Fr épithélium
epizootia En epizooty Fr épizootie
época de cubrición / monta En service season Fr saison de monte
équidos En equines (the ~) Fr équi‐ dés (les ~)
equino En equine Fr équin
equinos En equines (the ~) Fr équi‐ dés (les ~)
equipo En equipment Fr équipement
equiseto En horsetail Fr prêle
equitación En horseback riding Fr équitation
equitación a mano derecha // iz‐ quierda En riding to the right // left Fr équitation à main droite // gauche
equitación académica En aca‐ demic riding Fr équitation acadé‐ mique / savante
equitación de exterior En cross country riding Fr équitation d'exté‐ rieur
ergot En ergot Fr ergot
error de recorrido En error in the course Fr erreur de parcours
escama del temporal En squamous (part of) temporal (bone) Fr écaille (de l'os temporal)
escapada En run-out Fr dérobade
escaparse En bolt Fr emballer (s'~)
escápula En scapula Fr scapula
escarpelo de dientes En tooth float blade Fr lime à dents
escarza En contraction of a hoof Fr encastelure
esclerótica En sclera Fr sclérotique
escofina En rasp Fr râpe
escofinar En rasp Fr râper
escroto En scrotum Fr scrotum
escuela de equitación En riding school Fr école d'équitation
esfuerzo (1) En strain Fr entorse
esmalte En enamel (of a tooth) Fr émail (d'une dent)
esmegma En smegma Fr smegma (préputial)
esófago En oesophagus Fr oeso‐ phage
espalda (upper back) En back Fr dos
espalda En shoulder Fr épaule
espalda adentro En shoulder-in Fr épaule-en-dedans
espalda corvada / curcuncha USA / Chile, Argentina En arch-back Fr dos convexe
espalda hueca / hundida En sad‐ dle-back Fr dos ensellé
espalda inclinada En sloping shoulder Fr épaule inclinée / oblique
espantarse En shy Fr effrayer (s'~)
esparaván En spavin Fr éparvin
esparaván falso En bog spavin Fr éparvin mou
esparaván oculto En occult spavin Fr éparvin aveugle
esparaván óseo En bone spavin Fr éparvin calleux
esparaván venoso En blood spavin
espéculo En speculum Fr spéculum
espejuelo En chestnut Fr châtaigne
esperma En sperm Fr sperme
esperma congelado En frozen se‐ men Fr sperme congelé
espina de la escápula En spine of the scapula Fr épine scapulaire
espina dorsal ; espinazo En spine Fr épine dorsale
espolada En prod with a spur Fr coup d'éperon
espoleadura En spur wound
espolear En spur Fr éperonner
esponja En sponge Fr éponge
espuela En spur Fr éperon
espuma de goma En foam (rubber) Fr mousse (caoutchouc ~)
esquelético En skeletal Fr squelet‐ tique
esqueleto En skeleton Fr squelette
esquilador En clipper Fr tondeuse
esquilar En clip Fr tondre
esquileo ; esquila En clipping Fr tondage
estabulación En stabling Fr stabula‐ tion
estabulación cerrada En stall housing Fr stabulation entravée
estabulación libre En open housing Fr stabulation libre
estación de monta / cubrición En service station Fr station de monte
estadio En furlong Fr furlong
estadista En chart maker Fr statisti‐ cien
estadístico En chart maker Fr statis‐ ticien
estercolero En manure heap Fr tas de fumier
esternón En sternum Fr sternum
estero de atrás En back stretch ; backstretch Fr autre droit (l'~)
estevado En bandy-legged (in the hindlimb) Fr cambré des jarrets
estevado En toed-in Fr cagneux du pied
estiércol En manure Fr fumier
estómago En stomach Fr estomac
estr ato germinativo En stratum germinativum (epidermis Malpighii) Fr couche germinative
estrella ; estrellado En star Fr en tête ; en-tête
estrella y cordón En star and stripe conjoined Fr en tête prolongé par une liste
estrellita En small star Fr légèrement en tête
estribera En stirrup leather / strap Fr étrivière
estribo En stirrup Fr étrier
estribo En stirrup (of the ear) Fr étrier (de l'oreille)
estribo con las manos (hacer ~) En leg up (to give a ~) Fr courte échelle (faire la ~)
estro En heat Fr chaleur(s)
estro En bot fly (horse ~) Fr gastro‐ phile ; gastérophile
estróngilo En strongyle Fr strongle
estróngilo grande En large strongyle Fr grand strongle
estrongilo ides En intestinal thread‐ worm Fr ver filiforme intestinal
estróngilo pequeño En small strongyle Fr petit strongle
estrongilosis En strongylosis Fr strongylose
eutanasiar un caballo En destroy a horse Fr abattre un cheval
evacuador transportador de es‐ tiércol En barn cleaner (automatic ~) Fr nettoyeur (d'étable, automatique)
exactamente En exacta ; exactor Fr exacta
examen (del) veterinario En veter‐ inary examination Fr examen vétéri‐ naire
examen antes de compra En prepurchase exam Fr examen d'achat
examinar por veterinario En vet check Fr faire un examen vétérinaire
exmoor En Exmoor Fr exmoor
exóstosis En exostosis Fr exostose
expendeduría de carne de ca‐ ballo En horse(meat) butcher's shop Fr boucherie chevaline
experto En expert Fr connaisseur
exterior En external conformation Fr extérieur (du cheval)
extra dinero En added money Fr sommes ajoutées
extremidad En limb Fr membre
exudado En exudate Fr exsudat
falange En phalanx Fr phalange
falda amer En flap (of a saddle) Fr quartier (d'une selle)
faldón (lateral) En flap (of a saddle) Fr quartier (d'une selle)
faldón de pesas En weight cloth Fr

fontes
faldoncillo En skirt Fr petit quartier
falsa barbada En lipstrap Fr fausse gourmette
falso faldón En sweat flap (of a saddle) Fr faux-quartier (d'une selle)
falta En fault Fr faute
falta por / de tiempo En time penalty Fr pénalité de temps
fance En ventral border of mandible Fr ganache
fangosa En muddy Fr boueuse
faringe En pharynx Fr pharynx
fascia En fascia Fr fascia
fasciola hepática En fluke (common liver ~) Fr douve (grande ~ du foie)
fase de (concurso de) salto En jumping phase / test Fr épreuve (de saut) d'obstacles
fase de adiestramiento En dressage phase Fr épreuve de dressage
fase de campo abierto En cross-country phase Fr phase de cross-country
fase de steeple chase En steeple-chase phase Fr steeple (phase de ~)
fase de velocidad y resistencia En endurance test / phase (speed and ~) Fr épreuve de fond
fauces En intermandibular region / space Fr auge
favorito En favourite / favorite Fr favori
Federación Ecuestre Internacional En International Equestrian Federation Fr Fédération équestre internationale
fell poney En Fell (Pony) Fr fell
fémur En femur Fr fémur
feral (caballo ~) En feral (horse) Fr marron (cheval ~)
ferrador En horseshoer Fr maréchal-ferrant
festuca arundinacea En tall fescue (grass) Fr fétuque élevée
festuca pratensis En meadow fescue Fr fétuque des prés
feto En fetus Fr foetus
fiador En throatlash ; throatlatch Fr sous-gorge
fibrocartílago lateral En side bone ; sidebone Fr forme cartilagineuse
fiebre En fever Fr fièvre
fiebre equina del Potomac En Potomac horse fever Fr fièvre du Potomac
fiel a la raza adj En trueness to breed Fr conformité au type de la race
fieltro En felt Fr feutre
figura de ocho En figure (of) eight Fr huit (de chiffre)
figuras escuelas En school figures Fr figures de manège
filete En snaffle bit Fr mors de filet
filete doble de alambre torcido En double (twisted) wire (snaffle) bit Fr filet de broche tordue double
filete ovalado En egg-butt / eggbutt snaffle Fr filet à olives
filiación En description Fr signalement
filo cigomático En zygomatic arch Fr arcade zygomatique
final En finish Fr arrivée
final de carrera muy reñido En tight finish Fr fin de course serrée
finalista En finalist Fr finaliste
fístula de la cruz En fistulous withers Fr fistule du garrot
fisura En crack Fr fissure
fisura de la uña En toe crack Fr seime en pince
fisura del casco En sandcrack / sand crack Fr seime
fisura del cuarto En quarter crack Fr seime en quartier
flanco En flank Fr flanc
fleo En timothy (grass) Fr fléole (des prés)
flexibilidad En suppleness Fr souplesse
flexión En flexion Fr incurvation
flexión en la nuca En bend at the poll Fr flexion de la nuque
fluido sinovial En synovial fluid Fr synovie
folículo piloso En hair follicle Fr follicule pileux
forgador amer En blacksmith Fr forgeron
forja En farriery Fr maréchalerie
forjar En forge Fr forger
formol En formalin Fr formol
forraje En fodder Fr fourrage
forraje grosero En roughage Fr fourrage grossier
forraje seco En desiccated fodders Fr fourrage sec / desséché
forraje verde En green fodder Fr fourrage vert
fosa supraorbitaria En supraorbital fossa Fr salière
fósforo En phosphorus Fr phosphore
foso En ditch Fr fossé
foso abierto En open ditch Fr fossé ouvert
foso con barrera En ditch with rail(s) Fr fossé barré
foso de agua En water jump (open ~) Fr rivière
fotofobia En photophobia Fr photophobie
fract ura En bone fracture Fr fracture d'un os
fragua En farriery Fr maréchalerie
franquear un obstáculo En clear an obstacle Fr franchir un obstacle
freno En bit Fr mors
freno En brake Fr frein
freno Bristol En Dr. Bristol snaffle bit Fr filet Dr. Bristol
freno con rodadura En roller bit Fr mors a molette
freno de cuchara En spade bit
freno de palanca / curva En curb bit Fr mors de bride
freno de palanca corta En kimblewick bit Fr mors espagnol
freno para dos riendas En pelham bit Fr mors pelham
frente En forehead Fr front
frontalera En browband Fr frontal
fuego En firing Fr feu
fuera de concurso En excluded from competition Fr hors concours
fuera de la carrera En excluded from competition Fr hors concours
fuete En crop Fr cravache
fuete de adiestramiento / dressage En dressage whip Fr cravache de dressage
fuete de caza En hunting whip Fr fouet de chasse
fuete de tiro En driving whip Fr fouet (d'attelage)
fullería En cheating Fr tricherie
funciones vitales En vital functions Fr fonctions vitales
funda En rifle case Fr étui a carabine
fundas En weight cloth Fr fontes
furioso En Furioso ; Furioso-North Star (Horse) Fr furioso
fus tazo En stroke of the whip Fr coup de cravache
fusta (de montar) En crop Fr cravache
fusta de dressage En dressage whip Fr cravache de dressage
fuste En tree (of a saddle) Fr arbre (d'une selle)
fustigar En whip Fr cravacher
gabarro cartilaginoso En quittor (of horses) Fr javart cartilagineux
galápago En canker Fr crapaud
galopar En gallop Fr galoper
galopar (corto) En canter Fr galoper (au petit galop)
galopar a la derecha // izquierda En canter left // right (lead) Fr galoper sur le pied droit // gauche
galopar un caballo En canter a horse Fr galoper un cheval (faire ~)
galope En gallop Fr galop
galope (corto) En canter Fr galop (petit ~)
galope (en) falso En canter counter-lead Fr galop à faux
galope a la derecha En canter (on the) right (lead) Fr galop à droite
galope a la izquierda En canter (on the) left (lead) Fr galop à gauche
galope cruzado En disunited canter Fr galop désuni
galope de carrera En racing gallop Fr galop de course
galope de trabajo En working canter Fr galop de travail
galope desunido En disunited canter Fr galop désuni
galope en firme En canter / gallop at / on the true lead Fr galop juste
galope en trocado En canter counter-lead Fr galop à faux
galope falso En canter on / at the wrong lead Fr galop à faux
galope largo En extended canter Fr

galop allongé
galope largo elevado En extended canter, half-seat Fr galop allongé, demi-assiette
galope medio En medium canter Fr galope moyen
galope ordinario En ordinary canter Fr galop ordinaire
galope reunido En collected canter / gallop Fr galop rassemblé
galope tendido (a ~) En full gallop (at ~) Fr grand galop (au ~)
gamarra En martingale Fr martingale
ganador En winner Fr vainqueur
ganar por un cuello En win by a neck Fr gagner par une encolure
gancho para botas En boot hook Fr tire-botte (crochet ~)
ganchos En hooks Fr crochets
ganglio En ganglion Fr ganglion
ganglio linfático En lymph node Fr ganglion lymphatique
garañón *amer* En stallion Fr étalon
garañón En donkey stallion Fr âne (mâle)
garganta En intermandibular region / space Fr auge
garganta En throat Fr gorge
garra En ergot Fr ergot
garrapatas En ticks Fr tiques
garrón En hock Fr jarret
garronera En hock boot Fr protège-jarret
gasa En gauze Fr gaze
gastritis En gastritis Fr gastrite
gastrophilus ; gastrófilo En bot fly (horse ~) Fr gastrophile ; gastérophile
gatera En starting gate Fr barrière de départ
gen(e) En gene Fr gène
genealogía En genealogy Fr généalogie
genético En genetic Fr génétique
genitor En sire Fr père
genotipo En genotype Fr génotype
gestación En gestation Fr gestation
getah En Getah virus disease
gidranés En Gidran Fr anglo-arabe hongrois
glande En glans penis Fr gland du pénis
glándula lacrimal En lacrimal gland Fr glande lacrymale
glándula pituitaria En hypophysis Fr hypophyse
glándula salival En salivary gland Fr glande salivaire
glándula tiroidea En thyroid (gland) Fr thyroïde (glande ~)
glándulas sebáceas En sebaceous glands Fr glandes sébacées
glándulas sudoríparas En sweat glands Fr glandes sudoripares
glicerina En glycerin Fr glycérine
globo ocular / del ojo En eyeball Fr oeil (globe de l'~)
golpe de hacha En dip in front of the withers Fr coup de hache

gonitis En gonitis ; goneitis Fr gonite
gorra (de montar) En cap (hunting / skull / jockey's ~) Fr casque protecteur
grado de doma En schooling level Fr degré de dressage
grado de entrenamiento En degree of training Fr niveau d'entraînement
gran metatarsiano En metatarsal bone (large / third ~) Fr os métatarsien principal
Gran Premio En Grand Prix Fr Grand Prix
Gran Premio de Saltos de Obstáculos En Grand Prix Jumping (Event) Fr Grand prix de sauts d'obstacles
Gran Premio Especial En Grand Prix Special Fr Grand prix spécial
Gran Premio Olímpico de Doma En Grand Prix de Dressage Fr Grand prix de dressage
granos En grains Fr grains
granos laminados / aplastados En rolled grains Fr grains aplatis
granulado *n & adj* En pellet Fr comprimé
gránulo *n* En pellet Fr comprimé
grasa para cascos En hoof grease Fr graisse à sabots
gravamen En levy Fr tantième
grieta en el casco En sandcrack / sand crack Fr seime
grietas En injury to the coronet (overreach / self ~) Fr atteinte à la couronne
gripe (caballar / equina) En influenza (equine ~) Fr grippe équine
grupa En croup Fr croupe
grupa a fuera En renvers Fr renvers
grupa adentro En haunches-in Fr hanches en dedans
grupa al muro En renvers Fr renvers
grupa caída En sloping croup Fr croupe inclinée
grupa de ganso / pollo En goose rump Fr croupe en pupitre
grupa plana En flat croup Fr croupe horizontale
grupera En crupper Fr croupière
grupo de los caballos en la carrera (el ~) En field Fr peloton
guadarnés En saddlery ; saddler's shop Fr sellerie
guante En glove Fr gant
guarda de la puerta En stall guard Fr barrière de stalle
guardabarros En mud guard Fr garde-boue
guardia en la caballeriza En stable fatigue Fr garde d'écurie
guardia montada En horse guard Fr garde à cheval
guarnicionería En saddlery ; saddler's shop Fr sellerie
guarnicionero En saddler Fr sellier
guarnicionero En harness-maker Fr bourrelier

gurma En strangles Fr gourme
gymkhana En gymkhana Fr gymkhana
habito En habit Fr habitude
habronema En stomach worms Fr vers de l'estomac
habronemiasis En habronemiasis Fr habronémose
hacer un análisis de caballo En test a horse Fr soumettre un cheval à une analyse
hacienda En hacienda Fr hacienda
hackney En Hackney (Horse) Fr hackney
handicap En handicap Fr handicap
hannoveriano En Hanover Horse; Hanoverian (Horse) Fr hanovrien
hebijón En billet (of a buckle) Fr ardillon
hebilla En buckle Fr boucle
heces En droppings Fr crottin
helmintiasis En helminthiasis ; helminthinfestation Fr helminthose ; helminthiase
helminto En helminth Fr helminthe
hematoma En haematoma Fr hématome
hematuria En haematuria Fr hématurie
hembra En female Fr femelle
hemiplejía laríngea En laryngeal hemiplegia / paralysis Fr cornage
hemorragia En haemorrhage Fr hémorragie
hemorragia pulmonar inducida por esfuerzo (1) En epistaxis Fr épistaxis
heno En hay Fr foin
heno atabacado / recalentado En heated hay Fr foin chauffé / échauffé
herencia En heredity Fr hérédité
herida En injury Fr blessure
herida En wound Fr plaie
herida de la silla En saddle sore Fr plaie de selle
herida podal por pinchazo En nail prick / tread Fr clou de rue
hermanastra En half-sister Fr demi-soeur
hermanastro En half-brother Fr demi-frère
herrado En shod Fr ferré
herrador En horseshoer Fr maréchal-ferrant
herradura (de caballo) En horseshoe Fr fer (à cheval)
herradura correctiva En corrective shoe Fr fer correcteur
herradura de aluminio En aluminium shoe / plate Fr fer en aluminium
herradura de barra En bar shoe Fr fer à planche
herradura de carrera En racing plate (aluminium // steel ~) Fr fer de course (en aluminium // en acier)
herradura hecha / de fábrica En machine-made shoe Fr fer (à la) mécanique

herraje *amer* En horseshoe Fr fer (à cheval)
herraje En horseshoeing Fr ferrure
herraje (caliente // en frío) En shoeing (hot // cold ~) Fr ferrage (à chaud // à froid)
herrar En shoe Fr ferrer
herrería En farriery Fr maréchalerie
herrero *amer* En horseshoer Fr maréchal-ferrant
herrero En blacksmith Fr forgeron
hi pódromo En race track ; racetrack Fr hippodrome
hierba En grass Fr herbe
hierro En iron Fr fer
hierro En branding (hot ~ mark) Fr marque (au fer rouge / au feu)
hierro de marcar En branding iron Fr fer à marquer
hígado En liver Fr foie
higroma En hygroma Fr hygroma
higroma carpiano En carpal hygroma Fr hygroma du genou
higroma del codo En capped elbow Fr éponge
higroma del corvejón En capped hock Fr capelet
hija En daughter Fr fille
hijo En son Fr fils
hinchando En stocking up
hinchazón En swelling Fr enflure
hinchazón tarsal En thoroughpin Fr vessigon tendineux de la gaine tarsienne
hípica En equestrianism Fr hippisme
hípico Fr hippique
hipismo En equestrianism Fr hippisme
hipodermosis En warble Fr varron
hipófisis En hypophysis Fr hypophyse
hipología En hippology Fr hippologie
hipomóvil En horse-drawn Fr hippomobile
hipotecnia Fr hippotechnie
hocico En muzzle Fr museau
hoja de puntuación En judge's sheet Fr feuille de juge
hoja falsa En sweat flap (of a saddle) Fr faux-quartier (d'une selle)
hoja lateral En flap (of a saddle) Fr quartier (d'une selle)
hombre del caballo En horse person Fr homme de cheval
hombro En shoulder Fr épaule
hombro angulado En sloping shoulder Fr épaule inclinée / oblique
hombro derecho En upright shoulder Fr épaule droite
hombros (de una silla) En swells (of a saddle) Fr épaules (d'une selle)
hongo (sombrero ~) En bowler (hat) Fr melon (chapeau ~)
horca En pitchfork Fr fourche à foin
horcate En hame Fr attelle
horma de bota En tree (boot ~) Fr embauchoir ; embouchoir
hormiguillo En hollow wall Fr four-

milière
huasca larga En lunge(ing) whip Fr chambrière
huélfago En broken wind Fr souffle
huella En scent Fr trace
huesecillos En osselets Fr osselet
hueso En bone Fr os
hueso cigomático En zygomatic bone Fr os zygomatique
hueso corona En middle phalanx Fr phalange intermédiaire
hueso costal En rib (bone) Fr côte (os d'une ~)
hueso cuartilla / cuarta En proximal phalanx Fr phalange proximale
hueso del pie / casco En distal phalanx Fr phalange distale
hueso esfenoides En sphenoid bone Fr os sphénoïde
hueso etmoides En ethmoid bone Fr os ethmoïde
hueso frontal En frontal bone Fr os frontal
hueso hioides En hyoid apparatus / bone Fr appareil hyoïdien
hueso incisivo En incisive bone Fr os incisif
hueso interparietal En interparietal bone Fr os interpariétal
hueso lacrimal En lacrimal bone Fr os lacrymal
hueso nasal En nasal bone Fr os nasal
hueso navicular *anc* En distal sesamoid bone Fr os petit sésamoïde
hueso occipital En occipital bone Fr os occipital
hueso palatino En palatine bone Fr os palatin
hueso parietal En parietal bone Fr os pariétal
hueso petroso del temporal En petrous part (of temporal bone) Fr rocher
hueso pisiforme En accessory carpal bone Fr os accessoire du carpe
hueso podal En distal phalanx Fr phalange distale
hueso premaxilar En incisive bone Fr os incisif
hueso pterigoides En pterygoid bone Fr os ptérygoïde
hueso pubis En pubis (bone) Fr os pubis
hueso temporal En temporal bone Fr os temporal
huesos carpianos En carpal bones Fr os du carpe (les ~)
huesos del carpo En carpal bones Fr os du carpe (les ~)
huesos metatarsianos En metatarsal bones Fr os du métatarse (les ~)
huesos tarsianos En tarsal bones Fr os du tarse (les ~)
huida En flight Fr fuite
huir En bolt Fr emballer (s'~)
hum ero En humerus Fr humérus
hunter irlandés En Irish Hunter Fr irlandais

I.A. *abr* En artificial insemination Fr insémination artificielle
ictericia En jaundice Fr jaunisse
igualar la crin En thin the mane Fr éclaircir la crinière
igualar los dientes En float the teeth Fr râper les dents
ijada ; ijar En flank Fr flanc
íleon En ileum Fr ileum ; iléon
ilion En ilium Fr os ilium
impulsión En impulsion Fr impulsion
in secto dañino En pest (insect) Fr insecte nuisible
incisivo (central) En central incisor Fr pince
incisivo del borde En corner incisor Fr coin
incisivo lateral En lateral incisor Fr mitoyenne
incisivos En incisors Fr incisives
incitador En teaser (stallion) Fr boute-en-train
inclinación En slope Fr inclinaison
independencia de las ayudas En independence of the aids Fr indépendance des aides
índice En indicator Fr indice
infección En infection Fr infection
infeccioso En infectious Fr infectieux
infecunda En barren Fr bréhaigne
inflamación En inflammation Fr inflammation
influenza (equina) En influenza (equine ~) Fr grippe équine
infosura En founder Fr fourbure chronique
inmovilidad En immobility Fr immobilité
inmunidad En immunity Fr immunité
innocuidad En safety margin Fr innocuité
insaludable En unsound
inscripción En entry Fr inscription
insecticida *n & adj* En insecticide Fr insecticide
insectífugo En insect repellent Fr insectifuge
inseminación artificial En artificial insemination Fr insémination artificielle
inseminador En inseminator Fr inséminateur
inseminar En inseminate Fr inséminer
inserción de la cola En tail setting Fr attache de la queue
instinto En instinct Fr instinct
instinto gregario En herding instinct Fr instinct grégaire
instructor de equitación En riding instructor Fr instructeur d'équitation
intestino En intestine Fr intestin
intestino delgado En small intestine Fr intestin grêle
intestino grueso En large intestine Fr gros intestin

ir al paso En walk Fr marcher (au pas)
iris En iris Fr iris
iritis En iritis Fr iritis
irritación En chafing Fr irritation
isabela ; perla isabela En buckskin Fr isabelle
isquion En ischium Fr os ischium
izquierdo (caballo ~) En toed-out Fr panard du pied (cheval ~)
jaca En pony Fr poney
jaca de silla En riding pony Fr poney de selle
jaeces En harnessed team Fr attelage
jaez En tack ; tackle Fr harnachement
jalar (a mano) En pull Fr tirer (sur la main)
jalonamiento del recorrido En marking of the course Fr jalonnement du parcours
jáquima En hackamore Fr hackamore
jarrete En hock Fr jarret
jauría En hounds (the ~) Fr meute (la ~)
jefe de comisarios En chief steward
jefe de equipo En Chef d'équipe Fr chef d'équipe
jefe de pista Fr chef de piste
jeringuilla ; jeringa En syringe Fr seringue
jinete En rider Fr cavalier
jinete de circo En circus rider Fr écuyer de cirque
jinete de concurso completo En event rider Fr cavalier de concours complet
jinete de doma En dressage rider Fr cavalier de dressage
jinete de prueba completa / militar En event rider Fr cavalier de concours complet
jinete de salto En show jumper (rider) Fr cavalier d'obstacles
jinete para ayudar En outrider Fr cavalier
jockey En jockey Fr jockey
jodhpurs En Jodhpurs ; jodhpurs ; Jodhpur breeches Fr culottes Jodhpurs
joroba de la grupa En point of the croup
joroba del asiento En point of buttock Fr pointe de la fesse
joroba del lomo En point of hip Fr pointe de la hanche
Juegos Olímpicos En Olympic Games Fr Jeux olympiques
juez En judge Fr juge
juez auxiliar En assistant judge Fr juge auxiliaire
juez de llegada En placing judge Fr juge à l'arrivée
juez de obstáculos En obstacle judge Fr juge aux obstacles
juez de raya En placing judge Fr juge à l'arrivée
juez de salida En starting judge Fr juge au / de départ

jugo gástrico En gastric juice Fr suc gastrique
juicio En judging Fr jugement
jurado En jury Fr jury
juzgamiento por conformación En judgment of (external) conformation Fr jugement de (la) conformation
kéfir En kefir Fr kéfir
labio inferior En lower lip Fr lèvre inférieure
labio superior En upper lip Fr lèvre supérieure
labios En lips (of the mouth) Fr lèvres (de la bouche)
lactancia En suckling Fr allaitement
lado de partida En take-off side (of an obstacle) Fr côté de la battue
lado de recepción En landing side (of an obstacle) Fr côté de la réception
ladrería En cysticercosis Fr ladrerie
ladrón de caballos En horse thief Fr voleur de chevaux
lamedura En salt lick Fr bloc à lécher
laminitis En laminitis (acute ~) Fr fourbure aiguë
lamparón En lampas Fr lampas
landó En landau Fr landau
lanza de enganche En boom Fr flèche (d'attelage)
lanzada En levade Fr levade
lanzamiento En take off impulsion Fr élan
larga de cuartilla adj En long pastern Fr long jointé
largo de lo estribo En bottom of a stirrup Fr grille (d'un étrier)
laringe En larynx Fr larynx
laringitis En laryngitis Fr laryngite
larva En larva Fr larve
larval En larval Fr larvaire
lastimados de verano En summer sores Fr plaies d'été
lastre En extra weight Fr poids de lestage
latigazo En whiplash Fr coup de fouet
látigo En whip Fr fouet
látigo de caza En hunting whip Fr fouet de chasse
látigo de coche En driving whip Fr fouet (d'attelage)
látigo de picadero En lunge(ing) whip Fr chambrière
látigo largo En lunge(ing) whip Fr chambrière
latiguillo En cinch strap Fr courroie de sangle (côté gauche)
latiguillo En girth strap Fr contre-sanglon
latiguillo En off-billet Fr courroie de sangle (côté droit)
lavadero En wash rack Fr douche
lazador En roper
lazar En lasso Fr prendre au lasso
lazareto En isolation unit Fr salle de quarantaine

lazo En lasso Fr lasso
legra (cuchillo de ~) En hoof knife Fr rénette ; reinette
lengua En tongue Fr langue
leopardo USA En leopard Fr léopard
levantar (al trote En post (to the trot) Fr enlever (s'~ au trot)
levita En frock coat Fr jaquette
libertad de la lengua En port Fr liberté de langue
libro genealógico En stud-book (general ~) Fr registre (général)
libro genealógico / registro En stud-book ; stud book Fr livre de(s) haras
liendre En louse egg Fr lente
ligamento En ligament Fr ligament
ligamento de la nuca En nuchal ligament Fr ligament nuchal
ligamento suspensorio En suspensory ligament Fr ligament suspenseur du boulet
ligereza En lightness Fr légèreté
lima En file (finishing ~) Fr lime (de finition)
lima En rasp Fr râpe
limar En rasp Fr râper
limosino En Limousin (Horse) Fr limousin
limpiar En groom Fr panser
limpiar un casco En pick out a foot Fr curer un pied / sabot
limpieza En grooming Fr pansage
linaza En linseed Fr graine de lin
línea blanca En white line (of the hoof) Fr ligne blanche (du sabot)
línea central (sobre la ~) En centre line (on / down the ~) Fr ligne du milieu (sur la ~)
línea central / del centro En centre / center line Fr ligne du milieu
línea de final En finish(ing) line Fr ligne d'arrivée
línea de llegada En finish(ing) line Fr ligne d'arrivée
línea de procedencia En lineage Fr lignée
línea de salida En starting line Fr ligne de départ
línea de sangre En lineage Fr lignée
línea femenina / materna En female line Fr lignée femelle
línea masculina / paterna En male line Fr lignée mâle
linfa En lymph Fr lymphe
linfangitis En lymphangitis Fr lymphangite
linfangitis epizootica En epizootic lymphangitis Fr lymphangite épizootique (à Histoplasma
linimento En liniment Fr liniment
lipizano En Lipizzaner Fr lipizzan
líquido sinovial En synovial fluid Fr synovie
lista En stripe Fr liste
litera En litter Fr litière
liverpool En liverpool Fr liverpool (obstacle comprenant un ~)

Español

liviano de anteriores En light in / on the forehand Fr léger sur l'avant-main
llano Fr joue (plat de la ~)
llantén En plantain Fr plantain
llegada En finish Fr arrivée
llegada En landing Fr réception
llegar En land Fr recevoir (se ~)
locus En locus Fr locus
locutor En announcer (house / track ~) Fr annonceur (officiel)
lodosa En muddy Fr boueuse
lombriz pl: lombrices En worm Fr ver
lombriz de heridas abiertas En screw worm Fr ver en vis
lombriz del pulmón En lungworm ; lung worm Fr strongle respiratoire
lombriz solitaria En tapeworm Fr taenia
lomo (lower back) En back Fr dos
lomo blando En weak back Fr dos mou
lomo(s) En loin(s) Fr rein(s)
longitud corporal En body length Fr longueur du corps
longitud de la cabeza En length of the head Fr longueur de la tête
lucero En broad stripe Fr liste large
lucero En large star Fr fortement en tête
lucero En star Fr en tête ; en-tête
lugar de batida En take-off side (of an obstacle) Fr côté de la battue
lugar de contacto En landing side (of an obstacle) Fr côté de la réception
lusitano En Lusitanian Horse Fr lusitano
luxación En dislocation Fr luxation
machete En sole knife Fr rogne-pied
macho de fragua En sledge hammer Fr marteau à frapper devant
macho romo En hinny (horse ~) Fr bardot (mâle)
machorra n En barren Fr bréhaigne
madre En broodmare ; brood mare Fr poulinière
madre (yegua ~) En dam Fr mère
maestro de equitación En riding master Fr écuyer
maestro de la caza En master of the hunt Fr maître d'équipage
maestro de los perros En huntsman Fr piqueux
maíz En corn Fr maïs
mal de cruz Argentina En fistulous withers Fr fistule du garrot
mal de salud En unsound
mal del coito En dourine Fr dourine
manada En herd Fr harde
mancha blanca En white marking on a limb / leg Fr balzane
manco En lame Fr boiteux
manco de la espalda En boiteux de l'épaule
mandíbula En mandible Fr mâchoire inférieure
maneas En breeding hopples / hobbles Fr entraves d'accouplement
maneas En hobbles Fr entravon
maneas En hobbles (harness ~) Fr entraves
manejabilidad del caballo En handiness of the horse Fr maniabilité du cheval
manejo de las riendas En manner of handling / holding reins Fr tenue des rênes
manera de montar a caballo En mount Fr monte
manga En round Fr manche
mano En forefoot Fr pied avant
mano En hand Fr main
mano En manus Fr main
mano (a ~ derecha // izquierda) En lead (on / at the right // left ~) Fr main (à ~ droite // gauche)
mano derecha En right foreleg Fr antérieur droit
mano izquierda En left foreleg Fr antérieur gauche
mano para montar (dar una ~) En leg up (to give a ~) Fr courte échelle (faire la ~)
manos (acción de ~) En hands (action of the ~) Fr mains (action des ~)
manos (del caballo) En forelegs Fr membres antérieurs
manta (para caballos) En blanket (horse ~) Fr couverture
manta de cuello En neck guard
manta para enfriar En cooler (horse ~) Fr couverture de refroidissement
manta para proteger de moscas En fly sheet (scrim ~) Fr couverture à mailles
manta sudadera En saddle blanket Fr tapis de selle
mantener el posterior En hold in the haunches Fr tenir les hanches
mantilla ; manta En saddle pad Fr tapis de selle
mantilla de peso / plomo En weight cloth Fr fontes
manzana En apple Fr pomme
maquila En stud fee(s) Fr frais de saillie
máquina de rasurar En clipper Fr tondeuse
marca En marking Fr marque
marca (a hierro) candente En branding (hot ~ mark) Fr marque (au fer rouge / au feu)
marca de / a fuego En branding (hot ~ mark) Fr marque (au fer rouge / au feu)
marca en el labio En flesh mark on a lip Fr ladre aux lèvres
marca fría En cold brand Fr marque à froid
marcación a fuego En branding (hot ~) Fr marquage au fer (rouge / chaud)
marcación en frío En freeze branding Fr marquage à froid
marcar a congelación ; marcar al frío En freeze brand Fr marquer à froid
marcar a fuego En hot brand Fr marquer au fer (rouge)
marcha En gait Fr allure
marchar al paso En walk Fr marcher (au pas)
marchar de andadura En amble Fr ambler
maremmano En Maremma / Maremmana Horse Fr maremme
marfil En dentine Fr ivoire (d'une dent)
marrón USA (1) En brown Fr bai-brun
martillo En hammer (of the ear) Fr marteau (de l'oreille)
martillo de dos manos En sledge hammer Fr marteau à frapper devant
martillo de fragua En turning hammer Fr marteau de forgeron
martillo de herrador En hammer (shoeing / driving / nailing ~) Fr brochoir
martillo para polo En polo mallet Fr maillet de polo
martingala En martingale Fr martingale
martingala alemana En German rein
martingala de anillas / anillos En running martingale Fr martingale à anneaux
mascarilla En blinker hood Fr bonnet avec oeillères
maslo En dock Fr base de la queue
masticar la embocadura En champ (the bit) Fr mâcher le mors
mastín En hound Fr chien de meute
mastitis En mastitis Fr mastite
matadero En slaughterhouse Fr abattoir
matadura En saddle sore Fr plaie de selle
matar En kill Fr servir l'animal
matriz En uterus Fr utérus
maxilar (superior) En upper jaw Fr mâchoire supérieure
mecánica para pasear En walker (automatic ~) Fr marcheur automatique
mechón En forelock Fr toupet
meconio En meconium Fr méconium
media gamarra En false martingale Fr fausse martingale
media hermana En half-sister Fr demi-soeur
media parada En half-halt Fr demi-arrêt
media pirueta En half-pirouette Fr demi-pirouette
media pirueta inversa En half pirouette renversée Fr demi-pirouette renversée
media sangre En half-bred Fr demi-sang
media sangre irlandés En Irish Hunter Fr irlandais
media vuelta En half-volt ; half volte Fr demi-volte

media vuelta inversa / reversa En half volte reversed Fr demi-volte renversée
mediastino En mediastinum Fr médiastin
medicación En medicinal treatment Fr médication
medicamento ; medicina En medicine Fr médicament
medicina veterinaria En veterinary medicine Fr médecine vétérinaire
medidas de alzada En height measurement Fr mesure de hauteur
medio calzado blanco En white to half-cannon Fr balzane mi-canon
medio de la pista En infield Fr centre de la piste
medio hermano En half-brother Fr demi-frère
médula espinal En spinal cord Fr moelle épinière
médula ósea En bone marrow Fr moelle osseuse
mejilla En cheek Fr joue
mejillera En cheekpiece Fr montant (de bride // muserolle)
mejora de caballos En horse improvement Fr amélioration de la race chevaline
melanina En melanin Fr mélanine
melanosis En melanosis Fr mélanose
melaza En molasses Fr mélasse
melena En mane Fr crinière
melioidosis En melioidosis Fr mélioïdose
membrana nictitante En nictitating membrane Fr membrane nictitante
menear la cola En switch the tail Fr fouailler de la queue
mentón En chin (swelling) Fr menton (houppe du ~)
menudillo En fetlock Fr boulet
mesa En table Fr table
mesenterio En mesentery ; mesenterium Fr mésentère
mestengo En mustang ; Mustang Fr mustang
mesteño En mustang ; Mustang Fr mustang
mestizaje En hybridization Fr métissage
mestizo En half-bred Fr demi-sang
metacarpo En metacarpus Fr métacarpe
metatarso En metatarsus Fr métatarse
metritis contagiosa equina En contagious equine metritis Fr métrite équine contagieuse
metro En measuring stick Fr canne hippométrique
metro En metre / meter Fr mètre
miasis del gusano barrenado En cutaneous blowfly myiasis Fr myase / myiase cutanée
miedo En fear Fr peur
miembro anterior En forelimb ; foreleg Fr membre antérieur / de devant
miembro posterior En hind leg / limb Fr membre postérieur
miembros En limbs (the ~) Fr membres (les ~)
mijo En millet Fr millet
milla En mile Fr mille
miocardio En cardiac m. Fr m. cardiaque
mioclonia de las patas traseras En stringhalt Fr harper
mioglobinuria En azoturia Fr myoglobinurie
miorelajante En m.-relaxant drug Fr myorelaxant
moho En mildew Fr moisissure
molares En molars ; molar teeth Fr molaires
monta En mount Fr monte
monta En service Fr saillie
monta a mano En hand service / covering Fr saillie assistée
monta de rodilla En two-point seat Fr assiette à deux points de contact
monta natural En natural service Fr saillie naturelle
montado adj En mounted Fr monté
montador En service crate Fr montoir
montar En cover (a mare) Fr saillir (une jument)
montar (a caballo) En mount (a horse) Fr monter (à / un cheval)
montar a campo traviesa / libre / abierto En ride cross-country Fr monter à travers champs
montar a horcajadas En ride astride Fr monter à califourchon
montar a la amazona En ride side-saddle Fr monter en amazone
montar a mujeriegas En ride side-saddle Fr monter en amazone
montar a pelo En ride bareback Fr monter à cru / à poil
montar al paso En ride at the walk Fr monter au pas
montura En mount Fr monture
montura En saddle Fr selle
montura de amazona En sidesaddle Fr selle d'amazone
montura vaquera En western saddle Fr selle western
monturía En saddlery ; saddler's shop Fr sellerie
mordedura de serpiente venenosa En poisonous snake bite Fr morsure de serpent venimeux
morder En bite Fr mordre
morgan En Morgan Fr morgan
moro Arg En blue roan Fr gris (de) fer
morral (cebadera ~) En feed bag Fr musette
morro En muzzle Fr museau
mosca En house fly ; housefly Fr mouche commune / domestique
mosca de ciervo En deer fly Fr mouche du cerf / daim
mosca de establo En stable fly Fr mouche de l'étable
mosca negra En black fly Fr mouche noire
moscas de caballo En horseflies Fr taons
moteado En speckled Fr tacheté
movimiento En movement Fr mouvement
mozo (de jockey) En valet (jockey ~) Fr valet
mozo de caballos En groom Fr palefrenier
mozo de cuadra En stable boy / man Fr garçon d'écurie
mozo de perros En whipper-in Fr valet-de-chiens
mucosa En mucosa Fr muqueuse
muda En shedding Fr mue
muermo En glanders (equine ~) Fr morve
muermo crónico En farcy
muestra En sample Fr échantillon
mula En mule (female ~) Fr mule
mula (roma) En hinny (female ~) Fr bardot femelle
mulatero Fr muletier
mulero En muleteer Fr muletier
muletero En muleteer Fr muletier
mulo En hinny Fr bardot
mulo En mullet Fr mulet
mulo (romo) En hinny (horse ~) Fr bardot (mâle)
multa En fine Fr amende
muro En wall Fr mur
muro de piedra En stone wall Fr mur de pierres
músculo ancóneo En anconeus m. Fr m. anconé
músculo bíceps del brazo En biceps brachii m. Fr m. biceps brachial
músculo bíceps femoral En biceps femoris m. Fr m. biceps fémoral
músculo braquial En brachialis m. Fr m. brachial
músculo braquiocefálico En brachiocephalic(us) m. Fr m. brachio-céphalique
músculo cardiaco En cardiac m. Fr m. cardiaque
músculo cutáneo abdominal En cutaneus trunci m. Fr m. cutané du tronc
músculo deltoides En deltoid(eus) m. Fr m. deltoïde
músculo esplenio En splenius m. Fr m. splénius
músculo esternofalico En sternocephalicus m. Fr m. sterno-céphalique
músculo estriado En striated m. Fr m. (à contraction) volontaire
músculo extensor En extensor m. Fr m. extenseur
músculo extensor carporadial En extensor carpi radialis m. Fr m. extenseur radial du carpe
músculo extensor común digital / de las falanges En common digital extensor m. Fr m. extenseur dorsal du doigt

345   Español

músculo extensor digital lateral En lateral digital extensor m. Fr m. extenseur latéral du doigt
músculo extensor oblicuo del carpo En extensor carpi obliquus m. Fr m. extenseur oblique du carpe
músculo flexor En flexor m. Fr m. fléchisseur
músculo flexor digital profundo En deep digital flexor m. Fr m. fléchisseur profond du doigt / des phalanges
músculo flexor digital profundo En deep digital flexor m. Fr m. fléchisseur profond du doigt / des phalanges
músculo flexor oblicuo de las falanges En medial head of the deep digital flexor m. Fr m. fléchisseur médial du doigt
músculo glúteo superficial En superficial gluteal m. Fr m. fessier superficiel
músculo gran dorsal En latissimus dorsi m. Fr m. grand dorsal
músculo involuntario En smooth m. Fr m. lisse
músculo largo dorsal En longissimus (dorsi) m. Fr m. longissimus dorsi
músculo liso En smooth m. Fr m. lisse
músculo longissimus dorsi En longissimus (dorsi) m. Fr m. longissimus dorsi
músculo masetero En masseter m. Fr m. masséter
músculo oblicuo abdominal externo En external abdominal oblique m. Fr m. oblique externe de l'abdomen
músculo omohioideo En omohyoideus m. Fr m. omo-hyoïdien
músculo pectoral profundo En ascending pectoral m. Fr m. pectoral ascendant
músculo romboides En rhomboid(eus) m. Fr m. rhomboïde
músculo semitendinoso En semitendinus / semitendinosus m. Fr m. semi-tendineux
músculo serrato cervical En ventral serrated m. of neck Fr m. dentelé (ventral) du cou
músculo tensor de la fascia lata En tensor fasciae latae m. Fr m. tenseur du fascia lata
músculo tibial anterior En tibialis cranialis m. Fr m. tibial crânial
músculo trapecio En trapezius m. Fr m. trapèze
músculo tríceps En triceps m. Fr m. triceps (brachial)
músculo voluntario En striated m. Fr m. (à contraction) volontaire
muserola En noseband Fr muserolle
muserola de ocho En cross-over noseband Fr muserolle en forme de 8
muserola doble En flash noseband Fr muserolle éclair / combinée

muslo En thigh Fr cuisse
mustango ; mustang En mustang ; Mustang Fr mustang
nabo En turnip Fr navet
nacimiento de la cola En tail head Fr naissance de la queue
nalga En buttock Fr fesse
nariz *pl: narices* En nostril Fr naseau
nariz acarnerada / romana En roman nose Fr busqué(e) (cheval / tête ~)
nefritis En nephritis Fr néphrite
negro En black Fr noir
negro peceño *Esp* En coal black Fr noir franc
nematicida ; nematocida En nematocide Fr nématocide
nematodo En nematode Fr nématode
nervio En nerve Fr nerf
nervio óptico En optic nerve Fr nerf optique
nerviosidad En nervousness Fr nervosité
nerviosismo En show nerves Fr trac
nervioso En nervous Fr nerveux
neumonía En pneumonia Fr pneumonie
neurectomía En neurectomy Fr névrectomie
new forestal En New-Forest (Pony) Fr new-forest
nieta En granddaughter Fr petite-fille
nieto En grandson Fr petit-fils
nuca En poll Fr nuque
nuquera En headpiece Fr têtière
nutrición En nutrition Fr nutrition
nutrir En feed Fr nourrir
obediencia En obedience Fr obéissance
obstáculo En obstacle Fr obstacle
obstáculo de ensayo / entrenamiento En practice obstacle Fr obstacle d'entraînement / d'essai
obstáculo doble En double (obstacle) Fr double (obstacle / combinaison ~)
obstáculo escalonado / en escalera En step (obstacle) Fr piano
obstáculo fijo En solid fence Fr obstacle fixe
obstáculo natural En natural obstacle Fr obstacle naturel
obstáculo simple En simple obstacle Fr obstacle simple
obstáculo triple En triple (combination) Fr triple (obstacle ~)
obstáculo vertical En vertical Fr vertical (obstacle ~)
obstruir un nervio En nerve block Fr anesthésier un nerf
ocho (de cifra) En figure (of) eight Fr huit (de chiffre)
oficial de carreras En race course / track official Fr officiel de courses
oficina de carreras En racing office Fr secrétariat des courses
oído En ear Fr oreille
oído (interno // medio // externo) En ear (internal // medium // external

~) Fr oreille (interne // moyenne // externe)
ojiblanco *adj* En silver eye Fr oeil vairon
ojiblanco *adj* En wall-eye ; walleye
ojo (para los suplementos) En hardy / hardie hole Fr oeil porte-outils
ojo azul En blue eye Fr oeil bleu
ojo puerco En pig(gy) eye Fr oeil de cochon
ojo zarco En blue eye Fr oeil bleu
ojo(s) *m (pl)* En eye(s) Fr oeil
oldenburg ; oldenburgo En Oldenburg (Horse) Fr oldenbourg ; oldenburg
olécranon En olecranon Fr olécrane / olécrâne
olfato En scent Fr trace
ollar *pl: ollares* En nostril Fr naseau
ombligo En navel Fr nombril
omóplato En scapula Fr scapula
órbita del ojo En eye socket Fr orbite (de l'oeil)
orden de salida En starting order Fr ordre de départ
orden para empezar En starting order Fr ordre de départ
oreja En ear Fr oreille
oreja erecta En prick ear Fr oreille pointée
oreja péndula / gacha / caída *n* En lop-eared Fr oreillard
orejas de mula / macho En mule ears Fr oreilles d'âne
orina En urine Fr urine
oscuro *Arg* En black Fr noir
osificarse En ossify Fr ossifier (s'~)
osteítis En osteitis Fr ostéite
osteítis podal En pedal osteitis Fr ostéite de la troisième phalange
otitis En otitis Fr otite
ovario En ovary Fr ovaire
overo *amer* En overo
overo / tobiano *Arg* En pinto ; pintado Fr pie
oviducto En uterine tube Fr trompe utérine
oxer En oxer Fr oxer
oxer cuadrado En square oxer Fr oxer carré
oxer de barras desiguales En ascending oxer Fr oxer ascendant
oxer sueco En Swedish oxer Fr oxer suédois
oxiuro En pinworm (horse ~) Fr oxyure
paca de heno En hay bale Fr balle de foin
pacer En graze Fr brouter
paddock En paddock Fr paddock
padre En sire Fr père
padrillo *amer* En stallion Fr étalon
paja En straw Fr paille
paja picada / cortada En chopped straw Fr paille hachée
paladar En palate Fr palais
palafrén En palfrey Fr palefroi
palafrenero En groom Fr palefrenier

palas En central incisors Fr pinces
palenque En hitching rack Fr barre d'attache
palomino En palomino Fr palomino
pampa amer En white faced Fr belle-face
páncreas En pancreas Fr pancréas
pang aré En pangaré
panta lón de caza En beige breeches Fr culottes de chasse
pantalón de montar En breeches Fr pantalons d'équitation
pantalonero En breeches-maker Fr culottier
papera / papo (del caballo) En strangles Fr gourme
parada En halt Fr arrêt
parada En halt Fr parade
parada de cubrición En service station Fr station de monte
parada de sementales del Estado En national stud Fr haras national
parar En stand still Fr tenir immobile (se ~)
parar ; pararse En halt Fr arrêter
parar en firme En halt (on the bit and in good balance) Fr arrêter (ferme et en équilibre)
parásito En parasite Fr parasite
pared En wall Fr mur
pared del casco En wall (of the hoof) Fr paroi (du sabot)
parénquima En parenchyma Fr parenchyme
parición En foaling Fr poulinage
parir En foal Fr pouliner
parótida En parotid gland Fr parotide (glande ~)
párpado interno En nictitating membrane Fr membrane nictitante
párpados En eyelids Fr paupières
partida En start Fr départ
partir En break into Fr rompre
parto (de la yegua) En foaling Fr poulinage
parturición amer En foaling Fr poulinage
pas de deux En pas de deux Fr pas de deux
pasar el examen del veterinario En vet clean Fr passer l'examen vétérinaire
pasear un caballo a mano En walk a horse (hand ~) Fr faire marcher un cheval
paseo En ride (trail ~) Fr randonnée
paseo a caballo En pleasure Fr plaisance
paseo a caballo En trail riding Fr randonnée à cheval
pasmudo amer En saddle sore Fr plaie de selle
paso En step Fr pas
paso En walk Fr pas
paso atrás En step backwards Fr pas vers l'arrière
paso castellano En Spanish walk Fr pas espagnol
paso con riendas largas En walk on a long rein Fr pas, les rênes longues
paso corto reunido En shortened walk, collected Fr pas raccourci, rassemblé
paso de costado En side step Fr pas de côté
paso de gallo En stringhalt Fr harper
paso español En Spanish walk Fr pas espagnol
paso extendido En extended walk Fr pas allongé
paso fino En Paso Fino Fr paso fino
paso franco En free walk Fr pas libre
paso largo En extended walk Fr pas allongé
paso libre En free walk Fr pas libre
paso medio / ordinario En medium walk Fr pas moyen / ordinaire
paso peruano (caballo de ~) En Peruvian paso / ambler Fr ambleur péruvien
paso reunido En collected walk Fr pas rassemblé
passage; pasaje En passage Fr passage
pastar En graze Fr brouter
pastar En pasture Fr faire paître
pasto En pasture Fr pâturage
pastoreo en reclusión En zero-grazing Fr zéro-pâturage
pasturaje En pasture Fr pâturage
pata En back foot Fr pied arrière
pata En limb Fr membre
pata (de una embocadura) En cheek (of a bit) Fr aiguille
pata(s) de sable En sickle hock(s) Fr jarret(s) coudé(s)
patas (embocadura con ~) En full-cheek (mouthpiece) Fr aiguilles (embouchure avec ~)
patas traseras En hind-legs Fr membres postérieurs
pateadoras En kicking boots
patear En kick Fr ruer
patizambo adj En knock-knees Fr genoux de boeuf
patrulla cinematográfica / de filmación En film patrol
pe tral (pecho-~) En breast collar / plate Fr bricole
pechera En breast collar / plate Fr bricole
pecho En chest Fr poitrine
pecho (parte delantera del ~) En breast Fr poitrail
pecho angosto En narrow chest Fr poitrine étroite
pecho de pichón En pigeon breast Fr poitrail de chèvre
pedigrí ; pedigree En pedigree Fr pedigree
Pegaso En Pegasus Fr Pégase
peine ; peineta En comb Fr peigne
peine de entresacada En mane pulling comb Fr peigne à tirer la crinière
peine para jalar crin En mane pulling comb Fr peigne à tirer la crinière
pelaje En coat Fr pelage (le ~)
pelaje En coat (colour) Fr robe
pelaje de nacimiento En birth coat Fr pelage à la naissance
pelero En saddle pad Fr tapis de selle
pelham En pelham bit Fr mors pelham
pelo En hair (a ~) Fr poil (un ~)
pelo brillante En glossy coat Fr robe brillante / lustrée
pelo de rata En mouse-dun ; mouse-coloured Fr souris
pelo de verano En summer coat Fr poil d'été
pelo del invierno En winter coat Fr poil d'hiver
pelo sombrío En dull coat Fr robe terne
pelo(s) En coat Fr pelage (le ~)
pelvis En pelvis Fr pelvis
penalidad de tiempo En time penalty Fr pénalité de temps
penalización En penalty Fr pénalité
pene En penis Fr pénis
penicilina En penicillin Fr pénicilline
pepsina En pepsin Fr pepsine
pequeño metacarpiano En small metacarpal (bone) Fr os métacarpien rudimentaire
percherón En Percheron Fr percheron
perder una herradura En lose a shoe Fr perdre un fer
perder una herradura En throw a shoe Fr perdre un fer
perfectamente En exacta ; exactor Fr exacta
pericardio En pericardium Fr péricarde
perilla En pommel Fr pommeau
perímetro de la caña En cannon's circumference Fr tour du canon
perímetro torácico En girth's circumference Fr tour de sangle / poitrine
perineo En perineum Fr périnée
perioples En periople Fr périople
periostio En periosteum Fr périoste
periostitis En periostitis ; periosteitis Fr périostite
periostosis En periostosis Fr périostose
peritoneo En peritoneum Fr péritoine
peritonitis En peritonitis Fr péritonite
peroné En fibula Fr fibula
perra da ; perrería En hounds (the ~) Fr meute (la ~)
perrera En kennel Fr chenil
perro de caza En hound Fr chien de meute
persona a caballo En horse person Fr homme de cheval
pesaje En weighing Fr pesage
pesar En weigh Fr peser

pesar En weigh in Fr peser (après la course)
pescuezo En crest Fr crête (de l'encolure)
pesebre En hay rack Fr râtelier (à fourrage)
peso de handicap En handicap weight Fr poids de handicap
pestaña En clip Fr pinçon
pestaña / agarradera de cuarto En quarter clip Fr pinçon en quartier
pestaña / agarradera de punta En toe clip Fr pinçon en pince
peste equina africana En African horse sickness Fr peste équine africaine
petequia En petechia Fr pétéchie
petral En breast collar Fr bricole
piafar En paw the ground Fr piaffer
piafe ; piaffer En piaffé ; piaffer ; piaffa Fr piaffé ; piaffer
piales En calf roping Fr prise du veau au lasso
pica En pica Fr pica
picadero En riding school Fr école d'équitation
picadero En indoor arena Fr manège intérieur
picador En picador Fr picador
picazo En pinto ; pintado Fr pie
pie En foot Fr pied
pie de mula En mule foot
pie de paloma En toed-in Fr cagneux du pied
pie zopo En club foot Fr pied bot
piedra de esmegma En bean
piedra de sal En salt lick Fr bloc à lécher
piel En skin Fr peau
pienso En fodder Fr fourrage
pierna En gaskin Fr jambe
pierna En limb Fr membre
pierna activa En active leg Fr jambe active
pierna de adentro En inside leg Fr jambe intérieure
pierna externa / de afuera En outside leg Fr jambe extérieure
pierna interior / interna En inside leg Fr jambe intérieure
pierna pasiva En inactive leg Fr jambe passive
pierna posterior / trasera En hind leg / limb Fr membre postérieur
piernas arqueadas de atrás *posteriores* En bowlegs / bow legs Fr genoux // jarrets cambrés
pieza para mejilla En cheekpiece Fr montant (de bride // muserolle)
pigmento En pigment Fr pigment
pilares En pillars Fr piliers
píloro En pylorus Fr pylore
pinchazo En quicking Fr piqûre
pinta de media cuartilla En white to half-pastern Fr balzane mi-paturon
pintado ; pinto En pinto ; pintado Fr pie
pinza En central incisor Fr pince
pinza de casco En toe (of a hoof)

Fr pince (d'un sabot)
pinza de casco En hoof tester(s) Fr pince exploratrice
pinza de palpación / testar En hoof tester(s) Fr pince exploratrice
pinzas En central incisors Fr pinces
pinzas para sacar los clavos de la clavera En crease nail puller Fr pince arrache-clous / tire-clous
pío (bajo // alto) En pinto ; pintado Fr pie
pío negro En piebald Fr noir pie
pío negro En piebald Fr pie noir
piojo En louse (biting ~) Fr pou
piojos En lice Fr poux
piperacina En piperazine Fr pipérazine
piqué En quilted cotton Fr piqué (de coton)
piquete para el casco En hoof pick Fr cure-pieds
piretrina En pyrethrin Fr pyréthrine
piroplasmosis En babesiasis ; babesiosis Fr babésiose
pirueta (sobre el tercio posterior) En pirouette Fr pirouette
pirueta a galope En pirouette at a canter Fr pirouette au galop
pirueta al paso En pirouette at walk Fr pirouette au pas
pirueta directa En pirouette Fr pirouette
pirueta inversa En reversed pirouette Fr pirouette renversée
pirueta sobre el tercio anterior En reversed pirouette Fr pirouette renversée
pisada En stride Fr foulée
pisar el recorrido En walk (over) the course Fr marcher le parcours
piscina para caballos En horse swimming pool Fr piscine pour chevaux
piso de goma / hule En stall mat Fr tapis de caoutchouc
pista En track (in a riding arena) Fr piste (dans un manège)
pista En scent Fr trace
pista a mano derecha // izquierda En track to the right // left Fr piste à main droite // gauche
pista cerrada En walking ring Fr rond
pista cubierta En indoor arena Fr manège intérieur
pista de carreras En track (race ~) Fr piste (de course)
pista de doma En dressage ring / arena Fr rectangle de dressage
pista de pasto / grama En grass course / track Fr piste de gazon
pista de tierra En dirt course / track Fr piste de terre battue
plan icie del ijar En hollow of the flank Fr creux du flanc
planilla En judge's sheet Fr feuille de juge
plano En face (of an anvil) Fr table (d'une enclume)

plano del recorrido ; plano por el curso En plan of the course Fr plan du parcours
plantado adelante // de atrás En camped (out) Fr campé
plantaina En plantain Fr plantain
plasma En plasma (blood ~) Fr plasma (sanguin)
plastrón Fr plastron
pleura En pleura Fr plèvre
pleuresía En pleuritis ; pleurisy Fr pleurésie
pleuroneumonía contagiosa de los equinos En equine contagious pleuropneumonia Fr pleuropneumonie contagieuse du cheval
plexo solar En solar plexus Fr plexus solaire
pliegue de la babilla En flank fold Fr pli latéral
plomo En extra weight Fr poids de lestage
podredumbre de la ranilla En thrush Fr pourriture de la fourchette
poitevin En Poitou Horse Fr poitevin mulassier
polidipsia En polydipsia Fr polydipsie
pollero En pelham bit Fr mors pelham
polo En polo Fr polo
polvo En dust Fr poussière
poner la lengua sobre el freno En get the tongue over the bit Fr passer la langue sur l'embouchure
póney En pony Fr poney
póney de las Américas En Pony of America Fr poney d'Amérique
póney de polo En polo pony Fr poney de polo
póney de Shetland En Shetland (Pony) ; Shetlie Fr shetland
póney galés / galense En Welsh pony Fr poney welsh
poni / pony En pony Fr poney
por la línea central En down the centre line Fr par la ligne du centre
porta manea / cuarta En hobble strap
portalón En port liberté de langue
portante En amble Fr amble
pose En halter class Fr classe de (présentation au) licou
posición de salto En forward seat Fr monte en avant
posición del jinete En position of the rider Fr position du cavalier
posición para arrancar En post position Fr position au départ
posología En dosage Fr posologie
poste En stand (of an obstacle) Fr chandelier
poste de amarre En hitching post Fr poteau d'attache
potrada En herd of colts
potrilla ; potranca ; potra En filly (foal) Fr pouliche
potrillo // potrilla En foal (colt // filly ~) Fr poulain // pouliche (de

moins d'un an)
potrillo // potrilla de un año En yearling (colt // filly) Fr poulain // pouliche d'un an
potrillo // potrilla lactante En milk foal Fr poulain // pouliche de lait
potrillo destetado // potrilla destetada En weanling Fr poulain // pouliche sevré(e)
potro En frame Fr travail
potro (con arzón) En pommel horse Fr cheval d'arçons
potro // potra de un año En yearling (colt // filly) Fr poulain // pouliche d'un an
potro destetado // potra destetada En weanling Fr poulain // pouliche sevré(e)
potro macho / entero En colt Fr poulain (mâle entier)
precio En price Fr prix
precio de reclamo En claiming price (of a horse) Fr prix de réclamation (d'un cheval)
precio del servicio En stud fee(s) Fr frais de saillie
premiar En reward Fr récompenser
premio En prize Fr prix
premio (de honor) En prize Fr prix
premio (en dinero) En prize (cash / money ~) Fr prix (en argent)
premio al criador En breeder's premium Fr prime à l'éleveur ; prime d'élevage
premio San Jorge En Prix St. George Fr Prix Saint Georges
premolares En premolars ; premolar teeth Fr prémolaires
prepucio En sheath Fr fourreau
presa En quarry Fr gibier
presentar (un caballo) a la mano En show (a horse) in hand Fr présenter (un cheval) en main
presidente del jurado En president of the jury Fr président du jury
primera articulación interfalangiana En pastern joint Fr articulation du paturon
primera dentición En milk (set of) teeth Fr première dentition
primera falange En proximal phalanx Fr phalange proximale
primera vértebra cervical En atlas Fr atlas
procaína En procaine Fr procaïne
procreación en consanguinidad En inbreeding Fr accouplement consanguin
procreación incestuosa En incestuous breeding Fr accouplement incestueux
producto de cruza En crossbred (animal) Fr métis
profesor de equitación En riding instructor Fr instructeur d'équitation
profundidad de los flancos / del abdomen En depth of flank Fr profondeur des flancs / de l'abdomen
profundidad del pecho En depth of chest Fr profondeur de la poitrine

progenitor (padre) En stud horse Fr reproducteur (mâle)
prognatismo (de la mandíbula) En prognathism / prognathia (mandibular ~) Fr prognathie / prognathisme (mandibulaire)
programa En programme Fr programme
programa de carreras En race card / program(me) Fr programme de courses
prole En offspring Fr rejeton
promazin En acepromazin Fr acépromazine
propiedad En ownership Fr propriété
propietario En owner Fr propriétaire
próstata En prostate Fr prostate
protector En boot (for horses) Fr guêtre
protector de planta En pad (shoe ~) Fr coussinet (de pieds)
protector para la cabeza En head bumper Fr protecteur de tête
proteína En protein Fr protéine
prueba En trial Fr épreuve
prueba completa / militar En horse trial Fr concours complet
prueba con desempate En competition with jump-off Fr épreuve de précision
prueba contra el reloj En scurry jumping (with time factor) Fr épreuve au chronomètre
prueba de (la) descendencia En progeny test(ing) Fr épreuve sur / de la descendance
prueba de adiestramiento para principiantes En basic dressage test Fr épreuve de dressage élémentaire
prueba de aptitud Fr épreuve d'aptitude
prueba de consanguinidad En inbreeding test Fr test de consanguinité
prueba de doma (clásica) En dressage test Fr épreuve de dressage
prueba de fondo En endurance test / phase (speed and ~) Fr épreuve de fond
prueba de la flexión En flexion test Fr test de flexion
prueba de potencia En puissance jumping Fr épreuve de puissance
prueba de saltos en pista En jumping phase / test Fr épreuve (de saut) d'obstacles
prueba de tres días En three-day event Fr concours complet (de trois jours)
prueba eliminatoria En eliminating heat Fr épreuve éliminatoire
prurito En itching Fr démangeaison
pu nto de penalidad En penalty point Fr point de pénalité
puente En arch Fr arcade
puente de la nariz En bridge of the nose Fr chanfrein
puerta En gate Fr barrière
puesta en mano En bringing in hand Fr misc en main

puja En bid Fr enchère
pujar En make a higher bid Fr enchérir
pulgada ; pulgarada En inch Fr pouce
pulmón En lung Fr poumon
pulmonía En pneumonia Fr pneumonie
pulpa de betarragas En sugar beet pulp Fr pulpe de betteraves
pulpa de remolacha(s) En sugar beet pulp Fr pulpe de betteraves
pulpa dental En pulp tooth Fr pulpe dentaire
pulso En pulse Fr pouls
pun ta del anca En point of hip Fr pointe de la hanche
punta En point (of a nail) Fr pointe (d'un clou)
punta de fuego En firing mark / scar Fr trace de feu
punta de la nalga En point of buttock Fr pointe de la fesse
punta de pie En toe (of a hoof) Fr pince (d'un sabot)
punta del corvejón En point of hock Fr pointe du jarret
punta del hombro En point of shoulder Fr pointe de l'épaule
punta del talón En bulb (of a heel) Fr glome
puntas de fuego En pin firing (scars) Fr pointes de feu
puntero En punch Fr poinçon
puntilla En point (of a nail) Fr pointe (d'un clou)
punto de bonificación En bonus point Fr point de bonification
punto de partida En starting point Fr point de départ
punto de picar / saltar En take off point Fr emplacement de la battue d'appel
puntos En points Fr extrémités
pupa En pupa Fr pupe
pupila En pupil Fr pupille
pura sangre En purebred ; pure bred Fr pur-sang ; pur sang
pura sangre inglés En Thoroughbred Fr thoroughbred
pureza de aires En purity of strides Fr pureté des allures
púrpura hemorrágica En haemorrhagic purpura Fr purpura hémorragique
purulento En purulent Fr purulent
pus En pus Fr pus
quemadura de lazo En rope burn Fr prise de longe
quemadura de sol En sunburn Fr coup de soleil
queratina En keratin Fr kératine
queratoma En keratoma Fr kératophyllocèle
quieto En quiet Fr calme
quijada En jaw Fr mâchoire
quijera En cheekpiece Fr montant (de bride // muserolle)
quiste En cyst Fr kyste

quiste ovárico En ovarian cyst Fr kyste ovarien
quitar las lombrices En deworm Fr vermifuger
rábano blanco En horseradish Fr raifort
rabia En rabies Fr rage
rabo En tail Fr queue
rabón adj En docked tail(ed) ; docked Fr courte queue
ración de conservación / mantenimiento / En maintenance ration Fr ration d'entretien
ración diaria En daily ration Fr ration journalière
ración para trabajo En working ration Fr ration de travail
ración suplementaria / extra En supplementary ration Fr ration supplémentaire
radio En radius Fr radius
radiografía En X-ray examination Fr examen radiographique
raid En long-distance ride Fr longue randonnée
raíz En tooth root Fr racine d'une dent
rajadura de arena En sandcrack / sand crack Fr seime
rama En branch (of a shoe) Fr branche (d'un fer)
ramplón (de herradura) En calk ; caulk ; calkin ; caulkin Fr crampon
ranchero En ranchman Fr propriétaire de ranch
rancho En ranch Fr ranch
ranilla En frog Fr fourchette
ranura En groove Fr rainure
rápida En fast Fr rapide
raquitismo En rickets Fr rachitisme
rasguño En scratch Fr égratignure
rasguños En scratches Fr crevasses
raspa En rasp Fr râpe
raspador para secar En sweat scraper Fr couteau de chaleur
raspadur as En scratches Fr crevasses
raspadura de dientes En tooth float blade Fr lime à dents
raspar En rasp Fr râper
raspar los dientes En float the teeth Fr râper les dents
rasqueta amer. En metal curry comb Fr étrille en métal
rasqueta En currycomb Fr étrille
rasquetear En curry Fr étriller
rastro En scent Fr trace
rasurar En clip Fr tondre
ratonero En mouse-dun ; mouse-coloured Fr souris
raya de mulo En dorsal stripe / list / band Fr raie de mulet
rayos de fuego En strip firing (scars) Fr raies de feu
raza En breed Fr race
raza En sandcrack / sand crack Fr seime
reacio En stubborn Fr rétif
reaplicar una herradura En reset a shoe Fr relever un fer

rebajar un casco En pare (a hoof) Fr parer (un sabot)
rebuznar En bray Fr braire
recelador ; recela En teaser (stallion) Fr boute-en-train
recesivo En recessive Fr récessif
rechinar las dientes En grind the teeth Fr grincer des dents
reclamación En claim Fr réclamation
reclamante En claimant Fr réclamant
reclamar En claim Fr réclamer
reconocimiento médico En physical check-up / examination Fr examen médical
reconocimiento veterinario En veterinary examination Fr examen vétérinaire
recorrido En course Fr parcours
recorrido a campo través En cross-country course Fr parcours de cross
recorrido de obstáculos En course of obstacles Fr parcours d'obstacles
recorrido sin faltas En clear (round) Fr parcours sans fautes
recortar un casco En pare (a hoof) Fr parer (un sabot)
recta (embocadura ~) En straight bar bit / snaffle Fr rigide (filet / canon ~)
recta inicial En homestretch ; home stretch Fr droit
recto En rectum Fr rectum
reculada En rein-back ; reinback Fr reculer
recular En back Fr reculer
red para heno En hay bag / net Fr filet à foin
redaño En mesentery ; mesenterium Fr mésentère
redhibición En annulment Fr rédhibition
registro de raza En stud-book (general ~) Fr registre (général)
regularidad En regularity Fr régularité
rehusar En refuse Fr refuser
rehúse En refusal Fr refus
rej oneo En mounted bullfight Fr combat à cheval
relinchar En neigh Fr hennir
relincho En neigh Fr hennissement
relleno (para los cascos) En hoof packing Fr paquetage (pour les pieds des chevaux)
remache En clinch / clench Fr rivetage (des clous)
remache atornillado En calk (screw-in ~) Fr crampon à vis / vissé
remate En auction (sale) Fr encan
remedio En medicine Fr médicament
remetimiento (del tercio posterior) En engagement (of the hindquarters) Fr engagement (de l'arrière-main)
remitido adelante // de atrás En standing under Fr sous-lui
remo En limb Fr membre
remo delantero En forelimb ; foreleg Fr membre antérieur / de devant
remo trasero En hind leg / limb Fr membre postérieur
remojar En soak Fr tremper
remolacha En beet Fr betterave
remolino En whorl Fr épi
remolque (para transporte de caballos) En trailer (horse ~) Fr remorque (à chevaux)
rengo En lame Fr boiteux
renguear En limp Fr boiter
renguera En lameness Fr boiterie
representa a su raza En true to type Fr conforme au type de la race
reprise En dressage test Fr reprise
reprise libre En kur Fr kur
reproducción En breeding Fr reproduction
reproductores (animales ~) En breeding stock Fr reproducteurs (sujets ~)
resabiado En stubborn Fr rétif
resbalosa En sloppy Fr détrempée
resistencia En endurance Fr endurance
resistencia En stamina Fr vigueur
resistencia En resistance Fr résistance
resistente En tough Fr résistant
resoplido En snort Fr ébrouement
responsivo En responsiveness
retina En retina Fr rétine
retirar En withdraw Fr retirer
retranca amer En brake Fr frein
retranca En breeching Fr avaloire
retroceder En back Fr reculer
reunido En collected Fr rassemblé
reunión En collection (of a horse) Fr rassembler (d'un cheval)
reunir En collect (a horse) Fr rassembler (un cheval)
reunir el posterior En engage (the haunches) Fr engager (l'arrière-main)
revulsivo (agente ~) En blister ; blistering Fr vésicatoire
rezagado En distanced horse Fr traînard
rezno En warble Fr varron
ría En water jump (open ~) Fr rivière
riel de tierra En ground rail Fr barre (déposée sur le sol)
rienda En rein Fr rêne
rienda abierta En opening rein Fr rêne d'ouverture
rienda de adentro En inner rein Fr rêne intérieure
rienda de afuera En outside rein Fr rêne extérieure
rienda de atar En side rein Fr rêne fixe
rienda de filete En snaffle-rein Fr rêne de filet
rienda de plancha En draw rein Fr rêne allemande
rienda de una mano En neck rein Fr rêne d'appui

rienda del bocado En curb-rein Fr rêne (de mors) de bride
rienda directa En direct rein Fr rêne directe
rienda engalladura En overcheck (rein) Fr fausse rêne
rienda exterior En outside rein Fr rêne extérieure
rienda indirecta En indirect rein Fr rêne contraire
rienda indirecta delante de la cruz En indirect rein of opposition in front of withers Fr rêne contraire d'opposition en avant des
rienda indirecta detrás de la cruz En indirect rein of opposition behind the withers Fr rêne contraire d'opposition en arrière des
rienda interna En inner rein Fr rêne intérieure
rienda larga En long rein Fr longue rêne
rienda sobre el cuelo En neck rein Fr rêne d'appui
rienda suelta En hanging rein Fr rêne flottante
riendas En reins Fr enrênement(s)
riendas En reins Fr rênes
riendas (ayuda de ~) En hands (action of the ~) Fr mains (action des ~)
riendas largas (con ~) En long rein (on / at a ~) Fr rênes longues (les ~)
riendas trenzadas En braided reins Fr rênes tressées
rincón En corner Fr coin
riñón En kidney Fr rein
riñón(/ones) En loin(s) Fr rein(s)
rinoneumonitis equina viral En rhinopneumonitis (equine viral) Fr rhinopneumonie (virale du cheval)
roano (1) En bay roan Fr rouan
rodear (el ganado) amer En round up (the cattle) Fr rassembler (le bétail)
rodeo En rodeo Fr rodéo
rodilla En knee Fr genou
rodilla bien definida En well-defined knee Fr genou bien sculpté
rodilla de carnero En calf-knee / calf knee Fr genou creux
rodilla hueca En calf-knee / calf knee Fr genou creux
rodillas arqueadas anteriores En bowlegs / bow legs Fr genoux // jarrets cambrés
rodillera En knee cap (boot) Fr genouillère
rollo En knee roll Fr insertion pour le genou
rollo de sombra En shadow roll ; shadow blind Fr cache-ombrages
romper al galope En start at the canter Fr partir au galop
romper al paso En start at a walk Fr rompre au pas
romper al trote En start at a trot Fr partir au trot
roña En mange (horse ~) Fr gale (des équidés)

roncador adj & n En laryngeal hemiplegia / paralysis Fr cornage
roñeta En sole knife Fr rogne-pied
ronzal En halter Fr licol ; licou
roseta En rosette Fr ruban
rosillo alazán (2) Esp En bay roan Fr rouan
rosillo moro (1) Arg En bay roan Fr rouan
rosillo rubio En bay roan Fr rouan
rosillo tricolor (1) Esp En bay roan Fr rouan
rótula En patella Fr rotule
rozadora (2) En shin boot Fr guêtre d'avant-jambe
rozar En brush Fr atteindre (s'~) ; attraper (s'~)
rozar En rap a horse Fr barrer un cheval
rozar (un obstáculo) En rub (an obstacle) Fr toucher (légèrement un obstacle)
rubicán En grey-ticked Fr rubican
rubio crin y cola En flaxen mane and tail Fr crins blonds
sacabocados En pritchel (hot work ~) Fr poinçon emporte-pièce
sacabotas En bootjack Fr tire-botte
sacar la lengua En hang out the tongue Fr sortir la langue
sacar una herradura En unshoe Fr déferrer (un pied)
saco de caza En hunting-coat Fr veste de chasse à courre
saco de montar En riding coat Fr veste / veston d'équitation
sacro (hueso ~) En sacrum Fr sacrum (os ~)
sacudir la cabeza En shake the head Fr secouer la tête
sal En salt Fr sel
salegar En salt lick Fr bloc à lécher
salida En outing Fr sortie
salida En start Fr départ
salida al galope Fr départ au galop
salir En start Fr prendre le départ
saliva En saliva Fr salive
saltar En jump Fr sauter
saltar En cover (a mare) Fr saillir (une jument)
saltar limpio En clear (jump ~) Fr sauter juste / net
salto En jump Fr saut
salto a pie firme En standing jump Fr saut de pied ferme
salto ancho En spread fence / jump Fr obstacle large
salto de agua En water jump (open ~) Fr rivière
salto de altura En high jump Fr saut en hauteur
salto de anchura En spread jump Fr saut en largeur
salto de lomo de chancho En hog's back Fr dos d'âne
salto de obstáculos En jumping Fr saut d'obstacles
salto de potencia En puissance jumping Fr épreuve de puissance

salto por equipos En team jumping (competition) Fr saut par équipes (compétition de ~)
salto volando En flying jump Fr saut de volée
salud En soundness Fr bon état
saludo En salute Fr salut
salvado En bran Fr son
salvado de trigo En wheat bran Fr son de blé
sanando En healing Fr guérison
sangre En blood Fr sang
sangría En blood-letting Fr saignée
sano En sound Fr sain
sarna En mange (horse ~) Fr gale (des équidés)
sarna sarcóptica En sarcoptic mange Fr gale sarcoptique / sarcoptinique
sastre En tailor Fr tailleur
sebo En sebum Fr sébum
secreción En discharge Fr écoulement
secretario de jurado En secrétaire de jury
segunda articulación interfalangiana En coffin joint Fr articulation du pied
segunda dentición En permanent (set of) teeth Fr dentition d'adulte
segunda falange En middle phalanx Fr phalange intermédiaire
segundo caballo En second horse Fr cheval de rechange / relais
seis barras En six bars Fr six barres (épreuve des ~)
selección En breeding selection Fr sélection (pour l'élevage)
seleccionador y criador En breeder Fr éleveur (-naisseur)
selenio En selenium Fr sélénium
semen anat En sperm Fr sperme
semen congelado En frozen semen Fr sperme congelé
semental (caballo ~) En stallion Fr étalon
semental vano En infertile stallion Fr étalon infertile
semi parada En half-halt Fr demi-arrêt
semicírculo En half-circle Fr demi-cercle
semilla En semen Fr semence
señal (de referencia) En marker letter Fr point de repère
sendero ; senda En trail Fr sentier
seno frontal En frontal sinus Fr sinus frontal
seno maxilar En maxillary sinus Fr sinus maxillaire
sentada enalgada En sliding stop Fr arrêt en glissade
sentarse delante del movimiento En sit too far forward Fr devancer le mouvement (du cheval)
sentarse detrás del movimiento En behind the motion Fr retarder sur le mouvement (du cheval)
separación de la uña / de la

punta del casco En seedy-toe Fr fourmilière (en pince)
serosa En serosa Fr séreuse
serpentina En serpentine Fr serpentine
sesamoideo distal En distal sesamoid bone Fr os petit sésamoïde
sesamoideos proximales En proximal sesamoid bones Fr os grands sésamoïdes
seto En hedge Fr haie
seto de llamada Fr haie d'appel
shire En Shire (Horse) Fr shire
sien En temple Fr tempe
silla (de montar) En saddle Fr selle
silla de cacería / cazamiento En hunting saddle Fr selle de chasse
silla de carrera En racing saddle Fr selle de course
silla de doma En dressage saddle Fr selle de dressage
silla de polo En polo saddle Fr selle de polo
silla de salto En jumping saddle Fr selle de saut
silla francesa En French Saddle (Horse) Fr selle français
silla inglesa En English saddle Fr selle anglaise
sillar En hollow Fr ensellement
sillero En saddler Fr sellier
sillín En saddle (harness ~) Fr sellette
sin ganancia En maiden Fr novice
sin voluntad En unwilling (horse) Fr peu généreux (cheval ~)
sinovia En synovial fluid Fr synovie
sinovitis En synovitis Fr synovite
sistema linfático En lymphatic system Fr système lymphatique
sistema nervioso cerebroespinal / central En central nervous system Fr système nerveux central
sistema nervioso parasimpático En parasympathetic nervous system Fr système nerveux parasympathique
sistema nervioso simpático En sympathetic nervous system Fr système nerveux sympathique
sistema nervioso vegetativo / autónomo En autonomic nervous system Fr système nerveux autonome / végétatif
sístole En systole Fr systole
SNC abr En central nervous system Fr système nerveux central
sobre la brida / el freno En above the bit Fr au-dessus de la main
sobre las manos En heavy on the forehand Fr sur les épaules
sobrecaña En splint Fr suros
sobrecincha En surcingle
sobrefalda En back jockey (of a western saddle)
sobrefalda En front jockey (of a western saddle)
sobrefalda En side / seat jockey (of a western saddle)
sobrehueso (en la caña) En splint Fr suros

sobrehueso de la corona En low ringbone Fr forme coronaire
sobrehueso de la cuartilla En high ringbone Fr forme du paturon
sobrepasar En overreach Fr atteindre (s'~) ; attraper (s'~)
sobrepie // sobremano En ringbone ; ring bone ; ring-bone Fr forme
sobrepujar En make a higher bid Fr enchérir
sociedad de cría En breed society Fr société d'élevage
sodio En sodium Fr sodium
soltar las riendas En lengthen the reins Fr allonger les rênes
soltura En suppleness Fr souplesse
sombrero de copa En top-hat Fr haut-de-forme (chapeau ~)
sombrero de dos picos En bicorne Fr bicorne
sombrero de tres picos En tricorne Fr tricorne
soporte En cup Fr cuillère ; cuiller
sorgo En sorghum Fr sorgho
sorteo En draw Fr tirage au sort
sosegar un caballo En steady a horse Fr calmer un cheval
sostener el posterior En hold in the haunches Fr tenir les hanches
steeple chase En steeplechase Fr course au clocher
subasta En public auction sale Fr vente aux enchères publiques
subasta En auction (sale) Fr encan
subir a la silla En get in the saddle Fr monter (en selle)
subir y bajar la cabeza En bob the head Fr battre à la main
subirse a la parra En get on one's high horse Fr monter sur ses grands chevaux
sudación En sweating Fr sudation
sudadero En saddle pad Fr tapis de selle
sudadero vaquero En saddle pad Fr coussin de selle
sudador del pescuezo En neck sweat Fr couvre-cou
sudor En sweat Fr sueur
suela En sole Fr sole
suela caída En dropped sole Fr pied comble
suero En serum Fr sérum
suero antitetánico En antitetanus serum Fr sérum antitétanique
suero antivenenoso En antivenene ; antivenin Fr sérum antivenimeux
sufra En backband Fr dossière
sulfamida En sulfonamide Fr sulfamide
sulky En sulky Fr sulky
superficie moledora En dental table Fr table dentaire
surra En surra Fr surra
suspensión En suspension Fr mise-à-pied
suspensión En suspension Fr planer
suspensión (tiempo de ~) En sus-

pension (moment of ~) Fr suspension (temps de ~)
sutura En suture Fr suture
taba En talus Fr talus
tábanos ; tabarros En horseflies Fr taons
tabla En face (of an anvil) Fr table (d'une enclume)
tabla de separación en las cuadras En swinging rail Fr bat-flanc
tabla dentaria En dental table Fr table dentaire
tablas (barrera / valla de ~) En plank(s) Fr palanque(s)
taenia En tapeworm Fr taenia
tajadera En hardy Fr tranche(t) (d'enclume)
talabartería En saddlery ; saddler's shop Fr sellerie
talabartero En harness-maker Fr bourrelier
talabartero En saddler Fr sellier
taladro ; taladrador En pritchel (hot work ~) Fr poinçon emporte-pièce
talón En heel Fr talon
talón blanco adentro // afuera En white inside // outside heel
talón de pollo En capped hock Fr capelet
talón graso En grease heel
talones asimétricos En sheared heels Fr talons chevauchés
talones blancos En white heels Fr trace de balzane aux deux talons
talones encogidos En contracted heels Fr talons encastelés
talones rajados En cracked heels Fr talons crevassés
talud En bank Fr banquette
tambaleo En wobbler syndrome Fr syndrome de wobbler
tapa (del casco) En wall (of the hoof) Fr paroi (du sabot)
taquilla En mutuel wicket / window Fr guichet de pari (mutuel)
tara En defect Fr défaut
tarpán En Tarpan Fr tarpan
tarso En hock Fr jarret
tarsotibial En talus Fr talus
tatuaje En tattooing Fr tatouage
técnica de montar En riding technique Fr technique d'équitation
tejido celular subcutáneo En subcutis Fr toile sous-cutanée
temperamento En temperament Fr tempérament
temperatura En temperature Fr température
tenaza de corte En nipper(s) (hoof ~) Fr pince coupante / à parer
tenaza de descalzar En puller (shoe ~) Fr tenailles à arracher
tenaza de remachar En clincher(s) / clencher(s) (nail ~) Fr pince(s) à river
tendinitis En tendinitis Fr tendinite
tendón pl: tendones En tendon Fr tendon

tendón arqueado En bowed tendon Fr tendon claqué
tendón de Aquiles En common calcanean / calcaneal tendon Fr tendon calcanéen commun
tendón extensor digital En common (digital) extensor tendon Fr tendon de l'extenseur dorsal du doigt
tendón flexor En flexor tendon Fr tendon fléchisseur
tendón flexor digital profundo En deep (digital) flexor tendon Fr tendon (du) fléchisseur profond (des phalanges / du doigt)
tendón flexor digital superficial En superficial (digital) flexor tendon Fr tendon (du) fléchisseur superficiel (des phalanges / du doigt)
tendón flexor profundo (de las falanges) En deep (digital) flexor tendon Fr tendon (du) fléchisseur profond (des phalanges / du doigt)
tenia En taenia / tenia Fr ténia
tenia En tapeworm Fr taenia
tenosinovitis En tenosynovitis Fr chauffage de tendon
terapia caliente En heat therapy Fr thermothérapie
tercer metacarpiano En metacarpal bone (large / third ~) Fr os métacarpien principal
tercer párpado En nictitating membrane Fr membrane nictitante
tercera falange En distal phalanx Fr phalange distale
tercera metatarsiano En metatarsal bone (large / third ~) Fr os métatarsien principal
tercio anterior En forehand Fr avant-main
tercio medio En barrel (of the horse) Fr milieu (du cheval)
tercio posterior / trasero En rear end Fr arrière-main
terco En stubborn Fr rétif
terminar sobre el pie izquierdo // derecho En finish on the left // right leg Fr terminer sur le pied gauche // droit
termocauterio En firing iron Fr thermocautère
ternero En bull calf Fr jeune taureau
terpentina amer En turpentine Fr térébenthine
terpinol En terpineol Fr terpinéol
test sanguíneo En blood test Fr test sanguin
testera En headpiece Fr têtière
testículo En testicle ; testis Fr testicule
testuz En bridge of the nose Fr chanfrein
tétanos ; tétano En tetanus Fr tétanos
tibia En tibia Fr tibia
tiempo En time Fr temps
tiempo concedido En time allowed Fr temps accordé
tiempo límite / máximo En time limit Fr temps limite

tierra (a la ~) En bay (to be / stand at ~) Fr accul (être à l'~)
tijeras En shears Fr ciseaux
tijerilla En running martingale Fr martingale à anneaux
timbre En bell Fr cloche
timo En thymus Fr thymus
tímpano En tympanic membrane Fr tympan
tiña En ringworm Fr teigne
tipo racial En breed type Fr type de (la) race
tira al tipo / a la raza En true to type Fr conforme au type de la race
tirabotas En boot hook Fr tire-botte (crochet ~)
tirado del caballo (ser ~) En unseated (to be ~) Fr désarçonné (être ~)
tirado por caballos En horse-drawn Fr hippomobile
tirante En trace Fr trait
tirar el jinete En throw the rider Fr désarçonner (le cavalier)
tiras de las maneas En hobble hangers / strap Fr supports d'entraves
tiro En harnessed team Fr attelage
tiro En wind-sucking Fr tic aérophagique (sans appui)
tiro de apoyo En crib biting Fr tic aérophagique (à l'appui)
tiro de tres caballos En horse team, three abreast Fr attelage à trois chevaux (de front)
tiro de un caballo En one-horse draught Fr attelage à un cheval
tiro pesado italiano En Italian Heavy Draught Horse Fr trait italien
tiroides En thyroid (gland) Fr thyroïde (glande ~)
tirón En ribbon Fr ruban
tobiano En tobiano
tobillo En ankle Fr cheville
tocar En rub (an obstacle) Fr toucher (légèrement un obstacle)
tomar el galope En start at the canter Fr partir au galop
tomar el paso En start at a walk Fr rompre au pas
tomar el trote En start at a trot Fr partir au trot
tomar la salida En start Fr prendre le départ
tórax En thorax Fr thorax
torced ura (2) En strain Fr entorse
tordillo mosqueado En flea-bitten grey Fr gris moucheté
tordillo plateado En silver grey (coat) Fr gris argenté
tordo (2) En blue roan Fr gris (de) fer
tordo En grey Fr gris
tordo / tordillo rodado En dapple(d) grey / gray Fr gris pommelé
tordo obscuro En dark grey Fr gris foncé
torneo En tournament Fr tournoi
toro bravo En bull (fighting ~) Fr taureau de combat
torso En trunk Fr tronc

tos En cough Fr toux
toscano En Maremma / Maremmana Horse Fr maremme
toser En cough Fr tousser
trabajador del rancho En ranch hand Fr ouvrier de ranch
trabajar a la cuerda En lunge / longe Fr longer
trabajo a la mano En work in hand Fr travail à la main
trabajo de dos pistas En work on two tracks Fr travail sur deux pistes
trabajo en los pilares En work between the pillars Fr travail entre (les) piliers
trabajo en riendas largas En work in long reins Fr travail sur / aux longues rênes
trabas En breeding hopples / hobbles Fr entraves d'accouplement
trabas En hobbles (harness ~) Fr entraves
trabas En hobbles Fr entravon
traíl las En thongs (hunt ~)
trakehner En Trakehner ; Trakehnen Horse Fr trakehner
trampa En cheating Fr tricherie
trampear En cheat Fr tricher
tranca En swinging rail Fr bat-flanc
tranco En stride Fr foulée
tranco (al ~) En every stride (at ~) Fr temps (au ~)
tranquera En swinging rail Fr bat-flanc
tranquilizante En tranquillizer Fr tranquillisant
transferencia de embrión En embryo transfer Fr transfert d'embryon
transición En transition Fr transition
tráquea En trachea Fr trachée
trascorvo En calf-kneed
trasquila En clipping Fr tondage
trasquilar En clip Fr tondre
trazado de recorrido En line of the course Fr tracé du parcours
trébol En clover Fr trèfle
trematodo En trematode Fr trématode
trementina En turpentine Fr térébenthine
trenza En plait Fr tresse (de crinière et / ou de queue)
trenzar En plait Fr tresser
tricornio En tricorne Fr tricorne
tricostróngilo En hairworm Fr ver capillaire
trigo En wheat Fr blé
trigo sarraceno En buckwheat Fr sarrasin
tripanosomiasis En trypanosomiasis Fr trypanosomiase
triples de barras En triple bar(s) Fr barres triples
trismo En tetanus Fr tétanos
trochanter mayor En greater trochanter (of the femur) Fr grand trochanter
tróclea femoral En femoral trochlea Fr trochlée du fémur

trofeo En trophy Fr trophée
trombo En thrombus Fr thrombus
trombosis En thrombosis Fr thrombose
trompa de Eustaquio En auditory tube Fr trompe auditive
troncar En dock Fr courtauder
tronco En trunk Fr tronc
tronco (de dos) caballos En horse team, two abreast Fr attelage à deux chevaux (de front)
tropezar En stumble Fr buter
trotador En trotter Fr trotteur
trotador americano En Standardbred Fr standardbred
trotador francés En French trotter Fr trotteur français
trotar En trot Fr trotter
trote En trot Fr trot
trote a la española En Spanish trot Fr trot espagnol
trote a la inglesa En posting trot Fr trot enlevé
trote de trabajo En working trot Fr trot de travail
trote extenso En extended trot Fr trot allongé
trote irregular En racking Fr trot décousu / désuni
trote largo En extended trot Fr trot allongé
trote largo a la inglesa En extended trot rising Fr trot allongé enlevé
trote largo levantado En extended trot rising Fr trot allongé enlevé
trote largo sentado En extended trot sitting Fr trot allongé assis
trote levantado En posting trot Fr trot enlevé
trote levantado En trot rising Fr trotter enlevé
trote medio / ordinario En medium trot Fr trot moyen
trote ordinario sentado En medium trot sitting Fr trot moyen assis
trote reunido En collected trot Fr trot rassemblé
trote reunido sentado En collected trot sitting Fr trot rassemblé assis
trote sentado En sitting trot Fr trot assis
trotinar En jig Fr trottiner
truncar (la cola) En dock Fr courtauder
tuberosidad calcánea En calcanean tuber Fr tubérosité du calcanéus
tuberosidad coxal En coxal tuber Fr tuber coxae
tuberosidad isquiática En ischial tuber Fr tubérosité ischiatique
tuberosidad sacra En sacral tuber Fr tuber sacrale
tubo auditivo En auditory tube Fr trompe auditive
tubo digestivo En digestive tract Fr tube digestif
tupé En forelock Fr toupet

ubre En udder (the ~) Fr mamelles (les ~)
úlcera En ulcer Fr ulcère
úlcera de la nuca En poll evil
ulceraciones de verano En summer sores Fr plaies d'été
ungulados En ungulates (the ~) Fr ongulés (les ~)
unidad animal / ganadera En animal unit Fr unité animale
unidad de ganado mayor En large animal unit Fr unité de grois bétail
unidad forrajera En feed unit Fr unité fourragère
uréter En ureter Fr uretère
uretra En urethra Fr urètre
urticaria En urticaria Fr urticaire
útero En uterus Fr utérus
uveítis En equine recurrent uveitis Fr uvéite (récidivante)
vacuna En vaccine Fr vaccin
vacunación En vaccination Fr vaccination
vagina En vagina Fr vagin
vaina En sheath Fr fourreau
vaina sinovial En synovial sheath Fr synoviale vaginale
valla con barras En brush and rails Fr haie barrée
vaquerillo Mexico En jockey Fr jockey
vaquero En cowboy Fr vacher
varal En shaft Fr brancard
vaso linfático En lymphatic vessel Fr vaisseau lymphatique
vaso sanguíneo En blood vessel Fr vaisseau sanguin
vejiga articular blanda En wind gall / puff (articular ~) Fr mollette articulaire
vejiga de la orina En bladder (urinary ~) Fr vessie
vejiga tendinosa blanda En wind gall / puff (tendinous ~) Fr mollette tendineuse
vejigatorio En blister ; blistering Fr vésicatoire
vellón En fleece Fr mouton
velo del paladar En soft palate Fr voile du palais
velocidad En speed Fr vitesse
velocista En sprinter Fr sprinter
veloz En fast Fr rapide
vena En vein Fr veine
vena axilar En axillary vein Fr veine axillaire
vena cefálica En cephalic vein Fr veine céphalique
vena cefálica accesoria En accessory cephalic vein Fr veine céphalique accessoire
vena facial En facial vein Fr veine faciale
vena femoral En femoral vein Fr veine fémorale
vena porta En portal vein Fr veine porte
vena safena externa En lateral saphenous vein Fr veine saphène externe
vena safena interna En medial saphenous vein Fr veine saphène interne
vena torácica externa En superficial thoracic vein Fr veine sous-cutanée thoracique
vena yugular (interna // externa) En jugular vein (internal // external ~) Fr veine jugulaire (interne // externe)
vencedor En winner Fr vainqueur
venda En bandage Fr bandage ; bande
venda de soporte En support bandage Fr bandage de support
venda de transporte / embarque En shipping bandage Fr bandage de transport
venda para la cola En tail wrap Fr protège-queue
vendaje En bandage Fr bandage ; bande
vendas de descanso En stable bandages Fr bandages de repos
vender en pública subasta En auction Fr vendre à l'encan
ventana de apuestas En mutuel wicket / window Fr guichet de pari (mutuel)
ventrículo (derecha // izquierda) En ventricle of heart (right // left ~) Fr ventricule (droit // gauche)
veraneo En summer pasture Fr pâturage d'été
vereda En trail Fr sentier
verme pl: vermes En worm Fr ver
vermífugo En anthelmintic (drug) Fr vermifuge
vértebra En vertebra Fr vertèbre
vértebras cervicales En cervical vertebrae Fr vertèbres cervicales
vértebras coccígeas En caudal vertebrae Fr vertèbres caudales / coccygiennes
vértebras de la cola En caudal vertebrae Fr vertèbres caudales / coccygiennes
vértebras lumbares En lumbar vertebrae Fr vertèbres lombaires
vértebras sacras En sacral vertebrae Fr vertèbres sacrées / sacrales
vértebras torácicas En thoracic vertebrae Fr vertèbres thoraciques
vertical m En vertical Fr vertical (obstacle ~)
vertical sobre zanja En ditch with rail(s) Fr fossé barré
vértice de talón En buttress (of heel) Fr arc-boutant
vesicatorio En blister ; blistering Fr vésicatoire
vesícula seminal En vesicular gland Fr glande vésiculaire
vestíbulo vaginal En vestibule of vagina Fr vestibule du vagin
veterinario En veterinarian Fr vétérinaire
veterinario En veterinary Fr vétérinaire
veterinario especialista en ca-

ballos En equine veterinarian Fr vétérinaire de chevaux
vicio En vice Fr vice
vicio redhibitorio En redhibitory defect Fr vice rédhibitoire
victoria En win Fr victoire
vientre En belly Fr ventre
viruela equina En horse pox ; horsepox Fr variole équine
virus de la rabia En rabies rhabdovirus / virus Fr virus de la rage
virutas En wood shavings Fr copeaux de bois
vitamina En vitamin Fr vitamine
volquete En swingle-tree Fr palonnier
voltear (al jinete) En throw the rider Fr désarçonner (le cavalier)
volteo ; voltereta En vaulting Fr voltige
voluntario En willing (horse) Fr généreux (cheval ~)
volver ancho En turn wide Fr tourner large
volver corto En turn short / sharply Fr tourner court
vólvulo intestinal En volvulus Fr volvulus
vómer En vomer Fr vomer
voz En voice Fr voix
vuel ta al paso En volte at the walk Fr volte au pas
vuelta En volte ; volt Fr volte
vuelta (a la izquierda // derecha) En volte (to the left // right) Fr volte (à gauche // droite)
vuelta (sobre el anterior // posterior) En turn (on the forehand // haunches) Fr tourner (sur les antérieurs // postérieurs)
vuelta sobre el anterior En turn on the forehand Fr tourner sur les antérieurs
vuelta sobre el posterior / la grupa En turn on the haunches / quarters / hocks Fr tourner sur les postérieurs
vulva En vulva Fr vulve
wurtembergués En Württemberg Horse Fr wurtemberg
yearling En yearling (colt // filly) Fr poulain // pouliche d'un an
yegua f En mare Fr jument
yegua con su potro ; yegua con rastra En lactating mare Fr jument suitée
yegua de cría En broodmare ; brood mare Fr poulinière
yegua de vientre En broodmare ; brood mare Fr poulinière
yegua en gestación En mare in foal Fr jument gestante
yegua lactante En lactating mare Fr jument suitée
yegua llena En mare in foal Fr jument gestante
yegua madre En broodmare ; brood mare Fr poulinière
yegua madre con potro lactante En lactating mare Fr jument suitée
yegua original En tap root / taproot mare Fr jument de base ; jument-base
yegua preñada En mare in foal Fr jument gestante
yegua vacía En empty mare Fr jument vide
yeguada f En mare keeping Fr élevage de juments
yeguada En stud farm Fr haras
yeguada de cría f En breeding herd Fr troupeau d'élevage
yerba En grass Fr herbe
yeyuno m En jejunum Fr jejunum ; jéjunum
yodo m En iodine Fr iode
yunque m En anvil Fr enclume
yunque m En anvil (of the ear) Fr enclume (de l'oreille)
yunque de espiga / cola En anvil (portable ~) Fr bigorne
zafarse En run out Fr dérober (se ~)
zahína En sorghum Fr sorgho
zahones España En chaps Fr jambières
zaino En whole colour(ed) Fr zain
zaino fuego pangaré Arg (3) En brown Fr bai-brun
zaino parejo Arg En dark bay Fr bai foncé
zambarco En belly band Fr sangle sous-ventrière
zanahoria f En carrot Fr carotte
zancada f En stride Fr foulée
zanja En ditch Fr fossé
zanja abierta En open ditch Fr fossé ouvert
zanja seca f En dry ditch Fr fossé sec
zapatero m En shoemaker Fr cordonnier
zapatero (a la medida) m En bootmaker Fr bottier
zapatilla En boot (for horses) Fr guêtre
zapatilla para casco f En barrier boot Fr hipposandale
zig-zag En zig-zag half pass Fr contre-changements de main en appuyant
zigzaguear En swerve Fr zigzaguer
zigzagueo f En weaving Fr tic de l'ours
zorrera f En fox hole ; foxhole Fr renardière

A few other words / Quelques autres mots
Català *(Ca)* ; Italiano *(It)* ; Nederlands *(Ne)* ; Português *(Po)*

a la mà (cavall ~) *(Ca)* En on the bit (horse ~) Fr en main (cheval ~)
aankomst *(Ne)* En finish(ing) line Fr ligne d'arrivée
abbattere un cavallo *(It)* En destroy a horse Fr abattre un cheval
abordar un obstacle *(Ca)* En approach an obstacle Fr aborder un obstacle
acció del pes del cos *(Ca)* En action of the seat Fr aide du poids du corps
acetabolo *(It)* En acetabulum Fr acétabulum
acht *(Ne)* En figure (of) eight Fr huit (de chiffre)
achterhand naar buiten ; renvers *(Ne)* En renvers Fr renvers
achterledematen *(Ne)* En hind leg / limb Fr membre postérieur
acord d'ajuts *(Ca)* En harmonious use of aids Fr accord des aides
acotar-se *v (Ca)* En ball-up Fr encapuchonner (s'~)
addome *(It)* En abdomen Fr abdomen
aire *m (Ca)* En gait Fr allure
aire artificial *(Ca)* En artificial pace Fr allure artificielle
aire d'escola *(Ca)* En school air / pace Fr air d'école
aire diagonal *(Ca)* En diagonal gait Fr allure diagonale
aire lateral *(Ca)* En lateral gait Fr allure latérale
aire marxat *(Ca)* En marching pace Fr allure marchée
aire natural *(Ca)* En natural pace Fr allure naturelle
aire saltat *(Ca)* Fr allure sautée
aiuti *(It)* En aids Fr aides
ajuda *f (Ca)* En aid Fr aide
ajudas *(Po)* En aids Fr aides
ajut *m (Ca)* En aid Fr aide
ajut artificial *(Ca)* En artificial aid Fr aide artificielle
ajut de cames *(Ca)* En aid of the legs Fr action des jambes
ajut diagonal *(Ca)* En diagonal aid Fr aide diagonale
ajut lateral *(Ca)* En lateral aid Fr aide latérale
ajut natural *(Ca)* En natural aid Fr aide naturelle
alatzà *adj (Ca)* En chestnut Fr alezan
alçada de creu *(Ca)* En height (at withers) Fr taille (au garrot)
alla mano (cavallo ~) *(It)* En on the bit (horse ~) Fr en main (cheval ~)
allavamento *(It)* En breeding Fr élevage
allavamento equina *(It)* En horse-breeding Fr élevage chevalin / de chevaux

alta escola *(Ca)* En haute école Fr haute école
americano da sella *(It)* En American Saddlebred Fr cheval de selle américain
anar capalt *(Ca)* En star-gaze Fr porter le nez au vent
anca *(It)* En hip Fr hanche
anca *f (Ca)* En hip Fr hanche
anconeus *(It)* En anconeus m. Fr m. anconé
andaluso *(It)* En Andalusian Fr andalou
andamentos *(Po)* En gaits Fr allures
andature *(It)* En gaits Fr allures
anella portaestrep *f (Ca)* En stirrup bar Fr porte-étrivière (couteau ~)
anestesia diagnostica *(It)* En nerve-blocking Fr anesthésie d'un nerf
anglo-arabo *(It)* En Anglo-Arab(ian) (horse) Fr anglo-arabe
aplom *m (Ca)* En stand(s) Fr aplomb(s)
appoggiare *(It)* En half-pass Fr appuyer
apprendista *(It)* En apprentice Fr apprenti
appuyeren *(Ne)* En half-pass Fr appuyer
àrab *adj (Ca)* En Arab ; Arabian Fr arabe
arabo *(It)* En Arab ; Arabian Fr arabe
arcada orbitària *f (Ca)* En superciliary arch Fr arcade sourcilière
arço *m (Ca)* En tree (of a saddle) Fr arbre (d'une selle)
arco del costato *(It)* En costal arch Fr arc costal
àrea de preparació *f (Ca)* En paddock Fr paddock
arresto *(It)* En halt Fr arrêt
arreus *m pl (Ca)* En tack ; tackle Fr harnachement
articolazione del gomito *(It)* En elbow joint Fr articulation du coude
articolazione del piede *(It)* En coffin joint Fr articulation du pied
articulazione *(It)* En joint Fr articulation
ascella *(It)* En axilla Fr aisselle
asina *(It)* En jenny-ass ; jenny Fr ânesse
asino *(It)* En donkey Fr âne (en général)
asino riproduttore *(It)* En donkey stallion Fr âne (mâle)
asse pastoro-triangolare *(It)* En digit axis Fr axe du pied et du paturon
assento de sela *(Po)* En seat (of a rider) Fr assiette (du cavalier)

assetto *(It)* En seat (of a rider) Fr assiette (du cavalier)
atropellar / enderoccar un obstacle *v (Ca)* En knock down an obstacle Fr renverser un obstacle
attacare *(It)* En hitch Fr atteler
attaco a tre cavalli *(It)* En horse team, three abreast Fr attelage à trois chevaux (de front)
attaco a un cavallo *(It)* En one-horse draught Fr attelage à un cheval
attrezzo per ribattere *(It)* En clincher(s) / clencher(s) (nail ~) Fr pince(s) à river
avanbraccio *(It)* En forearm Fr avant-bras
avantbraç *m (Ca)* En forearm Fr avant-bras
azzoppato *(It)* En lame Fr boiteux
bacino *(It)* En pelvis Fr pelvis
bai *adj (Ca)* En bay Fr bai
baia *adj f (Ca)* En bay Fr bai
banqueta *f (Ca)* En bank Fr banquette
barba *f (Ca)* En chin groove Fr barbe
barbada *f (Ca)* En curb chain Fr gourmette
barbozza *(It)* En chin groove Fr barbe
bardare ; mettere i finimenti *(It)* En harness (up) Fr harnacher
bardissa de referència *f (Ca)* Fr haie d'appel
bardotto *(It)* En hinny Fr bardot
barem de penalitzacions *m (Ca)* En penalty table Fr barème des pénalités
barem de puntuació *m (Ca)* En scheme of marking Fr barème (de notation)
barra *f (Ca)* En rail Fr barre
barrar un cavall *v (Ca)* En rap a horse Fr barrer un cheval
barrera *f (Ca)* En gate Fr barrière
barres paral°leles *f pl (Ca)* En parallel poles Fr barres parallèles
barret de copa *m (Ca)* En top-hat Fr haut-de-forme (chapeau ~)
barret fort *m (Ca)* En bowler (hat) Fr melon (chapeau ~)
batuda *f (Ca)* En take off (stride) Fr battue d'appel
been ; bot *(Ne)* En bone Fr os
beenmerg *(Ne)* En bone marrow Fr moelle osseuse
beenvlies *(Ne)* En periosteum Fr périoste
bekken *(Ne)* En pelvis Fr pelvis
belga da tiro *(It)* En Belgian (draft / heavy draught horse) Fr belge (trait lourd ~)
bescoll *m (Ca)* En crest Fr crête (de

l'encolure)
beslaan *(Ne)* En shoe Fr ferrer
biceps brachii *(It)* En biceps brachii m. Fr m. biceps brachial
bit *(Ne)* En bit Fr mors
blanc *adj (Ca)* En white Fr blanc
blijvendgebit *(Ne)* En permanent (set of) teeth Fr dentition d'adulte
blinde darm *(Ne)* En cecum / caecum Fr caecum
boca *f (Ca)* En mouth Fr bouche
bocat de blanc *(Ca)* En white muzzled Fr boit dans son blanc (cheval qui ~)
boleiar el genet *v (Ca)* En throw the rider Fr désarçonner (le cavalier)
bonificació de temps *f (Ca)* En time bonus Fr bonification du temps
borrena *f (Ca)* Fr bande d'arçon
borrena de darrere ; borrena posterior *(Ca)* En cantle Fr troussequin
borrena de davant ; borrena anterior *(Ca)* En pommel Fr pommeau
borsa navicolare *(It)* En podotrochlear bursa Fr bourse podo-trochléaire
box *m (Ca)* En box (stall) Fr box
box d'aïllament ; llatzeret *(Ca)* En isolation unit Fr salle de quarantaine
braç *m (Ca)* En arm (upper / true ~) Fr bras
braccio *(It)* En arm (upper / true ~) Fr bras
brachiale *(It)* En brachialis m. Fr m. brachial
brachiocefalico *(It)* En brachiocephalic(us) m. Fr m. brachio-céphalique
brida *f (Ca)* En bridle Fr bride
brida doble ; brida completa *(Ca)* En double bridle Fr bride double
bronst ; tochtigheid *(Ne)* En heat Fr chaleur(s)
bucle *m (Ca)* En buckle Fr boucle
buik *(Ne)* En belly Fr ventre
buis *(Ne)* En jacket Fr casaque
bull finch *m (Ca)* En bull-finch / bull-finch Fr bull-finchFr
cabeça à parede, ladear coma garupa para *(Po)* En travers Fr travers
caiguda *(Ca)* En fall Fr chute
calçat *(Ca)* En white marking on a limb / leg Fr balzane
call *(Ca)* En chestnut Fr châtaigne
cama *(Ca)* En branch (of a bit) Fr branche (d'un mors)
cama *(Ca)* En gaskin Fr jambe
cambiamento di direzione *(It)* En change of direction Fr changement de direction
cambiamento di galoppo *(It)* En change of lead / leg Fr changement de pied
cambiamento di galoppo in aria *(It)* En flying change of lead / leg Fr changement de pied en l'air

cambiamento di galoppo preceduto da uno a due *(It)* En simple change of lead / leg (through the trot) Fr changement de pied simple
cambiamento di mano *(It)* En change of rein Fr changement de main
camp a través ; cros *(Ca)* En cross-country Fr cross ; cross-country
canale carpale *(It)* En carpal canal Fr canal carpien
cancro del fettone ; dermite ungulea papillomatosa *(It)* En canker Fr crapaud
canvi d'aire *(Ca)* En change of gait / pace Fr changement d'allure
canvi de direcció *(Ca)* En change of direction Fr changement de direction
canvi de galop *(Ca)* En flying change of lead / leg Fr changement de pied en l'air
canvi de galop / peu simple *(Ca)* En simple change of lead / leg (through the trot) Fr changement de pied simple
canvi de mà *(Ca)* En change of rein Fr changement de main
canviar de mà *(Ca)* En change rein Fr changer de main
canviar de peu *(Ca)* En change of leg Fr changer de pied
canya ; canyella *(Ca)* En cannon Fr canon
cap *(Ca)* En head Fr tête
cap al mur *(Ca)* En travers Fr travers
cap d'equip *(Ca)* En Chef d'équipe Fr chef d'équipe
cap de comissaris *(Ca)* En chief steward
cap de moro *(Ca)* En dark head / cap de maure / more
cap de pista *(Ca)* Fr chef de piste
cara blanca *(Ca)* En white face Fr belle-face
carablanc ; carabonica *(Ca)* En white faced Fr belle-face
caranegre *(Ca)* En black-faced Fr cap de maure / more
carpali *(It)* En carpal bones Fr os du carpe (les ~)
carpo accessorio *(It)* En accessory carpal bone Fr os accessoire du carpe
carpo intermedio *(It)* En intermediate carpal bone Fr os intermédiaire du carpe
carpo radiale *(It)* En radial carpal bone Fr os radial (du carpe)
carpo ulnare *(It)* En ulnar carpal bone Fr os ulnaire
cartilagine *(It)* En cartilage Fr cartilage
cartilagine alare *(It)* En fibrocartilage of the third phalanx Fr fibrocartilage (complémentaire) de la troisième phalange
cartilagine articolare *(It)* En articular cartilage Fr cartilage articulaire
cartilagine cariniforme *(It)* En cartilage of manubrium Fr cartilage ma-

nubrial
cartilagine di prolungazione *(It)* En scapula(r) cartilage Fr cartilage scapulaire
casc *(Ca)* En cap (hunting / skull / jockey's ~) Fr casque protecteur
casc *(Ca)* En hoof Fr sabot
cassa toracica *(It)* En rib cage / ribcage Fr cage thoracique
castany *(Ca)* Fr bai châtain
castrazione *(It)* En castration Fr castration
cavalcada *(Ca)* En Ride (long ~) Fr chevauchée
cavalcadura ; muntura *(Ca)* En mount Fr monture
cavalcar ; muntar (a cavall) *(Ca)* En mount (a horse) Fr monter (à / un cheval)
cavalcata *(It)* En Ride (long ~) Fr chevauchée
cavaletto *pl: cavaletti (It)* En cavaletti Fr cavaletti
cavaliere ; cavallerizo *(It)* En rider Fr cavalier
cavall *(Ca)* En horse Fr cheval
cavall castrat ; capó *(Ca)* En gelding Fr hongre
cavall de concurs complet *(Ca)* En event horse Fr cheval de concours complet
cavall de doma clàssica *(Ca)* En dressage horse Fr cheval de dressage
cavall de salt *(Ca)* En jumper Fr cheval (de saut) d'obstacle(s)
cavall de sella *(Ca)* En saddle horse Fr cheval de selle
cavall enter *(Ca)* En stallion Fr étalon
cavalla *(It)* En mare Fr jument
cavalla madre con puledro lattante *(It)* En lactating mare Fr jument suitée
cavallo *(It)* En horse Fr cheval
cavallo a sangre fredo *(It)* En coldblood ; cold-blooded (horse) Fr cheval à sang froid
cavallo castrado *(It)* En gelding Fr hongre
cavallo da carne / macello *(It)* En slaughter horse Fr cheval de boucherie
cavallo da tiro *(It)* En draught horse Fr cheval de trait
cavallo de soma *(It)* En pack horse ; packhorse Fr cheval de bât
cavallo di sangue *(It)* En warmblood ; warm-blooded horse Fr cheval à sang chaud
cavallo per sella *(It)* En saddle horse Fr cheval de selle
ceppo per ribattere *(It)* En clinch / clench block Fr bloc à river
cercle *(Ca)* En circle Fr grande volte
cessió de la cama *(Ca)* En leg-yielding Fr cession à la jambe
chiodo *(It)* En nail (horseshoe ~) Fr clou (à ferrer)
cingl ador *(Ca)* En off-billet Fr

courroie de sangle (côté droit)
cingla *(Ca)* En girth Fr sangle
cinglador *(Ca)* En cinch strap Fr courroie de sangle (côté gauche)
cinglador *(Ca)* En girth strap Fr contre-sanglon
cintura pelvica *(It)* En pelvic girdle Fr ceinture pelvienne
circuit *(Ca)* En circuit Fr circuit
cisti ovarica *(It)* En ovarian cyst Fr kyste ovarien
classificació individual *(Ca)* En individual classification Fr classement individuel
classificació per equips *(Ca)* En team classification Fr classement par équipes
clatell *(Ca)* En poll Fr nuque
cleidobrachiale *(It)* En cleidobrachialis m. Fr m. cléïdo-brachial
cleidocefalico *(It)* En cleidocephalicus m. Fr m. cléïdo-céphalique
cleidomastoideo *(It)* En mastoid part Fr partie mastoïdienne / cléïdo-mastoïdienne
cleidooccipitale *(It)* En cleido-occipitalis Fr partie cléïdo-basilaire / occipitale
coda *(It)* En tail Fr queue
coll *(Ca)* En neck Fr encolure
collare *(It)* En collar Fr collier
colonna vertebrale *(It)* En vertebral column Fr colonne vertébrale
colostro *(It)* En colostrum Fr colostrum
colze *(Ca)* En elbow Fr coude
combinació (d'obstacles) *(Ca)* En combination (of obstacles) Fr combinaison (d'obstacles)
combinació doble / senzilla *(Ca)* En double (obstacle) / double (obstacle / combinaison ~)
comissari *(Ca)* En steward Fr commissaire (d'un concours)
comissari de pes *(Ca)* Fr commissaire au pesage
comissió veterinària *(Ca)* En veterinary commission Fr commission vétérinaire
comité d'apellació *(Ca)* En appeal committee Fr commission d'appel
commessura *(It)* En commissure Fr commissure
commisaris *(Ne)* En steward Fr commissaire (d'un concours)
concurs complet *(Ca)* En horse trial Fr concours complet
concurs de doma clàssica *(Ca)* En dressage competition Fr concours de dressage
concurs de salt d'obstacles *(Ca)* En jumping competition Fr concours de sauts d'obstacles
concurs hípic *(Ca)* En dressage show Fr concours de dressage
concurs hípic *(Ca)* En hunter jumper show Fr concours de saut d'obstacle

concurs hípic *(Ca)* En horse show Fr concours d'attelage
concursant *(Ca)* En competitor Fr compétiteur
conditie van de baan *(Ne)* En track condition Fr condition de la piste
conducta *(Ca)* En behaviour Fr comportement
confiança *(Ca)* En confidence Fr confiance
conformazione *(It)* En conformation Fr conformation
contacte *(Ca)* En contact Fr contact
contra-galop ; galop op verkeerde voet ; *(Ne)* En counter-lead Fr galop à faux
contra-galop ; galop op verkeerde voet ; *(Ne)* En canter on / at the wrong lead Fr galop à faux
contra-passagem de mào *(Po)* En counter change of hand (in half pass) Fr contre changement de main (en appuyant)
contracanvi de mà *(Ca)* En counter change of hand (in half pass) Fr contre changement de main (en appuyant)
contragalop *(Ca)* En canter counter-lead Fr galop à faux
contro-cambiamento di mano *(It)* En counter change of hand (in half pass) Fr contre changement de main (en appuyant)
control del cavall *(Ca)* En control of the horse Fr contrôle du cheval
Copa de les Nacions *(Ca)* En Nations' Cup Fr Prix des nations
coracobrachiale *(It)* En coracobrachialis m. Fr m. coraco-brachial
corno *(It)* En horn Fr corne
corona *(It)* En coronet Fr couronne
corona *(Ca)* En coronet Fr couronne
coronature *(It)* En genou couronné
corpo luteo *(It)* En yellow body Fr corps jaune
correctió *(Ca)* En correction Fr correction
costat de batuda *(Ca)* En take-off side (of an obstacle) Fr côté de la battue
costat de recepció *(Ca)* En landing side (of an obstacle) Fr côté de la réception
costola *(It)* En rib Fr côte
costole asternali / false *(It)* En asternal ribs Fr côtes asternales
costole sternali / vere *(It)* En sternal ribs Fr côtes sternales
cote *(Ne)* En odds Fr cote
cranio *(It)* En skull Fr crâne
creu *(Ca)* En withers Fr garrot
crin *(Ca)* En horsehair (a ~) Fr crin (un ~)
crina ; crinera *(Ca)* En mane Fr crinière
criollo *(It)* En Criollo Fr créole
cronometrador *(Ca)* En timekeeper Fr chronométreur

cronometratge *(Ca)* En time keeping Fr chronométrage
cronòmetre automàtic *(Ca)* En automatic timing device Fr chronomètre électronique
croquis de recorregut *(Ca)* En plan of the course Fr plan du parcours
cua *(Ca)* En tail Fr queue
cura degli zoccoli *(It)* En care of hooves Fr soin(s) aux / des sabots
cuscinetto / cuscino digitale *(It)* En digital cushion Fr coussinet digital / plantaire
darrere la mà *(Ca)* En behind the bit Fr en dedans de la main
davant la mà *(Ca)* En above the bit Fr au-dessus de la main
defensa ; resistència *(Ca)* En resistance Fr résistance
deitro front *(It)* En half-turn Fr demi-tour
dekgeld *(Ne)* En stud fee(s) Fr frais de saillie
dekken (een merrie ~) *(Ne)* En cover (a mare) Fr saillir (une jument)
delagat tècnic *(Ca)* En technical delegate Fr délégué technique
deltoide *(It)* En deltoid(eus) m. Fr m. deltoïde
dentadura completa *(It)* En full mouth Fr bouche faite
dentadura decidua *(It)* En milk (set of) teeth Fr première dentition
dentatura permanente *(It)* En permanent (set of) teeth Fr dentition d'adulte
deposito nazionale (di allevamento) stalloni *(It)* En national stud Fr haras national
descavalcar *(Ca)* En dismount Fr démonter
desempat *(Ca)* En jump off / jump-off Fr barrage
desensellar *(Ca)* En unsaddle Fr desseller
desfilada *(Ca)* En parade Fr parade
desobediència *(Ca)* En disobedience Fr désobéissance
desqualificació *(Ca)* En disqualification Fr disqualification
dessuador ; suador *(Ca)* En saddle pad Fr tapis de selle
desunit *(Ca)* En disunited Fr désuni
diagonal *(Ca)* En diagonal Fr diagonale
diagonal (sobre la ~) *(Ca)* En diagonal (on the ~) Fr diagonale (sur la ~)
diagonal de costat *(Ca)* En half-pass Fr appuyer
disselare ; togliere la sella *(It)* En unsaddle Fr desseller
doblar *(Ca)* En doubler Fr doubler
doblar per l'amplada *(Ca)* En doubler dans la largeur
doblar per la llargada *(Ca)* En down centre line (to go ~) Fr doubler sur la longueur
dòcil *(Ca)* En docile Fr docile
doma ; domadura *(Ca)* En breaking

Fr domptage
doma clàssica *(Ca)* En dressage (classical ~) Fr dressage (classique)
doma individual *(Ca)* En individual dressage (competition) Fr dressage individuel (compétition de ~)
doma per equips *(Ca)* En team dressage (competition) Fr dressage par équipes (compétition de ~)
domar (un cavall) *(Ca)* En break (a horse) Fr débourrer (un cheval)
donar la sortida *(Ca)* En give the signal to start Fr donner le départ
dopingcontrole *(Ne)* En antidoping (control) Fr antidopage (contrôle ~)
draf *(Ne)* En trot Fr trot
drafkoers *(Ne)* En harness race Fr course attelée
driespan *(Ne)* En horse team, three abreast Fr attelage à trois chevaux (de front)
dunne darm *(Ne)* En small intestine Fr intestin grêle
dwarsgestreepte of willekeurige spier *(Ne)* En striated m. Fr m. (à contraction) volontaire
eierstockcyste *(Ne)* En ovarian cyst Fr kyste ovarien
eigenaar *(Ne)* En owner Fr propriétaire
elevació *(Ca)* En elevation Fr élévation
eliminació *(Ca)* En elimination Fr élimination
embenat *(Ca)* En bandage Fr bandage ; bande
embo cadura *(Ca)* En mouth(piece) Fr embouchure
embridar *(Ca)* En bridle (a horse) Fr brider (un cheval)
encabritar-se *(Ca)* En rear Fr cabrer (se ~)
encoixinada *(Ca)* En panel (saddle ~) Fr matelassure
endeldarm *(Ne)* En large intestine Fr gros intestin
enderrocament de un obstacle *(Ca)* En knocking down an obstacle Fr renversement d'un obstacle
enselladura *(Ca)* En hollow Fr ensellement
ensellar *(Ca)* En saddle Fr seller
ensinistrament *(Ca)* En training Fr entraînement
ensinistrar *(Ca)* En school a horse Fr dresser un cheval
entrada *(Ca)* En entry Fr entrée
entrenador *(Ca)* En trainer Fr entraîneur
epicondile laterale *(It)* En lateral epicondyle Fr épicondyle latéral
epicondile mediale *(It)* En medial epicondyle Fr épicondyle médial
eqüestre *(Ca)* En equestrian Fr équestre
equitació *(Ca)* En horseback riding Fr équitation
error de recorregut *(Ca)* En error in the course Fr erreur de parcours

esame radiografico *(It)* En X-ray examination Fr examen radiographique
esgarronar-se *(Ca)* En interfere Fr atteindre (s'~)
esofago *(It)* En oesophagus Fr oesophage
espaduãs a dentro *(Po)* En shoulder-in Fr épaule-en-dedans
espantar-se *(Ca)* En shy Fr effrayer (s'~)
esparró *(Ca)* En self-injury Fr atteinte
espatlla *(Ca)* En shoulder Fr épaule
espatlla endins *(Ca)* En shoulder-in Fr épaule-en-dedans
esperó *(Ca)* En spur Fr éperon
esquena *(Ca)* En back Fr dos
estacada *(Ca)* En stockade Fr palissade
estel ; estrella *(Ca)* En star Fr en tête ; en-tête
estensore del ginocchio *(It)* En extensor carpi radialis m. Fr m. extenseur radial du carpe
estensore digitale comune *(It)* En common digital extensor m. Fr m. extenseur dorsal du doigt
estensore digitale laterale *(It)* En lateral digital extensor m. Fr m. extenseur latéral du doigt
estensore obliquo del carpo *(It)* En extensor carpi obliquus m. Fr m. extenseur oblique du carpe
estensore radiale del carpo *(It)* En extensor carpi radialis m. Fr m. extenseur radial du carpe
estensore ulnare del carpo *(It)* En ulnaris lateralis m. Fr m. ulnaire latéral
estrattore per chiodo piegato *(It)* En crease nail puller Fr pince arrache-clous / tire-clous
estrep *(Ca)* En stirrup Fr étrier
estro *(It)* En bot fly (horse ~) Fr gastrophile ; gastérophile
estro ; calore *(It)* En heat Fr chaleur(s)
euga ; egua *(Ca)* En mare Fr jument
exterieur *(Ne)* En external conformation Fr extérieur (du cheval)
ezel *(Ne)* En donkey Fr âne (en général)
ezelhengst *(Ne)* En donkey stallion Fr âne (mâle)
ezelin ; ezelmerrie *(Ne)* En jenny-ass ; jenny Fr ânesse
fabbro *(It)* En blacksmith Fr forgeron
falange distale *(It)* En distal phalanx Fr phalange distale
faldó *(Ca)* En flap (of a saddle) Fr quartier (d'une selle)
faldonet *(Ca)* En skirt Fr petit quartier
fals faldó *(Ca)* En sweat flap (of a saddle) Fr faux-quartier (d'une selle)
falsa barbada *(Ca)* En lipstrap Fr fausse gourmette
falta *(Ca)* En fault Fr faute

fascia toracolombare *(It)* En thoracolumbar fascia Fr fascia thoraco-lombaire
favoriet *(Ne)* En favourite / favorite Fr favori
Federació Eqüestre Internacional *(Ca)* En International Equestrian Federation Fr Fédération équestre internationale
ferita *(It)* En injury Fr blessure
ferrador *(Ca)* En horseshoer Fr maréchal-ferrant
ferradura *(Ca)* En horseshoe Fr fer (à cheval)
ferrar *(Ca)* En shoe Fr ferrer
ferrare *(It)* En shoe Fr ferrer
ferreria *(Ca)* En farriery Fr maréchalerie
ferro da cavallo *(It)* En horseshoe Fr fer (à cheval)
fettone *(It)* En frog Fr fourchette
fianco *(It)* En flank Fr flanc
figura em oito *(Po)* En figure (of) eight Fr huit (de chiffre)
filet *(Ca)* En snaffle bit Fr mors de filet
fissura *(It)* En sandcrack / sand crack Fr seime
flank *(Ne)* En flank Fr flanc
flessore digitale profondo *(It)* En deep digital flexor m. Fr m. fléchisseur profond du doigt / des phalanges
flessore radiale del carpo *(It)* En flexor carpi radialis m. Fr m. fléchisseur radial du carpe
flexibilitat *(Ca)* En suppleness Fr souplesse
fluido sinoviale *(It)* En synovial fluid Fr synovie
fokker *(Ne)* En breeder Fr éleveur (-naisseur)
fokkerij *(Ne)* En breeding Fr élevage
fokmerrie *(Ne)* En broodmare ; brood mare Fr poulinière
forgia *(It)* En farriery Fr maréchalerie
formelle *(It)* En ringbone ; ring bone ; ring-bone Fr forme
fossat *(Ca)* En ditch Fr fossé
fossat amb barrera *(Ca)* En ditch with rail(s) Fr fossé barré
fossat d'aigua *(Ca)* En water jump (open ~) Fr rivière
fossat obert *(Ca)* En open ditch Fr fossé ouvert
franquejar un obstacle *(Ca)* En clear an obstacle Fr franchir un obstacle
fre *(Ca)* En bit Fr mors
fresa *(It)* En clinch / clench cutter Fr hache à sabots
front *(Ca)* En forehead Fr front
frontalera ; frontal *(Ca)* En browband Fr frontal
fuet *(Ca)* En crop Fr cravache
fuetada *(Ca)* En stroke of the whip Fr coup de cravache
fuetejar *(Ca)* En whip Fr cravacher
full de puntuació *(Ca)* En judge's sheet Fr feuille de juge

galop *(Ne)* En gallop Fr galop
galop *(Ca)* En gallop Fr galop
galop de treball *(Ca)* En working canter Fr galop de travail
galop desunit *(Ca)* En disunited canter Fr galop désuni
galop fals *(Ca)* En canter on / at the wrong lead Fr galop à faux
galop just *(Ca)* En canter / gallop at / on the true lead Fr galop juste
galop llarg *(Ca)* En extended canter Fr galop allongé
galop mitjà *(Ca)* En medium canter Fr galop moyen
galop recollit *(Ca)* En collected canter / gallop Fr galop rassemblé
galop tirat (a ~) *(Ca)* En full gallop (at ~) Fr grand galop (au ~)
galopar *(Ca)* En gallop Fr galoper
galopar a la dreta // l'esquerra *(Ca)* En canter left // right (lead) Fr galoper sur le pied droit // gauche
galope *(Po)* En gallop Fr galop
galope concentrado *(Po)* En collected canter / gallop Fr galop rassemblé
galope invertido *(Po)* En canter counter-lead Fr galop à faux
galope invertido *(Po)* En canter on / at the wrong lead Fr galop à faux
galope largo *(Po)* En extended canter Fr galop allongé
galope largo ardiante *(Po)* En extended canter, half-seat Fr galop allongé, demi-assiette
galope ordinario *(Po)* En ordinary canter Fr galop ordinaire
galoppo *(It)* En gallop Fr galop
galoppo allungato *(It)* En extended canter Fr galop allongé
galoppo allungato e rilevato *(It)* En extended canter, half-seat Fr galop allongé, demi-assiette
galoppo ordinario *(It)* En ordinary canter Fr galop ordinaire
galoppo riunito *(It)* En collected canter / gallop Fr galop rassemblé
galoppo rovescio *(It)* En canter counter-lead Fr galop à faux
galoppo rovescio *(It)* En canter on / at the wrong lead Fr galop à faux
galta *(Ca)* En cheek Fr joue
galtera *(Ca)* En cheekpiece Fr montant (de bride // muserolle)
gambada ; tranc *(Ca)* En stride Fr foulée
gambal *(Ca)* En stirrup leather / strap Fr étrivière
gangen *(Ne)* En gaits Fr allures
garreta *(Ca)* En fetlock Fr boulet
garró *(Ca)* En hock Fr jarret
garupa à parede, ladear coma garupa para fóra *(Po)* En renvers Fr renvers
gebroken lijn *(Ne)* En counter change of hand (in half pass) Fr contre changement de main (en appuyant)
gedplaatst *(Ne)* En place(d) Fr placé

geelichaam *(Ne)* En yellow body Fr corps jaune
gemizio *(It)* En discharge Fr écoulement
genet *(Ca)* En rider Fr cavalier
genoll *(Ca)* En knee Fr genou
gespeend / afgewend veulen *(Ne)* En weanling Fr poulain // pouliche sevré(e)
gesplitste koers *(Ne)* En divided race Fr course dédoublée
gewone draf *(Ne)* En medium trot Fr trot moyen
gewone draf met doorzitten *(Ne)* En medium trot sitting Fr trot moyen assis
gewone galop *(Ne)* En ordinary canter Fr galop ordinaire
gewone stap *(Ne)* En medium walk Fr pas moyen / ordinaire
gewricht ; lid *(Ne)* En joint Fr articulation
giarda *(It)* En quittor (of horses) Fr javart cartilagineux
gladde spier *(Ne)* En smooth m. Fr m. lisse
gokker ; speler *(Ne)* En gambler Fr joueur
gola *(It)* En throat Fr gorge
Gran Premi *(Ca)* En Grand Prix Fr Grand Prix
Gran Premi Especial *(Ca)* En Grand Prix Special Fr Grand prix spécial
grasmat ; renwereld *(Ne)* En grass course / track Fr piste de gazon
grasso per zoccoli *(It)* En hoof grease Fr graisse à sabots
greixet *(Ca)* En stifle Fr grasset
grembiule *(It)* En apron (shoeing / farrier's ~) Fr tablier (de maréchal-ferrant)
gris *(Ca)* En mouse-dun ; mouse-coloured Fr souris
gropa *(Ca)* En croup Fr croupe
gropa al mur *(Ca)* En renvers Fr renvers
gropa endins *(Ca)* En haunches-in Fr hanches en dedans
groppa in dentro *(It)* En travers Fr travers
groppa in fuori *(It)* En renvers Fr renvers
guancia *(It)* En cheek Fr joue
guarnimenter *(Ca)* En harness-maker Fr bourrelier
guitar *(Ca)* En kick Fr ruer
guitza *(Ca)* En kick Fr ruade
haar *(Ne)* En hair (a ~) Fr poil (un ~)
halfbloed *(Ne)* En half-bred Fr demi-sang
halth ouden *(Ne)* En halt Fr arrêt
halve parade *(Ne)* En half-halt Fr demi-arrêt
halve pirouette *(Ne)* En half-pirouette Fr demi-pirouette
handgalop *(Ne)* En canter Fr galop (petit ~)
handicap *(Ne)* En handicap Fr handi-

cap
handicapper *(Ne)* En handicapper Fr handicapeur
hartspier *(Ne)* En cardiac m. Fr m. cardiaque
hengst *(Ne)* En stallion Fr étalon
hengstveulen ; jonge hengst *(Ne)* En colt Fr poulain (mâle entier)
hípic *(Ca)* Fr hippique
hípica ; hipisme *(Ca)* En equestrianism Fr hippisme
hipòdrom *(Ca)* En race track ; racetrack Fr hippodrome
hippodroom *(Ne)* En race track ; racetrack Fr hippodrome
hoef *(Ne)* En hoof Fr sabot
hoefijzer *(Ne)* En horseshoe Fr fer (à cheval)
hoefmes *(Ne)* En hoof knife Fr rénette ; reinette
hoefrasp *(Ne)* En rasp Fr râpe
hoefsmid *(Ne)* En horseshoer Fr maréchal-ferrant
hoefverzorging *(Ne)* En care of hooves Fr soin(s) aux / des sabots
hoorn *(Ne)* En horn Fr corne
huid *(Ne)* En skin Fr peau
hulpen *(Ne)* En aids Fr aides
hunter irlandese *(It)* En Irish Hunter Fr irlandais
ilio *(It)* En ilium Fr os ilium
illada ; flanc *(Ca)* En flank Fr flanc
impuls ; schot naar voren *(Ne)* En impulsion Fr impulsion
impulsao *(Po)* En impulsion Fr impulsion
impulso *(It)* En impulsion Fr impulsion
in hand gesteld (paard ~) *(Ne)* En on the bit (horse ~) Fr en main (cheval ~)
incassino *(It)* En hoof pick Fr cure-pieds
incastellatura *(It)* En contraction of a hoof Fr encastelure
indietreggiare *(It)* En back Fr reculer
inducine *(It)* En anvil Fr enclume
intestino cieco *(It)* En cecum / caecum Fr caecum
intestino crasso *(It)* En large intestine Fr gros intestin
intestino tenue *(It)* En small intestine Fr intestin grêle
isabela *(Ca)* En buckskin Fr isabelle
ischio *(It)* En ischium Fr os ischium
jaarling *(Ne)* En yearling (colt // filly) Fr poulain // pouliche d'un an
jalonament del recorregut *(Ca)* En marking of the course Fr jalonnement du parcours
jaqueta de muntar *(Ca)* En riding coat Fr veste / veston d'équitation
jurat *(Ca)* En jury Fr jury
jutge *(Ca)* En judge Fr juge
jutge auxiliar *(Ca)* En assistant judge Fr juge auxiliaire
jutge d'arribada *(Ca)* En placing judge Fr juge à l'arrivée
jutge d'obstacles *(Ca)* En obstacle

judge Fr juge aux obstacles
jutge de sortida *(Ca)* En starting judge Fr juge au / de départ
kastratie ; snijden *(Ne)* En castration Fr castration
keertwending *(Ne)* En half-turn Fr demi-tour
klassiek *(Ne)* En classic Fr classique
klauwenvet *(Ne)* En hoof grease Fr graisse à sabots
koersdag *(Ne)* En meeting (race ~) Fr réunion (de courses)
koersbezoeker *(Ne)* En racegoer Fr amateur de courses
koerswezen *(Ne)* En horse racing industry Fr industrie des courses de chevaux
kop *(Ne)* En head Fr tête
koudbloed *(Ne)* En coldblood ; cold-blooded (horse) Fr cheval à sang froid
kraakbeen *(Ne)* En cartilage Fr cartilage
kunstmatige inseminatie *(Ne)* En artificial insemination Fr insémination artificielle
kuntsbaan *(Ne)* En dirt course / track Fr piste de terre battue
labbro inferiore *(It)* En lower lip Fr lèvre inférieure
lacertus fibrosus *(It)* En lacertus fibrosus Fr lacertus fibrosus
ladear *(Po)* En half-pass Fr appuyer
lamine sensitive *(It)* En dermal laminae Fr lamelles podophylleuses
laminite *(It)* En laminitis (acute ~) Fr fourbure aiguë
lastpaard *(Ne)* En pack horse ; packhorse Fr cheval de bât
leerling *(Ne)* En apprentice Fr apprenti
levita *(Ca)* En frock coat Fr jaquette
libro genealogico ; registro di allevamento *(It)* En stud-book ; stud book Fr livre de(s) haras
ligamentum nuchae *(It)* En nuchal ligament Fr ligament nuchal
linea bianca *(It)* En white line (of the hoof) Fr ligne blanche (du sabot)
lingua *(It)* En tongue Fr langue
línia central *(Ca)* En centre / center line Fr ligne du milieu
línia central (sobre la ~) *(Ca)* En centre line (on / down the ~) Fr ligne du milieu (sur la ~)
línia d'arribada *(Ca)* En finish(ing) line Fr ligne d'arrivée
línia de sortida *(Ca)* En starting line Fr ligne de départ
lipizzano *(It)* En Lipizzaner Fr lipizzan
liquido sinoviale *(It)* En synovial fluid Fr synovie
llançament *(Ca)* En take off impulsion Fr élan
llast *(Ca)* En extra weight Fr poids de lestage
llavi inferior *(Ca)* En lower lip Fr lèvre inférieure

llavi superior *(Ca)* En upper lip Fr lèvre supérieure
llista *(Ca)* En stripe Fr liste
llitera *(Ca)* En litter Fr litière
llom *(Ca)* En loin(s) Fr rein(s)
longeren *(Ne)* En lunge / longe Fr longer
lunghezza del corpo *(It)* En body length Fr longueur du corps
mà *(Ca)* En manus Fr main
mà (a ~ dreta // esquerra) *(Ca)* En lead (on / at the right // left ~) Fr main (à ~ droite // gauche)
maag *(Ne)* En stomach Fr estomac
maiden *(Ne)* En maiden Fr novice
mal del garrese *(It)* En fistulous withers Fr fistule du garrot
malattia navicolare *(It)* En navicular disease / lameness / bursitis Fr naviculaire (maladie ~)
malto esaurito *(It)* En brewer's draff / grains Fr drêche (de brasserie)
manejabilitat del cavall *(Ca)* En handiness of the horse Fr maniabilité du cheval
maniscalco *(It)* En horseshoer Fr maréchal-ferrant
mans (ajut / acció de ~) *(Ca)* En hands (action of the ~) Fr mains (action des ~)
manter a garupa *(Po)* En hold in the haunches Fr tenir les hanches
manteta de llast *(Ca)* En weight cloth Fr fontes
manubrio *(It)* En manubrium Fr manubrium
manus *(It)* En manus Fr main
marca blanca *(Ca)* En marking Fr marque
marcha lateral *(Po)* En side step Fr pas de côté
maremmano *(It)* En Maremma / Maremma Horse Fr maremme
martello de ferrare *(It)* En hammer (shoeing / driving / nailing ~) Fr brochoir
martello per tornire *(It)* En turning hammer Fr marteau de forgeron
martingala *(Ca)* En martingale Fr martingale
martingala d'anelles *(Ca)* En running martingale Fr martingale à anneaux
mascalcia ; maniscalcia *(It)* En farriery Fr maréchalerie
mascle ; tronc de la cua *(Ca)* En dock Fr base de la queue
massetere (muscolo ~) *(It)* En masseter m. Fr m. masséter
meia pirueta *(Po)* En half-pirouette Fr demi-pirouette
melkgebit *(Ne)* En milk (set of) teeth Fr première dentition
membro posteriore *(It)* En hind leg / limb Fr membre postérieur
mento *(It)* En chin (swelling) Fr menton (houppe du ~)
merrie *(Ne)* En mare Fr jument
merrie met (zuig)-veulen *(Ne)* En lactating mare Fr jument suitée
merrieveulen ; jonge merrie *(Ne)* En filly (foal) Fr pouliche
metacarpo largo *(It)* En metacarpal bone (large / third ~) Fr os métacarpien principal
metatarso *(It)* En metatarsal bone (large / third ~) Fr os métatarsien principal
mezza piroetta *(It)* En half-pirouette Fr demi-pirouette
mezzo arresto *(It)* En half-halt Fr demi-arrêt
mezzo sangue *(It)* En half-bred Fr demi-sang
midollo osseo *(It)* En bone marrow Fr moelle osseuse
mitja parada ; semiparada *(Ca)* En half-halt Fr demi-arrêt
mitja pirueta *(Ca)* En half-pirouette Fr demi-pirouette
mitja sang *(Ca)* En half-bred Fr demi-sang
mitja volta *(Ca)* En half-volt ; half volte Fr demi-volte
mitja volta inversa *(Ca)* En half volte reversed Fr demi-volte renversée
moeder *(Ne)* En dam Fr mère
molle per il fuoco *(It)* En pick-up tongs Fr tenailles à mettre au feu
monster *(Ne)* En sample Fr échantillon
morro ; musell *(Ca)* En muzzle Fr museau
mos *(Ca)* En curb bit Fr mors de bride
mosso de quadra / d'estable *(Ca)* En stable boy / man Fr garçon d'écurie
muildier *(Ne)* En mullet Fr mulet
muilezel *(Ne)* En hinny Fr bardot
mulo *(It)* En mullet Fr mulet
mundança de direcção *(Po)* En change of direction Fr changement de direction
mur *(Ca)* En wall Fr mur
muscolo addominale obliquo esterno *(It)* En external abdominal oblique m. Fr m. oblique externe de l'abdomen
muscolo addominale obliquo interno *(It)* En internal oblique (abdominal) m. Fr m. oblique interne de l'abdomen
muscolo addominale trasversale *(It)* En transverse abdominal m. Fr m. transverse de l'abdomen
muscolo cardiaco *(It)* En cardiac m. Fr m. cardiaque
muscolo infraspinato *(It)* En infraspinatus m. Fr m. infra-épineux
muscolo striato / volontario *(It)* En striated m. Fr m. (à contraction) volontaire
muscolo subscapolare *(It)* En subscapular(is) m. Fr m. subscapulaire
muscolo supraspinato *(It)* En

supraspinatus m. Fr m. supra-épineux
músculo liscio (It) En smooth m. Fr m. lisse
muserola (Ca) En noseband Fr muserolle
museruola (It) En noseband Fr muserolle
muso (It) En face Fr face
na mào (cavalo ~) (Po) En on the bit (horse ~) Fr en main (cheval ~)
nariu ; badiu (Ca) En nostril Fr naseau
natica (It) En buttock Fr fesse
natja (Ca) En buttock Fr fesse
naufragare (It) En founder Fr fourbure chronique
navicolite (It) En navicular disease / lameness / bursitis Fr naviculaire (maladie ~)
nerviositat (Ca) En nervousness Fr nervosité
nodello (It) En fetlock Fr boulet
obediència (Ca) En obedience Fr obéissance
obstacle (Ca) En obstacle Fr obstacle
obstacle d'entrenament (Ca) En practice obstacle Fr obstacle d'entraînement / d'essai
obstacle escalonat (Ca) En step (obstacle) Fr piano
obstacle fix (Ca) En solid fence Fr obstacle fixe
obstacle natural (Ca) En natural obstacle Fr obstacle naturel
obstacle simple (Ca) En simple obstacle Fr obstacle simple
obstacle vertical (Ca) En vertical Fr vertical (obstacle ~)
occhio (It) En eye(s) Fr oeil
omero (It) En humerus Fr humérus
omotrasversarius (It) En omotransversarius m. Fr m. omo-transversaire
oog (Ne) En eye(s) Fr oeil
ooghleppen (Ne) En blinker Fr oeillère
oor (Ne) En ear Fr oreille
opeisen (Ne) En claim Fr réclamer
ordre de sortida (Ca) En starting order Fr ordre de départ
orecchio (It) En ear Fr oreille
orella (Ca) En ear Fr oreille
os coxae (It) En hip bone Fr os coxal
ossa metacarpali piccole (It) En splint bones (front limb medial and lateral ~) Fr os métacarpiens rudimentaires
ossa sesamoidi prossimali (It) En proximal sesamoid bones Fr os grands sésamoïdes
osso (It) En bone Fr os
osso navicolare (It) En distal sesamoid bone Fr os petit sésamoïde
osso sesamoide distale (It) En distal sesamoid bone Fr os petit sésamoïde
otto (It) En figure (of) eight Fr huit (de chiffre)
óxer (Ca) En oxer Fr oxer

óxer ascendent (Ca) En ascending oxer Fr oxer ascendant
óxer quadrat (Ca) En square oxer Fr oxer carré
paard (Ne) En horse Fr cheval
paardfokkerij (Ne) En horse-breeding Fr élevage chevalin / de chevaux
paddock m (Ca) En paddock Fr paddock
paglia trinciata / sminuzzatta (It) En chopped straw Fr paille hachée
palafrener (Ca) En groom Fr palefrenier
palfrenier (Ne) En groom Fr palefrenier
palomino (Ca) En palomino Fr palomino
pantalons de muntar (Ca) En breeches Fr pantalons d'équitation
parada (Po) En halt Fr parade
parada (Ca) En halt Fr parade
parade (Ne) En halt Fr parade
pareggiare (It) En pare (a hoof) Fr parer (un sabot)
pareggio dei quarti (It) En quarter clip Fr pinçon en quartier
pareggio della punta (It) En toe clip Fr pinçon en pince
parell diagonal (Ca) En diagonal pair Fr bipède diagonal
parell lateral (Ca) En lateral pair Fr bipède latéral
paresto (It) En halt Fr parade
parete (It) En wall (of the hoof) Fr paroi (du sabot)
pariglia (It) En horse team, two abreast Fr attelage à deux chevaux (de front)
pas (Ca) En walk Fr pas
pas amb regnes llargues (Ca) En walk on a long rein Fr pas, les rênes longues
pas de costat (Ca) En side step Fr pas de côté
pas enrere (Ca) En step backwards Fr pas vers l'arrière
pas llarg (Ca) En extended walk Fr pas allongé
pas lliure (Ca) En free walk Fr pas libre
pas mig (Ca) En medium walk Fr pas moyen / ordinaire
pas recollit (Ca) En collected walk Fr pas rassemblé
passage (Ne) En passage Fr passage
passagem (Po) En passage Fr passage
passagem de mão de direcça (Po) En change of lead / leg changement de pied
passagem de mão mudança (Po) En change of rein Fr changement de main
passagem de mão no mesmo (Po) En simple change of lead / leg (through the trot) Fr changement de pied simple
passagio (It) En passage Fr passage
passatge (Ca) En passage Fr passage

passo (Po) En walk Fr pas
passo (It) En walk Fr pas
passo allungato (It) En extended walk Fr pas allongé
passo alongado (Po) En extended walk Fr pas allongé
passo concentrado (Po) En collected walk Fr pas rassemblé
passo libero (It) En free walk Fr pas libre
passo livre (Po) En free walk Fr pas libre
passo ordinario (Po) En medium walk Fr pas moyen / ordinaire
passo ordinario (It) En medium walk Fr pas moyen / ordinaire
passo riunito (It) En collected walk Fr pas rassemblé
pecuar (Po) En back Fr reculer
pedigrí (Ca) En pedigree Fr pedigree
pèl de la garreta (Ca) En fetlock (tuft) Fr fanon
pelatge (Ca) En coat (colour) Fr robe
pelle (It) En skin Fr peau
pelo (It) En hair (a ~) Fr poil (un ~)
penalització (Ca) En penalty Fr pénalité
periostio (It) En periosteum Fr périoste
pesada (Ca) En weighing Fr pesage
petto (It) En chest Fr poitrine
peu (Ca) En foot Fr pied
piaf (Ca) En piaffé ; piaffer ; piaffe Fr piaffé ; piaffer
piafar (Ca) En paw the ground Fr piaffer
piafe (Po) En piaffé ; piaffer ; piaffe Fr piaffé ; piaffer
piaffe (Ne) En piaffé ; piaffer ; piaffe Fr piaffé ; piaffer
piaffo (It) En piaffé ; piaffer ; piaffe Fr piaffé ; piaffer
piatto della guancia (It) Fr joue (plat de la ~)
picador (Ca) En riding school Fr école d'équitation
piede (It) En foot Fr pied
pietra de leccare ; sale pastorizio pressato (It) En salt lick Fr bloc à lécher
piroetta (It) En pirouette Fr pirouette
pirouette (Ne) En pirouette Fr pirouette
pirueta (Po) En pirouette Fr pirouette
pirueta (Ca) En pirouette Fr pirouette
pirueta al galop (Ca) En pirouette at a canter Fr pirouette au galop
pirueta al pas (Ca) En pirouette at walk Fr pirouette au pas
pista (Ca) En track (in a riding arena) Fr piste (dans un manège)
pista a mà dreta // esquerra (Ca) En track to the right // left Fr piste à main droite // gauche
pista coberta (Ca) En indoor arena Fr manège intérieur
pit (Ca) En breast Fr poitrail
pitral (Ca) En breast collar / plate Fr bricole

plastró (Ca) Fr plastron
poney (It) En pony Fr poney
pont (Ca) En arch Fr arcade
pony (Ne) En pony Fr poney
pony gallese (It) En Welsh pony Fr poney welsh
posteriori (It) En hind-legs Fr membres postérieurs
posts (barrera de ~) (Ca) En plank(s) Fr palanque(s)
president de jurat (Ca) En president of the jury Fr président du jury
prima falange (It) En proximal phalanx Fr phalange proximale
primo carpale (It) En first carpal bone Fr os carpal I
processo estensore (It) En extensor process Fr processus extensorius
pronator teres (It) En pronator teres m. Fr m. rond pronateur
protector (Ca) En boot (for horses) Fr guêtre
protest (Ne) En objection Fr objection
prova de doma (clàssica) (Ca) En dressage test Fr épreuve de dressage
prova de fons (Ca) En endurance test / phase (speed and ~) Fr épreuve de fond
prova de salt d'obstacles (Ca) En jumping phase / test Fr épreuve (de saut) d'obstacles
pube (It) En pubis (bone) Fr os pubis
puledro slattato m (It) En weanling Fr poulain // pouliche sevré(e)
punt / senyal de referència (Ca) En marker letter Fr point de repère
punta del petto (It) En brisket Fr bréchet
punta dell' anca (It) En point of hip Fr pointe de la hanche
punta della natica (It) En point of buttock Fr pointe de la fesse
punzone (It) En pritchel (hot work ~) Fr poinçon emporte-pièce
punzone (It) En punch Fr poinçon
pura sang (Ca) En purebred ; pure bred Fr pur-sang ; pur sang
puresa d'aires (Ca) En purity of strides Fr pureté des allures
puro sangue (It) En purebred ; pure bred Fr pur-sang ; pur sang
purosangue inglese (It) En Thoroughbred Fr thoroughbred
quadra ; cavallerissa (Ca) En barn Fr écurie
quadrar-se (Ca) En stand square Fr tenir ferme (se ~)
quarto carpale (It) En fourth carpal bone Fr os carpal IV
racó (Ca) En corner Fr coin
radio (It) En radius Fr radius
raschietto (per zoccoli) (It) En rasp Fr râpe
raspa (It) En rasp Fr râpe
raspare (It) En rasp Fr râper
recepció (Ca) En landing Fr réception

recolliment (Ca) En collection (of a horse) Fr rassembler (d'un cheval)
recollir (Ca) En collect (a horse) Fr rassembler (un cheval)
recollit (Ca) En collected Fr rassemblé
reconeixement veterinari (Ca) En veterinary examination Fr examen vétérinaire
recoregut sense faltas (Ca) En clear (round) Fr parcours sans fautes
recorregut (Ca) En course Fr parcours
rectangle / pista de doma (Ca) En dressage ring / arena Fr rectangle de dressage
reculada (Ca) En rein-back ; reinback Fr reculer
recular (Ca) En back Fr reculer
refús (Ca) En refusal Fr refus
regione del ginocchio (It) En carpal region Fr région du carpe
regione del metacarpo / stinco (It) En metacarpal region Fr région du métacarpe
regione sternale (It) En brisket Fr bréchet
regna (Ca) En rein Fr rêne
regna de filete (Ca) En snaffle-rein Fr rêne de filet
regna de mos (Ca) En curb-rein Fr rêne (de mors) de bride
regnes (Ca) En reins Fr rênes
regnes llargues (amb ~) (Ca) En long rein (on / at a ~) Fr rênes longues (les ~)
regularitat (Ca) En regularity Fr régularité
rem ; extremitat (Ca) En limb Fr membre
rem de darrere (Ca) En hind leg / limb Fr membre postérieur
ren (Ne) En race Fr course
renpaard (Ne) En race horse ; racehorse Fr cheval de course(s)
represa (Ca) En dressage test Fr reprise
represa lliure (Ca) En kur Fr kur
resistència (Ca) En stamina Fr vigueur
rib (Ne) En rib Fr côte
ribattere (It) En clinch / clench Fr river
rijverbod (Ne) En suspension Fr mise-à-pied
ronsal (Ca) En halter Fr licol ; licou
roodbruin (Ne) En bay Fr bai
rosegar el mos (Ca) En champ (the bit) Fr mâcher le mors
ròsola per zoccoli (It) En hoof knife Fr rénette ; reinette
rouwgeld (Ne) En forfeit Fr forfait
ruà (1) f: ruana (Ca) En bay roan Fr rouan
ruin ; gecastreerd maennelijk paard (Ne) En gelding Fr hongre
salt (Ca) En jump Fr saut
salt d'obstacles (Ca) En jumping Fr saut d'obstacles

saltar (Ca) En jump Fr sauter
salutació (Ca) En salute Fr salut
scapola (It) En scapula Fr scapula
scavezzare (It) En take off the halter Fr enlever le licou
schedel (Ne) En skull Fr crâne
scheletro (It) En skeleton Fr squelette
schlachtpaard (Ne) En slaughter horse Fr cheval de boucherie
schoft (Ne) En withers Fr garrot
schouder (Ne) En shoulder Fr épaule
schouder binnenwaarts (Ne) En shoulder-in Fr épaule-en-dedans
schrapper (Ne) En scratch(ing) Fr retrait
scolo nasale (It) En nasal discharge Fr jetage
seconda falange (It) En middle phalanx Fr phalange intermédiaire
secondo carpale (It) En second carpal bone Fr os carpal II
secretari de jurat (Ca) Fr secrétaire de jury
seient ; cavalleria (Ca) En seat (of a saddle) Fr siège (d'une selle)
sella (Ca) En saddle Fr selle
sella de doma (Ca) En dressage saddle Fr selle de dressage
sella de salt (Ca) En jumping saddle Fr selle de saut
semicercle (Ca) En half-circle Fr demi-cercle
serpentina (Po) En serpentine Fr serpentine
serpentina (It) En serpentine Fr serpentine
serpentina (Ca) En serpentine Fr serpentine
serpentine (Ne) En serpentine Fr serpentine
serrell (Ca) En forelock Fr toupet
skelet (Ne) En skeleton Fr squelette
sobbattiture (It) En thrush Fr pourriture de la fourchette
sobrecingla (Ca) En surcingle
solco carpale (It) En carpal groove Fr sillon carpien
sorteig (Ca) En draw Fr tirage au sort
sortida (Ca) En start Fr départ
sortida al galop (Ca) Fr départ au galop
sortir (Ca) En break into Fr rompre
sortir (Ca) En start Fr prendre le départ
sotagola (Ca) En throatlash ; throatlatch Fr sous-gorge
spalla (It) En shoulder Fr épaule
spalla in dentro (It) En shoulder-in Fr épaule-en-dedans
spina dorsale (It) En spine Fr épine dorsale
spina scapolare (It) En spine of the scapula Fr épine scapulaire
sprofondare (It) En founder Fr fourbure chronique

staart *(Ne)* En tail Fr queue
stal *(Ne)* En barn Fr écurie
stalknecht ; rijknecht *(Ne)* En stable boy / man Fr garçon d'écurie
stallone *(It)* En stallion Fr étalon
stamboom *(Ne)* En pedigree Fr pedigree
stap *(Ne)* En walk Fr pas
start *(Ne)* En start Fr départ
steeple chase *(Ca)* En steeplechase Fr course au clocher
sterno *(It)* En sternum Fr sternum
stinco *(It)* En cannon bone Fr os du canon
stockdarm *(Ne)* En oesophagus Fr oesophage
stoeterij *(Ne)* En stud farm Fr haras
stomaco *(It)* En stomach Fr estomac
strato laminare *(It)* En laminar corium / dermis Fr chorion de la paroi (du sabot)
strigliare *(It)* En curry Fr étriller
suola *(It)* En sole Fr sole
superficie *(It)* En face (of an anvil) Fr table (d'une enclume)
superficie articolare *(It)* En articular surface Fr surface articulaire
suspensió *(Ca)* En suspension Fr planer
suspensió (temps de ~) *(Ca)* En suspension (moment of ~) Fr suspension (temps de ~)
svezzamento *(It)* En weaning Fr sevrage
tacat *(Ca)* En speckled Fr tacheté
talloni pareggiati *(It)* En sheared heels Fr talons chevauchés
taló *(Ca)* En heel Fr talon
tapa *(Ca)* En wall (of the hoof) Fr paroi (du sabot)
tasca della guancia *(It)* Fr joue (poche de la ~)
tavolo *(It)* En table Fr table
telganger *(Ne)* En ambler Fr ambleur
temps *(Ca)* En time Fr temps
temps (al ~) *(Ca)* En every stride (at ~) Fr temps (au ~)
temps concedit *(Ca)* En time allowed Fr temps accordé
temps límit *(Ca)* En time limit Fr temps limite
tenaglie da unghia *(It)* En nipper(s) (hoof ~) Fr pince coupante / à parer
tendine *(It)* En tendon Fr tendon
tendine estensore digitale comune *(It)* En common (digital) extensor tendon Fr tendon de l'extenseur dorsal du doigt
tendine flessore profondo *(It)* En deep (digital) flexor tendon Fr tendon (du) fléchisseur profond (des phalanges / du doigt)
tendine flessore superficiale *(It)* En superficial (digital) flexor tendon Fr tendon (du) fléchisseur superficiel (des phalanges / du doigt)
terç de darrere *(Ca)* En rear end Fr arrière-main
terç de davant *(Ca)* En forehand Fr avant-main
terç del mig *(Ca)* En barrel (of the horse) Fr milieu (du cheval)
teres mayor *(It)* En teres major m. Fr m. grand rond
teres minor *(It)* En teres minor m. Fr m. petit rond
terza falange *(It)* En distal phalanx Fr phalange distale
terzo carpale *(It)* En third carpal bone Fr os carpal III
terzo metacarpo *(It)* En metacarpal bone (large / third ~) Fr os métacarpien principal
testa *(It)* En head Fr tête
testa laterale del tricipite *(It)* En lateral head of triceps Fr chef latéral du triceps (brachial)
testa longa del tricipite *(It)* En long head of triceps Fr chef long du triceps (brachial)
testa mediale del tricipite *(It)* En medial head of triceps Fr chef médial du triceps (brachial)
testera *(Ca)* En headpiece Fr têtière
testera *(Ca)* En bridge of the nose Fr chanfrein
teugels *(Ne)* En reins Fr rênes
tigna *(It)* En ringworm Fr teigne
togli ferro *(It)* En puller (shoe ~) Fr tenailles à arracher
tong *(Ne)* En tongue Fr langue
tord (2) *(Ca)* En blue roan Fr gris (de) fer
tord *(Ca)* En grey Fr gris
totalizator *(Ne)* En totalizator ; tote board Fr tableau central des cotes
trainer *(Ne)* En trainer Fr entraîneur
transició *(Ca)* En transition Fr transition
trapezio *(It)* En trapezius m. Fr m. trapèze
travador *(Ca)* En pastern Fr paturon
travers ; achterhand naar binnen *(Ne)* En travers Fr travers
treball de dues pistes *(Ca)* En work on two tracks Fr travail sur deux pistes
trebbie di birra *(It)* En brewer's draff / grains Fr drêche (de brasserie)
trekpaard *(Ne)* En draught horse Fr cheval de trait
tribune *(Ne)* En grandstand Fr estrade des spectateurs
tricipite *(It)* En triceps m. Fr m. triceps (brachial)
triple de barres *(Ca)* En triple bar(s) Fr barres triples
tronco *(It)* En trunk Fr tronc
trot *(Ca)* En trot Fr trot
trot aixecat *(Ca)* En posting trot Fr trot enlevé
trot assegut *(Ca)* En sitting trot Fr trot assis
trot de treball *(Ca)* En working trot Fr trot de travail
trot llarg *(Ca)* En extended trot Fr trot allongé
trot mitjà *(Ca)* En medium trot Fr trot moyen
trot recollit *(Ca)* En collected trot Fr trot rassemblé
trotar *(Ca)* En trot Fr trotter
trote *(Po)* En trot Fr trot
trote concentrado *(Po)* En collected trot Fr trot rassemblé
trote concentrado sentado *(Po)* En collected trot sitting Fr trot rassemblé assis
trote largo *(Po)* En extended trot Fr trot allongé
trote largo levantado *(Po)* En extended trot rising Fr trot allongé enlevé
trote largo sentado *(Po)* En extended trot sitting Fr trot allongé assis
trote normal *(Po)* En medium trot Fr trot moyen
trote normal sentado *(Po)* En medium trot sitting Fr trot moyen assis
trottatore americano *(It)* En Standardbred Fr standardbred
trottatore francese *(It)* En French trotter Fr trotteur français
trotto *(It)* En trot Fr trot
trotto allungado *(It)* En extended trot Fr trot allongé
trotto allungato di scuola *(It)* En extended trot sitting Fr trot allongé assis
trotto allungato leggero *(It)* En extended trot rising Fr trot allongé enlevé
trotto ordinario *(It)* En medium trot Fr trot moyen
trotto ordinario di scuola *(It)* En medium trot sitting Fr trot moyen assis
trotto riunito *(It)* En collected trot Fr trot rassemblé
trotto riunito di scuola *(It)* En collected trot sitting Fr trot rassemblé assis
tuber coxae *(It)* En coxal tuber Fr tuber coxae
tuber ischii *(It)* En ischial tuber Fr tubérosité ischiatique
tuberosità deltoidea *(It)* En deltoid tuberosity (of humerus) Fr tubérosité deltoïdienne
tuberosità sacrale *(It)* En sacral tuber Fr tuber sacrale
tuberosità scapolare *(It)* En tuber of scapula Fr tubérosité de l'épine scapulaire
uitgestrekte draf met doorzitten *(Ne)* En extended trot sitting Fr trot allongé assis
uitgestrekte galop in verlichte zit *(Ne)* En extended canter, half-seat Fr galop allongé, demi-assiette
uitgestrekte of verlengde draf *(Ne)* En extended trot Fr trot allongé
uitgestrekte of verlengde galop *(Ne)* En extended canter Fr galop allongé
uitgestrekte stap *(Ne)* En extended

walk Fr pas allongé
uithoudingsvermogen *(Ne)* En stamina Fr vigueur
ulcera *(It)* En ulcer Fr ulcère
ull *(Ca)* En eye(s) Fr oeil
ulna *(It)* En ulna Fr ulna
ulnaris lateralis *(It)* En ulnaris lateralis m. Fr m. ulnaire latéral
urticaria *(It)* En urticaria Fr urticaire
van galop veranderen *(Ne)* En change of lead / leg Fr changement de pied
van galop veranderen *(Ne)* En simple change of lead / leg (through the trot) Fr changement de pied simple
van galop wisselen *(Ne)* En flying change of lead / leg Fr changement de pied en l'air
van hand veranderen *(Ne)* En change of rein Fr changement de main
van richting veranderen *(Ne)* En change of direction Fr changement de direction
veld *(Ne)* En field Fr peloton
ventre *(It)* En belly Fr ventre
ventre *(Ca)* En belly Fr ventre
vergunning *(Ne)* En licence Fr licence
verkoop bij opbod *(Ne)* En auction (sale) Fr encan
verkoop onder voorwaarden *(Ne)* En conditional sale Fr vente avec redevance
verkorte of verzamelde stap *(Ne)* En collected walk Fr pas rassemblé
verlichte uitgestrekte draf *(Ne)* En extended trot rising Fr trot allongé enlevé
verzamelde draf met doorzitten *(Ne)* En collected trot sitting Fr trot rassemblé assis
verzamelde galop *(Ne)* En collected canter / gallop Fr galop rassemblé
veterinari *(Ca)* En veterinarian Fr vétérinaire
veterinario *(It)* En veterinarian Fr vétérinaire
veu *(Ca)* En voice Fr voix
veulen (hengst... // merrie...) *(Ne)* En foal (colt // filly ~) Fr poulain // pouliche (de moins d'un an)
vitamina *(It)* En vitamin Fr vitamine
voet *(Ne)* En foot Fr pied
volbloed *(Ne)* En purebred ; pure bred Fr pur-sang ; pur sang
volta *(Po)* En volte ; volt Fr volte
volta *(Ca)* En volte ; volt Fr volte
volte *(Ne)* En volte ; volt Fr volte
volte *(It)* En volte ; volt Fr volte
volvolo *(It)* En volvulus Fr volvulus
volwassen gebit *(Ne)* En full mouth Fr bouche faite
vos *(Ne)* En chestnut Fr châtaigne
voskleurig *(Ne)* En chestnut Fr alezan
vrije stap *(Ne)* En free walk Fr pas libre
vuit *(Ca)* En figure (of) eight Fr huit (de chiffre)
warmbloed *(Ne)* En warmblood ; warm-blooded horse Fr cheval à sang chaud
wedden *(Ne)* En bet Fr parier
weddenschap *(Ne)* En bet Fr pari
weegschaal *(Ne)* En scale Fr balance
wegen *(Ne)* En weigh Fr peser
weger *(Ne)* En clerk of the scales Fr juge (responsable) de (la) pesée
wervelkolom ; ruggegrat *(Ne)* En vertebral column Fr colonne vertébrale
zadel *(Ne)* En saddle Fr selle
zampa *(It)* En limb Fr membre
ziga-zaga *(Ca)* En zig-zag half pass Fr contre-changements de main en appuyant
zijgangen *(Ne)* En side step Fr pas de côté
zit *(Ne)* En seat (of a rider) Fr assiette (du cavalier)
zoccolo *(It)* En hoof Fr sabot

Index - latin

Abdomen En abdomen Fr abdomen
Acetabulum En acetabulum Fr acétabulum
ad libitum En free choice Fr à volonté
Aesculus hippocastanus En horse chestnut Fr marron d'Inde
Ala atlantis En wing of atlas Fr aile de l'atlas
Ala ossis ilii En wing of (the) ilium Fr aile de l'ilium
Ala ossis sacri En wing of the sacrum Fr aile de l'os sacrum
Alveoli pulmonis En pulmonary alveolus Fr alvéole pulmonaire
Antebrachium En forearm Fr avant-bras
Anulus inguinalis (superficialis // profundus) En inguinal ring (superficial // deep ~) Fr anneau inguinal (superficiel // profond)
Anulus vaginalis En vaginal ring Fr anneau vaginal
Anus En anus Fr anus
Aorta En aorta Fr aorte
Aorta abdominalis En abdominal aorta Fr aorte abdominale
Aorta ascendens En ascending aorta Fr aorte ascendante
Aorta descendens En descending aorta Fr aorte descendante
Aorta thoracica En thoracic aorta Fr aorte thoracique
Apex cunei En apex of frog Fr pointe de la fourchette
Apex nasi En muzzle Fr museau
Apex partis petrosae Fr apex du rocher
Apex vesicae En vertex of (the) bladder Fr vertex de la vessie
Aponeurosis En aponeurose Fr aponévrose
aponeurosis m. bicipitis brachii En lacertus fibrosus Fr lacertus fibrosus
Apparatus hyoideus En hyoid apparatus / bone Fr appareil hyoïdien
Arcus aortae En aortic arch Fr crosse de l'aorte
Arcus costalis En costal arch Fr arc costal
Arcus ischiadicus En ischial arch Fr arcade ischiatique
Arcus superciliaris En superciliary arch Fr arcade sourcilière
Arcus zygomaticus En zygomatic arch Fr arcade zygomatique
Arteria axillaris En axillary artery Fr artère axillaire
Arteria brachialis En brachial artery Fr artère brachiale
Arteria carotis (interna // externa) En carotid artery (internal // external ~) Fr artère carotide (interne // externe)
Arteria carotis communis En common carotid artery Fr artère carotide commune
Arteria cervicalis (superficialis // profunda) En cervical artery (superficial // deep ~) Fr artère cervicale (superficielle // profonde)
Arteria circumflexa (cranialis // caudalis) En circumflex humeral artery (cranial // caudal ~) Fr artère circonflexe humérale (crâniale // caudale)
Arteria circumflexa ilium profunda En deep circumflex iliac artery Fr artère circonflexe iliaque profonde
Arteria coeliaca / celiaca En celiac artery Fr artère coeliaque
Arteria collateralis ulnaris En collateral ulnar artery Fr artère collatérale ulnaire
Arteria coronaria En coronary artery Fr artère coronaire
Arteria digitalis (palmaris propria III) medialis // lateralis En palmar proper digital artery (medial // lateral ~) Fr artère digitale palmaire propre (médiale // latérale)
Arteria digitalis (plantaris propria III) En plantar proper digital artery (medial // lateral Fr artère digitale plantaire propre médiale
Arteria digitalis palmaris communis II En medial palmar artery Fr artère digitale commune palmaire II
Arteria dorsalis pedis En dorsal pedal artery Fr artère dorsale du pied
Arteria facialis En facial artery Fr artère faciale
Arteria femoralis En femoral artery Fr artère fémorale
Arteria glutea / glutaea (cranialis // caudalis) En gluteal artery / arteries (cranial // caudal ~) Fr artère(s) glutéale(s) (crâniale(s) // caudale(s))
Arteria hepatica En hepatic artery Fr artère hépatique
Arteria iliaca (interna // externa) En iliac artery (internal // external ~) Fr artère iliaque (interne // externe)
Arteria lienalis En splenic artery Fr artère liénale
Arteria mediana En median artery Fr artère médiane
Arteria mesenterica (cranialis // caudalis) En mesenteric artery (cranial // caudal ~) Fr artère mésentérique (crâniale // caudale)
Arteria obturatoria En obturator artery Fr artère obturatrice
Arteria plantaris (medialis // lateralis) En plantar artery (medial // lateral ~) Fr artère plantaire (médiale // latérale)
Arteria poplitea En popliteal artery Fr artère poplitée
Arteria prostatica En prostatic artery Fr artère prostatique
Arteria pudenda (interna // externa) En pudendal artery (internal // external ~) Fr artère honteuse (interne // externe)
Arteria pulmonalis (dextra // sinistra) En pulmonary artery (right // left ~) Fr artère pulmonaire (droite // gauche)
Arteria radialis En radial artery Fr artère radiale
Arteria renalis En renal artery Fr artère rénale
Arteria saphena En saphenous artery Fr artère saphène
Arteria subclavia En subclavian artery Fr artère subclavière
Arteria subscapularis En subscapular artery Fr artère subscapulaire
Arteria suprascapularis En suprascapular artery Fr artère suprascapulaire
Arteria tarsea perforans En perforating tarsal artery Fr artère tarsienne perforante
Arteria thoracica (interna // externa) En thoracic artery (internal // external ~) Fr artère thoracique (interne // externe)
Arteria tibialis (cranialis // caudalis) En tibial artery (cranial // caudal ~) Fr artère tibiale (crâniale // caudale)
Arteria transversa cubiti En transverse cubital artery Fr artère transverse du coude
Arteria umbilicalis En umbilical artery Fr artère ombilicale
Arteria uterina En uterine artery Fr artère utérine
Arteria vaginalis En vaginal artery Fr artère vaginale
Arteria vertebralis En vertebral artery Fr artère vertébrale
arteriae caudales / coccygeae En caudal arteries Fr artères caudales
Arteriae metacarpeae palmares II et III En palmar metacarpal artery (medial // lateral ~) Fr artère métacarpienne palmaire (médiale // latérale)
Arteriae metatarseae plantares II et III En plantar metatarsal artery (medial // lateral ~) Fr artère métatarsienne plantaire (médiale // latérale)
Articulatio pl: *Articulationes* En joint Fr articulation
Articulatio antebrachiocarpea En antebrachiocarpal joint Fr articulation antébrachio-carpienne
Articulatio atlantoaxialis En atlanto-axial articulation Fr articulation atlanto-axiale

Articulatio coxae En hip joint Fr articulation de la hanche
Articulatio cubiti En elbow joint Fr articulation du coude
Articulatio femoropatellaris En femoropatellar articulation Fr articulation fémoro-patellaire
Articulatio femorotibialis En femorotibial articulation Fr articulation fémoro-tibiale
Articulatio genus En stifle joint Fr articulation du grasset
Articulatio humeri En shoulder joint Fr articulation de l'épaule
Articulatio lumbosacralis Fr articulation lombo-sacrale
Articulatio sacrococcygea Fr articulation sacro-coccygienne
Articulatio sacroiliaca En sacroiliac joint Fr articulation sacro-iliaque
Articulatio tarsocruralis En tarsocrural joint Fr articulation cruro-tarsienne
Articulatio(nes) carpi En carpal joint(s) Fr articulation(s) du carpe
Articulatio(nes) tarsi En hock joint(s) Fr articulation(s) du jarret / tarse
Articulationes costochondrales En costochondral articulations Fr articulations costo-chondrales
Articulationes metacarpophalangeae // metatarsophalangeae pl En fetlock joint Fr articulation du boulet
Articulationes sternocostales En sternocostal articulations Fr articulations sterno-costales / sterno-chondrales
Ascaris equorum ; Ascaris megalocephala En whiteworm Fr gros ver rond
Atlas En atlas Fr atlas
Atrium (dextrum // sinistrum) En atrium (right // left ~) Fr oreillette (droite // gauche)
Auricula En auricle Fr oreille (pavillon de l'~)
Auris En ear Fr oreille
Auris (interna // media // externa) En ear (internal // middle // external ~) Fr oreille (interne // moyenne // externe)
Avena sativa En oats Fr avoine
avulsio En avulsion Fr avulsion
Axilla En axilla Fr aisselle
Axis En axis Fr axis
badius En bay
Brachium En arm (upper / true ~) Fr bras
Bronchus pl: Bronchi En bronchus Fr bronche
Bronchus principalis En principal bronchus Fr bronche principale
Bucca En cheek Fr joue
Bulbus oculi En eyeball Fr oeil (globe de l'~)
bursa podotrochlearis En podotrochlear bursa Fr bourse podo-trochléaire

Bursa synovialis En synovial bursa Fr bourse synoviale
Bursa synovialis subcutaneus En subcutaneous synovial bursa Fr bourse synoviale sous-cutanée
Bursa trochanterica m. glutei medii En trochanteric bursa (of gluteus medius) Fr bourse trochantérique (du m. fessier moyen)
bursa trochanterica m. gluteobicipitis Fr bourse trochantérique (du m. glutéobiceps)
Buxus sempervirens En box Fr buis
Calcaneus En calcaneus Fr calcaneus ; calcanéus
Canales semicirculares En semicircular canals Fr canaux semi-circulaires (de l'oreille)
Canalis analis En anal canal Fr canal anal
Canalis carpi En carpal canal Fr canal carpien
Canalis inguinalis En inguinal canal Fr canal inguinal
Canalis sacralis En sacral canal Fr canal sacral
Canalis vertebralis En vertebral canal Fr canal vertébral
Capsula articularis En joint capsule Fr capsule articulaire
Capsula ungulae En horny box Fr boîte cornée
Caput En head Fr tête
Carpus En knee Fr genou
Cartilago articularis pl: Cartilagines articulares En articular cartilage Fr cartilage articulaire
Cartilago costalis En costal cartilage Fr cartilage costal
Cartilago manubrii En cartilage of manubrium Fr cartilage manubrial
Cartilago scapulae En scapula(r) cartilage Fr cartilage scapulaire
Cartilago ungularis (medialis // lateralis) En fibrocartilage of the third phalanx Fr fibrocartilage (complémentaire) de la troisième phalange
Cartilago xiphoidea En xiphoid cartilage Fr cartilage xiphoïde
castanea En chestnut Fr châtain
Cauda En tail Fr queue
Cavum abdominis En abdominal cavity Fr cavité abdominale
Cavum cranii En cranial cavity Fr cavité du crâne
Cavum nasi En nasal cavity Fr cavité nasale / du nez
Cavum oris En buccal cavity Fr cavité buccale
Cavum pelvis En pelvic cavity Fr cavité pelvienne
Cavum pleurae En pleural cavity Fr cavité pleurale
Cavum thoracis En thoracic cavity Fr cavité thoracique
Cavum tympani En tympanic cavity Fr caisse du tympan
Cecum ; Caecum En cecum / caecum Fr caecum

Cementum En cement (of a tooth) Fr cément (d'une dent)
Cerebellum En cerebellum Fr cervelet
Cervix uteri En cervix of uterus Fr col utérin
Cestoda En cestodes Fr cestodes
Choroidea ; Chorioidea En choroid Fr choroïde
Chrysops discalis En deer fly Fr mouche du cerf / daim
Cingulum membri pelvini En pelvic girdle Fr ceinture pelvienne
Cirrus capitis En forelock Fr toupet
Cirrus caudae En tail hairs Fr crins de la queue
Cirrus metacarpeus // metatarseus En fetlock (tuft) Fr fanon
Clitoris En clitoris Fr clitoris
Coccyx En tail Fr queue
Cochlae tibiae En cochlea of the tibia Fr cochlée du tibia
Cochlea En cochlea Fr cochlée
Collum En neck Fr encolure
Colon En colon Fr côlon
Colon ascendens En ascending colon Fr côlon ascendant
Colon descendens En descending colon Fr côlon descendant
Colon dorsale (sinistrum // dextrum) En dorsal colon (left // right ~) Fr côlon dorsal (gauche // droit)
Colon tenue En descending colon Fr côlon descendant
Colon transversum En transverse colon Fr côlon transverse
Colon ventrale (sinistrum // dextrum) En ventral colon (left // right ~) Fr côlon ventral (gauche // droit)
Columna vertebralis En vertebral column Fr colonne vertébrale
commissura En commissure Fr commissure
Commissura labiorum En corner of the lips Fr commissure des lèvres
Compes En pastern Fr paturon
Concha nasalis (ventralis // media // dorsalis) En turbinate (ventral // medial // dorsal ~) Fr cornet (ventral // moyen // dorsal)
Conchae nasales En nasal conchae Fr cornets nasaux
Condylus (medialis // lateralis) En condyle of the femur (medial // lateral ~) Fr condyle (médial // latéral) du fémur
Condylus (medialis // lateralis) En condyle of the tibia (medial // lateral ~) Fr condyle (médial // latéral) du tibia
Condylus occipitalis En occipital condyle Fr condyle occipital
Cor En heart Fr coeur
Corium > Dermis
Corium En dermis Fr derme
Cornea En cornea Fr cornée

Cornu uteri (sinistrum // dextrum) En uterine horn Fr corne utérine / de l'utérus
Corona En coronet Fr couronne
Corpus cavernosum penis En corpus cavernosum of the penis Fr corps caverneux du pénis
Corpus luteum En yellow body Fr corps jaune
Costa En rib Fr côte
Costae En ribs Fr côtes
Costae asternales / spuriae En asternal ribs Fr côtes asternales
Costae verae En sternal ribs Fr côtes sternales
Coxa En hip Fr hanche
Cranium En skull Fr crâne
Crista facialis En facial crest Fr crête faciale
Crista partis petrosae En petrosal crest Fr crête du rocher
Crus En gaskin Fr jambe
Cubitus En elbow Fr coude
Cuneus ungulae En frog Fr fourchette
Cutis En skin Fr peau
Daucus carota En carrot Fr carotte
Dens pl: **Dentes** En tooth Fr dent
Dens lupinus En wolf tooth Fr dent de loup
Dentes canini En canine teeth Fr canines
Dentes decidui En milk teeth Fr dents de lait
Dentes incisivi En incisors Fr incisives
Dentes molares En molars ; molar teeth Fr molaires
Dentes permanentes En permanent teeth Fr dents de remplacement
Dentes premolares En premolars ; premolar teeth Fr prémolaires
Dentinum En dentine Fr ivoire (d'une dent)
Dermis En dermis Fr derme
Dermis / Corium coronae En coronary corium / dermis Fr chorion coronaire
Dermis / Corium cunei En dermis of the frog Fr derme de la fourchette
Dermis / Corium limbi En perioplic ring Fr bourrelet périoplique
Dermis / Corium parietis En laminar corium / dermis Fr chorion de la paroi (du sabot)
Dermis / Corium soleae En dermis of the sole Fr derme de la sole
Diaphragma En diaphragm Fr diaphragme
Diaphragma pelvis En pelvic diaphragm Fr diaphragme pelvien
Diaphysis En diaphysis Fr diaphyse
Digitus En digit Fr doigt
Discus intervebralis En intervertebral disc Fr disque intervertébral
Diverticulum nasi En nasal diverticulum Fr diverticule nasal
Dorsum En back Fr dos
Dorsum nasi En bridge of the nose Fr chanfrein
Ductus deferens En deferent duct Fr conduit déférent
Ductus ejaculatorius En ejaculatory duct Fr conduit éjaculateur
Ductus nasolacrimalis En nasolacrimal duct Fr conduit naso-lacrymal
Duodenum En duodenum Fr duodénum
Elaeophora bohmi En Onchocerca bohmi
Enamelum En enamel (of a tooth) Fr émail (d'une dent)
Endocardium En endocardium Fr endocarde
Epicondylus lateralis En lateral epicondyle Fr épicondyle latéral
Epicondylus medialis En medial epicondyle Fr épicondyle médial
Epidermis En epidermis Fr épiderme
Epiglottis En epiglottis Fr épiglotte
Epiphysis En epiphysis Fr épiphyse (d'un os)
Equidae En equines (the ~) Fr équidés (les ~)
Equisetum En horsetail Fr prêle
Equisetum arvense En common horsetail Fr prêle des champs
Equisetum fluvialis / fluviatale En water horsetail Fr prêle fluviale
Equisetum maximum / palustre En marsh horsetail Fr prêle des marais
Equus asinus En donkey Fr âne (en général)
Equus caballus En horse Fr cheval
Equus przewalskii En Prjevalski Horse ; Przewalski's Horse Fr cheval de Prjevalski
Equus zebra En zebra Fr zèbre
Esophagus En oesophagus Fr oesophage
Ethmoturbinalia En turbinate bone Fr volutes ethmoïdales
Facies En face Fr face
Facies articularis En articular surface Fr surface articulaire
Facies flexoria En flexor surface (of the distal phalanx) Fr surface d'insertion (de la phalange distale)
Facies parietalis En parietal surface (of the distal phalanx) Fr face pariétale (de la phalange distale)
Facies solearis En solar surface (of the distal phalanx) Fr face solaire (de la phalange distale)
Fagopyrum esculentum En buckwheat Fr sarrasin
Fascia glutea En gluteal fascia Fr fascia glutéal
Fascia lata En fascia lata Fr fascia lata
Fascia thoracolumbalis En thoracolumbar fascia Fr fascia thoraco-lombaire
Fasciola hepatica En fluke (common liver ~) Fr douve (grande ~ du foie)
Femur En thigh Fr cuisse
Festuca arundinacea En tall fescue (grass) Fr fétuque élevée
Festuca eliator var. arundinacea En tall fescue (grass) Fr fétuque élevée
Festuca pratensis En meadow fescue Fr fétuque des prés
Fibrocartilagines parapatellares En parapatellar fibrocartilage (medial // lateral ~) Fr fibro-cartilage parapatellaire (médial // latéral)
Fibula En fibula Fr fibula
Filum terminale En filum terminale Fr filum terminale
Foramen magnum En foramen magnum Fr foramen magnum
Fornix vaginae En vaginal fornix Fr fornix du vagin
Fossa paralumbalis En hollow of the flank Fr creux du flanc
Fossa supraorbitalis En supraorbital fossa Fr salière
Frons En forehead Fr front
Fundus ventriculi En fundus of (the) stomach Fr fond de l'estomac
Funiculus spermaticus En spermatic cord Fr cordon spermatique
Ganglion En ganglion Fr ganglion
Gaster En stomach Fr estomac
Gasterophilus En bot fly (horse ~) Fr gastrophile ; gastérophile
Genu En stifle Fr grasset
Gingiva En gingiva Fr gencive
Glandula bulbourethralis En bulbo-urethral gland Fr glande bulbo-urétrale
Glandula lacrimalis En lacrimal gland Fr glande lacrymale
Glandula mandibularis En mandibular gland Fr glande mandibulaire
Glandula parotis En parotid gland Fr parotide (glande ~)
Glandula pituitaria En hypophysis Fr hypophyse
Glandula salivaria En salivary gland Fr glande salivaire
Glandula suprarenalis En adrenal gland Fr glande surrénale
Glandula thyroidea / thyreoidea En thyroid (gland) Fr thyroïde (glande ~)
Glandula vesicularis En vesicular gland Fr glande vésiculaire
Glandulae buccales En buccal glands Fr glandes buccales
Glandulae sebacea En sebaceous glands Fr glandes sébacées
Glandulae suduriferae En sweat glands Fr glandes sudoripares
Glandulae tarsales pl En meibomian gland Fr glande de Meibomius
Glans penis En glans penis Fr gland du pénis
glycerinum En glycerin Fr glycérine
Gramineae En grass family Fr graminées

Habronema muscae En large-mouthed stomach worm Fr ver gastrique à grande bouche
Hepar En liver Fr foie
hernia scrotalis En scrotal hernia Fr hernie scrotale
hinnire En neigh Fr hennir
hinnus En hinny Fr bardot
Hippobosca equina En louse-fly (horse ~) Fr mouche araignée
Hordeum En barley Fr orge
Humerus En humerus Fr humérus
Humor aquosus En watery fluid (of the eye) Fr humeurs (de l'oeil)
Hypophysis En hypophysis Fr hypophyse
Ileum En ileum Fr ileum ; iléon
Incus En anvil (of the ear) Fr enclume (de l'oreille)
Intestinum crassum En large intestine Fr gros intestin
Intestinum tenue En small intestine Fr intestin grêle
Iris En iris Fr iris
Jejunum En jejunum Fr jejunum ; jéjunum
Juba En mane Fr crinière
Jugulum En throat Fr gorge
Labia oris En lips (of the mouth) Fr lèvres (de la bouche)
labium pl: labia En lip Fr lèvre
Labium superius En upper lip Fr lèvre supérieure
Labium inferius En lower lip Fr lèvre inférieure
Labyrinthus ethmoidalis En ethmoid(al) labyrinth Fr labyrinthe ethmoïdal / olfactif
Lacertus fibrosus En lacertus fibrosus Fr lacertus fibrosus
Lamellae dermales / coriales En dermal laminae Fr lamelles podophylleuses
Lamellae epidermales En horny laminae / lamellae Fr lamelles kéraphylleuses
Lamina femoralis En femoral fascia Fr fascia fémoral
Larynx En larynx Fr larynx
Latus En flank Fr flanc
Lens En lens Fr cristallin
ligamenta anularia digiti En digital annular lig. (proximal // distal ~) Fr ligament annulaire digital (proximal // distal)
Ligamenta cruciata genus En cruciate lig. (cranial // caudal ~) Fr ligament croisé crânial // caudal
Ligamenta sacroiliaca dorsalia pl En dorsal sacroiliac ligament Fr ligament sacro-iliaque dorsal
Ligamenta sesamoidea brevia En short sesamoidean ligaments Fr ligaments sésamoïdiens courts
Ligamenta sesamoidea collateralia En collateral sesamoidean ligaments Fr ligaments sésamoïdiens collatéraux
Ligamenta sesamoidea cruciata En cruciate sesamoidean ligaments Fr ligaments sésamoïdiens croisés
Ligamenta sesamoidea distalia obliqua pl En sesamoidean ligament(s) (oblique / middle ~) Fr ligament sésamoïdien distal moyen /
Ligamenta sterni En sternal ligaments Fr ligaments sternaux
Lig. accessorium En accessory ligament Fr ligament accessoire
Lig. accessorium En accessory lig. of the deep digital flexor (tendon) Fr lig. accessoire du fléchisseur profond
Lig. accessorium En accessory lig. of the deep digital flexor (tendon) Fr lig. accessoire plantaire
Lig. accessorium ossis femoris En accessory lig. of the femur Fr lig. accessoire du fémur
Lig. anulare (palmare // plantare) En annular lig. (palmar // plantar ~) Fr lig. annulaire (palmaire // plantaire)
Lig. capitis femoris En lig. of the femoral head Fr lig. de la tête fémorale
Lig. collaterale carpi laterale En lateral collateral lig. (of carpus) Fr lig. collatéral ulnaire / latéral (du carpe)
Lig. collaterale carpi mediale En medial collateral lig. of carpus Fr lig. collatéral radial / médial du
Lig. collaterale laterale En lateral collateral lig. of the stifle joint Fr lig. collatéral latéral / fibulaire
Lig. collaterale mediale En medial collateral lig. of the stifle joint Fr lig. collatéral médial / tibial du grasset
Lig. cruciatum craniale // caudale En cruciate lig. (cranial // caudal ~) Fr lig. croisé crânial // caudal
Lig. dorsoscapulare En dorsoscapular lig. Fr lig. dorso-scapulaire
Lig. femoropatellare (mediale // laterale) En femoropatellar lig. (medial // lateral ~) Fr lig. fémoro-patellaire (médial // latéral)
Lig. inguinale En inguinal lig. Fr lig. inguinal
Lig. meniscofemorale En meniscofemoral lig. Fr lig. ménisco-fémoral
Lig. nuchae En nuchal lig. Fr lig. nuchal
Lig. patellae (mediale // intermedium // laterale) En patellar lig. (medial // middle // lateral ~) Fr lig. patellaire (médial // latéral // intermédiaire // latéral)
Lig. pisoulnare En accessoriulnar lig. Fr lig. pisi-ulnaire
Lig. plantare longum En long plantar lig. Fr lig. plantaire long
Lig. radiocarpeum dorsale En radiocarpal dorsal lig. Fr lig. radio-carpien dorsal
Lig. sacrospinotuberale NAV

1968 En sacrosciatic lig. Fr lig. sacro-sciatique
Lig. sacrotuberale latum En sacrosciatic lig. Fr lig. sacro-sciatique
Lig. sesamoideum distale impar En distal sesamoid (impar) lig. Fr lig. sésamoïdien distal (impair)
Lig. sesamoideum distale rectum En straight sesamoidean lig. Fr lig. sésamoïdien distal superficiel / droit
Lig. supraspinale En supraspinous lig. Fr lig. supra-épineux
Linea alba En linea alba Fr ligne blanche
Linea pilorum convergens // divergens En linear whorl Fr épi penné
Linea semilunaris En semilunar line Fr ligne semi-lunaire
Lingua En tongue Fr langue
Lumbus En loin(s) Fr rein(s)
Lympha En lymph Fr lymphe
Lymphonodus pl: Lymphonodi En lymph node Fr ganglion lymphatique
Lytta vesicatoria En blister beetle / fly Fr cantharide
Mala En cheek Fr joue
Malleolus (medialis // lateralis) En malleolus (medial // lateral ~) Fr malléole (médiale // latérale)
malleus En glanders (equine ~) Fr morve
Malleus En hammer (of the ear) Fr marteau (de l'oreille)
Mandibula En mandible Fr mâchoire inférieure
Manica flexoria En manica flexoria Fr manica flexoria
Manubrium sterni En manubrium Fr manubrium
Manus En manus Fr main
Margo coronalis En coronary border (of the hoof wall) Fr bord coronaire (de la muraille du sabot)
Margo solearis En bearing edge (of the wall of the hoof) Fr surface portante (de la paroi du sabot)
Margo solearis En solar border (of the distal phalanx) Fr bord solaire (de la phalange distale)
Maxilla En upper jaw Fr mâchoire supérieure
Meatus acusticus externus En external acoustic / auditory meatus Fr méat acoustique externe
Meatus acusticus internus En internal acoustic meatus Fr méat acoustique interne
Medicago sativa En alfalfa Fr luzerne
Medulla ossium En bone marrow Fr moelle osseuse
Medulla spinalis En spinal cord Fr moelle épinière
Membra En limbs (the ~) Fr membres (les ~)
Membrana synovialis En synovial membrane Fr synoviale (membrane ~)

Membrana tympani En tympanic membrane Fr tympan
Membrum pelvinum En hind leg / limb Fr membre postérieur
Meniscus (medialis // lateralis) En menisci (medial // lateral ~) Fr ménisque (médial // latéral)
Mentum En chin (swelling) Fr menton (houppe du ~)
Mesenterium En mesentery ; mesenterium Fr mésentère
Metacarpus En metacarpus Fr métacarpe
Metaphysis En metaphysis Fr métaphyse
Metatarsus En metatarsus Fr métatarse
mula En mule (female ~) Fr mule
mulus En mullet Fr mulet
Musca domestica En house fly ; housefly Fr mouche commune / domestique
Musculi cutanei En cutaneus muscles Fr muscles cutanés
Musculi flexores digitorum profundi pl En deep digital flexor m. Fr m. fléchisseur profond du doigt / des phalanges
Musculi gemelli En gemelli muscles Fr muscles jumeaux
Musculi intercostales interni // externi En intercostales interni // externi muscles Fr muscles intercostaux internes / externes
Musculus infraspinatus En infraspinatus m. Fr m. infra-épineux
M. subscapularis En subscapular(is) m. Fr m. subscapulaire
M. adductor magnus // brevis En adductor (magnus // brevis) m. (of the thigh) Fr m. (grand // court) adducteur (de la cuisse)
M. anconeus En anconeus m. Fr m. anconé
M. biceps brachii En biceps brachii m. Fr m. biceps brachial
M. biceps femoris En biceps femoris m. Fr m. biceps fémoral
M. brachialis En brachialis m. Fr m. brachial
M. brachiocephalicus En brachiocephalic(us) m. Fr m. brachio-céphalique
M. buccinator En buccinator m. Fr m. buccinateur
M. caninus En caninus m. Fr m. canin
M. cervicoauricularis (superficialis // medius // profundus) En cervicoauricularis (superficialis // medius // profundus) m. Fr m. cervico-auriculaire (superficiel // moyen // profond)
M. cleidobrachialis En cleidobrachialis m. Fr m. cléido-brachial
M. cleidocephalicus En cleidocephalicus m. Fr m. cléido-céphalique

M. coccygeus En coccygeus m. Fr m. coccygien
M. complexus En complexus m. Fr m. complexus
M. coracobrachialis En coracobrachialis m. Fr m. coraco-brachial
M. cremaster En cremaster m. Fr m. crémaster
M. cutaneus colli En cutaneus colli m. Fr m. cutané du cou
M. cutaneus trunci En cutaneus trunci m. Fr m. cutané du tronc
M. deltoideus En deltoid(eus) m. Fr m. deltoïde
M. depressor labii inferioris En depressor m. of lower lip Fr m. abaisseur de la lèvre inférieure
M. dilatator nasis apicalis En dilatator nasis apicalis m. Fr m. dilatateur des narines
M. erector spinae En erector spinae m. Fr m. erector spinae
M. extensor carpi obliquus En extensor carpi obliquus m. Fr m. extenseur oblique du carpe
M. extensor carpi radialis En extensor carpi radialis m. Fr m. extenseur radial du carpe
M. extensor carpi ulnaris En ulnaris lateralis m. Fr m. ulnaire latéral
M. extensor digitorum communis En common digital extensor m. Fr m. extenseur dorsal du doigt
M. extensor digitorum lateralis En lateral digital extensor m. Fr m. extenseur latéral du doigt
M. flexor carpi radialis En flexor carpi radialis Fr m. fléchisseur radial du carpe
M. flexor carpi ulnaris En flexor carpi ulnaris m. Fr m. fléchisseur ulnaire du carpe
M. flexor digitorum / digitalis lateralis En lateral head of the deep digital flexor m. Fr m. fléchisseur latéral du doigt
M. flexor digitorum / digitalis medialis En medial head of the deep digital flexor m. Fr m. fléchisseur médial du doigt
M. flexor digitorum profundus En deep digital flexor m. Fr m. fléchisseur profond du doigt / des phalanges
M. flexor digitorum superficialis En superficial digital flexor m. Fr m. fléchisseur superficiel du doigt
M. gastrocnemius En gastrocnemius m. Fr m. gastrocnémien
M. gluteus accessorius En gluteus accessorius m. Fr m. fessier accessoire
M. gluteus medius En gluteus medius m. Fr m. fessier moyen
M. gluteus profundus En gluteus profundus m. Fr m. fessier profond
M. gluteus superficialis En superficial gluteal m. Fr m. fessier superficiel

M. gracilis En gracilis m. Fr m. gracile
M. iliacus En iliacus m. Fr m. iliaque
M. iliocostalis En iliocostalis m. Fr m. ilio-costal
M. iliopsoas En iliopsoas m. Fr m. ilio-psoas
M. latissimus dorsi En latissimus dorsi m. Fr m. grand dorsal
M. levator ani En levator ani m. Fr m. élévateur / rétracteur de l'anus
M. levator labii superioris En levator m. of upper lip Fr m. releveur de la lèvre supérieure
M. levator nasolabialis En levator nasolabialis m. Fr m. releveur naso-labial
M. longissimus En longissimus (dorsi) m. Fr m. longissimus dorsi
M. longissimus atlantis En longissimus atlantis m. Fr m. longissimus de l'atlas
M. longissimus capitis En longissimus capitis m. Fr m. longissimus de la tête
M. longissimus thoracis En longissimus thoracis m. Fr m. longissimus du thorax
M. longus capitis En longus capitis m. Fr m. long de la tête
M. masseter En masseter m. Fr m. masséter
M. obliquus externus abdominis En external abdominal oblique m. Fr m. oblique externe de l'abdomen
M. obliquus internus abdominis En internal oblique (abdominal) m. Fr m. oblique interne de l'abdomen
M. obturatorius (internus // externus) En obturator (internus // externus) m. Fr m. obturateur (interne // externe)
M. omohyoideus En omohyoideus m. Fr m. omo-hyoïdien
M. omotransversarius En omotransversarius m. Fr m. omo-transversaire
M. orbicularis oris En orbicularis oris m. Fr m. orbiculaire de la bouche
M. parotidoauricularis En parotidoauricularis m. Fr m. parotido-auriculaire
M. pectineus En pectineus m. Fr m. pectiné
M. pectoralis ascendens / profundus En ascending pectoral m. Fr m. pectoral ascendant
M. pectoralis descendens En descending pectoral m. Fr m. pectoral descendant
M. pectoralis transversus En transverse pectoral m. Fr m. pectoral transverse
M. peroneus tertius En peroneus tertius m. Fr corde fémoro-métatarsienne
M. popliteus En popliteus m. Fr m. poplité

M. pronator teres En pronator teres m. Fr m. rond pronateur
M. psoas major En psoas major m. Fr m. grand psoas
M. psoas minor En psoas minor m. Fr m. petit psoas
M. quadratus femoris En quadratus femoris m. Fr m. carré fémoral
M. quadriceps femoris En quadriceps femoris m. Fr m. quadriceps fémoral
M. rectococcygeus En rectococcygeus / rectococcygeal m. Fr m. recto-coccygien
M. rectus abdominis En rectus abdominis m. Fr m. droit de l'abdomen
M. rectus capitis lateralis En rectus capitis lateralis m. Fr m. droit latéral de la tête
M. rectus femoris En rectus femoris m. Fr m. droit de la cuisse
M. retractor penis En retractor m. of penis Fr m. rétracteur du pénis
M. rhomboideus En rhomboid(eus) m. Fr m. rhomboïde
M. rhomboideus cervicis En cervical rhomboid m. Fr m. rhomboïde cervical
M. rhomboideus thoracis En rhomboideus thoracis m. Fr m. rhomboïde thoracique
M. sartorius En sartorius m. Fr m. sartorius
M. scalenus medius En middle scalenus m. Fr m. scalène moyen
M. scalenus ventralis En ventral scalenus m. Fr m. scalène ventral
M. semimembranosus En semimembranous / semimembranosus m. Fr m. semi-membraneux
M. semitendinosus En semitendinous / semitendinosus m. Fr m. semi-tendineux
M. serratus ventralis cervicis En ventral serrated m. of neck Fr m. dentelé (ventral) du cou
M. serratus ventralis thoracis En ventral serrated m. of thorax Fr m. dentelé ventral du thorax
M. soleus En soleus m. Fr m. soléaire
M. spinalis En spinalis m. Fr muscles longs épineux
M. spinalis thoracis En spinalis thoracis m. Fr m. épineux du thorax
M. splenius En splenius m. Fr m. splénius
M. sternocephalicus En sternocephalicus m. Fr m. sterno-céphalique
M. subclavius En subclavian pectoral m. Fr m. subclavier
M. supraspinatus En supraspinatus m. Fr m. supra-épineux
M. temporalis En temporal m. Fr m. temporal
M. tensor fasciae antebrachii En tensor fasciae antebrachii m. Fr m. tenseur du fascia antébrachial
M. tensor fasciae latae En tensor fasciae latae m. Fr m. tenseur du fascia lata
M. teres major En teres major m. Fr m. grand rond
M. teres minor En teres minor m. Fr m. petit rond
M. tibialis caudalis En tibialis caudalis m. Fr m. tibial caudal
M. tibialis cranialis En tibialis cranialis m. Fr m. tibial crânial
M. transversus abdominis En transverse abdominal m. Fr m. transverse de l'abdomen
M. trapezius En trapezius m. Fr m. trapèze
M. triceps brachii En triceps m. Fr m. triceps (brachial)
M. ulnaris lateralis En ulnaris lateralis m. Fr m. ulnaire latéral
M. vastus intermedius En vastus intermedius m. Fr m. vaste intermédiaire
M. vastus lateralis En vastus lateralis m. Fr m. vaste latéral / externe
M. vastus medialis En vastus medialis m. Fr m. vaste médial / interne
M. zygomaticus En zygomaticus m. Fr m. zygomatique
Myocardium En cardiac m. Fr m. cardiaque
Nares *pl* En nostril Fr naseau
Nasus En nose Fr nez
Nervi cervicales En cervical nerves Fr nerfs cervicaux
Nervi digitales *pl* En digital nerve(s) Fr nerf digital
Nervi metacarpei palmares *pl* En metacarpal nerve (medial // lateral ~) Fr nerf métacarpien palmaire (médial // latéral)
Nervi metatarsei dorsales En dorsal metatarsal nerves Fr nerfs métatarsiens dorsaux
Nervi metatarsei plantares En plantar metatarsal nerve (medial // lateral ~) Fr nerf métatarsien plantaire (médial // latéral)
Nervi pectorales En pectoral nerves Fr nerfs pectoraux
Nervi pelvini En pelvic nerves Fr nerfs pelviens
Nervi rectales caudales En caudal rectal nerves Fr nerfs rectaux caudaux
Nervi sacrales En sacral nerves Fr nerfs sacraux / sacrés
Nervus accessorius En accessory nerve Fr nerf accessoire
Nervus axillaris En axillary nerve Fr nerf axillaire
Nervus cutaneus antebrachii (cranialis // medialis // caudalis) En cutaneous antebrachial nerve (cranial // medial // caudal ~) Fr nerf brachial cutané (crânial // médial // caudal)
Nervus cutaneus femoris (lateralis // caudalis) En cutaneous femoral nerve (lateral // caudal ~) Fr nerf cutané fémoral (latéral // caudal)
Nervus cutaneus surae caudalis En caudal cutaneous sural nerve Fr nerf saphène externe
Nervus cutaneus surae lateralis En lateral cutaneous sural nerve
Nervus digitalis palmaris communis (II // III) En palmar nerve (medial // lateral ~) Fr nerf palmaire (médial // latéral)
Nervus facialis En facial nerve Fr nerf facial
Nervus femoralis En femoral nerve Fr nerf fémoral
Nervus fibularis / peronaeus/peroneus (communis // superficialis // profundus) En peroneal nerve (common // superficial // deep ~) Fr nerf péronier (commun // superficiel // profond)
Nervus genitofemoralis En genitofemoral nerve Fr nerf génito-fémoral
Nervus gluteus / glutaeus (cranialis // caudalis) En gluteal nerve (cranial // caudal ~) Fr nerf glutéal (crânial // caudal)
Nervus ischiadicus En sciatic nerve Fr nerf sciatique
Nervus mandibularis En mandibular nerve Fr nerf mandibulaire
Nervus maxillaris En maxillary nerve Fr nerf maxillaire
Nervus medianus En median nerve Fr nerf médian
Nervus musculocutaneus En musculocutaneous nerve Fr nerf musculo-cutané
Nervus obturatorius En obturator nerve Fr nerf obturateur
Nervus ophtalmicus En ophthalmic nerve Fr nerf ophtalmique
Nervus opticus En optic nerve Fr nerf optique
Nervus palmaris (medialis // lateralis) En palmar nerve (medial // lateral ~) Fr nerf palmaire (médial // latéral)
Nervus perinealis (superficialis // profundus) En perineal nerve (superficial // deep ~) Fr nerf périnéal (superficiel // profond)
Nervus phrenicus En phrenic nerve Fr nerf phrénique
Nervus plantaris (medialis // lateralis) En plantar nerve (medial // lateral ~) Fr nerf plantaire (médial // latéral)
Nervus pudendus En pudendal nerve Fr nerf honteux
Nervus radialis En radial nerve Fr nerf radial
Nervus saphenus En saphenous nerve Fr nerf saphène interne
Nervus splanchnicus En

splanchnic nerve En nerf splanchnique
Nervus subscapularis En subscapular nerve Fr nerf subscapulaire
Nervus thoracicus longus En long thoracic nerve Fr nerf long thoracique
Nervus thoracodorsalis En thoracodorsal nerve Fr nerf thoraco-dorsal
Nervus tibialis En tibial nerve Fr nerf tibial
Nervus trigeminus En trigeminal nerve Fr nerf trijumeau
Nervus ulnaris En ulnar nerve Fr nerf ulnaire
Nervus vagus En vagus nerve Fr nerf pneumogastrique
Nucha En poll Fr nuque
Oculus *sg* En eye(s) Fr oeil
Oesophagus En oesophagus Fr oesophage
Olecranon En olecranon Fr olécrane / olécrâne
oleum lini En linseed oil Fr huile de lin
Onchocerca bohmi En Onchocerca bohmi
Onchocerca cervicalis En neck threadworm Fr ver du lig. de la nuque
Orbita En eye socket Fr orbite (de l'oeil)
Oryza sativa En rice Fr riz
Os En mouth Fr bouche
Os capitatum En third carpal bone Fr os carpal III
Os carpale I En first carpal bone Fr os carpal I
Os carpale II En second carpal bone Fr os carpal II
Os carpale III En third carpal bone Fr os carpal III
Os carpale IV En fourth carpal bone Fr os carpal IV
Os carpi accessorium En accessory carpal bone Fr os accessoire du carpe
Os carpi intermedium En intermediate carpal bone Fr os intermédiaire du carpe
Os carpi radiale En radial carpal bone Fr os radial (du carpe)
Os carpi ulnare En ulnar carpal bone Fr os ulnaire
Os compedale En proximal phalanx Fr phalange proximale
Os coronale En middle phalanx Fr phalange intermédiaire
Os costale En rib (bone) Fr côte (os d'une ~)
Os coxae En hip bone Fr os coxal
Os cuboideum En fourth tarsal bone Fr os tarsal IV
Os cuneiforme laterale En third tarsal bone Fr os tarsal III
Os cuneiforme mediointermedium En tarsal bone 1 and 2 Fr os cunéiforme médial

Os ethmoidale En ethmoid bone Fr os ethmoïde
Os femoris En femur Fr fémur
Os frontale En frontal bone Fr os frontal
Os hamatum En fourth carpal bone Fr os carpal IV
Os hyoideum En hyoid apparatus / bone Fr appareil hyoïdien
Os ilium En ilium Fr os ilium
Os incisivum En incisive bone Fr os incisif
Os interparietale En interparietal bone Fr os interpariétal
Os ischii En ischium Fr os ischium
Os lacrimale En lacrimal bone Fr os lacrymal
Os nasale En nasal bone Fr os nasal
Os naviculare En central tarsal bone Fr os naviculaire
Os occipitale En occipital bone Fr os occipital
Os palatinum En palatine bone Fr os palatin
Os parietale En parietal bone Fr os pariétal
Os pisiforme En accessory carpal bone Fr os accessoire du carpe
Os pterygoideum En pterygoid bone Fr os ptérygoïde
Os pubis En pubis (bone) Fr os pubis
Os sacrum En sacrum Fr sacrum (os ~)
Os scaphoideum En radial carpal bone Fr os radial (du carpe)
Os sesamoideum distale En distal sesamoid bone Fr os petit sésamoïde
Os sphenoidale En sphenoid bone Fr os sphénoïde
Os tarsale I et II En tarsal bone 1 and 2 Fr os cunéiforme médial
Os tarsale III En third tarsal bone Fr os tarsal III
Os tarsale IV En fourth tarsal bone Fr os tarsal IV
Os tarsi centrale En central tarsal bone Fr os naviculaire
Os temporale En temporal bone Fr os temporal
Os trapezium En first carpal bone Fr os carpal I
Os trapezoideum En second carpal bone Fr os carpal II
Os triquetrum En ulnar carpal bone Fr os ulnaire
Os ungulare En distal phalanx Fr phalange distale
Os zygomaticum En zygomatic bone Fr os zygomatique
Ossa carpi En carpal bones Fr os du carpe (les ~)
Ossa metacarpalia En metacarpal bones Fr os du métacarpe (les ~)
Ossa metatarsalia En metatarsal bones Fr os du métatarse (les ~)
Ossa sesamoidea proximalia En proximal sesamoid bones Fr os grands sésamoïdes

Ossa tarsi En tarsal bones Fr os du tarse (les ~)
Ossicula auditus En auditory ossicles Fr osselets de l'ouïe
osteochondritis dissecans En osteochondritis dissecans Fr ostéochondrite disséquante / dissécatre
Ovarium En ovary Fr ovaire
Oxyuris equi En pinworm (horse ~) Fr oxyure
Palatum durum En hard palate Fr palais dur
Palatum molle En soft palate Fr voile du palais
Palatum osseum En bony palate Fr palais osseux
Palpebra (inferior // superior) En eyelid (lower // upper ~) Fr paupière (inférieure // supérieure)
Palpebra III *(tertia)* En nictitating membrane Fr membrane nictitante
Palpebrae En eyelids Fr paupières
Pancreas En pancreas Fr pancréas
Parascaris equorum En whiteworm Fr gros ver rond
paravederus En post horse Fr postier
Paries corneus En wall (of the hoof) Fr paroi (du sabot)
Pars cardiaca En cardia Fr cardia
Pars inflexa (medialis // lateralis) En bar (hoof ~) Fr barre
Pars mastoïdea En mastoid part Fr partie mastoïdienne / cléido-mastoïdienne
Pars occipitalis En cleido-occipitalis Fr partie cléido-basilaire / occipitale
Pars parasympathica En parasympathetic nervous system Fr système nerveux parasympathique
Pars petrosa En petrous part (of temporal bone) Fr rocher
Pars squamosa En squamous (part of) temporal (bone) Fr écaille (de l'os temporal)
Pars sympathica En sympathetic nervous system Fr système nerveux sympathique
Patella En patella Fr rotule
Pectus En chest Fr poitrine
Pelvis En pelvis Fr pelvis
Pelvis renalis En renal pelvis Fr bassinet (du rein)
Penis En penis Fr pénis
Pericardium En pericardium Fr péricarde
Perineum En perineum Fr périnée
Perioplum En periople Fr périople
Periosteum En periosteum Fr périoste
Peritoneum En peritoneum Fr péritoine
Pes En foot Fr pied
pestis equorum En African horse sickness Fr peste équine africaine
Phalanx distalis En distal phalanx Fr phalange distale
Phalanx media En middle phalanx

Fr phalange intermédiaire
Phalanx proximalis En proximal phalanx Fr phalange proximale
Pharynx En pharynx Fr pharynx
Phleum pratense En timothy (grass) Fr fléole (des prés)
Pilus pl: **Pili** En hair (a ~) Fr poil (un ~)
Planum cutaneum En planum cutaneum (of the distal phalanx) Fr surface solaire (de la phalange distale)
Pleura En pleura Fr plèvre
Plexus brachialis En brachial plexus Fr plexus brachial
Plexus celiacus / coeliacus En celiac plexus Fr plexus céliaque / coeliaque
Plexus lombosacralis En lumbosacral plexus Fr plexus lombo-sacré
Plexus lumbalis En lumbar plexus Fr plexus lombaire
Plexus mesentericus (cranialis // caudalis) En mesenteric plexus (cranial // caudal ~) Fr plexus mésentérique (crânial // caudal)
Plexus pulmonalis En pulmonary plexus Fr plexus pulmonaire
Plexus sacralis En sacral plexus Fr plexus sacré / sacral
Plica lateralis En flank fold Fr pli latéral
Plica semilunaris conjunctivae En nictitating membrane Fr membrane nictitante
Plica vocalis En vocal fold / cords Fr cordes vocales
pododermatitis acuta diffusa aseptica En laminitis (acute ~) Fr fourbure aiguë
pododermatitis chronica diffusa aseptica En founder Fr fourbure chronique
pododermatitis circumscripta En bruise (of the sole) Fr contusion de la sole
Praeputium ; Preputium En sheath Fr fourreau
Processus extensorius En extensor process Fr processus extensorius
Processus palmaris (medialis // lateralis) En palmar process (of the distal phalanx) Fr processus palmaire (de la phalange distale)
Processus spinosus En spinous process Fr processus épineux
Processus transversus En transverse process Fr processus transverse
Prostate En prostate Fr prostate
pruritus En itching Fr démangeaison
Psoa En loin(s) Fr rein(s)
Pudendum femininum En vulva Fr vulve
Pulmo (dexter // sinister) En lung Fr poumon
Pulvinus digitalis En digital cushion Fr coussinet digital / plantaire
Pupilla En pupil Fr pupille
purpura haemorrhagica En haemorrhagic purpura Fr purpura hémorragique
Pylorus En pylorus Fr pylore
Pyramis renalis En renal pyramid Fr pyramide rénale
Radius En radius Fr radius
Radix dentis En tooth root Fr racine d'une dent
Rectum En rectum Fr rectum
Regio articulationis humeri En shoulder joint region Fr pointe de l'épaule (région de la ~)
Regio buccalis Fr joue (poche de la ~)
Regio carpi En carpal region Fr région du carpe
Regio glutea / glutaea En gluteal region Fr région glutéale
Regio intermandibularis En intermandibular region / space Fr auge
Regio lumbalis En lumbar region Fr région lombaire
Regio masseterica Fr joue (plat de la ~)
Regio metacarpi En metacarpal region Fr région du métacarpe
Regio metacarpophalangea // metatarsophalangea En fetlock Fr boulet
Regio presternalis / praesternalis En breast Fr poitrail
Regio sternalis En brisket Fr bréchet
Regio tuberis ischiadici En point of buttock Fr pointe de la fesse
Ren En kidney Fr rein
Retina En retina Fr rétine
Retinaculum extensorum En extensor retinaculum Fr rétinaculum des extenseurs
Retinaculum flexorum En flexor retinaculum Fr rétinaculum des fléchisseurs
Rhinoestrus purpureus En Rhinoestrus purpureus Fr Rhinoestrus purpureus
Rima oris En oral cleft / aperture Fr bouche (extérieur / ouverture de la ~)
Rima pudendi / vulvae En vulvar cleft Fr fente vulvaire
Saliva En saliva Fr salive
Sanguis En blood Fr sang
Scapula En scapula Fr scapula
Sclera En sclera Fr sclérotique
Scrotum En scrotum Fr scrotum
Scutum distale En scutum distale Fr scutum distal
Scutum medium En scutum medium Fr scutum moyen
Scutum proximale En scutum proximale Fr scutum proximal
Sebum En sebum Fr sébum
Secale cereale En rye Fr seigle
Semen En sperm Fr sperme
Septum nasi En nasal septum Fr cloison nasale
Serum En serum Fr sérum
Sinus conchae mediae En middle conchal sinus Fr sinus du cornet moyen
Sinus conchofrontalis En frontal sinus Fr sinus frontal
Sinus maxillaris En maxillary sinus Fr sinus maxillaire
Sinus maxillaris caudalis En caudal maxillary sinus Fr sinus maxillaire caudal / postérieur
Sinus maxillaris rostralis En rostral maxillary sinus Fr sinus maxillaire rostral / antérieur
Sinus paranasales En paranasal sinuses Fr sinus paranasaux
Sinus sphenoidalis En sphenopalatine sinus Fr sinus sphénoïdal
Skeleton appendiculare En appendicular skeleton Fr squelette appendiculaire
Skeleton axiale En axial skeleton Fr squelette axial
Solea En sole Fr sole
Sperma En sperm Fr sperme
Spina scapulae En spine of the scapula Fr épine scapulaire
Spinea cunei En spine of frog Fr arête de la fourchette
Stapes En stirrup (of the ear) Fr étrier (de l'oreille)
Sternebrae En sternebrae Fr sternèbres
Sternum En sternum Fr sternum
Stomoxys calcitrans En stable fly Fr mouche de l'étable
Stratum externum En stratum externum of the wall Fr couche externe du sabot
Strongyloides westeri En intestinal threadworm Fr ver filiforme intestinal
Strongylus vulgaris En bloodworm Fr ver du sang
Sudor En sweat Fr sueur
Sulcus carpi En carpal groove Fr sillon carpien
Sulcus coronalis En coronary groove Fr gouttière cutigérale
Sulcus cunealis centralis En median furrow of frog Fr lacune médiane (de la fourchette)
Sulcus jugularis En jugular groove Fr sillon jugulaire
Sulcus paracunealis (medialis // lateralis) En lateral cleft / groove / furrow of the frog Fr lacune latérale de la fourchette
Sulcus parietalis (medialis // lateralis) En parietal sulcus (of the distal phalanx) Fr sillon pariétal (de la phalange distale)
Sustentaculum tali En sustentaculum of talus Fr sustentaculum tali
sutura En suture Fr suture
Synovia En synovial fluid Fr synovie
Systema lymphaticum En lymphatic system Fr système lymphatique
Systema nervosum

autonomicum En autonomic nervous system Fr système nerveux autonome / végétatif
Systema nervosum centrale En central nervous system Fr système nerveux central
Systema skeletale En skeleton Fr squelette
Tabanidae En horseflies Fr taons
Taenia En taenia / tenia Fr ténia
Taenia En tapeworm Fr taenia
Talus En talus Fr talus
Taraxacum officinalis En dandelion Fr pissenlit
Tarsus En hock Fr jarret
Tela subcutanea En subcutis Fr toile sous-cutanée
Tendo calcaneus communis En common calcanean / calcaneal tendon Fr tendon calcanéen commun
Tendo prepubicus En prepubic tendon Fr tendon prépubien
Tenia En taenia / tenia Fr ténia
Testis En testicle ; testis Fr testicule
Thorax En thorax Fr thorax
Thymus En thymus Fr thymus
Tibia En tibia Fr tibia
Torus carpeus // tarseus En chestnut Fr châtaigne
Torus corneus En bulb (of a heel) Fr glome
Trachea En trachea Fr trachée
Trichostrongylus axei En hairworm Fr ver capillaire
Trifolium En clover Fr trèfle
Trochanter major En greater trochanter (of the femur) Fr grand trochanter
Trochanter tertius En third trochanter Fr troisième trochanter
Trochlea ossis femoris En femoral trochlea Fr trochlée du fémur
Truncus En trunk Fr tronc
Truncus bicaroticus En bicarotid trunk Fr tronc bicarotidien
Truncus brachiocephalicus En brachiocephalic (arterial) trunk Fr tronc brachio-céphalique
Truncus sympathicus En sympathetic trunk Fr tronc sympathique
Truncus vagalis (ventralis // dorsalis) En vagal trunk (ventral // dorsal ~) Fr tronc vagal (ventral // dorsal)
Truncus vagosympathicus En vagosympathetic trunk Fr tronc vago-sympathique
Tuba auditiva En auditory tube Fr trompe auditive
Tuba uterina En uterine tube Fr trompe utérine
Tuber calcanei En calcanean tuber Fr tubérosité du calcanéus
Tuber coxae En coxal tuber Fr tuber coxae
Tuber faciale Fr tubercule facial
Tuber ischiadicum En ischial tuber Fr tubérosité ischiatique
Tuber sacrale En sacral tuber Fr tuber sacrale
Tuber spinae scapulae En tuber of scapula Fr tubérosité de l'épine scapulaire
Tuberculum supraglenoidale En supraglenoid tubercle Fr tubercule supraglénoïdal
Tuberositas deltoidea En deltoid tuberosity (of humerus) Fr tubérosité deltoïdienne
Tuberositas tibiae En tibial tuberosity Fr tubérosité du tibia
Tubuli renales En renal tubules Fr tubules rénaux
Tunica conjunctiva En conjunctiva Fr conjonctive
Tunica flava abdominis En abdominal tunic Fr tunique abdominale
Tunica serosa En serosa Fr séreuse
Uber En udder (the ~) Fr mamelles (les ~)
ulcus En ulcer Fr ulcère
Ulna En ulna Fr ulna
Umbilicus En navel Fr nombril
Ungula En hoof Fr sabot
Ungulata En ungulates (the ~) Fr ongulés (les ~)
Ureter En ureter Fr uretère
Urethra (feminina // masculina) En urethra Fr urètre
Urina En urine Fr urine
Uterus En uterus Fr utérus
Vagina En vagina Fr vagin
Vagina fibrosa tendinis En fibrous sheath Fr gaine tendineuse
Vagina synovialis tendinis En synovial sheath Fr synoviale vaginale
vagina synovialis tendinum digiti manus // pedis En digital (synovial) sheath Fr synoviale (de la gaine) digitale
Valva atrioventricularis sinistra En mitral valve Fr valvule mitrale
Vas capillare En capillary (vessel) Fr capillaire (vaisseau ~)
Vas lymphaticum En lymphatic vessel Fr vaisseau lymphatique
Velum palatinum En soft palate Fr voile du palais
Vena axillaris En axillary vein Fr veine axillaire
Vena brachialis En brachial vein Fr veine brachiale
Vena cava (cranialis // caudalis) En vena cava (cranial // caudal ~) Fr veine cave (crâniale // caudale)
Vena cephalica En cephalic vein Fr veine céphalique
Vena cephalica accessoria En accessory cephalic vein Fr veine céphalique accessoire
Vena facialis En facial vein Fr veine faciale
Vena femoralis En femoral vein Fr veine fémorale
Vena iliaca (interna // externa) En iliac vein (internal // external ~) Fr veine iliaque (interne // externe)
Vena jugularis (interna // externa) En jugular vein (internal // external ~) Fr veine jugulaire (interne // externe)
Vena mediana cubiti En median cubital vein Fr veine médiale du coude
Vena mesenterica (cranialis // caudalis) En mesenteric vein (cranial // caudal ~) Fr veine mésentérique (crâniale // caudale)
Vena portae En portal vein Fr veine porte
Vena renalis En renal vein Fr veine rénale
Vena saphena lateralis / parva En lateral saphenous vein Fr veine saphène externe
Vena saphena medialis / magna En medial saphenous vein Fr veine saphène interne
Vena thoracica superficialis En superficial thoracic vein Fr veine sous-cutanée thoracique
Vena vertebralis En vertebral vein Fr veine vertébrale
Venae hepaticae pl En hepatic vein(s) Fr veine(s) hépatique(s)
Venae pulmonales pl En pulmonary vein(s) Fr veine(s) pulmonaire(s)
Venae radiales pl En radial vein Fr veine radiale
Ventriculus En stomach Fr estomac
Ventriculus (dexter // sinister) En ventricle of heart (right // left ~) Fr ventricule (droit // gauche)
Vertebrae cervicales En cervical vertebrae Fr vertèbres cervicales
Vertebrae coccygeae / caudales En caudal vertebrae Fr vertèbres caudales / coccygiennes
Vertebrae lumbales En lumbar vertebrae Fr vertèbres lombaires
Vertebrae sacrales En sacral vertebrae Fr vertèbres sacrées / sacrales
Vertebrae thoracicae En thoracic vertebrae Fr vertèbres thoraciques
Vertex vesicae En vertex of (the) bladder Fr vertex de la vessie
Vesica urinaria En bladder (urinary ~) Fr vessie
Vestibulum auris En vestibule of ear Fr vestibule de l'oreille
Vestibulum vaginae En vestibule of vagina Fr vestibule du vagin
Vibrissae En moustache hairs Fr vibrisses
Vicia faba En horse bean Fr féverole
Vomer En vomer Fr vomer
Vulva En vulva Fr vulve
Zea mays En corn Fr maïs
Zona alba En white line (of the hoof) Fr ligne blanche (du sabot)
Zonula ciliaris En zonula ciliaris Fr zonula

Bibliographie - Bibliography

Adams, O.R. ; *Lameness in Horses* ; 3rd ed. ; Lea & Febiger 1974
— *Les Boiteries du cheval* ; Maloine 1990
Alai-Vidal, Ginous ; *Le cheval, les robes et leurs particularités* ; non-publié 1972
Aublet, Lt.-Col. Henri ; *Manuel d'hippologie* ; Lavauzelle 1975
Baranowski, Zdzislaw ; *The International Horseman's Dictionary : English - French - German = Lexique international du cavalier : anglais - francais - allemand = Internationales Pferde- Lexikon : Englisch - Französisch - Deutsch* ; 2nd ed. ; J.A. Allen 1985
— *The International Horseman's Dictionary = Lexique international du cavalier = Internationales Pferde-Lexikon* ; Pitman Publishing Ltd 1975
Barone, Robert ; *Anatomie comparée des mammifères domestiques, Tome 1 Ostéologie* ; 3e éd. ; Vigot frères, éditeurs 1986 *Tome 2 Arthrologie et myologie* ; 3e éd. ; Éditions Vigot 1989
Bauer, Theodor ; *Handbuch des Hufbeschlages* ; 5., durchgesehene u. erw. Aufl. ; Mittler & Sohn 1943
Bélanger, Nycole ; *Le Cheval, régions du corps, races, nature physique, morphologie* ; non-publié 1969
Belknap, Maria ; *Horsewords : the Equine Dictionary* ; 2nd ed. ; Trafalger Square Publ. 2004
Belknap, Maria Ann ; *The Allen Equine Dictionary* ; 1st ed. ; J.A. Allen & Company Ltd. 1997
Bennett, Deb ; *Principles of Conformation Analysis, Volumes I, II and III* ; Fleet Street Publishing Corporation 1988-1991
Bergeron, Guy ; *Pariez aux courses avec succès* ; G.B.L.M. 1983
Bernard, Jean ; *L'Art de la maréchalerie* ; 4e édition 1976
Bibliographisches Institut ed. ; *Bildwörterbuch der deutschen Sprache* ; 2., vollst. neu bearb. Aufl. ; Bibliographisches Institut 1958
Blais, Roger et collab. ; *Dictionnaire d'agriculture et des sciences annexes* ; La Maison rustique 1977
Blood, D.C., & V.P. Studdert ; *Baillière's Comprehensive Veterinary Dictionary* ; Baillière Tindall 1993
Bloodgood, Linda Fleitman ; Piero Santini ; *The Horseman's Dictionary* ; Pelham Books 1963
Boden, A. M.; Wimmer, Joachim ; *Hippologisches Lexikon* ; 2 . Aufl. ; Limpert 1961
Bötticher, Hauptmann ; *Wörterbuch für Fachausdrücke aus Pferdezucht und Pferdesport (deutsch - französisch - englisch - spanisch)* ; Verlag Sankt Georg G.M.B.H. 1936, Nachdruck 1962
— *Wörterbuch für Fachausdrücke aus Pferdezucht und Pferdesport (deutsch-französisch-englisch-spanisch)* ; Sankt Georg (in Komm) 1936
Bouckaert, Barbara ; *Terminology of the Horse Racing Industry* ; unpublished 1988
Bourdelle, E., & C. Bressou ; *Anatomie régionale des animaux domestiques, I Equidés, cheval - âne - mulet, fascicule III région thoracique, membre antérieur ou thoracique* ; Librairie J.B. Baillière et fils 1972
— *Anatomie régionale des animaux domestiques, I Equidés, cheval - âne - mulet, fascicule IV région abdominale, membre postérieur ou pelvien* ; Librairie J.B. Baillière et fils 1972
Briggs, Frank M. ; *Glossary of Thoroughbred Racing* ; Big House Publ. 1985
Budras, Klaus-Dieter, W.O. Sack, Sabine Röck ; *Anatomy of the Horse* ; 3rd ed. ; Schlüter 2001
Budras, Klaus-Dieter; Sabine Röck ; *Atlas der Anatomie des Pferdes* ; 4. Aufl. ; Schlüter 2000
Butler, Doug ; *The Principles of Horseshoeing II* ; Rev. and enlarged ed. ; Doug Butler Publisher 1985
Carruthers, P., G.H. Morris, C. Jones Hogan, & B.Thomson ; *Designing Courses and Obstacles* ; Houghton Miffin Company 1978
Cassart, C., & R. Moirant ; *Dictionnaire du cheval et du cavalier* ; Maloine > éditeur 1979
Cazier-Charpentier, Harvey ; *Manuel d'attelage* ; Lavauzelle 1987
Christina Belton ; *The International Horseman's Dictionary* ; J. A. Allen 1996
Conseil des productions animales du Québec ; *Cheval* ; Ministère de l'agriculture, des pêcheries et de l'alimentation du Québec 1983
— *Guide cheval* ; Ministère de l'agriculture, des pêcheries et de l'alimentation du Québec 1993
Conseil international de la langue française ; *Vocabulaire de la chasse et de la vénerie* ; Hachette 1974
Constantin, A. ; *Le Cheval et ses maladies* ; 3e éd. ; Librairie Maloine > éditeur 1980
Cuyer, Édouard, & Eugène Alix ; *Le Cheval, extérieur, structure et fonctions, races* ; Librairie J.B. Baillière et fils, 19 rue Hautefeuille 1886

D'Autheville, P., & P. Fromond ; *Précis de maréchalerie* ; 2e éd. ; Maloine > éditeur 1982
Dallaire, Pierre ; *Lexique des termes de courses de chevaux, français-anglais anglais-français* ; non-publié 1986
Delangle, Henri ; *Glossaire hippologique Deutsch - français* ; Lebende Sprachen, Heft 4 ; Langenscheidt 1979
Devlin, C. B. ; *The Horseman's Dictionary : medical and general* ; 1st ed. ; Barnes 1974
Dictionnaires Le Robert ed. ; *Le Nouveau Petit Robert* ; Dictionnaires Le Robert 1993
— *Le Robert & Collins, dictionnaire français-anglais anglais-français, Senior* ; 3e éd. ; Dictionnaires Le Robert 1993
Duerst, J. Ulrich ; *Die Beurteilung des Pferdes* ; Enke 1922
— *Taschenbuch der Pferdebeurteilung : zum Gebrauch für Pferdezüchter, Landwirte, Tierärzte, Offiziere, Pferdekäufer und Pferdeliebhaber ; mit 106 Textabb. und einer farbigen Tafel* ; Enke 1923
Dyce, K.M., W.O. Sack, & C.J.G. Wensing ; *Textbook of Veterinary Anatomy* ; W.B. Saunders Company 1987
Eby, Vivienne M. ; *The Horse Dictionary : English Language Terms Used in Equine Care, Feeding, Training, Treatment, Racing and Show* ; McFarland & Company, inc. 1995, reprint 2001
Edel Martinek-Späth ; *Das große Pferdelexikon A-Z* ; Egmont Schneider Verlag 2001
Ensminger, M.E. ; *Horses and Horsemanship* ; The Interstate Printers and Publishers, Inc. 1969
European Association for Animal Production ; *Dictionary of Animal Production Terminology* ; Elsevier 1985
F.A. Brockhaus ed. ; *Brockhaus Enzyklopädie in zwanzig Bänden* ; 17., völlig neubearb. Aufl. des Großen Brockhaus. 20 Bde. + 2 Ergänzungsbde ; F.A. Brockhaus 1966-1976
— *Der Große Brockhaus* ; F.A. Brockhaus 1952-1956
— *Der Sprach-Brockhaus* ; F.A. Brockhaus 1968
F.A.O. & CEC/CCE ed. ; *Agrovoc: Thesaurus multilingue de terminologie agricole* ; Apimondia & CEC/CCE 1982
Fédération équestre du Québec inc. ; *Manuel de cavaliers western* non-daté
Flammarion éd. ; *Dictionnaire de médecine Flammarion* ; 4e éd. ; Flammarion 1991
Franco, Carole ; *Lexique de l'équitation, français-anglais, anglais-français* ; Amphora 1999
Friedlaender, Elizabeth ; *Vaulting, The Art of Gymnastics on the Moving Horse* ; The Stephen Greene Press 1970
Frohberg, Wolfgang O. ; *Langenscheidts Sprachführer für den Sportsman : Deutsch-Englisch = Langenscheidt's Language Guide for the Sportsman* ; 1. Aufl. ; Langenscheidt 1936
Gladstone, William J. ; *Dictionnaire anglais-français des sciences médicales et paramédicales* ; 3e éd. ; Edisem et Maloine 1993
Godson, W. David ; *The Equine Questionnaire* ; Godson Publishing 1988
Goldfiem, Jean de ; *Hippologie I, l'extérieur du cheval, les races* ; Eyrolles éditeur 1974
Grappin, Pierre et collab. ; *Dictionnaire français-allemand* ; Larousse 1963
Gray, Peter ; *Die Lahmheiten des Pferdes : Ursachen, Symptome, Behandlung, Prophylaxe* ; Kosmos 1997
— *Lameness* ; J.A. Allen 1994
Green, Ben K. ; *The Color of Horses* ; Northland Press 1983
Haensch, G., G. Haberkamp de Antón, & collab. ; *Dictionary of Agriculture = Dictionnaire agricole* ; Elsevier 1986
Hammond, Gerald ; *Horseracing : a book of words* ; Carcanet 1992
Harrison, James C., & collab. ; *Care & training of the Trotter & Pacer* ; The United States Trotting Association 1968
Hartley-Edwards, Elwyn, consultant ed. ; *The Howell Book of Saddlery and Tack* ; Howell Book House inc. 1988
Henriques, Pegotty, Jane Holderness-Roddam ; *Conformatiion, robes et marques* ; Proxima 2001
Henriquet, Michel; Prevost, Alain ; *L'Équitation, un art une passion* ; Seuil 1972
Hertsch, Bodo ; *Anatomie des Pferdes : zum Verständnis des Körperbaues und der Lebensfunktionen* ; 2. Aufl., FN Verlag 1992
Ilchmann, Gotthard, Thomas Blaha, Tonfik Mohamed Hedjari, Helmut Splisteser ; *Fachwörterbuch Veterinärmedizin : Englisch - Deutsch - Französisch - Russisch* ; 1. Aufl. ; Verlag Alexandre Hatier GmbH 1993

International Committee on Veterinary Gross Anatomical Nomenclature ; *Nomina Anatomica Veterinaria* ; 3rd ed. ; The World Association of Veterinary Anatomists 1983

Juan, A. Garrido ; *Medical Dictionary = Medizinisches Wörterbuch = Dictionnaire médical = Diccionariio médico* ; 5th ed. ; Editorial Cientifico-Médica 1970

Kapitzke, Gerhard ; *Das Pferd von A - Z : Rassen, Zucht, Haltung* ; 4. Aufl. ; BLV 1993

— *Das Pferd von A-Z* ; 5. Aufl. ; BLV 1999

Kearney, Mary-Louise ; *A Glossary of French Bloodstock Terminology* ; J.A. Allen 1981

Kerrigan, Robert H. ; *Equine Illustrated Encyclopaedia* ; R.H. Kerrigan 1989

Kindersley, Peter et al. ; *Das Grosse Bildlexikon : Rund um das Pferd* ; Müller Rüchlikon 1995

— *The Visual Dictionary of the Horse* ; Dorling Kindersley Publishing, Inc. 1994

Kinnish, Mary Kay ed. ; *The Dictionary of the Horse* ; Fleet Street Corporation 1991

Körber, Hans-Dieter ; *Huf, Hufbeschlag, Hufkrankheiten : das Handbuch für Pferdehalter und Hufschmiede* ; Franckh-Kosmos 1997

— *Le Pied du cheval* ; Éditions Vigot 1999

Kydd, Rachael ; *Long Distance Riding Explained* ; Arco Publishing Company, Inc. 1979

Langenscheidt ed. ; *Langenscheidt, Fachwörterbuch Biologie Englisch : englisch-deutsch, deutsch-englisch* ; 1. Aufl. ; Langenscheidt 2005

Larousse éd. ; *Grand dictionnaire français-allemand allemand-français; Grosswörterbuch Französisch-Deutsch Deutsch-Französisch* ; Larousse 1994

— *Nouveau petit Larousse en couleurs, les noms communs* ; Librairie Larousse 1968

Leblanc, Michel-Antoine ; *Le Cheval* ; Éditions de l'Homme 1984

Leclerc, Paul-André ; *Les voitures à chevaux à la campagne* ; Musée François-Pilote 1978

Leigh, John and David Woodhouse ; *Racing Lexicon* ; Faber & Faber 2005

Lépine, Pierre ; *Dictionnaire français-anglais anglais-français des termes médicaux et biologiques* ; 2e éd. ; Flammarion 1990

Lesbré, F.X. ; *Précis d'extérieur du cheval, et des principaux mammifères domestiques* ; 3e éd. ; Vigot frères éditeurs 1930

Létourneau, Denyse ; *Vocabulaire des loisirs de plein air* ; Les Publications du Québec 1993

MacDonald, Donald L. ; *Connaissez l'anatomie du cheval* ; Edisem 1974

Mack, R., & É. Meissonnier ; *Dictionnaire des termes vétérinaires et animaliers, français-anglais anglais-français* ; Éditions du Point Vétérinaire 1991

Mack, Roy ; *Dictionary for Veterinary Science and Biosciences* ; Paul Parey Scientific Publishers 1988

Mack, Roy, Bettina Mikhail & Michel Mikhail ; *Wörterbuch der Veterinärmedizin und Biowissenschaften : Deutsch-Englisch-Französisch ; appendix Latinum-English-Deutsch-Français = Dictionary of veterinary medicine and bioscience* ; 3. Aufl. ; Parey 2002

Marcenac, L.-N., H. Aublet, & P. D'Autheville ; *Encyclopédie du cheval* ; 4e éd. ; Maloine > éditeur 1980

Marcq, J., J. Lahaye, & E. Cordiez ; *Extérieur du cheval* ; 3e éd. ; Éditions J. Duculot, > 1951

Montané, L. ; *L'Extérieur du cheval et l'âge des animaux domestiques* ; Librairie J.B. Baillière et fils 1903

Morris, Desmond ; *Le Cheval révélé* ; Calmann-Lévy 1989

Morris, George H. ; *Hunter Seat Equitation* ; Doubleday & Company, Inc. 1979

Muir, Sarah ; *Le Cheval : Sellerie et équipement* ; Solar 2000

Müller, Susanne ; *Kleines Wörterbuch für Pferdefreunde, Deutsch-Englisch, Englisch-Deutsch* ; BLV Verlagsgesellschaft mbH 1994

Norman, Hippolyt von ; *Hippologisches Lexikon : allgemeinverständliches Nachschlagewerk der Pferdekunde ; mit 293 Zeichnungen und 70 Bildern* ; Limpert 1939

Oelke, Hardy ; *Western Reiter Lexikon ; Westernreiten von A-Z* ; 1. Aufl. ; Kierdorf Verlag 1994

Owen, Robert ; *The Horse and Pony Dictionary* ; Reed International Books Limited 1993

Oxford University Press ed. ; *The Concise Oxford Dictionary* ; Oxford University Press 1991

Packer, Dianne E., & T.M. Ali ; *The Colours and Markings of Horses* ; Farming Press Ltd 1985

Pape, Max ; *L'Art de l'attelage* ; Maloine s.a. éditeur 1989

Perreault, Guy ; *Le Manuel illustré du nouveau cavalier* ; éd. revisée ; Éditions Grand Prix enr. 1978

Pied, Sylvianne ; *Lexique des courses de chevaux: fiches de terminologie* ; Banque de terminologie du Québec 1994

Podhajsky, Alois ; *The Complete Training of Horse and Rider, in the Principles of Classical Horsemanship* ; Melvin Powers Wilshire Book Company 1967

Pollitt, Christopher ; *Color Atlas of the Horse's Foot* ; Mosby 1995

— *Farbatlas Huf : Anatomie und Klinik* ; Schlüter 1999

Rabus, Hannelore B. ; *Das Wörterbuch des Vollbluts = The Bloodstock Glossary = Le lexique du pur sang* ; 2. Aufl. ; Direktorium für Vollblutzucht und Rennen 1993

Ramsden, Caroline ; *Racing Without Tears* ; J.A. Allen 1976

Reddick, Kate ; *Les chevaux du monde* ; Marabout 1976

Régie de la langue française du Québec ; *Lexique des sports équestres* ; Éditeur officiel du Québec 1976

Richardson, Julie ; *Zaumzeug, Sattel und Geschirr* ; Albert-Müller-Verl. 1982

Rieder, Ulrike ; *La Voltige, de l'initiation à la compétition* ; Crépin-Leblond 1980

Rossdale, Peter D., & Susan M. Wreford ; *The Horse's Health from A to Z, An Equine Veterinary Dictionary*, Arco Publ. 1974

— *The Horse's Health from A to Z, An Equine Veterinary Dictionary* ; 2nd ed. ; David & Charles 1989

Rosser, Bob ; *No Foot - No Horse* 1962

Shively, M.J. ; *An Anatomy Monograph, Equine - English Dictionary: Part I - Standing Conformation, Part II: Locomotion (Ways of Going), Part III: Lameness* ; Veterinary Practice Publishing Company 1983

Silberer, Victor ; *Turf-Lexicon, enthält alle gebräuchlichen Fachausdrücke* ; 2., verm. u. verb. Aufl. ; Verl. d. Allg. Sportzeitung 1890

Simon-Schön, Bianca ; *Wörterbuch der Reiterei und des Fahrsposts = Dictionary of Equitation and Carriage Driving* ; 3. Aufl. ; Deutsche Reiterliche Vereinigung e.V. 1990

— *Wörterbuch Pferdesport - Deutsch - Englisch - Französisch* ; New ed. ; Deutsche Reiterliche Vereinigung 2008

Sisson, S., J.D. Grossman & R. Getty ; *The Anatomy of the Domestic Animals* ; 5th ed., vol. 1 ; W.B. Saunders 1975

Spaulding, C.E. ; *Le Guide vétérinaire* 1984

Sponenberg, D. Phillip ; *Equine Color Genetics* ; 3rd ed. ; Willey-Blackwell 2009

Sponenberg, D. Phillip, & Bonnie V. Beaver ; *Horse Color* ; Texas A & M University Press 1983

Stegmann von Pritzwald, F. P. ; *Die Beurteilungslehre des Pferdes* ; Schaper 1926

Steinmetz, H. ed. ; *Alimentation et exploitation du bétail, dictionnaire illustré polyglotte = Livestock Feeding and Management, Multilingual Illustrated Dictionary* ; H. Steinmetz 1962

Summerhays, R.S. ; *Encyclopaedia for Horsemen* ; 4th ed. ; Warne 1966

Summerhays, R.S., & V. Russel ; *Summerhays' Encyclopaedia for Horseman* ; Threshold Books Ltd 1988

Tasset, J. ; *Traité pratique de maréchalerie* ; Librairie J.B. Baillière et fils 1912

TERMCAT, Centre de Terminologia per a la llengua catalana ; *Diccionari d'hípica* ; Enciclopèdia catalana 1991

Thary, A. ; *Maréchalerie* ; Librairie J.B. Baillière et fils 1896

Thein, P., & collab. ; *Nouvelle encyclopédie du cheval; élevage, soins, dressage, médecine, sport, droit* ; Éditions Maloine 1992

Thomas, Christian ; *Initiation à la maréchalerie et à la forge* 1985

Tondra, Jacques ; *Dictionnaire du cheval* ; Fernand Nathan 1979

Tylza, Hanna ; *Equestrian Glossary in Five Languages* 1997

U.S. War Department ; *The Horseshoer* ; U.S. Government Printing Office 1941

Veillon, Nobel et al. ; *Medical Dictionary = Medizinisches Wörterbuch = Dictionnaire médical* ; 5th ed. ; Verlag Hans Huber 1969

Wahrig, Gerhard et al. ; *Deutsches Wörterbuch* ; völl. überarb. Neuauflage ; Bertelsmann Lexikon-Verlag 1977

— ; *Deutsches Wörterbuch* ; 7., vollst. neu bearb. und aktualisierte Aufl. ; Bertelsmann Lexikon-Verlag 2000

Walrond Sallie ; *The Encyclopaedia of Carriage Driving* ; J.A. Allen & Company Limited 1988

Yenne, W.J. ; *L'Encyclopédie illustrée des chevaux* ; PML éditions 1991

www.ingramcontent.com/pod-product-compliance
Lightning Source LLC
Chambersburg PA
CBHW050526300426
44113CB00012B/1975